兰州大学教材建设基金资助
中国农业科学院兰州兽医研究所资助

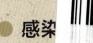

感染与免疫高阶教程

GANRAN YU MIANYI GAOJIE JIAOCHENG

祝秉东　主编

雒艳萍　周继章　宝福凯　副主编

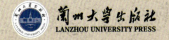
兰州大学出版社
LANZHOU UNIVERSITY PRESS

图书在版编目（CIP）数据

感染与免疫高阶教程 / 祝秉东主编. -- 兰州 ： 兰
州大学出版社，2025.5

ISBN 978-7-311-06596-6

Ⅰ．①感… Ⅱ．①祝… Ⅲ．①感染－疾病－诊疗－高
等学校－教材②免疫性疾病－诊疗－高等学校－教材
Ⅳ．①R4②R593

中国国家版本馆 CIP 数据核字(2023)第 257608 号

责任编辑　陈红升
封面设计　汪如祥

书　　名	感染与免疫高阶教程
作　　者	祝秉东　主编
出版发行	兰州大学出版社　（地址:兰州市天水南路222号　730000）
电　　话	0931-8912613(总编办公室)　0931-8617156(营销中心)
网　　址	http://press.lzu.edu.cn
电子信箱	press@lzu.edu.cn
印　　刷	甘肃发展印刷公司
开　　本	787 mm×1092 mm　1/16
成品尺寸	185 mm×260 mm
印　　张	39.75(插页8)
字　　数	919千
版　　次	2025年5月第1版
印　　次	2025年5月第1次印刷
书　　号	ISBN 978-7-311-06596-6
定　　价	98.00元

前　言

　　微生物感染致病过程涉及病原生物学、免疫学和病理学等多个学科领域，我们在研究生教学中深感缺乏一本多学科交叉的教材。在近十年基础医学研究生教学的基础上，我们筹备编写一本以感染性疾病研究为主体，将病原生物学、免疫学和病理学有机结合的教材，适逢兰州大学动物医学与生物安全学院成立，感染与免疫师资力量得到极大充实，感染与免疫学科发展与研究生教育也面临新的机遇和挑战，出版一本适应学科发展的研究生教材显得尤为迫切。本书在兰州大学基础医学院、动物医学与生物安全学院，以及中国农业科学院兰州兽医研究所、昆明医科大学、北京大学、复旦大学、甘肃农业大学、甘肃省中医药大学、浙江中医药大学等单位专家学者们的共同努力下得以编写完成，并得到兰州大学教材建设基金和中国农业科学院兰州兽医研究所（动物疫病防控全国重点实验室）专项基金资助，相信本书将有益于提高感染与免疫学科研究生教学质量，尤其有益于兰州大学基础医学与生物医药学科的教学需求。

　　本书结合编者所从事的研究工作，在阐明微生物感染与免疫基本机制的基础上，阐述病原体入侵机体的机制及宿主的免疫应答，关注保护性免疫应答、免疫病理损伤以及疫苗与诊断试剂的研究。本书有利于研究生熟悉相关研究内容，对他们开展相关科学研究工作具有很强的针对性和指导价值。

　　本书作为《感染与免疫》系列教材的高阶教程，可供兰州大学基础医学和生物医药专业研究生、相关专业高年级本科生学习使用，兄弟院校相关专业研究生、高年级本科生也可参考使用。

　　病原体纷繁复杂，本书仅选取个别有代表性的病原体，并对其部分免疫及病理机制给予阐述，难免不够系统与完整，不足之处还请相关领域的专家和读者批评指正。

编　者
2024年　春

目　录

第一章　病原体与宿主相互作用

病原体在自然界广泛存在，可感染人或动植物，引发不同程度的危害。病原体通过直接损伤、营养物质掠夺、毒素作用、免疫调控或引发肿瘤等多种方式危害宿主健康；而宿主在病原体入侵后，也会通过启动非特异性免疫应答和特异性免疫应答等一系列复杂生物学过程抵御病原体感染。病原体与宿主之间的这种相互博弈、相互作用的状态决定了病原体感染宿主的结果。因此，开展两者间相互作用的研究能为新药研发和适宜的应对策略制定提供关键理论依据与支撑。

第一节　病原体概述

一、病原体及其发现

病原体（pathogen）包括微生物（主要有细菌、病毒、真菌、支原体、衣原体、立克次氏体和螺旋体等）和寄生虫（主要有原虫、蠕虫和其他媒介），广泛存在于自然界中，可造成人或动植物感染。部分寄生虫肉眼可见，因此人们对寄生虫及其致病性认识较早。例如我国隋代名医巢元方所著《巢氏诸病源候总论》卷十八《寸白候》医学古籍中有白虫和寸白虫的记载，说明我国古代已经对绦虫的致病性有一定的认识。微生物由于形体微小，直到列文虎克（Antony Van Leeuwenhoek，1632—1723）发明了显微镜，才得以被发现。1840年，匈牙利的产科医生塞麦尔维斯（Ignaz Semmelweis）首次提出了病原体的概念，认为受污染的手在疾病的粪口传播中起到了重要作用。并于1847年，指出手部污染与病原体感染之间存在直接联系，且证明洗手可减少产褥热的传播[1]。巴斯德（Louis Pasteur，1822—1895）应用曲颈瓶，首次发现细菌可以培养，而不是"自然发生"的。科赫（Robert Koch，1843—1910）首次发现致病的微生物炭疽芽胞杆菌，并提出了科赫法则，明确了病原体与疾病的关系。随着科学技术的发展，电子显微镜的发明使人们观察到了比细菌更微小的病毒；基因测序及基因组学技术的发展又使得人们对病原体有了更进一步的认知，例如，传统上认为大肠埃希菌是人肠道的主要菌群，但随着基因组技术的发展，人们认识到厌氧菌才是肠道的主要菌群，但由于难以培养，所以长期不为人们所认识。目前，自然界中能够培养的微生物还很有限，但是人们对于病原体的认识会随着科学技术的发展而不断发展。

二、病原体的分类

病原体是可造成人或动植物感染疾病的微生物和寄生虫的统称。根据我国《病原微生物实验室生物安全管理条例》第七条、第八条的规定，将病原微生物分为以下四类[2]。

第一类病原微生物：是指能够引起人类或者动物非常严重疾病的微生物，以及我国尚未发现或者已经宣布消灭的微生物。

第二类病原微生物：是指能够引起人类或者动物严重疾病，比较容易直接或者间接在人与人、动物与人、动物与动物间传播的微生物。

第三类病原微生物：是指能够引起人类或者动物疾病，但一般情况下对人、动物或者环境不构成严重危害，传播风险有限，实验室感染后很少引起严重疾病，并且具备有效治疗和预防措施的微生物。

第四类病原微生物：是指在通常情况下不会引起人类或者动物疾病的微生物。

根据农业农村部2022年修订的《一、二、三类动物疫病病种名录》，一类动物疫病11种，包括非洲猪瘟、口蹄疫、高致病性禽流感等；二类动物疫病37种，包括狂犬病、炭疽、猪瘟、新城疫、牛结核病等；三类动物疫病126种，包括伪狂犬病、弓形虫病、猪传染性胃肠炎、猪流感、犬瘟热等。上述疫病的病原属于对应同级别的病原微生物。不属于第一、二、三类的各种低毒力的病原微生物属于四类病原微生物。其中一类病原微生物危害程度最高，四类最小。

三、病原体的危害与挑战

（一）病原微生物流行给人类带来的死亡

历史上一些严重的瘟疫造成了大量人口死亡。如在公元前430—前427年，在第二次伯罗奔尼撒战争期间，爆发了人类史上有记录以来的第一次大瘟疫，造成了整个雅典半数以上的人员死亡。公元六世纪，东罗马拜占庭发生了鼠疫。公元十二、十三世纪，麻风病在欧洲流行。公元十四世纪，欧洲又发生了一次鼠疫大流行，导致整个欧洲死亡两千万人。我国明代吴有性的《瘟疫论》中有："疫者，以其延门阖户如徭役之役，众人均等之谓也。"[3]

（二）新的病原微生物不断出现

"老病未除，又添新疫"，传统病原微生物引起的传染病仍未完全解决，新的病原微生物却不断出现。在新发传染病面前，人类免疫力弱，在短时间内难以找到有效预防、治疗和控制的方法，因此新发传染病较已知的传染病具有更大的危害性。例如新型冠状病毒的流行给人类造成了严重的危害。

（三）病原体传播更快、影响更加深远

当今世界，城市人口密度剧增，全球贸易频繁、旅游兴盛，自然生态系统遭到持续的严重破坏，贫困、饥荒和社会动荡依然存在，使得传染性病原微生物具有迅速传播的基础，当一个国家出现新发传染病时，可能很快就发展为全球问题。2020年6月11日，发表在英国《医院感染杂志》上的一项由英国伦敦大学学院进行的调查研究显

示，在消毒措施不到位的情况下，一种普通的病原体沾染在床单上后，不到10小时就可传染小半个病区，它们遍布床栏杆、门把手，甚至儿童游乐区的图书上，3天后，被污染地点的数量达到峰值，病原体可在这些区域至少存活5天。病原性生物不仅对人类健康有直接的威胁，而且对社会经济、政治的发展也影响巨大。

（四）生化武器的危险性日益增大

病原微生物可能用作生物恐怖主义和生物战的武器，目前已发现有多种病原微生物可能被作为生化武器[4]（表1-1）。

历史上，日军在1941年至1943年对湖南常德地区发动细菌战造成了鼠疫流行。根据常德细菌战受害调查委员会的调查统计，截至2002年，已确定死亡7643人，而实际死亡人数远不止这个数字[5]。

表1-1　可能被用于生化武器的部分病原体[4]

病原体	疾病	传播方式	潜伏期	死亡率	诊断方法
炭疽芽孢杆菌	炭疽	皮肤或吸入	4～6天,芽胞休眠60天以上	皮肤性炭疽:20%;吸入性炭疽菌:45%	革兰氏染色,血液或组织培养,快速ELISA检验
天花病毒	天花	空气传播,直接接触,无生命体间接传播	12～14天	30%	临床观察,电镜观察,病毒培养
鼠疫耶尔森菌	鼠疫	空气传播,跳蚤携带传播	2～8天	几乎100%	临床观察,痰液、血液、脑脊髓液革兰氏染色,瑞特氏两极染色
土拉杆菌	兔热病	空气传播,啮齿目动物携带传播	1～14天	<2%	痰液、血液培养,痰液、血液直接荧光抗体检验,组织免疫酶素染色
肉毒梭菌	肉毒中毒	空气传播,食品污染	2～8天	治疗:<5%;不治疗:>60%	临床观察,血清生物测试
马尔堡病毒、埃博拉病毒、拉沙热病毒、克里米亚刚果出血热病毒	病毒性出血热	空气传播,啮齿动物、蚊虫、蜱携带传播	2～21天	依病毒种类不同10%～90%	ELISA或lgM抗体检测,RT-PCR,病毒分离

第二节 病原微生物对宿主的作用

一、损伤宿主细胞、组织、器官

病原微生物主要依赖宿主完成其自身的生命活动，进入宿主体内后，能对宿主的细胞、组织、器官产生多方面的损伤[6, 7]。病毒、细菌、真菌和寄生虫造成宿主损伤的机制有所不同。

（一）病毒对宿主的损伤作用

1.经呼吸系统入侵和损伤

通过呼吸道入侵的病毒可首先与呼吸道黏膜上皮细胞的特异性受体结合，逃避纤毛和巨噬细胞的清除作用，从而感染宿主。呼吸道病毒最初入侵并损伤上皮细胞，逐步损坏呼吸道黏膜的保护层，从而将更多上皮细胞暴露，促进病毒感染。病毒感染早期，呼吸道纤毛摆动实际上有助于子代病毒沿着呼吸道扩散。感染后期当上皮细胞受损时，纤毛停止摆动。入侵后，一些病毒在呼吸系统定殖，或通过细胞间的扩散入侵其他组织，或通过淋巴和/或血流引起广泛扩散。

呼吸道表面上皮的退行性变化非常快，可以迅速再生。如流感病毒感染雪貂后，移行上皮细胞增生为新的柱状上皮细胞只需数天时间。移行上皮细胞及其新分化的柱状上皮细胞能抵抗感染，原因可能是这些细胞可分泌大量干扰素（interferon，IFN）或缺乏病毒受体。

2.经胃肠道系统入侵和损伤

可引起动物腹泻的病毒主要为轮状病毒，此外还包括冠状病毒、环曲病毒、细小病毒、嵌杯病毒、星状病毒、某些腺病毒等。病毒感染通常发生在小肠近端，并逐步向空肠和回肠或结肠扩展。一般而言，引起单纯肠道感染的病毒均可抵抗胃酸和胆汁的破坏作用。轮状病毒和一些冠状病毒能够抵抗胃肠道蛋白酶水解，其感染力可因此而增强。轮状病毒感染肠绒毛顶端的细胞，使细胞形态改变，感染细胞变短，相邻肠绒毛有时发生融合，肠道吸收面积减少，导致肠腔中黏液积累而引发腹泻。细小病毒则感染并损伤分化中的肠腺上皮，破坏肠绒毛上皮细胞的功能。

病毒的消化道感染通常潜伏期短，无前驱症状，引起的损伤程度与入侵的病毒量、病毒毒力以及宿主的免疫状况有关。这种感染通常是自限性的（self-limiting），机体可以很快恢复。

3.经皮肤入侵和损伤

除了作为感染的初始部位，皮肤还可经由血液循环被感染。病毒感染引起的皮肤损伤可以是局部的，如乳头瘤（疣），也可是扩散的，如水疱病。病毒全身感染引起的红斑在无毛发、无色素的暴露部位最明显，如鼻、耳、爪和乳房。病毒引起的动物皮肤损伤还包括斑点、丘疹、小水疱、脓疱等。某些病毒会造成特征性皮肤病变，例如形成水疱是口蹄疫病毒感染的特征，丘疹是痘病毒感染的特征。

4.中枢神经系统损伤

脑和脊髓对某些病毒非常易感，常引起严重的致命性损伤。病毒可经由神经或血液从末梢部位扩散至脑。从血液扩散而来的病毒，首先需突破血脑屏障。一旦病毒进入中枢神经系统，可快速扩散，引起神经细胞和神经胶质细胞的进一步感染。披膜病毒、黄病毒、疱疹病毒等感染可引起脑炎、脑脊髓炎等，引发神经细胞裂解性感染，以神经细胞坏死、噬神经现象和血管周围积聚炎性细胞为特征。狂犬病病毒感染神经细胞后无杀细胞作用，炎性反应轻微，但能够导致被感染哺乳动物的死亡。

一些病毒感染还可使机体出现其他特征性病理变化，如引起牛海绵状脑病和羊痒病的朊病毒，可引发慢性进行性神经细胞退化和空泡化。感染犬瘟热病毒的犬由于神经胶质细胞受损，出现进行性脱髓鞘病变。

5.其他器官损伤

几乎所有器官都能接触到血液循环系统中存在的病毒，但大多数病毒都有其明确的感染靶器官以及组织嗜性，这与受体及辅助受体的存在相关。但以动物肝脏作为靶器官的病毒相对较少，如裂谷热病毒、鼠肝炎病毒、犬传染性肝炎病毒。一些引发流产的疱疹病毒在感染胎儿后也会引起宿主肝损伤，如传染性牛鼻气管炎病毒、Ⅰ型马疱疹病毒、伪狂犬病病毒。相对而言，病毒感染直接引发的心脏损伤较为少见，但蓝舌病病毒，以及大西洋鲑和虹鳟的甲病毒感染能引起特征性的心脏损伤。

（二）细菌和真菌对宿主的直接损伤作用

细菌或真菌具有突破宿主皮肤、黏膜生理屏障等免疫防御机制，进入体内定殖、增殖和蔓延扩散的能力，称为侵袭力。与侵袭力相关的物质包括荚膜、黏附素、侵袭性物质等，这些物质主要涉及菌体的表面结构及释放的胞外蛋白和酶类。细菌和真菌可通过侵袭性物质等协助病原菌抗吞噬或向四周扩散，引起细胞凋亡或炎症等反应，对宿主细胞、组织、器官造成直接或间接损伤。

此外，细菌和真菌在黏附、定居及生长繁殖过程中可合成并释放多种对宿主细胞结构和功能有害的毒性物质，这些物质称为细菌/真菌毒素。毒素可通过分解细胞膜结构、裂解细胞、干扰细胞离子通道、抑制宿主蛋白合成、引发炎症反应、干扰血液循环、影响激素分泌和调控免疫细胞增殖等多种方式，直接或间接损伤宿主细胞、组织和器官，影响其生理功能。

（三）寄生虫对宿主的损伤作用

1.吸血

多种寄生虫可吸食宿主的血液，最为典型的例子是犬钩虫，它们把部分小肠黏膜纳入口囊中，然后借助于它们食道的收缩和舒张，连续吸血。这种吸吮动作每分钟可达120～250次，这时宿主肠管也配合以缓慢地活动。据估计，每一条犬钩虫所吸的宿主血液，连同从虫口溢出的加在一起，24小时可达0.36毫升，最多的可达0.7毫升。可见，犬钩虫和与之食性相似的寄生虫，对宿主的危害就相当严重了。通常认为犬钩虫只吸收血液的液态部分，但也有报道在虫体肠道中存在崩解的红细胞，甚至发现宿主组织碎片。多数寄生虫学家认为，犬钩虫和人十二指肠钩虫借吸血从氧化血红蛋白中取得氧的生理需求远远超过其对营养的需要。

吸虫中也有许多以血液为主要生存物质来源的，如节肢动物中的吸血虱、虻、厩蝇、虱蝇、蚤、蝉和刺皮螨等都直接通过宿主的皮肤吸食血液。

2.破坏宿主的组织细胞

一些吸虫可以分泌消化酶作用于宿主组织，使组织变性，溶解为营养液，然后吸虫再将营养液吸入体内，维持自身代谢。例如，枭形科吸虫就主要采取这种方式，它们将宿主的肠绒毛紧握在附着器间，使绒毛充血，造成血管破裂，进而吸食血液，并且还可将绒毛溶解吸收。

线虫也存在类似的方式。例如，旋尾线虫用它们发达的口囊牢固地吸着在宿主的消化管壁上，或生活在管壁形成的肿瘤中，引起周围组织发生炎症和坏死，并吞食渗出物和分解的组织。当取虫体寄生部位的消化管壁作切片观察时，就会看到虫体周围组织的溶解和炎性病变，在虫体的消化道里也可观察到宿主组织来源的碎片。

3.机械性压迫和损伤

寄生虫对所寄生的部位及其附近组织和器官可产生损害或压迫作用。尤其当寄生虫个体较大，数量较多时，这种危害更加严重。例如，蛔虫数量较多时可扭曲成团引起肠梗阻；棘球蚴寄生在肝内，起初没有明显症状，逐渐长大以后压迫肝组织及腹腔内其他器官，引发明显的压迫症状。另外，幼虫在宿主体内移行可造成严重损害，如蛔虫幼虫在肺内移行时，穿破肺泡壁毛细血管，可引起出血。

寄生虫的机械性压迫或损伤还能诱发炎症和结缔组织增生。在有些情况下，炎性反应可能发展为肿胀或组织变性，或可能出现瘤型增生。宿主总是"企图"把寄生虫和自身隔开，包围寄生虫，使它不能逃脱。例如，将伶鼬带绦虫（Taenia mustelae）的卵饲喂田鼠，田鼠感染后第17天左右，幼虫表面可形成包膜，将幼虫隔离开来。

二、竞争性利用宿主营养物质

病原微生物多为寄生或共生性生物，其生长、发育、繁殖等各个生命阶段所需要的营养物质均来源于宿主，因此，病原微生物为了自身生存会与宿主竞争营养物质。病毒在增殖过程中，竞争性地利用宿主的细胞核、核糖体、内质网等细胞器，生产病毒蛋白及核酸物质，阻断和干扰宿主细胞的核酸和蛋白质合成。

寄生虫寄生于宿主的细胞、组织或者腔道内，其生长、发育及繁殖都依赖于宿主，在各种生命过程中，掠夺大量营养物质，如蛔虫和绦虫等肠道内寄生虫，可影响肠道的吸收功能，引起宿主的营养不良。营养关系是寄生虫-宿主最本质的关系，寄生虫直接摄取未被宿主纳入组织细胞的营养物质，是这种关系中的一种形式。一般认为，肠道寄生虫直接吸取宿主的营养物质，但有的肠道寄生虫似乎并不使宿主损失很多的基本营养物质。例如，有人研究寄生于鼠的长膜壳绦虫的营养问题，发现：①从鼠的饲料中去除蛋白质，对绦虫生长不产生影响；②从食物中去除碳水化合物，对虫体影响很大，阻碍虫体生长，甚至使虫体无法在肠道中生存，碳水化合物类型的不同（如使用淀粉、葡萄糖或蔗糖等）可影响长膜壳绦虫的体形发育；③在各种维生素里，只有缺少维生素C时，才影响虫体的生长和六钩蚴的产生。角鲨饥饿时，引起其体内的绦虫减重，口服淀粉，可使减重停止，说明碳水化合物对绦虫有普遍作用。

三、毒素作用

毒素（toxin）是指病原微生物分泌产生的毒性物质和各种代谢产物等的总称。毒素作用对病原微生物的生存，以及其入侵和逃逸宿主免疫反应至关重要。根据病原微生物的类型，毒素主要分为以下几类。

（一）细菌毒素

细菌毒素（bacteriotoxin）是产毒细菌产生的对其他生物有害的物质。各类细菌能产生种类丰富庞杂的毒素。人类于1888年发现了第一个细菌毒素，它是由白喉棒状杆菌产生的，即白喉毒素，其发现者是德国科学家贝林（Behring）。到目前为止，已被人类发现的细菌毒素有200多种，根据毒素的存在形式分为：内毒素和外毒素。

1.内毒素

内毒素（endotoxin）主要存在于革兰阴性细菌细胞壁的外膜，其主要的毒性效应成分为脂多糖（lipopolysaccharide，LPS）。当菌群过度生长、繁殖、死亡时，细菌可释放出内毒素。各种细菌的内毒素的毒性作用大致相同且毒力较弱，可引起宿主发热、微循环障碍、内毒素休克及播散性血管内凝血等。内毒素耐热而稳定，免疫原性弱。当内毒素进入宿主血液循环引起机体发生病理改变时，称为内毒素血症（endotoxemia）。

2.外毒素

外毒素（exotoxin）是产毒细菌分泌于菌体外的毒素。外毒素的主要成分是蛋白质，不稳定，易在多种条件下失活，如高温、酸、酶等。与内毒素不同的是，外毒素是细菌存活时向外界环境中分泌的物质，另外，当细菌死亡时，菌体内储存的外毒素也会被释放出来。外毒素主要由革兰阳性菌分泌产生，作为致病的毒力因子具有重要作用，有时甚至发挥主要作用。例如，在百日咳、霍乱、白喉、破伤风、炭疽和中毒性休克综合征中，外毒素是重要的致病因子。

外毒素主要有两大类：一类是在体外产生并引起食物中毒的外毒素。它们所致的疾病不是来自传染过程，而是由于摄入/食用含有这类毒素的食物引起的中毒过程，如肉毒梭菌产生的肉毒毒素和金黄色葡萄球菌产生的肠毒素。另一类是在体内产生并引起重要致病作用的毒素，这类毒素有的作用于全身，如白喉棒状杆菌产生的白喉毒素、破伤风梭菌产生的破伤风痉挛毒素、乙型溶血性链球菌产生的红疹毒素；有的作用于局部，如霍乱弧菌肠毒素等。代表性外毒素有以下几个。

（1）破伤风痉挛毒素：破伤风梭菌芽胞感染伤口时，在厌氧环境中细菌生长繁殖并产生毒素。破伤风痉挛毒素属于神经毒素，可沿机体感染部位的末梢神经向中枢神经扩散，也可通过血液扩散，对宿主脑干神经和脊髓前角细胞有高度亲和力，阻断神经元之间抑制性介质的释放，使互相拮抗的肌群伸肌和屈肌同时收缩，造成骨骼肌强直性痉挛。患者常死于呼吸肌痉挛引起的窒息。

（2）肉毒毒素：由肉毒梭菌产生，是目前已知毒性最强烈的生物毒素。1 g肉毒毒素可杀死100亿只小鼠。肉毒梭菌芽胞污染食物，如腊肠、香肠、蜂蜜等，在厌氧环境中能产生强烈的神经毒素，机体摄入/食用后可引起食物中毒。肉毒毒素能抑制胆碱，使机体神经末梢突触囊泡释放兴奋性介质乙酰胆碱，使肌肉松弛麻痹。患者食入后12～26小时出现中毒症状，数日后死于呼吸衰竭。

（3）白喉毒素：由白喉棒状杆菌产生。白喉棒状杆菌在鼻咽部黏膜和皮肤表面繁殖，不侵入深部组织和血液，但毒素可从局部被吸收入血，引起严重的毒血症中毒症状，尤其是产生心脏和末梢神经的损伤。白喉毒素属于细胞毒素，分 A、B 两个片段。A 片段是毒素的毒性部位，可抑制细胞的蛋白质合成，使易感细胞坏死，造成咽喉部假膜的形成和心肌炎、神经炎等；B 片段为结合片段，可与细胞表面受体结合。

（4）红疹毒素：由乙型溶血性链球菌产生，也属于细胞毒素，可损伤皮肤毛细血管内皮细胞，引起宿主全身红斑性皮疹，俗称"猩红热"。

（二）霉菌毒素

霉菌广泛存在于自然界。霉菌毒素（mycotoxin）是霉菌次级代谢产物，具有种类多、分布广、毒性大等特征，对多种植物性饲料原料的贮存和利用产生很大的威胁。根据联合国粮食及农业组织统计，全世界约有 25% 的谷物被霉菌所污染。常见的霉菌毒素种类有黄曲霉毒素、杂色曲霉素、赭曲霉素、玉米赤霉烯酮霉菌毒素、展青霉素、单端孢霉烯族毒素、伏马毒素、串珠镰刀菌素、3-硝基丙酸、岛青霉素和黄天精等。

（三）寄生虫毒素

寄生虫的分泌物、排泄物及死亡虫体的分解物对宿主均有毒性作用。例如溶组织内阿米巴侵入肠黏膜和肝时，分泌溶组织酶，溶解组织、细胞，引起宿主肠壁溃疡和肝脓肿；阔节裂头绦虫的分泌排泄物可能影响宿主的造血功能而引起贫血。另外，寄生虫的代谢产物和死亡虫体的分解物都具有免疫原性，可使宿主致敏，引起宿主局部或全身变态反应；如血吸虫卵内毛蚴分泌物是主要致病因素，引起周围组织发生免疫病理变化——虫卵肉芽肿，这是血吸虫病最基本的病变。

四、病原微生物对免疫系统的影响

天然免疫是机体抵御病原微生物感染的重要防线。在机体与病原微生物的长期进化过程中，机体与病原微生物"斗智斗勇"，病原微生物时刻接受着宿主免疫系统的筛选，而病原微生物为了成功入侵并在宿主体内增殖，进化出了各种有效抵抗和逃避宿主天然免疫系统的机制，能够逃避宿主机体的识别和攻击，甚至可能对宿主免疫系统产生难以修复的损伤。

（一）炎症反应

炎症反应（inflammatory response）是固有免疫系统为消除有害刺激或病原体，促进受损组织修复，由多细胞多因子共同参与的防御性反应。炎症区域除出现组织受损病变外，还发生防御因子修复受损组织的一系列抗损伤反应。通常情况下，炎症是有益的，是机体的自动防御反应，但过度的炎症反应则会造成组织的严重损伤和功能紊乱。炎症反应的主要作用为：①将效应细胞和效应分子输送到感染部位，以增强巨噬细胞对病原体的杀伤作用；②促进感染部位微血管血液凝集的生理屏障形成，防止病原体通过血液扩散；③促进损伤组织修复；④导致免疫病理损伤。

炎症反应引起组织局部毛细血管扩张、通透性增强、白细胞和血浆蛋白及体液渗出，感染局部出现红、热、肿胀或疼痛。炎症反应可分为急性炎症和慢性炎症。急性炎症的持续时间为数日至1个月，以血浆渗出和中性粒细胞浸润为主要特征。慢性炎症可持续数月至数年，主要特征是淋巴细胞和单核巨噬细胞浸润以及小血管和结缔组织增生。

固有免疫抗感染过程是机体在感染早期由多细胞多因子参与的炎症反应过程。感染部位的炎症反应由巨噬细胞对病原体的固有免疫应答所启动。当病原微生物突破机体的防御屏障进入组织中，首先由感染局部定居的巨噬细胞对其进行捕获、吞噬消化和清除，同时活化的巨噬细胞分泌细胞因子和炎性介质，肥大细胞活化并释放炎性介质。这些免疫分子共同招募中性粒细胞、单核细胞和其他效应细胞进入感染部位，免疫效应细胞经过滚动黏着、紧密结合、细胞溢出和迁移4个阶段渗出毛细血管壁到达感染部位并引起炎症反应。中性粒细胞是首先到达感染部位的效应细胞，其后是单核细胞。在炎症后期，其他白细胞如嗜酸性粒细胞和淋巴细胞也进入到感染部位。巨噬细胞、嗜酸性粒细胞等分泌的白细胞介素-1β（IL-1β）、白细胞介素-6（IL-6）、白细胞介素-8（IL-8）、α肿瘤坏死因子（TNF-α）等细胞因子，在炎症反应中发挥重要作用，补体活化后产生的C5a、C3a和C4a也可诱导炎症反应。

（二）超敏反应

超敏反应（hypersensitivity）是机体再次接触抗原产生的一种异常的免疫反应，又称为变态反应。根据超敏反应中发挥功能的关键成分（细胞和活性物质）及其损伤组织器官的机制和产生反应所需时间等，Gell和Coombs等人将超敏反应分为Ⅰ～Ⅳ型，即：过敏反应型（Ⅰ型）、细胞毒型（Ⅱ型）、免疫复合物型（Ⅲ型）和迟发型（Ⅳ型）。其中，Ⅰ型由抗体介导，发生快，故又称为速发型超敏反应；Ⅳ型则是T细胞介导的，发生慢，称为迟发型超敏反应。尽管有其他学者提出新的分型方法，但尚未被广泛接受，上述分型至今仍是国际通用的分类标准。其实，临床所观察到的超敏反应，往往是混合型的，而且其反应强度可能因个体的不同而存在较大差异。

1. Ⅰ型超敏反应

Ⅰ型超敏反应又称为过敏反应（allergy），是指机体再次接触抗原时引起的在数分钟至数小时内出现的以急性炎症为特点的反应。引起过敏反应的抗原又称为过敏原（allergen）。过去并不了解这种反应的机理，故曾被称为"变化了的反应"。随着IgE的发现及对其结构功能的了解，过敏反应的机制明确为：初次过敏原诱导机体产生的IgE结合于肥大细胞等表面，当过敏原再次进入机体并与之结合时，导致细胞释放活性介质并引起一系列炎症反应。从IgE的产生到介质的释放是个复杂的过程，受到多因素的制约和调控。病原体感染导致的损伤更容易引起过敏反应，而且有些病原微生物的成分或分泌物也可直接引发过敏反应。

2. Ⅱ型超敏反应

Ⅱ型超敏反应又称为细胞毒型超敏反应。在Ⅱ型超敏反应中，与细胞或器官表面抗原结合的抗体与补体及吞噬细胞等互相作用，导致这些细胞或组织器官损伤。

在此过程中抗体的 Fc 段与补体系统的 Clq 或其他吞噬细胞的 Fc 受体结合，另一端则与抗原结合，激活补体系统或抗体依赖性细胞毒作用。这与机体识别和清除病原微生物的过程是一致的。部分病原微生物感染后可引起 II 型超敏反应。例如，沙门菌（利用脂多糖）、马传染性贫血病病毒、阿留申病病毒和一些原虫的抗原成分能吸附宿主红细胞，使这些表面有微生物抗原的红细胞受到自身免疫系统的攻击而引发溶血。

3.III 型超敏反应

III 型超敏反应是由免疫复合物引起的。在抗原抗体反应中不可避免地会产生免疫复合物，通常它们都被单核吞噬细胞系统及时清除而不影响机体的正常功能，但在某些情况下（如免疫复合物沉积于自身细胞或组织器官局部），可引起变态反应，造成细胞或组织损伤。免疫复合物可引起一系列炎症反应，刺激形成具有过敏毒性和促进细胞迁移的 C3a 和 C5a，使肥大细胞和嗜碱性粒细胞释放舒血管物质组胺，提高血管通透性并在局部聚集多种炎症细胞；其次，它们还能通过 Fc 受体与血小板反应，形成微血栓，诱导血管通透性提高。免疫复合物不断产生和持续存在，是形成并加剧炎症反应的重要前提，而免疫复合物在组织的沉积则是导致组织损伤的关键原因。病原微生物感染中会产生免疫复合物，如 β-溶血性链球菌感染性心内膜炎、病毒性肝炎和寄生虫感染等，病原体持续刺激机体产生弱的抗体反应，并与相应抗原结合形成免疫复合物，吸附并沉积在周围的组织器官上。此外，免疫复合物也能在机体器官表面产生，如肺部因反复吸入来自动物、植物和霉菌等的抗原物质产生的免疫复合物。

4.IV 型超敏反应

经典的 IV 型超敏反应是指所有在 12 小时以上或更长时间产生的超敏反应，故又称迟发型超敏反应。不同于前述的三型（I、II、III 型）超敏反应，IV 型超敏反应不能通过血清在动物个体之间转移，因为 IV 型超敏反应是由 T 细胞参与的，这些 T 细胞在被抗原活化后再次接触相同抗原时才引发迟发型超敏反应。参与 IV 型超敏反应的细胞主要是 Th1 细胞，也有少数的 Th17 细胞和 CD8+T 细胞。迟发型超敏反应属于典型的细胞免疫反应。在致敏阶段，Th1 细胞被抗原提呈细胞（antigen-presenting cell，APC）活化，可产生多种细胞因子。这些细胞因子除了具有调节各类免疫反应的功能外，还能活化巨噬细胞，使之迁移并滞留于抗原聚集部位，加剧局部免疫应答。

（三）病原微生物扰乱免疫应答

1.固有免疫系统功能障碍

固有免疫是抵御病原微生物感染的第一道防线。固有免疫系统感知到病原入侵后触发一系列信号转导级联反应，诱导 IFN 和促炎细胞因子的产生[8]。IFN 通过自分泌和旁分泌激活下游信号通路，促进诱导蛋白的合成，干扰病原微生物蛋白的合成和病毒的复制。促炎细胞因子迅速激活并招募固有免疫细胞到达感染部位，通过吞噬或溶解的方式清除入侵的病原体。同时，固有免疫系统进一步激活适应性免疫系统，诱导产生特异性抗体，最终将病原微生物从宿主体内清除。然而，许多病原微生物为了在宿主体内生存和繁殖，会破坏细胞介导的免疫应答，抑制固有免疫屏障，阻碍适应性免疫系统的激活。

2.适应性免疫系统功能异常

T细胞和B细胞是启动适应性免疫应答的关键，具有特异性、多样性、免疫记忆、自我识别和非自我识别的特点。T细胞受体（T cell receptor，TCR）是T细胞细胞膜上的一种抗原受体，可识别与自身主要组织相容性复合体（major histocompatibility complex，MHC）分子结合的抗原。T细胞根据其功能可分为细胞毒性T淋巴细胞（cytotoxic T lymphocyte，CTL）、辅助性T细胞（T helper cell，Th）和调节性T细胞（regulatory T cell，Treg）。病原微生物感染后，经过处理的肽与MHC Ⅰ类分子结合，继而被CTL识别，激活CTL产生穿孔素，直接杀死病原体和感染细胞。同样，成熟B细胞表面也有一种抗原受体即B细胞受体（B cell receptor，BCR），部分B细胞受到抗原刺激后迅速增殖分化为浆细胞并分泌抗体，而另一部分B细胞则分化为记忆细胞参与再次免疫应答。在病原微生物感染过程中，MHC Ⅰ类分子水平被显著抑制，同时CTL的杀伤功能受到阻碍，淋巴细胞的数量也显著下降，这种感染早期对宿主的免疫抑制作用，为病原微生物进行大量增殖提供了有利的环境。以真菌中的黄曲霉为例，黄曲霉毒素暴露可抑制免疫功能，尤其是细胞免疫应答。

3.病原微生物诱导的免疫分子和抗感染因子

IFN是由病毒感染或其他刺激诱导宿主细胞分泌的一类可溶性糖蛋白，主要包括IFN-α、IFN-β、IFN-γ和IFN-λ。干扰素刺激基因（interferon stimulated gene，ISG）是一组由IFN调节的抗病毒基因，其编码的抗病毒蛋白产物，直接或间接抑制病毒在病毒复制周期不同阶段的传播。IFN在针对病毒感染的先天性和适应性免疫应答过程中起着至关重要的作用。IFN与细胞膜上的相应受体结合，然后触发信号转导的级联反应以调节最终诱导具有抗病毒功能ISG的表达。宿主模式识别受体（pattern recognition receptor，PRR）负责感知入侵病毒并诱导IFN的产生。PRR主要包括Toll样受体（toll-like receptor，TLR）、RIG-I样受体（retinocic acid-inducible gene I-like receptor，RLR）、NOD样受体（NOD-like receptor，NLR）和C型凝集素受体（C-type lectin receptor，CLR）等。在长期的进化过程中，病原微生物建立了一系列逃避宿主免疫应答的策略[9]，主要包括：①隐藏病毒基因组；②结合固有免疫关键调控蛋白；③调控免疫应答所需磷酸化事件；④调控免疫应答通路关键分子的泛素化修饰；⑤裂解或降解抗病毒固有免疫调节蛋白或抗病毒蛋白；⑥关闭宿主转录系统；⑦调控宿主RNA加工与转运；⑧关闭宿主翻译系统；⑨诱骗宿主错误识别和调控；⑩其他策略，如脱酰胺基化、调控构象变化、调控代谢产物变化等。

以病毒调控免疫应答通路关键分子的泛素化修饰为例，流感病毒感染过程中可以通过其非结构蛋白NS1抑制RIG-I样通路中的RIG-I的K63泛素化修饰和IκB的K48修饰，从而抑制固有免疫应答通路的活化，抑制Ⅰ型干扰素、细胞因子、下游抗病毒分子的表达，促进病毒自身的复制[10]（图1-1）。

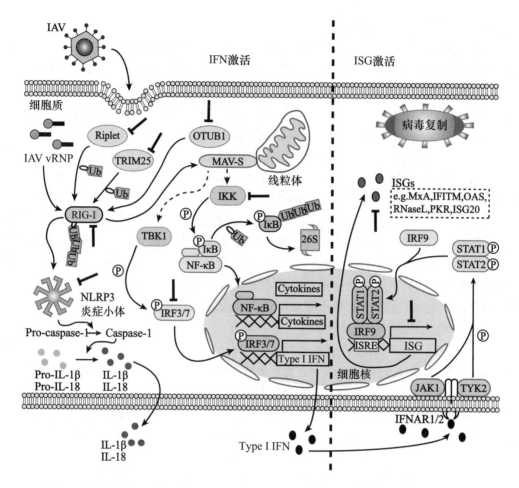

图1-1　流感病毒NS1蛋白抑制固有免疫关键分子泛素化修饰拮抗宿主抗病毒反应 [10]

五、继发感染与致瘤作用

（一）继发感染

继发性感染是指动物感染了一种病原微生物之后，在机体抵抗力减弱的情况下，又由新入侵的或原来存在于体内的另一种病原微生物引起的感染，也称为次发性感染。比较常见的是机体在感染病毒之后，发生细菌性继发感染。新型冠状病毒（severe acate respiratory syndrome coronavirus 2，SARS-CoV-2）感染可以引起继发性细菌感染，导致脓毒症并增加患者死亡的风险。

（二）致瘤作用

肿瘤是由多种因素诱导产生的，包括遗传因素、生活及饮食习惯、激素水平、免疫抑制及免疫缺陷，另外还有物理和化学致癌因子等。近些年来，越来越多的研究表明，病毒在部分肿瘤的发生中起到直接或间接作用 [11]。病毒能够引起细胞发生癌变的主要原因是病毒含有癌基因及与之有关的核酸序列。病毒感染人体时，其基因组整合进入人体细胞的基因组中，从而诱发人体细胞的癌变。

根据病毒核酸的类型，将致癌病毒分为两类：一类是致癌DNA病毒。致癌DNA病毒感染人体细胞后，病毒的DNA有一定概率会被细胞的转座子整合到人体细胞的DNA上，病毒致癌基因表达，使细胞转化为肿瘤细胞。目前已知的DNA致癌病毒中，乳头瘤病毒与人宫颈癌有关[12]，乙肝病毒与肝癌发生有关[13]。另一类是致癌RNA病毒。除逆转录病毒外，其他RNA病毒无致癌作用。大多数逆转录病毒具有致癌基因，可使细胞发生恶性转化。逆转录病毒首先与受体结合，进入细胞浆后脱去衣壳，病毒单链RNA逆转录为双链DNA，并整合到宿主细胞基因组中形成前病毒，然后前病毒可处于静息状态而持续存在；也可由宿主细胞的聚合酶转录出mRNA并且翻译成病毒结构成分，与病毒RNA组装成子代病毒出芽释放；也可能从病毒致癌基因转录mRNA，翻译癌基因产物（如蛋白激酶），修饰并活化细胞的某些蛋白，导致细胞转化，克隆增殖，形成恶性肿瘤。病毒癌基因产物不参与病毒结构的组成，但在转化的细胞表面出现肿瘤抗原。RNA致癌病毒中典型的代表是人类嗜T细胞病毒，引起T淋巴细胞白血病和毛细胞白血病。HIV病毒可使机体免疫受到严重抑制，导致侵袭性B细胞淋巴瘤等肿瘤[14]。

第三节　宿主对病原微生物的作用

宿主对病原微生物的作用主要表现在，当病原微生物侵入机体，机体受到抗原的刺激后，产生非特异性免疫应答、特异性免疫应答、非消除性免疫应答或消除性免疫应答等一系列复杂的生物学过程[15]。

一、非特异免疫应答

非特异性免疫又称固有免疫、天然免疫或先天性免疫，这种免疫是机体生来就具有的对多种抗原性异物呈现的生理性排斥反应。非特异性免疫是动物机体在长期的种系发育和进化过程中逐渐形成的一系列天然防御功能，具有与生俱来、可遗传、稳定、反应迅速、作用广泛而无特异性和记忆性、个体差异不大，以及不随着与抗原物质接触的次数而增强或减弱（吞噬除外）等特点。非特异性免疫既可对病原体及异物的入侵迅速产生应答，也可清除体内损伤、衰老或畸变的细胞，启动并参与特异性免疫应答。宿主对病原微生物产生的非特异性免疫作用主要表现在三个方面：皮肤、黏膜和胎盘的屏障作用，补体系统的激活作用，以及吞噬细胞吞噬病原作用。

（一）皮肤、黏膜和胎盘的屏障作用

皮肤是阻挡入侵病原微生物的一个重要屏障，其屏障作用主要依赖于干燥、低pH环境以及机体的不断脱皮。此外，皮肤表面的正常微生物菌群能抑制其他细菌和真菌的繁殖，皮肤表面的正常菌群一旦被破坏，其保护功能下降，病原菌就有可能侵入。黏膜免疫系统（mucosal immune system，MIS）是指由消化道、呼吸道和泌尿生殖道黏膜相关淋巴组织（mucosal-associated lymphoid tissue，MALT）所组成的免疫系统（图1-2）。MIS既是机体整个免疫系统的重要组成部分，也是具有独特功能的一个独立免疫体系。MIS是入侵的病原微生物和抗原物质刺激而产生局部特异性免疫应答

的主要场所，也是机体屏障免疫（barrier immunity）的重要组成部分。MIS分为两大部分，即黏膜淋巴集合体（mucosal lymphoid aggregates）和弥散淋巴组织（diffuse lymphoid tissue），后者广泛分布于黏膜固有层中。抗原通过黏膜上皮进入淋巴组织，激发MIS产生免疫应答。当对MIS应用不当时，会产生口服抗原介导的免疫耐受。弥散淋巴组织中的抗原可刺激免疫细胞分化，导致产生分泌型抗体sIgA或形成效应T细胞。黏膜淋巴组织中活化的抗原特异性淋巴细胞，可再循环迁移至其他黏膜组织发挥免疫效应，构成共同黏膜免疫系统（common mucosal immune system，CMIS）；此外，黏膜相关淋巴组织中的一些T细胞、B细胞和抗原提呈细胞可迁移至肠系膜淋巴结。

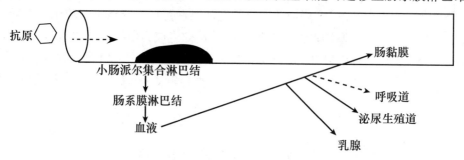

图1-2　肠道黏膜相关淋巴组织的屏障作用

　　皮肤、黏膜和胎盘以其特殊的解剖生理学构成了机体防御病原体和异物的第一道物理屏障，又称为屏障免疫。皮肤、黏膜及其他屏障的作用主要表现在以下几个方面。

　　（1）皮肤和黏膜的机械阻挡与排除作用

　　健康完整的皮肤和黏膜有阻挡和排除病原体等异物的作用，体表上皮细胞的脱落和更新可清除黏附于其上的大量细菌。黏膜的蠕动和纤毛的活动及分泌，可减少表面病原菌与上皮细胞的接触。如呼吸道黏膜的纤毛不停地由下而上有节律地摆动，使机体能把吸入的细菌或异物排至喉头，咳出体外。眼、口腔等部位常常分泌泪液、唾液等，在泪液和唾液等分泌物的作用下可排出外来的病原体。非泌乳动物有角质素栓堵塞乳头孔，也阻挡了细菌的入侵。

　　（2）皮肤和黏膜局部分泌液的屏障作用

　　皮肤和黏膜的分泌物中含有多种杀菌或抑菌物质，构成了机体抵御病原体感染的化学屏障。例如，皮肤的皮脂腺可分泌不饱和脂肪酸，汗腺可分泌乳酸，呼吸道、消化道和泌尿生殖道分泌的黏液中含有溶菌酶、抗菌肽等活性物质，这些物质具有杀菌作用。乳汁本身含有乳抑菌素，乳抑菌素中含有的补体、溶菌酶和乳过氧化物酶等可抑制细菌生长繁殖。

　　（3）胎盘屏障和血脑屏障的作用

　　宿主的胎盘屏障、血脑屏障，是保护机体生理活动的重要屏障，能阻挡一部分病原微生物，使宿主免于感染，使机体受到保护。胎盘屏障是保护胎儿免受感染的一种防卫结构，它既能够阻止母体内一些病原微生物的传播，又能保证与母体之间正常的物质交换。在妊娠过程中，某些病原微生物由母体感染胎儿称为垂直感染。细菌感染常常因引起胎盘炎而导致胎儿感染，如布鲁氏菌病；而病毒感染往往与妊娠时期有关，如人的风疹病毒、巨细胞病毒等感染主要在妊娠初期三个月，牛白血病病毒在妊娠最后三个月传染给牛胎，猪的乙型脑炎是在妊娠中后期感染猪胎。禽类经卵将病原微生物传给子代也是垂直传播。血脑屏障是防止中枢神经系统发生感染的重要防卫结构，主要由软脑膜、脑毛细血管壁和包在血管壁外的胶质膜所构成，这些组织结构致密，能阻止病原体及其他大分子物质由血液进入脑组织和脑脊液。血脑屏障在个体发育过程中逐步成熟、不断完善。例如，婴幼儿易发生脑部感染而成人较少发生脑部感染，仔猪易发生伪狂犬病而成年猪不发病。

（4）正常菌群的拮抗作用

体内和体表的正常菌群也起一定的屏障作用，又称微生物屏障[16]，是重要的非特异性免疫因素之一（图1-3）。新生幼畜皮肤和黏膜基本无菌，出生后很快从母体和周围环境中获得微生物，它们在动物体内某一特定的栖居地定居繁殖，种类与数量基本趋于稳定，与宿主保持着相对平衡，因此称为正常菌群。正常菌群对机体有两方面的作用：一方面，阻止或限制外来微生物或毒力较强微生物的定居和繁殖；另一方面，刺激机体激活固有免疫。临床上长期大量使用广谱抗生素，往往会导致菌群失调，从而产生耐药性细菌感染的菌群失调症。

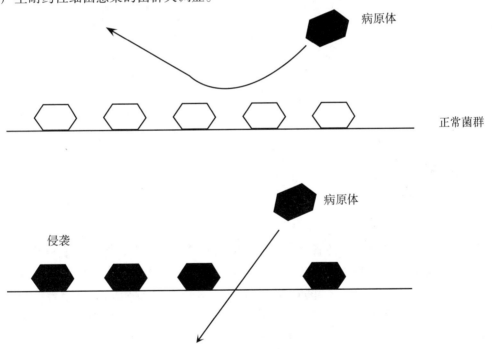

图1-3 皮肤黏膜的屏障作用

（二）补体系统的激活作用

补体（complement）是存在于正常动物或人血清中具有酶活性的一组不耐热的球蛋白，以英语补体的首字母"C"命名，以"C"加阿拉伯数字或其他英文字母表示，如C1、B、P、D因子等。补体系统各成分平时以非活性状态存在，激活后表现出一系列的免疫活性，能够协同其他免疫物质直接杀伤靶细胞和加强细胞免疫功能，是机体免疫防御系统必不可缺少的部分（表1-2）。补体系统是机体重要的天然免疫分子，包括

50多种血清蛋白和一些细胞膜结合蛋白，在血清中的含量约占球蛋白总量的10%，分子量从24kDa到460kDa不等，每一种成分的含量各不相同。补体系统的各种成分由全身各组织器官合成产生，绝大部分的C3、C6、C8和B因子由肝脏合成，而C2、C3、C4、C5和B、D、P和I因子则由巨噬细胞产生。

表1-2　部分补体成分的分子量、血清浓度及其生物学功能

名称		分子量(kDa)	血清浓度(μg/ml)	生物学功能
C1	C1q	460	80	与抗原抗体复合物中的抗体分子的Fc片段结合，启动经典途径
	C1r	83	50	丝氨酸蛋白酶，裂解C1r和C1s
	C1s	83	50	丝氨酸蛋白酶，裂解C4和C2
C2		102	20	C2a:丝氨酸蛋白酶，与C4b结合形成C3转化酶；C2b:在补体激活途径中无活性
C3		185	1300	C3a:过敏毒素，介导炎症反应 C3b:调理作用，与免疫复合物、病原微生物和凋亡细胞结合，促进吞噬；与C4b、C2a结合形成C5转化酶；与Bb结合形成C3转化酶
C4		200	600	C4b:与微生物细胞膜结合，与C2a结合形成C3转化酶 C4c、C4d:由I因子裂解的产物
D因子		24	1	裂解B因子的蛋白酶
B因子		90	210	与C3b结合，被D因子裂解成两个片段Ba和Bb

补体系统的激活是指补体各成分在某些激活物质的作用下，按照一定顺序以连锁的酶促反应方式从无活性酶原转化为具有酶活性状态，并表现出各种生物学活性的过程，又称为补体级联反应（complement cascade）。补体系统的激活主要有3种途径，包括经典途径、凝集素途径和替代途径。补体激活后可发挥多方面的生物学效应，如细胞溶解、细胞黏附、炎症反应、调理作用、免疫复合物的溶解和清除以及免疫调节。一些病原微生物可逃逸补体介导的清除作用，入侵的病原微生物通常被免疫系统识别为非自身物质，而另一些病原微生物可以通过抗体和补体的相互作用，结合和灭活补体成分、蛋白酶介导破坏补体成分，以及模拟补体调节成分等途径来抑制补体攻击和逃避补体的识别。

（三）吞噬细胞的作用

当病原体通过皮肤或黏膜侵入组织后，中性粒细胞等吞噬细胞从毛细血管中游出（emigration），聚集到病原体所在部位对病原进行吞噬，吞噬过程涉及趋化、识别与调

理、吞入、杀菌和消化等几个连续过程。

（1）趋化作用

病原体进入机体后，吞噬细胞就会在趋化因子的作用下向病原体存在部位移动，而对其进行包围。某些补体活化片段、细菌性趋化因子、白细胞游出素以及T细胞、B细胞等释放的某些细胞因子都具有趋化作用。

（2）识别和调理作用

吞噬细胞接触病原体等颗粒性物质，辨识病原体表面的某种特征，选择性地进行吞噬。病原菌经新鲜血清或含有特异性抗体的血清处理后，易被吞噬细胞吞噬，这种结合于细菌使之易被吞噬的物质称为调理素，主要有特异性抗体IgG和补体裂解片段C3b。特异性抗体IgG1、IgG3通过其Fab片段与病原菌相应抗原结合，Fc段可与吞噬细胞的Fc受体结合。补体激活的裂解产物C3b容易与细菌及其他颗粒、组织细胞表面或抗原抗体复合物结合，同时又容易与吞噬细胞细胞膜上的C3b受体结合，从而增强吞噬作用或者促进细菌的被吞噬过程。

（3）吞入

经处理的病原体与吞噬细胞接触后，吞噬细胞伸出伪足，利用细胞膜的流动性，二者接触部位的细胞膜向内凹陷，将病原菌包围并摄入至细胞质内形成吞噬体。随后，吞噬体逐渐离开细胞边缘向细胞中心移动。与此同时，细胞内的溶酶体向吞噬体移动靠拢，与之融合形成吞噬溶酶体，并将含溶菌酶、乳铁蛋白等的内容物转移至吞噬体内而发挥杀灭和消化细菌的作用。

（4）杀菌和消化作用

吞噬细胞吞入病原菌后发生一系列的代谢活动，产生许多活性强的杀菌物质，这些杀菌物质被利用来进行病原菌的杀灭和消化。杀菌作用可大致分为非氧依赖杀菌系统和氧依赖杀菌系统。

二、特异性免疫应答

特异性免疫应答是机体免疫系统受到病原微生物等抗原物质的刺激后，免疫细胞通过主动方式或被动方式对抗原分子进行识别，产生一系列复杂的免疫连锁反应，表现出特定的生物学效应，最终产生特异性的体液免疫和细胞免疫，建立对病原微生物的特异性免疫力的过程，又称适应性免疫应答或获得性免疫应答。

抗原进入组织后，通过淋巴循环进入引流淋巴结，而进入血液的抗原则滞留于脾脏。抗原被淋巴结髓窦和脾脏中的抗原提呈细胞所摄取、加工处理，再表达于细胞表面，进而刺激淋巴结和脾脏中的T细胞和B细胞产生应答。血液循环中的成熟T细胞和B细胞，经过淋巴器官的毛细血管进入淋巴器官，与抗原提呈细胞上表达的抗原接触后，滞留于淋巴器官内并被活化，进一步增殖和分化为效应细胞。T细胞在次级淋巴器官的胸腺依赖区内增殖、分化，少量的T细胞也可进入淋巴滤泡，随后B细胞在初级淋巴滤泡内增殖，在抗原刺激后4～5天内可形成具有生发中心的次级淋巴滤泡，并保持较长时间。T细胞最终分化成效应T细胞和记忆T细胞，并产生细胞因子；B细胞最终分化成能合成并分泌抗体的浆细胞，产生抗体；同时，一部分B细胞成为记忆B细胞。效应T细胞、记忆

T细胞和记忆B细胞可游离出淋巴组织，重新进入血液循环。

特异性免疫应答包括抗原提呈细胞对抗原的处理、加工和提呈，以及抗原特异性淋巴细胞对抗原的识别、活化、增殖与分化，最后产生免疫效应分子（即抗体与细胞因子）以及免疫效应细胞（即效应辅助T细胞和细胞毒性T细胞），并最终对病原微生物等抗原物质和再次进入机体的抗原物质产生清除作用。特异性免疫应答是以T细胞和B细胞为中心，产生特异性的体液免疫和细胞免疫。树突状细胞、巨噬细胞等抗原提呈细胞，主要参与对抗原物质的加工处理和提呈外源性抗原；受到病原微生物感染的细胞也发挥抗原提呈作用，主要加工和提呈内源性抗原。

特异性免疫应答一般具有三大特点：①特异性，即只针对某种特定的病原微生物或抗原物质；②耐受性，即对自身组织细胞成分不产生免疫应答；③记忆性，即机体保留对初次刺激抗原的免疫记忆力，当相同抗原再次进入时会产生更快、更强和持续时间更长的免疫应答。此外，特异性免疫应答还具有免疫期，免疫期时间的长短与抗原的性质、刺激强度、免疫次数以及机体反应性有关。

虽然免疫应答是连续的不可分割的过程，但特异性免疫应答的基本过程被人为地划分为3个阶段：致敏阶段、反应阶段、效应阶段。致敏阶段又称感应阶段、识别活化阶段或抗原识别阶段，涉及抗原提呈细胞对进入体内的抗原物质的摄取、捕获、加工处理和提呈，以及T细胞和B细胞对抗原的识别等。反应阶段又称增殖与分化阶段，是T细胞和B细胞活化、增殖与分化，以及产生效应性淋巴细胞和效应分子的过程。活化的CD4$^+$T细胞增殖分化成为Th，并产生多种细胞因子；活化的CD8$^+$T细胞增殖分化成为细胞毒性T淋巴细胞（CTL）发挥杀伤作用；活化的B细胞增殖分化为浆细胞，合成并分泌抗体。一部分T细胞和B细胞在分化过程中成为记忆T细胞（memory T cell，T_M）和记忆B细胞（memory B cell，B_M），该反应阶段由多种细胞间协作和多种细胞因子参与。效应阶段是由效应细胞与效应分子发挥细胞免疫效应和体液免疫效应的过程。效应细胞和效应分子共同作用，并在一些天然免疫细胞和分子的参与下，共同清除抗原物质。

（一）宿主机体对病原微生物抗原的加工和提呈作用

宿主机体对病原微生物抗原的加工和提呈是特异性免疫的关键，主要有外源性途径和内源性途径，均由抗原提呈细胞完成。抗原提呈细胞通过吞噬、吞饮或受体介导的内吞作用，摄取或捕获病原微生物的抗原，并进行消化降解产生抗原肽的过程称为抗原加工（antigen processing）。降解产生的抗原肽在抗原提呈细胞内与主要组织相容性复合体（major histocompatibility complex，MHC）分子结合形成抗原肽–MHC分子复合物，然后被运送到抗原提呈细胞表面，以供免疫细胞识别，这一过程称为抗原提呈（antigen presentation）。抗原加工和提呈有不同的途径，外源性途径和内源性途径是蛋白质抗原加工和提呈的经典途径。此外，外源性蛋白质抗原还具有交叉提呈途径，非肽类抗原可由非经典的CD1途径提呈。

抗原提呈细胞分两大类：一类是以受到病原微生物感染的靶细胞以及肿瘤细胞等为代表的非专职抗原提呈细胞，表达MCH Ⅰ类分子，负责加工和提呈内源性抗原；另一类是以树突状细胞、巨噬细胞和B细胞为代表的专职抗原提呈细胞，表达MCH Ⅱ类分子，负责加工和提呈外源性抗原。树突状细胞和巨噬细胞可介导外源性抗原的交叉提呈途径，CD1分子可介导糖脂类抗原的提呈。经MCHⅠ类分子提呈的内源性抗原被CD8$^+$T细胞识别，经MHCⅡ类分子提呈的外源性抗原被CD4$^+$T细胞识别，它们在一些刺激分子的参与下启动T细胞的活化过程。MHCⅠ类分子是由一条重链（α链）和一条轻链（β_2微球蛋白，β_2-microglobulin，β_2m）组成。内源性抗原经处理后形成8～10个氨基酸的抗原肽，结合于MCHⅠ类分子的肽结合槽，形成抗原肽-MCHⅠ类分子复合物，然后提呈给CD8$^+$T细胞。MCHⅡ类分子是由α链与β链两条链组成的糖蛋白，两条肽链之间以非共价键结合。由抗原提呈细胞处理后的抗原肽一般为13～18个氨基酸，与MCHⅡ类分子的肽结合槽结合，形成抗原肽-MHCⅡ类分子复合物，最后提呈给CD4$^+$T细胞。

（二）宿主对病原微生物产生体液免疫应答

由B细胞介导的免疫称为体液免疫（humoral immunity）。体液免疫效应是由B细胞通过对抗原的识别、活化、增殖，最后分化成浆细胞并分泌抗体来实现的，抗体是介导体液免疫效应的免疫分子，因此体液免疫又称为抗体介导免疫（antibody-mediated immunity）。体液免疫是机体清除细胞外病原体的有效免疫机制，其特征是机体产生大量针对入侵病原体和抗原物质的特异性抗体，最终由抗体介导的各种途径和相应机制清除病原体。

1.抗体产生的动态

机体初次和再次接触病原体时，抗体产生的种类、抗体的水平等都有差异（表1-3）。

（1）初次应答（primary response）：机体初次接触抗原，即某种抗原首次进入体内引起抗体的产生过程称为初次应答。抗原首次进入体内后，相应的B细胞克隆被活化，随之进行增殖和分化，大约经过10次分裂，形成一群浆细胞，进而产生特异性抗体。

（2）再次应答（secondary response）：机体第二次接触相同的抗原时，体内产生抗体的过程称为再次应答。

（3）回忆应答（anamnestic response）：抗原刺激机体产生的抗体经过一定时间后，在体内逐渐消失，此时若机体再次接触相同的抗原物质，可使已消失的抗体水平快速回升，称为抗体的回忆应答。

表1-3　初次应答和再次应答抗体的产生差异

特性	初次应答	再次应答
反应的B细胞	初始B细胞	记忆B细胞
接触抗原后的潜伏期	具有潜伏期	比初次应答短
抗体达到高峰的时间	7～10天	3～5天
产生抗体的量	变化较大,取决于抗原	一般是初次应答的100～1000倍
产生抗体的种类	最早产生主要是IgM,几天内达到高峰,然后开始下降	主要是IgG,维持时间很长
抗原	TD和TI抗原	TD抗原
抗体的亲和力	低	高

　　再次应答和回忆应答取决于体内记忆T细胞和记忆B细胞是否存在。T_M细胞保留了对抗原分子T细胞表位的记忆，在再次应答中，T_M细胞可被诱导迅速增殖分化为效应T细胞；B_M细胞和记忆性浆细胞的存在时间很长，可以循环发挥作用，具有对抗原分子B细胞表位的记忆，可分为IgG记忆细胞、IgM记忆细胞、IgA记忆细胞等。机体与抗原再次接触时，各类抗体的记忆细胞均可被活化，然后增殖分化成产生IgG、IgM的浆细胞。其中，IgM记忆细胞寿命较短，所以再次应答的间隔时间越长，机体越倾向于仅产生IgG，而不产生IgM。同时，抗原物质经消化道和呼吸道等黏膜途径进入机体，可诱导黏膜相关淋巴组织中的B细胞活化而产生分泌型IgA，在局部黏膜组织中发挥免疫效应。

　　2.体液免疫效应

　　抗体作为体液免疫的重要分子，在体内具有多种免疫功能，从而发挥相应的免疫效应。在大多数情况下，由抗体介导的免疫效应对机体抗病毒和胞外菌感染是有利的，但有时也会造成机体的免疫损伤。病原体可通过与吞噬细胞Fc受体或其他受体的结合，增强吞噬细胞对病原微生物的吞噬作用。抗体能够中和细菌外毒素。抗体和补体的协同作用可促使细菌溶解，中和抗体能抑制细胞外病毒的感染性。此外，分泌型IgA抗体能阻断细菌黏附于黏膜表面。体液免疫效应主要体现在以下几个方面。

　　（1）中和效应（neutralization）：体内针对细菌外毒素的抗体和针对病毒的抗体，可对相应的外毒素和病毒产生中和效应。一方面毒素的抗体与相应的外毒素结合可改变毒素分子的构型以使其失去毒性作用，另一方面毒素与相应的抗体形成的免疫复合物容易被单核-巨噬细胞吞噬。病毒的抗体可通过与病毒表面抗原结合，而抑制病毒侵染细胞或使其失去对细胞的感染性，从而发挥中和作用。因此，体液免疫的中和效应在防御机体的病毒感染和细菌外毒素致病中发挥着重要作用。

　　（2）免疫裂解（lysis）：体内相应的抗体与一些革兰阴性菌（如霍乱弧菌）和某些原虫（如锥虫）结合后，可通过经典途径激活补体，最终导致菌体或虫体被裂解。

　　（3）调理作用（opsonization）：特异性抗体IgM或IgG与细菌结合后，则容易受到吞噬细胞（如单核-巨噬细胞和中性粒细胞）的吞噬，特别是对一些具有荚膜的毒力较强的细菌的吞噬。机体内抗体的这种效应在抗胞外菌感染中发挥着很重要的作用。如果再活化补体形成细菌-抗体-补体复合物，则细菌更容易被吞噬。这是由于吞噬细胞表面具有Fc受体和C3b受体，它们可识别抗原-抗体或抗原-抗体-补体复合物中的抗体分子的Fc片段或补体成分，从而有利于捕获病原微生物，激发吞噬作用。抗体增强吞噬细胞的吞噬活性和能力的作用称为抗体依赖性细胞吞噬作用（antibody-dependent cellular phagocytosis，ADCP）。

　　（4）黏膜免疫（mucosal immunity）：由黏膜固有层浆细胞产生的分泌型IgA（secretory immunoglobulin A， sIgA）是机体抵抗经呼吸道、消化道及泌尿生殖道感染的病原微生物的主要防御力量。sIgA可阻止病原微生物吸附黏膜上皮细胞，体现抗病毒和抗胞外菌感染的免疫效应。

　　（5）抗体依赖性细胞介导的细胞毒作用（antibody-dependent cell-mediated cytotoxicity，ADCC）：一些固有免疫细胞（如NK细胞）表面具有的抗体分子（如IgG）的Fc

段受体（FcγR），与相应的靶细胞（如病毒感染细胞、胞内菌感染细胞、肿瘤细胞）结合后，效应细胞就可借助于Fc受体与抗体分子的Fc段结合，从而发挥其细胞毒作用杀伤靶细胞。巨噬细胞等在抗体的参与下也具有细胞毒作用，IgM抗体也可介导一些亚群T细胞的细胞毒作用。另外，抗体借助于免疫细胞表面的Fc段受体，在抗原提呈细胞（antigen presenting cell，APC）捕获抗原，以及免疫细胞的活化过程中起着十分重要的作用。

（6）凝集（agglutination）与抑制病原微生物生长：一般而言，特异性抗体与细菌结合后，表现为凝集和制动现象，不会影响细菌的繁殖和代谢，但可以促进吞噬细胞的吞噬作用或活化补体造成细菌的损伤，加速其清除。少数病原微生物（如支原体和钩端螺旋体）的特异性抗体可抑制其本身的生长。

此外，抗体具有免疫损伤的作用。抗体在体内引起的免疫损伤主要介导了Ⅰ型（IgE）、Ⅱ型和Ⅲ型（IgG和IgM）超敏反应以及一些自身免疫病。

（三）宿主对病原微生物产生细胞免疫应答

特异性细胞免疫（cell-mediated immunity，CMI）是由抗原特异性T细胞介导的免疫效应。细胞免疫可裂解带有表面抗原决定簇的靶细胞，释放可作用于巨噬细胞及其他白细胞的细胞因子。广义的细胞免疫还包括吞噬细胞的吞噬作用，以及NK细胞、NKT细胞等介导的细胞毒作用。特异性细胞免疫效应由CTL和迟发型超敏性T细胞（T_{DTH}细胞）以及细胞因子参与，主要表现为抗感染作用和抗肿瘤效应。此外，细胞免疫也可引起机体的免疫损伤（表1-4）。

表1-4 细胞免疫效应

细胞免疫效应	对象	参与的细胞和因子
抗感染作用	胞内细菌,如结核分枝杆菌等 病毒 寄生虫,如原虫； 真菌,如白色念珠菌等	CTL、T_{DTH}、细胞因子
抗肿瘤作用	肿瘤细胞	CTL、肿瘤坏死因子-β(TNF-β)、穿孔素、FasL
免疫损伤作用	Ⅳ型超敏反应 移植排斥反应 自身免疫病	T_{DTH}与细胞因子 CTL与细胞因子 细胞因子

（四）抗细菌感染的特异性免疫

病原菌感染有胞外菌感染和胞内菌感染两种方式。由于抗体难以进入细胞内对细胞内寄生的微生物发挥作用，故体液免疫主要对细胞外生长的细菌和未进入细胞或释放到细胞外的病毒起作用，而细胞内寄生的病原微生物则主要靠细胞免疫发挥作用。

1.抗胞外菌感染免疫

胞外菌寄居于宿主细胞外的血液、淋巴液和组织液等体液中，主要通过产生外毒素、内毒素以及侵袭性胞外酶致病。感染机体的大多数病原菌为胞外菌，如葡萄球菌、链球菌、破伤风梭菌等。抗胞外菌感染的特异性免疫效应主要包括抗毒素免疫、溶菌和杀菌作用、调理吞噬作用、对细菌繁殖的抑制、阻止细菌黏附等。在抗呼吸道和消化道病原菌感染的免疫中，sIgA 在局部黏膜免疫中也发挥着重要作用。

2.抗胞内菌感染免疫

胞内菌主要在细胞内生长繁殖，因此细胞免疫在抵抗胞内菌感染过程中发挥着重要作用。细胞内细菌感染多为慢性细菌性感染，如结核分枝杆菌、布鲁氏菌、产单核细胞李斯特菌等细胞内寄生菌所引起的感染。在这类感染中，细胞免疫起决定性作用，而体液免疫的作用不大。在特异性免疫应答产生之前，由于这些细菌的特殊致病性，吞噬细胞虽能吞噬这些细菌，但不能杀灭消化，因而它们仍能在吞噬细胞内繁殖，直至机体产生了特异性免疫，巨噬细胞在其他因素协同下，才逐步将病菌杀死消灭。抗胞内菌感染的细胞免疫主要依赖于 Th1 细胞和 CTL 细胞的作用。

（五）抗病毒感染的特异性免疫

抗病毒的特异性免疫包括以中和抗体为主的体液免疫和以 T 细胞为中心的细胞免疫。对于预防再感染来说，主要靠体液免疫作用，而疾病的恢复主要依靠细胞免疫作用。

1.体液免疫

抗体是病毒体液免疫的主要因素，在机体抗病毒感染免疫中起重要作用的是 IgG、IgM 和 IgA 抗体。分泌型 IgA 可防止病毒的局部入侵，IgG 和 IgM 可阻断已入侵的病毒通过血液循环扩散，其抗病毒机制主要是中和病毒和调理作用。当病毒感染后，首先出现的是 IgM，经过数天或十余天后，被 IgG 所代替。IgM 的存在通常是短暂的，当再感染相同病原时则通常只出现 IgG 而不出现 IgM。IgM 对病毒的中和能力弱，当有补体参与时其中和作用的能力会大大增强。IgG 是病毒感染后出现的主要抗体，在病毒感染后 2～3 周 IgG 水平会达到高峰，之后可持续相当长的时间。IgG 也是抗病毒的主要抗体，在病毒中和作用和 NK 细胞参与的 ADCC 反应中占主导地位。IgG 介导的中和反应不需要补体的参与。

（1）中和作用：一些病毒抗体与病毒结合后可阻断病毒感染，称为病毒中和作用。能与病毒结合并消除病毒感染能力的抗体称为中和抗体（neutralizing antibody），能刺激中和抗体产生的病毒表面抗原称为保护性抗原或中和抗原。中和抗体并不能直接杀灭病毒，而是通过封闭病毒抗原表位或改变病毒表面构型来阻止病毒吸附和进入易感细胞。循环抗体 IgG、IgM 能有效地中和进入血液的病毒，但其作用受抗体所能达到部位的限制。堆积于细胞内的病毒，抗体则很难发挥中和作用。中和抗体在初次感染的恢复过程中起的作用不大，但在防止病毒再感染的过程中发挥重要的作用。

（2）促进病毒被吞噬：抗体可与病毒结合而导致游离的病毒颗粒丛集、凝聚，从而易被巨噬细胞吞噬。

（3）抗体依赖性细胞介导的细胞毒作用和免疫溶解作用：抗体不仅能直接与游离的病毒抗原结合，还能与受感染细胞表面的病毒抗原结合，进而介导ADCC效应或通过激活补体导致靶细胞裂解。

2.细胞免疫

因中和抗体不能进入受感染的细胞，所以细胞内病毒的消灭主要依靠细胞免疫。细胞免疫在病毒性疾病的康复中起着极为重要的作用，参与抗病毒感染的细胞免疫，主要依赖于CTL和Th1细胞。在大多数情况下，机体抗病毒感染免疫反应需要固有免疫、体液免疫和细胞免疫的共同参与，以阻止病毒复制和清除病毒。

（1）CTL的作用：CTL能特异性地识别病毒感染细胞表面的病毒抗原或靶细胞改变的抗原，通过释放穿孔素、颗粒酶、肿瘤坏死因子（TNF）或表达死亡受体TNFRSF6/Fas配体（FasL），引起靶细胞溶解或凋亡。靶细胞被破坏后释放出的病毒，在抗体作用下，可被吞噬细胞清除。

（2）Th1细胞的作用：在抗病毒免疫中，活化的Th1细胞可释放IFN-γ、TNF-α、IL-2等细胞因子，活化巨噬细胞、NK细胞，促进CTL增殖和分化，抑制病毒复制或杀伤病毒感染的细胞，或增强巨噬细胞吞噬和破坏病毒的能力。Th1细胞也可介导迟发型变态反应清除胞内病毒。

一些病毒能逃避宿主的免疫反应，呈现持续感染状态。如牛白血病病毒能持续存在于淋巴细胞内，这类病毒感染细胞的膜表面并不表达病毒抗原，病毒可存在于细胞膜的内侧面，因而能逃避识别。一些病毒可以直接在淋巴细胞（如牛白血病病毒）或巨噬细胞（如马传染性贫血病毒、猪繁殖与呼吸综合征病毒）中增殖，直接破坏机体的免疫功能而影响特异性免疫应答。

第四节　病原微生物与宿主作用研究的技术与方法

病原微生物在与宿主相互作用的过程中，其通过复杂的策略对抗宿主免疫防御系统，促进自身复制、增殖和感染。阐明病原微生物与宿主之间的复杂博弈关系是微生物学和免疫学领域的核心和前沿问题之一，这将为新药研发和适宜的应对策略制定提供理论基础。技术与方法的进步使得在基因组、转录组或蛋白质组水平上，对病原微生物-宿主相互作用进行系统分析成为可能。

一、高通量筛选技术

利用功能缺失型（loss-of-function）或者功能获得型（gain-of-function）策略高通量筛选功能基因，是研究人员快速寻找调控特定表型的关键或重要基因的主要方法。目前，应用较为广泛的病原功能性受体筛选策略包括RNA干扰（RNA interference，RNAi）技术、利用单倍体细胞系随机插入逆转录病毒致突变技术，以及基于CRISPR/Cas9系统的新型基因编辑技术。

（一）RNAi高通量筛选技术

1. RNAi技术的发展

RNA干扰被认为是20世纪生命科学领域最伟大的发现之一，是最具发展前景的生物医药技术和基因功能研究方法。因此，高通量小RNA干扰（small interfering RNA，siRNA）筛选技术也成为生物学最强有力的研究工具之一[17]。1998年，Fire等在线虫中发现，导入的双链RNA可以通过降低目标基因mRNA的含量，有效地抑制基因的表达，并且双链RNA的抑制效果明显强于任何一条单链。随后，Clemens等通过在果蝇细胞系中导入长链的双链RNA，对胰岛素代谢通路进行了干扰，首次在实验室培养的细胞系中实现了双链RNA的沉默。Elbashir等进一步研究阐释了这个过程的分子机制，21-nt双链RNA分子被证明是导致基因沉默的最终因素。长链的双链RNA（dsRNA）或者短发夹RNA（short hairpin RNA，shRNA），通过双链RNA（dsRNA）特异的RNase Ⅲ（核糖核酸内切酶Dicer）的剪切，形成siRNA。这些siRNA先被装载在输出蛋白中而停留在细胞质上，进一步装载入RNA诱导的沉默复合物（RNA-induced silencing complex，RISC）。通过siRNA的引导，RISC复合体识别并剪切和siRNA序列匹配的mRNA分子，从而实现目的基因的沉默。由于siRNA的沉默机制依赖21 bp序列的识别，加上可能存在的非完全匹配的情况，难免会带来脱靶效应。因此，对特定基因进行RNAi沉默需要引入一系列生物信息学的算法，以兼顾沉默效果和尽量少的脱靶效果。为了有效解决脱靶问题，后续出现核糖核酸内切酶Ⅲ制备小干扰RNA（endoribonuclease-prepared siRNA，esiRNA）技术，通过对特定基因编码区一次性引入多条双链siRNA，最大程度地提高了靶基因的抑制特异性。

2. RNAi文库筛选思路

逐一筛选是把候选靶标基因siRNA逐个导入到筛选体系内，再逐个检测每种siRNA的基因敲除（knockdown）效果；而文库筛选则是把所有siRNA（一般用shRNA）混在一起作为一个整体文库，均匀地混合后加入候选细胞中。不同于逐一筛选，文库筛选需要很好的分选方法来收集阳性结果，再进一步确认有表型的siRNA，得到的细胞群落通常包含多个siRNA的信息，这些信息需要后期实验来验证。建立良好的筛选模型是开展高通量筛选至关重要的一步，需要把握"一个原则和两个关键点"的策略："一个原则"是在不影响实验准确度的前提下，力求每个操作步骤尽量简单，这可以通过降低一些其他性能标准，来保证筛选步骤和操作的简洁；"两个关键点"是着眼于siRNA文库的转染效率和后期数据读出的这两个步骤。为了确保较高的siRNA文库的转染效率，首先考虑比较方便的转染方法，也可以考虑电转或慢病毒感染的方法。为确保读出数据快速和方便，应避免采用如共聚焦等需要长时间采集数据的方法。

由于所有的哺乳动物细胞系都能表达RNA诱导沉默复合体（RISC），因此可以利用RNAi文库筛选技术对任何病毒易感细胞系进行病毒功能性受体的筛选。现已建立了混合型和阵列型两种类型的RNAi文库筛选方法。混合型RNAi文库筛选流程为：设计针对某一病毒易感细胞膜蛋白的shRNA，将所有的shRNA克隆至慢病毒载体，包装成慢病毒文库；将文库以低剂量转导细胞系，尽量保证每一个细胞只进入一个shRNA，以引起细胞完全病变剂量的病毒进行感染，筛选存活细胞；然后提取细胞基因组进行PCR扩增，利用高通量测序技术确定候选基因，进一步鉴定该基因对病毒感染的影响，最后获得影响病毒入侵的受体或复制关键蛋白。

3. siRNA文库筛选技术应用

在哺乳动物细胞中进行全基因组siRNA文库筛选已用于艾滋病病毒、流感病毒、西尼罗河病毒和丙型肝炎病毒等研究。如利用siRNA文库在横纹肌肉瘤细胞中筛选鉴定出激酶CDK6和AURKB是肠道病毒71型（EV71）的宿主限制性因子，内质网降解（ERAD）途径相关的蛋白酶NGLY1和VCP是EV71的易感因子。RNA干扰筛选技术因操作简单、成本相对较低等优势，已经得到了广泛的应用，但仍存在针对靶基因的抑制效果不完全、脱靶效应明显等缺点。

（二）单倍体细胞遗传筛选技术

1. 单倍体细胞遗传筛选技术的原理

基因靶向和RNAi技术已经成功地应用于哺乳动物细胞的基因筛选，但这些方法也存在着不可避免的技术缺陷。尽管RNAi可用于细胞水平的高通量筛选，但易造成基因沉默不完全或将非目标基因沉默。近年来，单倍体胚胎干细胞（haploid embryonic stem cell，haESC）的研究备受关注。哺乳动物细胞通常为二倍体，而二倍体细胞的复杂结构阻碍了其在二倍体细胞基因功能研究、印记基因调控和遗传筛选方面的应用。而单倍体细胞只有一套染色体，即单倍性，这有利于研究一些未知的隐性表型基因突变，又有类似于二倍体的多能性和强大的分化潜能，能在体外实现自我更新。因此，单倍体细胞在探究基因功能、表观遗传修饰、配子发育过程、生成多基因修饰动物模型等方面具有独特优势。单倍体细胞遗传筛选技术利用大量的随机插入逆转录病毒的基因，使单倍体细胞等位基因突变而灭活，形成一个随机失活的单倍体细胞群，之后利用病毒感染该细胞群，最后利用高通量测序技术对筛选出的存活的细胞进行分析来初步筛选并鉴定可能参与病毒入侵的关键宿主因子。

2. 单倍体细胞遗传筛选技术的应用

Timms等利用KBM-7（来源于慢性粒细胞白血病患者）细胞进行了正向遗传筛选，发现脂质蛋白2（proteolipid protein 2，PLP2）是卡波西肉瘤相关疱疹病毒蛋白K5发挥E3泛素连接酶活性所必需的；Davis等利用单倍体遗传学方法剖析了人类细胞中的糖磷脂酰肌醇锚定蛋白（glycophosphatidylinositol-anchored protein，GPI-AP）通路，表明GPI锚定成分以底物依赖性的方式影响GPI-Ap通路发挥作用；Lebensohn等为了探索WNT信号的调控机制，在人类单倍体细胞中进行了系统的正向遗传筛选，发现AN-INX2的DAX结构域在β-连环蛋白（β-catenin）转录活性调控中的作用等。单倍体细胞遗传筛选技术具有特异性高、假阳性率低等众多优势，但其随机插入突变的方式使其不能特异性针对某一基因发挥作用，这成为限制其发展的重要原因。

（三）CRISPR筛选技术

1. CRISPR-Cas9是精准的基因编辑技术

2013年初，成簇规律间隔短回文重复序列-成簇规律间隔短回文重复序列关联蛋白9（Clustered regularly interspaced short palindromic repeats- CRISPR-associated protein 9，CRISPR-Cas9）技术一经报道就迅速崛起并引发了生物医学研究的革命，被 *SCIENCE* 杂志评为年度十大科技进展之一，被称为"魔剪"和"上帝之手"。简而言之，CRISPR-Cas9 技术就是通过人工设计的 sgRNA（single guide RNA）来识别基因组上的靶基因序列，并引导 Cas9 蛋白酶到靶位点切割 DNA 双链，形成双链断裂，基因修复造成基因敲除或敲入等，最终达到对基因组 DNA 进行编辑的目的。CRISPR 技术能快速、简便、准确地实现基因组编辑等功能，因而成为一种强大的遗传筛选工具。

CRISPR-Cas 系统中最常用于基因编辑的是 Ⅱ 型 CRISPR-Cas 系统，由 Cas9 核酸酶、crRNA 和反式激活 crRNA（tracrRNA）三部分组成。执行基因剪切功能时，首先是crRNA 转录为 pre-crRNA，同时与 crRNA 互补的 tracrRNA 也进行转录并激活 Cas9 及特异性的 RNA 核酸酶对 pre-crRNA 进行加工，成熟的 crRNA 与 tracrRNA 及 Cas9 核酸酶形成复合体，在 sgRNA 的指导下靶向特定位点进行切割。将密码子优化的 Cas9 和必要的RNA 元件在哺乳动物细胞中进行异源重组表达，并将 crRNA 和 tracrRNA 融合表达形成一条嵌合 sgRNA 后，使得 CRISPR-Cas9 系统的结构得到了精简，极大地提高了 CRIS-PR-Cas9 系统应用于基因编辑的可行性，使其更加便捷高效。在 CRISPR-Cas9 系统中，sgRNA 和紧接着前间隔序列邻近基序（protospacer adjacent motif，PAM）是决定基因编辑准确性的关键因素。sgRNA 长约 20 nt，通过与靶序列互补配对引导 Cas9 准确定位于靶基因，并在 PAM 上游约 3 bp 处进行 DNA 双链剪切，在 DNA 修复过程中可引入插入或缺失使靶标基因功能丧失，因而被应用于基因敲除；当存在同源修复模板时，断裂双链通过同源直接修复（homology-directed repair，HDR）途径将修复模板重组进断裂部位，常被用于基因重组。CRISPR-Cas9 技术除了可以进行基因敲除，还可以用于基因的上调或下调表达。将 Cas9 突变使其丧失活性（dead Cas9，dCas9），无法对双链 DNA进行切割，再与转录抑制因子联合作用，即可在 sgRNA 指导下抑制特定基因的表达；而利用 dCas9 和转录激活因子协作能够上调靶基因的表达水平，可用于功能获得表型的筛选。

2. 全基因组 CRISPR 筛选技术应用

CRISPR 筛选技术无疑对影响病原感染的功能性基因的筛选技术进行了革新[18]。利用全基因组 CRISPR 功能丧失筛选方法，研究人员筛选出了调节西尼罗河病毒（West Nile virus，WNV）细胞病变效应的 7 个宿主因子（EMC2、EMC3、SEL1L、DERL2、UBE2G2、UBE2J1 及 HRD1），敲除这些宿主因子后，两种 WNV 毒株在 3 种细胞系中不再引起细胞病变。研究人员利用该技术还鉴定出受体酪氨酸激酶家族 AXL 蛋白是登革热病毒（Dengue virus，DENV）和寨卡病毒（Zikea virus，ZIKV）侵入宿主细胞的关键蛋白；寡糖转移酶复合物是 DENV 复制的关键宿主因子；唾液酸转运蛋白 SLC35A1 对甲型流感病毒受体的表达和病毒的入侵至关重要；α 干扰素诱导蛋白 6（interferon al-pha-inducible protein 6，IFI6）可以靶向抑制黄病毒感染；宿主蛋白 CD4、CCR5、TPST2、SLC35B2 和 ALCAM 蛋白是人类免疫缺陷病毒（human immunodeficiency virus，HIV）感染所必需的；FcRn（Fc receptor for IgG）是 B 族肠道病毒的一种新的脱衣壳受体；Sigma-1 蛋白在体外可有效对抗 SARS-CoV-2 感染。

CRISPR筛选技术克服了RNAi筛选技术仅能从mRNA水平上抑制基因表达的障碍，以及单倍体细胞筛选技术细胞种类少和不能特异性针对某一基因发挥作用的限制。由此可见，CRISPR筛选技术显然比RNAi和单倍体细胞筛选这两种技术更具有优势。利用CRISPR筛选技术在全基因组规模上，构建敲除载体库十分简便，即将靶向特定基因的Cas9蛋白与针对全基因组的多个重组sgRNA的设计结合起来，在全基因组范围内有效鉴定机体内重要的功能基因。把CRISPR筛选技术和单倍体细胞的优势结合起来，再利用CRISPR筛选技术在单倍体细胞上建立单倍体细胞突变文库，进行全基因组CRISPR筛选不失为一种强大的遗传筛选工具。

二、组学技术

随着"后基因组"时代的到来，以大规模测序为基础的多种组学技术相继出现，其中应用最为广泛的有转录组学、蛋白质组学、修饰组学、代谢组学以及单细胞组学等，它们已经成为科学研究的重要工具[19]。从生物学角度看，转录组代表了基因表达的中间状态，可以反映诸如转录调控和转录后调控的机理；蛋白质是基因功能的执行者和生命活动的直接体现者，因而对其表达水平的研究有着不可替代的优势；修饰组学和代谢组学是转录组学和蛋白质组学的下游，代谢组分的变化是机体对遗传、环境或是疾病影响的最终应答反应；单细胞组学是从单细胞水平开展的转录组学或蛋白组学研究，在病原感染中可区分感染细胞与非感染细胞，可以更细致地开展病原感染后宿主细胞的应答及病原与宿主的相互作用研究。通过联合转录组学、蛋白质组学、修饰组学和代谢组学等数据对生物样本进行多维尺度研究，能够更深入地挖掘生命过程中的分子调控机制，进而从整体角度解释生物学问题。

（一）转录组学

转录组这个概念最初由Velcuescu等在研究酵母基因表达时提出。转录组学与蛋白质组学和代谢组学一样，均属于功能基因组学的研究范畴，是一门在整体水平上研究细胞中所有基因转录及转录调控规律的学科。转录组学作为一项率先发展起来的技术已经在生物学前沿研究中得到了越来越广泛的应用。广义转录组是指从一种细胞或者组织的基因组中所转录出来的RNA的总和，包括编码蛋白质的mRNA和各种非编码RNA（ncRNA），如rRNA、tRNA、核仁小RNA（snoRNA）、小核RNA（snRNA）、微RNA（miRNA）和其他ncRNA。转录组学从整体水平研究基因的功能，揭示特定生物学过程中的分子机理。

转录组RNA-seq技术是当前转录组研究最为常用的技术，具有多种优势，包括：①能够直接测定每个转录本的片段序列，测序能力比较强，可以覆盖整个基因组或转录组；②能够检测到细胞中少至几个拷贝的稀有转录本，具有较高的敏感度；③能够分辨单个碱基，准确度好，分辨率较高。

随着转录组数据和多种病毒感染相关信息的逐渐积累，我们通过整合多维度数据进行深入分析，增强了对感染的致病机理以及感染过程中的宿主免疫机制的认识。例如通过比较不同甲型流感病毒的感染表达谱及感染关键宿主信息，研究人员可以识别出与病毒毒力有密切关系的基因表达谱印记。对表达谱数据的系统挖掘将对我们认识病毒感染机制，以及从宿主角度对病原体感染模式进行划分和指导宿主靶向抗感染等的研究工作产生巨大帮助。

（二）蛋白质组学

澳大利亚学者 Williams 等于1994年首次提出"蛋白质组学"这一概念，即"从整体水平对特定时间或环境下，细胞或组织内基因组所表达的全部蛋白质的结构和功能进行研究"。蛋白质组学研究的对象动态且多变，与基因组学相比更加复杂。随着高通量蛋白质组分析技术和方法的发展，蛋白质组学已广泛应用于生物、医药及病理研究等领域，逐渐成为驱动精准医学发展的强劲动力。

蛋白质组学研究主要包括3个方面：表达蛋白质组学、结构蛋白质组学和功能蛋白质组学。其中，表达蛋白质组学是对细胞组织或个体的蛋白质表达谱以及其蛋白质组成含量和变化规律的分析；结构蛋白质组学侧重于亚细胞蛋白质组的分析，对于细胞组成及通路研究具有重要意义；功能蛋白质组学则是蛋白质组学研究的最终目的，即阐明某功能相关蛋白质的活动规律以及蛋白质间相互作用的问题，蛋白质修饰组学也属于功能蛋白质组学研究的范畴。蛋白质组学技术主要用于对蛋白质组进行定性鉴定、定量分析和性质变化研究，因其具有"整体性"和"动态性"的特点，需要灵敏、准确且高通量的技术方法作为支撑。

基于生物质谱的蛋白质组学技术为精准医学研究蛋白质水平的生命过程和生命现象提供了强有力的武器。病原体入侵包括几个基本的步骤：①病原体和宿主细胞相互识别，通过内吞或者膜融合等方式进入到宿主细胞内；②病原体与宿主细胞发生一系列的相互作用，病原体能够干扰宿主细胞的免疫系统，劫持宿主细胞的部分元件为病原体所利用；③实现病原体本身的复制、增殖和释放。从这些角度出发，蛋白质组学在病原菌生活史的各个环节都有重要的应用：①蛋白质组学技术能够发现新的互作蛋白复合体；②解析病毒侵染前后宿主和病原体蛋白的表达和翻译后修饰变化；③解析侵染过程中的蛋白质动态时空分布变化。高通量蛋白质组学技术非常适合于分析病原体侵染过程中宿主/病原体蛋白的表达、修饰及时空分布差异情况，为侵染增殖的机制提供信息和解释。Steven 等发现人巨细胞病毒（human cytomegalovirus，HCMV）侵染人类细胞不同时间点的蛋白质组变化情况，并将该方法命名为定量时间病毒组学（Quantitative Temporal Viromics，QTV）。QTV方法在病毒等病原体和宿主相互作用研究中发挥着重要作用。在此基础上，Beltran 等报道了细胞各个亚细胞组分的蛋白在感染不同时期的差异变化，从而将原本时间轴的蛋白质差异表达研究进一步深入到时间和空间的蛋白质差异分布研究。除了蛋白质表达量的差异，各种各样的翻译后修饰（post-translational modification，PTM）对蛋白质的功能也都有重要的调节作用。在宿主-病原体互作领域，大量研究结果已表明翻译后修饰发挥着重要功能。例如，病原体可以通过泛素化降解某些宿主防御相关的蛋白，进而营造有利于侵染的环境，病原体可以通过修饰来劫持宿主的信号通路体系为己所用，同时宿主也会通过磷酸化、乙酰化等来启动相应的信号转导过程。病原体和宿主之间的相互作用构成复杂的调节网络，这将是未来研究的重点方向。

蛋白质组学技术可以从蛋白复合体分析、差异蛋白筛选、翻译后修饰检测等多个层次来解析宿主–病原体的相互作用。同时，基于高通量和靶向的临床蛋白质组体系研究有望在未来引起感染性疾病检测领域的变革。

（三）代谢组学

代谢组学的研究对象是"代谢组"（metabolome），即某一生物、系统或细胞中所有代谢产物的集合，可分为基础代谢组（受宿主基因组调控）和共代谢组（取决于体内共生的微生物）。构成代谢组的小分子化合物的种类和数量繁多、理化性质悬殊、浓度差异巨大，还存在时空分布的差异性和复杂的相互作用，因此对检测技术的要求极高。代谢组学是一门借助于现代生物分析方法〔如核磁共振仪（NMR）和质谱（MS）〕和生物信息分析策略〔模式识别技术，如主成分分析（PCA）和偏最小二乘判别分析（partial least squares discriminant analysis，PLS-DA）〕，系统研究生物样本（体液和组织提取液等）中代谢产物在不同生物状态下的变化规律，揭示机体生命活动代谢本质的科学。代谢组学研究的是生物体在基因调控、蛋白质影响和系统代谢综合作用下，代谢组（即小分子化合物代谢物群）随生物体的生长、发育和对外界刺激（药物、病原、毒物、环境）等产生反应，而导致代谢组在数量或浓度水平上的变化规律。相比于其他组学技术（如基因组学与蛋白质组学），代谢组学研究具有明显的优势：①生物体中的小分子化合物的组成比基因组、蛋白质组相对简单，一般估计内源性小分子化合物数量大约数千种，而基因和蛋白质数十至数百万种；②很多内源性小分子化合物的生化代谢网络已经弄清，而目前对基因、蛋白质功能的认识十分有限；③代谢组学反映的是各因素综合作用下的终末效应，是各个因素效应的综合体现，具有很强的综合信息优势。通过整合转录组学和代谢组学研究发现，代谢反应是人类对带状疱疹病毒疫苗免疫反应有效性的基础，即通过构建多因素的免疫应答网络，结合接种者年龄、性别和病毒载量相关的网络来预测有效性，揭示出甾醇代谢整合了体液和细胞免疫反应，而磷酸肌醇代谢提供了代谢表型，影响免疫结果。此项研究可以帮助研究人员对疫苗接种的免疫反应进行情境分析，确定影响疗效的相关因素，同时为免疫反应提供新的生物学见解，促进未来的生物标记物研究和疫苗开发。

（四）单细胞组学

细胞是生物的基本结构和功能单位，多个功能相同或不同的细胞结合形成不同的细胞群，从而进行生命活动的传递。如果这些细胞发生功能紊乱将会导致疾病的发生，例如，基因的转录和表达，蛋白质合成代谢、细胞分泌、细胞或细胞群之间的物质代谢以及信号传导等功能紊乱。相比于许多疾病的个体或组织的分析介绍，单细胞分析技术是从单个细胞层面对细胞的动态和功能进行分析从而得到更加全面的信息的，这有效地弥补了由细胞异质性导致个体或组织平均数值引起的误差，为更加充分地了解疾病发生、发展的机制以及个体差异化的研究提供了补充。对宿主细胞的单细胞分析为共生体和病原微生物在调节宿主生理中的作用提供了新的见解。目前，微生物单细胞组学的相关研究，主要集中于利用单细胞基因组技术对自然界中不可培养的微生物进行分析和利用单细胞转录组技术研究微生物群体中的基因表达异质性，以及利用高精度质谱技术进行单细胞蛋白质组学与代谢组学的相关研究等几个领域。

1. 单细胞基因组学

微生物中的单细胞基因组学研究最早见于2007年，Marcy等人利用微流芯片对人类牙菌斑上的细菌进行了分离，并通过多重置换扩增（multiple dilacement amplification，MDA）的方法实现了单细胞基因组的测序工作，发现了属于TM7门下的一些新的、从未被培养或测序的新物种。这一开创性的工作证明了利用单细胞基因组测序的方法对不可培养微生物进行分析的可行性。

宿主对病原微生物的免疫应答研究通常针对群体细胞。然而，这种群体细胞研究难以区分大细胞群体的弱反应和小细胞群体的强反应，即使同源细胞也存在功能上的异质性。单细胞测序技术可以获得宿主应答的内在异质性，精准评估免疫细胞被激活的分子机制。目前单细胞测序技术已经应用于鉴定罕见T细胞、分析细胞黏附分子、研究固有淋巴细胞异质性、筛选中和抗体等方面。Holt等利用单细胞测序技术鉴定了罕见的CD4阳性的T细胞。Yu等利用单细胞RNA测序技术对小鼠骨髓祖细胞进行分析，发现了固有淋巴细胞ILC2发育早期的免疫检查点PD-1^{hi}IL-25R^{hi}，从新的角度剖析PD-1和PD-L1在免疫治疗中的作用。Tanaka等人针对人类T淋巴细胞白血病病毒1型（human T-cell lymphotropic virus type 1，HTLV-1）特异的CTL细胞的T细胞受体库进行单细胞测序，发现移植前后骨髓和外周血CTL细胞的寡克隆多样性受到高度限制。

同时，单细胞测序技术给抗体筛选带来了重大变革。利用该技术可以从病人外周血淋巴细胞中获得抗原特异性的单个记忆B细胞，并针对单个细胞的抗体的重链和轻链进行逆转录聚合链反应（reverse transcription PCR，RT-PCR），从而获得人源的单克隆抗体。单个B细胞测序技术可以快速、高效地分离鉴定出抗原特异性的中和抗体，具有广阔的应用前景。目前，利用单个B细胞测序技术已经筛选和鉴定出多种病毒的中和抗体。Scheid等人从感染HIV的患者中分离到对HIV抗原有亲和力的记忆B细胞，并从中筛选到大量的HIV-1特异性的中和抗体。Tsioris等人通过单细胞测序技术从人B细胞中鉴定出针对西尼罗河病毒的中和抗体。Wang等人从寨卡康复病人体内鉴定出高效、特异的寨卡病毒单克隆抗体，该抗体能在小鼠模型上有效治疗寨卡病毒感染，有望成为治疗寨卡病毒感染的候选药物。

单细胞测序技术在研究病毒感染过程中，病毒的多样性和细胞对病毒侵染的应答方面也具有巨大的应用价值。Kearney等人首先对艾滋病病毒HIV-1类型进行单细胞测序，分析了该种群病毒的遗传多样性和适应性。Boltz等人则采用一种超灵敏的单细胞测序技术，该技术能够快速地检测艾滋病病毒的稀有突变体，同时也可发现HIV-1药物耐受相关的等位基因。目前单细胞测序技术已在包括登革病毒、人乳头瘤病毒、猴病毒、疱疹性口炎病毒、丙肝病毒、乙肝病毒和A型流感病毒在内的多种病毒的研究中得到应用，也为其他病毒的研究提供了参考。

2. 单细胞转录组学

微生物中的单细胞转录组学研究，目前集中于相关方法学的开发与细胞间异质性的研究。其中，真核微生物与原核微生物之间所采用的研究方法存在一些差异：一方面，细胞中rRNA与tRNA占总RNA的90%以上，但在测序分析中研究者往往并不关心这两种RNA，基于对测序数据有效利用的考虑，需要在建库过程中尽量减少这两种

RNA的反转录；另一方面，真核微生物的mRNA普遍具有poly-A尾结构，而rRNA与tRNA不具有这种结构，因此能够在利用oligo-dT引物进行反转录的同时，去掉多数的rRNA与tRNA，而原核生物的mRNA由于不具有这一结构，需要在反转录时采用随机引物，这不可避免地会反转录rRNA与tRNA，影响mRNA在最后测序数据中所占的比例。因此，对真核微生物的研究理论上可以直接采用哺乳动物中使用的相关方法，例如，De Bekker等人通过Ribo-SPIA方法的扩增，利用基因芯片对黑曲霉的单菌丝进行了转录组的分析。此外，相关研究通过对被致病菌侵染的宿主进行单细胞分析，实现了单细胞水平宿主-病原体的转录组共分析，研究结果表明病原体间的异质性影响宿主细胞间免疫应答的异质性。这些研究在探寻宿主对致病菌的免疫应答机制等问题的同时，也为相关研究提供了方法学上的指引。

3. 单细胞蛋白质组学和代谢组学

目前，微生物单细胞蛋白质组学与代谢组学主要利用微流芯片、荧光蛋白与高精度质谱解析相结合的方法进行研究。由于蛋白质和代谢物与核酸不同，不能进行体外扩增，因此在检测上需要更为精细的方法。Jaschinski等人利用激光解析离子化质谱方法（laser desorption/ionization-mass spectrometry，LDI-MS）对多种硅藻实现了单细胞水平的代谢物检测。Newman等人利用流式细胞仪与绿色荧光蛋白标记的方法，对酿酒酵母进行了单细胞蛋白质组的分析，表明了群体中的蛋白噪声。Taniguchi等人利用YFP荧光蛋白在大肠埃希菌单细胞中实现了单分子水平的蛋白质组学与转录组学分析。此外，近几年来新兴的质谱流式细胞术，结合了质谱检测方法的高精度与流式细胞术的高通量，通过金属标记抗体的方法，实现了动物细胞中单细胞水平超过40个参数的mRNA与蛋白质高通量检测。不过，针对微生物的相关抗体还有待开发，限制了这一技术在微生物单细胞分析中的应用。

4. 单细胞多组学研究

由于单水平的单细胞组学研究只能给出该层面的具体信息，而不能详细介绍关于该细胞的全面信息，所以对单细胞多组学数据的整合分析研究应运而生。多组学研究不仅可以获取遗传中心法则中相关物质的关联性以及全面的动态生物学信息，还能得到微生物相关的生物谱信息。例如，针对SARS-CoV-2感染如何影响免疫反应的研究，推动了各种各样治疗方法的出现，但深入了解疾病严重程度（轻型、普通型和重型）差异背后的机制也至关重要，这能够为患者带来改进的靶向疗法。研究人员展示了多效合一的方式，采用多组学技术在单细胞水平上破译COVID-19免疫反应，这项研究不仅提供了外周免疫反应的单细胞图谱，有助于确定未来的转化靶点，还展示了单细胞水平的多组学分析如何实现更大规模的整合研究。

三、蛋白质相互作用研究方法

研究蛋白质的相互作用成为研究蛋白质功能和作用机制最为重要的环节之一，有助于了解未知或已知蛋白质的生物学功能和从细胞水平上确定作用机制[20]。以蛋白质相互作用为原理的方法有很多，如酵母双杂交（yeast two-hybrid，Y2H）技术、免疫共沉淀（co-immunoprecipitation，Co-IP）技术、噬菌体展示（phage display，PD）技术、谷胱甘肽巯基转移酶沉淀（glutathione S-transferase pull-down，GST pull-down）技术、细胞内共定位（colocalization）技术、亲和印迹（far-western blotting）技术、病毒铺覆蛋白结合（virus overlay protein binding assay，VOPBA）技术、表面等离子共振（surface plasmom resonance，SPR）技术、荧光共振能量转移（fluorescence resonance energy transfer，FRET）技术等经典筛选方法。

（一）酵母双杂交技术

酵母双杂交（Y2H）技术用于哺乳动物和高等植物基因组编码的蛋白质之间的相互作用的研究。该技术是把酵母转录因子 GAL4 的两个结构域 GAL4 DNA 结合域（GAL4 DNA binding domain，GBD）、GAL4 激活域（GAL4 activating domain，GAD）和两个可能相互作用的蛋白 X、Y 分别构建到两个载体上，然后把两个表达载体共转染到酵母细胞中，即可在酵母中表达 GBD-X 和 GAD-Y 两种融合蛋白，当 X 蛋白与 Y 蛋白发生相互作用时，就使得 GBD 和 GAD 靠近并发挥 GAL 转录因子的功能，从而激活报告基因 HIS3 和 lacZ 的表达。它的优点是具有高灵敏度，缺点是容易出现假阳性。

（二）免疫共沉淀技术

免疫共沉淀（Co-IP）技术是确定两种蛋白在细胞内生理性相互作用的有效方法。细胞内相互作用的两种蛋白会形成复合物，用其中一种蛋白的抗体与复合物结合，再通过 Protein A/G 琼脂糖珠与抗体结合把复合物沉淀下来，然后进行免疫印迹（Western blotting，WB）检测，在孵育一抗时使用复合物中另外一种蛋白的抗体即可最终确定两个蛋白的相互作用。为了提高相互作用蛋白的量，可以通过转染的方法实现这两个蛋白的过表达。如果没有这两种蛋白的抗体，可以把这两种蛋白的一端分别加上标签（如 HA、c-Myc、His 和 Flag 标签）以融合蛋白的形式表达，然后用商业化的标签抗体进行免疫共沉淀。其优点是可以确定天然状态经翻译后修饰的蛋白的相互作用，避免人为影响，缺点是灵敏度较低，亦不能证明蛋白直接相互作用。

（三）噬菌体展示技术

噬菌体展示（PD）技术在抗原表位分析、分子间相互识别、新型疫苗及药物的开发研究方面有广泛的应用前景。该技术将编码多肽的外源 DNA 片段与噬菌体表面蛋白的编码基因融合后，以融合蛋白的形式呈现在噬菌体的表面，被展示的多肽或蛋白可保持相对的空间结构和生物活性。导入多种外源基因的不同噬菌体，就构成一个展示各种各样外源肽的噬菌体展示库。当用一个蛋白质去筛查一个噬菌体展示库时，就会选择性地同与其有相互作用的某个外源肽相结合，从而分离出展示库里的某个特定的噬菌体，进而研究该噬菌体所含外源基因的生物学功能。该技术的优点是实现了表型与基因型的统一，缺点是噬菌体展示库有一定局限性，并且某些蛋白在噬菌体中不能很好地表达。

（四）谷胱甘肽巯基转移酶沉淀技术

谷胱甘肽巯基转移酶沉淀（GST pull-down）技术是利用重组技术将靶蛋白与谷胱甘肽巯基转移酶（GST）融合表达，融合蛋白通过 GST 固化在谷胱甘肽（GSH）亲和树脂上，充当"诱饵蛋白"，进而分离与之相互作用的"捕获蛋白"的技术。"诱饵蛋白"和"捕获蛋白"均可通过细胞裂解物、纯化的蛋白、表达系统以及体外转录翻译系统等方法获得。该技术与Co-IP技术类似，把靶蛋白与GST标签蛋白融合表达形成融合蛋白GST-X，再把GST-X挂到带有GST底物的琼脂糖珠上，然后把另一种蛋白Y加入其中。由于蛋白质之间的相互作用，形成了GST-X-Y复合物，即可随琼脂糖珠沉淀下来。该方法操作方便，简单易行，但因为通过原核表达，蛋白表面的修饰可能发生改变，导致蛋白间的相互作用可能与实际情况存在差异。

（五）细胞内共定位技术

细胞内共定位技术可以通过荧光观察到两种相互作用的蛋白在细胞内的分布及共定位部位。细胞内共定位技术又分为活细胞定位技术和免疫荧光标记技术。活细胞定位技术是把两种蛋白克隆到两个表达不同颜色荧光的载体上并共转染到细胞中，然后通过激光共聚焦荧光显微镜观察颜色，判断两种蛋白是否存在共定位，以推断两种蛋白的相互作用。免疫荧光标记技术是在多聚甲醛固定的细胞中进行，用两种相互作用蛋白的两个抗体分别与细胞内蛋白进行免疫反应，再用荧光素标记的二抗与一抗进行反应，然后可用激光共聚焦荧光显微镜观测其定位结果。该方法的优点是可以直观观察，缺点是融合荧光蛋白对蛋白相互作用可能有影响。

（六）亲和印迹技术和病毒铺覆蛋白结合技术

亲和印迹又称为蛋白质铺覆技术，与病毒铺覆蛋白结合技术（VOPBA）均是基于蛋白质印迹法（Western blot的技术，运用经标记的或可被抗体检测的"诱饵"蛋白检测转移膜上的"猎物"靶蛋白，如果"诱饵"蛋白与靶蛋白存在相互作用，那么利用该"诱饵"蛋白的特异性即可检测出相应条带。两者在本质上是相似的，只是Western blot直接用抗体去检测抗原，常用于蛋白质定性；而亲和印迹是用标记的蛋白（[125I]或荧光）或病毒溶液去探查与之相互作用的蛋白，用于研究蛋白质的相互作用。这两个技术的操作过程和Western blot相似，操作简单易行，缺点是由于经过SDS-PAGE，蛋白构象可能发生变化，影响蛋白质相互作用。

（七）表面等离子共振技术

表面等离子共振（SPR）技术是将诱饵蛋白结合于葡聚糖表面，葡聚糖层固定于几十纳米厚的膜表面，当蛋白质混合物经过时，如与"诱饵"蛋白发生相互作用，那么两者的结合将使金属膜表面的折射率上升，从而导致共振角度的改变，而共振角度的改变与该处的蛋白质浓度呈线性关系，由此可以检测蛋白质之间的相互作用。该技术不需要标记物和染料，安全、灵敏、快速，还可定量分析，缺点是需要专门的等离子表面共振检测仪器。

（八）荧光共振能量转移技术

荧光共振能量转移（FRET）技术广泛用于研究分子间的距离及其相互作用，与荧光显微镜结合，可定量获取有关生物活体内蛋白质、脂类、DNA和RNA的时空信息。FRET是距离很近的两个荧光分子间产生的一种能量转移现象。当供体荧光分子的发射光谱与受体荧光分子的吸收光谱重叠，并且两个分子的距离在10纳米范围以内时，就会发生一种非放射性的能量转移，即FRET现象，使得供体的荧光强度比它单独存在时要低得多（荧光淬灭），而受体发射的荧光却大大增强（敏化荧光）。随着绿色荧光蛋白（green fluorescent protein，GFP）的发展，FRET荧光显微镜可实现实时测量活体细胞内分子的动态性质。

（朱紫祥）

参考文献

［1］RAY S K,AMARCHAND R,SRIKANTH J,et al.A study on prevalence of bacteria in the hands of children and their perception on hand washing in two schools of Bangalore and Kolkata［J］.Indian Journal of Public Health,2011,55(4):293.

［2］农业部.动物病原微生物分类名录［J］.中华人民共和国农业部公报,2005,(07):4-5.

［3］高业栋,赵新民.病原微生物与人类安全.2010年中国药学大会暨第十届中国药师周论文集［C］.天津:［出版者不详］,2010.

［4］KOIRALA J.Plague:Disease,management,and recognition of act of terrorism［J］.Infect Dis Clin N Am,2006,20(2):273-287.

［5］陈先初.1941年日军对湖南常德的细菌攻击［J］.湖南大学学报:社会科学版,2003,1:65-69.

［6］URBAN M,PANT R,RAGHUNATH A,et al.The Pathogen-Host Interactions database (PHI-base):additions and future developments［J］.Nucleic acids research,2015,43:645-655.

［7］LI K,WANG C,YANG F,et al.Virus-Host Interactions in Foot-and-Mouth Disease Virus Infection［J］.Frontiers in immunology,2021,12.

［8］谢广成,段招军.抗病毒感染固有免疫应答的信号转导［J］.病毒学报,2012,28 (03):303-310.

［9］GARCíA-SASTRE A. Ten strategies of interferon evasion by viruses［J］. Cell host & microbe,2017,22(2):176-184.

［10］LAMOTTE L A,TAFFOREAU L.How Influenza A Virus NS1 Deals with the Ubiquitin System to Evade Innate Immunity［J］.Viruses-Basel,2021,13(11):2309.

［11］NAKHAIE M, CHAROSTAD J, KAYDANI G A, et al. The role of viruses in adenocarcinoma development［J］.Infection,genetics and evolution:journal of molecular epidemiology and evolutionary genetics in infectious diseases,2020,86:104603.

［12］COSPER P F,BRADLEY S,LUO L X,et al.Biology of HPV Mediated Carcinogenesis and Tumor Progression［J］.Semin Radiat Oncol,2021,31(4):265-273.

［13］JIANG Y,HAN Q J,ZHAO H J,et al.The Mechanisms of HBV-Induced Hepatocellular Carcinoma［J］.J Hepatocell Carcino,2021,8:435-450.

［14］NOY A.Optimizing treatment of HIV-associated lymphoma［J］.Blood,2019,134(17):1385-1394.

［15］章晓联.感染免疫学［M］.北京:人民卫生出版社,2008.

［16］崔治中,崔保安.兽医免疫学［M］.北京:中国农业出版社,2015.

［17］SETTEN R L,ROSSI J J,HAN S P.The current state and future directions of RNAi-based therapeutics［J］.Nature reviews Drug discovery,2019,18(6):421-446.

［18］SHI M, SHEN Z, ZHANG N, et al. CRISPR/Cas9 technology in disease research and therapy:a review］［J］.Sheng wu gong cheng xue bao:Chinese journal of biotechnology,

2021,37(4):1205-1228.

[19] HASIN Y, SELDIN M, LUSIS A. Multi-omics approaches to disease [J]. Genome Biol, 2017,18(1):83.

[20] 韩月雯,吴瑞,马超锋,等.病毒-宿主蛋白相互作用组学研究进展[J].病毒学报, 2021,37(04):997-1003.

第二章　免疫系统发育分化及功能

免疫系统由免疫器官、免疫细胞及免疫分子组成，执行免疫功能。免疫器官（immune organ）又称为淋巴器官（lymphoid organ），由中枢免疫器官（central immune organ）和外周免疫器官（peripheral immune organ）组成。中枢免疫器官又称为中枢淋巴器官（central lymphoid organ），包括骨髓和胸腺，是免疫细胞发生、分化、发育和成熟的场所。外周免疫器官又称为外周淋巴器官（peripheral lymphoid organ），包括淋巴结、脾脏及黏膜相关淋巴组织，在中枢免疫器官中发育成熟的T细胞和B细胞归巢至外周免疫器官定居，并在该部位介导免疫应答。

第一节　骨髓造血与免疫细胞发育分化

一、骨髓的结构与骨髓造血诱导微环境

骨髓（bone marrow）位于骨松质腔隙和长骨的骨髓腔内，约占体重的4%～6%，是人体最大的造血器官。根据其结构不同可分为红骨髓（red bone marrow）和黄骨髓（yellow bone marrow）。通常所说的骨髓指红骨髓。红骨髓主要分布在扁骨、不规则骨和长骨骺端的松质骨中，主要由造血组织和血窦构成，含有不同发育阶段的红细胞和其他幼稚血细胞，呈红色，具有活跃的造血功能。胚胎及婴幼儿时期的骨髓都是红骨髓，约从5岁开始，长骨骨干内的红骨髓逐渐被脂肪组织替代，呈黄色，称为黄骨髓，失去造血能力。黄骨髓主要由脂肪组织构成，仅保留有少量的幼稚血细胞，仍保持着造血潜能，当机体需要时（重度贫血或失血过多时）可转变为红骨髓进行造血。

骨髓主要由造血组织和血窦组成，而造血组织主要由造血细胞和基质细胞构成。造血细胞包括造血干细胞（hematopoietic stem cell，HSC）和造血祖细胞（hematopoietic progenitor cell，HPC）。HSC是一群具有自我更新能力，并能定向分化为各种血细胞的多能干细胞。基质细胞（stromal cell）包括网状细胞（reticular cell）、成纤维细胞、血管内皮细胞、巨噬细胞等，基质细胞通过与造血细胞密切接触不仅起支持和营养造血细胞的作用，还能分泌多种造血生长因子（hematopoietic growth factor），调节造血细胞的增殖和分化。血窦是一种管腔大、形状不规则的毛细血管，内皮细胞间有较大的间隙，有利于成熟血细胞进入血液循环。

在骨髓中，造血细胞被造血组织中的非造血细胞成分所包围，包括基质细胞及细

胞因子等，构成造血细胞赖以生存、增殖、分化及自我更新的微环境，称为骨髓造血诱导微环境（hematopoietic inductive microenvironment）[1]。骨髓造血诱导微环境的稳态是HSC执行正常生命活动的基础。HSC的自我更新、增殖、分化和凋亡受细胞内在因素和细胞外在因素的调节，细胞内在因素包括转录调节网络和细胞代谢，细胞外在因素包括骨髓造血微环境中不同类型的细胞及其产物如细胞因子、代谢产物等。细胞内在因素中，控制基因表达的核转录因子（如SCL）和调控细胞周期的分子（如CDK6）发挥着至关重要的作用。骨髓造血诱导微环境中的趋化因子可参与骨髓免疫细胞的产生和调节，黏附分子可以诱导外周细胞进入骨髓，如E-选择素和血管细胞黏附分子1（vascular cell adhesion molecule，VCAM-1）可将外周的造血干/祖细胞募集到骨髓。因此，趋化因子和黏附分子在骨髓免疫细胞稳态的维持中起重要作用。

二、造血细胞的分化与免疫细胞的生成

1.造血干细胞的功能

所有血细胞（包括免疫细胞）的生成过程称为造血作用（hematopoiesis）。HSC具有自我更新、增殖和多向分化的潜能。HSC在骨髓造血诱导微环境中某些因素的调节下，可分化为多能造血祖细胞（multipotent progenitor，MPP），进而分化为共同淋巴样祖细胞（common lymphoid progenitor，CLP，也称为淋巴样干细胞）和共同髓样祖细胞（common myeloid progenitor，CMP，也称为髓样干细胞）。CLP进一步分化为祖T细胞（pro-T cell）、祖B细胞（pro-B cell）、自然杀伤细胞（natural killer cell，NK）和树突状细胞（dendritic cell，DC）。祖B细胞在骨髓中继续分化为成熟B细胞，随后离开骨髓，经血流迁移到淋巴结等外周免疫器官中，受抗原刺激后分化为浆细胞（plasma cell），又经血流返回骨髓内长期存活，持续产生抗体。祖T细胞则会经血液循环迁移至胸腺，进一步发育分化为成熟T细胞，再经血液循环迁移并定居于淋巴结等外周免疫器官。CMP又进一步分化为巨核-红系祖细胞（megakaryocyte-erythroid progenitor，MEP）和粒-单核祖细胞（granulocyte-macrophage progenitor，GMP），最终分化发育为各类成熟血细胞，包括中性粒细胞、嗜酸性粒细胞、嗜碱性粒细胞、红细胞、血小板和单核-巨噬细胞（图2-1）[2]。多数免疫细胞寿命较短，为数小时至数月，在炎症过程中造成的大量消耗需通过骨髓中的造血干/祖细胞分化而补充。当成熟的血细胞被消耗以及在造血应激状态需要补充血细胞时，HSC可通过增加自身的增殖和分化能力进行造血。

2.骨髓造血细胞的表型鉴定

造血干细胞和祖细胞（包括MPP、CMP、MEP、GMP和CLP）不表达谱系标志物，即为lineage阴性（Lin⁻）[3, 4]。除了不表达谱系标志物之外，人HSC的主要表面标志还有CD34和c-Kit。CD34分子在造血细胞上的表达水平随着分化程度的增加而逐渐下降，成熟血细胞表面不表达CD34。c-Kit（CD117）是干细胞因子（stem cell factor，SCF）受体，在HSC、MPP、MEP和CMP表面高表达，在CLP细胞上低表达。Lin⁻c-Kit⁺（LK）细胞群里含有大量的HSC和祖细胞群，包括MPP、CMP、MEP、GMP和CLP。将LK细胞移植到辐照过的小鼠体内，发现该群细胞具有造血功能。干细胞抗原I（Sca I）在静息状态的造血干/祖细胞群中高度表达，而循环的造血干/祖细胞表达低水平的Sca I。

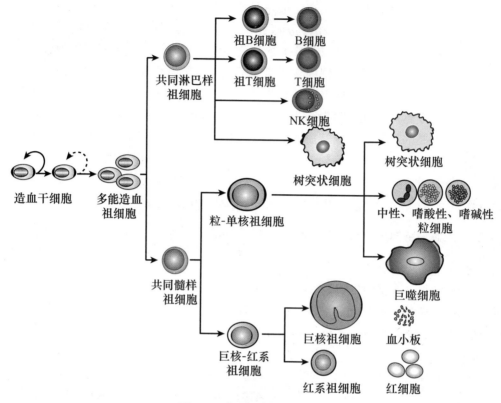

图2-1　造血细胞的发育分化

　　小鼠HSC的表面标志与人类有所不同，被报道有多种表型，例如 $Lin^- Sca\ I^+ c-Kit^+$ $CD150^+ CD48^-$ 和 $Lin^- Sca\ I^+ c-Kit^+ CD34^-$。HSC和祖细胞的表型仍不统一，而且数量极少，占骨髓细胞的比例小于1/10 000，具有自我更新能力的长寿命HSC（LT-HSC）占骨髓细胞的比例小于1/50 000。根据小鼠的年龄、性别和品系以及所用的纯化方案，仅可以从单个成年小鼠中分离出大约5000个HSC。

　　HSC发育为造血祖细胞的过程中，其表型会发生相应的变化。CD150和CD48都是淋巴细胞活化信号分子（signaling lymphocyte activation molecular，SLAM）家族的成员，都是一种细胞表面糖蛋白。CD48的表达作为HSC干性潜能丢失的标志，在除HSC和中性粒细胞外的所有造血细胞的表面表达[5]。而随着CD150表达水平的下降，HSC的自我更新和重建潜力也下降。当HSC发育为MPP时，MPP的主要表面标志物有 $Lin^- c-$ $Kit^+ Sca\ I^+ CD150^- CD48^+$，即细胞表面开始表达CD48，而丢失表达CD150的能力，标志着细胞失去了骨髓重建能力。

　　3. 细胞因子决定骨髓造血细胞的分化方向

　　骨髓造血诱导微环境的稳态是造血细胞正常执行其生命活动的基础。构成骨髓造血诱导微环境的细胞因子包括干细胞因子（stem cell factor，SCF）、白细胞介素（interleukin，IL）、fms样酪氨酸激酶3配体（fms-like tyrokine kinase 3 ligand，Flt3L）、粒细胞集落刺激因子（granulocyte colony-stimulating factor，G-CSF）、巨噬细胞集落刺激因子（mono-macrophage colony stimulating factor，M-CSF）、粒细胞/巨噬细胞集落刺激因子（granulomonocyte colony stimulating factor，GM-CSF）、促血小板生成素（thrombopoietin，TPO）和促红细胞生成素（erythropoietin，EPO）等，它们不仅促进骨髓造血细胞的存活和增殖，还决定造血细胞的分化方向。比如 GM-CSF 可诱导髓系祖细胞的增殖，促进粒细胞和单核巨噬细胞的发育和成熟分化；G-CSF 促进中性粒细胞的分化。G-CSF 已经应用于临床，预防和治疗肿瘤放疗或化疗后引起的白细胞减少症，以及治疗骨髓造血机能障碍和骨髓增生异常综合征。SCF 单独使用时，作用微弱，而与其他细胞因子合用时，则发挥较强的协同刺激效应。IL-3 是造血细胞增殖所必需的细胞因子，可维持 HSC 体外长期造血。当 SCF 和 IL-3 合用时，可显著增强早期多能干细胞的增殖。此外，一些细胞因子具有抑制造血的作用，比如转化生长因子β（TGF-β）能抑制 IL-3 的促进造血祖细胞增殖和分化的作用，从而抑制巨核系造血，影响单核细胞的产生。

许多细胞因子可影响 HSC 的功能，细胞因子激活的信号转导分子也可以影响细胞内在的谱系分化。在细胞因子中，IFN-γ 对 HSC 的调节作用最为明显，但调节结果因刺激持续时间不同而出现较大差异。譬如，在对鸟分枝杆菌感染的研究中发现，短期 IFN-γ 刺激促进 HSC 分化，但刺激持续 4~6 个月可导致骨髓抑制和全血细胞减少，其机制可能是在一段时间内升高的 IFN-γ 使 HSC 自我更新能力降低，同时转录因子 Batf2 增高，促进其向髓系细胞分化增多。在病毒感染及骨髓移植方面的大量研究表明，持久的 IFN-γ 刺激可导致 HSC 功能障碍，引起再生障碍性贫血。还发现 IFN-γ 可通过上调抑制性细胞因子信号 1（suppressor of cytokine singnaling，SOCS1）抑制血小板生成素（TPO）的信号转导，并抑制转录因子 STAT-5 的磷酸化，从而抑制 HSC 自我更新；同时 IFN-γ 激活 IRF8、PU.1 以及 Batf2 等转录因子，促进 HSC 向单核细胞等髓系细胞分化，而向中性粒细胞、嗜酸性粒细胞、B 细胞和红细胞分化相应减少[6, 7]。在转基因小鼠中过表达 IFN-γ 会降低骨髓 HSC 的数量和比例，同时减少血液和脾脏中 T、B 细胞数量。此外，IFN-γ 使 HSC 细胞表达 Fas 分子增高，诱导细胞发生凋亡。简而言之，IFN-γ 持续刺激会导致 HSC 的自我更新不足，分化过多，且容易发生凋亡及坏死，导致 HSC 功能障碍或耗竭。

和 IFN-γ 不同，IL-2 具有维持 HSC 稳态的作用。通过检测胚胎发育阶段 IL-2 受体及 IL-2 的表达，发现 IL-2 参与淋巴细胞的发育过程。IL-2 敲除小鼠会出现淋巴细胞系和红细胞系发育障碍，并且髓系细胞生成增多，进一步说明 IL-2 是淋巴细胞发育必需的细胞因子。IL-2 能够激活酪氨酸激酶 Jak1 和 Jak3，随后磷酸化并激活转录因子 STAT5；STAT5 进一步激活能维持 HSC 自我更新的相关基因 *flk2*、*notch1*、*runx1*、*gata2*、*scl* 等的表达，同时抑制 HSC 分化相关基因 *batf2* 和 *slamf1* 的表达，从而调控 HSC 的增殖和分化。此外，IL-2 具有促进调节性 T 细胞（Treg）发育分化的作用[8]。Treg 抑制 Th1 型细胞免疫应答，使得 IFN-γ 生成减少，HSC 分化降低，有助于维持骨髓 HSC 的稳态。因此，维持 IL-2 和 IFN-γ 平衡对于维护骨髓造血稳态至关重要。在骨髓造血功能障碍的情况下，补充 IL-2 或抗 FN-γ 抗体治疗可能有助于恢复骨髓造血功能。

细胞因子可在多个不同分化阶段调控造血，也可局限于分化的某个阶段，比如，SCF、IL-3 和 IL-6 可广泛作用于造血干/祖细胞分化的多个阶段，促进细胞增殖和分化。

HSC 在 CSF、IL-6 和 Flt3L 的作用下，可分化为 CLP 和 CMP，而 Flt3L 还可以作用于 CMP，促进 DC 的分化。GM-CSF 不仅作用于粒-单核祖细胞，还协同 TPO 与 EPO 作用于巨核-红系祖细胞。TPO 仅对巨核系造血（megakaryopoiesis）有作用，可诱导巨核-红系祖细胞分化为巨核细胞，进一步分化产生血小板；EPO 主要调控红系造血（erythropoiesis），可促进巨核-红系祖细胞分化为成熟红细胞。IL-7 作用于 CLP，对 T、B 淋巴细胞的发育至关重要。IL-7 促进淋巴系祖细胞向 B 淋巴细胞系的发育。IL-7 可以有效促进胸腺中 T 淋巴细胞的发育[9]。同时，IL-7 也是维持外周血初始 T 淋巴细胞增殖和促进记忆 T 细胞形成的关键细胞因子。其他因子如 microRNA-146a、IL-27 以及造血微环境巨噬细胞等也具有调控骨髓造血细胞分化的作用。间充质干细胞分泌多种生长因子（如 IL-6、IL-11、M-CSF）参与对骨髓造血细胞功能的调控。常见造血因子的性质及作用如表2-1。

表2-1　主要造血细胞因子的性质和作用

细胞因子	分子量	来源	作用的造血细胞	诱导产生的血细胞
SCF(c-Kit L)	24 kDa	骨髓基质细胞	HSC	所有细胞
IL-7	25 kDa	成纤维细胞、骨髓基质细胞	未成熟淋巴系祖细胞	T淋巴细胞
IL-3	20-26 kDa	T细胞	未成熟祖细胞	所有细胞
GM-CSF	18-22 kDa	T细胞、巨噬细胞、上皮细胞、成纤维细胞	未成熟和定向髓系祖细胞、成熟巨噬细胞	中性粒细胞、单核细胞、活化的巨噬细胞
M-CSF	二聚体70-90 kDa；单体40 kDa	巨噬细胞、上皮细胞、骨髓细胞、成纤维细胞	定向分化祖细胞	单核细胞
G-CSF	19 kDa	巨噬细胞、成纤维细胞、上皮细胞	粒系祖细胞	中性粒细胞
Flt-3 L	30 kDa	骨髓基质细胞	HSC、分化为 DC 和 B 细胞的祖细胞	经典树突状细胞（cDC）、浆细胞样树突状细胞(pDC)、B细胞

　　细胞因子和相应的受体结合后发挥调控骨髓造血的作用。在骨髓中，IL-7 主要由间充质细胞、成骨细胞以及一些内皮细胞等基质细胞分泌。在 HSC 分化的过程中，MPP 阶段开始少量表达 IL-7 的受体 α 链（IL-7Rα，CD127），当分化至 CLP 时大量表达 CD127；IL-7 可刺激 CLP 进一步分化为 T、B 细胞。而 IL-7 信号的缺失会降低 CLP 的数量，导致淋巴细胞生成受损。TPO 受体（TPOR）主要表达于巨核祖细胞和血小板上。EPO 是红细胞生成的主要调节因子，通过其特异性受体（EPOR）介导红系祖细胞的增殖、成熟和存活，促进红细胞的生成。

　　4. 转录因子调控骨髓造血细胞的分化方向

　　细胞命运与基因表达的变化和转录因子的控制有关。应用单细胞 RNA 测序技术分析骨髓造血细胞的转录因子谱，发现一些转录因子决定造血干细胞和祖细胞的分化方向（图2-2）[10]。PU.1对髓系分化起促进作用。干扰素调节因子-8（IRF8）也与髓系分化有关，尤其与单核细胞和DC的分化调控关系密切。而GATA2和NOTCH1促进淋巴系细胞分化[3]。转录因子碱性亮氨酸拉链ATF样转录因子2（Batf2）可限制HSC的自我更新，促进其向髓系细胞分化。从鸟分枝杆菌慢性感染小鼠模型中发现，分枝杆菌慢性感染导致T淋巴细胞产生的IFN-γ增多，作用于骨髓HSC，上调转录因子Batf2，诱导骨髓HSC向髓系细胞末端分化[11, 12]。E2A是早期淋巴系分化相关转录因子，是正常T、B细胞发育所必需的，可以促进MPP向淋巴系分化。E2A的缺失使得Caspase3的表达不被抑制，导致淋巴系祖细胞发生凋亡。在小鼠和人体内，这些转录因子都高度保守，如发生突变则会导致严重的造血细胞功能障碍和血液肿瘤。

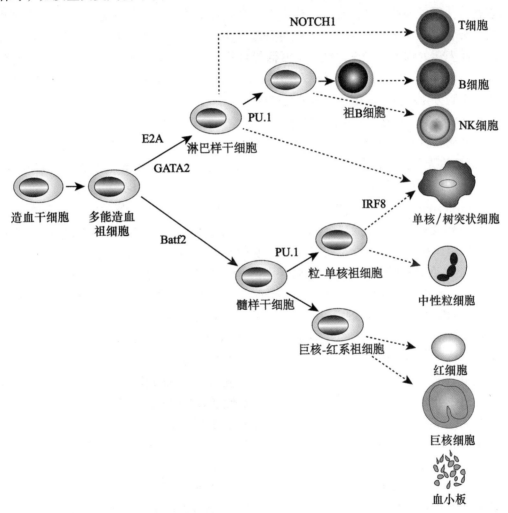

图2-2　转录因子对骨髓造血细胞分化的调节

三、感染对骨髓造血功能的影响

感染对骨髓造血细胞的增殖和分化具有重要的影响。与骨髓中的成熟免疫细胞类似，造血干/祖细胞也可以直接响应急性感染或慢性炎症。尽管大部分HSC处于静息状态，但当有感染或损伤时，HSC会立刻被动员起来。在急慢性感染时，免疫细胞被激活，聚集到感染部位，介导免疫应答进而清除病原体。与此同时，免疫细胞的大量消耗会导致骨髓中的造血干/祖细胞立刻进入细胞周期循环，增殖分化为新的免疫细胞，这一过程称为紧急造血[13]。

在感染及炎性因子刺激过程中，骨髓HSC的增殖和分化受到三种信号分子的调节：①病原体相关分子模式（pathogen-associated molecular pattern，PAMP）或损伤相关分子模式（damage-associated molecular pattern，DAMP）；②共刺激分子（如CD40L）；③炎性细胞因子（如IL-1β、IFN-γ、TNF-α）。在铜绿假单胞菌脓毒血症中，内毒素通过TLR4及其下游信号通路分子MyD88和TRIF，持续下调HSC的转录因子Spi1和CebpA的表达，使得骨髓造血功能受损。病毒感染会以直接或间接方式影响造血干/祖细胞的增殖和分化，其中病毒激活的T细胞可分泌IFN-γ、TNF-α和G-CSF等细胞因子，与HSC表面表达的细胞因子受体结合，激活静息状态的造血干/祖细胞，使其立刻进入细胞周期，最终使造血细胞得以活化和动员。静脉注射卡介苗可通过调控转录因子表达，使髓系细胞分化增多，淋巴系细胞分化减少。

1.急性感染对骨髓造血功能的影响

急性感染往往会消耗大量的固有免疫细胞（如中性粒细胞、单核细胞和树突状细胞），而机体为了抵抗感染往往会动员造血干/祖细胞进行造血补充，这种髓系偏向的造血过程称为紧急髓系造血（emergency myelopoiesis，EM）。HSC表达模式识别受体（pattern recognition receptor，PRR），如TLR4和NOD样受体，在革兰阴性细菌感染期间，NOD样受体和Toll样受体被激活后，可促进造血干/祖细胞增殖分化为中性粒细胞和单核细胞，从而控制感染。在铜绿假单胞菌感染或其脂多糖（LPS）诱导的败血症和内毒素血症动物模型上，发现LPS通过激活HSC上TLR4信号，驱动骨髓造血向髓系方向分化，促进粒细胞生成。当急性感染时，产生的LPS会永久性损伤HSC的增殖和自我更新的能力，而TLR4的慢性激活也会损害HSC的功能。

感染及损伤应激时产生的IFN-γ和TNF-α可以调节造血干/祖细胞的发育分化，以满足机体抗感染免疫的需要。在急性呼吸道病毒感染时，可检测到血清中IFN-γ水平和骨髓中TNF-α水平增高，同时可检测到小鼠髓系祖细胞的数量增多。注射IFN-γ和TNF-α抗体可以阻断髓系祖细胞的增殖，降低肺组织清除病毒的能力[14]。

除了增加髓系细胞的生成外，机体将成熟的髓系细胞、造血干/祖细胞释放到循环中。动员的造血干/祖细胞可迁移到脾脏和其他器官并进行原位分化，发挥清除局部和全身感染的作用。趋化因子CXCL12是由血管周围的基质细胞和内皮细胞产生，与其受体CXCR4结合后可调控中性粒细胞和造血干/祖细胞在骨髓中的滞留[15]。G-CSF可抑制骨髓中成骨细胞活性和CXCL12的产生，而感染导致G-CSF分泌增加或CXCL12减少也会进一步诱导中性粒细胞和造血干/祖细胞从骨髓中动员至循环中。

2.慢性感染对骨髓造血功能的影响

与急性感染不同，慢性感染可持久地诱导细胞因子的产生，进而调控骨髓造血功能。IFN-γ长期刺激可以对HSC的增殖产生抑制，并促进细胞凋亡。在鸟分枝杆菌急性感染的模型中，病原体感染刺激机体产生的IFN-γ可激活静息期的造血干细胞，补充感染消耗的淋巴细胞。慢性感染或长期炎症反应诱导高水平的IFN-γ持续产生，而IFN-γ的持续刺激导致造血干细胞的持续分化，最终可能会影响HSC的活性，即IFN-γ在感染初期会促进造血细胞的增殖和分化，但是长期作用的结果则会诱导造血干细胞的过度活化而使其耗竭。在转基因小鼠中过表达IFN-γ同样会降低骨髓中HSC的数目与比例。病毒及胞内菌慢性感染时，持续增多的IFN-γ也可影响造血干细胞的增殖，导致造血功能异常。

也有研究发现，重度感染会损伤骨髓中的间充质干细胞，降低其分泌IL-7的能力，并导致淋巴系祖细胞的数目减少。持续的感染或炎症会导致骨髓中成骨细胞的减少，进而导致IL-7水平的降低。慢性感染过程中，持续产生的IFN-γ会抑制IL-7诱导的原代B细胞增殖。大量补充IL-7可以通过诱导Bcl2升高，部分挽救IFN-γ介导的细胞凋亡。对结核分枝杆菌抗原刺激的小鼠用IL-7干预治疗，可促进淋巴系分化，并显著增加骨髓中淋巴系祖细胞，恢复外周血中降低的淋巴细胞。

（李 菲）

第二节 T细胞在胸腺中的发育

一、胸腺的结构和发育

胸腺为机体的中枢淋巴器官之一，是T细胞发育、分化、成熟的部位。胸腺外层为皮质区（cortex），是早期未成熟胸腺T细胞的发育场所；内层为髓质区（medulla），是胸腺细胞后期发育的场所[16]。除胸腺细胞外，皮质和髓质中还包含由胸腺基质细胞（thymic stroma cell，TSC）、细胞外基质（extra-cellular matrix，ECM）和细胞因子等组成的胸腺微环境，支持和促进胸腺细胞发育[17]。胸腺T淋巴细胞发育成熟后被输送到脾脏和淋巴结等处，介导免疫应答。

（一）胸腺的结构

胸腺位于胸腔前纵隔、胸骨后，心脏及升主动脉前方，由不对称的左右两叶组成，呈上尖下宽的锥体形或窄长形，两叶表面被覆一层结缔组织被膜，被膜伸入胸腺实质，将胸腺实质进一步分为多个胸腺小叶，胸腺小叶外层为皮质，内层为髓质（图2-3）。

1.皮质

皮质分为浅皮质区和深皮质区，主要包含正在发育的淋巴细胞、上皮网状细胞（epithelial reticular cell）和少量巨噬细胞（图2-3）。胸腺浅皮质区包含大且活跃分裂的淋巴母细胞，深皮质区为较小的淋巴细胞，浅皮质区和深皮质区中间包含中等大小的淋巴细胞。皮质中，大量快速分裂的淋巴细胞短暂存活后凋亡，凋亡小体被胸腺细胞间的巨噬细胞吞噬。胸腺上皮细胞（thymic epithelial cell，TEC）有两种：分布在被膜下及小叶间隔表面的为单层扁平的上皮细胞，称为被膜下上皮细胞（subcapsular epithelial cell），它将胸腺内微环境与外界分隔，且分泌胸腺素和胸腺生成素，刺激胸腺细胞进一步发育；

另一种上皮细胞称为星形上皮细胞（stellate epithelial cell），与胸腺细胞紧贴，相邻的上皮细胞间多以桥粒相连接，表面表达高水平MHC分子，诱导胸腺细胞发育。

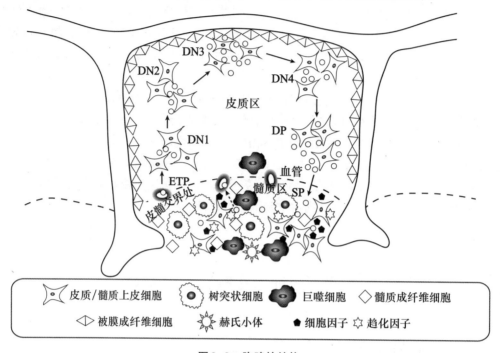

图2-3 胸腺的结构

注：ETP，早期T细胞系祖细胞；DN，双阴性细胞；DP，双阳性细胞；SP，单阳性细胞。

在胸腺皮质中还分布有毛细血管，与血管周围的淋巴细胞、巨噬细胞和上皮网状细胞共同形成血-胸腺屏障（blood-thymus barrier），具有阻止血液内的大分子物质进入胸腺皮质的作用。

2.皮质-髓质交界处

皮质-髓质交界处的特征是血管丰富，还包含血管周围结缔组织、少量未成熟和成熟T淋巴细胞。树突状细胞、B淋巴细胞和浆细胞也出现在皮质-髓质交界处。

皮质-髓质交界处的胸腺动脉沿着胸腺小叶间的间隔，分支成毛细血管，延伸到皮质和髓质。骨髓来源的造血干细胞通过皮质-髓质交界处的小动脉进入胸腺，经历一系列的发育分化后，成熟的胸腺T淋巴细胞再次通过皮质-髓质交界处的毛细血管后微静脉进入血液，少数成熟的胸腺T淋巴细胞通过淋巴管进入血液。

3.髓质

髓质区细胞密度低于皮质，包含未成熟和成熟的T细胞、上皮细胞、赫氏小体（Hassall corpuscle）、巨噬细胞、树突状细胞和少量肌样细胞。

髓质区的T淋巴细胞体积较大，数量少，一般均已发育成熟为具有免疫应答能力的初始T淋巴细胞。髓质区的星状上皮细胞又称髓质上皮细胞（medullary epithelial cell），呈多边形，胞体较大，细胞间以桥粒相连，具有分泌胸腺激素、产生趋化因子和表达自身抗原的能力，诱导未成熟的双阳性胸腺细胞从皮质转移到髓质，促进髓质区单阳性胸腺细胞建立免疫耐受。髓质毛细血管为有孔结构，有利于血管内外中小分子物质交换，汇入微静脉后，经小叶间隔及被膜，回到皮质–髓质交界处的毛细血管后微静脉，成熟的胸腺 T 淋巴细胞由此处离开胸腺。

赫氏小体，也称胸腺小体（thymic corpuscle），是胸腺髓质区特有的结构，由上皮细胞呈同心圆状包绕排列；胸腺小体外周的上皮细胞的细胞核明显，可分裂；近小体中心的上皮细胞的细胞核逐渐退化，胞质中含有较多的角蛋白；小体中心的上皮细胞则已完全角质化，细胞呈嗜酸性染色。胸腺小体功能不明确，但缺乏胸腺小体的胸腺不能产生 T 细胞。

（二）胸腺微环境

胸腺微环境主要由胸腺基质细胞和细胞外基质组成，是胸腺实质中除胸腺细胞以外的重要组成部分。胸腺基质细胞（thymic stromal cell，TSC）指胸腺内所有非 T 系细胞，包括胸腺上皮细胞（thymic epithelial cell，TEC）、内皮细胞（endothelial cell）、胸腺成纤维细胞（thymic fibroblast cell，TFC）、树突状细胞和巨噬细胞，这些细胞具有促进胸腺细胞发育以及对胸腺基质自身稳态提供信号的作用，如促进胸腺祖细胞归巢，诱导 T 系细胞分化，支持胸腺细胞存活和增殖等（图 2-3）。其中，TEC 参与构建 T 细胞受体（TCR）库，以及调控 T 细胞的发育、分化和功能等。TFC 诱导 T 细胞对部分自身抗原产生耐受，促进胸腺细胞迁移，并为 TEC 提供生长因子。其他胸腺基质细胞，如树突状细胞、巨噬细胞，在抗原呈递、胸腺细胞选择、胸腺细胞的凋亡和清除中发挥作用。细胞外基质主要包括多种胶原、网状纤维蛋白、蛋白聚糖与氨基聚糖等，在胸腺细胞的发育中促进上皮细胞与胸腺细胞充分接触，并诱导胸腺细胞在胸腺内的迁移和成熟。

二、胸腺 T 细胞的发育过程及调控机制

T 细胞来源于骨髓或胚肝中的共同淋巴样祖细胞（CLP）。CLP 进入胸腺后分化、发育、成熟为具有免疫应答能力的初始 T 细胞。在胚胎发育早期，胸腺起源于第三和第四对咽囊的内胚层，形成初级胸腺或胸腺原基（thymic anlage）。CLP 经血流由骨髓迁移定植到胸腺原基，产生大量胸腺细胞。在成人中，骨髓来源的 CLP 迁移定植到胸腺后，分化发育为早期 T 细胞系祖细胞（early T lineage progenitor cell，ETP）。ETP 在胸腺中由浅皮质区向深皮质区、髓质区移行和发育，在胸腺微环境作用下不断发育和分化，先后经过增殖、特化、T 细胞受体重排、阳性选择和阴性选择，形成成熟的胸腺细胞即初始 T 淋巴细胞[16]。ETP 在胸腺中发育分化至离开胸腺前，均称为胸腺细胞（thymocyte）。胸腺细胞发育为成熟 T 细胞后，输出并迁移到外周淋巴组织。

（一）胸腺 T 细胞的早期发育

来源于骨髓的 CLP 进入胸腺时，缺乏 T 细胞特有的大部分表面分子，具有发育分化为自然杀伤细胞、树突状细胞、αβT 细胞、γδT 细胞的潜能（图 2-4）。最早的胸腺前体 T 细胞在胸腺中定向分化为 T 细胞的关键信号是 Notch。ETP 上表达的 Notch 受体与胸腺上皮细胞表达的 Notch 配体相互作用，Notch 信号发生转导，开启特定基因表达。由 Notch 信号所诱导的 TCF1、GATA3 和 Bcl11b 是激活完整 T 细胞基因表达程序的必要先决条件。TCF1 和 GATA3 共同启动诸如 CD3 和 Rag1 在内的 T 细胞系特异性基因表达。

Notch信号还通过诱导转录因子Bcl11b表达，限制ETP向非T细胞谱系途径发育。当T细胞开始发育分化时，胸腺细胞增殖并表达T细胞特有的第一个细胞表面分子，例如CD2和Thy-1（小鼠）。

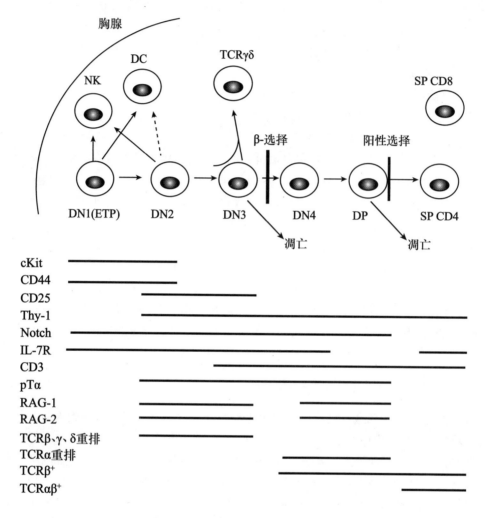

图2-4　小鼠胸腺αβT细胞的发育

注：ETP，早期T细胞系祖细胞；DN，双阴性细胞；DP，双阳性细胞；SP，单阳性细胞；NK，自然杀伤细胞；DC，树突状细胞。

（二）胸腺αβT细胞的发育过程

T细胞在胸腺中的发育可以分为双阴性细胞（double negative cell，DN）、双阳性细胞（double positive cell，DP）、单阳性细胞（single positive cell，SP）等不同阶段（图2-4）。其中，DN细胞主要在皮质区分化；DP细胞开始表达TCR，在深皮质区经历阳性选择获得MHC限制性识别能力，随后进入髓质区，经历阴性选择获得对自身抗原的耐受性，最终发育为成熟且仅表达CD4或CD8的单阳性T细胞，然后迁居至周围淋巴器官[18]。不同分化阶段的细胞表达不同的表面标记分子，同时反映细胞分化成熟的不同状态。

1.T细胞受体（TCR）的形成过程及β选择

根据构成TCR肽链的不同，可将T细胞分为αβT细胞和γδT细胞。αβT细胞和γδT细胞来自共同的祖细胞。在胸腺细胞发育过程中，γ、δ基因首先进行重排，最先产生γδT细胞，随后，αβT细胞进行β链重排。其中，αβT细胞占T细胞的95%～99%，γδT细胞占T细胞的1%～5%。在αβT细胞的发育中，围绕TCR的发育和成熟，T细胞会发生一系列有序的基因表达和关闭[19]。

在TCR的发育中，双阴性细胞（DN）首先表达Kit和CD44，但不表达CD25，被称为DN1细胞；随着胸腺细胞的成熟，它们开始在其表面表达CD25，被称为DN2细胞；随后，CD44和Kit的表达减少，它们被称为DN3细胞。其中，DN2（CD44⁺CD25⁺）细胞最先开始表达前T细胞α链（pre-T cell α chain，pTα）、TCRβ的转录本，以及重组激活基因RAG-1和RAG-2。在DN3阶段，即$CD44^{low}CD25^+$阶段，胸腺细胞在RAG的作用下，TCRβ开始进行β链V、D、J基因重排及表达，即$D_β$基因片段重排到$J_β$基因片段，然后$V_β$重排到$D_{Jβ}$。成功重排并表达的功能性β链蛋白与pTα配对，组装成pre-TCRpTαβ双肽链，表达于DN4（$CD44^{low}CD25^-$）细胞表面；不能通过重排表达功能性β链的DN细胞便不能产生pre-TCRpTαβ链，会导致细胞死亡，这个筛选过程称为β选择。pre-TCRpTαβ信号还能与低水平表达的CD3γ、CD3δ、CD3ε链共同诱导RAG-1和RAG-2降解，阻止TCRβ基因进一步重排，促进DN4细胞快速增殖并表达TCR共受体CD4和CD8。此时，胸腺细胞进入表达$CD4^+CD8^+pre-TCRpTαβCD3^{low}$的DP阶段，胸腺细胞停止增殖，TCRα基因开始重排，RAG-1和RAG-2重新转录，成功表达功能性TCRαβ。当胸腺细胞发生阳性选择或细胞死亡时，α链基因重排才会停止。

2.T细胞发育过程中的阳性选择

在胸腺皮质中，由胸腺上皮细胞表达的自身肽-MHC I 类或MHC II 类分子复合物与表达TCRαβ的DP细胞以适当亲和力进行特异性结合，继续分化为CD4⁺SP细胞或CD8⁺SP细胞[20]。如果DP细胞的TCRαβ不以适当亲和力与自身肽-MHC I 类或MHC II 类分子结合，这些DP细胞存活3～4天后凋亡（凋亡细胞占双阳性细胞的95%以上），这个过程称为阳性选择（图2-4）。在DP细胞进一步发育为CD4⁺SP细胞或CD8⁺SP细胞的过程中，TCR信号通过控制转录因子ThPOK和Runx3的表达，调节CD4或CD8的选择表达。若DP细胞的TCRαβ与胸腺上皮细胞表面的MHC I 类分子以中等亲和力结合，此时T细胞通路的信号弱或持续时间不足，ThPOK表达缺失，Runx3表达被诱导，使得CD4表达沉默，而CD8维持表达，以及CD8⁺细胞典型基因表达，DP细胞分化发育为CD4⁻CD8⁺SP细胞；若DP细胞的TCRαβ与胸腺上皮细胞表面的MHC II 类分子以中等亲和力结合，强TCR信号诱导DP细胞中的ThPOK表达，抑制Runx3表达，促进CD4⁺细胞谱系发育和CD4⁺细胞的相关基因表达，DP细胞表面CD8分子表达水平降低至消失，DP细胞分化发育为CD4⁺CD8⁻SP细胞。阳性选择使得CD4⁻CD8⁺SP细胞和CD4⁺CD8⁻SP细胞分别获得MHC I 类或MHC II 类限制性识别能力。

3.T细胞发育过程中的阴性选择

经历过阳性选择的CD4⁻CD8⁺SP细胞和CD4⁺CD8⁻SP细胞还需通过阴性选择，才能成为成熟且识别外来抗原的T细胞。阴性选择主要促进胸腺细胞建立完整的自身耐受性。MHC Ⅰ类和MHC Ⅱ类分子主要由皮质-髓质交界处的树突状细胞和巨噬细胞表达，具有与自身抗原形成自身肽-MHC Ⅰ类或自身肽-MHC Ⅱ类分子复合物的能力。TEC同样表达MHC Ⅰ类和MHC Ⅱ类分子，与抗原提呈细胞功能类似，具备提呈自身抗原的能力。自身抗原主要由胸腺上皮细胞和成纤维细胞产生。胸腺上皮细胞表达多种组织限制性抗原（tissue restricted antigens，TRA）基因，即异位基因表达（promiscuous gene expression，pGE），产生不同的自身抗原，由TEC或递呈细胞递呈自身抗原，建立中枢耐受。其中，自身免疫调节因子（autoimmune regulator，AIRE）由髓质上皮细胞优先表达，控制胸腺中某些组织特异性抗原的表达，如胰岛素。AIRE突变，丧失功能后，会产生自身免疫性多腺综合征1（APS-1）。髓质成纤维细胞可以诱导T细胞耐受部分自身抗原，一般髓质成纤维细胞表达的自身抗原数量少于髓质上皮细胞所表达的自身抗原，但髓质成纤维细胞可以表达髓质上皮细胞所不能覆盖的特异性抗原，这种抗原表达形式有助于自身抗原多样性表达和建立更完整的自身耐受。阳性选择的T细胞若通过极高亲和力与自身抗原肽-MHC分子复合物相互作用，这些发育中的T细胞将发生程序性死亡，或处于失能（anergy）状态；若不能识别自身抗原肽-MHC分子复合物，则该T细胞可以继续发育为成熟的、能识别外来抗原的T细胞，这个过程称为阴性选择（图2-5）。阴性选择可以保证外周T细胞库不含针对自身成分应答的T细胞，从而获得对自身抗原的耐受性。

胸腺细胞在经历TCR发育、阳性选择和阴性选择后，才可以分化为成熟的、具有MHC限制性识别能力和自身耐受性的CD4⁻CD8⁺SP细胞或CD4⁺CD8⁻SP细胞，即具有免疫功能的成熟T细胞。在胸腺细胞的成熟过程中，G蛋白偶联受体S1PR1和淋巴细胞归巢受体CD62L（L-选择素）等分子的表达，促进成熟T细胞由胸腺迁移到外周淋巴器官。

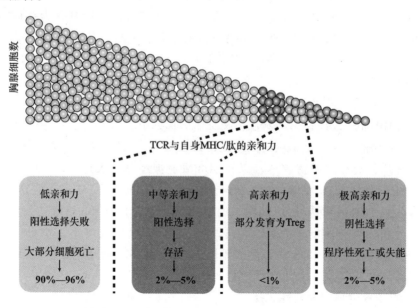

图2-5　TCR亲和力与胸腺细胞选择的关系

（三）调节性 T 细胞和恒定 NKT 细胞

除传统的 αβT 细胞外，还有其他细胞群来自胸腺，如胸腺调节性 T 细胞（thymic regulatory T cell，tTreg）和恒定 NKT 细胞（invariant NKT cell，iNKT）。这些细胞在数量上很少，但在功能上很重要。来源于胸腺的 tTreg 是 CD4$^+$T 细胞的一个亚群，具有维持和平衡自身耐受的功能。tTreg 在发育中依赖 IL-2 受体信号，并且上调 FoxP3 转录因子。若 CD4$^+$CD8$^+$胸腺细胞的 TCR 与自身肽-MHC 分子复合物以高亲和力结合，部分细胞会发育为 tTreg 而存活。

由 CD4$^+$CD8$^+$细胞发育而来的第二个特化 T 细胞亚群称为恒定 NKT 细胞或 iNKT 细胞，其主要特征是在 NK 细胞上表达 NK1.1 受体。与 αβT 细胞不同，iNKT 细胞识别由 CD1 分子提呈的抗原，而不是 MHC Ⅰ 类或 MHC Ⅱ 类分子所提呈的抗原。iNKT 细胞发育需要 TCR 与抗原提呈细胞或胸腺皮质区基质细胞上表达的 CD1 分子相互作用。大多数 iNKT 细胞在未表达 NK1.1 受体时（未成熟阶段）就离开胸腺组织，在外周组织中完成终末分化并成熟。

三、老龄化对胸腺 T 细胞发育的影响

（一）胸腺退化对胸腺细胞的影响

胸腺在年龄增长过程中逐渐表现出的胸腺减小和活性降低的过程称为胸腺退化（thymus involution）。免疫系统中最明显和最早可见的变化之一是年龄依赖的胸腺退化。与年龄相关的胸腺退化表现为胸腺组织结构紊乱、胸腺萎缩、胸腺细胞数量减少，导致输出到外周组织中的初始 T 细胞减少、Treg 增多、记忆 T 细胞代偿性克隆扩增、外周 T 细胞库的多样性降低，以及对病原体的识别减弱[21, 22]。

1. 胸腺萎缩

增龄性胸腺萎缩会引起胸腺的结构紊乱和功能退化。人类胸腺的退化始于童年，于青春期达到退化巅峰。随着年龄的增长，血管周围空间（如脂肪细胞）的扩张促使胸腺上皮细胞与血管周围的空间比例发生改变，主要表现为器官整体变小以及皮质和髓质组织被脂肪替代。到 70 岁左右，胸腺上皮细胞的空间缩小到胸腺组织的 10% 以下。

胸腺萎缩主要有以下原因：①年龄增长引起皮髓质结构和细胞基质结构紊乱，胸腺上皮细胞亚群发生变化，如在皮质-髓质交界处，胸腺上皮细胞发生上皮细胞-间充质转化（epithelial-mesenchymal transition，EMT），分化为成纤维细胞和脂肪细胞，血管周围间隙的胸腺细胞被脂肪组织取代，上皮细胞缺失，最终引起胸腺上皮细胞的数量减少，胸腺皮质上皮细胞/髓质上皮细胞比例倾斜，以及分化程度较高的 MHC Ⅱ^{high}类胸腺上皮细胞亚群减少。②胸腺上皮祖细胞的克隆活性在出生后迅速下降，导致成年期胸腺上皮细胞数量不足，而且随着年龄增长，胸腺上皮细胞达到复制和分化的极限，并丧失异质性，无法促进胸腺细胞发育。③老年人胸腺基质细胞中，与基质干细胞扩增和上皮细胞分裂相关的 Wnt 信号减弱，促脂肪形成基因 Wnt5b 表达增加。

2. 胸腺产生的初始 T 细胞减少

增龄性胸腺退化引起胸腺产生的成熟 T 细胞（初始 T 细胞）减少，主要有以下原

因。①由胸腺基质细胞分泌的IL-7减少是年龄相关性胸腺萎缩导致T淋巴细胞减少的主要原因之一；胸腺基质细胞减少引起IL-7的分泌减少，胸腺T淋巴细胞的增殖减弱，产生的成熟T细胞减少。②随着年龄增长，胸腺上皮细胞中的增殖相关基因（如细胞周期调节因子Cdc20、Cdc6、E2F3）表达下降，皮质上皮细胞和髓质上皮细胞的数量减少；胸腺树突状细胞表达的促炎细胞因子（如IL-1α、IL-1β、IL-6和TNF-α）增加，使得产生MHC分子以及产生和提呈自身抗原的胸腺基质细胞减少，通过阳性选择和阴性选择的胸腺细胞减少，最终导致胸腺产生的成熟且具有免疫功能的初始T细胞减少。

胸腺输出的初始T细胞减少，导致外周组织中的T细胞池快速收缩，TCR多样性下降，在外周T细胞中的初始T细胞所占百分比下降，以及年龄相关的免疫谱变化，如寡克隆记忆T细胞群增多，导致外周T细胞对疫苗反应和肿瘤监测的效应减弱，以及对新感染病毒的应答减弱。外周组织中的T细胞增殖会适当地补充和维持T细胞的绝对数量，有助于缓解免疫衰老。其中，外周初始T细胞由出生后早期产生的T细胞增殖所维持。

3.调节性T细胞增多

自然衰老诱导的胸腺萎缩会引起T细胞耐受性下降，原因是胸腺萎缩引起阴性选择缺陷，即无法充分删除自身反应T细胞克隆。萎缩的胸腺尝试通过增加tTreg的产生来平衡存在缺陷的阴性选择，以维持老年人中枢T细胞的耐受性，如胸腺tTreg与胸腺常规T细胞百分比的比值增加，tTreg数量在萎缩的胸腺中也表现出增加的现象[23]。这种阴性选择缺陷与tTreg产生增多之间的平衡有效避免了衰老过程中发生自身免疫性疾病的概率。

tTreg产生增多的可能有以下原因。①萎缩胸腺在不改变凋亡或抗凋亡特征的情况下，产生和分化新的tTreg。②TCR信号强度降低，即从阴性选择所需的极高强度TCR信号转变为有利于tTreg生成的高强度TCR信号。③胸腺成纤维细胞和上皮细胞内的TRA表达随着年龄增长而下降，自身抗原随机表达不足或髓质上皮细胞提呈新的自身抗原导致TCR信号强度下降。

（二）引起胸腺退化的其他因素

性激素增加和生长因子减少，如生长激素、胰岛素样生长因子-1和角质形成细胞生长因子减少，也可以促进年龄相关的胸腺退化。此外，身体压力、感染、肥胖、怀孕和抗肿瘤治疗也会加速胸腺退化。外源性给予IL-6家族的细胞因子（如LIF、OSM和IL-6）或注射合成的双链RNA聚肌醇-聚胞苷酸（polyI：C）模拟病毒感染，均可触发幼龄小鼠胸腺退化。

（三）抑制胸腺退化

胸腺退化是免疫衰老的原因之一，恢复老化的胸腺结构和功能可以逆转免疫衰老，有利于免疫重建。通过给予IL-10、瘦素、角化细胞生长因子和胸腺基质淋巴细胞生成素刺激胸腺，有助于老年人的免疫重建。IL-7治疗可促进退化胸腺T细胞增殖和增加TCR多样性。另外，上调端粒酶表达有助于增强T细胞免疫反应，延长T细胞的寿命。

（韩江媛）

第三节　外周淋巴器官与免疫应答

外周淋巴器官也称为次级淋巴器官（secondary lymphoid organ），包括淋巴结（lymph node）、脾脏（spleen）、黏膜相关淋巴组织（mucosal-associated lymphoid tissue，MALT）；T细胞和B细胞在上述器官或组织内分布于相互独立的解剖学部位，这有利于抗原浓集及提呈给特异性淋巴细胞。

一、淋巴结与免疫应答

淋巴结是位于淋巴循环通路上的次级淋巴器官，主要收集来自组织的抗原，针对组织中的抗原进行应答。不同于闭合循环的血管系统，淋巴管的一端由毛细淋巴管构成，为盲端。与毛细血管相比，毛细淋巴管的管腔更大，管壁更薄，仅由一层内皮及不完整的基膜构成，无周细胞，内皮细胞间的间隙更大，大分子物质容易进出。毛细淋巴管收集细胞外的间质液和大分子，将其运输至引流淋巴结。经过淋巴结的过滤后，淋巴液中所含细胞成分被运输至胸导管而进入血液循环。血液中的淋巴细胞通过高内皮静脉（high endothelial venules，HEV）进入淋巴结实质。尽管淋巴结中有血管，可接受血液循环中的抗原，但淋巴结作为淋巴循环通路上的器官，能够更为有效地对组织中的抗原进行应答。

（一）淋巴结的结构

淋巴结表面为结缔组织被膜，被膜下紧贴淋巴窦。淋巴结实质由外到内依次为皮质区（cortex）和髓质区（medulla）。

皮质区包括位于外侧的浅皮质区和位于内侧的副皮质区（paracortex）。浅皮质区含有大量成簇分布的细胞，主要为B细胞和滤泡DC（follicular DC，FDC），构成B细胞区。副皮质区含有T细胞和DC，为T细胞区，该部位大部分T细胞（约70%）为CD4$^+$T细胞，混合有少量CD8$^+$T细胞。当发生感染时，CD4$^+$T与CD8$^+$T细胞的比例可发生显著改变，如在病毒感染期间，CD8$^+$T细胞比例明显上升。髓质区由髓索和髓窦组成。髓索中主要为B细胞和浆细胞，髓窦内富含巨噬细胞。淋巴结内的网状纤维（reticular fiber）、纤维性细胞外基质束（fibrous extracellular matrix bundle）、基质细胞如成纤维网状细胞（fibroblastic reticular cell，FRC）构成网络支架，支持淋巴结的完整结构，并形成适于免疫反应进行的微环境。

T细胞和B细胞在淋巴结内分布于相互分隔的不同部位，这取决于该部位特定细胞分泌的趋化因子。基质细胞产生趋化因子，趋化淋巴细胞分布于淋巴结中的特定区域。副皮质区的FRC产生CCL19和CCL21，到达高内皮静脉表面，募集CCR7$^+$T细胞和DC穿越HEV而进入副皮质区。淋巴滤泡内的FDC产生CXCL13，募集CXCR5$^+$B细胞进入B细胞区。

（二）淋巴细胞通过HEV进入淋巴结实质

HEV是淋巴结内特化的毛细血管后微静脉，血管内皮细胞为高柱状，突出至血管腔内，表达特定的黏附分子，结合淋巴细胞，介导淋巴细胞由血液循环进入淋巴循环。

淋巴结动脉经门部进入淋巴结，其分支穿越髓质区后进入皮质区，部分可进入被膜下区域。在被膜下窦的下方，分支血管形成环路，向皮质区折回，部分形成HEV。每个HEV主干接受3～5个内衬高内皮细胞的分支HEV和2～3个内衬扁平内皮细胞的分支血管。从皮质到髓质，HEV的管腔逐渐增大，之后，汇入髓质内节段静脉，最终接入门部的大静脉而离开淋巴结。

HEV表达外周淋巴结地址素（peripheral node addressin，PNAd），与淋巴细胞上的相应受体L-选择素结合，介导淋巴细胞穿越HEV进入淋巴结实质。PNAd是HEV表达的特征性黏附分子，包括GlyCAM-1、CD34、Sgp200、足细胞标记蛋白（podocalyxin），须经唾液酸化、硫酸化及岩藻糖化后才能与L-选择素结合。

当淋巴细胞流经HEV时，首先HEV内皮细胞表面的PNAd与初始淋巴细胞表面高表达的L-选择素松散结合，可减缓淋巴细胞在血管中的流速，沿管壁发生滚动黏附。接着，HEV表面的CCL19和CCL21激活淋巴细胞上的整合素家族成员LFA-1。淋巴细胞通过激活的LFA-1与HEV上的ICAM-1结合，使淋巴细胞从HEV内皮细胞之间或穿越内皮细胞进入淋巴结实质，并进一步在趋化因子的作用下进入不同的区域，T细胞进入副皮质区，B细胞进入浅皮质区。表2-2显示T细胞迁移相关的黏附分子、趋化因子及趋化因子受体[24]。

表2-2　T细胞迁移相关的黏附分子、趋化因子及趋化因子受体

T细胞归巢受体	内皮细胞上的配体	配受体结合后的功能
初始T细胞		
L-选择素	PNAd	介导初始T细胞与淋巴结内HEV最初的松散结合
CCR7	CCL19或CCL21	激活整合素及发挥趋化作用
LFA-1	ICAM-1	将T细胞稳定捕获在HEV
活化T细胞（效应和记忆T细胞）		
E-或P-选择素配体	E-或P-选择素	介导效应和记忆T细胞与感染部位的血管内皮细胞最初的松散结合
CXCR3	CXCL10	激活整合素及发挥趋化作用
CCR5	CCL4	激活整合素及发挥趋化作用
LFA-1或VLA-4	ICAM-1或VCAM-1	在感染部位，将T细胞稳定捕获在已被细胞因子激活的血管内皮细胞上

小鼠实验发现，不同淋巴组织中HEV-淋巴细胞相互作用不是随机的。T细胞优先黏附至外周淋巴结HEV，B细胞优先黏附至派尔集合淋巴结（Peyer patches，PP）的HEV，而T细胞和B细胞对肠系膜淋巴结HEV均表现出中等程度的黏附能力。初始淋

巴细胞对 HEV 的选择性黏附的原因，部分是因为淋巴器官上表达的黏附分子不同。出生时，所有淋巴结的 HEV 都表达黏膜地址素细胞黏附分子 1（mucosal addressin cell adhesion molecule 1，MAdCAM-1）。出生后，外周淋巴结的 PNAd 快速置换 MAdCAM-1，但是能够与 MAdCAM-1 共同表达于黏膜淋巴结 HEV。MAdCAM-1 为整合素分子 α4β7 的配体，介导肠道 α4β7$^+$ 效应淋巴细胞归巢至肠黏膜局部。

（三）淋巴结的淋巴循环

收集至淋巴管的淋巴液和细胞成分，通过输入淋巴管进入淋巴结，经淋巴结过滤后进入髓窦再次被浓缩，最后通过输出淋巴管离开淋巴结。

从输入淋巴管进入的抗原，进入被膜下窦或小梁周窦，较大的抗原被被膜下窦巨噬细胞或 DC 摄取而递送，小抗原直接渗入或通过 FRC 导管进入浅皮质区或副皮质区。导管局部分布有一种特殊的未成熟 DC，称为导管相关 DC（conduit-associated DC），能够摄取加工导管中流动的抗原，利于快速启动适应性免疫应答。

大多数初始淋巴细胞经 HEV 进入淋巴结，仅少数经输入淋巴管进入，但淋巴细胞离开淋巴结依赖 1-磷酸神经鞘氨醇（sphingosine 1-phosphate，S1P）的浓度梯度，而从输出淋巴管离开（图 2-6）[24]。S1P 是一种脂质生物活性分子，为细胞膜成分鞘氨醇的代谢产物，主要来源于红细胞、内皮细胞和血小板等细胞。S1P 的浓度梯度主要依赖 S1P 裂解酶降解 S1P 而维持。由于大部分组织存在 S1P 裂解酶，降解 S1P 而使其在组织中的浓度降低，因此 S1P 在淋巴组织中的浓度低于血液和淋巴液。淋巴细胞表达 S1P 的受体 1-磷酸神经鞘氨醇受体 1（sphingosine 1-phosphate receptor 1，S1PR1），引导淋巴细胞从低浓度 S1P 环境（组织）进入高浓度 S1P 环境（淋巴液和血液）。循环中的初始 T 细胞由于结合血液中高浓度的 S1P，引起 S1PR1 内化，导致 S1PR1 低表达。当 T 细胞从血液循环进入淋巴结时，由于淋巴结中 S1P 浓度较低，使得 S1PR1 数小时后在淋巴细胞表面重新表达。此时间长度足够使 T 细胞与 APC 相互作用。若初始 T 细胞不能特异性识别 APC 提呈的抗原，则依赖 S1P 浓度梯度到达输出淋巴管，最终返回血液。若 T 细胞能够特异性识别 APC 提呈的抗原，则 S1PR1 被抑制数天，因此使得 T 细胞依赖 S1P 浓度梯度离开淋巴结的时间延迟。S1PR1 的抑制受细胞因子或 TCR 信号调控。当暴露于炎性细胞因子如 I 型干扰素或 TCR 激活，T 细胞上调表达 CD69，CD69 结合 S1PR1，形成的 CD69-S1PR1 复合物被内化[25]。因此，活化 T 细胞暂时对 S1P 浓度不敏感，使得抗原激活的 T 细胞滞留在淋巴器官，发生克隆扩增及分化为效应 T 细胞。当分化为效应 T 细胞后，细胞停止表达 CD69，因此 S1PR1 重新表达在细胞表面。此外，新产生的效应细胞下调表达 L-选择素和 CCR7，使得淋巴结对淋巴细胞的募集作用减弱。因此，效应 T 细胞对 S1P 的浓度梯度作出反应，进入 S1P 浓度较高的输出淋巴管，继而离开淋巴结。芬戈莫德（fingolimod/FTY720）是用于治疗多发性硬化症的口服药物，为 S1P 类似物，能够高亲和力结合 S1PR1，进而阻止淋巴细胞的迁移而抑制免疫应答[26]。

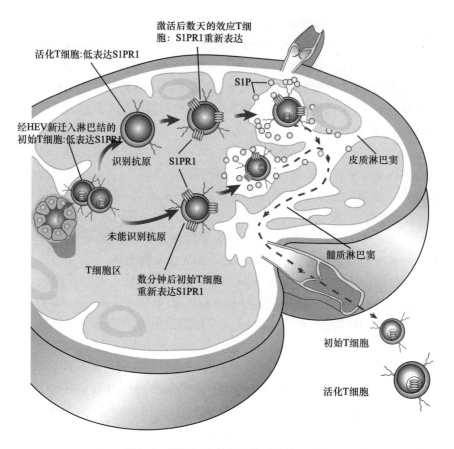

图2-6　淋巴细胞从淋巴结迁出的机制

(四) 淋巴结内的淋巴细胞应答

1.淋巴结内的T细胞应答

初始T淋巴细胞经HEV进入淋巴结,分布于副皮质区。副皮质区中,FRC导管交错纵横,形成网络,引导抗原提呈细胞 (antigen presenting cell,APC) 和T细胞迁移,有利于APC和T细胞相互作用 (图2-7)[24]。

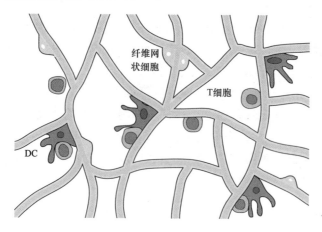

图2-7　成纤维网状细胞导管系统

T细胞一旦进入淋巴结，即开始"检查"位于T细胞区的APC表达的抗原肽-MHC分子复合物。APC包裹在导管周围，为循环T细胞检查其表面提供了充足的便利。导管网络有效提高了T细胞遇到特异性抗原肽-MHC分子复合物的机会。

初始T细胞经血液进入淋巴结，但若没有发现匹配的抗原，则经输出淋巴管离开淋巴结；若结合至抗原肽-MHC分子复合物则停止迁移，而在淋巴结中滞留数天，发生增殖，分化为效应T细胞，即CD8⁺效应T细胞获得杀伤靶细胞的能力，CD4⁺效应T细胞则能激活巨噬细胞、CD8⁺T细胞或B细胞。

2.淋巴结内的B细胞应答

B细胞在淋巴结内被蛋白抗原激活后，可分化为能够分泌高亲和力抗体的浆细胞。B细胞充分激活的必要条件，一是通过BCR结合并摄入抗原，二是B细胞与活化CD4⁺T细胞发生直接接触而相互作用，得到CD4⁺T细胞提供的刺激信号。

与T细胞相同，初始B细胞经副皮质区HEV从血液进入淋巴结，但在特定的信号分子和趋化因子作用下最终进入淋巴滤泡。B细胞进入淋巴结后，起初受FRC导管系统引导而迁移，之后转移至FDC产生的导管束而迁移至滤泡。

B细胞通常在淋巴滤泡遇到抗原，并与之结合。不同于T细胞，B细胞的BCR能够识别游离的未被处理的抗原。组织中抗原通过输入淋巴管进入淋巴窦，接着经不同途径进入淋巴滤泡。小的可溶性抗原（通常小于70 kDa）可通过导管进入或直接渗入淋巴滤泡；而大抗原被被膜下窦巨噬细胞吞噬而转运至淋巴滤泡。被补体调理的可溶性抗原结合至表达补体受体的细胞（如巨噬细胞和非抗原特异性B细胞），继而被转运至淋巴滤泡。

浅皮质区的B细胞通过BCR识别特异性抗原而激活，BCR结合抗原后进一步内化抗原，并表达CCR7，向富含T细胞的副皮质区迁移。在T、B细胞交界区，B细胞可能遇到已激活的CD4⁺Th细胞。如果该Th细胞能够识别上述B细胞提呈的抗原肽-MHC分子复合物，则两者之间将相互作用并持续数小时，B细胞接受来自T细胞的信号，发生增殖分化（图2-8）[24]。

在T、B细胞交界区，B细胞和T细胞初次接触相互作用后，后续T细胞辅助激活B细胞的过程发生在两个部位，包括初级聚合灶和生发中心（图2-8）。部分激活的B细胞离开T、B细胞交界区而迁移至髓索，聚集形成初级聚合灶，分化为短寿浆细胞，分泌抗体。其余B细胞重新回迁至滤泡，形成生发中心（germinal center，GC）。生发中心在感染后4～7天形成，其活力维持约3周或更长时间；由于最初观察到该区域存在大量有丝分裂，表明新的细胞产生或"生长（germinated）"，所以形态学家将其命名为生发中心。GC包含两个不同的区域：暗区和明区。暗区由快速增殖的B细胞构成，密集分布，在HE染色的切片上呈现较深的颜色。在明区，少部分高亲和力B细胞被选择而存活，而大部分细胞死亡，染色较浅，此外该区域还包含滤泡辅助T细胞（follicular helper T cell，Tfh）和FDC。

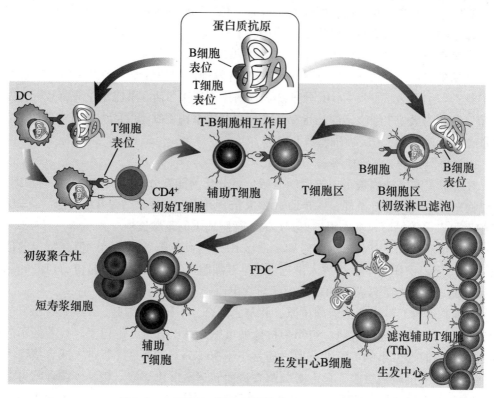

图2-8　B细胞针对蛋白抗原的体液免疫应答过程

在GC内，B细胞发生分化以及表达高亲和力BCR的B细胞被选择而存活的复杂过程，称为生发中心反应（图2-9）。GC反应由一系列连续的过程构成[24]。①Tfh启动GC的形成：在滤泡外区域，初始CD4+T细胞先后受到DC和B细胞刺激后分化为Tfh；Tfh通过CXCR5结合至CXCL13，由副皮质区迁移至滤泡。②B细胞进入GC：在滤泡外经抗原刺激的B细胞进入滤泡参与GC的形成。③B细胞增殖：B细胞通过CD40L-CD40与Tfh相互作用后开始反复增殖，形成GC暗区。④免疫球蛋白基因的体细胞高频突变：暗区B细胞在分裂过程中，免疫球蛋白V区基因发生以点突变为主的高频率突变，其突变率大约为10^{-3}，远大于其他体细胞的突变率10^{-10}，称之为体细胞高频突变。⑤高亲和力B细胞的选择：经历多次分裂后，暗区B细胞迁移至明区；体细胞高频突变的结果是产生多种不同亲和力的BCR，只有表达高亲和力BCR的B细胞能够与FDC表面抗原或生发中心游离的抗原有效结合，并摄取抗原，进一步将其提呈给Tfh，从而得到Tfh的CD40L信号和细胞因子刺激，最终阻止B细胞凋亡；在明区阳性选择成功的B细胞可返回暗区，重复进行突变和选择，选择失败的B细胞发生凋亡，该选择过程是抗体亲和力成熟的机制之一。⑥分化为长寿浆细胞：经历数轮选择之后，高亲和力B细胞离开生发中心，成为浆母细胞，部分迁移至髓质区并分泌抗体至血液循环，其余则通过输出淋巴管离开淋巴结而进入骨髓长期定居，并分化为长寿浆细胞，持续释放抗体至血液循环。⑦记忆B细胞的形成：在明区经历有限次数的高频突变，具有相对较低亲和力的B细胞分化为记忆B细胞，早期即离开淋巴滤泡，可在各个淋巴结之间进行再循环。

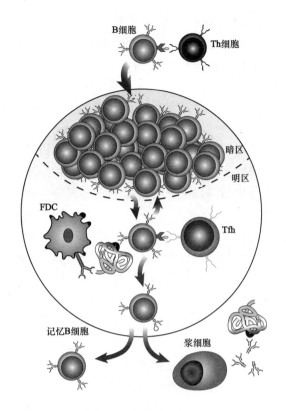

图2-9　生发中心反应

在再次免疫应答中，记忆B细胞受抗原刺激后可重新进入生发中心，再次经历体细胞高频突变和抗体亲和力成熟的过程。与初次应答一样，再次B细胞应答起始于T、B细胞交界区。记忆B细胞受抗原刺激后在T、B细胞交界区提呈抗原肽给Th细胞，引发B细胞和T细胞增殖。活化记忆B细胞迁移至滤泡成为生发中心B细胞，再次经历数轮增殖和体细胞高频突变，之后分化为分泌抗体的浆细胞。由于记忆B细胞具有更高亲和力的BCR，使其在GC能够更有效地获得抗原并提呈抗原给Tfh细胞，因此再次免疫应答产生的抗体亲和力升高。

（五）淋巴结受抗原刺激后的变化

抗原免疫后的淋巴结会发生显著改变及结构重建。暴露于免疫原性物质后，淋巴结即开始发生重构。这种重构表现为多方面的复杂变化，包括淋巴液流、淋巴细胞含量、血流、HEV基因表达和淋巴管的改变[27]。

免疫后不久，流入的淋巴液和淋巴液内细胞含量增加，新生淋巴管生成。淋巴结内血流和淋巴细胞迁入在72～96小时达到高峰，同时伴随HEV数量增多和扩张。临床可观察到淋巴结在免疫后72～96小时明显增大。

免疫之后输出淋巴液也增多，但在免疫后初期的数小时淋巴液中细胞成分减少，说明淋巴细胞聚集于引流淋巴结中。之后输出淋巴液中的细胞成分增多，并在72～96小时达到高峰。

免疫后早期阶段，尽管HEV数量增加，但与L-选择素配体有关的基因，包括

Fuct-vii、Glycam-1、Sgp200 和 Chst4 起初下调，随后恢复。此外，尽管趋化因子 CCL21 和 CXCL12 的基因下调，但编码 CXCL9、CCL3 和 E-选择素的基因上调，MAd-CAM-1 也是如此，说明 HEV 在最终恢复为成熟表型之前存在回归至未成熟表型的现象。

二、脾脏与免疫应答

脾脏是位于血液循环通路上的次级淋巴器官。在生理情况下，脾脏清除血液中损伤的血小板、衰老的红细胞及其他死亡细胞。脾脏白髓内 T、B 淋巴细胞分布于不同的部位，相互分隔，成为体内清除血液来源抗原的重要部位，尤其是针对细菌和真菌发挥重要的免疫防御功能。

（一）脾脏的结构及细胞构成

脾脏表面被覆纤维结缔组织，后者深入实质构成小梁，维持脾脏的结构。脾脏实质分为红髓和白髓，红髓与白髓交界的区域称为边缘区（marginal zone，MZ）。

红髓由脾索和脾血窦构成。脾索内主要含有 B 细胞、浆细胞、巨噬细胞和 DC。血窦内充满大量红细胞、内衬巨噬细胞及其他细胞。红髓巨噬细胞清除微生物、损伤的细胞，以及抗体调理的细胞和微生物，对血液起重要的过滤作用。脾脏切除者，如果感染了有荚膜细菌（如肺炎链球菌、脑膜炎奈瑟菌）后易发生播散感染，其原因可能是上述微生物在正常情况下通过调理吞噬的作用被清除，切除脾脏导致吞噬细胞和抗体均不足。

白髓是一个高度组织化的淋巴结构，由围绕中央小动脉的动脉周围淋巴鞘（periar-teriolar lymphoid sheath，PALS）和淋巴滤泡构成。其中，T 细胞分布于 PALS，B 细胞分布于淋巴滤泡。中央小动脉为脾动脉的分支，侧支进入 MZ，其末端膨大形成的小血窦称为边缘窦，血液中的淋巴细胞在此出入白髓。

MZ 是血液中淋巴细胞迁入白髓的重要区域，同时该部位也存在大量定居细胞，包括特化的 DC、巨噬细胞和边缘区 B 细胞（marginal zone B cell，MZB），成为防御血液来源病原体的第一道防线。MZB 表达固有免疫受体（如 TLR）和 BCR，能够识别病原体上的病原体相关分子模式。一旦结合到病原体，MZB 快速分化并分泌抗体。

脾脏内细胞的迁移与淋巴结类似，但又有所区别。MZ 是淋巴细胞从血液进入白髓的部位，该过程受边缘窦内衬细胞和趋化因子的调节。基质细胞产生 CXCL13，趋化 B 细胞定居于滤泡；产生 CCL19 和 CCL21，趋化 T 细胞定居于动脉周围淋巴鞘。发生免疫应答后，生发中心 B 细胞在白髓内分化为浆细胞，表达 CXCR4，与红髓表达的细胞因子 CXCL12 结合后迁移至红髓。部分浆细胞返回血液循环，迁移至外周组织。

目前，参与脾脏淋巴细胞迁移的黏附分子尚不完全清楚。已知边缘窦内衬细胞表达的 MAdCAM-1 和 ICAM-1 参与淋巴细胞从边缘窦进入白髓。然而抗 MAdCAM-1 和抗 α4β7 抗体并不能完全抑制淋巴细胞归巢至脾脏，提示该配受体结合不是介导淋巴细胞迁移至脾脏的唯一受体。若用抗体阻断 LFA-1，仅能阻断约 20% 的淋巴细胞归巢；LFA-1 缺陷者的淋巴细胞亦能够进入白髓，提示 LFA-1 不是淋巴细胞归巢至白髓的必需分子。受抗原刺激后，淋巴细胞的趋化因子受体及黏附分子的表达变化与淋巴结一致，但淋巴细胞离开白髓及进入红髓或血液循环的分子机制目前尚不清楚。

(二) 脾脏的免疫应答

在脾脏中，适应性免疫应答的发生过程与淋巴结类似。简言之，循环初始B细胞进入脾脏，在滤泡与抗原相遇。循环初始CD4$^+$T细胞和CD8$^+$T细胞在T细胞区识别DC表达的抗原肽-MHC分子复合物，激活后的CD4$^+$Th细胞辅助B细胞和CD8$^+$T细胞产生应答，部分激活的B细胞与Th细胞一起迁入滤泡，形成生发中心。与淋巴结相同，生发中心B细胞能够分化为记忆细胞或浆细胞，随后随着血液循环迁移至包括骨髓在内的多种组织。

三、黏膜相关淋巴组织与免疫应答

黏膜表面直接接触来自空气、食物的大量抗原和身体内的共生微生物，因此成为大多数病原体入侵机体的主要部位。存在于黏膜局部，保护黏膜表面的淋巴组织称为黏膜相关淋巴组织（MALT），分布于呼吸道、消化道、泌尿生殖道的黏膜组织和部分外分泌腺，如泪腺、唾液腺、泌乳的乳腺，所含淋巴细胞数量约占全身免疫系统中淋巴细胞的一半，保护着庞大的黏膜表面积。MALT局部的黏膜上皮定居有大量DC、浆细胞和上皮内淋巴细胞，它们一方面参与上皮屏障的构成，另一方面上皮内的白细胞产生维甲酸、IL-10和TGF-β，参与对食物及共生微生物耐受的诱导和维持。

不同部位的MALT有不同的名称和功能，如肠黏膜下的淋巴组织称为肠相关淋巴组织（gut-associated lymphoid tissue，GALT），抵御肠道病原微生物的感染；咽扁桃体（也称为腺样体）、腭扁桃体、舌扁桃体及鼻后部淋巴组织称为鼻相关淋巴组织（nasal-associated lymphoid tissue，NALT），抵御经空气传播的病原微生物的感染；各肺叶的支气管上皮下分布的淋巴组织称为支气管相关淋巴组织（bronchus-associated lymphoid tissue，BALT），抵御肺内病原微生物的感染。

较大的MALT如扁桃体、派尔集合淋巴结（PP），结构与淋巴结类似。同淋巴结一样，MALT含有HEV，初始淋巴细胞由此进入MALT；含有基质细胞，分泌细胞因子引导淋巴细胞在MALT中迁移（包括CCL19、CCL21，受体为CCR7；CCL25，受体为CCR9；CCL28，受体为CCR10；CXCL13，受体为CXCR5）。除上述组织外，MALT也包含很多独立淋巴滤泡，其内含有B细胞、FDC、生发中心以及滤泡间T细胞和DC。

与其他次级淋巴器官不同的是，除了扁桃体有部分被膜与咽缩肌分隔外，MALT通常没有被膜。MALT亦无输入淋巴管，可直接捕获上皮表面的抗原。PP部位的上皮被微皱褶细胞（microfold cell，M细胞）取代，M细胞具有强大的胞吞能力，可转运抗原至其下方的淋巴组织。扁桃体被覆有鳞状上皮，而M细胞数量较少，通过局部上皮中DC的突起穿过上皮细胞可捕获上皮表面的抗原。

(一) 肠道免疫系统及其应答

肠道免疫系统最重要的结构是位于小肠黏膜下的PP（图2-10A）[24]。PP中有淋巴滤泡结构，含有B淋巴细胞、Tfh、FDC和巨噬细胞。滤泡与覆盖于其上的肠上皮细胞之间形成一个穹隆结构，含有B细胞、T细胞、DC、巨噬细胞，滤泡与滤泡之间富含T细胞，类似于淋巴结的副皮质区。但总体上，GALT中B细胞与T细胞的比值是淋巴结中的5倍。不同于小肠PP，阑尾和结肠黏膜固有层分布有大量独立或聚集的淋巴滤泡。

　　肠腔内的病原体等抗原经由M细胞转运至GALT（图2-10B）[24]。M细胞为肠上皮细胞，位于覆盖PP及其他GALT结构的上皮部位，与具有吸收功能的肠上皮细胞来源于共同的前体细胞，但M细胞表面被覆的多糖蛋白复合物更薄，且具有相对较短而不规则的微绒毛（称为微皱褶），细胞膜上有大的开窗，这些特征利于M细胞摄取肠腔内的抗原。M细胞通过表达多种分子结合微生物表面的分子，介导微生物的内吞，例如糖蛋白2可结合G⁻细菌的I型菌毛，介导细菌内吞，继而将细菌转运至PP。M细胞通过吞噬或胞饮的方式，能够有效摄取肠腔内完整的细菌、病毒及可溶性微生物代谢产物。虽然M细胞在对黏膜腔内微生物的保护性免疫中起着重要作用，但部分微生物能够利用M细胞而通过黏膜屏障，入侵机体。

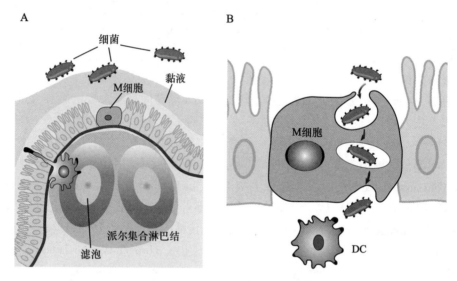

图2-10　小肠派尔集合淋巴结

　　黏膜局部DC摄取抗原诱导免疫应答及维持耐受。肠黏膜下PP部位的DC接受M细胞转运而来的肠腔抗原，或伸出突起穿越上皮间隙捕获肠腔内抗原，或吞噬含有抗原物质的凋亡上皮细胞而摄入抗原。DC携带抗原后便迁移至PP的T细胞区，在此激活初始T细胞，之后与活化的T细胞共同激活B细胞。激活后的淋巴细胞通过淋巴管迁移至肠系膜淋巴结。肠黏膜非PP部位DC摄取抗原并携带抗原至肠系膜引流淋巴结，在肠系膜淋巴结激活初始淋巴细胞。肠系膜中的活化淋巴细胞通过血液循环，进一步归巢至肠黏膜固有层，能够针对病原体快速产生应答。肠道中存在两类DC，即CD11b⁺DC和CD103⁺DC，主要分布于PP及PP之外的肠道固有层。CD11b⁺DC表达CCR6，与滤泡相关上皮细胞（follicle-associated epithelial cell）分泌的CCL20结合而被趋化至上皮部位。静息条件下，该类DC定居于上皮下，摄入抗原后产生IL-10，维持黏膜局部的非炎症环境。当病原体感染时，上皮细胞分泌CCL20水平增高，DC被迅速趋化而进入PP上皮层捕获抗原，细菌产物能够激活DC表达共刺激分子，利于DC激活病原体特异性初始T细胞。DC也大量分布于小肠壁的PP之外的部位，主要在固有层，摄取肠腔和周围组织中的抗原后，很快通过输入淋巴管迁移至肠系膜引流淋巴结，提呈抗原给初始T

细胞。据估计，在静息条件下每天约有5%～10%黏膜DC迁移至肠系膜淋巴结，使得肠黏膜表面的抗原能够稳定递送至T细胞。在无感染或无炎症的情况下，迁移至肠系膜淋巴结中的DC与T细胞相互作用后，诱导抗原特异性FoxP3+Treg产生，后者表达CCR9和整合素α4β7，通过血液循环归巢至肠黏膜固有层，抑制食物中的无害抗原诱导的炎症反应。CD103+DC表达产生促炎细胞因子IL-12，也能诱导Treg的产生而维持黏膜免疫耐受。

效应T细胞和能够分泌IgA的B细胞，在激活的过程中，黏附分子和趋化因子受体发生变化，而使其具有肠道归巢特性。肠道归巢B细胞和T细胞表达整合素α4β7，与肠道固有层毛细血管后微静脉内皮细胞表面表达的MAdCAM-1结合；表达趋化因子受体CCR9，与肠上皮细胞分泌的CCL25结合，在上述分子的介导下，肠系膜淋巴结中的活化T细胞和B细胞归巢至肠道固有层，介导免疫效应。

（二）呼吸道免疫系统及其应答

NALT和BALT是位于呼吸道的黏膜相关淋巴组织，组织学与小肠PP类似。部分动物（如兔和猫）的肺部存在高度组织化的BALT，而人和小鼠的BALT常需抗原诱导产生，称为诱导性BALT（inducible BALT，iBALT）。iBALT的结构特征与BALT相同，但形成机制目前尚不清楚。通常，来源于造血细胞的淋巴组织诱导细胞（lymphoid tissue inducer，LTi）参与淋巴结及PP的形成，然而LTi细胞及LT α1β2-LTβR信号并不参与iBALT的形成。近来发现，LPS诱导CD4+T细胞分泌的IL-17能够以LTi细胞非依赖和淋巴毒素非依赖的方式诱导CXCL13和CCL19产生，引起淋巴细胞在iBALT原基部位的募集[28]。

呼吸道上皮表面有黏液层，黏液中含有多种固有免疫分子，包括抗菌肽、蛋白酶、乳铁蛋白、干扰素和补体等，可阻止异物进入肺部。上皮下的浆细胞分泌的分泌型免疫球蛋白（sIgA和sIgM）被转运至气道而存在于黏液中，参与局部的抗感染作用。

呼吸道黏膜上皮层分布有与肠道类似的细胞，如杯状细胞、M细胞和APC。不同的是，呼吸道黏膜细胞具有纤毛，与杯状细胞分泌的黏液共同形成呼吸道的边界，执行黏液纤毛清除功能（mucociliary clearance），将进入呼吸道的微生物及颗粒物捕获后清扫排出。

呼吸道黏膜固有层分布的免疫细胞与肠道一致，包括CD103+DC、CX3CR1+巨噬细胞、固有淋巴样细胞（innate lymphoid cell，ILC）、Treg、分泌IgA的浆细胞等。与肠黏膜固有层不同的是，肺内NK细胞数量更多，对病毒感染细胞有强杀伤能力；ILC2表达双调蛋白（amphiregulin），结合至上皮细胞的表皮生长因子（epidermal growth factor，EGF）受体，促进上皮细胞生长，在维持呼吸道上皮完整性方面发挥重要功能。

此外，肺部定居有巨噬细胞，包括肺泡巨噬细胞（alveolar macrophage，AM）和肺间质巨噬细胞（lung interstitial macrophage，IM）[29]。AM和IM均为组织定居巨噬细胞，在局部发挥维持稳态、参与代谢和修复的功能。此外，炎症过程中募集至肺部的单核细胞也成为肺巨噬细胞的一部分，具有独特的转录特征和功能。人AM表达HLA-DR、CD43、CD88、CD169、CD206、CD10、CD11c、CD36、CD141、CD64、MARCO以及少量CD14（小鼠AM表达CD11c、SiglecF、CD64、F4/80和MerTK），在无病原体感染的稳态下，肺上皮细胞持续表达 CD200、IL-10 和 TGF-β 等分子，提供免疫抑制信号而诱导 AM 分泌 TGF-β 和表达视黄醛脱氢酶，进而诱导 Treg 生成，利于维持免疫稳态[30]。当暴露于吸入的病原体和颗粒物时，巨噬细胞会持续捕获、吞噬上述异物，但不产生细胞因子，也不引起中性粒细胞的趋化和过度炎症而损伤肺泡，此亦为"静息"状态。当吸入的病原体激活 TLR 或诱导中性粒细胞诱捕网形成时，上述信号将诱导巨噬细胞分化为促炎表型，产生细胞因子（如 I 型 IFN、TNF-α 和 IL-1β），趋化及激活中性粒细胞、单核细胞和 DC，形成炎症环境而引起损伤。同时 AM 也分泌调节性分子（如 TGF-β、IL-1Ra 和前列腺素），从而抑制炎症反应。与组织定居巨噬细胞相比较，感染诱导的单核细胞来源的巨噬细胞能够产生更多的 IL-6，如肺炎链球菌和结核分枝杆菌感染；产生更多的精氨酸酶，如蠕虫感染。AM 和 IM 均高表达 MerTK 和 CD64，而新募集的单核细胞低表达 MerTK、CD64 和 F4/80，同时 MHC II 类分子、CD11c 和 Ly6C 的表达会发生变化，例如随时间推移，募集的单核细胞表达的 Ly6C 逐渐消失。

　　发生急性感染时，浸润的固有免疫细胞以中性粒细胞占优势，产生 IL-8 和弹性蛋白酶，进一步趋化中性粒细胞，放大免疫效应。除了中性粒细胞，NK 细胞、单核细胞和嗜酸性粒细胞也从血液中被募集至气道。间质细胞（纤维母细胞）、上皮细胞和内皮细胞产生蛋白酶，重塑细胞外基质，并发出信号，进一步募集更多的免疫细胞，同时形成利于免疫细胞浸润的空间。感染部位上皮细胞释放细胞因子，激活局部定居的固有淋巴样细胞、巨噬细胞和 DC。各种类型细胞，不论是组织定居还是募集而来的，都参与免疫平衡的形成，要么产生炎性和趋化性细胞因子（TNF-α、IL-1β、IL-6、IL-8、GM-CSF 和三种类型 IFN），要么产生免疫调节因子（IL-10、TGF-β 和 IL-1Ra），使免疫应答能够清除病原体，同时不引起过度炎性损伤。局部的专职 APC 主要是 CD103⁺DC（为 cDC），捕获由 M 细胞从气道转运而来的抗原，或 cDC 突起伸至气道腔直接捕获气道抗原而被激活，激活后的 DC 通过输入淋巴管迁移至引流淋巴结，诱导适应性免疫应答。在淋巴结的 T 细胞区，外源性抗原被 MHC II 类分子提呈而激活 CD4⁺T 细胞，内源性抗原被 MHC I 类分子提呈而激活 CD8⁺T 细胞，CD103⁺DC 也通过 MHC I 类分子交叉提呈外源性抗原而激活 CD8⁺T 细胞。APC 激活 CD4⁺T 细胞和 CD8⁺T 细胞使之增殖分化为效应细胞，活化 CD8⁺CTL 和 CD4⁺Th 细胞亚群回迁至感染部位而发挥效应[31]。

（雒艳萍）

参考文献

[1] BONOMO A, MONTEIRO A C, Gonçalves-Silva T, et al. A T cell view of the bone marrow [J]. Frontiers in immunology, 2016, 7:184.

[2] PAUL F, ARKIN Y, GILADI A, et al. Transcriptional heterogeneity and lineage commitment in myeloid progenitors [J]. Cell, 2016, 164(1-2):325.

[3] DOULATOV S, NOTTA F, LAURENTI E, et al. Hematopoiesis: a human perspective [J]. Cell stem cell, 2012, 10(2):120-136.

[4] WOGNUM A W, EAVES A C, THOMAS T E. Identification and isolation of hematopoietic stem cells [J]. Archives of medical research, 2003, 34(6):461-475.

［5］KIEL M J, YILMAZ O H, IWASHITA T, et al. SLAM family receptors distinguish hematopoietic stem and progenitor cells and reveal endothelial niches for stem cells［J］. Cell, 2005, 121(7): 1109-1121.

［6］DE BRUIN A M, VOERMANS C, NOLTE M A. Impact of interferon-γ on hematopoiesis［J］. Blood, 2014, 124(16): 2479-2486.

［7］MCCABE A, ZHANG Y, THAI V, et al. Macrophage-lineage cells negatively regulate the hematopoietic stem cell pool in response to interferon γ at steady state and during infection ［J］. Stem Cells, 2015, 33(7): 2294-2305.

［8］CHEN C Y, HUANG D, YAO S, et al. IL-2 simultaneously expands Foxp3+ T regulatory and T effector cells and confers resistance to severe tuberculosis (TB): implicative Treg-T effector cooperation in immunity to TB［J］. Journal of immunology (Baltimore, Md: 1950), 2012, 188(9): 4278-4288.

［9］TRIGUEROS C, HOZUMI K S B, BRUNO L, et al. Pre-TCR signaling regulates IL-7 receptor alpha expression promoting thymocyte survival at the transition from the double-negative to double-positive stage［J］. European journal of immunology, 2003, 33(7): 1968 - 1977.

［10］PAUL F, ARKIN Y, GILADI A, et al. Transcriptional heterogeneity and lineage commitment in myeloid progenitors［J］. Cell, 2015, 163(7): 1663-1677.

［11］MATATALL K A, JEONG M, CHEN S, et al. Chronic infection depletes hematopoietic stem cells through stress-induced terminal differentiation［J］. Cell reports, 2016, 17(10): 2584-2595.

［12］BALDRIDGE M T, KING K Y, BOLES N C, et al. Quiescent haematopoietic stem cells are activated by IFN-γ in response to chronic infection［J］. Nature, 2010, 465(7299): 793-797.

［13］TAKIZAWA H, REGOES R R, BODDUPALLI C S, et al. Dynamic variation in cycling of hematopoietic stem cells in steady state and inflammation［J］. The Journal of experimental medicine, 2011, 208(2): 273-284.

［14］ASKENASY N. Interferon and tumor necrosis factor as humoral mechanisms coupling hematopoietic activity to inflammation and injury［J］. Blood Rev, 2015, 29(1): 11-15.

［15］SUGIYAMA T, KOHARA H, NODA M, et al. Maintenance of the hematopoietic stem cell pool by CXCL12-CXCR4 chemokine signaling in bone marrow stromal cell niches［J］. Immunity, 2006, 25(6): 977-988.

［16］KENNETH M. Janeway's immunobiology［J］. 7th ed. New York: Garland science, 2012.

［17］MANLEY N R, RICHIE E R, BLACKBURN C C, et al. Structure and function of the thymic microenvironment［J］. Frontiers in Bioscience-Landmark, 2011, 16(7): 2461-2477.

［18］WILLIAM E P. Fundamental Immunology［M］. 6th ed. Holland: Lippincott Williams & Wilkins, 2008.

［19］曹雪涛,何维.医学免疫学［M］.第3版.北京:人民卫生出版社,2015.

［20］JENNI P.Kuby Immunology［J］.8th ed.United States of America:Macmillan Learning, 2018.

［21］CEPEDA S,GRIFFITH A V.Thymic stromal cells:Roles in atrophy and age-associated dysfunction of the thymus［J］.Experimental Gerontology,2018,105:113-117.

［22］LIANG Z,DONG X,ZHANG Z,et al.Age-related thymic involution:Mechanisms and functional impact［J］.Aging Cell,2022,21(8):e13671.

［23］SRINIVASAN J,LANCASTER J N,SINGARAPU N,et al.Age-related changes in thymic central tolerance［J］.Frontiers in immunology,2021,12:676236.

［24］ABBAS A K,LICHTMAN.A H,PILLAI.S.Cellular and Molecular Immunology［M］.10th ed.Holland:Elsevier,2021.

［25］SHIOW L R,ROSEN D B,BRDICKOVÁ N,et al.CD69 acts downstream of interferon-alpha/beta to inhibit S1P1 and lymphocyte egress from lymphoid organs［J］.Nature,2006, 440(7083):540-544.

［26］HUWILER A,ZANGEMEISTER-W U.The sphingosine 1-phosphate receptor modulator fingolimod as a therapeutic agent:Recent findings and new perspectives［J］.Pharmacol Ther,2018,185:34-49.

［27］PAUL W E. Fundamental Immunology［M］. 7th ed. Holland:Lippincott Williams & Wilkins,2012.

［28］SATO S,KIYONO H.The mucosal immune system of the respiratory tract［J］.Curr Opin Virol,2012,2(3):225-232.

［29］AEGERTER H,LAMBRECHT B N,JAKUBZICK C V.Biology of lung macrophages in health and disease［J］.Immunity,2022,55(9):1564-1580.

［30］WOO Y D,JEONG D,CHUNG D H.Development and Functions of Alveolar Macrophages ［J］.Molecules and cells,2021,44(5):292-300.

［31］METTELMAN R C,ALLEN E K,THOMAS P G.Mucosal immune responses to infection and vaccination in the respiratory tract［J］.Immunity,2022,55(5):749-780.

第三章　固有免疫

固有免疫（innate immunity），又称为天然免疫，构成机体抵抗微生物入侵的第一道防线。病原体感染人体的过程中，免疫系统对入侵的病原体逐级进行防御。首先，皮肤黏膜和正常微生物群构成机体的首道屏障。当病原体突破皮肤黏膜屏障后，机体可在几分钟到数小时内激活补体，产生抗菌肽等抗菌物质杀灭病原体。体内的吞噬细胞也可以通过吞噬作用清除入侵的病原体。如果病原体或创伤持续存在，机体会募集更多的固有免疫细胞进行免疫防御，同时分泌炎性细胞因子，引起炎症反应。当固有免疫不能清除病原体时，微生物被抗原提呈细胞摄取，转运至淋巴器官，激活T细胞和B细胞介导的适应性免疫应答。固有免疫和适应性免疫存在密切的联系，除了提呈抗原外，固有免疫活化的信号分子及分泌的细胞因子影响适应性免疫的类型和强度。

对大多数胞外菌，吞噬细胞的吞噬作用以及产生的抗菌肽、溶菌酶、补体等杀菌物质和抗体都发挥着重要的抗菌作用。补体和抗体介导的调理吞噬作用，可使细菌更容易被吞噬。然而，葡萄球菌和链球菌等部分病原菌具有特殊的细胞壁蛋白和多糖，能抵抗吞噬细胞的吞噬作用，使得细菌不被杀灭而存活下来。对于专性细胞内病原体及兼性细胞内病原体，中性粒细胞及抗体对它们的杀灭作用有限，机体主要依赖自然杀伤细胞及细胞毒性T淋巴细胞杀伤感染的宿主细胞，进而消灭胞内寄生的病原体。

第一节　固有免疫细胞

参与固有免疫应答的细胞称为固有免疫细胞，主要包括单核-巨噬细胞、树突状细胞、粒细胞、肥大细胞、固有淋巴样细胞、固有样淋巴细胞等。

一、单核-巨噬细胞

骨髓造血干细胞在巨噬细胞集落刺激因子等刺激下，分化为单核母细胞、前单核细胞和成熟的单核细胞（monocyte，Mo）。单核细胞在血液中可停留8小时左右，迁移到不同组织分化为巨噬细胞（macrophage，Mφ）。成熟的巨噬细胞存活时间较长，寿命可达数月以上。位于组织内的巨噬细胞感知组织细胞变化和周围环境的刺激，产生多种细胞因子增强或抑制免疫应答，维持组织细胞的稳态。

单核-巨噬细胞通过病原相关模式识别受体、补体受体和IgG Fc受体等多种受体分子识别病原体，介导吞噬作用和激活固有免疫应答。此外，单核细胞衍生的树突状细胞以及巨噬细胞吞噬病原体后，加工和提呈抗原，释放细胞因子，影响适应性免疫应答的方向和强度。树突状细胞除了表达病原相关模式识别受体外，还表达主要组织相容性复合体（MHC）分子，是主要的抗原提呈细胞。根据免疫应答的特点，可以把巨噬细胞分为以下三型。①经典活化的巨噬细胞：又称为M1型巨噬细胞，主要受IFN-γ的刺激活化，具有很强的吞噬能力，能吞噬入侵的细菌和病毒感染细胞；同时，M1型巨噬细胞活化后产生多种趋化因子和炎性细胞因子，如IL-1、Il-6、IL-8、IL-12、TNF-α等，促进炎症反应，增强Th1型和Th17型免疫应答，抗感染的同时会引起组织病理损伤，与自身免疫性疾病的发生相关。②M2型巨噬细胞：主要由IL-4、IL-13等细胞因子活化，参与和促进Th2型免疫应答，调节损伤组织的修复，抑制Th1型免疫应答和抗肿瘤免疫。③调节性巨噬细胞：部分活化的单核-巨噬细胞产生释放IL-10、TGF-β等抗炎性细胞因子，调节过强的免疫应答，发挥免疫调节作用[1]。

二、粒细胞和肥大细胞

粒细胞（granulocyte）来源于骨髓粒细胞/巨噬细胞前体，包括中性粒细胞（neutrophil）、嗜酸性粒细胞（eosinophil）和嗜碱性粒细胞（basophil）。肥大细胞（mast cell）来源于外周血中的肥大细胞前体，主要存在于黏膜和结缔组织中。成熟的中性粒细胞是终末分化的非分裂细胞，寿命短（约为6小时～3天）、更新快（$1×10^7$个/分钟）、数量多（$2.5×10^9～7.5×10^9$/L），占外周血白细胞总数的60%～70%[2]。中性粒细胞也称为小吞噬细胞，其表面有趋化性受体、模式识别受体、补体受体及IgG Fc受体，具有趋化、吞噬、杀菌等多种生物学功能，可以通过补体依赖和抗体依赖途径发挥吞噬和杀伤效应。胞浆中有大量分布均匀的中性细颗粒，这些颗粒多是溶酶体，内含髓过氧化酶、溶菌酶、碱性磷酸酶和酸性水解酶等丰富的酶类。中性细胞主要吞噬细菌等病原体，在细胞内将其杀死。嗜碱性粒细胞和肥大细胞在激活时释放其颗粒内容物到外部环境中，抵抗寄生虫等较大病原体的入侵。此外，嗜碱性粒细胞和肥大细胞表达高亲和力的FcεR I，结合IgE后，释放组胺、白三烯等血管活性物质，引起I型超敏反应。嗜酸性粒细胞常在寄生虫感染时增高，能吞噬小型寄生虫及免疫复合物，对寄生虫有一定的杀灭作用，并能调节I型超敏反应，对机体有一定的保护作用，但嗜酸性粒细胞增多也可造成机体免疫病理损伤。

在细菌感染等急性炎症条件下，骨髓造血系统快速产生和释放中性粒细胞，使得循环中性粒细胞的数量显著增加。此外，在各种宿主和病原体来源的介质，如G-CSF、GM-CSF、IFN-γ、TNF-α、脂多糖和核酸作用下，中性粒细胞凋亡得到抑制，其寿命在炎症条件下也会显著延长。一旦中性粒细胞被招募至炎症部位，中性粒细胞就会识别、吞噬病原体。如果病原体被清除，急性炎症反应消退，中性粒细胞凋亡，细胞数目恢复至正常水平；如果不能清除感染，促炎物质会持续释放导致周围组织破坏，炎症加剧，最终引发慢性炎症和自身免疫性疾病。除了杀菌活性，中性粒细胞通过分泌细胞因子和趋化因子，对炎症反应有免疫调节作用，并调节树突状细胞、自然杀伤细胞等免疫细胞的活性，还对血管生成和肿瘤细胞有一定的影响。

中性粒细胞杀菌作用过程如下。

（1）趋化：炎症刺激后，组织内的巨噬细胞和其他细胞释放炎症介质，如TNF-α和IL-1，诱导血管内皮细胞快速表达选择素。选择素与粒细胞表面糖蛋白配体之间相互作用，导致白细胞集结和滚动。随后，在趋化因子和其他白细胞激活剂作用下，激活白细胞整合素，使得白细胞牢固黏附。最后，白细胞穿过内皮单层，并向炎症刺激部位迁移。

（2）杀菌作用：中性粒细胞杀菌作用依赖以下两个基本机制。①氧依赖杀菌系统，主要由"呼吸爆发"生成的活性氧介导，包括超氧阴离子（O_2^-）、过氧化氢、单态氧、过氧化氢代谢产物等；②非依氧杀菌系统，作用物质包括释放到吞噬液泡中的溶菌酶以及储存在细胞内颗粒中的抗菌物质。

释放强效蛋白水解酶是中性粒细胞消除病原体的一个关键机制。中性粒细胞颗粒具有异质性，可以分为过氧化物酶阳性颗粒（以含丰富的髓过氧化物酶为特征，也称为原发或嗜天青颗粒）、特异性颗粒、明胶酶颗粒和分泌囊泡四种。后三种又统称为过氧化物酶阴性颗粒。这种颗粒的高度不均一性有利于中性粒细胞能梯度释放颗粒蛋白，在杀死病原体的同时最大限度地避免病理损伤。四种颗粒内容物向细胞外释放的能力如下：①最容易释放的是分泌囊泡，它不含有毒物质，主要是血浆蛋白，如β2-整合素、补体受体1和肝素结合蛋白等，主要作用是增加血管通透性。②其次释放的是明胶酶颗粒，是一种具有组织破坏能力的潜在金属酶。③特异性颗粒含中性粒细胞独特的成分，如胶原酶、触珠蛋白、维生素B12结合蛋白、细胞色素、信号分子和受体。次级颗粒还含有大量的抗菌物质，如乳铁蛋白、中性粒细胞明胶酶相关钙脂蛋白、溶菌酶、抗菌肽。除此而外，中性粒细胞特异性颗粒还包含基质金属蛋白酶（MMP），如基质金属蛋白酶8/中性粒细胞胶原酶2（MMP-8/Collagenase Ⅱ）和基质金属蛋白酶9/明胶酶B（MMP-9/Gelatinase B）等。这些蛋白酶通常作为非活性的酶原储存，在颗粒融合并与嗜天青颗粒内容物相互作用后经蛋白水解激活；活化后破坏细菌和/或细胞外膜，不仅有杀死细菌的作用，而且还影响中性粒细胞的外渗和迁移。④原发颗粒在刺激下发生有限的胞吐作用，释放蛋白酶进入吞噬小体，杀死和降解被吞噬到吞噬溶酶体的微生物。

中性粒细胞胞外诱捕网（neutrophil extracellular traps，NETs）也是一种捕获和破坏细胞外微生物的机制。受病原体攻击后，脓液中的中性粒细胞会以一种独特的方式发生死亡，称为NETosis。中性粒细胞核膜、颗粒和细胞膜逐渐溶解，释放细胞内的DNA，与组蛋白、抗菌肽和弹性蛋白酶等颗粒蛋白形成网状结构。NETs捕获各种革兰阳性菌、革兰阴性菌和病原真菌（如白色念珠菌），局部高浓度的抗菌素多肽和酶杀死被捕获的病原体。慢性肉芽肿性患者的中性粒细胞不形成NETs，提示NETs的缺乏可能会导致慢性肉芽肿病的发生。

三、固有淋巴样细胞

固有淋巴样细胞（innate lymphoid cell，ILC）是一类参与固有免疫的淋巴样细胞，早年发现的自然杀伤细胞（natural killer cell，NK）和淋巴组织诱导细胞（lymphoid-tissue-inducer cell，LTi）也属于这一类细胞。ILC细胞具有淋巴细胞的形态，表达IL-2

受体 α（CD25）和 IL-7 受体 α（CD127），但它不依赖 RAG（recombination activating gene）参与的抗原受体重排过程，也不表达其他免疫细胞谱系的标志。根据 ILC 细胞分泌的细胞因子和介导免疫反应的特点，参考 T 细胞的分类，ILC 细胞分为 ILC1、ILC2、ILC3 和调节性 ILC（regulatory innate lymphoid cell，ILCreg）。ILC1 类似于细胞毒性 T 淋巴细胞，ILC2、ILC3 类似于 T 细胞中的辅助 T 细胞。

（一）ILC 的发育分化

ILC 的来源同 T 细胞和 B 细胞一致，都来源于共同淋巴样祖细胞（common lymphoid progenitor cell，CLP）。在转录因子作用下，CLP 发育分化为共同固有淋巴样祖细胞（common innate lymphoid progenitor，CILP），CILP 可以进一步分化为 NK 细胞前体细胞（NKP）或共同辅助固有淋巴样祖细胞（common helper innate lymphoid progenitor，CHILP）。后者继续发育为固有淋巴样细胞前体细胞（innate lymphoid cell progenitor，ILCP），进而分化为成熟的 ILC 细胞[3]。成熟的 ILC 之间存在着可塑性；不同亚群的 ILC 细胞能够在环境信号的刺激下相互转化，进而发挥相应的功能。ILC3 可以分泌不同类型的细胞因子，IL-2 会促进 ILC3 分泌 IFN-γ，获得更多 ILC1 的功能。IL-23 和 IL-1β 会促进 ILC1 分化为 ILC3，而 IL-12 和 IL-18 会促进 ILC3 分化为 ILC1（图 3-1）。

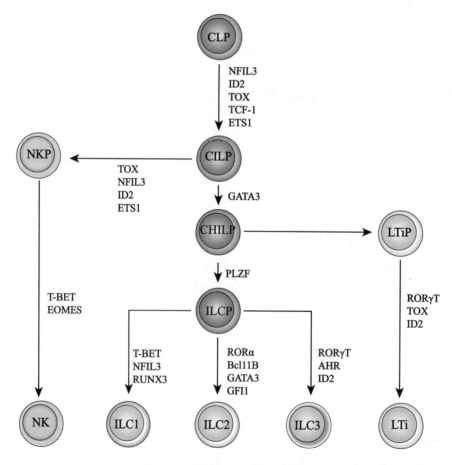

图 3-1　固有淋巴样细胞发育[3]

（二）NK细胞的功能

NK细胞占外周血淋巴细胞的10%～15%。NK细胞主要来源于CLP细胞，但也有研究发现NK细胞可以从共同髓样祖细胞（CMP）和粒-单核祖细胞（GMP）分化而来[4]。NK细胞体积较大，胞浆中含有较为粗大的嗜苯胺颗粒，故曾被称为大颗粒淋巴细胞。NK细胞无须抗原预先刺激，通过受体识别即能够被大量快速活化，直接杀伤被病原体感染的细胞或者肿瘤细胞，在抗肿瘤免疫、抗病毒免疫和抗胞内菌感染中具有重要的作用。

NK细胞具有识别"自我"的能力，可以区分健康细胞和靶细胞（例如被病毒感染的细胞或肿瘤细胞）。几乎所有的细胞都表达MHC I类分子，这些分子作为NK细胞表面抑制性受体的配体，有助于形成自我耐受。NK细胞通过整合激活性和抑制性受体，达到"动态平衡"。NK抑制性受体大致可分为两个亚类：C型凝集素样抑制性受体（如NKG2A）和杀伤细胞免疫球蛋白样受体（killer-cell immunoglobulin-like receptor，KIR）。与健康细胞相比，病毒感染的细胞或肿瘤细胞为了避免被免疫系统识别，减少了MHC I类分子的表达，因此也降低了对NK细胞的抑制信号。此外，NK细胞检测其他不同的"自我信号"调节细胞的活化。激活NK细胞的受体包括KIR家族受体、II型C型凝集素样分子（NKG2D）、NKG2C异二聚体受体、连接素/连接素样结合受体DNAM-1/CD226、CD2样受体和天然细胞毒性受体（NCR）超家族等。这些受体与不同的适配器蛋白共同作用，启动NK细胞的激活。同时，激活性受体的配体，如Fas死亡受体和MHC I类链相关蛋白在感染时表达上调。最终，NK细胞抑制性和激活性受体的联合信号传导决定NK细胞的活性。NK细胞活化后，通过细胞毒性或分泌促炎细胞因子杀伤靶细胞[4]。

在感染期间，NK细胞可以对不同的细胞因子产生不同反应。例如，TNF-α与IL-12协同诱导NK细胞产生IFN-γ，活化NK细胞；而IL-10则起拮抗作用。在李斯特菌感染SCID小鼠模型中，尽管没有T细胞，但李斯特菌刺激巨噬细胞产生IL-12，激活NK细胞分泌IFN-γ，从而控制感染。

此外，NK细胞表面有肿瘤坏死因子相关的凋亡诱导配体（tumor necrosis factor related apoptosis-inducing ligand，TRAIL）。TRAIL与两个TNFR超家族"死亡"受体DR5和DR4（表达于多种类型细胞）相互作用，活化Caspase 8分子，诱导细胞凋亡。

（三）ILC细胞的功能[3]

ILC1和NK细胞有很多相似之处，均表达转录因子T-bet，能够在IL-12和IL-18的刺激下分泌TNF和IFN-γ。人体中的ILC1也可以根据其分布的位置及表达标志的不同分为3类：第一类ILC1存在于肠道固有层中，表达CD127、CD161和T-bet，不表达CD56、CD94、EOMES、颗粒酶和穿孔素；第二类ILC1存在于肠道上皮和扁桃体中，表达CD56、CD103、EOMES、穿孔素，具有很多NK细胞的特征；第三类ILC1存在于肝脏中，表达CD56、CD49a、T-bet，但缺乏CD127的表达，能够产生穿孔素，同时具有NK细胞和ILC的特征。

ILC2表达IL-13、IL-17RB（IL-25受体的一个组分）、ST2（IL-33受体的一个组分），同时还表达CRTH2和CD161。ILC2与Th2细胞有很多相似之处，它们都能够在

IL-33、IL-25 和 TSLP 的刺激下分泌 IL-4、IL-5、IL-9、IL-13 等 Th2 型细胞因子，主要参与抗寄生虫感染，也与超敏反应的发生密切相关。

LTi 细胞是 ILC3 的原型细胞。LTi 细胞表达 LTβ、IL-2Rγ、RORγt，对胚胎时期淋巴器官的发生以及出生后淋巴组织的正常形成非常重要。另外，LTi 还可以产生 IL-17A 和 IL-22，参与肠道免疫反应。LTi 细胞与 ILC3 具有很多相似之处，例如均依赖于 RORγt，都能够在 IL-1β 和 IL-23 的刺激下分泌 IL-22、IL-17A 等细胞因子，参与肠道免疫。

2017 年，有研究发现了一群 Lin⁻CD45⁺CD127⁺IL-10⁺ 的 ILC 细胞，被命名为调节性 ILC（ILCreg）。ILCreg 细胞高表达 CD127、CD25、CD132、Sca-1 等 ILC 特征性的基因以及 ID2、ID3、SOX4 等转录因子，但是不表达 T-bet、GATA-3、RORγt、FoxP3 等其他类型 ILC 及 Treg 特异性的转录因子。Rag1⁻/⁻ 小鼠诱导肠道炎症时，ILCreg 细胞的数量会增加并在诱导第 8 天时达到最高；在 Rag1⁻/⁻ 小鼠中进一步敲除 IL-10，肠道炎症会更加严重，这说明 ILCreg 细胞能够通过分泌 IL-10 来抑制肠道炎症的发生。此外，ILCreg 细胞能够通过分泌 IL-10 抑制 ILC1 和 ILC3 的活化，进而抑制这两类细胞的促炎作用，在肠道炎症的转归中发挥重要作用。在炎症过程中，ILCreg 细胞能够分泌 TGF-β，并表达 TGF-β Ⅰ 型受体（TGF-β receptor type Ⅰ，TGF-βR Ⅰ）和 Ⅱ 型受体（TGF-βR Ⅱ），通过分泌 TGF-β 来维持其自身的增殖。

ILC 可以参与感染早期的免疫调控，还可以通过以下两种方式调节适应性免疫反应：①通过表达 MHC Ⅱ 类分子直接与适应性免疫细胞结合发挥调控作用；②通过调控巨噬细胞和树突状细胞的功能间接调控适应性免疫细胞的功能。例如，MHC Ⅱ⁺ILC2 会促进 T 细胞产生 IL-2，而 IL-2 的产生会反过来进一步促进 ILC2 的活化。

四、固有样淋巴细胞

固有样淋巴细胞（innate-like lymphocyte，ILL）是体内存在的一小群淋巴细胞，表达 RAG-1 和 RAG-2，经历抗原受体基因重排的过程，但多样性有限，受体相对恒定。ILL 仅存在于机体的特殊部位，识别抗原后的免疫应答不需要经历克隆扩增，诱导的免疫应答具有固有免疫的特征。

（一）CD1 限制性 T 细胞

CD1 分子是无多态性的非经典 MHC 分子，分为 CD1a、CD1b、CD1c、CD1d、CD1e 五型。CD1 在序列、结构上与 MHC Ⅰ 类分子十分相似，亦与 β₂m 组成二聚体。CD1 表达于专职 APC 表面，还可存在于内体和溶酶体腔室中，主要提呈自身和外源性糖脂或脂类抗原，特别是分枝杆菌的某些成分。

1. CD1a、CD1b、CD1c 限制性 T 细胞

CD1a、CD1b、CD1c 在人体表达，但在小鼠缺失，在家兔、豚鼠、猪、牛等动物体内的表达也有所差异。CD1a、CD1b、CD1c 限制性 T 细胞可见于 CD4⁺T 细胞、CD8⁺T 细胞和 CD4⁻CD8⁻T 细胞。

CD1a、CD1b 和 CD1c 限制的 T 细胞在人分枝杆菌感染中发挥了重要作用。用激光共聚焦显微镜分析感染分枝杆菌的人树突状细胞中 CD1 分子的表达，发现 CD1a 的分布

与MHCⅠ类分子相似，主要表达于细胞表面。此外，CD1a定位于GTPase ARF6阳性的早期再循环内体和朗格汉斯细胞的Birbeck颗粒。相比之下，CD1b和CD1c多见于内吞体-溶酶体囊泡中。甘露糖受体（MMR）等模式识别受体识别分枝杆菌脂阿拉伯甘露聚糖（lipoarabinomannan，LAM）等病原体糖脂分子，将病原体内吞。吞噬体内的分枝杆菌释放LAM和磷脂酰肌醇甘露糖苷（phosphatidyl-inositol mannoside，PIM）等糖脂，从吞噬体被运输到晚期内体和溶酶体。糖脂从受感染的巨噬细胞释放出来，在其附近被树突状细胞吞噬，从而使糖脂抗原转移到表达CD1的树突状细胞。在此过程中，模式识别受体分子CD14可以结合一些分枝杆菌糖脂。该受体在吞噬体和被分枝杆菌感染的巨噬细胞内的晚期内体-溶酶体中穿梭，可能参与了巨噬细胞内的糖脂转移。此外，糖脂也可以直接整合到宿主细胞膜中，并沿着其磷脂双分子层的"通道"迁移。CD1分子也可以在吞噬小体中直接吸收脱落的糖脂。CD1a、CD1b和CD1c分子可以识别和结合分枝杆菌不同的糖脂分子，例如CD1b-T细胞识别结核分枝杆菌细胞壁组分分枝菌酸（mycolic acid，MA）和LAM等分子[5]。这些CD1限制性T细胞不仅产生IFN-γ，而且还产生颗粒酶，能够直接杀死分枝杆菌等致病菌和寄生虫。颗粒酶不能直接接触到吞噬体内的病原体，因此依赖于与穿孔素的共同作用杀死被感染的靶细胞。CD1⁺树突状细胞存在于分枝杆菌生长受限的结核样型麻风病患者的病变中，但不存在于麻风分枝杆菌丰富的病变中，表明CD1-糖脂特异性T细胞具有抗分枝杆菌的作用[6]。除此之外，CD1限制的T细胞对金黄色葡萄球菌、病毒持续感染都具有一定的抵抗作用。

2.CD1d限制性T细胞

CD1d限制性T细胞又被称为NKT细胞。其中，Ⅰ型NKT细胞（invariant NKT cell，iNKT）能够特征性地识别α-GalCer分子；Ⅱ型NKT细胞（variant NKT cell，vNKT）可特征性地识别sulfatide。小鼠NKT细胞可以是CD4⁺T或CD4⁻CD8⁻T细胞。人NKT细胞可以是CD4⁺T、CD8⁺或CD4⁻CD8⁻T细胞。NKT细胞在肝脏中大量富集，受到刺激后快速分泌IL-4、IL-10、IL-13、IFN-γ、IL-17、TNF-α等大量细胞因子，起到连接固有免疫与适应性免疫的桥梁作用。不同刺激物引起的细胞因子可不同，通过促进和调节免疫应答，发挥抗病原体、抗肿瘤和抗自身免疫性疾病的作用。CD1d限制的NKT细胞可以识别分枝杆菌糖脂，活化免疫应答形成肉芽肿。

（二）γδT细胞[7]

γδT细胞和αβT细胞、B细胞一起存在于大多数脊椎动物中。γδT细胞表面的TCR由γ链和δ链组成，结构类似于免疫球蛋白，由可变区（V区）和恒定区（C区）构成。在成人外周血中，γδT细胞占总CD3⁺细胞的0.5%～16%（平均约为4%）。在淋巴组织（胸腺、扁桃体、淋巴结和脾脏）和肠道、皮肤等组织也有类似的分布。在成年小鼠中，γδT细胞占胸腺和次级淋巴器官中总T细胞的1%～4%。除肺组织之外，γδT细胞在其他黏膜组织T细胞中占有较大的比例，生殖道占10%～20%，肠道上皮内占20%～40%，皮肤黏膜占50%～70%。与小鼠和人类不同，牛、羊和鸡有大量的γδT细胞，可占到20%～30%的外周血T细胞和约40%的皮肤T细胞（牛）。当然，在这些动物中，γδT细胞表现出高度多样性。

γδT细胞与αβT细胞来自相同的祖细胞。γδT细胞在胸腺发育分化的时间早于T细胞β选择。在胎儿胸腺中，首先发育的T细胞是γδT细胞。当它们在胸腺中成熟后，大多数γδT细胞进入体内的皮肤黏膜，并在这些部位驻留。γδT细胞缺乏CD4和CD8受体的表达，表面的γδTCR无须与MHC分子结合，无须抗原提呈细胞的提呈，可以直接识别并结合抗原分子。因此成熟的γδT细胞是固有免疫系统的组成部分。感染发生后的2～3天，γδT细胞快速扩增，产生细胞因子等抗菌物质，发挥抗感染免疫作用。此外，γδT细胞还具有重要的抗肿瘤作用。

γδTCR分别由γ基因和δ基因编码。在妊娠的不同时间，形成不同亚型的γδT细胞。在小鼠妊娠约2周时，Cγ1位点与其最近的V基因（Vγ5）一起表达。几天后，在胸腺中表达Vγ5细胞减少，而表达Vγ6细胞增加。携带Vγ5的细胞选择性地驻留于表皮。T细胞楔入角质生成细胞之间，并呈树突状，这使它们被称为树突状表皮T细胞（dendritic epidermal T cell，DETC）。DETC提供皮肤免疫监测，并通过产生细胞因子和趋化因子对感染和损伤做出反应，清除病原体并促进伤口愈合以修复皮肤病变。在稳态条件下，也产生生长因子，维持表皮生长和存活。在dETC细胞之后，携带Vγ6的细胞进入黏膜上皮组织，如肺上皮和皮肤的真皮。当被刺激时，它会产生IL-17等炎症细胞因子，发挥抗感染和损伤的作用。从妊娠第17天开始，部分γδT细胞表达Vγ4链，并与异源性的δ链配对，属于Tγδ-17细胞（分泌IL-17），定位于淋巴结、脾脏、肺和皮肤真皮，对细菌和寄生虫感染产生快速炎症反应。还有部分细胞表达Vγ1，位于淋巴结、脾脏和肝脏。也有一些细胞与Vγ6链配对，分泌IL-4和IFN-γ，为γδ NKT细胞。最后一波γδT细胞的发育开始于胎儿发育的后期，并持续到成年期。这些细胞进入淋巴器官，分泌IFN-γ。其中Vγ7链与异质δ链配对的细胞可定位于肠道上皮，分泌IFN-γ和抗菌物质。

在健康成人体内，γδT细胞约占外周T细胞的4%，但在各种传染性疾病早期可扩增至60%。大多数扩增的γδT细胞表达Vγ9和Vδ2 TCR（又被称为Vγ9Vδ2 T细胞）。Vγ9和δ2配对的γδT细胞主要分布在外周血中，能够识别磷酸化抗原而活化，分泌穿孔素、颗粒酶等，产生细胞毒性，还可以作为抗原提呈细胞发挥作用。将外周血淋巴细胞与分枝杆菌裂解物体外孵育，可诱导Vγ9Vδ2 T细胞扩增。

（三）B1细胞和边缘带B细胞

B细胞分为B1细胞和B2细胞两个亚群。B1细胞产生于胚胎期，主要定居于胸腔、腹腔和肠道黏膜固有层中，通过自我更新补充。B1细胞受到细菌多糖等碳水化合物胸腺非依赖性抗原（TI-Ag）刺激后，无须Th细胞辅助，产生短寿浆细胞，快速产生大量IgM抗体，发挥重要的抗菌作用。B1细胞还可以分化为浆细胞，产生IgA，参与黏膜免疫应答。

B2细胞位于外周淋巴器官和脾脏，根据其定居部位又可分为滤泡B细胞和边缘带B细胞。边缘带B细胞高表达补体受体和IgM，与B1细胞类似，可在脂多糖等TI-Ag的刺激下快速分化为浆细胞，产生IgM，发挥固有免疫作用。

（祝秉东）

第二节 模式识别受体

固有免疫系统在机体免疫防御、免疫监视和自稳方面发挥重要的作用。宿主固有免疫细胞通过模式识别受体（pattern recognition receptor，PRR）识别病原体相关分子模式（pathogen-associated molecular pattern，PAMP），激活固有免疫。模式识别受体是种系编码的蛋白质，识别保守的微生物产物。病原体相关分子模式指一类或一群特定病原体及其产物共有的高度保守的分子结构，它们不存在于宿主（如人类），与病原体生存和致病相关。不同类病原体的PAMP可有差异，但与T细胞表位和B细胞表位相比，同类病原体PAMP差异较小，具有非特异性。病原体相关分子模式是固有免疫识别的分子基础，可以被宿主细胞的模式识别受体所识别。

病原体相关分子模式主要来源于细菌、病毒、真菌和寄生虫。对于细菌而言，可被模式识别受体识别的成分有很多，例如最为人熟知的革兰阴性细菌细胞壁的脂多糖和肽聚糖。对于病毒而言，双链RNA、单链RNA以及甲基化的CpG序列等核酸序列可为胞内模式识别受体所识别。对于真菌而言，可以作为PAMP的成分主要有真菌的一些结构产物，如真菌孢子、β-葡聚糖、甘露聚糖、蛋白酶、甲壳素等。

一、Toll样受体

虽然固有免疫系统比较保守，普遍存在于人体和哺乳动物，但人们对固有免疫的认识较晚，深入研究始于20世纪90年代。1989年Janeway提出，宿主应该存在模式识别受体以识别微生物的"模式"。Matzinger也指出免疫系统应该能感知微生物入侵和宿主受损的"危险"信号。人们首先观察到炎性细胞因子IL-1的受体和与果蝇发育相关的Toll蛋白有相似的结构域，后来将其命名为Toll-IL-1受体同源结构域（Toll-IL-1 receptor –resistance，TIR）。1996年，Lemaitre等人发现Toll在果蝇的固有免疫中也有作用，可被真菌激活，诱导抗真菌肽drosomycin的表达。Medzhitov在哺乳动物体内也发现了相似的Toll蛋白，遂命名为Toll样受体（Toll-like receptor，TLR），后来更名为TLR4。1999年，Poltorak等应用TLR4基因突变的C3H/HeJ小鼠模型，证实TLR4是脂多糖的受体。

TLR普遍存在于昆虫等动物体内。至今，在人类中发现了10个TLR（TLR1～TLR10），小鼠有12个有功能的TLR（TLR1～TLR9和TLR11～TLR13），果蝇有9个TLR，海胆有222个TLR。TLR1～TLR10在小鼠和人类之间是保守的，但是小鼠TLR10没有功能。TLR11～TLR13只在小鼠中表达，而在人类中不表达。TLR1、TLR2、TLR4和TLR5定位于细胞表面，而TLR3、TLR7、TLR8和TLR9定位于细胞内质网、内体、溶酶体或吞噬溶酶体膜。

1.TLR及其配体

TLR是Ⅰ型跨膜蛋白，N端细胞外结构域由富含亮氨酸的重复序列（leucine rich repeat，LRR）组成，随后是一个跨膜结构域和一个胞浆TIR结构域。哺乳动物TLR胞外富含亮氨酸的重复结构域形成同源或异源二聚体，结合PAMP配体。TLR3、TLR4、TLR5、TLR7、TLR8和TLR9形成同源二聚体，TLR1和TLR2或TLR2和TLR6形成异源二聚体。TLR3二聚体与单分子dsRNA结合；同源二聚体中的每一个TLR4直接或间接与两个LPS分子结合；TLR9二聚体结合两个含CpG的DNA分子；TLR2-TLR1异二聚体识别单分子二酰化脂蛋白；TLR2-TLR6异二聚体与三酰化脂蛋白结合。TLR7和TLR9由浆细胞样树突状细胞、B细胞和嗜酸性粒细胞表达。TLR8主要由单核细胞和巨噬细胞表达。TLR7和TLR8被单链RNA（ssRNA）激活。ssRNA源自正黏病毒（如流感病毒）、副黏病毒（如麻疹、呼吸道合胞、新城疫等病毒）、黄病毒（如乙型脑炎病毒、登革病毒等）和冠状病毒等病毒的基因组。当这些病毒被巨噬细胞或树突状细胞内吞后，ssRNA基因组被TLR7和TLR8识别[9]。表3-1列出了TLR及其识别的配体。

表3-1　Toll样受体组织分布及其识别的配体[8]

TLR	配体	表达细胞
TLR1-TLR2异二聚体	脂甘露聚糖(分枝杆菌)	单核细胞、树突状细胞、肥大细胞、嗜酸性粒细胞、嗜碱性粒细胞
	二酰化脂蛋白、三酰化脂蛋白	
	脂磷壁酸(革兰阳性菌)	
TLR2-TLR6异二聚体	酵母聚糖(真菌)	
	细胞壁β-葡聚糖(细菌和真菌)	
TLR3	双链RNA(病毒)	巨噬细胞、树突状细胞、肠上皮细胞
	Poly I:C	
TLR4-CD14-MD2复合受体	脂多糖(革兰阴性菌)	巨噬细胞、树突状细胞、肥大细胞、嗜酸性粒细胞
	脂磷壁酸(革兰阳性菌)	
TLR5	鞭毛蛋白(细菌)	肠上皮细胞、巨噬细胞、树突状细胞
TLR7	单链RNA(病毒)	浆细胞样树突状细胞、巨噬细胞、嗜酸性粒细胞、B细胞
TLR8	单链RNA(病毒)	巨噬细胞、中性粒细胞
TLR9	具有非甲基化CpG的DNA(细菌和疱疹病毒)	浆细胞样树突状细胞、嗜酸性粒细胞、B细胞、嗜碱性粒细胞
TLR10(仅人类)	未知	浆细胞样树突状细胞、嗜酸性粒细胞、B细胞、嗜碱性粒细胞
TLR11(仅小鼠)	抑制蛋白和抑制蛋白样蛋白(弓形虫,泌尿道感染细菌)	巨噬细胞、树突状细胞(包括肝脏、肾脏和膀胱)
TLR12(仅小鼠)	抑制蛋白(弓形虫)	巨噬细胞、树突状细胞(包括肝、肾、膀胱)
TLR13(仅小鼠)	单链RNA(细菌核糖体RNA)	巨噬细胞、树突状细胞

2. TLR信号通路[10]

TLR与特定的配体结合后，TLR胞外结构域形成二聚体会导致TLR的胞内段TIR结构域聚合，进一步通过含有TIR结构域的髓样分化因子88（myeloid different factor 88，MyD88）和含有TIR结构域能诱导干扰素β的接头分子（TIR domain containing adaptor inducing interferon β，TRIF）两条信号通路，级联激活下游信号传导通路：TLR胞内TIR结构域形成二聚体后会募集受体近端膜接头蛋白，包含TIR结构域的接头蛋白（TIRAP）和TRIF相关接头分子（TRIF—related adaptor molecule，TRAM）；TIRAP也称为MyD88接头蛋白相似物（MyD88 adaptor like，MAL）；随后，TIRAP和TRAM分别招募MyD88和TRIF，级联激活下游信号传导通路。

（1）MyD88依赖途径

MyD88被激活后主要通过肿瘤坏死因子受体相关因子6（TNFR associated factor 6，TRAF-6）活化转录因子NF-κB（nuclear factor κB）。基本过程如下：① MyD88通过死亡结构域（death domain，DD）招募白介素1受体相关蛋白激酶（IL-1R associated kinase，IRAK），并与E3泛素连接酶TRAF-6结合；IRAK通过自我激活，磷酸化TRAF-6，激活TRAF-6。②TRAF-6与E2泛素结合酶UBC13和辅因子Uve1A结合，并与第63位赖氨酸残基泛素（K63）连接，形成多泛素链；多泛素链进而招募转化生长因子β激酶1（transforming growth factor β-activated kinase 1，TAK1）和两个接头蛋白Tak1结合蛋白1（Tab1）及Tak1结合蛋白2（Tab2），组成蛋白复合体，使TAK1靠近IRAK并被磷酸化。③磷酸化的TAK1激活IκB激酶（IκB kinase，IKK）：IKKγ亚基与多泛素链结合，使IKK复合物接近TAK1；TAK1磷酸化并激活IKKβ，IKKβ磷酸化IκB（NF-κB的细胞质抑制物）。④磷酸化的IκB通过泛素化被降解，由p50和p65两个亚基组成的核转录因子NF-κB释放到细胞核中，启动包括促炎细胞因子等许多基因的转录。

此外，TAK1可以激活促分裂原活化蛋白激酶（mitogen activated protein kinase，MAPK），进而激活JNK和p38，活化转录因子AP-1和CREB，诱导炎症因子的表达。

TLR1- TLR2、TLR2-TLR6异源二聚体及TLR4、TLR5、TLR7、TLR8和TLR9同源二聚体活化，都可以通过MyD88通路激活炎性细胞因子的表达（图3-2）。

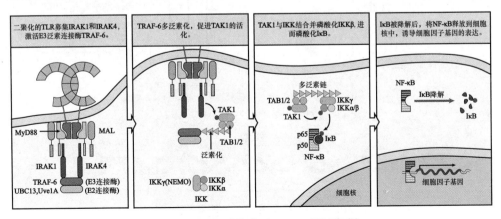

图3-2　Toll样受体激活NF-κB的过程[8]

在单链RNA病毒感染后，细胞内TLR7识别和结合ssRNA，通过MyD88激活IRAK1和IRAK4，磷酸化IRF7分子，入核后诱导干扰素-α的表达，发挥抗病毒作用。TLR9识别胞内病原体特异性的非甲基化CpG核苷酸分子，也可以通过激活IRF7分子，诱导干扰素的表达[11]。

（2）TRIF依赖途径

巨噬细胞和经典树突状细胞（conventional DC，cDC）TLR3或TLR4诱导的IFN表达并不依赖于MyD88，而是受TRIF以及TRAM和TRAF3蛋白调控。吞噬体内dsRNA与TLR3结合促进TIR结构域聚合，进而与接头蛋白TRIF的TIR结构域结合。TRIF和TLR3之间的TIR-TIR相互作用诱导TRIF寡聚化而激活。活化后的TRIF与E3泛素连接酶TRAF3相结合。同TRAF6一样，TRAF3通过多泛素链募集IKK相关激酶TANK结合激酶1（TANK-binding kinase 1，TBK1）等分子形成复合体。TRAF3激活TBK1和NF-κB激酶ε（IKKε）的抑制物（IKKi），使IFN诱导干扰素调节因子3（IFN regulatory factor 3，IRF3）磷酸化和形成二聚体。随后，IRF3同型二聚体从细胞质易位到细胞核中，启动I型IFN基因和IFN刺激基因（IFN-stimulated gene，ISG）的表达[10]。

TLR3激活后，TRIF还可以通过激活IKK复合物，磷酸化IκB，导致IκB多泛素化和蛋白酶体降解；激活NF-κB，促进炎性细胞因子转录（图3-3）[11]。

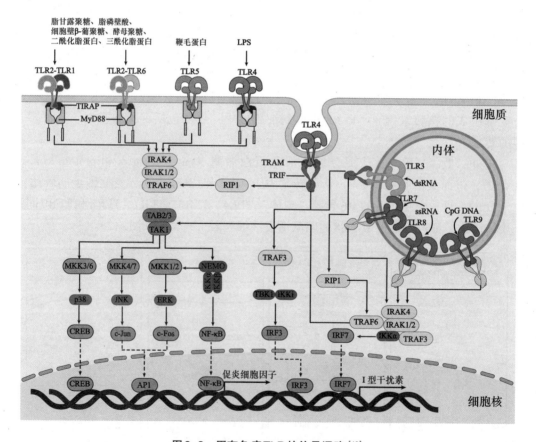

图3-3　固有免疫TLR的信号通路[10]

二、NOD样受体家族

NOD样受体（NOD-like receptor，NLR）是一个非常古老的固有免疫受体家族，具有核苷酸结合寡聚结构域（nucleotide binding oligomerization domain，NOD），感受细胞内病原体感染和细胞损伤的信号。NLR由三个结构域构成：富含亮氨酸重复序列（leucine-rich repeat，LRR）负责探测感染和损伤信号；分子中间的NACHT负责NLR聚合和活化；蛋白相互作用结构域负责与下游接头分子和效应蛋白结合，活化下游信号分子。根据蛋白相互作用结构域的差异，NLR蛋白可分为3个群，其中NLRC包含半胱天冬酶募集结构域（cysteine-aspartic acid proteases recruitment domain，CARD），NLRB含杆状病毒抑制重复序列结构域（baculovirus inhibitory repeat domain），NLRP在其氨基末端有一个pyrin结构域（pyrin domain，PYD）。细胞内NLR以非活性的方式生成，LRR识别配体后，解除对NACHT寡聚化的抑制作用，通过同型募集，效应结构域CARD或PYD分别与含有CARD或PYD的效应分子形成蛋白复合物，活化招募的信号分子。NLR根据其保守的结构域可以分为不同的亚家族，通过不同信号通路激活固有免疫应答（图3-4）[12]。

1.NOD亚家族

NOD亚家族氨基末端具有半胱天冬酶募集结构域（CARD）。CARD在结构上与MyD88中的TIR死亡结构域相似，可以与其他蛋白质上的CARD结构域二聚化以诱导信号传导。NOD蛋白识别细菌细胞壁肽聚糖的片段。NOD1识别革兰阴性菌（如沙门菌）和一些革兰阳性菌（如李斯特菌）肽聚糖的分解产物γ-谷氨酰二氨基庚二酸（γ-glutamyl diaminopimelicacid，iE-DAP），而NOD2则识别胞壁酰二肽（muramyl dipeptide，MDP）。当NOD1或NOD2识别其配体时，会招募含有CARD的丝氨酸-苏氨酸激酶RIP2（也称为RICK和RIPK2）。RIP2与E3连接酶cIAP1、cIAP2和XIAP相结合，组成多泛素支架，招募TAK1和IKK并导致NF-κB激活。巨噬细胞和树突状细胞表达NOD1和NOD2。上皮细胞亦表达NOD1。它们感知细菌感染，诱导固有免疫应答。NOD2在肠道潘氏细胞中高表达，调节抗微生物肽如α-防御素和β-防御素的表达。此外，NOD2也能识别病毒ssRNA，激活IRF-3，产生IFN-β，参与抗病毒免疫。

2.NLRP家族蛋白与炎性小体

NOD样受体的另一个亚家族在其氨基末端有一个pyrin结构域（PYD）代替CARD结构域，被称为NLRP家族。pyrin结构域在结构上与CARD和TIR结构域相似，并与其他pyrin结构域相互作用。人类有14种NLRP含有pyrin结构域，最有代表性的是NLRP3（也称为NALP3或cryopyrin）。正常情况下，NLRP3以非活性形式存在于细胞质中，其LRR结构域与热休克蛋白（HSP90）和共同伴侣蛋白SGT1结合，使NLRP3处于非活性状态。细胞内钾减少、活性氧产生或溶酶体破坏等情况会诱导NLRP3活化。外源性刺激物如MDP、R848、细菌RNA、DNA病毒、金黄色葡萄球菌产生的穿孔毒素等微生物毒素和巨噬细胞吞噬颗粒物质等都可以活化NLRP3。内源性危险信号如死亡细胞形成的尿酸结晶、细胞外ATP等亦可以激活NLRP3。NLRP3信号活化后，不像 NOD1 和 NOD2 信号激活 NF-κB，而是形成一种被称为炎性小体（inflammasome）的多蛋白复合物，协助产生促炎细胞因子。炎性小体的激活分几个阶段：首先是几个 NLRP3 分子或其他 NLRP 分子的 LRR 结构域通过特定触发或识别而聚集，诱导 NLRP3 的 pyrin 结构域与 ASC（也称为 PYCARD）蛋白质的 pyrin 结构域相互作用。ASC 是一种接头蛋白，其氨基末端有 pyrin 结构域，羧基末端有 CARD 结构域。pyrin 和 CARD 结构域各自能够聚合形成丝状结构。NLRP3 与 ASC 的相互作用聚合形成 ASC 细丝，其中 pyrin 结构域位于中心，CARD 结构域朝外。然后这些 CARD 结构域与无活性的含半胱氨酸的天冬氨酸蛋白水解酶 1（cysteine-aspartic acid protease 1，Caspase 1）蛋白酶原的 CARD 结构域相互作用，使得 pro-caspase 1 自切割，释放有活性的 Caspase 1 片段。与此同时，TLR 信号诱导产生 IL-1β、IL-18 或其他细胞因子前体。有活性的 Caspase 1 将促炎细胞因子的前体（特别是 IL-1β 和 IL-18）水解，形成具有活性的细胞因子，诱导炎症反应和细胞焦亡（pyroptosis）（图 3-4）。

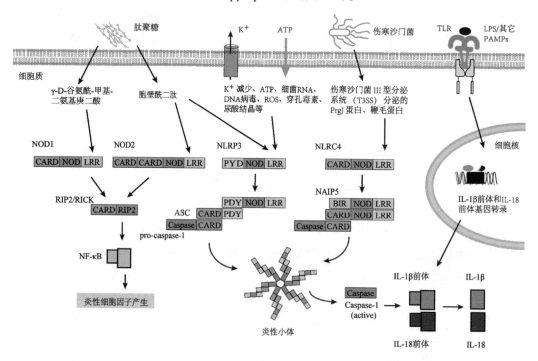

图3-4　NLR 对胞浆 PAMP 和 DAMP 的识别和信号通路

NLR 家族的其他成员与 ASC 和 Caspase 1 形成炎性小体，激活促炎细胞因子。NLRP1 在单核细胞和树突状细胞中高表达，能通过 C 端的 CARD 结构域与 pro-Caspase 1 结合。炭疽芽胞杆菌毒素、MDP、dsRNA 等因子通过切割 NLRP1 激活 NLRP1 炎性小体，诱导受感染的巨噬细胞发生细胞焦亡。

3.其他炎性小体形成蛋白

ICE-蛋白酶活化因子（ICE-protease-activating factor，IPAF）具有和 NOD1 类似的结构。IPAF 形成的炎性小体又称为 NLRC4 炎性小体。NLRC4 与另外两个 NLR 蛋白 NAIP2/NAIP5 结合，识别进入细胞的细菌特殊分泌蛋白，组装成有活性的炎性小体。

例如，NLRC4和NAIP2蛋白识别伤寒沙门菌Ⅲ型分泌系统（T3SS）分泌的PrgJ蛋白，NLRC4和NAIP5蛋白识别进入宿主细胞的鞭毛蛋白，形成NLRC4炎性小体，使Caspase 1活化，产生IL-1β，引起细胞焦亡，起到免疫保护作用。

参与炎性小体活化的蛋白还有PYHIN家族蛋白。该家族蛋白缺乏LRR结构域，具有pyrin和HIN结构域。其中黑色素瘤缺失蛋白2（absent in melanoma 2，AIM2）的HIN结构域识别双链DNA基因组并通过与ASC的pyrin结构域相互作用触发激活Caspase 1。

三、RLR家族

视黄酸诱导基因Ⅰ样受体（retinoic acid-inducible gene Ⅰ-like receptor，RLR）家族包括视黄酸诱导基因Ⅰ（retinoic acid-inducible gene Ⅰ，RIG-Ⅰ）、黑色素瘤分化相关基因5（melanoma differentiation-associated gene 5，MDA5）和LGP2。RLR蛋白质通过其羧基末端的RNA解旋酶样结构域与病毒RNA结合。RLR解旋酶样结构域具有"DExH"四肽氨基酸基序，是DEAD-box家族蛋白的一个亚群。RLR蛋白还包含两个氨基末端CARD结构域，它们与接头蛋白相互作用并在病毒RNA结合时激活信号以产生Ⅰ型干扰素。RLR家族成员LGP2（由DHX58编码）保留解旋酶结构域，但缺少CARD结构域。RLR识别细胞质病毒RNA并激活线粒体抗病毒信号蛋白（mitochondrial antiviral signaling protein，MAVS），诱导产生Ⅰ型干扰素和促炎细胞因子。

RIG-Ⅰ在组织和细胞中广泛表达，可作为多种感染的细胞内传感器。真核细胞RNA在细胞核中转录，并在其初始核苷酸5′-三磷酸基上添加一个7-甲基鸟苷（加帽）的修饰。然而，大多数RNA病毒不在细胞核中复制，它们的RNA基因组不会进行这种修饰。RIG-Ⅰ可识别ssRNA病毒基因组未修饰的5′-三磷酸末端以及较短的5′-三磷酸双链RNA分子（病毒mRNA以及人工合成的双链RNA）。RIG-Ⅰ缺陷小鼠极易感染多种单链RNA病毒，如副黏病毒、弹状病毒、正黏病毒。

病毒RNA激活RIG-Ⅰ和MDA5信号传导通路，产生Ⅰ型干扰素，具有抗病毒作用[13]。在被病毒感染之前，RIG-Ⅰ和MDA5处于细胞质中的自抑制结构，通过CARD和解旋酶结构域之间的相互作用而稳定。当病毒RNA与RIG-Ⅰ或MDA5的解旋酶结构域相结合时，稳态被破坏，释放两个CARD结构域。两个CARD结构域靠近氨基的部分可以招募E3连接酶（包括TRIM25和Riplet），启动K63连接的多聚泛素链，或作为游离多聚泛素链连接在第二个CARD结构域中。这种泛素支架有助于RIG-Ⅰ和MDA5与线粒体抗病毒信号蛋白MAVS的下游接头蛋白（被称为VISA、CARDIF和IPS-1）相互作用。MAVS附着在线粒体外膜上，包含一个可以结合RIG-Ⅰ和MDA5的CARD结构域。CARD结构域的聚集引发MAVS的聚集。聚集的MAVS招募各种TRAF家族E3泛素连接酶，包括TRAF2、TRAF3、TRAF5和TRAF6。通过K63连接的多聚泛素链进一步招募其他多种蛋白，最终导致IRF3、IRF7、NF-κB和AP-1的磷酸化和激活，诱导干扰素和促炎细胞因子的表达（图3-5）。

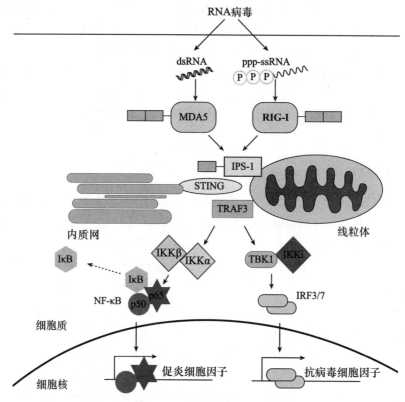

图 3-5　病毒 RNA 对 MDA5 和 RIG-I 的活化作用[13]

四、其他胞内核酸受体

TLR3、TLR7 和 TLR9 识别从内吞途径进入细胞的细胞外病毒的 RNA 和 DNA（图 3-3）。RIG-I 识别细胞质中的病毒 RNA。此外，还有其他胞内核酸受体。宿主 DNA 通常位于细胞核，但病毒、微生物或原生动物 DNA 在感染的不同阶段可能会位于细胞质中。研究者已经确定了几种识别细胞质 DNA 的分子，它们可以感知细胞内病原体感染，激活固有免疫，产生 I 型干扰素以应对感染。人们从可诱导 I 型干扰素表达的蛋白质中筛选鉴定出了 DNA 传感途径的一个重要组成分子，即干扰素基因的刺激物（stimulator of interferon gene，STING）。STING 由 TMEM173 编码，通过氨基末端的四个跨膜结构域锚定在内质网膜上；它的羧基末端结构域延伸到细胞质中并相互作用形成无活性的 STING 同源二聚体。STING 识别细菌环状二核苷酸（cyclic dinucleotide，CDN），包括环状二鸟苷酸单磷酸酯（c-di-GMP）和环状二腺苷酸单磷酸酯（c-di-AMP）。这些分子是细菌的第二信使，STING 可以因此感知细胞内感染。CDN 通过改变 STING 同源二聚体的构象来激活 STING 信号。这一过程类似于 TLR3 和 MAVS 的信号传导过程。TRIF（TLR3 的下游）、MAVS 和 STING 均在其羧基末端包含相似的氨基酸序列基序，当这些分子被激活时，该基序会被丝氨酸磷酸化，在磷酸化时会同时招募 TBK1 和 IRF3，从而使 IRF3 能够被 TBK1 有效地磷酸化和激活，最终导致 I 型干扰素的产生。此外，研究发现将 DNA 导入细胞，即使没有活病原体感染，也会产生另一种激活 STING 的第二信使分子，即环鸟苷酸单磷酸腺苷（cGMP-AMP或cGAMP）。cGAMP与细菌CDN一样，结合STING二聚体的两个亚基并激活STING信号。

以上研究结果引导人们寻找作用于STING上游的DNA传感器，进而纯化鉴定出一种识别胞质DNA并产生合成cGAMP的酶，即环状GMP-AMP合成酶（cyclic GMP-AMP synthase，cGAS）。cGAS可以直接与细胞质DNA结合，刺激其酶活性，催化细胞质中的GTP和ATP产生cGAMP，激活STING。DNA病毒、逆转录病毒、细菌和寄生虫都包含DNA或在感染过程中会生成DNA，因此cGAS-STING途径具有重要的免疫防御作用。泛素连接酶Trim38等分子调节cGAS-STING通路的活性，进而调控固有免疫应答（图3-6）[14]。

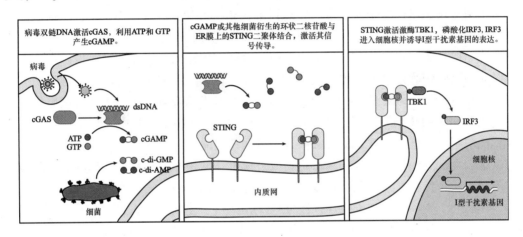

图3-6　cGAS-STING信号通路[8]

五、C型凝集素受体

C型凝集素（C-type lectin）最初指钙（calcium）依赖性的碳水化合物结合蛋白，后来泛指具有钙离子依赖糖类识别区域（carbohydrate recognition domain，CRD）的蛋白超家族[2, 10]。C型凝集素受体（C-type lectin receptor，CLR）是一系列可溶性和跨膜蛋白构成的蛋白家族，主要结合基于碳水化合物的病原体相关分子模式，包括甘露糖、脂阿拉伯甘露糖（LAM）等。Dectin-1是最具特征的成员之一，它识别存在于真菌、某些细菌和植物细胞壁中的β-葡聚糖，能结合念珠菌、曲霉等一系列真菌以及分枝杆菌等细菌。Dectin-1等C型凝集素受体通过酪氨酸激酶信号通路分子Syk与CARD9偶联，激活NF-κB并促进炎性分子表达。C型凝集素受体也可以激活NLRP3促进IL-1β释放，还可以促进吞噬作用，并与其他PRR间具有协同作用。

DC-SIGN是另一种CLR，它与甘露糖和岩藻糖结合，可以识别HIV、麻疹病毒、登革热病毒和分枝杆菌等病原体。DC-SIGN不通过Syk激活下游信号通路，而通过激活Raf-1活化MAPK信号通路。Raf-1也能够调节NF-κB的p65亚基的磷酸化，调节NF-κB信号通路的活化。

（祝秉东）

第三节 树突状细胞

树突状细胞（dendritic cell, DC）是专职的抗原提呈细胞（antigen presenting cell, APC）。它们捕获病原体并识别和提呈病原体的成分给机体免疫系统，影响免疫应答。基于这些信号，DC可以活化CD8⁺T细胞及调节CD4⁺T细胞向Th1、Th2、Th17、滤泡辅助T细胞（Tfh）分化。对于自身抗原，DC可以通过诱导T细胞缺失、无反应性或产生调节性T细胞（regulatory T cell, Treg）诱导免疫耐受。

早期应用小鼠模型研究免疫应答过程中，Mishell和Dutton发现仅用悬浮培养的脾淋巴细胞并不能产生抗体，贴壁的细胞可以辅助脾淋巴细胞产生抗体。由于巨噬细胞是组成贴壁细胞的主要群体，且抗原负载的巨噬细胞注入体内能诱导免疫反应，因此当时认为巨噬细胞是主要的抗原提呈细胞。然而，在此后的体外实验中，巨噬细胞未能诱导免疫反应。研究发现巨噬细胞在摄入抗原后迅速降解抗原，无法将抗原提呈给淋巴细胞。大约在同一时间，Ralph Steinman和Cohn在小鼠脾脏中发现了一种星状细胞，他们用希腊语中的树（dendron）这个单词将它命名为树突状细胞（dendritic cell）；随后他们发现这些细胞可以黏附在塑料或玻璃上，使用牛血清白蛋白梯度离心和玻璃黏附的方法可纯化这些细胞。在接下来的研究中他们发现，表达主要组织相容性复合体（MHC）Ⅰ类和Ⅱ类分子的DC可以很好地诱导T细胞的激活，自此，人们逐渐认识到DC细胞是提呈抗原和启动免疫应答的主要辅助细胞。Ralph Steinman也因发现DC细胞的开创性贡献在2011年被授予"诺贝尔生理学或医学奖"[15, 16]。

DC广泛存在于外周组织以及次级淋巴器官内，是连接固有免疫和适应性免疫之间的桥梁。在淋巴结外，未成熟的DC会监视机体，捕获入侵的抗原，它们处理这些抗原并迁移到淋巴结，在那里将抗原提呈给初始T细胞，启动适应性免疫反应。当DC在外围充当哨兵时，未成熟的DC通过吞噬、胞饮、受体介导的内吞作用摄取抗原。在接触抗原后，DC从捕捉抗原的未成熟型转变为向T细胞提呈抗原的成熟型DC。在进行这种转换的过程中，DC失去了吞噬和大规模胞饮的能力，提高了提呈抗原的能力，并表达激活初始T细胞所必需的共刺激分子。摄取抗原的DC进入血液循环或淋巴循环，并迁移到含有淋巴样器官的区域，在那里向循环的T细胞提呈抗原[17]。

一、树突状细胞的分类

小鼠和人的DC细胞具有相似的分类（图3-7）。DC常被分为浆细胞样树突状细胞（plasmacytoid DC, pDC）、经典树突状细胞（conventional DC, cDC）、单核细胞衍生的树突状细胞（monocyte-derived DC, MoDC）和朗格汉斯细胞（langerhans cell, LC）[18]。pDC和cDC来源于骨髓共同DC祖细胞（common DC progenitor, CDP）。pDC主要存在于淋巴器官中并通过淋巴器官再循环，在病毒感染时它能够大量产生Ⅰ型干扰素，具有重要的抗病毒免疫作用。cDC存在于淋巴组织、血液和其他非淋巴组织，可被分成cDC1和cDC2两个亚群，分别以CD8α⁺（淋巴组织）/CD103⁺（小鼠非淋巴组织）/CD141⁺（人非淋巴组织）和CD8α⁻CD11b⁺为主要特征（图3-8）。存在于非淋巴组织，可以在组织间迁移的cDC又称为迁移性DC（migratory DC，mDC）。mDC中CD103⁺DC对应于CD8α⁺DC，CD103⁻DC对应于CD8α⁻DC[19]。

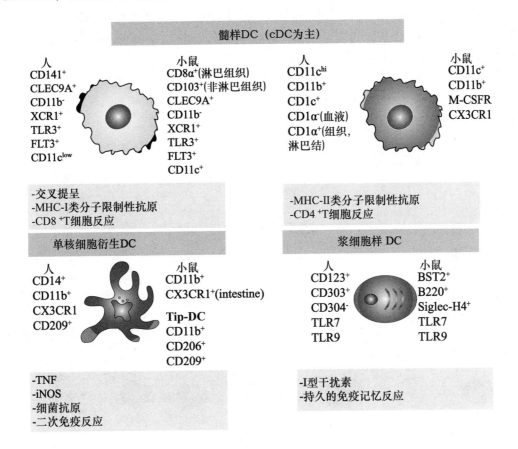

图3-7　DC细胞分类

对人类DC的研究难度比较大，大部分人类DC研究都是在有细胞因子存在的情况下，从培养的外周血单核细胞获得，而不是cDC。后来又发现可以在人脐带血中加入Flt3L和GM-CSF培养获得DC。人类的DC可以根据表面分子BDCA进行分类。BDCA1⁺DC类似于小鼠的CD8α⁻cDC，BDCA2⁺CD11c⁻DC相当于小鼠的pDC，BDCA3⁺DC类似于小鼠的CD8α⁺cDC。

二、树突状细胞的发育分化

DC和单核细胞、巨噬细胞、粒细胞都是由髓系祖细胞分化而来的。在骨髓中，造血干细胞（hematopoietic stem cell，HSC）可以分化为多能祖细胞（multipotent progenitor，MPP）。MPP进一步分化为共同髓样祖细胞（common myeloid progenitor，CMP）和共同淋巴样祖细胞（common lymphoid progenitor，CLP）。过继CMP和CLP转移实验证实这两种细胞都有可能产生cDC，但因为CMP远远多于CLP，大多数cDC是髓源性的。因此，通常情况下DC与单核/巨噬细胞具有共同的前体细胞，即巨噬细胞-树突状细胞祖细胞（macrophage-DC progenitor， MDP）。MDP 的特征性标记是 Lin⁻CX N3CR1⁺CD11b⁻CD115⁺cKit⁺CD135⁺，占小鼠骨髓单核细胞总数的 0.5%。当 MDP 与粒细胞-巨噬细胞集落刺激因子（granulocyte-macrophage colony-stimulating factor， GM-CSF）体外培养或过继转移到小鼠体内时，这群细胞可以形成巨噬细胞和 DC。此外，从 MDP 细胞可以进一步分化为不产生单核细胞而产生 cDC 和 pDC 的 DC 限制性祖细胞，将其命名为 CDP（Lin⁻CD115⁺Flt3⁺CD117^low）[20]。

　　DC 起源于骨髓，MDP 同时产生单核细胞和 CDP，CDP 产生 DC 的前体细胞（pre-DC）。pre-DC 从骨髓转移到血液，然后转移到周围淋巴器官和非淋巴组织，最终发育成 cDC1 和 cDC2。pre-DC 在血液中的半衰期不到 1 小时，这也是血液和组织中 DC 数量较少的原因之一[20]。

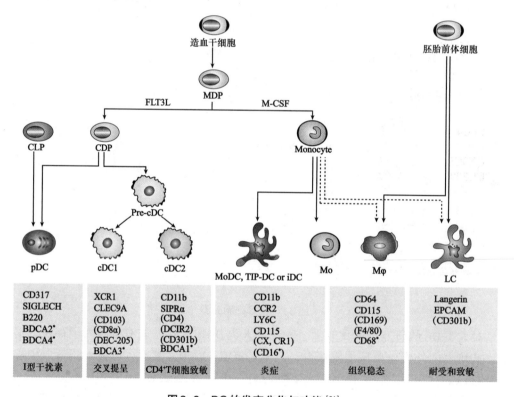

图3-8　DC的发育分化与功能 [21]

　　1. cDC 的发育分化

　　cDC 以依赖 FLT3L 的方式不断从骨髓前体细胞补充，半衰期为 3~6 天。转录因子 PU.1、 Gfi1 和 Cbfb 共同控制着 DC 谱系的发展。介导 CD8α⁺cDC 及 CD103⁺（CD11b）cDC 形成的转录因子基本相同，包括 DNA 结合抑制因子 2（inhibitor of DNA binding 2，Id2）、干扰素调节因子 8（interferon regulatory factor 8， IRF8）、碱性亮氨酸拉链 ATF 样转录因子 3（basic leucine zipper ATF-like transcription factor 3， BATF3）和 IL-3 调节的核因子（nuclear factor， interleukin 3 regulated， NFIL3）。这些基因中任何一个缺失都会导致 CD8α⁺cDC 和 CD103⁺cDC 发育的严重缺陷[22]。IRF8 是 CD8α⁺cDC 和 CD103⁺cDC 谱系发展的主要调节因子。IRF8 还调节转录因子 L-MYC 的表达， 进而控制成熟

CD8α⁺DC 的增殖和功能。此外，Zbtb46 为 cDC 特异性转录因子，有助于将 cDC 与单核细胞衍生的 DC 区分开来。CD11b⁺cDC 异质性明显，可以根据其他表面标记物进一步分类。控制 CD11b⁺cDC 发展的转录因子包括 RelB、NOTCH2、RBP-J、IRF2 和 IRF4。IRF4 还控制 CD11b⁺DC 细胞 MHC 分子的表达和细胞的迁移 [20]。

2. 单核细胞来源 DC 的发育分化

炎症或感染导致淋巴器官和非淋巴器官单核细胞浸润，分化为 DC，被称为 MoDC 或炎症性 DC（inflammatory DC，iDC）。MoDC 具有与 cDC 类似的 MHC Ⅱ、CD11b 和 CD11c 的表达；MoDC 还表达 CD64 和 Fcγ 受体 1（FcγR1），表明它们来源于单核细胞。单核细胞在体外培养时，加入 GM-CSF 和 IL-4，会产生 DC 样细胞，高表达 CD206 以及 CD209a（DC-SIGN）分子，以刺激 T 细胞活化。在 TLR4 配体刺激后，小鼠淋巴结中也会出现表达 CD209a 的成熟 MoDC [22]。

3. pDC 的发育分化

pDC 的发育也依赖于 FLT3L，其由淋巴样祖细胞和 CDP 分化发育而来。转录因子 TCF4 通过抑制 Id2 的表达促进 pDC 表型的发育。在发育早期，TCF4 的缺失会导致 pDC 的完全消失，而成熟 pDC 中 TCF4 基因的敲除会使得其"转化"为 CD8α⁺pDC。

4. 朗格汉斯细胞的发育分化

分布于皮肤和黏膜的朗格汉斯细胞（LC）是一种未成熟的 DC，即一种独特的单核吞噬细胞群。LC 表达 MHC Ⅱ 类分子，与 T 细胞体外培养后可刺激混合白细胞反应（mixed leukocytes reaction，MLR）。LC 长期以来一直被认为是前哨组织驻留的 DC，它摄取病原体并迁移到皮肤引流的淋巴结以激活初始 T 细胞。LC 与巨噬细胞基因表达相似，也与大多数组织巨噬细胞有共同的胚胎源性的前体细胞。LC 是出生前从胎儿肝来源的单核细胞建立的，并且 LC 在生理稳态条件下自我更新，而不被血液来源的前体细胞所取代。此外，LC 发育分化不依赖 FLT3L，但需要 IL-34 及其受体 CSF1R 参与 [18]。

三、树突状细胞的功能

不同的 DC 在诱导体内免疫反应及保持体内稳态的过程中，发挥着不同的作用。一般来说，cDC 识别细胞外和细胞内的病原体，并且可将抗原提呈给初始 CD4⁺T 细胞和 CD8⁺T 细胞，而 pDC 与抗病毒免疫和全身性自身免疫应答相关。朗格汉斯细胞存在于表皮中，在表皮的免疫耐受和免疫活化中起作用。MoDC 从组织炎症反应期间募集的单核细胞中分化而来，影响 T 细胞的活化及分化。

（一）cDC 的功能

cDC1 和 cDC2 属于 cDC 的两个亚群，存在于外周组织和次级淋巴器官中，发挥着哨兵作用。这两个亚群具有一些重叠的功能，两者都可以加工并向 T 细胞提呈抗原，并分泌细胞因子，影响 T 细胞的分化。然而，这两个亚群在体内也具有独特的功能。CD8α⁺cDC 富含 TAP1、TAP2、钙网蛋白、钙连接蛋白等参与 MHC Ⅰ 类分子提呈途径的分子，通过 MHC Ⅰ 类分子提呈抗原。此外，CD8α⁺cDC 通过 CD1d 提呈糖脂抗原，并可激活 NKT 细胞。相比之下，CD11b⁺CD8α⁻cDC 表达转录因子 IRF4，富含组织蛋白酶 C、H 和 Z 以及天冬酰胺内肽酶等涉及 MHC Ⅱ 类分子抗原加工途径的分子，主要通过 MHC

Ⅱ类分子提呈抗原。靶向内吞受体 Dec205/CD205 和 DCIR2/Clec4a4 的单克隆抗体分别与 CD8α⁺DC 和 CD8α⁻DC 结合，相应地分别激活 CD8⁺T 和 CD4⁺T 细胞。需要注意的是不同 cDC 亚群表达的 Toll 样受体也有所不同。例如脾脏 CD8α⁺cDC 表达 TLR3（识别双链RNA）但缺乏 TLR5（识别鞭毛蛋白）和 TLR7（识别单链 RNA），而 CD8α⁻CD11b⁺cDC 表达 TLR5 和 TLR7，但 TLR3 表达水平低。总之，cDC 两个亚群的解剖位置、基因表达谱和功能都有所不同。

基于在稳态时驻留的位置以及它们获得抗原的方式，cDC1 和 cDC2 可细分为淋巴结驻留型和迁移型。区分淋巴结驻留型和迁移型 DC 的主要方法是检测 MHCⅡ类分子和 CD11c 的表达水平。在 naïve 状态，迁移型 cDC（CD11c^{int}MHCⅡ^{hi}）和淋巴结驻留型cDC（CD11c^{hi}MHCⅡ^{int}）群体之间有明显的区别。在炎症诱导 DC 活化期间，驻留的cDC1 开始表达 CD8α，迁移的 cDC1 开始表达 CD103 分子。淋巴结驻留型 cDC 不断地从血液中进入淋巴结，通过淋巴引流或从其他细胞转移接受抗原，并将这些抗原提呈给CD4⁺和 CD8⁺T 细胞；在次级淋巴结中的 cDC 并不是固定存在于淋巴结的某一部位，它们可以穿越次级淋巴结中的不同区域。迁移型 cDC 位于实质组织中，必须迁移到淋巴结才能与初始 T 细胞相互作用。在外周，迁移型 DC 在组织中寻找抗原，在收到激活信号后，通过淋巴管迁移到富含初始 T 细胞的淋巴组织中。脾脏 DC 在红髓、边缘区和桥接通道中对抗原进行识别。与其他组织中存在的迁移性 cDC1 相似，驻留在红髓的脾脏cDC1 识别抗原后迁移到白髓，并表达标记物 CD103[21]。需要注意的是，人们对淋巴组织中的 CD8α⁺cDC 和非淋巴组织中的 CD103⁺cDC 亚群特征的研究要远远多于 CD8α⁻cDC或 CD103⁻cDC 亚群，后者异质性强，难以与活化的单核细胞区分开来[22]。

1. cDC1 的功能

小鼠 cDC1 通常表征为 Lin⁻MHCⅡ⁺CD11c⁺CD8⁺（驻留型 cDC1）或 CD103⁺（迁移型cDC1），人类 cDC1 以 Lin⁻CD64⁻HLA-DR⁺CD141⁺ 为特征。XC 基序趋化因子受体 1（X-C motif chemokine receptor 1，XCR1）可作为人类和小鼠的 cDC1 亚群的统一标记。cDC1是进化比较保守的一类 DC，也是迄今为止在表型以及基因表达特征方面表征最清楚的DC 亚类。cDC1 是体内 IL-12 的主要来源。IL-12 对于小鼠和人类的 Th1 细胞分化至关重要。因此，cDC1 通常被认为是诱导 CD4⁺T 细胞向 Th1 分化的主要 cDC 亚群。Th1 细胞会分泌 IFN-γ，进一步激活巨噬细胞的抗菌活性。IFN-γ 还能促进 cDC 和 MoDC 表达CXCR3 配体，募集 CXCR3⁺pre-Th1 细胞，促进 Th1 分化[18]。

cDC1 是小鼠中提呈抗原到 CD8⁺T 细胞的主要亚群。当 T 细胞与流感病毒感染的 DC一起孵育时，一周内会活化细胞毒性 T 淋巴细胞（cytotoxic lymphocyte，CTL），这表明DC 通过 MHCⅠ类分子提呈内源性抗原，诱导 CD8⁺ T 细胞的增殖与活化。此外，DC 也可以在 MHCⅠ类分子上提呈外源性抗原，被称为"交叉提呈"途径。cDC1 是将外源性抗原交叉提呈到 CD8⁺T 细胞的主要亚群。被 cDC1 活化的 CD4⁺T 细胞可以促进 CTL 的激活，甚至影响记忆 CD8⁺T 的形成。CD4⁺T 细胞识别 DC 提呈的抗原后会诱导局部产生CCL3 和 CCL4，吸引初始 CCR5⁺CD8⁺T 细胞识别 CD4⁺T 细胞-DC 细胞复合物[20]（图3-9）。

此外，cDC1 特异性表达免疫球蛋白超家族 B 和 T 淋巴细胞相关蛋白（B and T

lymphocyte associated，BTLA）。在稳定状态下 BTLA[hi]cDC1[23] 可促进 CD4[+]T 细胞向 Treg 细胞分化。BTLA[hi] cDC1 驻留在包括脾脏在内的淋巴器官中，可捕获全身性自身抗原以及凋亡细胞衍生的抗原，诱导免疫耐受。cDC1 也可以通过向 CD8[+]T 细胞提呈内源性抗原来维持对自身抗原的耐受性。存在于皮肤及实质器官中的迁移性 cDC1 也在稳态下经历稳态成熟，进而促进耐受[18]。

2. cDC2 的功能

cDC2 是除胸腺以外的淋巴器官中最丰富的 cDC，也可以在非淋巴组织中存在。与 cDC1 不同，cDC2 是一群异质性的细胞。小鼠 cDC2 的特征是 Lin[-]MHC Ⅱ[+]CD11c[+]CD11b[+]SIRPα[+]，肠道组织中的 cDC2 也表达 CD103。人类 cDC2 的表面标识特征是 Lin[-] HLA-DR[+]CD1c[+]SIRPα[+]。IRF4 是大多数 cDC2 生存发育的关键转录因子。研究发现 cDC2 似乎更加容易摄取可溶性的抗原，提示 cDC2 具有摄取外源抗原的内在能力。cDC2 偏向于 MHCⅡ类分子提呈，产生细胞因子 IL-6 和 IL-23。cDC2 位于 T 细胞区外侧、滤泡间区和 T-B 细胞交界区，更容易与定位在相同位置的 CD4[+]T 细胞相互作用，诱导初始 CD4[+]T 细胞向 Th2、Th17、Treg 和 Tfh 方向极化[21]（图 3-9）。此外，cDC2 也通过交叉提呈将抗原提呈给 CD8[+]T 细胞。

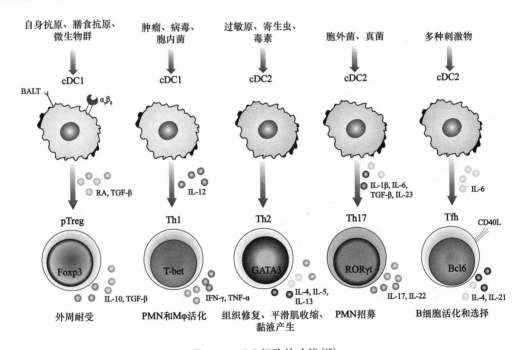

图 3-9 cDC 细胞的功能[18]

（1）cDC2 诱导 Th2 细胞分化：在外源性 IL-4 存在的情况下，cDC2 诱导 T 细胞分化为 Th2 细胞，Th2 细胞分泌 IL-4、IL-5 和 IL-13。这些细胞因子帮助 B 细胞产生 IgG1 型和 IgE 型抗体，激活嗜酸性粒细胞，刺激纤维化。cDC2 是促进皮肤、肺和肠道中 Th2 分化的主要细胞，功能最显著的是 KLF4 依赖性的 CD301b[+] PDL2[+] cDC2 亚群[18]。

（2）cDC2 诱导 Th17 细胞分化：黏膜 cDC2 是促进 Th17 分化的一类重要细胞。Th17 细胞是分泌 IL-17 家族细胞因子的 CD4[+]T 细胞亚群。细胞因子 TGF-β、IL-6、IL-1β 和

IL-21 促进初始 CD4$^+$T 细胞分化为 Th17 细胞。IL-23 可促进 Th17 细胞的完全和持续分化。肠道 cDC2 是 IL-6 和 IL-23 的一个重要来源。小鼠固有层中的 cDC2 优先表达 TLR5，并在鞭毛蛋白刺激下产生 IL-6，从而促进 Th17 免疫反应。人肺部 cDC2 比 cDC1 产生更多的 IL-23，并在体外用烟曲霉菌刺激时促进 Th17 分化。宫颈淋巴结中的 MGL2/CD301b$^+$cDC2 可产生 IL-6，并以 TGF-β 依赖的方式诱导 Th17 应对化脓性链球菌感染[18]。

（3）cDC2 诱导 Tfh 细胞分化：Tfh 细胞位于淋巴滤泡中，通过促进生发中心（GC）反应和记忆 B 细胞和浆细胞的分化来调控体液免疫。体内研究表明，cDC2 是负责 Tfh 细胞分化第一阶段的主要 DC 亚群细胞。阻断 cDC2 向淋巴结的迁移，可抑制 Tfh 细胞的产生和对全身黏膜抗原的体液免疫反应。单纯的 cDC2 并不足以诱导 Tfh 细胞的分化。B 细胞、基质细胞以及非造血细胞等辅助性细胞共同发挥作用，促进 Tfh 细胞的完全分化。cDC2 表达有利于 Tfh 细胞分化的细胞表面分子，例如 ICOSL、OX40L 和 CD25。IL-2 的下调可以促进 Tfh 细胞的分化。Treg、B 细胞和 cDC2 表达 CD25（IL-2 受体 α 链），可以阻断 IL-2 的免疫活化作用[18]。cDC2 亚群的详细分类显示，Notch2 依赖性的 cDC2 是 Tfh 细胞分化所必需的。CD301b$^+$cDC2 可以在弱免疫原的免疫过程中抑制 Tfh 细胞的分化，表明 cDC2 亚群之间也会存在不同的分工。

（二）pDC 的功能

小鼠 pDC 表面标识为 MHC II^{int} CD11c^{int} B220$^+$ Ly6C$^+$ BST2$^+$SiglecH$^+$。人类 pDC 的表面标识为 HLA-DR$^+$ CD11c$^-$CD4$^+$ BDCA2$^+$ BDCA4$^+$ CD123$^+$。虽然 pDC 在稳定状态下的抗原提呈能力低于 cDC，但它们也可以在刺激后诱导 T 细胞的增殖。此外，pDC 在其内体中表达更高水平的 TLR7 和 TLR9，并在识别核酸时产生 I 型干扰素。这使得 pDC 在抗病毒和抗肿瘤免疫应答以及自身免疫性疾病中发挥重要的作用，也是自身免疫性疾病如系统性红斑狼疮（systemic lupus erythematosus，SLE）的重要诱导细胞。通过 I 型干扰素，pDC 也可以调节固有和适应性免疫反应。pDC 也是异质性的。在小鼠和人类中都发现了一个同时表达 pDC 和 cDC 标记的亚群，称其为过渡性 DC。研究显示，CD8$^+$CX3CR1$^+$DC 与脾脏的 cDC2 相似，但表达 pDC 特异性的 SiglecH 和 PDCA1，并依赖 TCF4 进行发育。尽管与 pDC 的表型重叠，这些非典范 DC 不产生 I 型干扰素，但可以诱导初始 T 细胞的增殖，并诱导 T 细胞分化为 Treg[17, 20]。

（三）MoDC 的功能

MoDC 可以将抗原提呈给 T 细胞，并激活 CD4$^+$T 及 CD8$^+$T 细胞。MoDC 在不同的炎症环境以及感染类型中可分泌不同的细胞因子和趋化因子，诱导不同的 T 细胞免疫反应类型。例如，MoDC 在感染疟原虫或沙门菌以及基于 CpG 或完全弗氏佐剂（complete Freund's adjuvant，CFA）的免疫模型中诱导 Th1 型免疫反应；在铝佐剂存在的情况下，可诱导 Th2 型免疫反应。在人类炎症环境中，如类风湿性关节炎患者的滑膜液和肿瘤患者的腹水中发现的 MoDC 可通过分泌 IL-1β、IL-6 和 IL-23 等细胞因子促进 Th17 细胞分化。在 c-di-GMP 和 CpG-B 的刺激下，MoDC 可分泌 IL-6，进一步促进 Tfh 细胞的分化。此外，MoDC 也可以将外源性抗原提呈给 CD8$^+$T 细胞，促进 CTL 细胞的活化。MoDC 也可直接刺激组织驻留记忆 T 细胞的活化。MoDC 的抗原提呈能力低于 cDC，但是MoDC可以在体内外产生高水平的炎性细胞因子，所以也有研究认为MoDC和cDC共同作用诱导T细胞的分化和增殖[19]。

（四）LC的功能

驻留在皮肤表皮中的LC被认为是主要的皮肤DC群体，小鼠和人类的LC都表达EpCAM和Langerin（CD207），它们形成LC特异性的Birbeck颗粒。LC被认为是前哨组织驻留的DC，在免疫防御和调节自身免疫性疾病方面发挥着重要作用。LC与表皮的角质形成细胞共同构成了免疫网络，抵抗外来微生物的入侵，在维持皮肤稳态中起到重要的作用。在皮肤屏障完整的时候，LC常处于未激活及不成熟的状态，主要起免疫监视的作用以维持皮肤免疫状态的稳定。在皮肤屏障受到破坏的时候，LC在表皮细胞损伤或感染后有效地吞噬病原体，并表达趋化因子受体CCR7，进而迁移到皮肤引流淋巴结，以激活初始T细胞，起到抗感染或者引发过敏反应的作用。在皮肤感染白色念珠菌或金黄色葡萄球菌时，LC可促进Th17细胞分化。人类皮肤LC也通过产生IL-15和IL-6诱导分化更多的Th17细胞[24]。

四、树突状细胞对免疫应答的影响

树突状细胞可调节固有免疫应答和适应性免疫应答。DC可与固有淋巴样细胞和固有样淋巴细胞相互作用，调节固有免疫细胞的应答。NK属于ILC1类细胞。激活的cDC可以通过分泌IL-12、IL-18、IL-15和IL-2等细胞因子来提高NK细胞的细胞毒性和增殖，同时被激活的NK细胞也会促进DC的成熟。DC还通过CD1分子向CD1限制性T细胞提呈不同的糖脂类抗原，激活CD1限制性T细胞，抵御入侵的微生物或调节适应性免疫应答。DC与中性粒细胞之间的相互作用也在细菌感染早期发挥着作用，被激活的cDC分泌VEGF或CXCL2，招募中性粒细胞，被招募的中性粒细胞也可以分泌TNF-α，增强cDC的激活[18]。更为重要的是DC通过各种方式吸收抗原，对抗原进行处理，使其生成短肽片段，并将其加载到MHCⅠ和MHCⅡ类分子上，被T细胞识别。当病原体相关分子模式（PAMP）与DC表达的模式识别受体（PRR）结合而激活DC后，DC还会表达与T细胞上的受体结合的其他共刺激分子，调节T细胞的活化。

（一）DC捕获和提呈抗原

DC不断地从环境中捕获抗原，将其处理后分别通过MHCⅡ或MHCⅠ类分子提呈给CD4+T细胞或CD8+T细胞。小分子或者小颗粒抗原（<200 nm）会通过组织间隙或者细胞间隙渗透到血液，并通过输入淋巴管进入淋巴结，从而被淋巴结内驻留的DC识别。大分子量的抗原会在注射部位驻留，被外周迁移性DC识别，之后迁移到淋巴结。不同的迁移性DC由于自身分泌的趋化因子以及其他原因，会在淋巴结的不同位置停留，从而诱导不同的免疫反应。

1. 抗原捕获及转运

外源性抗原通过吞噬、受体介导的内吞作用或微蛋白吞噬作用被DC摄取，并在细胞内处理抗原，这个过程不但能促使DC成熟，也是免疫应答的开始。在屏障部位，例如表皮和肠上皮，朗格汉斯细胞（LC）和CX3CR1+巨噬细胞可将树突通过紧密连接延伸到角化的上皮层中或通过肠腔来摄取抗原。真皮cDC2也可以通过毛囊直接获取表皮的抗原。摄取抗原后，人类朗格汉斯细胞以 CXCR4 依赖性的方式通过真皮，然后以 CCR7 依赖性的方式迁移到皮肤引流淋巴结。朗格汉斯细胞还可以将抗原肽-MHC Ⅱ 类分子复合物直接转移到真皮内的 cDC。因为真皮的 cDC 以更快的速度迁移到淋巴结，并比朗格汉斯细胞更广泛地分布在淋巴结中，所以这种转移可能会提高表皮来源的抗原到达淋巴结的效率。同样，肠道巨噬细胞通过缝隙连接将抗原转移到迁移的 cDC，以便进一步运送到纵隔淋巴结。cDC2 是皮肤中摄取抗原的主要 DC 亚群。研究发现 cDC2 似乎更加容易摄取可溶性的抗原，提示 cDC2 具有摄取外源抗原的内在能力。此外，淋巴结驻留的 cDC2 位于淋巴结被膜下淋巴窦附近，更容易识别进入淋巴结的抗原。相反，cDC1 位于淋巴结的 T 细胞区深处，可通过一些表面受体有效地摄取细胞相关的抗原和死亡细胞。cDC1 通过交叉提呈途径优先处理细胞相关的抗原，通过 MHC Ⅰ 类分子上提呈给 CD8+T 细胞，这对抗病毒和抗肿瘤免疫至关重要[22]。

C 型凝集素受体（CLR）是表达在 DC 表面的吞噬性受体，CLR 识别病原体自身抗原或细胞壁组分上特定的碳水化合物，从而促进 DC 的吞噬作用。DC 成熟时，CLR 的表达会相应地下降。CLR 可分为两组：第一组 CLR 属于甘露糖受体家族，第二组 CLR 属于去唾液酸糖蛋白受体家族，包括 Dectin-1（DC-associated C-type lectin-1）及 DCIR（DC immunoreceptor）亚家族。许多 CLR 不仅由 DC 表达，而且也由其他 APC 表达。DC 特异性的 CLR 包括 DEC-205、Langerin（CD207）以及 DC-SIGN。研究发现，甘露糖受体（mannose receptor，MR）、DC-SIGN 和 Langerin 可以识别含甘露糖的碳水化合物，但每种 CLR 识别的甘露糖的结构以及分支也会存在差异。MR 也可以识别末端带有岩藻糖、葡萄糖和乙酰化葡聚糖的抗原，识别碳水化合物后，CLR 对抗原的内化作用也会有所不同。DEC-205、DC-SIGN、BDCA-2、Dectin-1 和 CLEC-1 可将吞噬的抗原靶向溶酶体或晚期内体。相反，其他的 CLR，如 MR，可将抗原递送到早期内体后快速循环到细胞表面，以确保摄取大量的抗原。DC 也可通过 MR 摄取结核分枝杆菌脂阿拉伯甘露聚糖（lipoarabinomannan，LAM），并通过 CD1b 分子提呈给特定的 CD1 限制性 T 细胞。CLR 常常将抗原与适当的刺激剂一起特异性地传递到 DC 以诱导 DC 的活化。然而，在没有"刺激信号"的情况下将抗原靶向 CLR 会导致免疫耐受和 T 细胞无反应。DC 还表达 Fc 受体，介导摄取抗原物质并将其转运到细胞内部，促进 CD8+T 细胞交叉提呈。DC 同时表达 Fc 受体的激活形式和抑制形式。抑制性受体有助于将 DC 维持在未成熟的状态[25]。

2. 抗原的加工及提呈

胸腺依赖性抗原被抗原提呈细胞（APC）摄取后会被加工和处理，通过 MHC Ⅰ 或 MHC Ⅱ 类分子进行提呈，启动 T 淋巴细胞的识别。DC、活化的 B 细胞和巨噬细胞是专职的抗原加工和提呈 APC，但是 DC 是激活初始 T 细胞最有效的抗原提呈细胞。

装载在 MHC 分子上用于提呈的肽段一般由 8 至 17 个氨基酸组成。DC 和巨噬细胞都可以吞噬抗原，巨噬细胞吞噬抗原后会偏向于快速地消化抗原，而 DC 偏向于保存捕获的抗原，以备提呈。巨噬细胞含有高水平的溶酶体蛋白酶，包括组织蛋白酶 S、组织蛋白酶 L、组织蛋白酶 K 和天冬酰胺内肽酶。这些蛋白酶能够将内化的蛋白质快速降解为单一氨基酸。与巨噬细胞相比，DC 表达少量蛋白酶，导致溶酶体降解能力有限。与吞噬细胞中的溶酶体相比，DC溶酶体酸性也较低，从而保证抗原不被完全降解成单个氨基酸。总之，DC溶酶体中较低水平的蛋白酶活性和较低的酸度使得抗原消化速率降低，从而使装载在MHC分子上的肽段增多。DC的这一独特特征也有助于非淋巴组织DC捕获抗原后，在向淋巴结迁移的过程中保护抗原。

研究表明，皮下注射抗原的提呈中，不同DC亚类在发挥着作用。早期提呈抗原的DC是已经存在于淋巴结中的DC，它们可能在淋巴结中捕获抗原。后期提呈抗原的DC是从注射部位获得抗原后从真皮层迁移而来的DC，可促进T细胞持续分泌IL-12。所以，DC向T细胞提呈抗原是一个复杂的过程，它可能涉及多个DC亚群的协同作用，每个亚群都可能在这一过程中贡献不同的作用[26]。

3. DC的成熟

稳态下，大多数组织中的DC具备捕获抗原并将抗原提呈给T细胞的能力，但稳态下DC提呈抗原后会诱导T细胞的免疫耐受。在微生物入侵的状态下，未成熟的DC通过模式识别受体的激活而成熟。成熟的DC迁移到次级淋巴器官，并将加工过的抗原提呈给初始T细胞并诱导抗原特异性免疫应答[17]。DC的成熟依赖于三种不同的刺激信号，即抗原的识别、共刺激分子的表达以及炎性细胞因子的分泌。这三种信号需要来自同一个DC，因此只有暴露于病原体的DC（不是炎症或细胞因子刺激的DC）才能诱导完整的T细胞分化。炎性介质可以放大但不能启动适应性免疫。成熟的DC将抗原提呈给T细胞后可促进T细胞特异性免疫应答。

（二）DC对适应性免疫的调节作用

DC是将固有免疫与适应性免疫反应联系起来的重要细胞。未成熟DC通常表达相对低水平的MHC I 类和 II 类分子以及共刺激分子（如CD80、CD86）。在接受激活刺激后，DC经历广泛分化，并以成倍的数量迁移至次级淋巴组织。初始T细胞在DC上停滞，稳定地相互作用至少18小时。在免疫稳态下，这种稳定的DC-T细胞相互作用会导致耐受，而微生物感染等促进DC活化，成熟的DC激活免疫应答。

1. DC介导的免疫应答

cDC活化后，MHC II 类分子从细胞内重新分布到质膜，共刺激分子CD40、CD80和CD86表达上调，并分泌炎性细胞因子和趋化因子[17]。所有这些变化有助于启动T细胞免疫反应。DC亚群表达不同的PRR，例如小鼠$CD8\alpha^+cDC$上表达更多的TLR3、TLR9、TLR11，而$CD8\alpha^-CD11b^+cDC$表达TLR5和TLR7。MoDC表达较多的CLR，朗格汉斯细胞特异性表达Langerin，而pDC表达BDCA2和Dectin-1。每种病原体都会被几种不同的PRR识别，促进或抑制DC的活化，从而调节T细胞介导的免疫反应[27]。

（1）TLR的调节作用：病原体可被DC表达的TLR识别，诱导不同的免疫反应。TLR与病原体相关分子模式相互作用，这些模式分子是细菌、病毒、真菌或寄生虫来源的微生物结构。此外，它们也结合多种自身蛋白，包括几种热休克蛋白。TLR1、TLR2、TLR4、TLR5和TLR6在DC表面表达，而TLR3、TLR7、TLR8和TLR9在内体中表达。金黄色葡萄球菌的肽聚糖、结核分枝杆菌的脂蛋白、酿酒酵母多糖、牙龈卟啉单胞菌的LPS可被TLR2识别；dsRNA可被TLR3识别；细菌的LPS、宿主热休克蛋白60（HSP60）和HSP70可被TLR4识别；TLR5识别鞭毛蛋白；TLR7识别ssRNA；TLR9可识别富含 CpG 的 DNA。通过对 TLR7、TLR8 和 TLR9 的刺激而活化的 DC 会分泌更多的 IL-12（p70）以及 TNF-α，诱导较强的 Th1 及 CTL 免疫反应。TLR3 活化的 DC 主要分泌 IFN-α，并诱导 Th1 和 CTL 免疫反应。TLR5 活化的 DC 主要分泌 IL-12（p70），诱导 Th1 免疫反应。TLR4 激活活化的 DC 主要分泌 IL-12（p70）以及少量的 IFN-α，诱导 Th1 免疫反应。TLR2/1 或 TLR2/6 活化的 DC 分泌少量的 IL-12（p70），但会分泌大量的 IL-10，调节 Th2 免疫反应及 Treg 的分化（图 3-10）[27]。

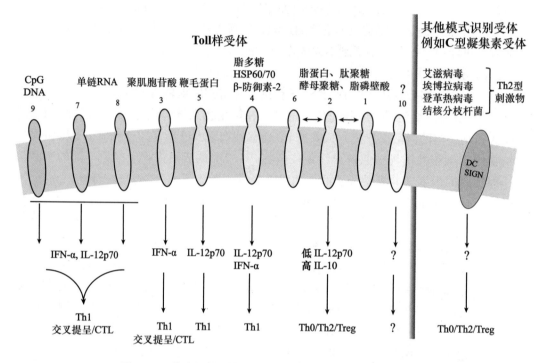

图 3-10　模式识别受体对 DC 及适应性免疫的调节作用 [27]

　　（2）C 型凝集素受体的调节作用：如前所述，C 型凝集素受体（CLR）在 DC 上广泛表达。这些受体不仅介导病原体的吞噬作用，还可以识别病原体相关分子模式，从而调节适应性免疫应答。TLR 和 CLR 可通过相互作用，调节机体的免疫反应。研究显示，结核分枝杆菌 ManLAM 结合 DC-SIGN 后能够抑制 LPS 诱导 DC 的成熟，而在 Man-LAM 存在的情况下，抗 DC-SIGN 抗体能完全恢复 LPS 诱导的 DC 的成熟。卡介苗可能通过 TLR2 和 TLR4 传导信号诱导 DC 成熟，而 ManLAM 与 DC-SIGN 结合后能特异性地阻断卡介苗诱导的 DC 的成熟，提示 DC-SIGN 有抑制性效应。因此 DC-SIGN 激活后介导 DC 抑制免疫应答（图 3-10）。此外，靶向 MR 能诱导 DC 的激活，最终产生抗炎性细胞因子并抑制 Th1 型应答。MR 被触发激活后能阻止 LPS 作用于 TLR4 后诱导产生炎性细胞因子，提示 MR 与 TLR4 之间的相互作用可下调 TLR4 信号通路。当然，CLR 与 TLR 的相互作用不只有负性调节作用。Dectin-1 在巨噬细胞和 DC 上表达，它和 TLR2 都可以识别酵母多糖，两者同时识别酵母多糖后能通过这两个受体信号之间的协同作用，诱导 DC 产生大量的炎性因子，并诱导 Th17 型免疫反应。以上研究提示，CLR 与 TLR 的相互作用既可以负向调节免疫反应，也可以正向调节免疫反应，这取决于活化的

CLR与TLR本身[25]。

（3）其他PRR的调节作用：除CLR与TLR之外，DC还包含其他的PRR，包括NOD样受体以及RIG-Ⅰ样受体。NLR的主要功能是识别宿主细胞质中的微生物产物，包括ATP、尿酸和K+，以激活NF-κB途径并分泌细胞因子，诱导Th2细胞的分化。此外，NLR与TLR激动剂的共同刺激，可促进启动Th1、Th2和Th17细胞免疫应答。用免疫刺激剂作用于RIG-Ⅰ样受体，会诱导DC成熟，分泌Ⅰ型干扰素及炎性因子，从而诱导活化Th1及CTL细胞。病原体感染宿主后释放的双链DNA分子（dsDNA）可激活环鸟苷酸-腺苷酸合成酶cGAS-STING信号通路，诱导DC成熟，促进DC分泌Ⅰ型干扰素以及其他炎性细胞因子，诱导偏向于Th1型的免疫反应及活化形成CTL细胞（图3-11）[28]。

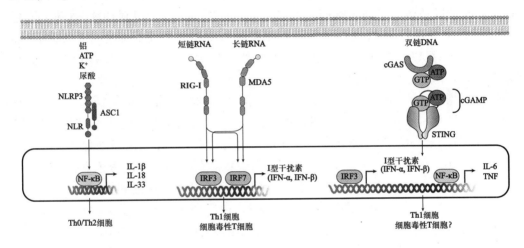

图3-11 通过NLR、RIG-Ⅰ及cGAS-STING活化DC调节适应性免疫应答[28]

2. DC介导免疫稳态

DC对维持免疫稳态至关重要。首先，DC会捕获自身抗原，诱导对自身抗原的免疫耐受。当体内免疫反应过强时，DC细胞也会诱导免疫耐受，调节机体的免疫稳态[29]。

（1）DC介导中枢耐受：DC不仅能协调免疫应答抵抗病原体的感染，而且还可以在稳定状态下调节免疫系统并诱导免疫耐受。在胸腺T细胞发育阴性选择过程中，反应性胸腺细胞被DC识别而清除。

（2）DC介导的外周耐受：除中枢免疫耐受外，外周免疫耐受也有助于维持免疫系统稳态。免疫系统必须不断地建立对环境中无害或"非传染性"抗原的耐受。DC不断地从外周（如皮肤、气道、胃、肠和胰腺）携带无害抗原，并将其提交给淋巴器官中的T细胞，从而介导外周器官的耐受性。

1）DC的成熟与外周免疫耐受：未成熟的DC是最初被确认的外周耐受性DC（tolerogenic DC, tolDC）。由于缺乏适当的激活信号，它们低表达共刺激分子（CD40、CD80/86）和MHC分子，并且能够通过诱导抗原特异性Treg来维持耐受。然而，"未成熟DC"和"成熟DC"不一定分别与"耐受性DC"和"免疫原性DC"相对应。DC在稳定条件下也会成熟且可以诱导免疫耐受。诱导DC稳态成熟的因素较多，可能是一个内在的随机过程，也可能受组织微环境的影响[30]。

2）Treg促进外周免疫耐受：Treg是诱导外周耐受的主要细胞，FoxP3是Treg的关键转录因子。PD-L1/PD-1、CD80/CD86/CTLA-4和B7h/ICOS在内的免疫调节分子促进FoxP3的表达，诱导Treg的产生[31]。CD28免疫球蛋白超家族成员ICOS已被证明可促进Treg的发育。在癌症期间，DC表达PD-L1和PD-L2，可与T细胞表达的细胞程序性死亡蛋白1（PD-1）结合，从而抑制T细胞的增殖。细胞毒性T淋巴细胞相关蛋白4（CT-LA-4）是由活化的T细胞和Treg表达的受体，它可以结合DC上表达的CD80和CD86分子，并抑制初始T细胞的活化。APC上的膜结合MR与T细胞上的CD45直接相互作用，上调CTLA-4的表达，抑制T细胞的活化[9]。APC表面的巨噬细胞半乳糖型C型凝集素（MGL）也可以通过与CD4$^+$T细胞表面CD45分子相互作用，抑制CD4$^+$效应T细胞（effector T cell，Teff）的增殖。除细胞-细胞接触外，由DC分泌的细胞因子也诱导T细胞无反应。DC可以直接分泌具有耐受性的细胞因子和代谢产物，如IL-10、TGF-β和视黄酸（RA），抑制T细胞的活性，诱导Treg的产生[29]。

3）不同DC亚群诱导外周免疫耐受：不同的DC亚群诱导Treg的途径因微环境的不同而不同。虽然cDC在稳态条件下可以诱导耐受性，但cDC1比cDC2更容易诱导耐受。在稳态下，BTLA^{hi}cDC1可促进CD4$^+$T向Treg的分化，BTLA^{hi}cDC1驻留在包括脾脏在内的淋巴器官中，可捕获全身性自身抗原以及凋亡细胞衍生的抗原，诱导免疫耐受。除在淋巴组织中驻留的cDC1可促进耐受外，在皮肤和实质器官中迁移性cDC1在稳态下经历稳态成熟，也可诱导免疫耐受。人和小鼠CD103$^+$cDC1表达一种参与色氨酸分解的酶IDO，局部色氨酸浓度的降低及一些色氨酸代谢物的产生也会诱导Treg细胞的产生。此外，在肠道和气管的特定解剖部位，一些DC在促免疫反应的条件下，也有助于维持对共生生物和其他抗原的免疫稳态。肠道迁移性CD103$^+$CD11b$^-$cDC1通过促进RA的产生或通过整合素 $\alpha_v\beta_8$ 激活 TGF-β 来诱导肠系膜淋巴结的 Treg 产生。小鼠肺部CD103$^+$cDC1在吸入抗原时同时上调RALDH2，并促进T细胞中FoxP3的表达和提高呼吸道的耐受性。小鼠和人类的朗格汉斯细胞也都有助于诱导免疫耐受。在体内，将自身抗原靶向朗格汉斯细胞或过继转移负载抗原的朗格汉斯细胞都可诱导Treg的分化。小鼠pDC可以有效地吞噬吸入到肺中的抗原并诱导免疫耐受。虽然cDC1和cDC2都能诱导Treg，但其中一种亚群的缺失通常不影响Treg的数量。然而，在肠道中这两个亚群的同时缺失会导致固有层中FoxP3$^+$Treg的数量明显减少。因此，免疫耐受可能是对特定微环境的反应，而不是由一个特定的DC亚群诱导。例如，在稳定状态下，多种因素制约着肠道抗原的免疫原性，并向DC传递耐受性信号以诱导Treg的产生。这些因素包括肠腔内菌群及其代谢物、饮食成分、肠上皮细胞和黏液等。研究表明，肠引流淋巴结中，不同解剖位置的DC诱导Treg的能力也会有所不同。近端肠引流淋巴结比远端肠引流淋巴结诱导更多的Treg[18]。

4）诱导DC发生免疫耐受的其他因素：研究表明，某些PRR的激动剂以及特定细胞因子和代谢物也可诱导DC发生免疫耐受性。例如，在脾脏基质中分化的骨髓源性DC（bone marrow-derived dendritic cell，BMDC）可产生大量IL-10，抑制培养物中初始

CD4$^+$T细胞的反应。在与脾基质细胞共培养的DC中加入TLR2、TLR3、TLR4和TLR9激动剂，会进一步增强这些DC的耐受性。除TLR激动剂外，通过G蛋白偶联受体（例如GPR109a和GPR81）的信号传导也可增强肠道中DC介导的耐受性。向DC的培养物中添加IL-10可导致MHCⅡ类分子和共刺激分子的表达降低，从而导致T细胞无反应性[29]。

（祝秉东，龚 洋）

第四节 巨噬细胞

一、巨噬细胞的吞噬作用

巨噬细胞识别病原体，内化形成吞噬体，吞噬体与早晚期内体和溶酶体相互融合并持续酸化，分泌水解酶、杀菌物质，杀灭病原体。但是，许多病原体也利用多种策略抵御巨噬细胞的吞噬作用。

（一）巨噬细胞表面受体对病原体的识别

巨噬细胞膜表面的受体包括调理性受体、模式识别受体和凋亡受体等。

1.清道夫受体

清道夫受体（scavenger receptor，SR）位于质膜中，包括SR-A和CD36。SR-A识别来自细菌的LPS和脂磷壁酸。SR-A缺陷小鼠更容易受到单核细胞增生李斯特菌、单纯疱疹和疟疾的感染，也更容易引起败血症。

2.甘露糖受体

巨噬细胞甘露糖受体（mannose receptor，MR）包含富含半胱氨酸、纤连蛋白2型结构域、C型凝集素家族的8个碳水化合物识别结构域。MR可识别来自病原体的甘露糖分子，具有促进吞噬多种细菌、真菌和原生动物的作用。

3.调理性受体

调理性受体（opsonic receptor）主要分为IgG Fc受体（FcγR）和补体受体（complement receptor，CR）。巨噬细胞通过调理性受体识别调理素（如免疫球蛋白或补体成分）标记的外来颗粒、微生物和凋亡细胞，进而吞噬杀灭这些病原体和凋亡细胞。

（1）FcγR：IgG识别病原体，结合FcγR，促进吞噬细胞的吞噬作用，发挥清除病原体的作用。FcγR根据结合亲和力的不同，分为三种类型：FcγRⅠ（CD64）、FcγRⅡ（CD32）和FcγRⅢ（CD16）。FcγRⅡ又分为FcγRⅡA和FcγRⅡB。FcγRⅡA是一种单链蛋白，具有细胞外Fc结合结构域、跨膜结构域和细胞质结构域，并包含两个免疫受体酪氨酸活化基序（immunoreceptor tyrosine-based activation motif，ITAM）。FcγRⅡB是一种抑制性受体，在小鼠巨噬细胞和人巨噬细胞中表达，不含ITAM基序且不参与吞噬作用。FcγRⅡB识别IgG标记的抗原，胞浆携带免疫受体酪氨酸抑制基序（immunoreceptor tyrosine-based inhibitory motif，ITIM），招募含SH2的肌醇磷酸酶（SH2-containing inositol phosphatase，SHIP）等分子，向细胞内传递抑制信号。FcγRⅠ和FcγRⅢ具有类似于FcγRⅡA的细胞外Fc结合结构域，但其细胞质尾部缺乏ITAM，必须与含有ITAM的γ亚基二聚体相互作用传导信号[32, 33]。

FcγR细胞质内的ITAM酪氨酸残基被Lyn等Src家族酪氨酸激酶磷酸化，磷酸化的酪氨酸残基结合酪氨酸激酶（Syk），激活T细胞活化连接蛋白（LAT）、磷脂酰肌醇3激酶（PI3K）和鸟嘌呤核苷酸交换因子（GEF）Vav等信号分子。这个过程具体如下：①活化后的LAT招募磷脂酶Cγ（PLCγ），使质膜上磷脂酰肌醇-4,5-二磷酸［PI（4,5）P_2］分解成第二信使1,4,5-三磷酸肌醇（IP3）和二酰基甘油（DAG），DAG诱导蛋白激酶C（PKC）激活细胞外信号调节激酶ERK1/2和p38MAPK信号通路。IP3增强Ca^{2+}从内质网（ER）的释放，促进形成吞噬杯（phagocytic cup）。②Syk激活Vav，促进小GTP酶Rac1和Cdc42的活化，调节NF-κB和JNK通路以及肌动蛋白细胞骨架的重排，促进巨噬细胞形成伪足，内化病原体。此外，Rac1和Cdc42也调节参与肌动蛋白聚合的肌动蛋白相关蛋白2/3复合体（Asp2/3）的活化。③Syk募集和激活的PI3K在吞噬杯处产生脂质磷脂酰肌醇-3,4,5-三［磷酸PI（3,4,5）P_3］，这种脂质还调节Rac活化和肌球蛋白收缩（图3-12）[34]。

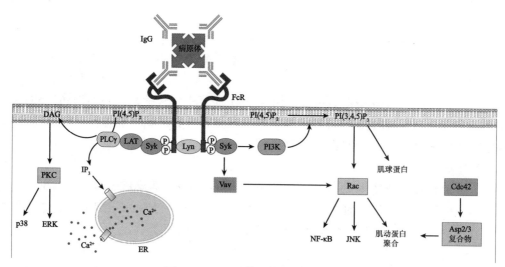

图3-12　FcγR传导的信号通路[33]

（2）补体受体（CR）：补体是一种固有免疫分子，通过酶级联反应活化。当感染外来病原体时，补体与病原体表面结合，可通过巨噬细胞表达的CR识别并诱导胞内信号通路。

巨噬细胞表面有几种主要的CR，分别为CR1、CR2（CD21）、CR3（整合素Mac-1）、CR4和补体受体免疫球蛋白（CRIg）。CR1是一种单链跨膜蛋白，由细胞外凝集素样补体结合结构域和43个氨基酸组成的胞质结构域组成，主要表达于红细胞、中性粒细胞、巨噬细胞、嗜酸性粒细胞和DC等表面，识别结合C3b、C4b和iC3b。CR2由一个跨膜结构域和一个短的细胞质结构域组成，主要表达于B细胞、DC和鼻咽部黏膜上皮细胞表面，识别结合C3d。CR3和CR4是由不同α链和共享β链（β2）以非共价键组成的异二聚体，这两种受体特异性地与iC3b结合。CR3还可识别细胞黏附分子-1（intercellular cell adhesion molecule-1，ICAM-1）、ICAM-2、纤连蛋白、LPS、寡脱氧核苷酸和酵母聚糖（zymosan）等多种配体。CRIg是一种在组织特异性巨噬细胞上表达的吞噬受体，识别结合C3b和iC3b[32, 33, 35]。

　　补体成分和CR结合，促进GTP酶Rho（特别是RhoA）激活Rho相关激酶ROCK、Arp2/3复合物和哺乳动物透明相关蛋白1（mDia1）。活化的ROCK磷酸化肌球蛋白Ⅱ（Myosin Ⅱ），激活Arp2/3复合物，促进吞噬杯处肌动蛋白积累。活化的Rho也通过mDia1促进吞噬杯处肌动蛋白积累。另外，mDia1结合吞噬杯处的微管相关蛋白（CLIP-170），促进生成肌动蛋白丝（图3-13）[34]。

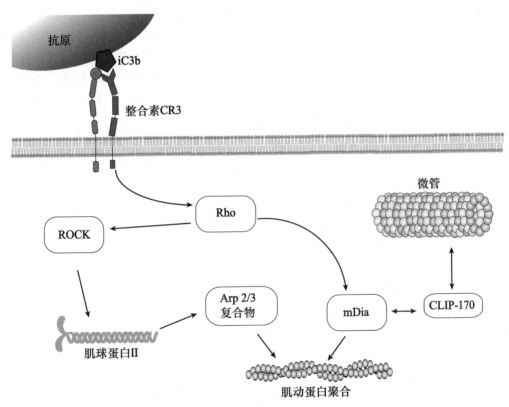

图3-13　补体受体传导的信号通路[34]

（二）吞噬体的形成

　　病原体与巨噬细胞受体结合，触发细胞内信号通路，促进吞噬体形成。整个过程包括：①破坏皮层细胞骨架；②诱导肌动蛋白细胞骨架重排，形成覆盖病原体的外膜突起；③膜突起在远端融合，形成独立于质膜的新囊泡。

　　吞噬作用开始时，F-肌动蛋白解聚蛋白（F-actin depolymerizing protein）、丝切蛋白（cofilin，CFL）和凝胶溶蛋白（gelsolin）共同作用破坏细胞质膜相关皮层细胞骨架。F-肌动蛋白解聚蛋白集中在吞噬杯周围使F-肌动蛋白丝网络解聚，留下可被丝切蛋白和凝胶溶蛋白切断的线性纤维。随后Arp2/3复合物促进新肌动蛋白丝形成伪足。

　　远端膜突起融合，形成封闭的吞噬体，这与吞噬杯处肌动蛋白的减少以及肌球蛋白的募集有关。肌动蛋白的减少会终止肌动蛋白聚合并解聚现有的肌动蛋白，促进围绕病原体的伪足弯曲。

肌球蛋白和肌动蛋白结合蛋白利用其收缩活性促进吞噬体的封闭。肌球蛋白 X 促进伪足的延展，Ⅱ类和Ⅸb肌球蛋白聚集在吞噬杯底部促进吞噬杯收缩，肌球蛋白 Ⅰc 在吞噬杯封闭部位增加，负责吞噬杯封闭。吞噬体形成后，Ⅸ类肌球蛋白促进细胞质膜肌动蛋白重构，肌球蛋白 V 可能负责吞噬体短程运动[34, 36-38]。

（三）吞噬体成熟

新形成的吞噬体通过与内体和溶酶体融合，促进吞噬体成熟，这个过程包括早期吞噬体、晚期吞噬体以及吞噬溶酶体阶段。

1. 早期吞噬体

新形成的吞噬体与早期内体融合形成早期吞噬体。早期内体也称为分选内体，由真核细胞摄取营养或其他小分子物质时质膜内陷形成，具有温和的酸性环境（pH6.1～6.3）。早期内体表达 Rab 家族小 GTP 酶 Rab5、Rab22a、GTP 酶交换因子（GEF）Rabex-5 和 Rabaptin-5、早期内体抗原 1（EEA1）、可溶性 N-乙基马来酰亚胺敏感因子附着蛋白受体（SNARE）和 PI(3)P 激酶等特异性蛋白。

活化的 Rab22a 通过 Rabex-5 激活 Rab5，并募集 Rabaptin-5，随后 Rabaptin-5 招募Ⅲ类磷酸肌醇 3-P 激酶液泡分选蛋白 34（Vps34），增强 Rabex-5 活性，形成 Rab5 活化的正反馈环。Vps34 诱导磷脂酰肌醇（PI）生成磷脂酰肌醇 3-磷酸 PI(3)P，与活化的 Rab5 募集 EEA1，促进早期内体与新形成的吞噬体融合为早期吞噬体，并获得 GTP 结合的 Rab5、活性形式的早期内体抗原 1（EEA1）和少量质子泵 V-ATP 酶等。由于 V-ATP 酶的低量积累，早期吞噬体内部 pH 为 6.1～6.5。

2. 晚期吞噬体

早期吞噬体与晚期内体相互融合形成晚期吞噬体。晚期内体由早期内体在成熟过程中相互融合形成，主要含有 Rab7、Rab9 和甘露糖 6-磷酸受体等。

早期吞噬体转变为晚期吞噬体的主要特征是吞噬体膜上 Rab7 取代 Rab5。Rab7 是晚期吞噬体的标志，促进早期吞噬体与晚期内体以及溶酶体融合。鸟苷酸交换因子（GEF）Mon1 和 Ccz1 结合形成二聚体复合物，与活化的 Rab5 共同作用将大量 Rab7 分子募集到吞噬体膜上取代 Rab5。同型融合和蛋白质分选复合体（HOPS）也可以促进 Rab5 向 Rab7 转变。晚期吞噬体通过晚期内体获得和溶酶体融合所必需的溶酶体相关膜蛋白 1 和 2（LAMP-1 和 LAMP-2）、组织蛋白酶和水解酶[39, 40]。

3. 吞噬溶酶体

晚期吞噬体通过 LAMP-1、LAMP-2、PI(4)P 产生 PI(4,5)P_2。活化的 Rab7 募集 Rab 相互作用的溶酶体蛋白（RILP）和氧固醇结合蛋白相关蛋白 1L（ORP1L），共同作用促进和溶酶体融合。晚期吞噬体膜上 V-ATP 酶的积累使大量质子（H）通过吞噬体膜转运到吞噬体内，导致吞噬溶酶体膜内环境 pH 低至 4.5。吞噬溶酶体通过 NADPH 氧化酶复合物（NOX）产生超氧阴离子（O_2^-）、过氧化氢（H_2O_2）和羟基自由基（OH）等活性氧物质杀死吞噬体内的病原体。髓过氧化物酶（MPO）可以转化 H_2O_2 成次氯酸。诱导性一氧化氮合酶 2（iNOS）和 NO 产生过氧亚硝酸盐（ONOO-），这些均可以影响病原体的存活。此外，吞噬溶酶体表达一些在酸性 pH 下具有最佳活性的抗微生物肽以及各种糖苷酶、脱氧核糖核酸酶、组织蛋白酶、溶菌酶和脂肪酶等水解酶（图 3-14）。

最终，外来病原体被吞噬溶酶体清除降解[33, 39, 42]。

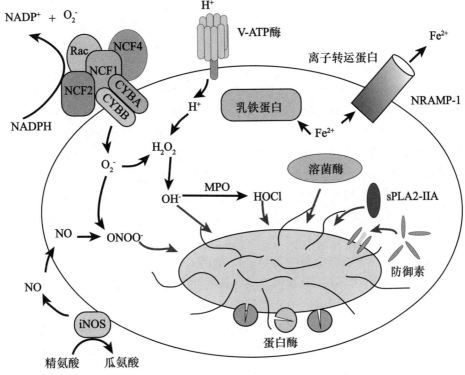

图3-14 吞噬溶酶体分泌的杀菌物质[41]

（四）病原体抗吞噬作用

吞噬作用能够清除病原体和凋亡细胞，维持机体的稳态，但是仍有部分细菌、真菌和病毒等通过抑制受体识别、调节吞噬体成熟和抵御杀菌物质等方式逃避巨噬细胞防御。

1. 病原体抑制巨噬细胞受体识别和内化

（1）病原体修饰PAMP：巨噬细胞通过模式识别受体识别PAMP，产生各种杀菌物质消灭病原体，但部分病原体通过修饰或掩盖自身的PAMP逃避免疫识别。

金黄色葡萄球菌、结核分枝杆菌、枯草杆菌、肉毒杆菌和肺炎链球菌等通过修饰肽聚糖或用细菌脂质成分覆盖在细胞壁上避免PRR的识别。幽门螺杆菌、鼠伤寒沙门菌和鼠疫耶尔森菌等，通过使细胞膜上LPS的脂质A去磷酸化防止被TLR4识别。鼠疫耶尔森菌还可以在37℃（宿主温度）生长时通过酰化作用诱导六酰化LPS-脂质A转化为四酰化LPS-脂质A避免TLR4识别。幽门螺杆菌、空肠弯曲杆菌和巴尔通体等利用自身的毒力因子修饰鞭毛蛋白防止被TLR5识别[39, 42, 43]。

一些真菌病原体也表现出逃避吞噬作用的机制。白色念珠菌通常被巨噬细胞吞噬，它的细胞壁抗原β-葡聚糖隐藏在甘露糖蛋白中可以减少吞噬细胞识别。烟曲霉可以隐藏自身蛋白和糖类抗原避免被吞噬细胞识别。此外，烟曲霉分生孢子表面表达的疏水蛋白Rod A也可以有效地防止吞噬细胞的识别[41, 42]。

（2）病原体抑制调理吞噬作用：宿主可以将补体或免疫球蛋白附着在病原体上，吞噬细胞调理性受体识别补体和免疫球蛋白，通过调理吞噬作用清除病原体。但病原体可以产生毒性因子、蛋白酶或抑制剂，阻止调理性受体与病原体结合。例如，一些葡萄球菌分泌葡激酶，可以将宿主纤溶酶原转化为活性丝氨酸蛋白酶纤溶酶。活化的纤溶酶可以降解细菌表面的IgG或C3b。金黄色葡萄球菌蛋白A（SPA）和葡萄球菌IgG蛋白结合剂（Staphylococcal binder of IgG protein，Sbi）特异性结合到IgG的Fc段，阻止金黄色葡萄球菌IgG与FcγR结合。葡萄球菌补体抑制剂（SCIN）可阻止补体的调理作用。金黄色葡萄球菌细胞外纤维蛋白原结合蛋白（Efb）结合血清蛋白纤维蛋白原（Fg），产生一种蛋白质屏障，覆盖在结合的补体或免疫球蛋白上，防止吞噬作用。化脓性链球菌可以产生半胱氨酸蛋白酶SpeB或内切糖苷酶EndS降解IgG，避免FcγR的识别；化脓性链球菌还可以与IgG的Fc部分结合阻止FcγR识别。新生梭状芽胞杆菌分泌抗吞噬蛋白1（antiphagocytic protein1）与CRMac-1结合，抑制吞噬作用（图3-15）[39, 41-43]。

（3）病原体抑制细胞内信号的传导：FcγR或CR与配体结合后诱导肌动蛋白细胞骨架重排，通过细胞内信号传导途径启动吞噬作用。然而部分病原体向吞噬细胞注入具有酪氨酸磷酸酶活性的毒力因子，抑制吞噬作用细胞内信号通路。鼠伤寒沙门菌通过Ⅲ型分泌系统（T3SS）将酪氨酸磷酸酶SptP注入到宿主细胞，这种毒力因子导致GTP酶活性降低影响吞噬体的形成。福氏志贺菌产生PI(4,5)P$_2$磷酸酶，抑制吞噬作用或诱导宿主细胞死亡。一些细菌通过去磷酸化GTP酶激活蛋白GAP来抑制GTP酶活性或者通过向宿主细胞注入GAP模拟分子影响细胞对细菌的吞噬。例如，假结核耶尔森菌向吞噬细胞注入耶尔森菌外部蛋白E（YopE）水解结合GTP的Rho、Rac和Cdc42蛋白，使细胞内信号传导途径失活。铜绿假单胞菌和肠道沙门菌也可以水解结合GTP的Rho、Rac和Cdc42蛋白。

（4）病原体分泌毒素破坏吞噬细胞质膜：一些病原体表达毒力因子对吞噬细胞质膜造成破坏以阻止吞噬作用。金黄色葡萄球菌可以分泌杀白细胞素（leukocidin）和α-溶血素（α-hemolysin）破坏质膜，导致细胞裂解和死亡。杀白细胞素是二聚体蛋白（例如LukAB、LukED、HlgAB、HlgCB和LukSF-PV），通过在细胞质膜上形成八聚体β-桶状孔改变膜通透性。杀白细胞素不会随意攻击细胞质膜，必须与特定膜受体结合，才能够破坏细胞。比如lukED与巨噬细胞趋化因子受体CCR5结合破坏细胞质膜。α-溶血素结合巨噬细胞蛋白ADAM10（一种去整合素和含有金属蛋白酶结构域的蛋白10），然后在细胞质膜上组装成7个相同单体的β-桶状孔，改变质膜通透性，影响吞噬细胞的存活（图3-15）[41, 43]。

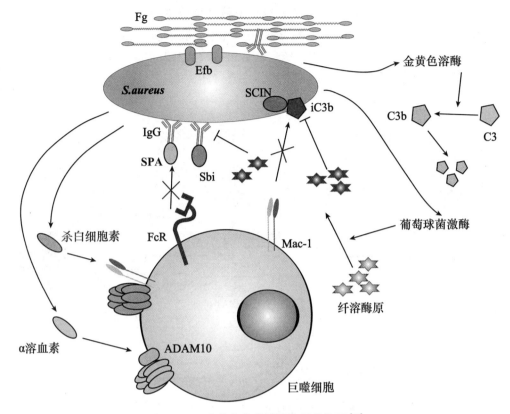

图3-15 金黄色葡萄球菌抗吞噬作用[41]

2.病原体对吞噬体成熟的调节

巨噬细胞在吞噬体成熟的最后阶段形成吞噬溶酶体清除病原体，但一些病原体通过不同策略抑制宿主细胞吞噬体成熟。

（1）病原体抑制吞噬体的酸化：吞噬体成熟的早期特征之一是吞噬体内逐渐酸化产生低pH环境，抑制病原体存活和促进水解酶活化。结核分枝杆菌侵入巨噬细胞后，阻止V-ATPase在吞噬体膜上积累以抑制酸化。结核分枝杆菌分泌的蛋白酪氨酸磷酸酶（PtpA）起重要作用。PtpA与巨噬细胞吞噬体膜上V-ATPase的H亚基结合，去磷酸化囊泡分选蛋白33B（Vacuolar Protein Sorting 33B，VPS33B），使吞噬体膜V-ATPase减少。结核分枝杆菌通过诱导V-ATP酶的泛素化和蛋白酶体降解，促进细胞因子诱导型SH2蛋白（cytokine inducible SH2 containing protein，CISH）的表达，也可以阻止吞噬体酸化（如图3-16）。

马红球菌（Rhodococcusequi）以及荚膜组织胞浆菌（Histoplasma capsulatum）也能够减少吞噬体膜V-ATPase。鼠疫耶尔森菌和白色念珠菌也可以阻止吞噬体酸化，但是机制尚不清楚。

（2）病原体干扰吞噬体成熟过程中功能分子的积累：病原体影响吞噬体和内体相互作用的分子以抑制吞噬体成熟。结核分枝杆菌抑制EEA1并诱导Rab5持续积累，募集Rab22a阻断Rab7积累，影响Rab5向Rab7转换，阻止吞噬体成熟。这种作用部分是由核苷二磷酸激酶（Ndk）介导的，Ndk具有GAP活性，能使Rab5和Rab7失活，阻止它们各自的效应物EEA1和RILP募集。结核分枝杆菌感染期间，吞噬体成熟需要细胞内Ca²⁺释放，但结核分枝杆菌的一种毒性因子LprG（脂蛋白）促进脂肪阿拉伯甘露聚糖（LAM）表达，降低细胞内Ca²⁺水平和Ⅲ型PI3K（PI3KVps34）在早期吞噬体膜上的积累，抑制钙调蛋白激活，阻止晚期吞噬体发育（图3-16）。

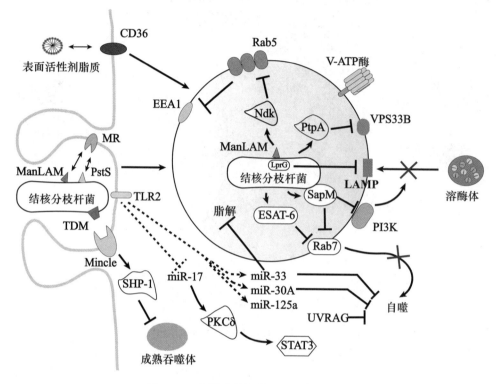

图3-16　结核分枝杆菌抗吞噬作用 [41]

革兰阴性菌淋病奈瑟菌表达的外膜孔蛋白PorB诱导Rab5在早期吞噬体持续表达，阻止吞噬体成熟。淋病奈瑟菌也表达IgA1蛋白酶，特异性地降解LAMP-1，阻止吞噬溶酶体的形成。鼠伤寒沙门菌利用SPI2结合的T3SS分泌特定效应蛋白SifA或SseI，抑制吞噬体和溶酶体融合。贝氏柯克斯体诱导早期吞噬体持续表达Rab5，阻止吞噬体成熟。化脓性链球菌表达的毒力因子M1抑制晚期吞噬体和溶酶体融合，M1还抑制NF-κB活化，减少巨噬细胞炎症反应。

真菌和寄生虫也可以抑制吞噬体成熟。烟曲霉表面的二羟基萘-黑色素（dihydroxy naphthalene - melanin）对阻止吞噬体成熟有重要作用。利什曼原虫的前鞭毛体与补体受体和甘露糖受体结合而被内化，随后前鞭毛体将脂磷聚糖（LPG）插入吞噬体膜，抑制F-肌动蛋白的去聚合作用，阻止溶酶体融合。

3. 病原体对吞噬溶酶体杀菌物质的抵抗作用

病原体利用不同机制抵抗吞噬溶酶体内腔中的杀菌物质。金黄色葡萄球菌表达O-乙酰基转移酶A（OatA）使肽聚糖O-乙酰化，增强肽聚糖对溶菌酶的酰胺酶活性的抗性，削弱溶菌酶对细胞壁肽聚糖的裂解作用。金黄色葡萄球菌利用葡激酶直接结合α-防御素阻断其杀菌作用。金黄色葡萄球菌利用赖氨酸修饰菌体细胞膜磷脂酰甘油，减少膜的负电荷，细胞壁掺入磷壁酸和脂壁酸带正电荷，这些修饰均减少α-防御素与细菌表面的相互作用。金黄色葡萄球菌的金属蛋白酶金黄色溶酶（metalloprotease aureolysin）可以降解抗菌肽LL-37。金黄色葡萄球菌、幽门螺杆菌和新生型链球菌等病原体表达尿素酶，催化尿素水解形成氨，中和吞噬溶酶体内部酸性环境。

　　吞噬溶酶体的氧化环境对大多数微生物也是非常有害的。金黄色葡萄球菌利用抗氧化剂金黄色葡萄糖苷、细菌表面蛋白质SOK（表面因子促进抗氧化杀伤）、超氧化物歧化酶SOD A，以及过氧化物酶A（KatA）等防止过氧化损伤。

　　结核分枝杆菌也可以通过各种方式抵抗吞噬溶酶体内的杀菌物质。结核分枝杆菌表面定位的糖基化脂蛋白Lprl可以抑制溶菌酶的裂解活性。结核分枝杆菌利用Ⅰ型NADH脱氢酶（NDH-1）和增强细胞内存活基因（enhance intracellular survival，Eis）抑制NADPH氧化酶活性，使活性氧生成减少。结核分枝杆菌也通过干扰支架蛋白EBP50阻断巨噬细胞吞噬体膜上iNOS的募集，使活性氮生成减少[39, 43, 44]。

　　无乳链球菌是导致初生婴儿肺炎及脑膜炎的重要病原体。无乳链球菌表达超氧化物歧化酶可以清除ROS。幽门螺杆菌可以表达超氧化物歧化酶B（SOD B）、过氧化物酶KatA和精氨酸酶活性必需的RocF，RocF将iNOS底物精氨酸转化为尿素。白色念珠菌表达含铜和锌的超氧化物歧化酶（SOD 1）和过氧化氢酶（CAT P），荚膜酵母也分泌两种过氧化氢酶（CAT B）和（CAT P）。病原体表达这些酶和毒力因子，可以有效地降低吞噬溶酶体内活性氧和活性氮水平，逃避免疫损伤。

　　4. 病原体从吞噬体中逃脱

　　新生梭状芽胞杆菌、单核细胞增生李斯特菌和结核分枝杆菌等病原体可以从吞噬体中逃离出来，最终离开宿主细胞。

　　单核细胞增生李斯特菌利用毒力因子李斯特溶素O（listeriolysin O，LLO）逃离吞噬体。LLO是一种成孔毒素，能够破坏细胞膜。吞噬体内低pH和高Ca^{2+}环境促进其表达。单核细胞增生李斯特菌活化的几种磷脂酶（PLC和PLD）也可以降解吞噬体膜，促进细菌逃离。一旦进入细胞质，李斯特菌表面蛋白ActA促进形成肌动蛋白尾巴推动穿过细胞膜。革兰阴性细菌福氏志贺菌也可以破坏吞噬体膜逃逸到胞质中，细菌蛋白IscA通过Arp2/3活化N-WASP（neural Wiskott-Aldrich syndrome protein），促进肌动蛋白聚合形成肌动蛋白尾巴穿过宿主细胞膜。新生隐球菌分泌磷脂酶B1促进吞噬溶膜和细胞质膜融合，使病原体逃离细胞。金黄色葡萄球菌利用酚溶性调节蛋白（phenol-soluble modulin，PSM）细胞膜裂解活性从中性粒细胞吞噬体中逃离[41]。结核分枝杆菌和海分枝杆菌也可以利用ESAT-6系统（ESX-1）对吞噬体膜的成孔活性，逃离吞噬体。

　　5. 病原体对巨噬细胞命运的影响

　　巨噬细胞的防御机制可以限制病原体在细胞内的增殖，但是部分病原体可以影响巨噬细胞的命运和杀菌活性。细胞凋亡有助于杀死细胞内细菌并激活适应性免疫。自噬有助于宿主细胞清除病原体，但异常的自噬溶酶体可能消耗大量细胞蛋白和细胞器，促进自噬细胞死亡，反而有利于病原体在体内存活。细胞焦亡表现为细胞不断胀大直至细胞膜破裂导致细胞内容物的释放，引起病原体释放和播散。结核分枝杆菌的PE/PPE家族蛋白可以影响宿主细胞凋亡、自噬、焦亡或者坏死，进而影响其在巨噬细胞内的存活。

二、巨噬细胞极化

1. M1 型巨噬细胞

细菌脂多糖（LPS）和 IFN-γ、IFN-β 和 TNF-α 等细胞因子激活转录因子 NF-κB、STAT1、干扰素调节因子 3（IRF3）和 IRF5，促进巨噬细胞向 M1 型极化。M1 巨噬细胞高表达 MHC Ⅱ 类分子、CD68、CD80 和 CD86，以及针对 Th1 细胞的趋化因子 CXCL9、CX-CL10 和 CXCL12[45]，并分泌 IL-1、IL-6、TNF-α、IL-12、IL-23，下调 IL-10 的表达，促进 Th1 和 Th17 细胞免疫反应，在杀伤病原微生物、抗肿瘤的过程中发挥重要作用。

2. M2 型巨噬细胞

IL-4、IL-13、IL-33、IL-10 和 IL-21 等细胞因子促进巨噬细胞向 M2 型极化。其中 IL-4 和 IL-13 激活 M2a 亚型；免疫复合物和 LPS 可激活 M2b 亚型；M2c 亚型由 IL-10、TGF-β 和糖皮质激素诱导；肿瘤相关因子激活 M2d 亚型，M2d 亚型功能类似于肿瘤相关巨噬细胞（tumour-associated macrophage，TAM）。IL-4 和 IL-13 激活 STAT6，IL-10 激活 c-Maf 和 STAT3 转录因子，促进 M2 型巨噬细胞的活化。M2 型巨噬细胞表达 Dec-tin-1、DC-SIGN、甘露糖受体（MRC1/CD206）、清道夫受体 A（CD204）、清道夫受体 B-1、CD163、CCR2、CXCR1 和 CXCR2 等表面分子。活化的 M2 型巨噬细胞通过分泌抑炎因子，增强 IL-10 的分泌，抑制 IL-12 和 IL-23 的分泌，诱导 Th2 细胞免疫反应，具有抑制炎症、促进组织修复和血管生成的功能（表 3-2）[46, 47]。

表 3-2　M1 型和 M2 型巨噬细胞表面标志及功能

表型	刺激物	主要标志	主要细胞因子和趋化因子	分子/转录因子	功能
M1	LPS、IFN-γ、TNF-α	CD80、CD86、CD16、CD32、MHCII、TLR-2、TLR-4、IL-1R	IL-1β、IL-6、IL-12、IL-23、IL-17、TNF-α、CXCL1～3、CXCL8～10、CCL2～5、CCL11	TLR4/NF-κB、IRF5、JAK/STAT1、Notch	抗原提呈、Th1 免疫反应、促炎、病原体消除、抗肿瘤
M2a	IL-4、IL-13	MMR/CD206、IL-1Ra、Arg-1、YM1/2、FIZZ1	Arg1、IL-10、TGF-β、CCL17、CCL22、CCL18、CCL24	JAK/STAT6、c-Myc、IRF4	抗炎、伤口愈合、Th2 免疫反应、过敏反应、纤维化
M2b	IC、IL-1β、TLR 配体	CD86、高水平 IL-10、低水平 IL-12	IL-10、IL-1β、IL-6、TNF-α、CCL1	TLR4/Syk、PI3K	免疫调节，促肿瘤，促进感染
M2c	IL-10、TGF-β、糖皮质激素	人类：MMR/CD206、TLR-1、TLR-8、小鼠：Arg-1	IL-10、TGF-β、Arg-1、CXCL13、CCL16、CCL18	JAK/STAT3、NF-κB、TGF-β/Smad	吞噬作用、免疫抑制、组织重塑
M2d	TLR 配体、A2AR 配体	VEGF、低水平 IL-12、低水平 TNF-α、高水平 IL-10	IL-10、VEGF	TLR4/NF-κB	促肿瘤，血管生成

三、巨噬细胞产生的细胞因子及其作用

巨噬细胞分泌的主要细胞因子及其主要作用见表3-3。

表3-3 巨噬细胞分泌的主要细胞因子及其主要作用

细胞因子	主要作用
IL-1	诱导局部炎症和全身炎症反应,如发热、急性期反应和刺激中性粒细胞产生
IL-6	调节B细胞和T细胞功能;影响造血功能;诱导炎症和急性期反应
IL-8	主要作为中性粒细胞的趋化剂和激活剂;趋化嗜碱性粒细胞和一些淋巴细胞亚群;具有血管生成活性
IL-10	抗炎作用;拮抗辅助性T细胞Th1亚群的分化;刺激人体B细胞合成和分泌IgA;增强B细胞、胸腺细胞和肥大细胞的增殖;与TGF-β协同作用
IL-12	诱导辅助性T细胞Th1亚群的分化;诱导T细胞和NK细胞分泌IFN-γ;增强NK细胞和细胞毒性T细胞活性
IL-23	诱导Th17和ILC3分化;与屏障组织的病理反应相关,如牛皮癣和克罗恩病
IL-27	诱导初始CD4+T细胞克隆增殖;与IL-12协同促进CD4$^+$T细胞分泌IFN-γ;诱导CD8$^+$T细胞介导抗肿瘤活性
IL-37	IL-1家族成员,抑制固有免疫和炎症反应
TNFSF13/APRIL	TNF家族成员,促进B细胞和T细胞增殖;诱导抗体类别转换到IgA
BAFF	TNF家族成员,以膜结合和可溶形式存在;未成熟B细胞的存活因子;促进成熟B细胞的分化、活化和增殖
G-CSF	刺激中性粒细胞的生长和分化
GM-CSF	刺激造血祖细胞生长;刺激粒细胞和单核细胞系生长分化
IFN-α	诱导对病毒感染的抵抗力;抑制细胞增殖;增加有核细胞上MHC I类分子的表达
MIF	激活巨噬细胞并抑制其迁移
TGF-β	抑制T细胞、B细胞、ILC和单核-巨噬细胞的生长和分化;抑制炎症,促进伤口愈合;诱导抗体类别转换到IgA
TNF-α	诱发强烈的炎症反应;调节多种细胞类型的生长和分化;对许多类型的细胞具有细胞毒性;促进血管生成、骨吸收和血栓形成;抑制脂肪代谢
TNF-β	对某些肿瘤细胞具有细胞毒性;对于淋巴结和派氏集合淋巴结的发育是必需的;对于脾B细胞和T细胞区和生发中心的形成是必需的;诱发炎症;激活血管内皮细胞,诱导淋巴管生成;NK细胞分化所必需的

注:TNFSF13, tumor necrosis factor ligand superfamily member 13, 肿瘤坏死因子配体超家族成员13;BAFF, B-cell-activating factor, B细胞活化因子;MIF, macrophage migration inhibitory factor, 巨噬细胞移动抑制因子。

1. IL-1

IL-1家族成员是重要的炎性调控因子,通常在病原体感染早期,由树突状细胞、单核-巨噬细胞分泌,其他类型细胞如上皮细胞、内皮细胞和成纤维细胞也可产生。

IL-1家族有10多种成员（表3-4），IL-1和受体家族是固有免疫的基础，对适应性免疫应答也起重要作用。IL-1是最早发现的IL-1家族成员，有IL-1α和IL-1β两种分子，相应的前体pro-IL-1α和pro-IL-1β需要在蛋白水解酶Caspase-1剪切的作用下，成为成熟形式以发挥生物学功能。IL-1的初级受体是IL-1R1，如IL-1β可与IL-1R1和IL-1RAcP结合，形成IL-1β/IL-1R1/IL-1RAcP三元复合物，触发炎症反应信号。在机体局部分泌浓度较低时，IL-1主要参与协同刺激APC和T细胞的活化，促进B细胞的生长和分化，促进成纤维细胞增殖，激活软骨细胞和破骨细胞[48]。IL-1家族通过PAMP、DAMP参与炎症反应。IL-1α与IL-β的生物学功能基本相同，它们都参与发热、免疫应答、炎症反应、促进伤口愈合、刺激造血功能，参与自身免疫性疾病和代谢性疾病等。

表3-4　IL-1家族成员及其受体[48]

IL-1家族	特异性受体	共受体(coreceptor)	作用
IL-1α,IL-1β	IL-1R1	IL-1R3	促炎
IL-1β	IL-1R2	IL-1R3	抗炎
IL-1Ra	IL-1R1	NA	抗炎
IL-18	IL-1R5	IL-1R7	促炎
IL-33	IL-1R4	IL-1R3	促炎
IL-36α,β,γ	IL-1R6	IL-1R3	促炎
IL-36Ra	IL-1R6	IL-1R3	抗炎
IL-37	IL-1R5	IL-1R8	抗炎
IL-38	IL-1R6	IL-1R9	抗炎

2. IL-6

IL-6是一种单链磷酸化糖蛋白，有3个受体结合位点，包括1个特异性受体IL-6R结合位点和2个gp130结合位点[49]。IL-6主要由T淋巴细胞、B淋巴细胞、巨噬细胞、单核细胞、树突状细胞、肥大细胞产生。IL-6R以两种形式存在，即膜结合形式的mIL-6R和可溶性形式的sIL-6R。mIL-6R主要在肝细胞、中性粒细胞、单核细胞和T细胞中表达，诱导肝脏产生急性期蛋白（acute phase protein）、影响中性粒细胞作用以及激活适应性免疫。sIL-6R以低亲和力与IL-6结合，形成二聚体IL-6-sIL-6R复合物，与gp130结合形成异源三聚体，与另一个异源三聚体结合，形成六聚体复合物。IL-6是一种多效促炎细胞因子，其失调与慢性炎症和多因素自身免疫性疾病有关，具有促进多种细胞的增殖和分化、加速肝细胞急性期蛋白的合成等作用。持续缺乏或过度产生IL-6会导致免疫病理损伤。烧伤、术后、感染、器官移植患者都有明显的血清IL-6水平增加的现象。危重症COVID-19患者血清IL-6显著升高，托珠单抗（tocilizumab）是新型冠状病毒病流行早期使用的一种治疗措施，gp130是托珠单抗的作用靶点[50]。

3. IL-10

巨噬细胞是IL-10的主要来源，人肺泡巨噬细胞、支气管上皮细胞和肺泡上皮细胞、调节性T细胞、上皮细胞、角质形成细胞和黑色素瘤细胞也可分泌IL-10。功能性IL-10R复合物是由两个配体结合亚单位（IL-10R-α或IL-10R1）和两个辅助信号亚单位（IL-10R-β或IL-10R2）组成的四聚体。IL-10与IL-10R1胞外结构域的结合，激活JAK1和TYK2，磷酸化IL-10R1胞内结构域上的特异性酪氨酸残基，增加抗凋亡基因和细胞周期基因的转录。IL-10是一种主要的炎症负调节因子，控制巨噬细胞活化程度，抑制活化巨噬细胞MHCⅡ类分子的表达，是抗原提呈的强效抑制剂。IL-10可以下调TNF、IL-1β、IL-6、IL-8、IL-12和GM-CSF的产生。IL-10通路的阻断通常会导致过度的免疫反应，巨噬细胞分泌的IL-10可以通过自分泌IFN-β的反馈回路来维持。当巨噬细胞暴露于IL-10时，降低其杀伤微生物的活性和对IFN-γ的反应。高水平IL-10发挥负调节作用和抑制T细胞的抗病毒作用，病毒利用这一途径逃避免疫，建立持续或潜伏感染[51]。

4. TNF-α

肿瘤坏死因子α（tumor necrosis factor-α，TNF-α）是一种促炎细胞因子，也称为恶病质素，参与全身的炎症，同时也是一种刺激急性期反应的细胞因子。TNF-α主要由活化的巨噬细胞以及淋巴细胞、成纤维细胞和角质形成细胞应对感染、炎症和环境应激源产生。TNF-α在体内以跨膜型（transmembrane TNF-α，tmTNF）和分泌型（secreted TNF-α，sTNF）两种形式发挥作用。tmTNF经过TNF-α转换酶（TNF-α-converting enzyme，TACE）活化切割后产生sTNF。分泌型TNF-α通过1型受体（TNFR1，也称为TNFRSF1A、CD120a和p55）和2型受体（TNFR2，也称为TNFRSF1B、CD120b和p75）发挥生物活性。tmTNF-α也作用于TNFR1和TNFR2，但其生物活性主要通过TNFR2介导[52]。TNF-α是一种多效促炎细胞因子，参与激活固有免疫和适应性免疫。首先，TNF-α可促进白细胞的募集，使其便于产生其他的促炎细胞因子和趋化因子，并激活中性粒细胞参与T细胞的共刺激。其次，TNF-α具有调节活性，例如抑制造血、增加糖皮质激素的产生以及改变树突状细胞和巨噬细胞的功能等。另外，TNF-α还可以通过促进B细胞产生IL-10、诱导T细胞凋亡、改变T细胞受体信号传导、抑制Th17细胞分化，以及增强Treg的数量和功能来调控免疫。TNF-α一方面对某些类型的感染具有抵抗力，另一方面在病理过程中发挥作用。

5. IFN-α

干扰素（interferon，IFN）由3个亚家族组成，Ⅰ型干扰素家族主要成员为IFN-α、IFN-β、IFN-ε、IFN-κ和IFN-ω；Ⅱ型干扰素家族主要为IFN-γ；Ⅲ型干扰素主要为IFN-λ家族。Ⅰ型干扰素与干扰素受体结合，诱导细胞内产生抗病毒蛋白。IFN-α主要参与响应病毒感染的固有免疫，IFN-α诱导B细胞分化、类别转换和抗体产生。IFN-α对急性病毒感染有保护作用，但对细菌感染和自身免疫性疾病可能会产生有害作用。IFN-α与抗PD-1抗体协同作用导致细胞毒性CD27+CD8+T细胞的显著富集，增强细胞毒作用，阻断PD-1诱导的免疫抑制作用。

6. CXCL10

CXCL10（CXC chemokine ligand-10）又名 IFN-γ 诱导蛋白 10（interferon-inducible protein-10，IP-10），属于 CXC 趋化因子家族。单核细胞、树突状细胞、巨噬细胞、内皮细胞和成纤维细胞在响应 IFN-γ 时分泌 CXCL10。CXCL10 的受体 CXCR3 是与 GTP 蛋白偶联的，含有 7 个跨膜区的跨膜蛋白，主要表达在活化的 T 细胞、B 细胞和 NK 细胞中，CXCL10 对这些细胞表现出较强的趋化活性，对于生理条件下淋巴细胞的归巢或病理状态下炎症部位对淋巴细胞的募集有着重要作用。CXCR3 具有两种不同的亚型，即 CXCR3-A 和 CXCR3-B。CXCL10 与 A 亚型结合后，诱导上述细胞的趋化和增殖，而与 B 亚型结合则可抑制细胞迁移和增殖。CXCL10 与某些传染病、自身免疫性疾病和癌症免疫病理有关，可能加剧炎症，导致严重的组织损伤。在病毒感染后，CXCL10 通过促进感染部位内特定 T 细胞亚群的淋巴细胞活化、迁移和浸润，在宿主防御中起着至关重要的作用。

四、SARS-CoV-2 激活巨噬细胞介导的免疫病理

1. SARS-CoV-2 概述

2019 年末，在世界范围流行的新型冠状病毒（severe acute respiratory syndrome coronavirus 2，SARS-CoV-2）引起新型冠状病毒病（coronavirus disease 2019，COVID-19）。SARS-CoV-2 是继 SARS-CoV 和中东呼吸综合征冠状病毒（middle east respiratory syndrome coronavirus，MERS-CoV）之后发现的新的致病的冠状病毒，具有强传染性和高突变特点[53]。SARS-CoV-2 属于正义单链 RNA 病毒，有 4 种结构蛋白：刺突蛋白（spike protein，S）、膜蛋白（membrane protein，M）、包膜蛋白（envelope protein，E）、核衣壳蛋白（Nucleocapsid，N）。S 蛋白分布于病毒包膜表面，是冠状病毒宿主选择和组织趋向的关键决定因素。S 蛋白分为 S1 和 S2 两个亚基。S1 亚基包括 N 端结构域（amino-terminal domain，NTD）和 C 端结构域（carboxy-terminal domain，CTD），其中 CTD 具有受体识别与结合的功能，称为受体结合结构域（receptor binding domain，RBD）。S1 亚基上的 RBD 结构域负责与宿主细胞的受体血管紧张素转换酶 2（angiotensin converting enzyme 2，ACE2）结合[54]。S 蛋白首先以 S1 识别和结合宿主 ACE2 受体，由跨膜丝氨酸蛋白酶（trans membrane serine protease，TMPRSS）水解激活，再与 S2 介导病毒-细胞膜融合，促使病毒进入宿主细胞[55]。

SARS-CoV-2 感染细胞后，其 RNA 被胞质内 TLR、视黄酸（维甲酸）诱导基因 I（retinoic acid-inducible gene I，RIG-I）和黑色素瘤分化相关基因 5（melanoma differentiation associated gene 5，MDA5）识别，RIG-I 和 MDA5 的解旋酶结构域与线粒体抗病毒信号蛋白（mitochondrial antiviral-signaling protein，MAVS）结合，激活下游信号，诱导 NF-κB 的激活，并通过干扰素调节因子 3（interferon regulatory factor 3，IRF3）和 IRF7 磷酸化驱动 IFN 和促炎细胞因子的产生（参考图 3-5）[56]。

高浓度的炎症细胞因子和趋化因子通过内皮功能障碍和血管舒张放大了破坏性组织损伤的程度，并招募巨噬细胞和中性粒细胞等免疫细胞。过度的炎症进一步诱导巨噬细胞和中性粒细胞的过度活化，使组织损伤持续下去，导致肺损伤。固有免疫参与

COVID-19患者的肺部病理损伤机制见图3-17。

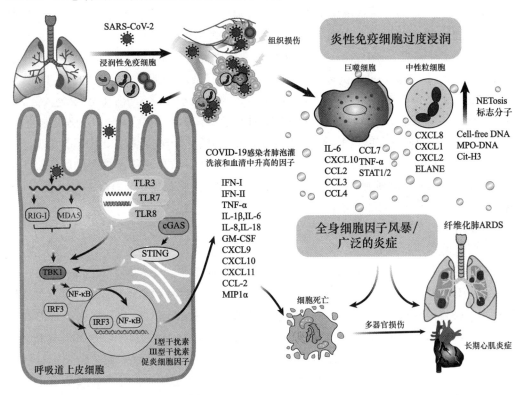

图3-17 固有免疫参与COVID-19患者的肺部病理损伤机制 [56]

2. 单核-巨噬细胞在SARS-CoV-2感染中发挥的作用

单核-巨噬细胞在SARS-CoV-2感染引起的COVID-19中发挥重要作用。危重症COVID-19患者免疫细胞过度活化导致多器官损伤，其中巨噬细胞过度活化、炎性因子大幅度释放是重要因素。重症患者比轻症感染患者肺部单核-巨噬细胞比例更高，并发现在脾、肾、心、脑、淋巴结等的损伤部位存在单核-巨噬细胞的聚集。单核-巨噬细胞的组织凝血活酶造成的凝血系统异常也是COVID-19患者不良预后的重要原因。

SARS-CoV-2侵入机体，在活化中性粒细胞、单核-巨噬细胞吞噬病原体的同时，产生炎症因子以清除病原体，促进组织修复，抵抗危险信号的威胁。然而，巨噬细胞的异常激活会导致患者过度炎症反应，巨噬细胞反应失调对宿主造成损害。SARS-CoV-2严重感染会引起巨噬细胞活化综合征（macrophage activation syndrome，MAS）。MAS是全身性的自身炎症免疫性疾病，其显著的病理特征是巨噬细胞和T淋巴细胞的持续增殖和过度活化，导致IFN-γ、IL-18、IL-6等炎性细胞因子短时间内大量释放，产生细胞因子风暴。在SARS-CoV-2和其他高致病性冠状病毒感染期间，有20%的患者最终会发展为致命性ARDS，这些患者的肺组织中出现以巨噬细胞为主的广泛炎性细胞浸润，并检测到高水平的IFN-γ、IL-6、IL-12、TGF-β、CCL2、CXCL10、CXCL9和IL-8 [57]。

COVID-19患者的巨噬细胞过度活化和炎症的可能途径：①Ⅰ型干扰素增加机体对

病原微生物入侵的抵抗，促进肺泡上皮细胞释放单核细胞趋化因子，导致血液中单核细胞持续募集到肺部。单核细胞通过JAK信号通路和STAT途径的激活分化为促炎巨噬细胞，Ⅰ型干扰素的延迟产生则导致细胞病变效应增强。②活化的NK细胞和T细胞通过产生GM-CSF、TNF和IFN-γ，进一步促进单核细胞来源的巨噬细胞募集和活化。③氧化磷脂（oxidized phospholipid，OxPL）积聚在受感染的肺部，并通过TLR4-TRAF6-NF-κB途径激活单核细胞来源的巨噬细胞。④Ⅰ型干扰素诱导SARS-CoV-2与ACE2受体的结合，使病毒能够进入巨噬细胞的细胞质并激活NLRP3炎症小体，分泌成熟的IL-1β和IL-18，IL-1β促进单核细胞来源的巨噬细胞的活化，减少受感染肺部的Ⅰ型干扰素的产生。⑤FcγR与抗S蛋白的IgG形成免疫复合物，导致单核细胞来源的巨噬细胞活化增加，活化的巨噬细胞通过释放大量促炎细胞因子来加剧COVID-19细胞因子风暴[58]。

3. SARS-CoV-2引起的细胞因子风暴

（1）细胞因子风暴概述

细胞因子风暴（cytokine storm，CS）也称为炎症细胞因子风暴（inflammatory cytokine storm）或高细胞因子血症（hypercytokinemia），是机体对病毒、细胞、药物等外界刺激的一种过度免疫反应，此时多种细胞因子在组织和器官中异常升高，导致器官严重损伤和功能衰竭等严重的免疫病理损伤。如细胞因子风暴约有10%～20%导致ARDS。肺组织炎症反应过度，细胞因子异常升高，过度激活中性粒细胞、巨噬细胞和其他免疫细胞，造成肺毛细血管内皮细胞以及肺泡上皮细胞弥漫性损伤，大量渗出液聚集使气道阻塞，临床表现为急性非心源性肺水肿和低氧血症（$PaO_2/FIO_2 \leqslant 300$ mmHg），X胸片呈现肺脏毛玻璃样变或纤维化改变。COVID-19的重症、危重症和死亡患者与炎症细胞因子风暴导致病理损伤密切相关。

SARS-CoV-2通过与ACE2受体结合激活巨噬细胞，在脾脏和淋巴结中产生IL-6，肺泡巨噬细胞分泌促炎细胞因子IL-6、TNF并高表达PD-1。Ragab D[59]等的临床研究提示，COVID-19轻度和重度疾病均会导致循环白细胞亚群和细胞因子分泌的变化，特别是IL-6、IL-1β、IL-10、TNF、GM-CSF、IP-10、IL-17和MCP-3的表达增高。

（2）巨噬细胞参与细胞因子风暴的分子机制

1）TLR/IL-1R信号的激活：SARS-CoV-2感染后通过TLR/IL-1R信号的传导激活COVID-19中的单核-巨噬细胞。在TLR/IL-1R激活后，下游信号分子MyD88、IRAK4、IRAK1、TRAF6和RELA/p65的表达会增加，可触发Bruton酪氨酸激酶（bruton tyrosine kinase，BTK）活化并介导IL-1、IL-18和除TLR3以外的所有TLR的信号传导。Sheahan T[60]等的研究结果显示，在重症COVID-19患者中，用BTK抑制剂治疗可使C反应蛋白和IL-6水平正常化并改善氧合。因此，靶向TLR/IL-1R的信号级联反应可能会缓解重症COVID-19中的高炎症反应。

2）M1和M2型巨噬细胞的激活：Liao M[61]等研究表明，COVID-19患者肺泡灌洗液中巨噬细胞主要来源于炎性单核细胞，相对缺乏常驻肺泡巨噬细胞。重症COVID-19患者巨噬细胞高度表达基因FCN1和SPP1，而在中度COVID-19患者中，巨噬细胞优先表达FABP4。在肺泡灌洗液中表达FCN1和SPP1的巨噬细胞具有M1型巨噬细胞的基因表达特征。在重症 COVID-19 患者中还发现了表达促纤维化基因（TREM2、TGFB1 和 SPP1）和免疫调节基因（A2M 和 GPR3）的 M2 型巨噬细胞的促纤维化亚群。

3）细胞因子的作用：SARS-CoV-2 感染后，由 II 型肺泡上皮细胞和常驻肺泡巨噬细胞产生的细胞因子触发了炎性单核-巨噬细胞的增殖，并将炎性单核-巨噬细胞募集到肺部产生细胞因子，从而导致重症 COVID-19 患者的过度炎症[62]。重症 COVID-19 患者肺巨噬细胞分泌的细胞因子 IL-1β、IL-6、TNF 和趋化因子 CCL2、CCL3、CCL4、CCL7 的表达增加，这些趋化因子是单核-巨噬细胞向感染部位迁移的有效募集剂。重症患者的肺泡灌洗液中促炎细胞因子水平也显著升高，尤其是 IL-1β、IL-6、IL-8、TNF-α 和 IFN-γ。IL-1β 主要对免疫细胞向炎症组织的迁移、Th17 细胞分化、多种细胞因子和黏附因子的表达和释放、NF-κB 通路的激活，以及自身产生的正反馈等发挥积极作用。IL-6 通过经典的顺式和反式两条信号通路，以膜结合型（mIL-6R）和可溶性 IL-6R（sIL-6R）两种方式激活 JAK/STAT3 下游信号，IL-6-JAK-STAT3 轴与 COVID-19 的病程紧密相关[63]。TNF-α 作为 NF-κB 激活的初始驱动因子，可以通过其受体 TNFR1 激活 NF-κB 信号通路，诱导多种促炎和抗凋亡基因的表达。

4.SARS-CoV-2 激活巨噬细胞参与的免疫病理损伤

在重症 COVID-19 患者肺组织中有大量的巨噬细胞，存在肺泡损伤，与巨噬细胞浸润、中性粒细胞胞外诱捕网（NETs）的释放、II 型肺泡上皮细胞增生等有关。COVID-19 患者的肾组织中发现 CD68[+]巨噬细胞，提示急性肾小管损伤可能与单核-巨噬细胞的聚集有关。Mehta P[64] 等的研究发现，在 COVID-19 患者的脑组织枕叶皮层活检中可见泡沫状巨噬细胞，这将导致脑炎并发症累及嗅神经和视神经，可能与 COVID-19 阳性人群短暂或者永久性的嗅觉和味觉丧失有关。此外，在人类多能干细胞来源的心肌细胞和成人心肌细胞中发现 SARS-CoV-2，它导致单核-巨噬细胞趋化细胞因子 CCL2 的分泌和随后单核-巨噬细胞的聚集，引起心脏损伤[65]，这些炎症反应是 COVID-19 患者心脏损伤的原因之一。

单核-巨噬细胞不仅是固有免疫启动细胞，也是适应性免疫重要的效应细胞，它们参与免疫全过程，是抗感染的双刃剑，在清除病原微生物的同时，也是导致机体损伤的主要细胞（表3-5）。病原微生物与机体免疫系统相互作用导致的错综复杂的微环境，使单核-巨噬细胞发挥不同作用，导致不同的结局。如何使单核-巨噬细胞在清除病原菌的过程中发挥其保护机体的作用，同时避免其对机体的损伤，需要科学界有突破性的探索和研究。

表3-5　重要细胞因子的来源及功能

细胞因子	来源	功能
1型细胞因子(type 1 cytokine)		
IL-2	活化的T细胞、NK细胞	刺激T细胞和B细胞的增殖和分化；激活NK细胞
IFN-γ	Th1细胞、NK细胞和CD8[+] T细胞	支持Th1分化，诱导IgG亚类类别转换；激活巨噬细胞并诱导MHC II类分子表达；弱抗病毒和抗增殖活性；免疫调节作用

续表3-5

细胞因子	来源	功能
TNF-β	活化的T细胞	对某些肿瘤细胞具有细胞毒性;对于淋巴结和派尔集合淋巴结的发育是必需的;对于脾B细胞和T细胞区和生发中心的形成是必需的;诱发炎症;激活血管内皮细胞,诱导淋巴管生成;NK细胞分化所必需的
IL-12	巨噬细胞、B细胞和树突状细胞、NK细胞	诱导辅助性T细胞的Th1亚群分化;诱导T细胞和NK细胞产生IFN-γ,增强NK细胞和细胞毒性T细胞活性

2型细胞因子(type 2 cytokine)

细胞因子	来源	功能
IL-4	Th2细胞、ILC2、肥大细胞、嗜碱性粒细胞和骨髓基质细胞	促进T细胞分化为Th2细胞;刺激B细胞的生长和分化;诱导IgE类别转换,参与哮喘和过敏反应;防御寄生虫感染
IL-5	Th2细胞、ILC2、肥大细胞、嗜酸性粒细胞	诱导嗜酸性粒细胞形成和分化;刺激B细胞生长和分化;参与防御寄生虫、哮喘和过敏反应
IL-9	Th9、ILC2	刺激T淋巴细胞和造血前体细胞的增殖,参与防御寄生虫,以及哮喘和过敏反应
IL-13	Th2细胞、ILC2、肥大细胞和NK细胞	上调IgE的合成并抑制炎症反应;参与防御蠕虫和原生动物;参与哮喘和一些过敏反应
IL-10	巨噬细胞和树突状细胞、T细胞	抗炎;拮抗辅助性T细胞的Th1亚群的生成;刺激人B细胞合成和分泌IgA;增强B细胞、胸腺细胞和肥大细胞的增殖

17型细胞因子(type 17 cytokine)

细胞因子	来源	功能
IL-17	Th17细胞、ILC3、CD8+T、γδ T细胞、NK细胞、上皮内淋巴细胞	参与对胞外菌的免疫反应;通过产生的促炎细胞因子、单核细胞和中性粒细胞的趋化因子来促进炎症反应;对屏障组织有抗炎作用
IL-22	Th17细胞、ILC3	诱导上皮细胞释放抗菌肽,增强紧密连接的完整性;具有促炎和抗炎双重作用;参与对胞外菌的免疫
GM-CSF	T细胞、巨噬细胞、成纤维细胞和内皮细胞	造血祖细胞生长因子;粒细胞和单核细胞谱系分化因子

促炎细胞因子(proinflammatory cytokine)

细胞因子	来源	功能
IL-1	单核细胞、巨噬细胞、树突状细胞、NK细胞、上皮和内皮细胞、成纤维细胞、脂肪细胞、星形胶质细胞和一些平滑肌细胞	诱导局部炎症和全身反应,如发热、急性期反应和刺激中性粒细胞产生

细胞因子	来源	功能
IL-6	T 细胞、B 细胞、巨噬细胞、骨髓基质细胞、成纤维细胞、内皮细胞和肌肉细胞、脂肪细胞和星形胶质细胞	调节 B 细胞和 T 细胞功能；影响造血功能；诱发炎症和急性期反应
TNF-α	单核细胞、巨噬细胞、活化的 T 细胞、NK 细胞、中性粒细胞和成纤维细胞	强大的炎症和免疫功能介质；调节多种细胞类型的生长和分化；对许多类型的转化细胞和一些正常细胞具有细胞毒性；促进血管生成、骨吸收和血栓形成过程；抑制脂质代谢
抗炎细胞因子（anti-inflammatory cytokine）		
IL-10	见上 IL-10 介绍	见上 IL-10 介绍
TGF-β	Treg、巨噬细胞、血小板和许多其他细胞类型	抑制多种细胞的生长、分化和功能；抑制炎症，促进伤口愈合；诱导 IgA 类别转换
抗病毒细胞因子（antiviral cytokine）		
Ⅰ 型 IFN	巨噬细胞、树突状细胞、淋巴细胞、病毒感染的细胞	诱导对病毒感染的抵抗力；抑制细胞增殖；增加有核细胞上 MHC Ⅰ 类分子的表达
造血细胞因子（hematopoietic cytokine）		
G-CSF	骨髓基质细胞和巨噬细胞	对中性粒细胞的生长和分化至关重要
GM-CSF	T 细胞、巨噬细胞、成纤维细胞和内皮细胞	造血祖细胞生长因子；粒细胞和单核细胞谱系分化因子

（谭继英，党文瑞，王文婷）

第五节　训练免疫

一、训练免疫概述

（一）训练免疫的发现

固有免疫应答主要由中性粒细胞、巨噬细胞、单核细胞、自然杀伤细胞以及树突状细胞等介导，其特点是反应速度快，但不具有抗原特异性。适应性免疫应答主要由 T 淋巴细胞和 B 淋巴细胞介导，其特点是应答慢，但经基因重组并筛选分化的淋巴细胞可以表达特异性受体，从而建立免疫记忆，具有特异性。

　　然而，缺乏适应性免疫反应系统的植物和无脊椎动物，在接种特定病原体后，也能获得对相应病原体以及其他从未接种过的病原体的免疫力，这种能力在植物学中被称为系统获得抗性（systemic acquired resistance，SAR）。进一步研究发现，在包括人在内的脊椎动物中，免疫抗性也能依赖固有免疫系统而得到显著增强，例如，接种卡介苗（BCG）的婴儿，在降低由结核分枝杆菌感染引发的相关疾病发病率的同时，还能显著降低新生儿由于败血症以及下呼吸道感染等引发的死亡率[66]。

　　因此，我们将这种机体非特异性免疫的增强效果定义为"训练免疫"（trained immunity），它是指机体在被病原体或者病原体相关分子模式初次刺激后，固有免疫细胞发生长期功能重编程，从而在二次感染或者交叉感染时，增强其对机体起到保护作用的免疫炎症反应，且不依赖于适应性免疫。

　　（二）训练免疫的特点

　　1. 免疫效应细胞：训练免疫的效应细胞主要为中性粒细胞、巨噬细胞、单核细胞、NK细胞、固有淋巴样细胞（ILC）等固有免疫细胞，以及部分非经典免疫细胞（如造血干细胞、上皮细胞、上皮干细胞等）。

　　2. 免疫对象：训练免疫对二次刺激时的免疫对象无特异性，无论二次感染的刺激与初始刺激相关或无关，对应的免疫效应细胞都能在随后诱导更强、更快的免疫效应。

　　3. 免疫机制：在训练免疫中，细胞利用模式识别受体识别抗原，进一步激活不同的信号通路，通过相关基因的表观遗传重编程以及相关代谢途径的重编程来诱导较长时间的增强免疫，激活速度较快，一般为数小时，免疫记忆存在的时间也相对较短，一般为数月。

　　4. 免疫作用：训练免疫使得其相应效应细胞的细胞因子的释放发生改变，从而对免疫反应以及炎症反应进行调节。

　　训练免疫与适应性免疫均能在机体二次感染时产生更快、更强烈的免疫反应，但两者的免疫机制、免疫对象和免疫作用等都有较大的差异（表3-6）。

表3-6　训练免疫与适应性免疫在机体二次感染时的主要区别[66]

	适应性免疫	训练免疫
效应细胞	T淋巴细胞、B淋巴细胞	中性粒细胞、单核细胞等
特异性	抗原识别特异性	无特异性
效应时长	数天至数周	数分钟至数天
持续时长	数年，可达终生	数周至数月
产生效应	体液免疫、细胞免疫	炎症反应
主要机制	基因重组、基因突变	表观遗传重编程、代谢重编程

（三）训练免疫激活剂

以往研究表明，真菌、细菌、病毒等致病信号，以及胰岛素、脂蛋白、细胞因子等非致病信号都能激活训练免疫[67]。

1. β-葡聚糖

真菌类病原体白色念珠菌及其细胞壁成分β-葡聚糖（β-glucan）是最早被发现能够诱导体外训练免疫的激活剂。在β-葡聚糖刺激之后，细胞因子的产生能力增强，同时造血干细胞更倾向于髓系分化，而腹腔注射给药后的小鼠即使在化疗诱导后也未产生常见的骨髓抑制现象。进一步研究显示，β-葡聚糖能诱导小鼠对金黄色葡萄球菌等细菌产生抗性。目前，β-葡聚糖是训练免疫领域实验研究中最常用的诱导剂之一。

2. 卡介苗

卡介苗是一种用于预防结核分枝杆菌感染所引起的结核性疾病的减毒活疫苗，但同时也可以增强除结核病以外的其他感染性疾病的免疫作用。例如，BCG能通过减少新生儿败血症和下呼吸道的感染从而降低儿童死亡率，BCG的免疫刺激特性还可以使SARS-CoV-2刺突蛋白对IgG的诱导作用显著增强等。在小鼠实验中，BCG疫苗接种可以预防单核细胞增生李斯特菌、金黄色葡萄球菌、白色念珠菌、鼠伤寒沙门菌、曼氏血吸虫等病原微生物感染，并且即使小鼠T细胞和B细胞缺陷，这种保护作用仍旧存在。

3. 脂多糖

脂多糖（LPS）是革兰阴性菌外膜中的一种特殊结构，同时作为一种内毒素（endotoxin）作用于人类或动物等其他生物细胞。在极低的剂量下，LPS可以诱导训练免疫的作用，但当人或动物持续暴露于大剂量LPS的环境下时，将会刺激骨髓源性巨噬细胞（bone marrow -derived macro- phage，BMDM），使细胞产生耐受性，诱导基因的转录沉默。

4. 其他激活剂

除β-葡聚糖和BCG之外，还有许多因子都是训练免疫的天然激活剂。

腺病毒呼吸道感染可以使局部黏膜部位的肺泡巨噬细胞对异源细菌感染的抵抗能力增强；在感染疱疹病毒的潜伏期，小鼠能通过全身巨噬细胞的激活以及IFN-γ的持续产生来抵抗单核细胞增生李斯特菌以及鼠疫耶尔森菌的感染；人类免疫缺陷病毒感染者相较未感染者，在革兰阴性菌的脂多糖和细菌再次感染后，IL-1β的产生水平更高；使用氧化低密度脂蛋白（oxLDL）短暂刺激的单核细胞也表现出训练免疫相关表型。

此外，长期暴露于高胰岛素水平、高脂肪因子等与肥胖相关环境因子下的巨噬细胞也会产生包括Akt信号传导、细胞代谢以及表观遗传等的变化，这与训练免疫产生的效果类似，因此胰岛素抵抗也被定义为训练免疫的一种。

二、训练免疫的调控与作用机制

经过训练免疫的巨噬细胞、中性粒细胞等效应细胞在二次刺激之下产生的炎症反应都显著提高，其分子机制则主要表现为表观遗传重编程与代谢重编程。

（一）表观遗传重编程

表观遗传重编程是训练免疫发生的基础。正常状态下，转录相关蛋白无法进入固有免疫细胞（如巨噬细胞、单核细胞）参与炎症反应和损伤修复等基因的表达调控。而当模式识别受体识别病原体或者病原体相关分子模式后，细胞会迅速激活并启动下游转录的级联反应，在转录因子与表观遗传因子共同调控下，相关基因的基因组产生包括组蛋白修饰、DNA修饰、非编码RNA（ncRNA）修饰等的表观遗传修饰，或RNA聚合酶Ⅱ整合到该位点，激活并介导炎症反应的发生。当初次刺激消失之后，产生的表观遗传修饰并不会完全消除，有一部分可以较为长期地存在于基因的表达调控区域，从而能够在二次刺激时，利用这些组蛋白标记更快地招募转录因子，激活促炎因子的表达，诱导更强的免疫反应[66]。

1. 组蛋白修饰

组蛋白修饰是训练免疫中常见的表观遗传变化。染色质中的组蛋白末端修饰包括乙酰化（ac）、甲基化（me）、磷酸化（p）、泛素化（ub）等，而在训练免疫中，又以乙酰化（ac）和甲基化（me）这两种更为常见。

（1）修饰类型

1）甲基化：训练免疫会使相关基因组蛋白末端产生多种不同类型的甲基化，而不同的甲基化位点以及不同的甲基化程度都会导致不同的转录效应。

细胞在训练免疫之后，相关基因启动子处的组蛋白第三亚基四号赖氨酸的三甲基化（H3K4me3）以及增强子处的组蛋白第三亚基四号赖氨酸的甲基化（H3K4me1）上调。通过招募相应的调节蛋白，这两种组蛋白修饰可以起到开放染色质、激活转录的作用。如H3K4me3可以招募染色质-DNA螺旋结合蛋白1（CHD1）以及核小体-重塑因子亚基BPTF等，这两种蛋白都可以打开染色质并激活转录，也可以通过抑制核小体改构复合体（nucleosome remodeling complex，NuRD）的结合使转录活动更加稳定[68]。

与此同时，相关基因启动子处的组蛋白第三亚基九号赖氨酸的三甲基化（H3K9me3）以及同样是位于启动子处的组蛋白第三亚基二十七号赖氨酸的三甲基化（H3K27me3）下调。H3K9me3甲基化修饰能够募集异染色质蛋白1（HP1），并通过HP1分子在相邻核小体上的多聚化介导异染色质的压缩，从而使基因沉默；H3K27me3甲基化修饰在传统观点中被认为由多梳抑制复合体2（polycomb repressive complex2，PRC2）催化，并由多梳抑制复合体1（polycomb repressive complex1，PRC1）识别，进一步催化组蛋白2A泛素化（H2Aub），促进染色质凝集，抑制转录起始复合物的招募，从而抑制转录。因此，下调H3K9me3以及H3K27me3均可逆转基因沉默，使基因开放表达。

2）乙酰化：在训练免疫之后，细胞内受刺激基因的启动子或增强子处的组蛋白第三亚基二十七号赖氨酸乙酰化（H3K27ac）上调，使相应染色质的转录活性增加。组蛋白乙酰化在此处是一种阳性标记，与开放的有转录活性的染色质相关，它可以"间接地"通过增强核小体迁移率或者改变起始位点附近的染色质来影响位点的活化时间，也可以"直接地"通过尾部的乙酰化使复制因子更快地募集至起始位点周围的核小体，使转录提前。同时有研究表明，在启动子中，H3K27ac的活性变化标记比H3K4me3更加稳定（表3-7）。

表3-7 训练免疫中的组蛋白修饰 [67]

组蛋白修饰 \ 标记属性	作用	训练免疫后富集度	区域
H3K27ac	激活	上调	启动子、增强子
H3K4me3	激活	上调	启动子
H3K4me1	激活	上调	增强子
H3K9me3	抑制	下降	启动子
H3K27me3	抑制	下降	启动子

（2）组蛋白修饰基因

1）细胞因子相关基因组蛋白修饰：体外巨噬细胞或体内外周血单核细胞（PBMC）在经过β-葡聚糖或BCG的训练免疫后，肿瘤坏死因子α（TNF-α）、白介素-6、白介素-1β等细胞炎症因子的编码基因的启动子处的H3K4me3标记均增加，而H3K9me3标记减少；在一些炎症反应的信号通路上，H3K27ac的修饰增加；H3K4me1组蛋白标记和H3K27ac一样，会在基因的远端增强子富集，前者比后者更加稳定。

2）信号通路组蛋白修饰：训练免疫在基因组蛋白诱导的大多数修饰涉及G蛋白偶联受体和蛋白激酶，表明训练免疫在重塑信号转导分子过程中也有着非常重要的作用。同时，尽管不同激活剂会诱导不同信号通路的组蛋白修饰，部分重要的，尤其是与代谢相关的信号通路仍旧有共同的改变，例如磷脂酰肌醇3-激酶/蛋白激酶B/雷帕霉素（PI3K-Akt-mTOR）途径。在BCG以及β-葡聚糖诱导的训练免疫中都已证实PI3K/Akt的编码基因在增强子区的H3K27ac激活型标记增加，而mTOR靶标在编码基因的启动子区H3K4me3激活型标记增加。

3）代谢通路酶组蛋白修饰：训练免疫的组蛋白修饰同样会作用于代谢通路中的酶的部分编码基因，从而直接对细胞的代谢作用进行重编程。

在巨噬细胞以及中性粒细胞的训练免疫研究中发现，细胞内糖酵解限速酶己糖激酶2（HK2）、磷酸果糖激酶（PFKP）的编码基因的H3K4me3增加，而H3K9me3下降；细胞内谷氨酰胺代谢相关酶谷氨酰胺酶（GLS）、谷氨酸酶（GLUD）的基因也有类似趋势，且训练免疫的程度与H3K4me3的富集程度呈正相关。

2. DNA甲基化

DNA甲基化是一种对环境敏感的DNA共价修饰，在训练免疫中也伴随着组蛋白修饰出现。在β-葡聚糖以及BCG诱导的训练免疫中，由训练免疫诱导的差异性甲基化区域（differentially methylated region，DMR）与H3K4me1以及H3K27ac组蛋白修饰区域有很大的重叠；同时，相比瞬时动态产生的H3K27ac组蛋白乙酰化修饰，DNA甲基化修饰建立速度更慢，但其半衰期也相应更长。

3. 长链非编码RNA

在训练免疫诱导的表观遗传重编程中，染色体空间结构以及长链非编码RNA（long-noncoding RNA，lncRNA）也发挥了重要作用。lncRNA通常在DNA的拓扑相关结构域（topologically associated domain，TAD）与具有一定形态结构的染色质相互作用，从而起到调控的效果。在β-葡聚糖诱导的训练免疫中，模式识别受体dectin-1受到激活，触发钙依赖性活化T细胞核因子（nuclear factor of activated T cell，NFAT），增加一种名为免疫启动长链非编码RNA（immunepriming lncRNA，IPL）的新型lncRNA的转录。以UMLILO为例，这种IPL可以特异性调节伴侣蛋白甲基转移酶复合物WDR5-MLL1，招募甲基化酶，从而促进H3K4me3等的标记在免疫基因（IL-8/IL-6/CXCL2/CSF1）启动子上的富集[69]。

（二）代谢重编程

在训练免疫中，表观遗传及免疫信号传导可以介导并调节多种代谢途径的重编程，同时，代谢途径重编程的发生以及部分代谢途径中间物的产生与抑制也被证实能进一步介导、扩大或者抑制训练免疫所产生的部分表观遗传或者信号传导途径，展现出代谢重编程与训练免疫表观重编程以及信号传导途径之间复杂的相互联系。

1. 糖酵解

糖酵解是训练免疫代谢重编程中最主要的组成部分，在胰岛素抵抗（insulinresistance）、BCG诱导、β-glucan诱导、LPS诱导等的各种训练免疫模式中，都作为组蛋白训练免疫修饰的基础而存在。

（1）BCG诱导的糖酵解重编程

葡萄糖是BCG训练细胞的主要能量来源，在BCG训练之后，细胞内糖酵解限速酶基因HK2、PFKP的激活型组蛋白标记H3K4me3上升，抑制型标记H3K9me3下降。

BCG在训练免疫中由细胞的NOD2受体进行信号传导。NOD2是NLR的一种，是机体非特异性免疫系统中重要的胞内模式识别受体（PRR）。激活的NOD2受体进一步通过磷脂酰肌醇3-激酶（PI3K）—蛋白激酶B（AKT）—哺乳动物雷帕霉素靶蛋白（mTOR）—缺氧诱导因子1α（HIF-1α）通路，提升细胞糖酵解的程度[69]。

（2）β-葡聚糖和LPS诱导的Warburg效应

β-葡聚糖以及LPS诱导的训练免疫与BCG诱导的训练免疫有部分相似之处，但由于训练途径中起到介导作用的受体不同，三者在信号通路、代谢重编程过程都有着较大的差异。

Warburg效应最早在肿瘤细胞中被发现，指相较于正常细胞，肿瘤细胞的糖酵解更活跃，而氧化磷酸化（OXPHOS）减少。在β-葡聚糖以及LPS诱导的训练免疫中，都发现效应细胞的代谢发生了类似肿瘤的Warburg效应，但在BCG中则不会产生这种效应，糖酵解和OXPHOS程度都在BCG诱导的训练免疫后显著上升[67]。

TLR是介导LPS诱导的训练免疫的受体。一方面，TLR依赖骨髓分化初反应蛋白88（MyD88）激活PI3K，进一步激活Akt-mTOR-HIF-1α，通过刺激葡萄糖转运蛋白的表达，增加葡萄糖细胞质浓度，激活糖酵解限速酶等途径提高糖酵解的水平；另一方面，TLR拮抗AMPK信号途径对OXPHOS的偏好，以及AMPK信号对mTOR通路糖酵解代谢的抑制，从而使代谢显现出糖酵解增加伴随OXPHOS减少的Warburg效应。

Dectin-1是β-葡聚糖诱导的训练免疫的受体。当Dectin-1被激活后，信号会沿Akt—mTOR—HIF—1α传导，同样通过驱动几种糖酵解限速酶的表达等方式增加细胞糖酵解的水平。同时，β-葡聚糖诱导OXPHOS下降的机制尚不完全清楚，但有一条途径显示，β-葡聚糖能通过诱导单核细胞NAD/NADH的比率上升，抑制组蛋白去乙酰化酶（HDAC）sirtuin1的表达，进一步降低线粒体的含量，使线粒体电子传递链（ETC）的能力在细胞缺氧过后会有所下降。

2. 谷氨酰胺代谢途径

谷氨酰胺代谢途径也是训练免疫中不可缺少的代谢组成部分，尽管目前其诱导的机制尚不清楚。

巨噬细胞在经BCG诱导训练免疫之后，其谷氨酰胺酶GLS、谷氨酸酶GLUD编码基因的启动子处的激活组蛋白标记H3K4me3显著增加，而抑制标记H3K9me3显著减少。同时，由谷氨酰胺分解代谢产生的富马酸盐本身也可以通过影响DNA脱甲基酶、抑制H3K4去甲基化酶KDM5等途径影响训练免疫的表观遗传重编程，诱导训练免疫，从而扩大细胞的训练免疫效应。[70]

3. 胆固醇合成途径

胆固醇合成途径也是一条目前机制尚不清晰的影响训练免疫的代谢途径，在训练免疫后显著增强。同时，胆固醇合成产物甲羟戊酸酯本身同样可以通过类胰岛素一号生长因子受体（IGF1-R）诱导H3K4me3和H3K27ac组蛋白修饰，并进一步激活Akt-mTOR，从而扩大细胞的训练免疫效应。

4. 其他代谢中间物

除以上三条在训练免疫中显著变化的代谢途径之外，还有其他许多代谢途径中的中间产物都在直接或间接地参与着细胞的训练免疫。

糖酵解途径中的代谢产物乙酰辅酶A可作为乙酰基供体，协助蛋白质赖氨酸乙酰酶进行蛋白质以及RNA的乙酰化。

谷氨酸氧化脱氨的产物α-酮戊二酸可作为辅助因子，介导蛋白质、DNA及RNA的氧化依赖性去甲基化[67]。

谷胱甘肽（GSH）在训练免疫的细胞中被甲硫氨酸途径增强，并由该途径进一步产生S-腺苷蛋氨酸（SAM），用作DNA组蛋白甲基化如H3K4me3的甲基化供体。

在LPS以及IFN-γ共同刺激训练的巨噬细胞中，天冬氨酸几乎被耗尽。它能促进M1型巨噬细胞中炎症因子的分泌，同时也能激活HIF-1α和炎症小体，介导细胞信号通路，增加天冬氨酸代谢物如天冬酰胺的表达水平[66]。

在LPS诱导的骨髓来源的巨噬细胞（BMDM）的训练免疫中，TCA中间产物琥珀酸盐的比例会调节M1和M2型巨噬细胞的活化，而M1型巨噬细胞产生的Warburg效应继续增加了琥珀酸盐的浓度，琥珀酸盐通过驱动HIF-1α并抑制脯氨酸羟化酶（PHD）的活性，进一步促进细胞IL-1β的转录，从而扩大IL-1β诱导的训练免疫。

（徐　颖，林太玥）

第六节　固有免疫抗肿瘤作用

一、肿瘤免疫治疗

肿瘤细胞、活化的 T 及 B 细胞、巨噬细胞、调节性 T 细胞表面表达免疫抑制蛋白，免疫疗法通过选择性识别和结合这些蛋白来改变肿瘤微环境，从而激活针对癌细胞的抗肿瘤免疫应答[71]。免疫疗法作为一种新型抗肿瘤方法，日益受到重视。

肿瘤免疫过程包括肿瘤抗原释放、肿瘤抗原提呈、肿瘤特异性 T 细胞启动和激活、活化的 T 细胞转运到肿瘤组织，以及 T 细胞在肿瘤组织浸润、识别和杀死癌细胞。肿瘤通过激活与免疫稳态相关的负调控通路（也称为检查点）主动逃避免疫监测，有效抑制了免疫反应[72]。其中，细胞毒性 T 淋巴细胞蛋白 4（CTLA-4）和程序性细胞死亡蛋白 1（PD-1）这两个检查点引起了最广泛的关注。CTLA-4 是 T 细胞的负调控因子，通过与共刺激分子 CD28 竞争，与共享配体 CD80（也称为 B7.1）和 CD86（也称为 B7.2）结合，来抑制 T 细胞的激活。PD-1 在 T 细胞激活及增殖过程中作为受体表达于 T 细胞表面，并与 PD-L1 和 PD-L2 两个配体之一结合，产生抑制信号，减弱 T 细胞的活性。PD-L1/PD-1 轴是一个重要的负反馈循环，确保免疫稳态，它也是限制肿瘤免疫的重要分子。应用抗体阻断 PD-L1 和 PD-1 之间的相互作用可以增强 T 细胞抗肿瘤免疫效应，其临床疗效已在广泛的实体癌和血液癌中得到证实。当然，尽管免疫检查点分子抗体显示出良好的抗肿瘤效应，但也只有少数患者表现出明显的疗效，其作用机制仍需深入研究。

通过检查患者的肿瘤组织切片，可将肿瘤微环境分为三种基本免疫型，分别对应 PD-L1/PD-1 阻断治疗的不同临床效果。第一种是免疫炎症表型，以肿瘤实质中 CD4$^+$T 细胞和 CD8$^+$T 细胞的积聚为特征，常伴有髓系细胞和单核细胞，这些免疫细胞邻近于肿瘤细胞。肿瘤切片有许多促炎细胞因子的表达。炎症肿瘤样本中的浸润免疫细胞表面 PD-L1 染色显示阳性，有时肿瘤细胞也染色阳性。提示尽管有免疫细胞的浸润，但不足以诱导免疫应答。对于该型患者，抗 PD-L1/PD-1 治疗的临床效果较佳。第二种是免疫排斥表型，它也以大量免疫细胞的存在为特征。然而，免疫细胞并不穿透这些肿瘤的实质，而是保留在肿瘤细胞巢周围的基质中。抗 PD-L1/PD-1 药物治疗后，基质相关 T 细胞可表现为活化和增殖但无浸润，鲜有临床效应。因此，T 细胞迁移穿过肿瘤基质是限速步骤。第三种是免疫沙漠表型，其特征是肿瘤实质或基质中 T 细胞的缺乏。尽管可能存在髓样细胞，但总体特征是无炎症性肿瘤微环境，很少或没有 CD8$^+$T 细胞。此型患者对 PD-L1/PD-1 阻断治疗鲜有反应。

二、固有免疫激动剂的抗肿瘤作用

在肿瘤治疗中应用固有免疫激动剂，通过改善固有免疫，形成有利于抗肿瘤免疫的炎症环境。固有免疫激动剂促进巨噬细胞向 M1 极化，树突状细胞和中性粒细胞活化，刺激淋巴细胞产生释放促炎细胞因子IFN、IL-12、IL-23、IL-1β、TNF-α和IL-2，为T细胞的激活和增殖提供更有利的环境，诱导产生肿瘤抗原特异性T细胞，并促进其向肿瘤转运浸润，识别并杀死肿瘤细胞[73]。

1. TLR激动剂

各种TLR激动剂均可用作潜在的免疫调节剂。例如，使用TLR9激动剂CpG-OND治疗携带有HPV-16 E6和E7癌基因的TC-1细胞系移植C57BL/6小鼠，可破坏其肿瘤微环境。此外，TLR可影响不同T细胞亚群（包括Th1、Th2和Th17细胞）的分化和功能，且重新编程肿瘤驱动的$CD4^+$、$CD8^+$和γδ T细胞以影响其功能，从而发挥佐剂效应。

将TLR3激动剂Poly-ICLC与来自破伤风类毒素的辅助肽结合，构成佐剂组合，与9个MHC I类限制性乳腺癌相关肽组成肽疫苗，接种早期乳腺癌患者6次后，11例患者中有4例检测到肽特异性$CD8^+$T细胞应答，毒性仅限于1级和2级，包括轻微的注射部位反应和流感样症状，表明肽疫苗是安全可行的。体外用萘基喹喔啉胸苷偶联物（naphthylquinoxaline thymidine conjugate，NAP）和UVA处理癌细胞，以CpG为佐剂制备肿瘤疫苗，能提高H22荷瘤小鼠存活率，CpG增强NAP和UVA处理细胞的特异性，促进活化$CD4^+$T和$CD8^+$T细胞的肿瘤浸润，使肿瘤特异性细胞毒$CD8^+$T细胞数量增加，从而发挥抗肿瘤免疫效应。

2. 氢氧化铝

氢氧化铝是最常用的疫苗佐剂，但它的佐剂作用往往很弱，临床批准的铝佐剂不能诱导针对细胞内病原体和癌症的细胞免疫反应。由重复磷酸丝氨酸（phosphoserine，pSer）残基组成的短肽修饰免疫原增强了与氢氧化铝的结合，增加了免疫原的生物利用度。与传统铝吸附免疫原相比，修饰免疫原诱导生发中心、抗体、中和抗体、记忆和长寿命浆细胞等反应显著增加。其机制是pSer修饰免疫原与氢氧化铝复合体形成纳米颗粒，运输到淋巴结，并通过多价和定向抗原展示触发B细胞激活。B细胞还可直接摄取该颗粒而上调抗原的加工和提呈途径，进一步增强B细胞的活性提高体液免疫。

通过铝表面羟基和标记细胞因子的磷酸丝氨酸残基间配位交换，将氢氧化铝与重组表达的炎症细胞因子紧密结合，构成铝锚定细胞因子。瘤内注射后细胞因子在肿瘤中保留数周，且副作用极小。铝锚定IL-12诱导小鼠黑色素瘤中大量IFN-γ介导的T细胞和自然杀伤细胞活性，增加引流淋巴结中的肿瘤抗原积累，并引发强大的肿瘤特异性T细胞激活，增强检查点治疗的敏感性，促进不同低免疫原位肿瘤的治愈，可控制转移和远处未治疗病灶进展[74]。

3. 多糖

阳离子多糖壳聚糖（chitosan）通过诱导I型干扰素及其受体促进树突状细胞成熟。在肿瘤疫苗中添加从草珊瑚中纯化的酸性多糖（purified acidic polysaccharide from Sarcandra glabra，p-SGP），促进树突状细胞成熟和Th1极化免疫反应，该反应可被TLR4抑制剂TAK-242显著抑制，且显著上调DC中Th1和Th2细胞分化通路中的Delta-like ligand 4（DLL4）RNA表达，提示p-SGP可通过TLR4受体激活树突状细胞，并增强癌症疫苗的抗肿瘤免疫，对荷瘤小鼠的肿瘤生长和转移有明显的抑制作用[75]。

CpG-OND 交联的氨基化 β-葡聚糖络合形成双靶向纳米粒子，分别靶向 APC 中的 TLR9 及其表面的 Dectin-1，二者有协同作用，显著增强了抗原的吸收和持续的蛋白水解过程，并导致 APC 成熟，诱导与弗氏佐剂相似的强大 Th1 和 Th2 型免疫反应，但没有明显的毒性，可用于诱导针对病原体和癌症的强大的体液和细胞免疫反应。

4.脂质体

脂质体免疫耐受性良好，有助于辅助抗原诱导特异性 CD8$^+$T 细胞毒反应。钴卟啉（cobalt-porphyrin，CoPoP）能包容合成的单磷酰脂质 A（PHAD）和 QS-21 免疫刺激分子在脂质体双层中，形成钴卟啉脂质体疫苗佐剂，可诱导源自糖蛋白 70（gp70）的 MHC Ⅰ 限制肽快速颗粒化；以纳克级剂量免疫小鼠后，产生功能性和抗原特异性 CD8$^+$T 细胞应答，且免疫耐受性良好，抗多种肿瘤生长及转移[76]。

更多的天然免疫抗肿瘤试剂尚在研究过程中，通过不同形式的组合，或与其他疗法相结合，可开发出有前景的肿瘤佐剂治疗方案。

（李　青）

参考文献

[1] GALLI S J, BORREGAARD N, WYNN T A.Phenotypic and functional plasticity of cells of innate immunity: macrophages, mast cells and neutrophils[J].Nature immunology, 2011, 12(11):1035-1044.

[2] Kenneth Murphy.Janeway's immunobiology[J].7th ed.New York: Garland science, 2012.

[3] VIVIER E, ARTIS D, COLONNA M, et al.Innate Lymphoid Cells: 10 Years On[J].Cell, 2018, 174(5):1054-1066.

[4] SUBEDI N, VERHAGEN L P, BOSMAN E M, et al. Understanding natural killer cell biology from a single cell perspective[J].Cellular immunology, 2022, 373.

[5] MONTAMAT-SICOTTE D J, MILLINGTON K A, WILLCOX C R, et al. A mycolic acid-specific CD1-restricted T cell population contributes to acute and memory immune responses in human tuberculosis infection[J].J Clin Invest, 2011, 121(6):2493-2503.

[6] SCHAIBLE U E, KAUFMANN S H E.CD1 and CD1-restricted T cells in infections with intracellular bacteria[J].Trends Microbiol, 2000, 8(9):419-425.

[7] CHIEN Y H, MEYER C, BONNEVILLE M.gamma delta T Cells: First Line of Defense and Beyond[J].Annu Rev Immunol, 2014, 32:121-155.

[8] MURPHY K, WEAVER C.Janeway's immunobiology [M].New York: Garland science, 2016.

[9] FITZGERALD K A, KAGAN J C.Toll-like Receptors and the Control of Immunity[J].Cell, 2020, 180(6):1044-1066.

[10] DUAN T, DU Y, XING C, et al.Toll-Like Receptor Signaling and Its Role in Cell-Mediated Immunity[J].Frontiers in immunology, 2022, 13.

［11］TAN X J,SUN L J,CHEN J Q,et al.Detection of Microbial Infections Through Innate Immune Sensing of Nucleic Acids［J］.Annu Rev Microbiol,2018,72:447-478.

［12］曹雪涛.免疫学前沿进展［M］.北京:人民卫生出版,2017.

［13］FURR S R,MARRIOTT I.Viral CNS infections:role of glial pattern recognition receptors in neuroinflammation［J］.Front Microbiol,2012,3:201.

［14］HU M M,YANG Q,XIE X Q,et al.Sumoylation Promotes the Stability of the DNA Sensor cGAS and the Adaptor STING to Regulate the Kinetics of Response to DNA Virus［J］. Immunity,2016,45(3):555-569.

［15］STEINMAN R M,KAPLAN G,WITMER M D,et al.Identification of a novel cell type in peripheral lymphoid organs of mice.V.Purification of spleen dendritic cells,new surface markers,and maintenance in vitro［J］.The Journal of experimental medicine,1979,149 (1):1-16.

［16］STEINMAN R M,ADAMS J C,COHN Z A.Identification of a novel cell type in peripheral lymphoid organs of mice. IV. Identification and distribution in mouse spleen［J］. The Journal of experimental medicine,1975,141(4):804-820.

［17］CABEZA-CABRERIZO M,CARDOSO A,MINUTTI C M,et al.Dendritic Cells Revisited ［J］.Annu Rev Immunol,2021,39:131-166.

［18］YIN X,CHEN S,EISENBARTH S C.Dendritic Cell Regulation of T Helper Cells［J］. Annu Rev Immunol,2021,39:759-790.

［19］SEGURA E,AMIGORENA S.Inflammatory dendritic cells in mice and humans［J］.Trends in immunology,2013,34(9):440-445.

［20］ANDERSON D A,3RD,DUTERTRE C A,GINHOUX F,et al.Genetic models of human and mouse dendritic cell development and function［J］.Nature reviews Immunology, 2021,21(2):101-115.

［21］EISENBARTH S C.Dendritic cell subsets in T cell programming:location dictates function ［J］.Nature reviews Immunology,2019,19(2):89-103.

［22］MILDNER A,JUNG S.Development and function of dendritic cell subsets［J］.Immunity, 2014,40(5):642-656.

［23］JONES A,BOURQUE J,KUEHM L,et al.Immunomodulatory Functions of BTLA and HVEM Govern Induction of Extrathymic Regulatory T Cells and Tolerance by Dendritic Cells［J］.Immunity,2016,45(5):1066-1077.

［24］DOEBEL T,VOISIN B,NAGAO K.Langerhans Cells - The Macrophage in Dendritic Cell Clothing［J］.Trends in immunology,2017,38(11):817-828.

［25］GEIJTENBEEK T B,GRINGHUIS S I.Signalling through C-type lectin receptors:shaping immune responses［J］.Nature reviews Immunology,2009,9(7):465-479.

［26］ITANO A A,MCSORLEY S J,REINHARDT R L,et al.Distinct dendritic cell populations sequentially present antigen to CD4 T cells and stimulate different aspects of cell-mediated immunity［J］.Immunity,2003,19(1):47-57.

[27] PULENDRAN B. Modulating vaccine responses with dendritic cells and Toll-like receptors[J].Immunological reviews,2004,199:227-250.

[28] PULENDRAN B, P S A, O'HAGAN D T. Emerging concepts in the science of vaccine adjuvants[J].Nature reviews Drug discovery,2021,20(6):454-475.

[29] MORANTE-PALACIOS O, FONDELLI F, BALLESTAR E, et al. Tolerogenic Dendritic Cells in Autoimmunity and Inflammatory Diseases [J]. Trends in immunology, 2021, 42 (1):59-75.

[30] ARDOUIN L, LUCHE H, CHELBI R, et al. Broad and Largely Concordant Molecular Changes Characterize Tolerogenic and Immunogenic Dendritic Cell Maturation in Thymus and Periphery[J].Immunity,2016,45(2):305-318.

[31] JOSEFOWICZ S Z, LU L F, RUDENSKY A Y. Regulatory T cells: mechanisms of differentiation and function[J].Annu Rev Immunol,2012,30:531-564.

[32] ADEREM A, UNDERHILL D M. Mechanisms of phagocytosis in macrophages[J]. Annu Rev Immunol,1999,17:593-623.

[33] LEE H J, WOO Y, HAHN T W, et al. Formation and Maturation of the Phagosome: A Key Mechanism in Innate Immunity against Intracellular Bacterial Infection [J]. Microorganisms,2020,8(9):1298.

[34] URIBE-QUEROL E, ROSALES C. Phagocytosis: Our Current Understanding of a Universal Biological Process[J].Frontiers in immunology,2020,11:1066.

[35] LUKáCSI S, MáCSIK-VALENT B, NAGY-BALó Z, et al. Utilization of complement receptors in immune cell-microbe interaction [J]. FEBS letters, 2020, 594 (16): 2695-2713.

[36] MYLVAGANAM S M, GRINSTEIN S, FREEMAN S A. Picket-fences in the plasma membrane: functions in immune cells and phagocytosis [J]. Seminars in immunopathology,2018,40(6):605-615.

[37] KRENDEL M, GAUTHIER N C. Building the phagocytic cup on an actin scaffold[J]. Current opinion in cell biology,2022,77:102112.

[38] VORSELEN D, LABITIGAN R L D, THERIOT J A. A mechanical perspective on phagocytic cup formation[J].Current opinion in cell biology,2020,66:112-122.

[39] GORDON S.Phagocytosis: An Immunobiologic Process[J].Immunity,2016,44(3):463-475.

[40] KAUFMANN S H E, DORHOI A. Molecular Determinants in Phagocyte-Bacteria Interactions[J].Immunity,2016,44(3):476-491.

[41] URIBE-QUEROL E, ROSALES C. Control of Phagocytosis by Microbial Pathogens [J]. Frontiers in immunology,2017,8:1368.

[42] STUART L M, EZEKOWITZ R A.Phagocytosis: elegant complexity[J].Immunity,2005,22 (5):539-550.

[43] PIDWILL G R, GIBSON J F, COLE J, et al. The Role of Macrophages in Staphylococcus

aureus Infection[J].Frontiers in immunology,2020,11:620339.

[44] HUANG L, NAZAROVA E V, RUSSELL D G. Mycobacterium tuberculosis: Bacterial Fitness within the Host Macrophage[J].Microbiology spectrum, 2019, 7(2): 10.1128/ microbiolspec.

[45] BASHIR S, SHARMA Y, ELAHI A, et al. Macrophage polarization: the link between inflammation and related diseases[J].Inflamm Res,2016,65(1):1-11.

[46] KADOMOTO S,IZUMI K,MIZOKAMI A.Macrophage Polarity and Disease Control[J].Int J Mol Sci,2021,23(1):144.

[47] ARORA S, DEV K, AGARWAL B, et al. Macrophages: Their role, activation and polarization in pulmonary diseases[J].Immunobiology,2018,223(4-5):383-396.

[48] DINARELLO C A. Overview of the IL-1 family in innate inflammation and acquired immunity[J].Immunological reviews,2018,281(1):8-27.

[49] KAUR S, BANSAL Y, KUMAR R, et al. A panoramic review of IL-6: Structure, pathophysiological roles and inhibitors[J].Bioorg Med Chem,2020,28(5):115327.

[50] YAO X,HUANG J,ZHONG H,et al.Targeting interleukin-6 in inflammatory autoimmune diseases and cancers[J].Pharmacol Ther,2014,141(2):125-139.

[51] ROJAS J M, AVIA M, MARTIN V, et al. IL-10: A Multifunctional Cytokine in Viral Infections[J].J Immunol Res,2017,2017:6104054.

[52] JANG D I,LEE A H,SHIN H Y,et al.The Role of Tumor Necrosis Factor Alpha (TNF-alpha) in Autoimmune Disease and Current TNF-alpha Inhibitors in Therapeutics[J].Int J Mol Sci,2021,22(5):2719.

[53] LI Q, WU J, NIE J, et al. The Impact of Mutations in SARS-CoV-2 Spike on Viral Infectivity and Antigenicity[J].Cell,2020,182(5):1284-1294.

[54] WALLS A C,PARK Y J,TORTORICI M A,et al.Structure,Function,and Antigenicity of the SARS-CoV-2 Spike Glycoprotein[J].Cell,2020,181(2):281-292.

[55] BESTLE D,HEINDL M R,LIMBURG H,et al.TMPRSS2 and furin are both essential for proteolytic activation of SARS-CoV-2 in human airway cells[J].Life Sci Alliance,2020, 3(9):e202000786.

[56] HARRISON A G, LIN T, WANG P. Mechanisms of SARS-CoV-2 Transmission and Pathogenesis[J].Trends in immunology,2020,41(12):1100-1115.

[57] SHAATH H,VISHNUBALAJI R,ELKORD E,et al.Single-Cell Transcriptome Analysis Highlights a Role for Neutrophils and Inflammatory Macrophages in the Pathogenesis of Severe COVID-19[J].Cells,2020,9(11):2374.

[58] MERAD M,MARTIN J C.Pathological inflammation in patients with COVID-19: a key role for monocytes and macrophages[J].Nature reviews Immunology,2020,20(6):355-362.

[59] RAGAB D,SALAH ELDIN H,TAEIMAH M,et al.The COVID-19 Cytokine Storm; What We Know So Far[J].Frontiers in immunology,2020,11:1446.

[60] SHEAHAN T, MORRISON T E, FUNKHOUSER W, et al. MyD88 is required for protection from lethal infection with a mouse–adapted SARS–CoV [J]. PLoS Pathog, 2008,4(12):e1000240.

[61] LIAO M, LIU Y, YUAN J, et al.Single–cell landscape of bronchoalveolar immune cells in patients with COVID–19[J].Nat Med,2020,26(6):842–844.

[62] XIONG Y, LIU Y, CAO L, et al.Transcriptomic characteristics of bronchoalveolar lavage fluid and peripheral blood mononuclear cells in COVID–19 patients[J].Emerg Microbes Infect,2020,9(1):761–770.

[63] HIRANO T, MURAKAMI M. COVID–19: A New Virus, but a Familiar Receptor and Cytokine Release Syndrome[J].Immunity,2020,52(5):731–733.

[64] MEHTA P, MCAULEY D F, BROWN M, et al. COVID–19: consider cytokine storm syndromes and immunosuppression[J].Lancet,2020,395(10229):1033–1034.

[65] YANG L, NILSSON–PAYANT B E, HAN Y, et al.Cardiomyocytes recruit monocytes upon SARS–CoV–2 infection by secreting CCL2[J].Stem Cell Reports,2021,16(10):2565.

[66] 杨东敏,王悦冰,冯娟.训练免疫的研究进展[J].生理科学进展,2022,53(04):281–286.

[67] HU Z, LU S H, LOWRIE D B, et al. Trained immunity: A Yin–Yang balance [J]. MedComm (2020),2022,3(1):e121.

[68] NETEA M G, JOOSTEN L A, LATZ E, et al. Trained immunity: A program of innate immune memory in health and disease[J].Science,2016,352(6284):aaf1098.

[69] FOK E T, DAVIGNON L, FANUCCHI S, et al.The lncRNA Connection Between Cellular Metabolism and Epigenetics in Trained Immunity[J].Frontiers in immunology,2018,9: 3184.

[70] 陈晶晶,范雨鑫,刘玫肖,等.卡介苗发挥训练免疫的机制和最新应用进展[J].热带医学杂志,2022,22(09):1312–1316+1320.

[71] KRUGER S, ILMER M, KOBOLD S, et al.Advances in cancer immunotherapy 2019 – latest trends[J].Journal of experimental & clinical cancer research : CR,2019,38(1): 268.

[72] CHEN D S, MELLMAN I.Elements of cancer immunity and the cancer–immune set point [J].Nature,2017,541(7637):321–330.

[73] LIZOTTE P H, WEN A M, SHEEN M R, et al.In situ vaccination with cowpea mosaic virus nanoparticles suppresses metastatic cancer [J]. Nature nanotechnology, 2016, 11 (3):295–303.

[74] AGARWAL Y, MILLING L E, CHANG J Y H, et al.Intratumourally injected alum– tethered cytokines elicit potent and safer local and systemic anticancer immunity [J]. Nature biomedical engineering,2022,6(2):129–143.

[75] LIU W, GONG X, LUO J, et al.A purified acidic polysaccharide from Sarcandra glabra as vaccine adjuvant to enhance anti–tumor effect of cancer vaccine [J]. Carbohydrate

polymers, 2021, 263: 117967.

[76] HE X, ZHOU S, HUANG W C, et al. A Potent Cancer Vaccine Adjuvant System for Particleization of Short, Synthetic CD8(+) T Cell Epitopes[J]. ACS nano, 2021, 15(3): 4357-4371.

第四章　T淋巴细胞介导的免疫应答

免疫应答的主要目标是保护机体免受病原体的侵害，包括固有免疫应答和适应性免疫应答。适应性免疫应答包括由T淋巴细胞介导的细胞免疫应答和B淋巴细胞介导的体液免疫应答部分。抗体无法结合细胞内的病原体，因此机体主要依赖细胞免疫清除胞内感染的病原体。

第一节　抗原提呈

与B细胞的BCR不同，T细胞的TCR无法识别完整的天然抗原。TCR识别抗原受主要组织相容性复合体（MHC）限制，仅识别由MHC分子提呈的抗原肽。来自细胞内的抗原通常以MHC Ⅰ类分子途径（内源性抗原提呈途径）提呈给CD8$^+$T细胞，而来自细胞外的抗原通常以MHC Ⅱ类分子途径（外源性抗原提呈途径）提呈给CD4$^+$T细胞。MHC分子抗原提呈必须满足如下条件：①抗原肽只有结合至MHC抗原肽结合槽时才能被CD4$^+$T细胞和CD8$^+$T细胞识别；②APC和T细胞的MHC单倍型必须匹配，即CD4$^+$T细胞和CD8$^+$T细胞仅识别自身MHC分子提呈的抗原肽。

一、主要组织相容性复合体

MHC由一大群紧密连锁的基因构成，最早被发现参与移植排斥反应，被称为主要组织相容性复合体。细胞内抗原消化后产生的多肽片段与MHC分子结合形成抗原肽-MHC分子复合物，随后被转运到细胞表面供TCR识别。小鼠MHC称为H2复合体。人类MHC分子被称为人类白细胞抗原（human leukocyte antigen，HLA），编码基因称为HLA基因复合体。对于人类，术语HLA和MHC通常可以互换使用。

（一）MHC基因

MHC Ⅰ类和Ⅱ类分子在人群中因个体而异，这些差异是由遗传决定的。MHC分子在个体之间的差异受2个因素影响：多基因性和多态性。多基因性意味着MHC Ⅰ类和Ⅱ类分子由多个独立基因编码。多态性意味着每个MHC基因有多种稳定形式存在于群体中。

1.人和小鼠的MHC基因构成

人类MHC基因位于第6号染色体的短臂上（表4-1）。HLA基因复合体跨越约400万个碱基对，只有约15%的编码组织相容性抗原。HLA基因分为Ⅰ、Ⅱ、Ⅲ三类基因区。编码组织相容性抗原的经典基因位于Ⅰ类和Ⅱ类基因区。此外，Ⅰ类基因区还包括编码促进与T细胞、自然杀伤细胞（natural killer，NK）、自然杀伤T细胞（natural killer T，NKT）相互作用蛋白的基因，Ⅱ类基因区也包括编码参与抗原加工和转运蛋白的基因。Ⅲ类基因区包括编码参与补体级联激活、炎症和免疫调节及应激反应蛋白的基因。

人MHC Ⅰ类分子由HLA基因复合体编码的α链和位于15号染色体上的非HLA基因编码的β$_2$微球蛋白（β$_2$-microglobulin，β$_2$m）组成（表4-1）。共有3个Ⅰ类HLA基因位点，分别为HLA-A、HLA-B和HLA-C（图4-1）。

表4-1　MHCⅠ类和Ⅱ类基因定位

构成分子	染色体定位	
	小鼠	人
MHCⅠ类分子α链	17	6
β$_2$m或β$_2$微球蛋白	2	15
MHCⅡ类分子α链	17	6
MHCⅡ类分子β链	17	6

MHCⅡ类分子由α和β多肽链构成的异二聚体组成。编码人MHCⅡ类分子α链和β链的基因位于6到9个不同的HLA位点，具体取决于个体的单倍型。共有3个Ⅱ类HLA基因位点，分别称为HLA-DP、HLA-DQ和HLA-DR。每条染色体上的DP、DQ和DR基因座包含单独的基因A和B，分别编码α链和β链。每个个体都有2个HLA-DP基因（DPA1和DPB1），2个HLA-DQα基因（DQA1，2），1个HLA-DQβ基因（DQB1），1个HLA-DRα基因（DRA1），以及1个或2个HLA-DRβ基因（DRB1和DRB3、4或5）（图4-1）。

小鼠MHC位于第17号染色体（表4-1），占据约20 00kb的DNA。小鼠MHCⅠ类基因包括H-2K、H-2D和H-2L，编码三种不同的MHCⅠ类分子K、D和L。小鼠有两个称为I-A和I-E的Ⅱ类MHC基因座，它们分别编码I-A和I-E分子。与人类类似，在I-A和I-E基因座中实际上都分别含有两个不同的基因，称为A和B，它们分别编码MHCⅡ类分子的α链和β链（图4-1）。

2.MHC分子的多态性

MHC基因具有高度多态性，人群中的不同个体之间存在许多不同的MHC等位基因。人群HLA等位基因总数估计超过14 000个，仅HLA-B位点就有3 500多个变异[1]。人类MHC基因的广泛多态性使得两个随机个体不太可能表达相同的MHCⅠ类和Ⅱ类分子。单个个体MHC分子的有限表达限制了其提呈的抗原肽范围，但在物种水平上MHC分子巨大的多样性可以提呈大量抗原肽。这种种群MHC多态性可能会提供生存优势，有助于保护整个物种免于因传染病而灭绝。但MHC分子的巨大多样性也成了组织和器官移植成功的主要障碍。

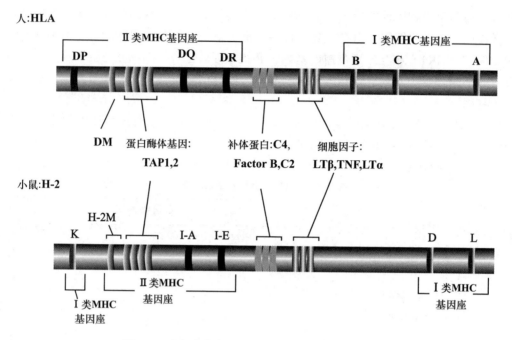

图4-1　人与小鼠主要组织相容性复合体位点示意图

注：HLA，人类白细胞抗原；LT，淋巴毒素；TAP，抗原加工相关转运蛋白；TNF，肿瘤坏死因子。

　　每条染色体上的MHC基因组合称为MHC单倍型。MHC基因紧密相连，因此，单倍型是整体遗传的，个体通常会表达从父母那里继承的两个单倍型中的所有MHC等位基因。近交小鼠是纯合子，具有单一的单倍型。在远交种群如人类中，后代通常在MHC基因座上是杂合的，有两种HLA单倍型；后代不具有与亲本相同的两个单倍型，但有四分之一的机会与他们的兄弟姐妹相似。

　　MHC基因座内的基因表现出共显性表达形式，杂合个体将在每个MHC基因位点表达由两个等位基因编码的基因产物，因此，母本和父本基因产物（均为单倍型）同时在相同的细胞中表达。共显性表达使每个个体表达的MHC蛋白数量最大化，从而使每个个体能够展示大量肽。

　　在完全杂合的个体中，每个有核细胞上有6种独特的经典MHC I 类分子。对于MHC II 类分子，杂合个体不仅可以表达源自同一染色体（仅母本或仅父本）的α链和β链组成的MHC II 类分子，而且也可表达源自不同染色体的α链和β链配对组成的MHC II 类分子（母本与父本α、β组合）。人类MHC包含3个经典 II 类基因亚区（DP、DQ和DR），杂合个体总共可表达8～12种不同的MHC II 类分子。MHC分子的多样性会增加结合抗原肽的数量，有利于生物体对抗自然界多种多样病原体的感染。

　　MHC I 类和MHC II 类分子在肽结合区表现出多态性。MHC I 类分子多态性主要在α_1和α_2结构域，MHC II 类分子的多态性主要在α_1和β_1结构域。MHC分子多态性与特定肽相互作用能力的差异，进一步影响到抗原提呈能力，从而影响机体对疾病的易感性。

尽管MHC分子在人群中具有广泛多态性，但特定个体中的每个细胞都表达同一组MHC Ⅰ类和Ⅱ类分子。人群中已鉴定出数百种不同的MHC Ⅰ类和Ⅱ类分子等位基因。一个人只能表达6种不同的Ⅰ类分子和大约12种不同的Ⅱ类分子。任何一种MHC分子都可以结合许多不同的抗原肽，一些抗原肽也可以结合几种不同的MHC分子，因此MHC分子与抗原肽的结合具有泛特异性。一个个体内有限种类的MHC分子能够向T细胞提呈大量不同的抗原肽，从而使免疫系统能够对各种抗原刺激做出特异性反应。

（二）MHC Ⅰ类和Ⅱ类分子

MHC Ⅰ类和Ⅱ类分子是由两条多肽链构成的异二聚体，包含细胞外N端肽结合区、Ig样区、疏水跨膜区和C端胞质区。MHC分子是高度特化的具有抗原提呈作用的膜结合糖蛋白，其抗原结合槽与肽形成稳定的复合物，展示在细胞表面，被T细胞通过T细胞受体（T cell receptor，TCR）进行识别。MHC Ⅲ类基因区编码的分子与MHC Ⅰ类和Ⅱ类分子不具有结构或功能相似性，亦不参与抗原提呈。

1. MHC Ⅰ类分子

（1）MHC Ⅰ类分子的分布：MHC Ⅰ类分子在身体的几乎所有有核细胞上组成性表达。不同细胞类型MHC Ⅰ类分子表达水平不同，淋巴细胞最高，每个淋巴细胞大约有 5×10^5 个MHC Ⅰ类分子。非免疫细胞如肝细胞、成纤维细胞、肌肉细胞和一些神经细胞等表达MHC Ⅰ类分子的水平非常低，甚至检测不到。红细胞通常不表达MHC Ⅰ类分子，其感染病毒后不易被CD8 T细胞识别。体细胞因病毒感染或其他原因停止表达MHC Ⅰ类分子后，NK细胞可识别并杀死这些细胞。

（2）MHC Ⅰ类分子的组成：大多数有核细胞具有混合的MHC Ⅰ类分子蛋白群。在小鼠和人类，MHC Ⅰ类分子由一条约44kDa的糖蛋白重链（α链）和一条约12kDa的非跨膜蛋白轻链 $\beta_2 m$ 非共价结合（图4-2）[1-3]。

α链包括三个胞外结构域（α_1、α_2 和 α_3），每个结构域约含90个氨基酸，还包括一个大约25个疏水性氨基酸组成的跨膜结构域和一个30个氨基酸组成的胞质片段。$\beta_2 m$ 不含跨膜区，与MHC Ⅰ类分子α链 α_3 结构域非共价结合。α链N端结构域 α_1 和 α_2 非共价配对，形成抗原肽结合槽。α_1 和 α_2 的两个长α螺旋结构域形成肽结合槽的侧面，8个反平行β链形成底部。肽结合槽可以结合含8到10个氨基酸的肽。α_3 结构域和 $\beta_2 m$ 具有相似结构，都形成两个反向平行的β折叠。α_3 结构域高度保守，包含的序列能够与CD8分子强烈相互作用。α_3 结构域与 $\beta_2 m$ 非共价结合有助于维持MHC Ⅰ类分子的整体构象[1-3]。

（3）MHC Ⅰ类分子肽结合位点：人群中MHC Ⅰ类分子有巨大多样性，但氨基酸序列的大部分差异仅限于 α_1 和 α_2 结构域的有限区域，特别是在肽结合槽的底部和壁上，这些差异决定了哪些肽能够与特定MHC分子结合。单个MHC Ⅰ类分子通过 α_1 和 α_2 结构域优先与抗原肽的N端和C末端含有的特定保守"锚定残基"结合。MHC Ⅰ类分子抗原结合槽的两端是封闭的，大于8～10个氨基酸的肽的中心残基可向上突出，允许MHC Ⅰ类分子与不同长度的肽结合（图4-3）。一个人最多只有六种MHC Ⅰ类分子，每种MHC Ⅰ类分子都可以结合多种不同的肽，但一次只能结合一种[4]。

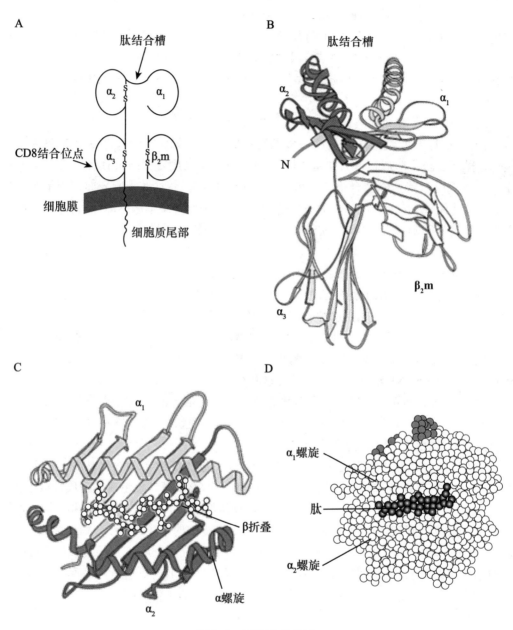

图4-2　MHC I 类分子

注：A. MHC I 类分子组成示意图；B. MHC I 类分子肽结合槽侧面图；C. 肽结合槽的顶视图；D. MHC I 类分子与肽结合。

A　肽与MHC I 类分子结合

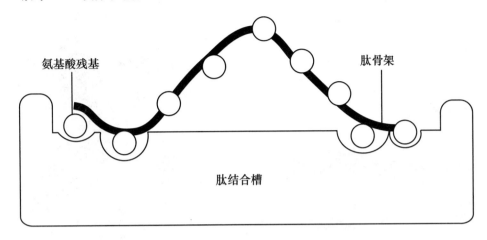

B　肽与MHC II 类分子结合

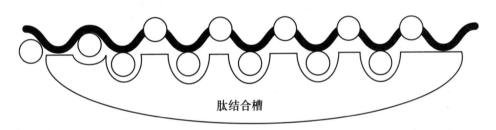

图4-3　肽与MHC I 类分子和MHC II 类分子相互作用

注：A.肽与MHC I 类分子结合；B.肽与MHC II 类分子结合。

2. MHC II 类分子

（1）MHC II 类分子的分布：MHC II 类分子主要表达于抗原提呈细胞（APC），包括树突状细胞、巨噬细胞和B淋巴细胞。这些细胞表达MHC II 类分子，向T细胞提呈抗原，并为T细胞传递共刺激信号或第二激活信号，又被称为专职抗原提呈细胞。不同专职抗原提呈细胞MHC II 类分子表达水平具有显著差异，这取决于它们的分化阶段。树突状细胞是最强大和最有效的专职抗原提呈细胞，组成性高水平表达MHC II 类分子，并具有固有的共刺激活性，使它们能够快速激活初始T细胞。巨噬细胞激活后表达MHC II 类分子和CD80/CD86等共刺激分子，具有一定的抗原提呈作用。B细胞组成性表达MHC II 类分子，尽管水平较低，但具有抗原特异性BCR，使得它们在捕获和提呈BCR识别的特定表位方面特别有效。

（2）MHC II 类分子的组成：在人类和小鼠中，MHC II 类分子由两条不同的膜结合糖蛋白链组成，一条33kDa的α链和一条28kDa的β链通过非共价结合。两条肽链均包含一个N末端胞外结构域、一个Ig样区、一个跨膜区和一个胞内区。N末端α_1和β_1结构域形成抗原肽结合槽。MHC II 类分子的抗原结合槽是由两条独立的肽链结合形成的，两个反向平行的α螺旋组成侧面，8个反向平行的β链组成底部（图4-4）[1-3]。

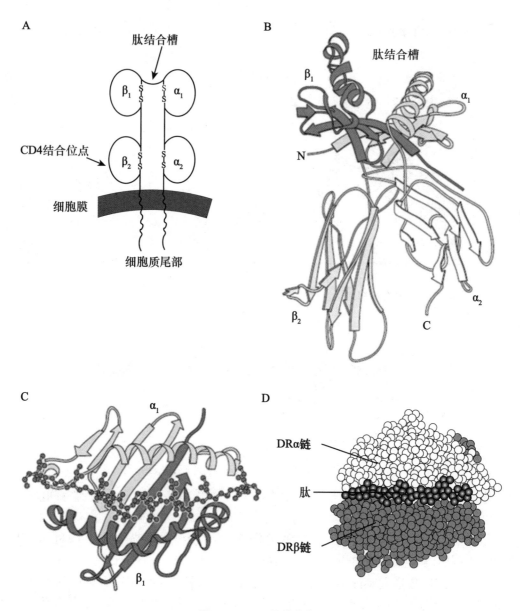

图4-4　MHCⅡ类分子

注：A. MHCⅡ类分子组成示意图；B. MHCⅡ类分子肽结合槽侧面；C. 肽结合槽的顶视图；D. MHCⅡ类分子与肽结合。

（3）MHCⅡ类分子肽结合位点：MHCⅡ类分子与MHC Ⅰ类分子肽结合槽的结构类似。大多数MHC分子的肽结合槽的底部有口袋，抗原肽的一些氨基酸适合这些MHC口袋，能够将肽锚定在MHC分子的裂隙中，这些氨基酸被称为锚定残基。抗原肽的一些残基向上突出并被T细胞的抗原受体识别。MHCⅡ类分子与具有特定锚定残基的肽结合，锚定残基位于肽中心区域的三个或四个残基。MHCⅡ类分子抗原结合槽的末端是开放的，允许结合13～18个氨基酸长的肽（最多30个氨基酸），其中4到6个氨基酸能够与TCR结合，为抗原肽锚定残基（图4-3）。

（三）MHC分子的表达调节

在不同类型细胞分化的不同阶段，MHC I 类和 II 类分子的表达都有差异。MHC I 类分子由体内大多数细胞组成性表达，而 II 类分子仅在某些条件下和非常有限的细胞类型中表达。损伤、病原体感染或肿瘤免疫反应可调节MHC分子的表达。举例如下：①内部或外部触发因素（如细胞内遭受入侵或细胞因子）的存在可以诱导胞内信号通路反应，活化的转录因子进入宿主细胞核并与MHC基因5′调控基序结合，激活MHC基因的启动子，从而导致MHC基因表达的变化；相关转录因子包括NOD样受体家族成员 I 类分子（Class I Transcription Activator，C I TA）和 II 类分子转录激活因子（Class II Transcription Activator，C II TA）等。②某些病毒（如巨细胞病毒、乙型肝炎病毒和腺病毒）或癌细胞会干扰它们感染的细胞中MHC I 类分子的表达，从而避免被 $CD8^+T$ 细胞轻易检测到。③多种细胞因子（如IFN-α、IFN-β、IFN-γ和TNF）可上调细胞上MHC I 类分子的表达；细菌胞壁中的分子刺激巨噬细胞产生TNF，病毒或细菌感染后的细胞产生IFN-α、活化的Th细胞以及其他类型细胞分泌的IFN-γ，这些细胞因子与宿主细胞上特定受体相互结合，触发细胞内信号级联反应，进一步激活转录因子，从而激活MHC基因表达；需要注意的是，一些细胞因子仅在某些细胞类型中影响MHC分子的表达，IL-4增加静息B细胞中MHC II 类分子的表达，使其转变为更有效的APC；相反，IFN-γ下调B细胞MHC II 类分子的表达。④皮质类固醇和前列腺素作为可透过膜的化合物与细胞内受体结合，能够降低MHC II 类分子的表达，是有效的免疫抑制剂，临床上可用于过敏反应或移植排斥反应的治疗。⑤MHC II 类分子的表达也取决于细胞的分化阶段或激活水平；APC激活后能够诱导其基因表达变化，包括MHC II 类分子表达的显著增加。

（四）MHC和疾病易感性

人类中特定HLA等位基因的表达与疾病的易感性或耐药性有关。如HLA-C与人类免疫缺陷病毒（HIV）感染有关。乙型肝炎、麻风病、疟疾、结核病的发生与某些HLA等位基因的表达有关，确切的机制还有待阐明。某些HLA等位基因的个体患某些自身免疫性疾病或炎症性疾病的风险更高，如90%患有强直性脊柱炎的白种人携带HLA-B27等位基因，而只有9%的健康白种人携带该等位基因。

二、抗原提呈

（一）内源性抗原的加工和提呈途径

内源性抗原是在细胞内合成的抗原，它通常来源于感染宿主细胞的病毒。肿瘤突变基因的产物在肿瘤细胞胞质中产生抗原。一些细菌被内化到吞噬体中，能够破坏吞噬体膜，促进微生物及其抗原进入胞质，如单核细胞增生李斯特菌的致病菌株会产生一种称为李斯特菌溶血素的蛋白质，破坏吞噬体膜，而将李斯特菌及其抗原释放入细胞质中。一些细菌（鼠疫耶尔森氏菌、伤寒沙门菌、痢疾杆菌、霍乱弧菌和衣原体等）具有 III 型分泌系统，可将细菌蛋白质注入胞质。结核分枝杆菌利用ESX-1系统分泌的早期分泌抗原ESAT-6和培养滤液CFP-10等蛋白质，从吞噬溶酶体转移到细胞质中（图4-5）[5]。

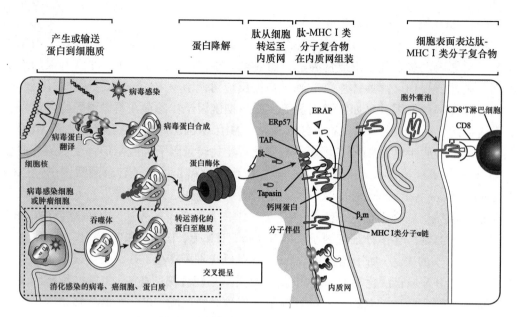

图4-5　抗原加工和提呈的内源性途径

注：TAP，抗原加工相关的转运蛋白；$\beta_2 m$，β_2-微球蛋白。

1.蛋白酶体降解蛋白产生抗原肽

蛋白酶体是具有广泛的蛋白水解活性的大型多蛋白酶复合物，存在于大多数细胞的细胞质和细胞核中。蛋白酶体为一个圆柱状，由两个内部β环和两个外部α环堆叠构成，每个环由七个亚基组成。在β环中，β1、β2和β5三个亚基是蛋白水解的催化位点。蛋白酶体通过亚基组成的中央通道降解许多受损或不正确折叠的蛋白质。

当胞质内蛋白质被泛素附着时，它们就会成为蛋白水解的目标，这些蛋白质被蛋白酶体降解为短肽。在APC和一些受感染的细胞中还存在一种与传统蛋白酶体结构相似、大小不同的蛋白酶体，即免疫蛋白酶体。该蛋白酶体存在一些独特的亚基β1i、β2i和β5i，这些亚基不像蛋白酶体的其他成分一样组成性表达，而是受某些细胞因子如IFN-γ或TNF诱导表达。这种免疫蛋白酶体能专门降解产生针对与MHC Ⅰ类分子结合的小肽。

2.抗原肽从胞质溶胶转运到粗面内质网

胞质中的蛋白酶体产生的肽被一个专门的转运蛋白转运到粗面内质网（rough endoplasmic reticulum，RER），被位于RER膜中的抗原加工相关的转运蛋白（TAP）二聚体转运进入RER，与那里新合成的MHC Ⅰ类分子结合。TAP对含有8至16个氨基酸的肽具有亲和力。TAP偏好结合具有疏水性或碱性羧基末端氨基酸的肽，这是MHC Ⅰ类分子的首选锚定残基。

3.内质网中抗原肽-MHC Ⅰ类分子复合物的组装

MHC Ⅰ类分子的α链和$\beta_2 m$成分是在RER上的核糖体上合成的。在RER中，伴侣蛋白协助MHC Ⅰ类分子组装，参与MHC Ⅰ类肽复合物的形成，并允许抗原肽-MHC Ⅰ类分子复合物移出RER并移向细胞表面。

在RER膜内，新合成的MHC Ⅰ类α链与钙连接蛋白（一种分子伴侣）及ERp57分子结合，钙连接蛋白具有促进α链折叠的作用。β_2m与α链结合后形成MHCⅠ类分子并释放钙连接蛋白，随后MHCⅠ-ERp57复合物与钙网蛋白和tapasin结合，ERp57分子-钙网蛋白-tapasin组成肽加载复合物（protein loading complex，PLC）（图4-6）。Tapasin使MHCⅠ类分子与TAP转运蛋白接近并促进MHCⅠ类分子与抗原肽的结合[6]。

通过TAP进入RER的肽以及在RER中产生的肽（如来自膜或分泌蛋白的信号肽），可被内质网相关氨肽酶（ERAP）去除氨基末端残基，以修剪成适合与MHCⅠ类分子结合的大小。肽与MHCⅠ类分子结合后具有更高的稳定性，并与ERp57-钙网蛋白-tapasin复合物解离（图4-6）。

稳定的肽-MHCⅠ类分子复合物从内质网释放，在伴侣分子的引导下穿过高尔基复合体进行糖基化修饰，并在胞外囊泡中转运到细胞表面，以稳定的结构在细胞表面表达，供抗原特异性CD8⁺T细胞识别。

只有与MHCⅠ类分子结合的肽才会触发CD8⁺T细胞反应。这是针对该抗原特异性的CD8⁺T细胞反应的免疫显性表位。由于MHCⅠ类分子在所有有核细胞上表达，因此，体内每个有核细胞中都可以发生内源性抗原的加工和提呈。CD8⁺T细胞可与任何有核宿主细胞上表达的肽-MHCⅠ类分子复合物结合从而监视细胞是否被感染。

然而一些微生物和肿瘤已经进化出干扰MHCⅠ类分子负载肽的机制。一些病毒（如单纯疱疹病毒、腺病毒和巨细胞病毒）合成的蛋白质会干扰MHC I-肽复合物的形成及转运，降低了MHCⅠ类分子的表达，从而破坏了宿主CD8⁺T细胞对病毒的反应。此外，与正常细胞相比，肿瘤细胞MHCⅠ类分子表达降低，导致CD8⁺T细胞的抗肿瘤反应降低。

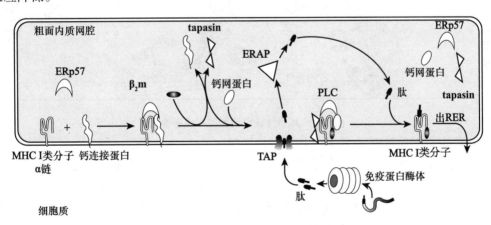

图4-6　MHCⅠ类分子的形成及与抗原肽的结合

注：在RER膜内，新合成的Ⅰ类α链与钙连蛋白（分子伴侣）和ERp57结合，直到β_2m与α结合链。β_2m的结合释放钙连接蛋白并允许与钙网蛋白和tapasin结合。这种结合产生了一种蛋白质负载复合物（PLC），可促进抗原肽的结合。ERAP，内质网相关氨肽酶。

（二）外源性抗原的加工和提呈途径

外源性抗原是来自宿主细胞外部并被宿主细胞通过内吞作用或吞噬作用摄取的抗原，可来源于病原体（如细菌或病毒）或外来蛋白质（如疫苗）。摄取外源性抗原，并将其提呈给T细胞的特化细胞被称为APC，主要是树突状细胞、巨噬细胞和B细胞，它们都组成性表达MHCⅡ类分子。APC可以通过吞噬作用、受体介导的内吞作用或胞饮作用内化外源性抗原。所有这些途径的共同点是内化成分进入细胞，但仍被磷脂双层（膜）结构包绕。

1.内吞囊泡中抗原的降解与提呈

一旦抗原经前述方式被内化，这些抗原在早期内体（pH6.0～6.5）、晚期内体或内体溶酶体（pH4.5～5.0）和溶酶体（pH4.5）内被水解酶降解，抗原被降解为约13至18个残基的短肽。晚期内体中最丰富的蛋白酶是组织蛋白酶，在低pH值下起作用，将蛋白质切割成有助于生成MHCⅡ类分子途径提呈的肽。在晚期内体，蛋白质降解并将肽加载到MHCⅡ类分子。内化抗原仅需1到3小时即可经该过程以肽-MHCⅡ类分子复合物的形式出现在细胞表面（图4-7）。

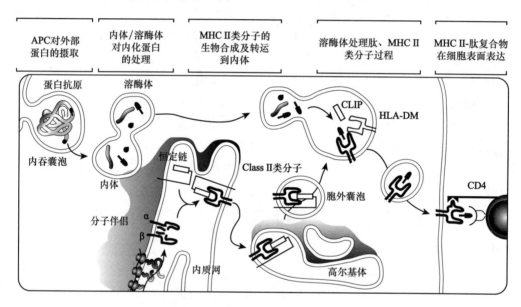

图4-7　外源性抗原的加工和提呈途径

2.恒定链引导MHCⅡ类分子转运至内吞囊泡

在APC新形成的MHCⅠ类和Ⅱ类分子同时存在于RER的膜内。当MHCⅡ类分子在RER内合成后，其抗原结合槽与恒定链结合（Ii或CD74），从而阻断了内源性抗原肽与其结合。同时恒定链在其细胞质尾部包含分选信号，能够引导MHCⅡ类分子从RER组装并运输至高尔基体复合体，经囊泡运输到达晚期内体并加载外源肽片段（图4-7）。

3.抗原肽通过置换CLIP与MHCⅡ类分子组装

恒定链在内体逐渐被降解成更小的片段，恒定链的一个短片段CLIP（Ⅱ类相关的恒定链肽）仍然与MHCⅡ类分子结合。它阻断晚期内体中经典MHCⅡ类分子的肽结合槽，防止其与抗原肽过早结合。其中HLA-DM（非经典Ⅱ类分子）介导MHCⅡ-CLIP复合物与外源性抗原肽的交换。HLA-DM与MHCⅡ类分子一样是α链和β链的异二聚体，通常不在细胞膜上表达，主要存在于内体区室中（图4-7）。MHCⅡ类分子肽结合区的末端是开放的，因此可以与较大的肽结合，然后被蛋白水解酶修剪到10～30个氨基酸长，以适合T细胞识别的大小。一旦肽与MHCⅡ类分子结合，MHCⅡ类分子–肽复合物就会被转运到质膜。

4.肽–MHCⅡ类分子复合物在细胞表面的表达

MHCⅡ类分子结合抗原肽后形成稳定的抗原肽–MHCⅡ类分子复合物并被传递到APC表面，以供表达适当受体的CD4⁺T细胞识别。细胞表面抗原肽–MHCⅡ类分子水平受MHCⅡ类分子降解的调节，该降解受泛素–蛋白酶体系统调控。

典型蛋白质被降解后产生多种抗原肽，但MHC分子与肽的结合是选择性的，并非所有肽都与MHC分子结合。由于MHC具有丰富的多态性，表达不同MHC分子的个体对同一蛋白质的不同部分有反应，不同个体对同一蛋白的免疫显性CD4⁺T细胞表位可能不同。

（三）交叉提呈

除了经典的MHCⅠ类、MHCⅡ类分子提呈途径，还存在交叉提呈途径。一些树突状细胞能够通过吞噬作用或胞吞作用摄取病毒感染细胞和肿瘤细胞，通过MHCⅡ类途径处理这些抗原。此外，一些细胞外蛋白抗原经转运或吞噬体逃逸并被转运到细胞质中，被蛋白酶体消化进入MHCⅠ类途径，并通过MHCⅠ类分子提呈给CD8⁺T细胞。由于交叉提呈，Th细胞和CD8⁺T细胞可被激活，并能更有效对抗病毒感染或肿瘤。

（四）非蛋白抗原加工和提呈

NKT细胞和γδT细胞以不依赖MHCⅠ类或Ⅱ类分子的方式被提呈。分枝杆菌的脂质成分与CD1分子结合，形成CD1–脂质复合物后展示在细胞表面，可激活NKT细胞。γδT细胞表达与αβT细胞相似但不相同的抗原受体，可识别脂质、蛋白质、磷酸化小分子和烷基胺。

一些非肽抗原，如镍、铍等金属及药物分子可通过多种方式被MHC限制性CD4⁺T和CD8⁺T细胞识别。这些非肽抗原与自身肽–MHC分子复合物结合，或结合到MHC分子裂隙内而激活T细胞。

（五）MHC分子提呈抗原与疫苗研发

不同来源的抗原肽通过与MHCⅠ类或Ⅱ类分子结合，决定了结合T细胞亚群的类型，并与随后的T细胞功能紧密相关。可以被抗原提呈细胞加工成与MHC分子结合的短多肽链的化合物被称为T细胞免疫原。抗原肽–MHC分子复合物能够与特定的TCR相互作用，并向T细胞传递激活信号，引发最强T细胞反应的复杂蛋白质的表位是由APC中的蛋白水解产生的肽，并且最容易与MHC分子结合，这些肽被称为免疫显性表位或决定簇，它们不具有与来源蛋白质上相同表位的三维结构。

可以利用免疫显性表位操纵免疫系统，制备有效疫苗，用于传染病或肿瘤的防治。即使是具有复杂蛋白质抗原的微生物也表达有限数量的免疫显性肽，为了开发疫苗，有必要鉴定这些肽。人群中MHC分子具有巨大的多态性，个体中特定MHCⅡ类分子等位基因的表达决定了个体对特定抗原反应的能力。不同个体的MHCⅡ类分子在结合不同抗原肽并刺激特定辅助T细胞的能力不同。因此很难从任何微生物中选择少量肽，使大量人群具有免疫原性。有些人对疫苗没有反应，可能是由于他们的MHC分子不能结合和展示疫苗抗原的主要肽。

目前基于质谱学的发展能够精确鉴定与 MHC 分子结合的肽序列。经该方法鉴定的有丙型肝炎、HIV 以及结核分枝杆菌中常规 HLA I 类分子提呈的表位[7-9]。针对结核病的免疫反应依赖于 CD4 +T 细胞和 CD8 +T 细胞，保护性疫苗需要在结核分枝杆菌感染巨噬细胞时，MHC I 和 MHC II 类分子提呈的肽能够诱导抗原特异性 T 细胞活化[10]。因此，识别受感染巨噬细胞中 MHC 分子提呈的抗原将有助于疫苗开发，以提高 BCG 疫苗接种诱导的保护作用。在感染结核分枝杆菌的细胞中鉴定出非经典的 I 类 HLA-E 结合肽，并基于这些抗原开发了疫苗[11]。Bettencourt 等基于质谱和生物信息学的免疫肽组学研究鉴定了感染 BCG 的巨噬细胞 MHC I 和 MHC II 类分子提呈的肽[11]。该研究选择了人类巨噬细胞系 THP-1 细胞，该细胞具有 HLA 通用基因型 HLA-A*02：01、HLA-B*15：11、HLA-B*15：15、HLA-C*03：03、HLA-C*03：13、HLA-DRB1* 01：01、HLA-DRB1* 15：01、HLA-DRB5* 01：01、HLA-DQB1* 06：02、HLA-DQB1* 05：01、HLA-DPB1* 04：02 和 HLA-DQP1* 02：01。利用免疫沉淀获得 MHC I 和 MHC II-肽结合复合物并通过质谱分析，从而鉴定 MHC I 和 MHC II 类分子提呈的分枝杆菌肽，成功地从 76 种抗原中鉴定出 MHC II 类分子结合的 94 种分枝杆菌肽，从 41 种抗原中鉴定出 MHC I 类分子结合的 43 种分枝杆菌肽，并利用这些肽选择了 3 种抗原在病毒载体中表达，在小鼠气溶胶结核分枝杆菌感染实验中评估候选疫苗效果。当联合使用 BCG 时，这三种候选抗原在小鼠的肺部和脾脏中具有重要的保护作用，该方法被证实可用于开发新候选抗原，以作为结核病疫苗[11]。

第二节　T 细胞的激活

TCR 和抗原肽-MHC 分子复合物结合，通过 TCR 复合物提供第一信号，并通过 CD4 与 MHC 分子的偶联使得第一信号得到极大增强。成熟 DC 表达的共刺激分子如 B7 分子（CD80/CD86）与 T 细胞上的受体 CD28 等相互作用，为 T 细胞激活提供了第二信号。在没有功能性 APC 提供第二信号时，TCR-MHC 高亲和力相互作用会导致 T 细胞无反应而不活化，这种现象称为 T 细胞无能。T 细胞的充分激活需要由局部细胞因子提供的第三信号来诱导 T 细胞分化为不同类型的效应细胞。

一、T 细胞受体

（一）T 细胞受体结构

CD4+T 和 CD8+T 细胞的 TCR 是由 α 和 β 两条跨膜肽组成的异二聚体，表达该受体的 T 细胞称为 αβT 细胞。还有一种不常见的 TCR 由 γ 和 δ 链组成，表达该受体的 T 细胞称为 γδT 细胞。TCR 的 α 链和 β 链由一个 Ig 样 N 末端可变（V）结构域、一个 Ig 样恒定（C）域，以及一个跨膜区域和一个短细胞质区域组成。α 链和 β 链的 V 区在不同 TCR 之间存在变异性，这些区域形成互补决定区（CDR），可以识别肽-MHC 分子复合物。C 区包含半胱氨酸残基，有助于二硫键的连接。C 区还包含一个疏水性跨膜部分和羧基末端细胞质尾。

　　TCRαβ异二聚体与CD3形成TCR-CD3复合物，每个TCR-CD3复合物包含一个TCRαβ异二聚体、一个CD3γε异二聚体、一个CD3δε异二聚体和一个二硫键连接的ζζ同源二聚体或ζη异二聚体。CD3的γ、δ和ε的N末端细胞外区域各包含一个Ig样结构域，C端胞质结构域长度在44～81个氨基酸残基之间，每个结构域含有一个免疫受体酪氨酸活化基序（immunoreceptor tyrosine-based activation motif，ITAM）。在ITAM中，任何两个氨基酸残基将酪氨酸残基与亮氨酸（或异亮氨酸）残基隔开，两个基序之间由6到8个氨基酸隔开构成完整的ITAM（YxxL / I x6-8 YxxL / I），ITAM基序中保守的酪氨酸残基是特定蛋白激酶磷酸化的靶标。ζ链N端为9个氨基酸的短胞外域，C端含113个氨基酸，含有三个ITAM。CD3蛋白和ζ链在所有T细胞中有相同的特异性，作用是传导信号而不识别抗原。CD3链和ζ链的跨膜段都包含带负电荷的天冬氨酸残基，能够与TCRα和TCRβ链跨膜域中带正电的赖氨酸和精氨酸残基结合，形成TCR-CD3复合物。η链也含有短胞外域，同样含有ITAM，形成的ζη异二聚体同样参与T细胞活化。

　　抗原肽-MHC分子复合物与TCR结合导致共受体与抗原受体的聚集，同时TCR构象发生改变，CD3和ζ蛋白中ITAM酪氨酸残基发生磷酸化，这些相关蛋白的转导导致T细胞活化（图4-8）。

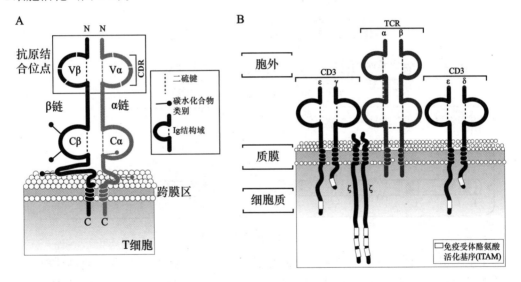

图4-8　TCR及TCR复合物的结构

　　注：A.典型的TCR由α链和β链形成，每条链由两个Ig结构域组成，并在C端具有跨膜结构域；TCR的抗原结合部分由Vβ和Vα结构域形成。B.主要组织相容性复合体的限制性T细胞受体（TCR）复合物由TCR、CD3和ζ蛋白非共价连接组成。

（二）编码TCR的基因

　　骨髓中的造血干细胞和早期淋巴祖细胞在其遗传结构中含有TCR基因。在这种结构中TCRα链和TCRβ链基因群各自包含多个可变区（V）基因以及一个或几个恒定区（C）基因。在V和C基因之间是几个短编码序列的组合，为多样性（D）和连接（J）基因片段。TCRα链基因群包含V/J和C基因，TCRβ链基因群包含V、D、J和C基因片段（图4-9）[12]。

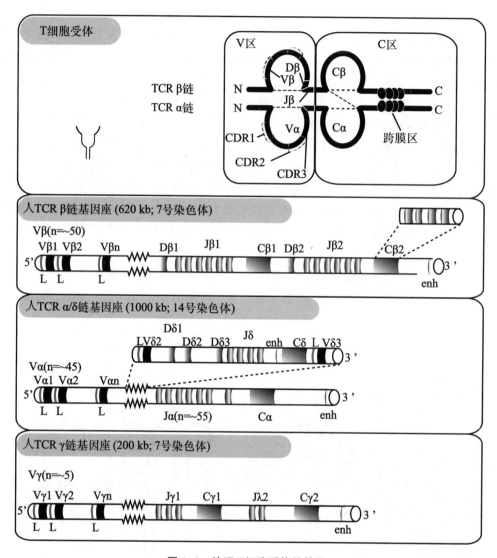

图4-9　编码T细胞受体的基因

小鼠TCRβ基因群占据了大约450kb的基因组DNA，包括大约35个Vβ片段，其中大约22个是功能性的，它们位于Dβ、Jβ和Cβ基因片段的两个簇上游大约250kb处。还有两个Vβ片段，其中一个位于大多数Vβ片段上游115kb处，而另一个位于Cβ2下游的反向链上。每个Dβ和Jβ簇都包含单个Dβ和六个Jβ基因片段。

（三）T细胞受体的多样性

TCR的一条链（α或γ）的可变区域由V和J段编码，而另一链（β或δ）的可变区域由V、D和J片段编码。基因片段数量因人而异，大约有75个Vα基因片段和60个Jα基因片段，随机组合可构成4 500个VJ组合。大约有50个Vβ基因、13个Dβ、7个Jβ可构成4 500个β链组合。TCR仅αβ组合就有4.5×10^6种组合。加上N端插入等其他机制导致的仅 TCRαβ 的变异就多达 $4.5×10^9$。

VDJ 基因重组和连接多样性共同导致 TCR 的多样性。V(D)J 重组首先发生在 β 链，然后在 α 链。TCR 的 β 链发生重组，D-J 重组发生，然后是 V-DJ 重排。一旦 T 细胞成功重排了 β 链，α 链就会重组，V-J 段连接产生完整的可变区域基因。据测算 TCR α 链 V 区重组可有 $8.5×10^{12}$ 种，TCR β 链 V 区重组可有 $4.4×10^{13}$ 种 [13]。这使得 T 细胞能够识别几乎所有可能的抗原。

VDJ 重组酶的酶复合物参与 V(D)J 重组，其仅在未成熟的 T 淋巴细胞中表达，主要包括重组激活基因 RAG1 和 RAG2、末端脱氧核苷酸转移酶（TdT）、非同源末端连接 DNA 修复因子，尤其是 Artemis 复合物。RAG1 和 RAG2 使 VDJ 重组酶识别 V、D 和 J 片段侧翼的保守重组信号序列（RSS）。通过这种识别，使两个 TCR 基因片段靠近在一起，并切割特定位点的 DNA。然后连接酶修复切割的 DNA 片段，产生全长重组的 VJ 或 VDJ 外显子，删除中间的 DNA 片段。切割的基因组 DNA 留下发夹环，由 Artemis 复合物打开。

组合多样性受到 V、D 和 J 基因片段数量的限制，但连接多样性几乎是无限的。连接多样性由三种机制产生：①核酸外切酶可以从重组位点的 V、D 和 J 基因片段中去除核苷酸；②在 V(D)J 重组过程中的中间阶段，在 DNA 断裂被修复之前，会在重组位点引入更多的变异性；③淋巴细胞特异性酶 TdT 催化核苷酸随机添加核苷酸到 V 和 D 段以及 D 和 J 分离之间的连接处，形成所谓的 N 区。连接多样性最大限度地提高 TCR 的抗原识别能力 [1]。

二、共刺激分子

共刺激信号是 T 细胞活化的必要条件，共刺激信号不仅使 T 细胞完全激活，而且还调节激活过程（表 4-2）。当 T 细胞同时接收到第一信号和第二信号时，便会进入细胞增殖周期并产生细胞因子（图 4-10）。细胞实验表明，如果启动初始 T 细胞的 TCR（信号一）缺乏合适的共刺激信号（信号二），则特定的 T 细胞克隆对随后的刺激无反应，这种状态称为克隆无能。无反应性 T 细胞不能分泌细胞因子或增殖。

1. CD28

CD28 是第一个被发现的共刺激分子，为以二聚体形式存在的大小为 44kDa 的糖蛋白。由所有初始和活化的人和鼠 CD4⁺T 细胞、所有鼠 CD8⁺T 细胞表达，而只有 50% 的人 CD8⁺T 细胞表达。CD28 与其配体 CD80（B7-1）/CD86（B7-2）的结合是激活初始 CD4⁺T 细胞和产生 IL-2 所必需的，能够显著增强 TCR 诱导的增殖，并促进 Bcl-2 家族成员 Bcl-xL 的表达，也可诱导共刺激家族其他成员 ICOS 和 CD40L 的上调。CD28 胞质结构域不具有酶活性，但其胞质尾部含有酪氨酸活化基序。当 CD28 与其配体结合后这些残基发生磷酸化，招募磷脂酰肌醇 3 激酶（PI3K）和 Grb2 等分子，后者靠近细胞膜并激活其他下游激酶，进而调节细胞的代谢、存活和分裂等方面的活性。尽管大多数 T 细胞表达 CD28，但体内只有 APC 才有能力表达其配体 CD80/CD86。成熟的树突状细胞能够组成性表达 CD80/86，有效激活初始 T 细胞，而巨噬细胞和 B 细胞在遇到病原体后能够上调 CD80/86。CD80/CD86 分子仅在受 PAMP 刺激的 APC 上表达，确保只有遇到微生物的APC时才能正确地将肽提呈给T细胞。

2. 诱导共刺激分子（inducible costimulatory，ICOS）

ICOS也是T细胞活化的共刺激分子。ICOS不在初始T细胞上表达而在效应T细胞和记忆T细胞上表达。ICOS与B7家族的另一个成员ICOS-L结合，ICOS-L在激活的APC上表达。CD28在激活启动过程中起着关键的共刺激作用，而ICOS在维持已经分化的效应T细胞和记忆T细胞的活性中起关键作用。

3. 细胞毒性T淋巴细胞相关蛋白4（CTLA-4，CD152）

CTLA-4是第一个被鉴定的共抑制受体。CTLA-4在结构上与CD28相关，是CD28家族中第二个被鉴定的成员。CTLA-4在静息T细胞上不组成性表达，在初始T细胞激活后24h内表达，2～3天达到峰值，表达水平与CD28的量成比例增加。CTLA-4也能够结合CD80/CD86，并且亲和力高于CD28。与CD28相反，CTLA-4作为T细胞活化的负调节因子起着至关重要的作用，它拮抗T细胞激活信号。

4. 程序性死亡受体-1（PD-1或CD279）

PD-1是在T细胞激活后上调的一种共抑制分子，有两个配体PD-L1（B7-H1）和PD-L2（B7-DC）。PD-L1除表达于APC外，也存在于非免疫细胞的表面，参与并维持免疫耐受，PD-L2的表达主要局限于APC。当抗原被清除后，共抑制受体和配体之间的相互作用可以帮助抑制T细胞增殖。但在癌症中，PD-1信号传导抑制有益的T细胞效应反应。分枝杆菌、HIV、肝炎病毒等慢性感染，共抑制也可能导致T细胞在感染期间"耗竭"，这些病原体抗原特异的T细胞会表达高水平的PD-1，并在功能上变得无反应。

5. B/T淋巴细胞衰减因子（BTLA或CD272）

BTLA是一种表达更广泛的共抑制受体，在B细胞上表达最多，还在T细胞、调节性T细胞、NK细胞、一些巨噬细胞和树突状细胞上也表达。BTLA的配体是称为疱疹病毒进入介质（HVEM）的TNF受体家族成员，该配体在许多细胞类型上表达。BTLA-HVEM的作用正在研究，目前发现其与下调炎症和自身免疫反应有关。

表4-2　共刺激分子

T细胞表面受体	配体	T细胞效应
CD28	CD80(B7-1)/CD86(B7-2)	初始T细胞活化
ICOS	ICOS-L	维持T细胞增殖、分化、效应
CTLA-4	CD80(B7-1)/CD86(B7-2)	抑制T细胞增殖及效应
PD-1	PD-L1/PD-L2	抑制T细胞增殖及效应
BTLA	HVEM	免疫反应负调节

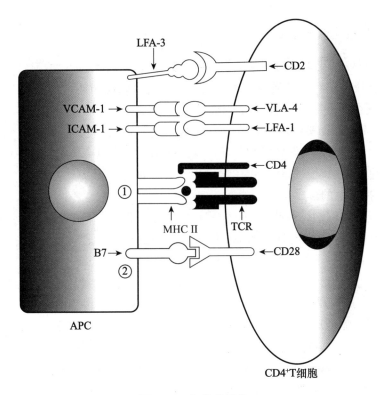

图4-10　细胞的活化

注：①T细胞受体（TCR）与其抗原肽-MHC复合物结合提供第一信号。②APC上的B7.1或B7.2与T细胞上的CD28结合提供第二信号。ICAM-1，细胞间黏附分子-1。VCAM-1，血管细胞黏附分子-1。LFA-1，淋巴细胞功能相关分子-1。VLA-4，极晚期抗原-4。

三、细胞因子

不同的病原体入侵后，活化的T细胞开始增殖并分化成不同类型的效应T细胞以应对不同的病原体，这个过程称为T细胞极化。细胞激活后进入克隆扩增阶段，极化过程早在第二次细胞倍增时就开始了。细胞因子提供T细胞活化的第三信号。

当初始T细胞TCR识别树突状细胞上的肽-MHC分子复合物，共刺激分子与对应的配体结合后就会被激活。T细胞活化的结果主要受APC和T细胞产生的细胞因子的影响。细胞因子与其受体结合，刺激细胞内信号级联反应，增强细胞增殖和存活。IL-2是参与T细胞活化的最重要的细胞因子之一，可由APC及T细胞产生，能够诱导最佳T细胞增殖。TCR和共刺激信号诱导IL-2、IL-2受体的α链（CD25）的基因转录并增强IL-2 mRNA的稳定性，使得活化T细胞产生的IL-2相比未活化时增加100倍。

尽管IL-2表达有助于维持细胞增殖，但信号三还包括另一组重要的细胞因子，称为极化细胞因子。它们由多种细胞类型产生，包括APC、T细胞和先天淋巴细胞（ILC），决定了初始T细胞极化为不同类型的效应细胞，如Th1、Th2、Treg等。

四、T细胞活化信号通路

T细胞识别抗原及受共刺激分子刺激后，数分钟内，活化的T细胞启动新的基因转录和蛋白质合成，这些蛋白质参与细胞增殖、分化和效应功能。TCR-CD3复合物和共刺激受体的信号转导参与了这些蛋白质的表达。

T细胞识别抗原而被激活，导致胞内发生生化反应，进行信号转导，包括激酶的活化、衔接蛋白的募集及功能转录因子的产生或激活。TCR复合体识别抗原肽-MHC分子复合物形成免疫突触时，这些生物化学途径就会启动。

（一）免疫突触的形成

当TCR复合体识别抗原肽-MHC分子复合物时，部分T细胞表面蛋白和细胞内信号分子迅速被动员到T细胞与APC接触的部位。T细胞和APC之间形成了一个特殊结构，称为免疫突触或超分子激活簇（supramolecular activation cluster，SMAC）。突触中心包括TCR复合体（TCR、CD3和ζ链）、共受体CD4或CD8、共刺激分子（如CD28）、酶（如PKCθ）和与跨膜受体胞质区相关的衔接蛋白，上述分子组成的结构称为中央SMAC（c-SMAC）。T细胞质膜和APC之间的距离约为15nm。整合素在突触的外围起稳定T细胞与APC结合的作用，称为p-SMAC。在突触的外层，两个细胞膜相距约40nm。

免疫突触发挥多种功能。突触有利于抗原特异性T细胞和提呈该抗原的APC之间形成稳定的接触，有利于T细胞激活信号的传导和延长。突触的存在有利于T细胞分泌的物质和细胞因子等特异性传递给靶细胞，有利于靶细胞的激活或杀灭。免疫突触c-SMAC区域不仅有利于信号传导，还能够通过泛素化等方式终止T细胞的激活。

（二）酪氨酸激酶和TCR信号的启动

TCR信号传导始于一种被称为Lck的酪氨酸激酶的激活。当TCR与APC表面的抗原肽-MHC分子复合物结合，辅助受体CD4或CD8就会与MHC分子结合以稳定这种相互作用。CD4和CD8受体的细胞质尾部具有一种称为Lck的蛋白酪氨酸激酶。CD3和ζ蛋白含有ITAM。在TCR结合到抗原后的几秒钟内，Lck被CD4或CD8分子带到TCR复合物附近，Lck可以使CD3和ζ蛋白ITAM中的酪氨酸磷酸化，从而启动T细胞信号转导。

ITAM的酪氨酸磷酸化为另一种T细胞特异性酪氨酸激酶ZAP-70产生新的对接位点，ZAP-70加入信号复合体并被Lck磷酸化和激活。激活的ZAP-70可以磷酸化其衔接分子LAT（活化T细胞的连接蛋白）及其关联分子SLP-76等。SLP-76、ZAP-70磷酸化后又产生了另一组新的对接位点，允许组装新的蛋白质复合物，从而启动下游信号事件。

（三）TCR信号的下游事件

TCR复合物激活的主要下游信号通路包括钙-NFAT通路、PKC-θ-NF-κB通路、Ras-/Rac-MAPK通路和PI3K通路（图4-11）。

1. 钙-NFAT通路

LAT磷酸化后结合磷脂酶Cγ（PLCγ），从而靠近其底物质膜中的磷脂。PLCγ作用于磷脂酰肌醇4,5-二磷酸（PIP2）产生可溶性肌醇1,4,5-三磷酸（IP3）和膜结合的二酰基甘油（DAG）这两个新的信号分子。IP3与内质网膜和线粒体上的IP3受体结合，诱导钙从这些细胞器中释放Ca²⁺作为第二信使，能够结合钙调蛋白并激活磷酸酶钙调神经磷酸酶，钙调磷酸酶去磷酸化并激活转录因子NFAT，转录因子迁移到细胞核中，在那里结合并激活基因的启动子，包括编码T细胞生长因子IL-2的基因和IL-2受体的成分（图4-11）[1]。

2. 蛋白激酶C（PKC-θ）途径

TCR信号传导的另一个主要途径包括丝氨酸-苏氨酸激酶的θ亚型的激活。如前所述，DAG由PLC介导的膜肌醇脂质水解产生，DAG与一种特殊形式的蛋白激酶C（PKC-θ）结合，通过信号级联使转录因子NF-κB抑制剂降解，导致转录因子NF-κB的激活，活性转录因子随后易位进入细胞核（图4-11）[1]。

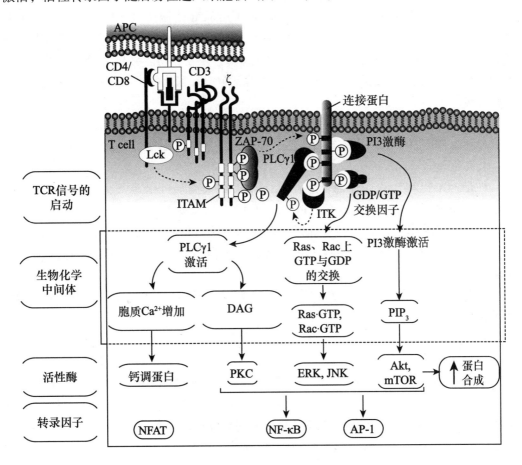

图4-11 T细胞活化的信号通路

注：抗原识别并激活ZAP70，ZAP70磷酸化膜相关衔接蛋白及其关联分子，从而启动下游信号活化，包括钙-NFAT通路、蛋白激酶C（PKC）-θ途径和Ras/Rac-MAPK途径、PI3K途径。

3. Ras/Rac-MAPK途径

ZAP-70依赖性磷酸化和衔接蛋白在质膜上的积累启动，募集Ras或Rac并通过这些分子结合的鸟苷二磷酸（GDP）与GTP交换实现激活。Ras-GTP和Rac-GTP启动不同的酶级联，导致不同MAPK的激活。T细胞中Ras活化的机制涉及衔接蛋白LAT和GRB2。TCR的作用位点ZAP70磷酸化LAT，LAT随后与GRB2结合，GRB2就会将Ras-GTP/GDP交换因子SOS募集到质膜，SOS催化Ras-GDP转化为Ras-GTP。Ras通过共价结合的脂质松散地附着在质膜上，未激活时，Ras的鸟嘌呤核苷酸结合位点与二磷酸鸟苷（GDP）结合，以非活性形式存在。细胞激活后，GDP被三磷酸鸟苷（GTP）取代，Ras经历构象变化而被激活。Ras-GTP直接激活RAF激酶，随后RAF磷酸化并激活MEK1激酶，MEK1又激活ERK激酶。活化的ERK易位到细胞核并磷酸化ELK蛋白，磷酸化的ELK蛋白刺激FOS的转录，FOS是转录因子活化蛋白1（AP-1）的组成部分（图4-11）[1]。

TCR相关激酶磷酸化的衔接蛋白也招募并激活一种被称为VAV的GTP/GDP交换蛋白，该蛋白作用于RAC，产生的RAC-GTP也可启动MAP激酶级联反应，导致MAP激酶c-JUNN末端激酶（JNK）的激活。激活的JNK磷酸化JUN，JUN是AP1转录因子的第2组分。FOS与JUN异二聚体形成AP-1复合物，该复合物能够与IL-2启动子及其他基因的结合位点结合。此外，Rac-GTP也可激活MAPK家族的第三个成员p38，进而激活各种转录因子[1]。

ERK和JNK的活性最终被双重特异性蛋白酪氨酸/苏氨酸磷酸酶的作用所关闭。这些磷酸酶由ERK和JNK本身诱导或激活，提供终止T细胞活化的负反馈机制。

4. PI3K途径

TCR、CD28和IL-2受体都可触发PI3激酶/Akt通路。PI3K磷酸化膜磷脂PIP2，生成磷脂酰肌醇（3,4,5）-三磷酸（PIP3）。PIP3激活丝氨酸-苏氨酸激酶Akt或蛋白激酶B等发挥多种作用，通过刺激抗凋亡蛋白的表达，促进抗原活化的T细胞的存活。Akt可激活丝氨酸-苏氨酸激酶mTOR，有利于蛋白质翻译并促进细胞的存活和生长（图4-11）。

最终，细胞识别抗原后，诱导或激活多种转录因子如NFAT、AP-1、NF-κB，刺激转录并产生细胞因子、细胞因子受体和效应分子等。

五、T细胞的分化和功能

抗原刺激后，抗原特异性CD4⁺T细胞的数量增加到每100个CD4⁺T淋巴细胞中有1个抗原特异性T细胞，扩增约1 000倍。针对该抗原的特异性CD8⁺T细胞的频率可能增加到每3个CD8⁺T淋巴细胞中就有1个抗原特异性CD8⁺T细胞，扩增超过50 000倍。小鼠的研究表明，感染后1周内抗原特异性T细胞发生扩增（图4-12）。

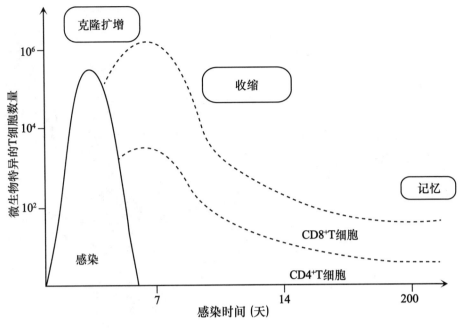

图4-12　T细胞的克隆扩增

(一) CD4⁺T细胞的分化与功能

1. Th1细胞的分化与功能

细胞因子作为第三信号促进特异性T细胞谱系分化，并促进一组特定细胞因子的分泌，调节免疫反应。诱导初始T细胞分化为Th1细胞的关键极化细胞因子是IFN-γ、IL-12和IL-18。巨噬细胞和树突状细胞受病原体刺激后产生IL-12。活化的T细胞和活化的NK细胞产生的IFN-γ也能够上调IL-12表达。树突状细胞产生的IL-18，能促进Th1细胞的增殖并增强IFN-γ的产生。

这些细胞因子触发初始T细胞中的信号通路并上调主调节因子T-bet的表达。该转录因子促进CD4⁺T细胞向Th1谱系的分化并诱导特征1型细胞因子（包括IFN-γ和TNFα）的表达，同时上调IL-12R的表达（图4-13）。

IFN-γ是一种特别有效的1型细胞因子。IFN-γ能激活巨噬细胞，增加其杀菌活性，上调MHCⅡ类分子的水平并促进IL-12的分泌，进一步增强Th1分化。树突状细胞分泌的IFN-γ促进CD8⁺前体分化为细胞毒性T细胞。IFN-γ分泌还诱导抗体类别转换（例如小鼠的IgG2a），有利于吞噬作用和激活补体系统。这些特性使Th1细胞亚群特别适合应对病毒感染和其他细胞内病原体。

2. Th2细胞的分化与功能

初始T细胞分化为Th2则需要极化细胞因子IL-4。IL-4有多种来源，当暴露于病原体后，固有免疫细胞如嗜碱性粒细胞、嗜酸性粒细胞、肥大细胞、γδT细胞和NKT细胞可被诱导产生IL-4；次级淋巴组织中的生发中心B细胞、Tfh细胞和特化的DC亚群，也可以产生IL-4；Th2细胞本身也可产生IL-4。

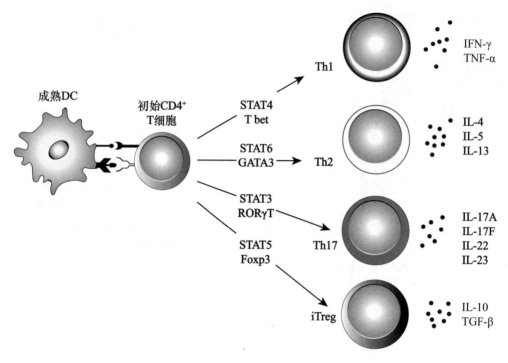

图4-13　T细胞的分化

　　IL-4触发T细胞内的信号通路并上调主调节因子GATA-3，该转录因子可促进2型细胞因子IL-4、IL-5和IL-13的表达。GATA3还可通过下调IL-12R的表达来抑制Th1反应，从而加强Th2反应（图4-13）。

　　Th2细胞产生的IL-4可以抑制Th1细胞群的扩增。IL-4作用于嗜酸性粒细胞和B细胞，它诱导嗜酸性粒细胞分化、活化和迁移，并促进B细胞活化和将Ig类别转换为IgE，IgE抗体可变区与蠕虫抗原结合，其恒定区与嗜酸性粒细胞FcR结合，有助于清除细胞外寄生虫感染。IL-5诱导嗜酸性粒细胞募集，也可以诱导B细胞类别转换为不激活补体途径的IgG亚类（例如，小鼠中的IgG1）。IL-13与IL-4的功能在很大程度上重叠。

　　Th1和Th2亚群产生的主要效应细胞因子IFN-γ和IL-4不仅影响整体免疫反应，而且影响辅助T细胞本身的命运和功能。首先，细胞因子分别促进了Th1和Th2细胞亚群的增长并增强了极化；其次，IFN-γ和IL-4各自抑制Th2和Th1细胞亚群的发育和活动，这种效应称为交叉调节。例如，Th1亚群分泌的IFN-γ抑制Th2亚群的增殖，Th2亚群分泌的IL-4下调APC对IL-12的分泌，从而抑制Th1分化。此外，IL-4通过使Th细胞对促进Th1的细胞因子信号敏感性降低来增强Th2细胞的发育。

　　IL-10曾被认为是Th2细胞的标志性效应细胞因子，但许多其他细胞类型和多个辅助T细胞亚群也产生IL-10。IL-10抑制单核细胞和巨噬细胞的激活并干扰Th1亚群的激活。包括抑制MHCⅡ类分子的表达、抑制杀菌代谢物的产生（例如一氧化氮）和各种炎症因子（例如，IL-1、IL-6、IL-8、GM-CSF和G-CSF），诱导细胞凋亡。

3. Th17 细胞的分化与功能

TGF-β、IL-6 和 IL-23 能将初始 T 细胞极化为 Th17 谱系。这些细胞因子能够促进 T 细胞 STAT3 的活化，上调主基因调节因子 ROR$_\gamma$T 的表达，该转录因子促进 Th17 细胞因子 IL-17A、IL17F、IL-22 和 IL-23 的表达。STAT3 活化，抑制调节性 T 细胞（Treg）转录因子 Foxp3 的表达，从而在 Treg 生成期间维持 Th17 极化（图 4-13）。

Th17 细胞主要针对胞外菌和真菌产生免疫反应，具有保护和致病双重作用。TGF-β 和 IL-6 诱导初始 T 细胞发育为 Th17。IL-23 是由树突状细胞遇到一些微生物后产生的。IL-23 单独不能将初始 T 细胞极化为 Th17 谱系，而是增强了它们产生炎性细胞因子的能力。Th17 是抵抗真菌和一些细菌黏膜屏障的重要参与者，并导致慢性炎症和自身免疫性疾病（包括炎症性肠病、关节炎和多发性硬化症）。

4. Tfh 细胞的分化与功能

Tfh 细胞是生发中心形成所必需的辅助性 T 细胞，并提供 B 细胞亲和力成熟的信号。IL-6 和 IL-21 可使活化的 T 细胞向 Tfh 谱系极化。T 细胞获得第一和第二信号后，这些细胞因子诱导 Bcl-6 的表达，这是一种抑制因子，是 Tfh 细胞的主要转录调节因子。Bcl-6 的表达抑制 T-Bet、GATA-3 和 ROR$_\gamma$T 的表达，从而分别抑制 Th1、Th2 和 Th17 分化，同时诱导 Tfh 极化。与之相反，IL-2 的产生抑制了 T 细胞向 Tfh 谱系的分化。

Tfh 分泌 IL-4 和 IL-21。IL-21 有助于 B 细胞的分化。Tfh 表达高水平的 CD40L 以辅助 B 细胞。Tfh 细胞的独特特征还在于表达 CXCR5，有利于其趋化至淋巴滤泡，帮助建立生发中心。

T 细胞亚群之间的活动平衡显著影响免疫反应的结果。如在结核性麻风病中，免疫反应的特征是 Th1 型反应和高水平的 IL-2、IFN-γ。在瘤型麻风中，存在 Th2 型免疫反应和高水平的 IL-4、IL-5 及 IL-10。Th1 和 Th2 反应之间的平衡决定了麻风病的发展。

5. Treg 的分化与功能

CD4$^+$T 细胞在外周受抗原刺激时，在 TGF-β 存在的条件下可分化为外周 Treg（pTreg）。TGF-β 触发转录调节因子 FoxP3 表达，是诱导 Treg 分化的关键细胞因子。pTreg 分泌效应细胞因子 IL-10 和 TGF-β，抑制 APC、T 细胞及其他细胞的功能（图 4-13）。

Treg 和 Th17 细胞也相互交叉调节。TGF-β 单独可诱导主调节因子 FoxP3 表达，促进细胞向 Treg 分化。当伴随 IL-6 时，TGF-β 抑制 FoxP3 表达，通过促进 ROR$_\gamma$T 表达诱导 Th17 发育。IL-21 和 IL-23 的存在也有利于 Th17 细胞的分化。

6. Th9 细胞的分化与功能

在细胞因子 TGF-β、IL-4、IL-2 和 IL-1β 的存在下，CD4$^+$ T 细胞会活化为主要产生 IL-9 的效应细胞群。Th9 细胞在皮肤和黏膜组织中含量丰富。IL-9 募集和激活肥大细胞，参与对线虫的免疫反应。Th9 细胞增强了 Th2 反应，与过敏性疾病特应性皮炎和哮喘有关。

7. Th22 细胞的分化与功能

Th22 产生 IL-22 和 TNF-α，但不产生 IL-17。这些亚群在宿主防御或免疫疾病中的作用尚未确定，被认为有助于皮肤的免疫反应，并通过对角质形成细胞的作用促进伤口愈合。

（二）CD8$^+$T细胞的分化与功能

CD8$^+$T细胞分化为细胞毒性T细胞（cytotoxic T cell，Tc 或 cytotoxic T lymphocyte，CTL），获得杀死感染细胞或肿瘤细胞的能力。初始CD8$^+$T细胞的活化与CD4$^+$T细胞类似，需要第一和第二信号，可通过两种途径活化（图4-14）。

第一种活化途径为直接活化方式，通过内源性途径或交叉提呈途径的抗原肽经树突状细胞MHC I 类分子提呈到具有适当TCR的CD8$^+$T细胞。树突状细胞提供第一、第二信号及IL-12，这些信号导致细胞的快速增殖。CD8$^+$T细胞可合成IL-2，通过自分泌的方式促进活化的CD8$^+$T细胞增殖（图4-14A）。

第二种活化途径需要特异性CD4$^+$T细胞辅助CD8$^+$T细胞活化。树突状细胞通过外源性途径将抗原肽提呈给特异性CD4$^+$T细胞，B7-CD28共刺激物的相互作用提供第二信号，CD4$^+$T细胞激活，发生增殖并分泌IL-2，刺激CD8$^+$T细胞的分化（图4-14B）。或者活化的辅助性T细胞表达CD40配体（CD40L），与抗原负载DC上的CD40结合，这种相互作用激活APC，使其增加共刺激分子的表达，更有效地将抗原肽通过MHC I 类分子提呈给特异性CD8$^+$T细胞，促进CD8$^+$T细胞的分化（图4-14C）。

CD8$^+$T细胞活化的细胞内事件与CD4$^+$T细胞活化相似，都与酪氨酸激酶Lck有关。活化后CD8$^+$T细胞快速扩增，在感染后一周内增加近50 000倍。CD8$^+$T细胞活化后共刺激分子PD1和CTLA-4也开始表达，在后期会抑制免疫应答。

CD8$^+$T增殖并分化为CTL，在该过程中细胞产生大量颗粒，这些颗粒是修饰的溶酶体，含有穿孔素和颗粒酶等蛋白质。CTL经胞吐作用释放含穿孔素和颗粒酶的颗粒，这些颗粒不能自由扩散到靶细胞，而是通过由TCR、CD8和抗原肽-MHC I 分子复合物形成的免疫突触的裂隙形式递送，通过内吞作用被靶细胞吸收。穿孔素使内体膜具有渗透性，允许颗粒酶到达靶细胞的细胞质。颗粒酶B是一种丝氨酸蛋白酶，可在天冬氨酸残基位点处切割蛋白质并以这种方式激活CASP，例如CASP3和BID。后一种蛋白质属于BCL2家族，是线粒体（内在）凋亡途径的主要调节因子，从而诱导细胞发生凋亡。CTL将细胞毒性蛋白递送到靶细胞只需几分钟，而在接下来的2~6小时内靶细胞发生凋亡，CTL杀死其靶细胞（图4-15A）。另外一种途径不依赖颗粒释放。CTL表面表达膜蛋白Fas配体，该蛋白与靶细胞表面的Fas蛋白相互作用。Fas属于死亡受体家族，激活并启动一系列蛋白水解酶的活性，能够诱导靶细胞发生凋亡（图4-15B）。CTL还表达许多细胞因子，其中最重要的是IFNγ。IFNγ激活巨噬细胞去除凋亡细胞的碎片而不会引起炎症[1]。

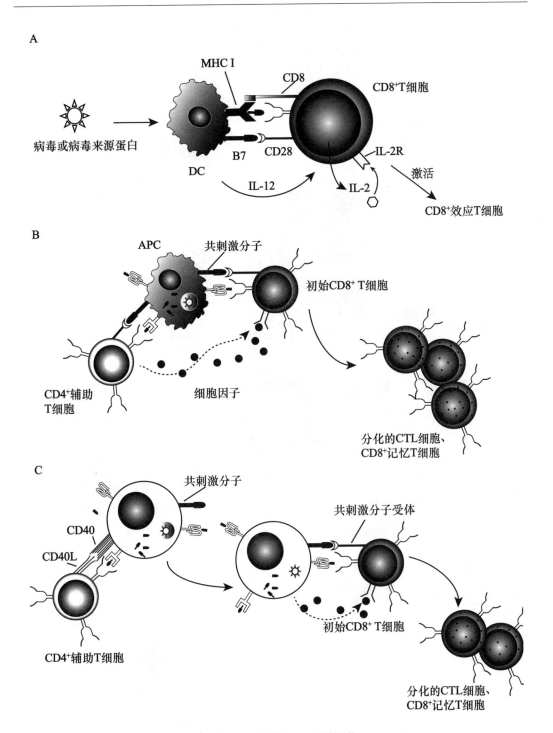

图 4-14 特异性 CD8$^+$T 的活化

注：A.树突状细胞直接活化 CD8$^+$ T 细胞。B. CD4$^+$ 辅助性 T 细胞分泌细胞因子作用于 CD8$^+$ T 细胞。C. CD4$^+$ 辅助性 T 细胞通过增加 APC 上共刺激分子的表达，活化 CD8$^+$ T 细胞。CD40L，CD40 配体。

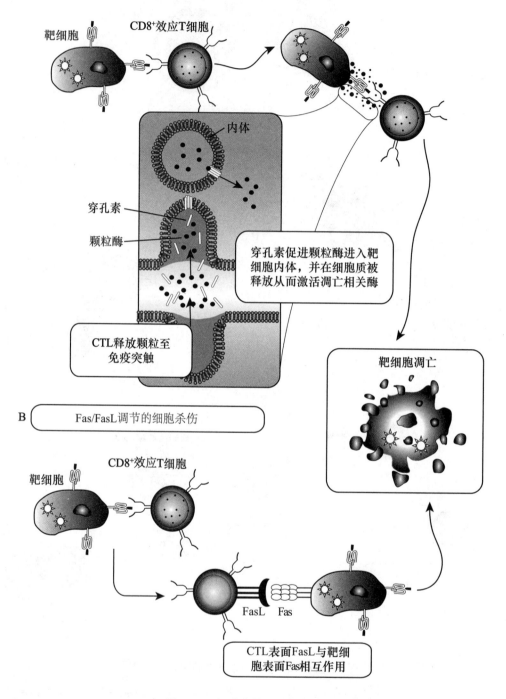

图 4-15　细胞毒性 T 细胞的功能

（三）记忆 T 细胞的产生

一部分抗原活化的 T 淋巴细胞分化为记忆细胞。记忆 T 细胞能够对以后反复遇到的同一病原体提供有效的防御。记忆细胞的特性是在抗原被消除后能够长时间存活，再次遇到抗原后产生比初始细胞更大、更快的反应。记忆T细胞一旦被激活，它们的反应比初始淋巴细胞更强烈和迅速，如小鼠初始T细胞遇到抗原后，5至7天内分化为效应细胞，但记忆细胞在1至3天内快速分化为效应细胞并获得效应功能。

（米友军）

参考文献

[1] ABUL K.ABBAS A H L,SHIV PILLAI.CELLULAR AND MOLECULAR IMMUNOLOGY [M].10th ed.[S.l.]:Elsevier,2021.

[2] BLUM J S,WEARSCH P A,CRESSWELL P.Pathways of Antigen Processing[J].Annu Rev Immunol,2013,31(1):443-473.

[3] RICHARD COICO G S.Immunology:A Short Course[M].7th ed.[S.l.]:Wiley-Blackwell, 2015.

[4] MAK T W,SAUNDERS M E,JETT B.Primer to the immune response[M].2nd [S.l.]:ed. Academic cell,2013.

[5] VAN DER WEL N,HAVA D,HOUBEN D,et al.M.tuberculosis and M.leprae translocate from the phagolysosome to the cytosol in myeloid cells[J].Cell,2007,129(7):1287-1298.

[6] JENNI PUNT S S,PATRICIA JONES,JUDITH A OWEN.Kuby Immunology[M].8th ed.[S. l.]:W.H.Freeman and Company,2018.

[7] TESTA J S,SHETTY V,HAFNER J,et al.MHC class I-presented T cell epitopes identified by immunoproteomics analysis are targets for a cross reactive influenza-specific T cell response[J].PLoS One,2012,7(11):e48484.

[8] WöLK B,TRAUTWEIN C,BüCHELE B,et al.Identification of naturally processed hepatitis C virus-derived major histocompatibility complex class I ligands[J].PLoS One, 2012,7(1):e29286.

[9] TERNETTE N,YANG H,PARTRIDGE T,et al.Defining the HLA class I-associated viral antigen repertoire from HIV-1-infected human cells[J].Eur J Immunol,2016,46(1):60-69.

[10] LEWINSOHN D A,SWARBRICK G M,PARK B,et al.Comprehensive definition of human immunodominant CD8 antigens in tuberculosis[J].npj Vaccines,2017,2(8).

[11] BETTENCOURT P,JULIUS MüLLER,ANNALISA NICASTRI,et al.Identification of antigens presented by MHC for vaccines against tuberculosis[J].npj Vaccines,2020,5 (1):2.

[12] VIRELLA G.Medical Immunology[M].7th ed.[S.l.]:CRC Press,2020.

[13] DAVID MALE R S P,JR.,VICTORIA MALE.Immunology[M].7th ed.[S.l.]:Elsevier , 2021.

第五章　T细胞免疫记忆与耗竭

病原体感染和疫苗接种能诱导产生记忆T细胞，当病原体再次入侵时，T细胞能快速扩增，抵抗或减弱病理损伤。在慢性感染过程中，由于机体无法及时清除抗原，使抗原在体内持续存在，造成T细胞免疫功能低下甚至耗竭。近年来的研究表明，细胞代谢变化可决定T细胞的功能和分化方向，细胞代谢已成为T细胞功能和命运的关键调节因素。

第一节　T细胞免疫记忆

疫苗接种和病原体感染能诱导产生识别病原体特异性表位的记忆T细胞和B细胞，当病原体再次入侵时，T细胞和B细胞能快速扩增，抵抗或减弱病理损伤。不同病原体感染和疫苗接种诱导的免疫记忆维持时间不同。天花疫苗免疫诱导的免疫记忆能持续人的一生，疫苗接种后50年仍然能检测到抗体和抗原特异性CD4$^+$ T和CD8$^+$ T细胞反应，接种个体的终身保护率达到90%至95%。进一步研究发现体液免疫比细胞免疫持久，痘苗特异性记忆B细胞（memory B cell，B_M）数量可维持50年以上，而CD4$^+$T和CD8$^+$T细胞反应随着时间的推移持续下降，半衰期为8～15年[1]。结核疫苗卡介苗（BCG）主要通过诱导T细胞免疫介导免疫保护作用，新生儿接种后随着年龄的增长，记忆T细胞数量逐渐衰减，使疫苗免疫保护能维持10～15年。探索T细胞免疫记忆对于疫苗免疫具有重要的意义。

在抗原刺激时，初始T细胞活化，分化形成大量的效应T细胞（effector T cell，Teff）和少量的记忆T细胞（memory T cell，T_M）。效应T细胞迁移到组织中以对抗感染，在抗原消除后死亡。记忆T细胞存活时间较久，在第二次遇到相同抗原时能够重新增殖并做出更强的免疫反应。也有观点认为效应T细胞在抗原清除后，大部分发生凋亡，少部分分化为记忆T细胞。急性感染或者疫苗接种后T细胞的免疫应答可以分为三个阶段，分别为扩张期（expansion phase）、收缩期（contraction phase）和维持期（maintenance phase）。在扩张期，抗原刺激使得T细胞大量活化扩增；一般情况下，急性感染1～2周后抗原被清除，T细胞开始进入收缩阶段，2～4周左右大约90%的效应T细胞发生细胞凋亡；最后，大约有5%～10%的T细胞存活下来进入细胞维持期，即为记忆T细胞。大多数记忆T细胞可以不依赖抗原，而是在细胞因子IL-7和IL-15的刺激下，进行缓慢、周期性的稳态增殖（hemostatic proliferation）。当再次感染后，记忆T细胞可以迅速增殖分化为效应T细胞，产生细胞因子或其他抗菌分子，阻止感染的发生。

抗原刺激后，活化的CD4⁺T细胞可以分化成辅助性T细胞（T helper cell，Th）Th1、Th2、Th9、Th17，以及滤泡辅助性T细胞（follicular helper T cell，Tfh）和调节性T细胞（regulatory T cell，Treg）。Th1细胞主要分泌细胞因子IFN-γ、TNF-α和IL-2，辅助CD8⁺T细胞的活化和记忆维持。Tfh细胞则启动B细胞生发中心反应，以产生高亲和力的中和抗体。活化的CD8⁺T细胞分化为细胞毒性T淋巴细胞（cytotoxic T lymphocyte，CTL），通过分泌穿孔素和颗粒酶杀伤感染的细胞，并分泌细胞因子IFN-γ、TNF-α以及趋化因子。与CD4⁺T细胞相比，CD8⁺T细胞功能相对单一，对T细胞免疫记忆的研究较为清楚。如果没有特殊说明，本章节对T细胞免疫记忆的描述以CD8⁺T细胞为主。

一、记忆T细胞的形成

目前，围绕感染过程中效应T细胞和记忆T细胞的形成机制，提出了以下四种模型（图5-1）：（A）单独前体模型（separate precursor model）。该模型认为，T细胞具有不同的分化潜能，决定了其受抗原刺激后向记忆T细胞或效应T细胞分化的方向。然而谱系追踪实验表明，单一的初始CD8⁺T细胞的后代可以有不同的命运，似乎不支持这一模型。（B）潜能递减模型（decreasing potential model）。该模型认为，抗原刺激次数影响T细胞分化。抗原和其他T细胞活化信号重复刺激可驱使T细胞增殖，并向末端分化。在T细胞向终末分化的过程中，效应细胞功能逐渐增强，但逐渐丧失长期存活和增殖等记忆细胞的特性，直至形成效应T细胞。（C）信号强度模型（signal-strength model）。该模型提出，T细胞应根据它们在启动过程中接收到的"信号强度"进行分化。较强的抗原刺激、共刺激信号和炎症反应促进T细胞向终末效应方向分化，而较弱的信号促进记忆T细胞的形成。（D）不对称分化模型（asymmetric cell fate model）。该模型认为，T细胞在第一次细胞分裂时发生不对称分化。接近抗原提呈细胞（antigen-presenting cell，APC）的T细胞倾向于分化为效应细胞，而远离APC的细胞倾向于分化为记忆细胞[1]。后三种模型有一定的共性，它们从不同角度阐述了记忆T细胞的发生机制在具体免疫应答中可同时存在。

二、记忆T细胞的特征

根据记忆T细胞的存在部位、表面淋巴结归巢受体CCR7和CD62L的表达、分化程度和存活时间，可将其分为中央型记忆T细胞（central memory T cell，T_{CM}）和效应型记忆T细胞（effector memory T cell，T_{EM}）两个亚群[2]。其中，T_{CM}表达淋巴结归巢受体CCR7和CD62L，促进自身迁移到次级淋巴器官中。T_{CM}细胞存活时间较长，受到抗原刺激后可以分泌细胞因子IL-2。当T_{CM}细胞再次遇到相同抗原时，可以增殖分化为T_{EM}和效应T细胞（Teff），T_{EM}和Teff再次受到抗原刺激时分泌细胞因子IFN-γ。T_{EM}细胞不表达淋巴结归巢受体CCR7和CD62L，而是主要分布在外周淋巴组织和感染部位。T_{EM}具有较强的效应功能，受到抗原刺激后分泌细胞因子TNF-α和IFN-γ，存活时间相对较短，免疫或感染后维持90天左右。

A.单独前体模型

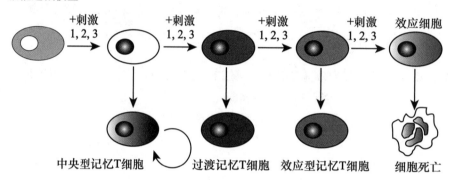

B.潜能递减模型

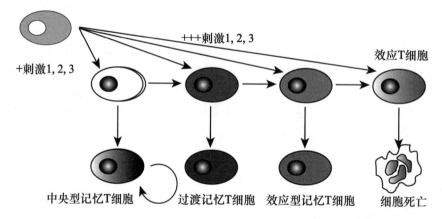

C.信号强度模型

D.不对称分化模型

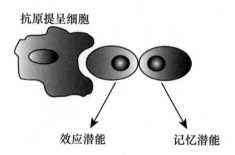

图 5-1　记忆 T 细胞的分化模型 [1]

此外，还有一些记忆T细胞亚群：①干细胞样记忆T细胞（stem cell-like memory T cell，T_{SCM}），它具有自我更新能力，存活时间长。当抗原再次刺激时，T_{SCM}可以分化成T_{CM}，并分泌细胞因子IL-2，T_{CM}可以再增殖分化为T_{EM}和Teff，并分泌细胞因子IFN-γ。②组织定居性记忆T细胞（tissue-resident memory T cell，T_{RM}），定居于特定组织部位，如肠道、生殖器、呼吸系统的黏膜和皮肤，不参与外周循环，能长期存活，在遇到病原体入侵时增殖分化为效应T细胞发挥抗感染作用。$CD4^+$T细胞不易在局部驻留，更容易进入淋巴循环。$CD8^+T_{RM}$可位于皮肤黏膜甚至脑等组织器官。具有自我更新能力的T_{SCM}在维持免疫记忆中发挥重要的作用。不同类型T细胞的特征见表5-1。

表5-1　记忆T细胞的表型和功能特性

		初始T细胞	Teff	T_{EM}	T_{RM}	T_{CM}	T_{SCM}
表面标记	人	$CD45RA^+$	$CD45RA^+$	$CD45RO^+$	$CD45RO^+$	$CD45RO^+$	$CD45RA^+$
	鼠	$CD44^{lo}$	$CD44^{hi}$	$CD44^{hi}$	$CD44^{hi}$	$CD44^{hi}$	$CD44^{hi}$
	淋巴结归巢受体	$CCR7^{hi}$、$CD62L^{hi}$	$CCR7^{lo}$、$CD62L^{lo}$	$CCR7^{lo}$、$CD62L^{lo}$	$CCR7^{lo}$、$CD62L^{lo}$	$CCR7^{hi}$、$CD62L^{hi}$	$CCR7^{hi}$、$CD62L^{hi}$
	其它表面标记	$CD27^+$ $CD127^+$ $CD28^+$	$CD95^+$ $KLRG1^+$	$CD27^{+/-}CD28^{+/-}$ $CD95^+$ $CD127^{+/-}$ $KLRG1^{+/-}$	$CD95^+$ $CD69^+$ $CD103^+$	$CD27^+$ $CD95^+$ $CD127^+$ $CD28^+$ $KLRG1^-$	$CD127^+$、$CD27^+$、 $CD28^+$、$CD95^+$、 $KLRG1^-$
效应潜能	存活时间	10年	1～2周	1～3月	数月～数年	数年	约10年
	增殖能力	+++	−	++	+	+++	+++
	IFN-γ	−	+++	++	++	+	+/-
	IL-2	+	+/-	+/-	+	++	+/-
	细胞毒性	−	+++	++	++	+	
	归巢部位	次级淋巴器官	外周组织	外周组织，次级淋巴器官	外周黏膜组织	次级淋巴器官	次级淋巴器官

注：CD45，白细胞共同抗原CD45，含A、B和C三个外显子，可变剪切形成不同分子量的亚型。CD45RA分子量大，含外显子A；CD45RO分子量较小，不含上述外显子。CD44，透明质酸受体，介导淋巴细胞活化并归巢至淋巴组织和炎症部位。CCR7，趋化因子受体，是G蛋白偶联受体家族蛋白（CD197），负责淋巴细胞和成熟树突状细胞向淋巴组织募集。CD62L，L-selectin，又称白细胞内皮细胞黏附分子，参与淋巴细胞归巢。CD127，IL-7受体，对T细胞和B细胞的增殖发育具有重要作用。CD27，TNF受体超家族分子，在初始T细胞上组成性表达。CD28，T淋巴细胞表面表达的共刺激分子，与APC上的B7分子结合，介导T细胞的活化及存活。CD95，又称为Fas（Apo-1/TNFRSF6），属于TNF受体超家族。KLRG1，杀伤细胞凝集素样受体G1，效应T细胞标识。CD69，参与T细胞活化，下调S1PR1表达，阻止淋巴细胞从组织流出。CD103，属于整合素家族，介导上皮组织中淋巴细胞的滞留。

三、记忆 T 细胞的功能

记忆 T 细胞在再次遇到抗原时快速增殖，诱导免疫应答，能对病原体入侵做出较初次免疫应答更快更强的免疫反应。CD4$^+$和 CD8$^+$记忆 T 细胞的功能因其类型不同而有所差异，CD4$^+$记忆 T 细胞再次应答时以产生细胞因子为主，而 CD8$^+$记忆 T 细胞则可以分化增殖为细胞毒性 T 淋巴细胞。在再次免疫应答中 T_{EM} 和 T_{CM} 亚群的功能也有所不同。鉴于病原体的发病机制不同，不同类型记忆 T 细胞能提供的保护作用也有所不同。T_{EM} 主要迁移至炎性组织，再次刺激可快速发挥免疫保护效应；T_{CM} 主要归巢至淋巴结，能快速增殖并分化为 T_{EM} 和效应性 T 细胞，可长时间维持免疫记忆。疫苗保护效应评价中，T_{EM} 和 T_{CM} 保护作用与感染的时期相关。疫苗免疫后早期感染保护效率主要反映 T_{EM} 的免疫保护作用；T_{EM} 细胞的比例在疫苗免疫后随着时间的推移而逐渐减少，因此，疫苗免疫后期（三个月后）感染保护效率主要反映 T_{CM} 的保护作用。总之，感染后形成的记忆 T 细胞的异质性为机体免疫保护建立了一个多层防御体系，可以最大限度地遏制病原体的入侵。疫苗免疫后，形成的记忆 T 细胞数量有限，直接检测抗原特异性 T_{EM} 和 T_{CM} 的数量和表型非常困难，可以通过检测其功能间接反映记忆 T 细胞的特征。

四、记忆 T 细胞生成的调节因素

初始 T 细胞受抗原刺激后分化为不同类型的记忆 T 细胞是一个复杂的过程。抗原的特征、刺激强度和持续时间及宿主免疫细胞特性和微环境都会影响 T 细胞分化的方向。

1.T 细胞受体（TCR）信号

TCR 信号强度及持续时间可决定记忆 T 细胞的数量和类型。抗原被 TCR 识别后，在辅助信号的共同作用下，级联激活 PI3K/AKT 信号通路，激活转录因子，促进 T 细胞分化。TCR 亲和力会影响效应 T 细胞的形成。应用表达 $OVA_{257-264}$ 的单核细胞增多性李斯特菌感染模型，对 CD8$^+$T 细胞的研究表明，TCR-配体亲和力强弱对于 T 细胞免疫记忆的影响有限，即使是非常弱的 TCR-配体相互作用也足以激活初始 T 细胞，产生功能性的记忆 T 细胞；TCR-配体相互作用的强度影响 T 细胞的分裂次数和 T 细胞与抗原的亲和力，高亲和力抗原刺激的 T 细胞分裂次数增多，T 细胞克隆扩张时间延长，生成更多高亲和力的 T 细胞[3]。

抗原剂量、刺激强度和持续时间影响 T 细胞向记忆 T 细胞的分化。抗原需要达到一定的剂量才能使得树突状细胞和 T 细胞形成稳定的联系，诱导 T 细胞分化形成长期记忆 T 细胞[4]。当然，并非抗原剂量越高形成的记忆 T 细胞就越多，高剂量持续的抗原刺激可使 T 细胞向 T_{EM} 或 Teff 的方向分化，反而不能形成 T_{CM}。在流感病毒感染模型中，低剂量、短期的抗原刺激有利于 CD8$^+$T 细胞向 T_{CM} 转化；反之，高剂量的抗原持续刺激促使 T 细胞向 T_{EM} 甚至 Teff 转化[5]。在结核亚单位疫苗的研究中也发现，一定范围内低剂量的融合蛋白亚单位疫苗免疫小鼠可以诱导更持久的免疫保护。疫苗免疫方案和免疫途径也会影响 T 细胞免疫记忆的形成。在结核亚单位疫苗的研究中发现，一定范围内延长疫苗免疫间隔时间能够诱导 T_{CM} 特征的免疫应答，提供更为持久的免疫保护力[6]。动物实验表明，尾静脉注射 BCG 可以提高记忆 T 细胞的免疫应答及抗结核保护作用。痘

病毒载体MVA-AE疫苗经鼻内免疫，可以增强BCG诱导的肺部多功能T细胞介导的免疫，并提高BCG的抗结核保护作用。

2.细胞因子和炎性信号分子的调节作用

T细胞的扩张以及记忆T细胞的维持依赖于细胞因子。例如细胞因子IL-2、IL-12、IL-7、IL-15、GM-CSF等都影响记忆T细胞的分化和增殖。IL-2、IL-7和IL-15的信号传导共用IL-2受体γ链（IL-2Rγ）。CD4$^+$T细胞被认为对CD8$^+$记忆T细胞的发育分化发挥重要作用，CD4$^+$T细胞敲除小鼠再次接触病原体感染后，其CD8$^+$T细胞扩增明显减少[7, 8]。CD4$^+$T细胞可能通过分泌IL-2等细胞因子调节CD8$^+$T细胞的分化。

在众多细胞因子中，IL-7对维持T$_{CM}$稳态具有重要的作用。初始T细胞和记忆T细胞会表达IL-7的受体IL-7Rα，而大多数效应T细胞不表达IL-7Rα。IL-7与T细胞的IL-7Rα及IL-2Rγ结合，激活Janus激酶(JAK)-STAT和磷脂酰肌醇3-激酶(PI3K)-AKT途径。此外，IL-7信号也会激活Ras-MAPK/ERK信号通路。JAK1/3-STAT5激活后，启动Bcl-2等分子的表达，具有抗凋亡作用，维持记忆T细胞的稳态增殖。PI3K/AKT信号通路的激活，促进T细胞向末端分化。STAT5和PI3K具有一定的竞争性，共同维持T细胞增殖和分化的稳态[9]。IL-7还可以通过PI3K介导的AKT激活，促进葡萄糖转运蛋白-1（Glut1）的运输和葡萄糖摄取，以支持T细胞的存活[10]。总之，IL-7通过IL-7Rα介导的信号诱导抗凋亡和共刺激反应，维持初始T细胞的存活和记忆T细胞的稳态增殖（图5-2）。

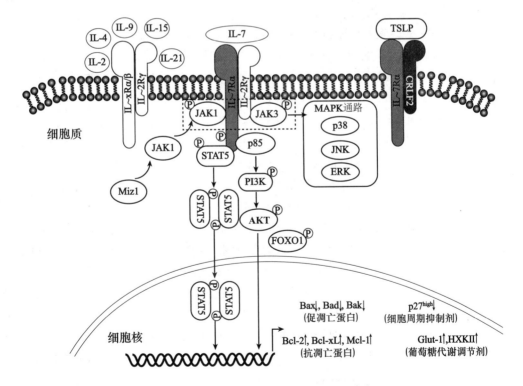

图5-2　IL-7对记忆T细胞的调控作用[11]

　　白细胞介素15（IL-15）可以促进抗原特异性记忆CD8$^+$T细胞的稳态增殖，尤其是T$_{EM}$细胞的增殖。在免疫应答收缩期，IL-15通过诱导抗凋亡分子Bcl-2，抑制CD8$^+$T细胞的凋亡，提高KLRG1(hi)CD8$^+$T细胞的存活率。在IL-7和IL-15受体缺失的情况下，流感病毒感染不能诱导抗原特异的记忆CD8$^+$T细胞的产生，说明IL-7和IL-15是T$_M$细胞分化所必需的细胞因子[12]。IL-2和IL-15通过其受体CD122起作用。研究表明，弱的CD122信号为T细胞存活提供信号，有利于T$_{CM}$细胞的分化；中等强度的CD122信号使得T细胞向T$_{EM}$分化，而强的CD122信号则促使T细胞向末端效应性细胞分化。

　　mTOR和PI3K/AKT信号通路活化，也能促进T细胞的分化[13]。应用抑制剂雷帕霉素抑制mTOR和PI3K/AKT通路，有助于诱导记忆T细胞形成。有研究表明，抑制MEK激酶活性，可促进CD8$^+$T细胞分化为T$_{SCM}$，增强机体抗肿瘤免疫[14]。

　　IL-6在老龄鼠中产生增高，刺激效应性T细胞的分化。肿瘤坏死因子（TNF）通过其受体TNFR2直接促进初始T细胞和效应T细胞的活化和增殖，同时也可诱导效应T细胞凋亡。持续的IL-2刺激促进效应T细胞分化，T$_M$细胞相应减少。全身炎症中IL-12下调CD8$^+$T细胞中转录因子Tcf1的表达，促进效应T细胞分化。具有抗炎作用的IL-10—IL-21—STAT3信号通路则有助于炎性环境下CD8$^+$记忆前体T细胞的成熟。严重的新型冠状病毒感染由于细胞因子风暴导致记忆T细胞数量减少，而轻症患者则可诱导T细胞免疫记忆。因此，抑制过强的炎性反应，有助于提高记忆T细胞的分化和存活。IL-28B下调调节性T细胞（Treg），增强短期免疫应答，但会减弱长期免疫记忆。

　　3.转录因子调控作用

　　外来和内在的因素对T细胞的分化调控大多是通过转录因子的作用实现的。通过生物信息学分析，人们发现了许多可以调控T细胞发育分化的转录因子，并通过试验证实了一些转录因子的作用[15]。已经发现和证实的调节记忆CD8$^+$T细胞分化的转录因子有Tcf7、kif2、Bach2、Bcl-6、Blimp-1、c-Myc、Id2、Id3、NFAT、NF-κB、Notch 1、Notch 2、T-bet、STAT3等。Id2、Bach2和Tcf7等10个转录因子有广泛的相互作用，它们是比较关键的转录调控因子[15]。其中，Blimp-1与存活期短的效应性T细胞的分化有关。在淋巴细胞性脉络丛脑膜炎病毒LCMV和流感病毒感染的小鼠模型中，Blimp-1和T-bet的联合能够诱导效应T细胞分化。相比之下，Bcl-6、Eomes和Id3具有促进T细胞形成记忆表型的功能和维持细胞存活的能力[16]。Bcl-6是CD4$^+$记忆T细胞的重要转录因子之一。Blimp-1通过抑制Id3启动子，下调Id3表达，从而发挥调节作用；增强Id3表达则可以延长短期存活效应细胞的生存时间，增强再次免疫应答反应。Id2/Id3缺失会导致效应性和记忆CD8$^+$T细胞的丧失，Id3高表达预示着T细胞向长期存活的记忆T细胞分化。在STAT3突变的患者中发现，记忆T细胞相关的转录因子Bcl-6降低，导致CD4$^+$和CD8$^+$中央记忆T细胞增殖分化活性降低，从而使机体易于被各种病毒、细菌和真菌感染。因此，STAT3也是调节T细胞免疫记忆的重要转录因子。Tcf7是Wnt信号通路的下游转录因子。激活Wnt/β-catenin信号通路，可促进CD8$^+$T细胞向多能记忆干细胞（multipotent memory stem cell）（CD44^{lo}CD62L^{hi}Sca-1^{hi}CD122^{hi}Bcl-2^{hi}）分化。在CD8$^+$记忆前体细胞中，转录因子Bcl-6可以通过结合到Tcf7（TCF-1）基因启动子处，上调TCF-1的表达[17]。

简而言之，已经明确促进记忆T细胞分化的转录因子有Bcl-6、Id3、STAT3等，而T-bet、Id2和Blimp-1等则促进效应T细胞的分化[18]。我们应用慢病毒载体介导转录因子感染小鼠，证实Bcl-6和Id3可以促进结核亚单位疫苗诱导长期存活的记忆T细胞，其中Id3促进CD4$^+$ T_{CM}的分化，Bcl-6则主要促进CD8$^+$ T_{CM}的形成（图5-3）。

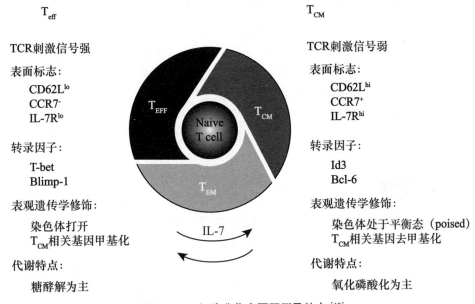

图5-3 T细胞分化主要亚群及特点[18]

4.表观遗传的调节作用

染色体表观遗传学修饰影响转录因子与基因启动子和增强子的结合。染色质组蛋白的翻译后修饰（post-translational modification，PTM）通过促进转录因子（transcription factor，TF）和染色质重塑蛋白（chromatin remodeling protein）的结合调节转录[19]。因此，组蛋白翻译后修饰的动态变化是基因转录活性调控和遗传的重要机制。组蛋白末端甲基化、乙酰化、磷酸化或巴豆酰化修饰影响染色体的结构，进而影响基因的表达。研究较多的有组蛋白修饰和基因启动子甲基化修饰。例如，组蛋白H3第4位赖氨酸的三甲基化（H3K4me3）促进基因表达，而第27位赖氨酸的三甲基化（H3K27me3）与转录抑制有关。初始T细胞染色体未打开，使大部分基因处于闭合状态。效应性T细胞染色体打开，基因转录增强。中央记忆T细胞部分基因打开，染色体处于平衡态（poised）[20]（图5-3）。

基因启动子区CpG岛胞嘧啶可在甲基转移酶DNMT3a和DNMT3b作用下发生甲基化形成5-甲基胞嘧啶（5mC），阻止转录因子与其结合，抑制基因表达。一般而言，DNA去甲基化促进基因活化[20]。α-酮戊二酸依赖性双加氧酶（ten - eleven translocation，TET）家族催化5-甲基胞嘧啶（5-mC）转化为5-羟甲基胞嘧啶（5-hmC），形成去甲基化过程中的一个重要中间体。在初始T细胞向记忆T细胞分化的过程中，一系列的基因发生了甲基化和去甲基化修饰，影响基因的表达，进而决定细胞的分化和功能。DNA甲基转移酶DNMT3a使转录因子Tcf7启动子甲基化，促进CD8$^+$T细胞向效应细胞分化。在效应T细胞分化的早期阶段，甲基转移酶DNMT3a缺失，可导致甲基化降低，初始T细胞相关基因重新表达，从而促使有记忆潜能的CD8+效应T细胞去分化形成长期存活的记忆T细胞。IL-7和IL-15通过活化STAT信号调节DNMT的表达，进而调节记忆T细胞的分化[21]。细胞因子信号传导抑制因子（suppressor of cytokine signalling，SOCS）中SOCS1、SOCS3和CISH抑制IL7介导的STAT5活化和T细胞稳态增殖。SOCS1、SOCS3和CISH的mRNA被N6-甲基腺苷（N6-methyladenosine，m6A）修饰后降解减缓，蛋白表达水平增高，对STAT信号抑制增强。IL-7作用后诱导m6A靶向的SOCS mRNA降解，重新编程初始T细胞，促进记忆T细胞增殖和分化[22]。已有的研究表明，IL-7能促进表观遗传改变，将活化的T_{CM}和T_{EM}逆转为T_{SCM}[23]，提示IL-7可通过表观遗传学修饰促进疫苗诱导长期免疫记忆的形成。

5.泛素化-去泛素化修饰对T细胞活化的调控作用

泛素化（ubiquitination）指泛素分子在一系列特殊酶的作用下，识别靶蛋白分子，并对靶蛋白进行特异性修饰的过程。蛋白质的泛素化一般由5个组分参与：泛素、泛素激活酶E1（ubiquitin-activating enzyme）、泛素结合酶E2（ubiquitin-conjugating enzyme）、泛素连接酶E3（ubiquitin ligase）和去泛素化酶（deubiquitinase，DUB）。根据泛素分子内的赖氨酸残基，至少可以形成七种泛素链（K6、K11、K27、K29、K33、K48和K63）。另外，将泛素的C端甘氨酸链接到另一个泛素的N端蛋氨酸可以形成线性泛素链M1。泛素化-去泛素化修饰能够调节蛋白质的定位、功能和降解，参与信号传递、基因表达、细胞增殖、炎症免疫等几乎一切生命活动的调控。其中，Itch、c-Cbl、Cbl-b、GRAIL和OTUD7B等多种E3泛素连接酶和去泛素化酶（DUB）在TCR-CD28信号通路中起着负向调节作用，抑制过强的免疫应答[24]。

Toll样受体（TLR）、TCR以及TNF-α等细胞因子受体被激活后，NF-κB信号通路需要TRAF6通过K63与IKK偶联激活。泛素编辑酶A20从TRAF6等分子中去除K63连接的泛素链，反馈抑制NF-κB信号，具有重要的抗炎作用。此外，A20通过抑制mTOR复合物1（MTORC1）活化，促进CD4+T细胞自噬；自噬提供游离脂肪酸，促进氧化磷酸化（OXPHOS），从而促进CD4+T细胞的存活。应用单核细胞增多性李斯特菌感染A20敲除小鼠模型，发现A20缺失小鼠初次感染免疫应答强度增强，但是李斯特菌特异性CD8+T细胞凋亡和坏死增加，导致再次免疫应答CD8+细胞数量减少，提示A20通过调节炎性损伤调节T细胞免疫记忆。此外，A20也可以通过抑制mTOR复合物1活化，促进记忆T细胞的形成[25, 26]。

IL-7和IL-15可能通过泛素化系统调节T细胞分化。Pellegrini应用SV40T抗原诱发的胰腺癌杂交小鼠模型，发现IL-7通过下调泛素连接酶Cbl-b和上调泛素连接酶Smurf2，增强抗肿瘤效应。其中Cbl-b下调可能是由于IL-7使E3泛素连接酶Nedd4增高，促进了Cbl-b降解。IL-15可通过介导泛素依赖性机制促进AKT信号激活，增强CD8+T细胞抗肿瘤的免疫应答。Otub1阻止AKT的K63泛素化和膜移位。Otub1通过抑制AKT泛素化，负调节IL-15对AKT的激活作用。

6.老龄化对T细胞免疫记忆的影响

免疫衰老（immunosenescence）导致老年人免疫力低下，对病原体易感性增高，疫苗接种效力降低，严重威胁老年人健康。胸腺萎缩、细胞老化及干细胞耗竭等多种因素会造成免疫衰老。机体免疫系统在中年阶段开始逐渐衰退，表现为：$CD4^+$ T细胞、$CD8^+$ T细胞以及B细胞数目和淋巴系细胞分化减少；慢性感染诱导的记忆T细胞蓄积，末端分化的效应性记忆T细胞及活化的NK细胞增加；T细胞增殖能力下降，端粒缩短；骨髓来源的抑制性细胞增多，造血功能衰退，以及炎性衰老等[27]。

T_{SCM} 的TCR多样性在衰老过程中逐渐降低。缺乏相同抗原刺激的情况下，T_{SCM} 的持续存在依赖于IL-7、IL-15或IL-21介导的稳态增殖和胸腺输出的 T_N 分化。Wnt/β-catenin信号对老年人 T_{SCM} 产生具有重要的调节作用。体外IL-7/IL-15激活Wnt/β-catenin和Notch通路后，T_N 可以分化为 T_{SCM} [28]。炎症和衰老促进Wnt/β-catenin通路的dickkopf相关蛋白1（DKK-1）产生增加，抑制Wnt/β-catenin信号传导，导致 $CD4^+T_{SCM}$ 的数目减少和增殖能力受损。使用Wnt/β-catenin信号通路的激动剂可以逆转 T_{SCM} 的数目减少和功能受损[29]。此外，Wnt蛋白家族成员Wnt3a可以激活Wnt/β-catenin信号传导，阻止 $CD8^+$ T细胞向效应方向分化，诱导产生 $CD8^+T_{SCM}$ [30]。

记忆T细胞分化与疫苗免疫和疾病发展密切相关。记忆T细胞的形成假说也随着学科的发展不断更新。随着表观遗传学的研究进展，人们提出初始T细胞在受到抗原刺激后，表观遗传学修饰决定T细胞形成短期效应细胞（short-lived effector cell，SLEC）、记忆前体细胞（memory precursor）和耗竭前体细胞（progenitor exhausled T cell，Tpex），进一步分别向末端分化为效应T细胞、不同类型记忆T细胞和耗竭T细胞[31]。认识T细胞记忆形成机制对于以诱导细胞免疫为主的疫苗设计与评价具有重要的意义。T细胞耗竭的发生则与慢性感染及肿瘤的免疫病理关系密切。决定T细胞分化的因素尚不太明确，不同分化方向的T细胞能否互相转化也存在争议，如何调节记忆T细胞的形成和评价记忆T细胞的功能也是一个有待解决的科学问题。

（祝秉东）

第二节　T细胞耗竭

一、T细胞耗竭的发生及特征

1.T细胞耗竭的研究现状

慢性病毒和细菌感染后免疫功能紊乱威胁人类健康。在慢性感染过程中，机体无法及时清除抗原，使抗原在体内持续存在，从而造成机体免疫功能低下甚至耗竭的发生。近年来，T细胞耗竭（T-cell exhaustion）现象在多种疾病中均有报道，如淋巴细胞脉络丛脑膜炎病毒（lymphocytic choriomeningitis virus，LCMV）、乙型肝炎病毒（hepatitis B virus，HBV）、丙型肝炎病毒（hepatitis C virus，HCV）、人类免疫缺陷病毒（human immunodeficiency virus，HIV）等病毒感染和癌症等。后来逐渐发现细菌和寄生虫（如疟原虫、弓形虫、杜氏利什曼原虫）等病原体慢性感染也可引起T细胞耗竭。当机体免疫系统出现耗竭时，免疫系统无法有效抵御外来病原体的入侵，从而失去消灭病原体的能力。

　　T细胞耗竭是病原体持续感染的重要特征。当急性感染时，初始T细胞被抗原激活后，迅速增殖分化为效应T细胞，发挥清除抗原的作用。当抗原被完全清除后，效应T细胞会发生凋亡，部分T细胞存活，分化为记忆T细胞。当病原体再次感染机体时，记忆T细胞会迅速建立二次免疫应答来发挥作用。然而，在慢性感染中，抗原在体内长期存在，持续激活免疫细胞，使免疫系统处于持续活化的状态，导致T细胞逐渐丧失效应功能并缺失记忆T细胞特征，引起T细胞耗竭[32]。

　　2.T细胞耗竭的特征

　　T细胞发生耗竭时，其表型和功能均会发生改变（图5-4）。其特征主要表现为T细胞增殖能力降低，细胞毒性和细胞因子产生能力出现渐进性丧失。首先丢失的是IL-2的分泌能力和细胞毒性，细胞增殖受到损害，其次是肿瘤坏死因子（TNF-α）和IFN-γ的分泌功能丧失，最终细胞发生凋亡，细胞数量减少[33, 34]。同时，细胞表面的程序性死亡受体1（programmed death 1，PD-1）、T细胞免疫球蛋白黏蛋白分子3（T-cell immunoglobulin and mucin domain 3，TIM-3）、淋巴细胞活化基因3（lymphocyte activation gene 3，LAG-3）、细胞毒性T淋巴细胞相关抗原4（cytotoxic T-lymphocyte antigen 4，CTLA-4）等免疫检查点（checkpoint）分子会逐渐升高并持续表达。此外，T细胞耗竭还伴随转录因子表达的变化，如B淋巴细胞诱导成熟蛋白-1（B-lymphocyte induced maturation protein-1，Blimp-1）和碱性亮氨酸拉链转录因子ATF样基因（basic leucine zipper ATF-like transcription factor，BATF）的表达上调，Th1特异性转录因子（T-bet）的表达以及细胞内信号分子活化T细胞核因子（nuclear factor of activated T cell，NFAT）、抑制性细胞因子信号3（suppressor of cytokine signaling 3，SOCS3）的表达上调。与免疫耐受不同，T细胞耗竭的机体在病原体感染早期阶段，能诱导产生正常的细胞免疫应答，包括效应性T细胞和适量的记忆T细胞。但在病原体持续感染时，抗原持续激活大量的效应性T细胞，记忆T细胞相应减少且不断转化为效应细胞，因此T细胞产生细胞因子IL-2、TNF-α、IFN-γ的能力降低，T细胞增殖及自我更新能力减弱，最终导致T细胞耗竭（图5-4）。

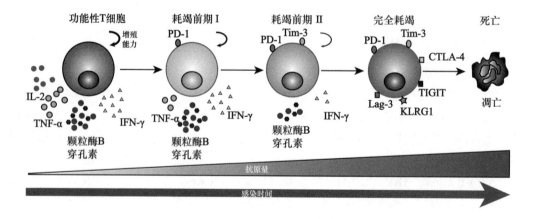

图5-4　慢性病毒感染导致T细胞耗竭

3. T细胞耗竭的发展过程

耗竭T细胞在表型和功能上具有异质性[35, 36]，可分为两个主要的亚群：耗竭祖T细胞和终末耗竭T细胞。耗竭祖T细胞是一种"干细胞样"耗竭T细胞群，中等表达PD-1，高表达CD127、趋化因子受体CXCR5和T细胞因子1（transcription factor T cell factor 1，TCF-1）。该亚群具有自我更新和增殖的潜能，并能对PD-1/PD-L1的阻断反应良好。与耗竭祖T细胞相比，终末耗竭T细胞的T细胞增殖能力受损，对PD-1通路的阻断无反应，其特点是高表达PD-1和TIM-3，不表达TCF-1[37]。

另外，也有研究通过Ly108（signaling lymphocyte activation molecule family member 6，Slamf6）和CD69分子特征划分了耗竭T细胞的4个阶段。分别是耗竭前期1（Tex^{Prog1}）：高表达Ly108和TCF1，T细胞处于静息状态、驻留组织局部；耗竭前期2（Tex^{Prog2}）：高表达Ly108和TCF1，进入增殖期，具有进入血液循环的能力；耗竭中期（Tex^{Int}）：Tex^{Prog2}逐渐失去TCF1，分裂并转换为第三阶段，耗竭T细胞重新获得一些细胞毒性效应功能，尤其在PD-L1阻断后功能增加；耗竭终末期（Tex^{Term}）：高表达PD-1的耗竭T细胞最终进入末期，对于PD-L1/PD-1阻断不再发生响应[38]。

二、影响T细胞耗竭发生发展的因素

许多因素可影响T细胞耗竭的发生，主要有抗原刺激信号、抑制性受体、可溶性细胞因子。此外，其他因素包括缺乏$CD4^+$ T细胞辅助、骨髓造血细胞发育分化异常、端粒酶、免疫调节细胞等也可影响T细胞耗竭。

1. 抗原刺激信号

病原体持续感染期间，抗原暴露的水平和持续时间是驱动T细胞耗竭发生的主要因素。一方面持续的抗原暴露会导致T细胞受体（TCR）介导的下游NFAT信号通路改变；另一方面，持续的抗原暴露也会导致PD-1表达上调。在病原体慢性感染和肿瘤发病过程中，抗原刺激的水平和持续时间对T细胞耗竭的产生起着决定性的作用，而抗原量比抗原强度更重要。持续的抗原刺激会引起持续的TCR刺激，直接诱导T细胞耗竭[39]，此过程与抗原提呈细胞的类型无关。而且，高抗原负载和长时间的抗原暴露都会导致更严重的T细胞耗竭。

2. 免疫检查点分子

PD-1等免疫检查点分子的升高和持续表达是T细胞耗竭的关键标志。当T细胞活化时，表面开始表达免疫检查点分子PD-1和CTLA-4等，该分子对B7的亲和力明显高于CD28，从而竞争性地抑制共刺激信号的传递，且PD-1和CTLA-4与其配体结合后，向活化的T细胞传递抑制信号，从而避免T细胞的过度活化。在T细胞活化后，PD-1等分子会立即被诱导表达，然后迅速下降。瞬时的PD-1信号可以控制T细胞的效应功能，而不是诱导耗竭。然而，持续的PD-1信号可能有所不同。在缺乏足够的共刺激信号传导的情况下，慢性TCR信号传导可导致PD-1在T细胞表面的持续高表达，从而诱导T细胞耗竭的发生。PD-1与PD-L1结合后会磷酸化PD-1胞内段免疫受体酪氨酸抑制基序（immunoreceptor tyrosine-based inhibitory motif，ITIM）和免疫受体酪氨酸转换基序（immunoreceptor tyrosine-based switch motif，ITSM），并随后招募酪氨酸磷酸酶

（protein tyrosine phosphatase 2，SHP-2），阻断T细胞信号的传导。在长期抗原持续刺激过程中，PD-1和下游的关键转录因子NFAT及AP1，可协同诱导和促进T细胞耗竭[40]。

大部分研究认为，免疫检查点分子PD-1和TIM-3表达增高可导致T细胞耗竭。PD-1在HCV和HBV慢性感染及结核病患者的T细胞中表达增高，抑制T细胞产生细胞因子及细胞毒活性，同时减少了抗原特异性记忆T细胞的形成[41]。阻断PD-1及其信号分子可增强IFN-γ的分泌水平，促使免疫低下的结核病患者恢复免疫力。但是也有研究得出了不同的结论。例如，有研究发现表达PD-1的CD4+ T细胞增殖活跃，会不断分化为功能性的效应性T细胞而维持T细胞稳态；也有研究报道结核病患者T细胞功能受限，但PD-1分子表达不高。

TIM-3与T细胞耗竭的关系也受到关注。T细胞表面高表达的TIM-3也可使机体对HIV等病毒或结核菌的清除能力下降。重症结核病患者CD8+T细胞功能降低并高表达TIM-3，而抑制TIM-3可使IFN-γ表达恢复。结核分枝杆菌感染小鼠后，共同表达TIM-3和PD-1分子的T细胞呈现功能耗竭状态。不同的研究结果可能与所观察结核病的病程及T细胞所处的免疫状态有关，也提示T细胞耗竭可能与其他调控机制有关。

靶向免疫检查点分子的抗体，如PD-1、LAG-3和TIM-3的抗体，已被广泛报道可逆转T细胞耗竭。研究表明，耗竭的T细胞表面高表达PD-1和TIM-3等免疫检查点分子。结核病患者T细胞PD-1表达增高，可抑制细胞因子表达及CD8+T细胞脱颗粒和细胞毒作用，而阻断PD-1及其信号分子可增强IFN-γ的分泌水平，促使细胞免疫低下的结核病患者恢复免疫力。其具体机制是阻断PD-1减少了细胞凋亡，挽救了产生结核分枝杆菌特异性IFN-γ的T细胞并增加了它们的存活率，从而逆转结核病患者的T细胞耗竭[42]。而且，重症结核病患者CD8+T细胞功能降低并高表达TIM-3，因此，抑制TIM-3也可使IFN-γ分泌能力恢复。多抗体联合治疗表现出较强的恢复耗竭T细胞功能的效果，但这种恢复效果并不持久，仍有很多局限性。因此，发现新的免疫检查点分子也是目前免疫学研究的热点。

3.端粒

端粒（telomere）是真核细胞染色体末端所特有的一小段DNA-蛋白质复合体（图5-5），不携带遗传信息，是防止DNA降解的"保护帽"，可维持染色体的稳定和完整，并控制细胞分裂周期。其长度与细胞的复制、衰老和耗竭有关。在大多数细胞中，端粒的长度是有限的。随着年龄的增长，端粒也会自然缩短，因为DNA聚合酶无法完全复制染色体的末端，细胞的每次分裂导致端粒DNA 50～100个碱基对的丢失，这个过程也称为"复制性衰老"。最后当端粒消耗殆尽时，细胞不会立即死亡，但细胞继续分裂会损伤正常的DNA片段，当损伤积累到一定程度后，细胞将死亡。端粒明显缩短导致染色体不稳定，并导致端粒两极端间的融合。端粒无法正常维持长度可导致严重疾病，例如短端粒综合征会导致过早衰老和死亡。而癌细胞（比如黑色素瘤细胞）具有超长的端粒，可以无限分裂、不停生长（图5-5）。

端粒酶（telomerase）活性在维持细胞端粒长度方面起着重要作用。端粒长度的维持是细胞持续分裂的前提条件。端粒酶是一种可催化延长端粒长度的逆转录酶，包含互补序列的RNA模板，可合成端粒DNA重复序列、保护染色体不被核酸酶降解、防止染色体相互融合，从而维持端粒的长度和活性，以防细胞过早死亡。端粒酶被激活后，会在端粒末端添加端粒序列，保证端粒长度的稳定，维持细胞持续分裂的能力。端粒酶活性高时端粒长度稳定。

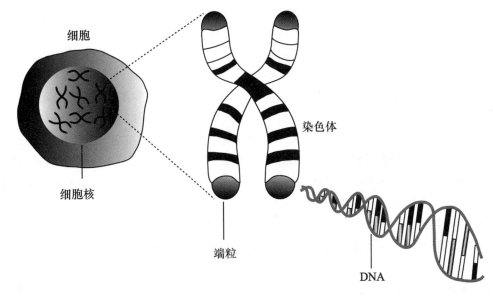

图5-5　端粒的位置

在T细胞发育和分化过程中，不同发育阶段的T细胞表现出不同的端粒酶活性。在胸腺中的T细胞发育过程中，在所有胸腺细胞亚群中检测到高水平的端粒酶活性，且未成熟的双阴性（CD4$^-$CD8$^-$）和双阳性（CD4$^+$CD8$^+$）胸腺细胞比单阳性（CD4$^+$或CD8$^+$）的成熟胸腺细胞具有更高水平的端粒酶活性。在外周，在初始CD4$^+$T和CD8$^+$T细胞中几乎没有检测到端粒酶活性，而T细胞在抗原刺激后，端粒酶活性迅速激活。在慢性感染过程中，连续抗原刺激诱导的端粒酶活性水平逐渐降低[43]。

端粒缩短和端粒酶缺失与T细胞耗竭的发生有关。巨细胞病毒（cytomegalovirus，CMV）等病毒感染会诱导特异性T细胞显著扩增和端粒酶的渐进性丧失，最终导致端粒侵蚀和T细胞记忆丧失。而且，与HIV、EBV和HCV等其他病毒相比，CMV感染的T细胞端粒更短。耗竭T细胞中端粒缩短且端粒酶活性改变发生的可能机制是重复抗原刺激会导致端粒酶基因启动子失活，从而影响端粒的长度[44]。另外，感染过程中分泌的细胞因子也会影响端粒的长度。CMV感染释放IFN-α并抑制端粒酶活性，导致端粒缩短。通过重新激活端粒酶表达有可能逆转耗竭表型。由于端粒损耗与长期T细胞耗竭有关，除了抗耗竭治疗外，可能需要端粒酶治疗来恢复新的有效T细胞的增殖能力。

4.抑制性细胞因子

在病毒持续性感染过程中，免疫抑制性细胞因子在T细胞耗竭发生过程中起重要作用，其中主要包括IL-10和转化生长因子-β（TGF-β）。IL-10是一种STAT3诱导的抑制性细胞因子，可减弱T细胞活化，从而干扰抗病毒免疫反应而诱导T细胞耗竭。IL-10在慢性感染和癌症中的生成增加[45]，主要由转录因子Blimp-1驱动产生。TGF-β是另外一种免疫抑制细胞因子，通过激活下游SMAD转录，减弱或抑制免疫细胞活化，抑制T细胞增殖分化和CTL的成熟，可促进T细胞耗竭的发生。在包括EBV、HBV、HCV、HIV和LCMV在内的几种持续性病毒感染期间，TGF-β水平均升高。而在慢性HCV感染过程中，升高的TGF-β可通过丢失肿瘤坏死因子受体相关因子1（TNF receptor-associated factor 1，TRAF1）导致T细胞耗竭。

细胞因子是有吸引力的调节免疫反应的治疗靶点。阻断IL-10受体有助于控制病毒并减轻慢性LCMV感染期间的耗竭程度。在病毒感染后立即给予IL-10受体的抗体治疗可明显降低病毒载量、改善耗竭T细胞的功能。而且，IL-10与PD-1的抗体组合治疗可更好地增强T细胞功能并抑制病毒复制[46]。在慢性LCMV感染期间，IL-2治疗可增强病毒特异性CD8+T细胞反应并降低病毒载量，特别是与PD-L1阻断协同治疗，效果更佳[47]。IL-21是另一种与IL-2相似的γ链细胞因子，主要由滤泡辅助CD4+T细胞产生，可直接促进BATF的表达，该转录因子参与启动或维持抗病毒CD8+T细胞的功能。在慢性感染期间，IL-21可能维持CD8+T细胞反应，部分拮抗耗竭。缺乏IL-21信号的情况下，CD8+T细胞无法控制慢性病毒感染。

5.CD4+ T细胞辅助作用

CD4+T细胞在慢性病毒感染期间调节CD8+T细胞反应中起着关键作用。在慢性病毒感染导致T细胞耗竭期间，最早发生的事件之一是缺乏CD4+T细胞辅助或出现异常。CD4+T细胞是γ链受体家族细胞因子IL-2和IL-21的主要产生细胞，当缺乏CD4细胞时，IL-21的分泌减少，可影响CD8+T细胞的分化和抗病毒功能。慢性LCMV病毒感染过程中，CD4+T细胞的缺乏可导致病毒特异性CD8+T细胞出现严重耗竭，并伴随着体内病毒载量的增高。当补充抗原特异性CD4+T细胞后，可逆转耗竭CD8+T细胞的功能。而且，将CD4+T细胞免疫治疗和PD-1阻断治疗相结合时，可进一步增强耗竭CD8+ T细胞的功能，并显著降低慢性LCMV感染期间的病毒载量[48]。

6.骨髓造血细胞发育分化

T细胞耗竭的发生与骨髓造血功能障碍密切相关。严重的病原体感染会影响造血干细胞的活性，造成免疫细胞供应不足。成人造血功能主要在骨髓，而且造血干细胞是免疫应答的基础，造血干细胞能对感染和炎症信号分子做出即刻和直接的反应，促进免疫细胞的分化，补充机体免疫应答所需。大量对病毒感染及骨髓移植的研究表明，持续的IFN-γ刺激可使HSC功能障碍，引起再生障碍性贫血。新近研究发现，鸟分枝杆菌反复持续感染4～6个月会引起骨髓造血干细胞耗竭及全血细胞减少[49]。结核分枝杆菌早期分泌抗原靶6（ESAT-6）长期刺激造血细胞可抑制造血干细胞和前体细胞的增殖分化，进一步提示结核分枝杆菌感染可能通过多个机制引起骨髓造血干细胞增殖分化障碍及免疫耗竭。

7.免疫调节细胞

在慢性感染期间，调节性T细胞（Treg）、骨髓源性抑制性细胞（myeloid-derived suppressor cell，MDSC）、自然杀伤细胞（NK）也可以诱导T细胞耗竭的发生。在感染部位或肿瘤微环境中，Treg分泌抑制性细胞因子IL-10和TGF-β，可加重免疫抑制，从而驱动T细胞耗竭的发生。此外，通过阻断PD-1信号联合下调Treg的策略，可逆转慢性LCMV感染过程中CD8+T细胞的耗竭进程。

在正常情况下，NK细胞不会杀伤体细胞，主要原因是NK细胞表面的抑制性受体识别体细胞表面的MHC I 类分子后，会抑制NK细胞毒活性。但当病毒感染或发生基因突变时，体细胞表面的MHC I 类分子表达下调或缺失，使得抑制性受体介导的抑制细胞毒活性的作用消失，从而启动杀伤靶细胞的效应。NK细胞在慢性感染期间可靶向并杀死活化的CD4$^+$T细胞，干扰CD4$^+$T细胞的辅助功能，从而促进CD8$^+$T细胞耗竭。NK细胞还可直接靶向CD8$^+$T细胞，降低CD8$^+$T细胞的抗病毒功能，促进CD8$^+$T细胞耗竭。

（李　菲）

第三节　T细胞代谢

一、T细胞主要代谢通路

糖酵解代谢是T细胞活化后的主要代谢通路。糖酵解主要发生在细胞质中，是将葡萄糖分解为乳酸，并伴有少量ATP生成的过程。其中的代谢产物丙酮酸进一步氧化分解为乙酰辅酶A（乙酰CoA），产生的乙酰CoA随后进入线粒体的三羧酸（tricarboxylic acid，TCA）循环，并通过氧化磷酸化产生ATP，供给机体能量。

除了糖酵解代谢外，免疫细胞还可以通过磷酸戊糖途径、脂肪酸氧化（fatty acid oxidation，FAO）、谷氨酰胺分解代谢来产生能量等。除了产生能量，各种代谢中间产物还是合成脂质、核酸和非必需氨基酸的前体物质（图5-6）。

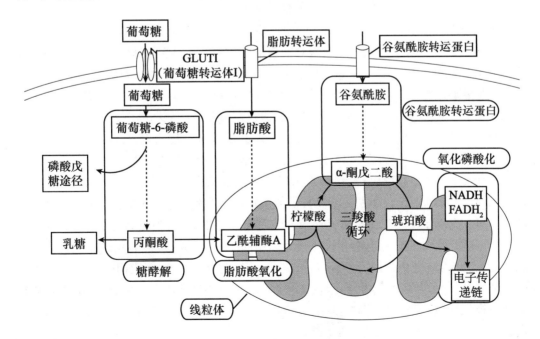

图5-6　T细胞主要代谢通路

二、不同分化阶段T细胞的代谢需求

细胞代谢变化可决定T细胞的功能和分化，细胞代谢已成为T细胞功能和命运的关键调节靶标。此外，免疫信号和代谢之间动态和双向的相互作用可协调适应性免疫。

功能不同的T细胞亚群需要不同的能量和生物合成途径以支持其特定的功能需求。初始T细胞被抗原激活，增殖分化为效应T细胞，发挥清除抗原的作用。当抗原清除后，部分T细胞会进一步分化为记忆T细胞在体内长期存在。驱动T细胞活化后分化的一个重要决定因素是代谢重编程[50, 51]，T细胞反应的不同阶段之间的转换伴随着代谢重编程，以符合细胞在每个阶段的特定需求（图5-7）。

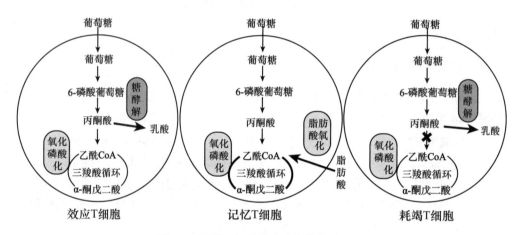

图5-7　不同T细胞发育阶段的代谢程序

不同亚型群T细胞有不同的代谢需求（图5-7）[52-54]。静息状态的初始T细胞仅通过稳态增殖，很少分裂，初始T细胞对能量的需求有限，主要依赖线粒体氧化磷酸化获得能量。此外，初始T细胞也可通过脂肪酸氧化和氨基酸分解途径部分供能。与记忆T细胞相比，初始T细胞表现出更低的葡萄糖和脂肪酸摄取能力，以及更小的线粒体质量。随着T细胞的活化，效应T细胞的代谢被重编程为有氧糖酵解，而且效应T细胞与癌细胞具有相似的代谢特征，即葡萄糖摄取和糖酵解过程增强，这种增强的糖酵解代谢是为了满足细胞快速生长和分裂过程中对能量和中间代谢产物增加的需求。与氧化磷酸化相比，糖酵解有三大优势：虽然产生ATP量少，但是产生ATP的速度较快，及时为效应T细胞的分化和发挥功能提供能量；不需要氧气，使T细胞能够更好地适应低氧环境；有助于快速生成克隆扩增所需的底物。与初始T细胞和效应T细胞相比，记忆T细胞摄取低水平的葡萄糖，代谢模式以脂肪酸氧化和线粒体氧化磷酸化为主，以满足记忆T细胞在体内长期存活和维持二次应答的能力。与T_{EM}细胞相比，T_{CM}具有更高的线粒体备用呼吸能力（spare respiratory capacity，SRC），这表明T_{CM}可能更依赖线粒体呼吸提供能量。当葡萄糖缺乏时，T_{EM}对脂肪酸合成和氧化磷酸化的上调能力有限，说明T_{EM}对FAO的依赖程度低于T_{CM}[55]。

不同T细胞亚群的线粒体有不同的形态学变化，线粒体的形状决定了T细胞的命

运。效应 T 细胞有裂变的线粒体和疏松的嵴，记忆 T 细胞有融合的线粒体，嵴更紧密，线粒体膜间隙扩大。线粒体裂变/融合诱导嵴形态的改变，进一步影响代谢重编程，最终调节 T 细胞分化。增强线粒体裂变可以通过诱导嵴扩张、降低电子传递链效率和促进糖酵解来驱动效应 T 细胞的生成，而增强线粒体融合则可通过促进氧化磷酸化和 FAO 促进记忆 T 细胞的形成 [56]。线粒体裂变产生分离的和破碎的线粒体，会导致活性氧（reactive oxygen species，ROS）的过度生产。线粒体 ROS 过量可激活活化 T 细胞核因子（NFAT）信号，最终导致 T 细胞耗竭的发生 [57]。此外，线粒体裂变也促进线粒体极化。因此，抑制裂变可能会阻止 ROS 的产生，并促进记忆 T 细胞的形成 [58, 59]。此外，线粒体自噬可通过清除功能失调的线粒体和维持线粒体内稳态，帮助记忆 T 细胞形成。

两种耗竭 T 细胞也表现出不同的代谢特征。耗竭祖细胞主要以线粒体 FAO 和氧化磷酸化为主的分解代谢供能，而终末耗竭 T 细胞主要依赖糖酵解代谢供能，并且其糖酵解和氧化磷酸化能力均受损。终末耗竭 T 细胞葡萄糖摄取减少，参与线粒体生物合成的转录辅助激活物 PGC-1α 的表达降低。在终末耗竭 T 细胞中，线粒体质量的增加和线粒体膜电位的降低导致其无法有效利用氧化磷酸化提供能量 [60, 61]。受损的线粒体氧化磷酸化通过限制 ATP 合成来限制 T 细胞的增殖和效应功能。高水平的 ROS 和缺氧均可驱动 T 细胞耗竭的发生。在缺氧条件下暴露于持续的抗原刺激会迅速驱动 T 细胞耗竭，其发生机制是持续刺激上调 Blimp-1 的表达，进而抑制 PGC-1α 介导的线粒体代谢重编程，从而使细胞对缺氧反应较差。而线粒体功能障碍诱导过量的 ROS 产生，可抑制磷酸酶并驱动连续的 NFAT 信号传导，导致耗竭的发生。因此，降低 ROS 或减轻 T 细胞内的缺氧状态可缓解 T 细胞耗竭 [57]。

三、影响 T 细胞代谢的因素

1. 抗原刺激信号

由 T 细胞受体（TCR）信号触发的 PI3K-AKT-mTOR 信号通路和腺苷酸激活蛋白激酶 AMPK 通路是调节 T 细胞代谢的主要通路。TCR 与共刺激信号一起激活磷脂酰肌醇 3 激酶（PI3K），随后激活蛋白激酶 B（PKB 或 AKT）和哺乳动物雷帕霉素靶标（mTOR）信号传导，增强缺氧诱导因子-1 α（HIF-1α）和 c-Myc 的转录活性，从而诱导葡萄糖转运蛋白（Glut1）和糖酵解酶相关基因的转录表达。初始 T 细胞主要通过氧化磷酸化供能，但在激活后，通过 PI3K-AKT-mTOR 通路的调控发生代谢重编程以支持其分化为效应性 T 细胞，转变为有氧糖酵解供能以支持其快速分化和发挥效应功能。在 T 细胞活化时，Glut1 的表达上调，而 Glut1 缺乏的小鼠 CD4+ T 细胞表现出严重的细胞活化和增殖能力受损。T 细胞活化后的分化会受到 Myc 的调控。高表达 Myc 的细胞分化为效应 T 细胞，低表达 Myc 的细胞分化为记忆 T 细胞。

PI3K、AKT 和 mTOR 的抑制剂治疗可增加 FAO 代谢并驱动记忆 T 细胞的形成。mTOR 信号激活后，促进 T 细胞糖酵解代谢，诱导其向效应 T 细胞分化，而在 T 细胞反应的扩增期，应用 mTOR 抑制剂（雷帕霉素）治疗，可促进记忆 T 细胞形成。雷帕霉素已被证明可抑制 mTOR 信号通路，通过驱动糖酵解代谢向脂肪酸氧化转变，促使 T 细胞向记忆 T 细胞分化。此外，AMPK 活化可抑制 mTOR 信号，并通过重新编程从糖酵解到氧化磷酸化的代谢来确定记忆T细胞的形成。而二甲双胍是AMPK的激活剂，通过增强FAO有利于记忆细胞的形成。

2. 细胞因子

T细胞代谢和分化受多种细胞因子调节，包括IL-2、IL-7、IL-10、IL-12和IL-21。其中，IL-2、IL-7和IL-21是γ链细胞因子家族的成员，在拮抗耗竭中起重要作用。IL-2和IL-7通过调节代谢，对T细胞分化和稳态至关重要。IL-2处理可以通过激活mTOR途径，促进糖酵解，从而改变细胞分化和效应功能。IL-7通过STAT5介导的Akt激活并促进葡萄糖转运蛋白Glut1表达和葡萄糖摄取，以维持T细胞存活。IL-7还通过促进Glut1转运来增强增殖，减少细胞凋亡和耗竭，从而提高T细胞存活率。而且，IL-7抑制细胞因子信号传导3（SOCS3）抑制因子的表达，在慢性LCMV感染期间可重振T细胞反应。此外，IL-10通过促进氧化磷酸化来改善耗竭T细胞的效应功能。IL-12增加线粒体电位，恢复耗竭T细胞的抗病毒效应功能。IL-21将T细胞代谢从糖酵解转向FAO，有助于诱导记忆T细胞的形成，并降低PD-1的表达。此外，IL-21与雷帕霉素联合可诱导抗原特异性T_{CM}的形成。

3. 代谢干预

代谢重编程可以塑造CD8+T细胞对抗慢性感染的功效。抗氧化剂、PGC-1α、苯扎贝特、二甲双胍等均可增强耗竭T细胞的线粒体功能。其中，抗氧化剂作为ROS清除剂，可清除过多的ROS，减弱氧化损伤效应。N-乙酰半胱氨酸（N-acelylcysteine，NAC）是一种细胞渗透性抗氧化剂。据报道，它可以通过中和细胞内ROS，增加谷胱甘肽的合成，来挽救T细胞的增殖和耗竭T细胞的效应功能[62]。线粒体靶向抗氧化剂米托醌（N-acetylcysteine，MitoQ）和Mito-Tempo，通过限制ROS的增加，显著改善耗竭CD8+T细胞的线粒体功能。

此外，线粒体氧化磷酸化能力可以通过增强线粒体生物生成和糖酵解代谢来补偿，有助于挽救耗竭T细胞的功能。PGC-1α是线粒体代谢的主要调控因子，可被PD-1负调控。PD-1信号可抑制糖酵解和氧化磷酸化，减少线粒体嵴的数量和长度，导致线粒体功能障碍。此外，在慢性LCMV感染期间阻断CD8+T细胞PD-1信号可增加LCMV特异性CD8+T细胞的葡萄糖摄取，并改善线粒体功能障碍。阻断PD-1通路还可增加葡萄糖摄取和PGC-1α的表达。PGC-1α过表达可通过促进糖酵解和线粒体呼吸作用促进氧化磷酸化。作为PGC-1α激动剂的苯扎贝特可促进FAO、氧化磷酸化和线粒体SRC，从而提高PD-1阻断剂的抗肿瘤效果[63]。Blimp-1通过下调PGC-1α转录来抑制线粒体的生物合成过程。敲除肿瘤耗竭T细胞中的Blimp-1可恢复线粒体质量和细胞因子IL-2和TNF-α的分泌水平。此外，由于PGC-1α可以下调ROS，PGC-1α的过度表达会降低ROS并最终缓解T细胞耗竭。AMPK激活剂二甲双胍可通过阻断mTOR信号抑制糖酵解，恢复线粒体FAO，以改善线粒体功能，从而使耗竭的CD8+T细胞恢复活力[64]。二甲双胍治疗也可通过抑制肿瘤细胞耗氧和增强PD-1阻断剂的抗肿瘤作用，从而防治T细胞耗竭。

4. 表观遗传学改变

表观遗传调控包括DNA甲基化和组蛋白修饰（如乙酰化、甲基化和磷酸化），影响染色质的可及性，在调节T细胞分化相关基因的表达中发挥关键作用。初始T细胞显示出低染色质可及性，染色质排列紧密，与基因表达相关的结构区域相对封闭，不利于转录因子等调控元件与之结合，从而抑制了基因的表达。效应T细胞显示出增加的染色体可及性，染色质呈松散状态，有利于转录因子等调控元件与基因表达相关区域的启动和增强子的结合及相互作用，进而促进大多数基因的表达。而记忆T细胞的一些基因处于平衡状态。记忆CD8$^+$T细胞中的这种"平衡状态"有助于保持某些基因处于未表达状态，但在再次刺激时会诱导快速反应[65]。在慢性LCMV、HIV和HCV感染过程中，耗竭T细胞显示出比记忆T细胞更大的染色质可及性，特别是与PD-1等抑制性受体相关的染色质区域。此外，耗竭祖T细胞和终末耗竭T细胞表现出不同的染色质可及性[66]。耗竭祖T细胞在编码记忆相关分子的基因中显示出更多的染色质可及性，而终末耗竭T细胞在效应相关基因中显示了更多的染色质可及性[67]。

除了乙酰化和甲基化，泛素化修饰在表观遗传调控中也起着关键作用。泛素修饰有助于调节T细胞分化相关因子的水平。E3泛素连接酶能够识别并靶向特定蛋白质，并经蛋白酶体降解途径降解蛋白质。肿瘤坏死因子受体相关因子6（TNF receptor-associated factor 6，TRAF6）是一种E3泛素连接酶，负调控细胞活化并通过增强AMP激酶（AMPK）增强脂肪酸代谢，促进细菌感染后记忆细胞的分化。另一种E3泛素连接酶Casitas B细胞淋巴瘤原癌基因-b（Casitas B-lineage lymphoma proto-oncogene b，Cbl-b）被认为是一种TCR信号抑制分子，在耗竭的T细胞中上调。在慢性病毒感染和肿瘤生成过程中，Cbl-b缺乏可恢复耗竭T细胞的效应功能。此外，E3泛素连接酶（F-box protein 38，FBXO38）可通过赖氨酸48连接的多泛素化和蛋白酶体降解，下调肿瘤浸润T细胞中PD-1的表达[68]。E3泛素连接酶Von Hippel-Lindau（VHL）是HIF-1α的负调控因子。CD8$^+$T细胞中 *Vhl* 缺失会导致HIF-1α活性升高，进一步诱导高糖酵解和低氧化磷酸化代谢，并增强对持续病毒感染的控制能力。

（李　菲）

参考文献

[1]PAUL W E.Fundamental Immunology 7th[M].7th ed.[S.l.]:Library of congress,2013.

[2]JAMESON S C.The Naming of Memory T-Cell Subsets[J].Cold Spring Harbor perspectives in biology,2021,13(1).

[3]ZEHN D,LEE S Y,BEVAN M J.Complete but curtailed T-cell response to very low-affinity antigen[J].Nature,2009,458(7235):211-214.

[4]HENRICKSON S E,PERRO M,LOUGHHEAD S M,et al.Antigen availability determines CD8(+) T cell-dendritic cell interaction kinetics and memory fate decisions[J].Immunity,2013,39(3):496-507.

[5]SHEN C H,TALAY O,MAHAJAN V S,et al.Antigen-bearing dendritic cells regulate the diverse pattern of memory CD8 T-cell development in different tissues[J].Proc Natl Acad

Sci U S A,2010,107(52):22587-22592.

[6] BAI C,HE J,NIU H,et al.Prolonged intervals during Mycobacterium tuberculosis subunit vaccine boosting contributes to eliciting immunity mediated by central memory-like T cells [J].Tuberculosis,2018,110:104-111.

[7] SHEDLOCK D J,SHEN H.Requirement for CD4 T cell help in generating functional CD8 T cell memory[J].Science,2003,300(5617):337-339.

[8] SUN J C,BEVAN M J.Defective CD8 T cell memory following acute infection without CD4 T cell help[J].Science,2003,300(5617):339-342.

[9] CUI G,SHIMBA A,MA G,et al. IL-7R-Dependent Phosphatidylinositol 3-Kinase Competes with the STAT5 Signal to Modulate T Cell Development and Homeostasis[J].J Immunol,2020,204(4):844-857.

[10] WOFFORD J A,WIEMAN H L,JACOBS S R,et al.IL-7 promotes Glut1 trafficking and glucose uptake via STAT5-mediated activation of Akt to support T-cell survival [J]. Blood,2008,111(4):2101-2111.

[11] HUANG J,LONG Z Y,JIA R Y,et al.The Broad Immunomodulatory Effects of IL-7 and Its Application In Vaccines[J].Frontiers in Immunology,2021,12:680442.

[12] SHEN C H,GE Q,TALAY O,et al.Loss of IL-7R and IL-15R expression is associated with disappearance of memory T cells in respiratory tract following influenza infection[J]. J Immunol,2008,180(1):171-178.

[13] LUCAS C L,KUEHN H S,ZHAO F,et al.Dominant-activating germline mutations in the gene encoding the PI(3)K catalytic subunit p110δ result in T cell senescence and human immunodeficiency[J].Nat Immunol,2014,15(1):88-97.

[14] VERMA V,JAFARZADEH N,BOI S,et al.MEK inhibition reprograms CD8(+) T lymphocytes into memory stem cells with potent antitumor effects[J].Nat Immunol,2021, 22(1):53-66.

[15] HU G,CHEN J.A genome-wide regulatory network identifies key transcription factors for memory CD8(+) T-cell development[J].Nature Communications,2013,4:2830.

[16] KAECH S M,CUI W. Transcriptional control of effector and memory CD8+ T cell differentiation[J].Nat Rev Immunol,2012,12(11):749-761.

[17] LIU Z,GUO Y,TANG S,et al.Cutting Edge:Transcription Factor BCL6 Is Required for the Generation,but Not Maintenance,of Memory CD8(+) T Cells in Acute Viral Infection [J].J Immunol,2019,203(2):323-327.

[18] CHANG J T,WHERRY E J,GOLDRATH A W.Molecular regulation of effector and memory T cell differentiation[J].Nat Immunol,2014,15(12):1104-1115.

[19] KOUZARIDES T.Chromatin modifications and their function [J].Cell,2007,128(4): 693-705.

[20] TOUGH D F,RIOJA I,MODIS L K,et al.Epigenetic Regulation of T Cell Memory: Recalling Therapeutic Implications[J].Trends Immunol,2020,41(1):29-45.

[21] ABDELSAMED H A, ZEBLEY C C, YOUNGBLOOD B. Epigenetic Maintenance of Acquired Gene Expression Programs during Memory CD8 T Cell Homeostasis [J]. Frontiers in Immunology, 2018, 9:6.

[22] LI H B, TONG J, ZHU S, et al. m(6)A mRNA methylation controls T cell homeostasis by targeting the IL-7/STAT5/SOCS pathways [J]. Nature, 2017, 548(7667):338-342.

[23] FRUMENTO G, VERMA K, CROFT W, et al. Homeostatic Cytokines Drive Epigenetic Reprogramming of Activated T Cells into a "Naive-Memory" Phenotype [J]. iScience, 2020, 23(4):100989.

[24] HU H, SUN S C. Ubiquitin signaling in immune responses [J]. Cell Res, 2016, 26(4): 457-483.

[25] MATSUZAWA Y, OSHIMA S, TAKAHARA M, et al. TNFAIP3 promotes survival of CD4 T cells by restricting MTOR and promoting autophagy [J]. Autophagy, 2015, 11(7):1052-1062.

[26] ARAKI K, TURNER A P, SHAFFER V O, et al. mTOR regulates memory CD8 T-cell differentiation [J]. Nature, 2009, 460(7251):108-112.

[27] ALPERT A, PICKMAN Y, LEIPOLD M, et al. A clinically meaningful metric of immune age derived from high-dimensional longitudinal monitoring [J]. Nat Med, 2019, 25(3): 487-495.

[28] KONDO T, MORITA R, OKUZONO Y, et al. Notch-mediated conversion of activated T cells into stem cell memory-like T cells for adoptive immunotherapy [J]. Nat Commun, 2017, 8:15338.

[29] KARED H, TAN S W, LAU M C, et al. Immunological history governs human stem cell memory CD4 heterogeneity via the Wnt signaling pathway [J]. Nat Commun, 2020, 11(1): 821.

[30] GATTINONI L, ZHONG X S, PALMER D C, et al. Wnt signaling arrests effector T cell differentiation and generates CD8+ memory stem cells [J]. Nat Med, 2009, 15(7):808-813.

[31] MUROYAMA Y, WHERRY E J. Memory T-Cell Heterogeneity and Terminology [J]. Cold Spring Harb Perspect Biol, 2021, 13(1).

[32] JIN H T, JEONG Y H, PARK H J, et al. Mechanism of T cell exhaustion in a chronic environment [J]. BMB Rep, 2011, 44(4):217-231.

[33] WHERRY E J. T cell exhaustion [J]. Nat Immunol, 2011, 12(6):492-499.

[34] WHERRY E, HA S, SM, HAINING W, et al. Molecular signature of CD8+ T cell exhaustion during chronic viral infection [J]. Immunity, 2007, 27(4):670-684.

[35] PALEY M A, KROY D C, ODORIZZI P M, et al. Progenitor and terminal subsets of CD8+ T cells cooperate to contain chronic viral infection [J]. Science, 2012, 338(6111):1220-1225.

[36] UTZSCHNEIDER D T, CHARMOY M, CHENNUPATI V, et al. T cell factor 1-expressing

memory-like CD8+ T cells sustain the immune response to chronic viral infections[J]. Immunity,2016,45(2):415-427.

[37] IM S J,HASHIMOTO M,GERNER M Y,et al.Defining CD8+ T cells that provide the proliferative burst after PD-1 therapy[J].Nature,2016,537(7620):417-421.

[38] BELTRA J C,MANNE S,ABDEL-HAKEEM M S,et al.Developmental relationships of four Exhausted CD8+ T cell subsets reveals underlying transcriptional and epigenetic landscape control mechanisms[J].Immunity,2020,52(5):825-841.e828.

[39] ZUNIGA E I,HARKER J A.T-cell exhaustion due to persistent antigen:quantity not quality?[J].Eur J Immunol,2012,42(9):2285-2289.

[40] HE X,XU C.PD-1:A Driver or Passenger of T Cell Exhaustion?[J].Mol Cell,2020,77 (5):930-931.

[41] DAY C L,KAUFMANN D E,KIEPIELA P,et al.PD-1 expression on HIV-specific T cells is associated with T-cell exhaustion and disease progression[J].Nature,2006,443 (7109):350-354.

[42] SINGH A,MOHAN A,DEY A B,et al.Inhibiting the programmed death 1 pathway rescues Mycobacterium tuberculosis-specific interferon γ -producing T cells from apoptosis in patients with pulmonary tuberculosis[J].J Infect Dis,2013,208(4):603- 615.

[43] PLUNKETT F J,SOARES M V,ANNELS N,et al.The flow cytometric analysis of telomere length in antigen-specific CD8+ T cells during acute Epstein-Barr virus infection[J].Blood,2001,97(3):700-707.

[44] BELLON M,NICOT C.Telomere Dynamics in Immune Senescence and Exhaustion Triggered by Chronic Viral Infection[J].Viruses,2017,9(10).

[45] YI J S,COX M A,ZAJAC A J.T-cell exhaustion:characteristics,causes and conversion [J].Immunology,2010,129(4):474-481.

[46] BROOKS D G,HA S J,ELSAESSER H,et al.IL-10 and PD-L1 operate through distinct pathways to suppress T-cell activity during persistent viral infection[J].Proc Natl Acad Sci U S A,2008,105(51):20428-20433.

[47] WEST E E,JIN H T,RASHEED A U,et al.PD-L1 blockade synergizes with IL-2 therapy in reinvigorating exhausted T cells[J].J Clin Invest,2013,123(6):2604-2615.

[48] AUBERT R D,KAMPHORST A O,SARKAR S,et al.Antigen-specific CD4 T-cell help rescues exhausted CD8 T cells during chronic viral infection[J].Proc Natl Acad Sci U S A,2011,108(52):21182-21187.

[49] MATATALL K A,JEONG M R,CHEN S Y,et al.Chronic Infection Depletes Hematopoietic Stem Cells through Stress-Induced Terminal Differentiation [J]. Cell Reports,2016,17(10):2584-2595.

[50] MACIVER N J,MICHALEK R D,RATHMELL J C.Metabolic regulation of T lymphocytes [J].Annual Review of Immunology,2013,31(1):259-283.

［51］FOX C J, HAMMERMAN P S, THOMPSON C B.Fuel feeds function: energy metabolism and the T-cell response[J].Nat Rev Immunol, 2005, 5(11): 844-852.

［52］VAN DER WINDT G J, PEARCE E L.Metabolic switching and fuel choice during T-cell differentiation and memory development[J].Immunol Rev, 2012, 249(1): 27-42.

［53］REINA-CAMPOS M, SCHARPING N E, GOLDRATH A W.CD8+ T cell metabolism in infection and cancer[J].Nat Rev Immunol, 2021, 21(11): 718-738.

［54］ECKER C, GUO L, VOICU S, et al. Differential Reliance on Lipid Metabolism as a Salvage Pathway Underlies Functional Differences of T Cell Subsets in Poor Nutrient Environments[J].Cell Rep, 2018, 23(3): 741-755.

［55］BUCK M D, O'SULLIVAN D, KLEIN GELTINK R I, et al. Mitochondrial Dynamics Controls T Cell Fate through Metabolic Programming[J].Cell, 2016, 166(1): 63-76.

［56］SCHARPING N E, RIVADENEIRA D B, MENK A V, et al.Mitochondrial stress induced by continuous stimulation under hypoxia rapidly drives T cell exhaustion [J]. Nat Immunol, 2021, 22(2): 205-215.

［57］LANNA A, DUSTIN M L.Mitochondrial fusion fuels T cell memory[J].Cell Res, 2016, 26 (9): 969-970.

［58］YU T, ROBOTHAM J L, YOON Y.Increased production of reactive oxygen species in hyperglycemic conditions requires dynamic change of mitochondrial morphology[J].Proc Natl Acad Sci U S A, 2006, 103(8): 2653-2658.

［59］PALLETT L J, SCHMIDT N, SCHURICH A.T cell metabolism in chronic viral infection [J].Clin Exp Immunol, 2019, 197(2): 143-152.

［60］SCHURICH A, PALLETT L J, JAJBHAY D, et al.Distinct Metabolic Requirements of Exhausted and Functional Virus-Specific CD8 T Cells in the Same Host[J].Cell Rep, 2016, 16(5): 1243-1252.

［61］VARDHANA S A, HWEE M A, BERISA M, et al. Impaired mitochondrial oxidative phosphorylation limits the self-renewal of T cells exposed to persistent antigen [J]. Nat Immunol, 2020, 21(9): 1022-1033.

［62］CHOWDHURY P S, CHAMOTO K, KUMAR A, et al.PPAR-Induced fatty acid oxidation in T cells increases the number of tumor-reactive CD8+ T cells and facilitates anti-PD-1 therapy[J].Cancer Immunol Res, 2018, 6(11): 1375-1387.

［63］BENGSCH B, JOHNSON A L, KURACHI M, et al.Bioenergetic insufficiencies due to metabolic alterations regulated by the inhibitory receptor PD-1 are an early driver of CD8+ T cell exhaustion[J].Immunity, 2016, 45(2): 358-373.

［64］HENNING A N, ROYCHOUDHURI R, RESTIFO N P.Epigenetic control of CD8+ T cell differentiation[J].Nat Rev Immunol, 2018, 18(5): 340-356.

［65］JADHAV R R, IM S J, HU B, et al.Epigenetic signature of PD-1+ TCF1+ CD8 T cells that act as resource cells during chronic viral infection and respond to PD-1 blockade[J]. Proc Natl Acad Sci U S A, 2019, 116(28): 14113-14118.

［66］KAGOYA Y.Dissecting the heterogeneity of exhausted T cells at the molecular level［J］. Int Immunol,2022,34(11):547-553.

［67］MENG X,LIU X,GUO X,et al.FBXO38 mediates PD-1 ubiquitination and regulates anti-tumour immunity of T cells［J］.Nature,2018,564(7734):130-135.

第六章　调节性 T 细胞

20世纪70年代，人们就发现体内存在具有免疫抑制功能的 T 细胞，但没有经过鉴定[1]。直到1995年，Sakaguchi 首次报道 CD4+CD25+T 细胞具有抑制免疫应答的功能，并将其命名为调节性 T 细胞（regulatory T cell，Treg）[2]。2003年发现的叉头框蛋白 P3（Forkhead box P3，FoxP3）是 Treg 相对特异性的转录因子，此后将 CD4+CD25+FoxP3+T 细胞鉴定为 Treg。Treg 与免疫调节和疾病密切相关，受到免疫学界广泛关注。

第一节　调节性 T 细胞的鉴定及分类

一、调节性 T 细胞的鉴定

1.CD4 和 CD25

CD4 作为 TCR 的辅助受体表达于多数成熟 T 细胞。CD25 为 IL-2 受体的 α 链，除组成性表达于 Treg 外，也表达于活化 T 细胞。因此，仅以 CD4 和 CD25 作为鉴定分子，难以将 Treg 与活化 T 细胞区别开来。

2.FoxP3

2003年，研究人员发现 FoxP3 是 Treg 相对特异的转录因子[3]。FoxP3 最重要的功能是给予 Treg 抑制活性，如维持 CTLA-4 在 Treg 表面组成性高表达。Treg 谱系的稳定依赖于 FoxP3 的组成性表达，若丢失 FoxP3，成熟 Treg 将分化为其他 Th 细胞亚群[4]。

FoxP3 转录是由 TCR 信号诱导的。人 T 细胞在仅有 TCR 信号时即可表达 FoxP3，而小鼠 T 细胞需要 TCR 信号联合 TGF-β 信号才能高效表达 FoxP3[5]。但需注意，人 FoxP3+T 细胞大多数低表达 FoxP3，无免疫抑制功能，为非 Treg；而 FoxP3hiCD25hiCD45RO+CD4+T 细胞具有免疫抑制功能，为效应调节性 T 细胞（effector Treg，eTreg）[5]。

FoxP3 是 Treg 表达的相对特异性的转录因子，可用来鉴定 Treg，但 FoxP3 在静息 Treg 和活化 Treg 表达水平不同。此外，FoxP3 除了表达于 Treg，也在激活的常规 T 细胞（conventional T cell，Tconv）一过性表达，因此人体内 FoxP3+T 细胞具有异质性，由此弱化了 FoxP3 作为 Treg 的鉴定标志分子的意义[6]。

3.其他标志分子

CD127 是 IL-7 受体 α 链，CD4$^+$CD25$^+$Treg 低水平表达 CD127，CD4$^+$CD25$^+$CD127^{lo}T 细胞被认为是具有抑制功能的 Treg。T 细胞激活后，CD127 的表达下调，随后重新表达，而 FoxP3 能够抑制 CD127 的表达，因此除了 FoxP3$^+$细胞之外，CD127 在其他细胞的表达将再次升高[6]。需要注意的是，CD4$^+$CD25$^+$CD127^{lo} T 细胞中也包含部分非 Treg。

其他分子如 CD62L、整合素 Eα（CD103）、CTLA-4（CD152）、GITR（TN-FRSF18）、Neurophilin 和 CD45RO 也可用于鉴定 Treg，但均缺乏特异性。另外，CD45RA 可用于区分初始 Treg（CD45RA$^+$FoxP3^{lo}）和记忆 Treg（CD45RA$^-$FoxP3^{hi}）[7]。

二、调节性T细胞的分类

Treg 具有明显的异质性，但目前 Treg 分类尚无统一标准，多数文献根据来源将 Treg 分为胸腺调节性 T 细胞（thymic Treg，tTreg）和外周调节性 T 细胞（peripheral Treg，pTreg）[7]。淋巴滤泡中的 Treg 被命名为滤泡调节性 T 细胞（T follicular regulatory cell，Tfr），呈现特殊表型。除了分布于淋巴组织外，Treg 亦广泛分布于非淋巴组织，定居于非淋巴组织的调节性 T 细胞被命名为组织调节性 T 细胞。此外，近年发现人外周血 FoxP3$^+$T 细胞有特殊表型和功能[8]。

（一）tTreg 和 pTreg

1. tTreg 的产生

tTreg 直接来源于胸腺。T 细胞在胸腺经历阴性选择的过程中，识别自身抗原肽的 T 细胞，多数因与自身抗原肽-MHC 分子复合物具有高亲和力而被克隆清除，少数与自身抗原肽-MHC 分子复合物亲和力稍低，将继续分化而形成 Treg，即 tTreg。由此，tTreg 的 TCR 拥有识别自身抗原的能力[9]。在外周免疫器官中，大部分 Treg 为 tTreg[10]。细胞表面分子 Helios 和 Neuropilin-1（Nrp1）常作为 tTreg 的鉴定分子，以区别于 pTreg，但其表达可能随体内环境的变化而改变，仅在体内无炎症的稳定状态下能真实反映 tTreg[9]。

2. pTreg 的产生

pTreg 由外周 CD4$^+$T 细胞分化而来。外周 CD4$^+$FoxP3$^-$初始 T 细胞识别非自身抗原后，获得稳定的 FoxP3 表达，从而分化为 pTreg。TGF-β 和维甲酸可促进 pTreg 的形成。肠黏膜局部分布大量 pTreg，这些 pTreg 通常由 CD4$^+$初始 T 细胞识别共生菌群、食物和环境中的抗原诱导形成[9]。

此外，在体外 TGF-β 存在的条件下，Tconv 也能够分化为诱导性调节 T 细胞（induced Treg，iTreg），然而这些细胞缺乏 Treg 基因表达的表观遗传学基础，功能也不稳定[11]。

目前仍未发现能够特异性区别 tTreg 和 pTreg 的标记分子，但 tTreg 和 pTreg 的 TCR 极少相同，提示 tTreg 和 pTreg 识别不同的抗原。tTreg 通常识别自身抗原，更加稳定，TCR 亲和力更高。不同抗原激活的 tTreg 和 pTreg 在各种组织中均能发挥强大的免疫负调节作用。

（二）Tfr

Tfr是一个特殊的FoxP3⁺Treg亚群，定居于淋巴滤泡，对生发中心的形成和B细胞的功能发挥负向调控作用。外周免疫器官的Tfr是效应Treg诱导的一个亚群，因此在无病原体感染的情况下，脾脏和淋巴结内Tfr数量较少。

Tfr表达FoxP3，但CD25逐渐下调。CD25⁺Tfr是分化早期阶段的Tfr，最终分化为CD25⁻Tfr。组织分布分析发现，疫苗免疫小鼠的脾脏及引流淋巴结的滤泡和T/B细胞交界区分布的Tfr大部分为CD25⁺Tfr，而定居于生发中心的Tfr几乎全部为CD25⁻Tfr[12]。

Tfr由CD25ʰⁱFoxP3⁺Treg分化而来，由T细胞在滤泡外受刺激后向滤泡迁移的过程中经过多个阶段完成分化（图6-1）[13]。在外周免疫器官的T细胞区和非淋巴组织，CD25⁺初始Treg（FoxP3⁺CD25⁺Blimp-1⁻Bcl-6⁻PD-1⁻CXCR5⁻）受刺激后分化为效应Treg（eTreg）或早期滤泡定居CD25⁺Tfr，后者迁移至T-B细胞交界处或滤泡。CD25⁺Tfr（FoxP3⁺CD25⁺Blimp-1⁺Bcl-6ⁱⁿᵗPD-1ⁱⁿᵗCXCR5ⁱⁿᵗ）下调表达CD25分子，导致Blimp-1的表达丢失及Bcl-6和CXCR5的高表达，分化成为CD25⁻Tfr。CD25⁻Tfr迁移至生发中心，表型为FoxP3⁺CD25⁻Blimp-1⁻Bcl-6ʰⁱPD-1ʰⁱCXCR5ʰⁱ。

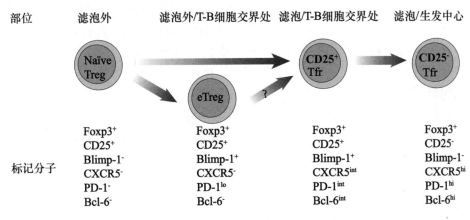

图6-1　滤泡调节性T细胞的分化 [13]

（三）组织Treg

Treg除了分布于淋巴组织维持免疫平衡外，也定居于健康组织，如皮肤、脂肪、骨骼肌、肝、肺、肠道固有层等。组织Treg来源于胸腺，或由淋巴组织Treg分化、迁移而来[14]。

1.组织Treg的异质性

Treg在不同组织呈现不同的表型特征[15]。内脏脂肪组织Treg高表达Helios、Nrp1和PPARγ，分泌大量IL-10，上调表达IL-10R。骨骼肌Treg高表达Helios、Nrp1、TIM3和双调蛋白，分泌大量IL-10。肠道Treg包括：①胸腺来源的GATA3⁺Helios⁺Treg，为tTreg亚群，分布于结肠，通过IL-33-ST2轴能够对损伤诱导产生的警报素IL-33应答，抑制结肠炎引起的损伤；②肠道共生微生物诱导的RORγt⁺Helios⁻Treg为pTreg，RORγt缺失小鼠可发生严重的肠道炎症；③小肠上段集中分布RORγt⁻Helios⁻Treg，主要由食物抗原诱导，防止对食物抗原的过敏。

2. 组织 Treg 的功能

组织 Treg 发挥重要作用，除抑制免疫反应外，还参与组织修复及维持组织稳态。

（1）参与代谢：早在 2009 年，Feuerer M 等发现脂肪组织 Treg 参与代谢功能[16]。在肥胖和胰岛素抵抗的动物模型中，脂肪组织定居 Treg 的数量显著减少，而 Treg 数量增加可使胰岛素敏感性恢复正常，提示 Treg 参与维持胰岛素敏感性。在多数人体试验中也发现，与健康受试者相比，肥胖人群中脂肪组织定居 Treg 的数量减少，而且随着体重指数的增加，Treg 表型发生改变。

Treg 参与代谢与过氧化物酶体增殖物激活受体（peroxisome proliferator-activated receptor γ，PPARγ）有关[17]。人和小鼠内脏脂肪组织 Treg 高表达 PPARγ，后者促进脂质代谢相关基因如 CD36 的表达。若缺失 PPARγ，可导致内脏脂肪组织 Treg 数量明显减少，但不影响其他组织 Treg 的数量。PPARγ 的缺失将影响代谢，如胰岛素敏感性。此外，在皮肤组织，Treg 优先定居于毛囊隆突区的毛囊干细胞壁龛结构中，表达的 Jagged-1 与 notch 受体结合后，刺激毛囊干细胞的增殖和分化进而促进毛发生长[10]。

（2）发挥组织修复功能：骨骼肌组织 Treg 是最早发现的具有组织修复功能的 Treg。当骨骼肌损伤时，骨骼肌组织 Treg 增多，在受伤后第 4 天达到最大数量，且能够维持 1 个月，同时伴随双调蛋白水平升高，促进肌肉卫星细胞的再生，控制肌肉修复[18]。此后在多种组织如皮肤、肺、心脏、中枢神经系统、肠道、血管中，均发现局部定居的 Treg 有组织修复功能[19]。组织 Treg 均发挥双重作用，一方面抑制炎症反应，另一方面参与组织修复。

（3）调节肠道免疫：已发现，肠黏膜存在大量 Treg 亚群，参与调节肠道黏膜免疫[20]。部分肠道 Treg 来源于胸腺，而大部分肠道 Treg 由肠道 CD4$^+$FoxP3$^-$T 细胞受共生微生物或食物抗原刺激后分化而来，参与维持肠道免疫耐受。

肠道 Treg 的诱导机制与抗原的结构以及诱导部位有关。在小肠，Treg 主要由 DC 诱导产生，肠道的无害抗原刺激 DC 分泌 TGF-β，诱导初始 T 细胞分化为 pTreg，来源于食物的维甲酸可增强该过程。在结肠部位，TGF-β 存在的条件下，共生微生物产生短链脂肪酸及胆汁酸诱导 Treg 分化。在结肠的免疫应答诱导部位，短链脂肪酸诱导 pTreg 产生，且通过诱导 FoxP3 位点的乙酰化而改变 pTreg 表型为 RORγt$^+$。此外，未与微生物结合的胆汁酸促进 RORγt$^+$Treg 的产生。pTreg 在肠道诱导部位产生后，迁移至固有层，维持免疫自稳。从小肠到结肠，Treg 数量逐渐增多。

（四）人外周血 FoxP3$^+$CD4$^+$T 细胞亚群

2009 年，Miyara M 等根据 FoxP3、CD25 和 CD45RA 表达的不同，将人外周血 FoxP3$^+$CD4$^+$T 细胞分为三部分（Fraction，Fr）：Fr.Ⅰ为 FoxP3^{lo}CD45RA$^+$CD25^{lo} 静息或初始 Treg（resting/naïve Treg，rTreg）；Fr.Ⅱ为 FoxP3^{hi}CD45RA$^-$CD25^{hi} 效应或活化 Treg（effector/activated Treg，eTreg）；Fr.Ⅲ为 FoxP3^{lo}CD45RA$^-$CD25^{lo} 细胞，该群中大部分细胞是非 Treg（Non-Treg）[21]。三群细胞的表型及功能均有所不同（表6-1）[8]。

表6-1　人外周血FoxP3⁺CD4⁺T细胞亚群

细胞	鉴定标记	表型/细胞因子	特性
Fr. I	FoxP3^{lo}CD45RA$^+$CD25^{lo}	CTLA-4^{lo}CD127$^{lo/-}$Ki-67$^-$	来自胸腺； 弱免疫抑制活性； 受TCR信号刺激后增殖分化为效应Treg。
Fr. II	FoxP3^{hi}CD45RA$^-$CD25^{hi}	CTLA-4^{hi}PD-1$^+$,ICOS$^+$,GITR$^+$,OX40$^+$,CD15s$^+$,CCR4$^+$,CCR8$^+$,IL-10$^+$,TGF-β$^+$	为终末分化状态； 强免疫抑制活性； 易凋亡。
Fr. III	FoxP3^{lo}CD45RA$^-$CD25^{lo}	IL-2$^+$,IFN-γ$^+$,IL-17$^+$	为不均一细胞群； 无免疫抑制活性。

Fr. I 为静息或初始Treg，是来自胸腺的尚未受抗原刺激的Treg，免疫抑制功能较弱，特异性去甲基化区（Treg-specific demethylated region，TSDR）呈去甲基化，表达各种初始T细胞相关的表面标记分子如CD45RA、CCR7和CD62L。在脐血中CD45RA$^+$tTreg较多，其数量随年龄增大而减少，但在人体内终生存在。tTreg本身具有异质性，CD31$^+$Treg是从胸腺中新分化成熟的Treg；在外周血存在大量的CXCR5$^+$Treg，但不存在于脐血和胸腺。

Fr. II 为eTreg，由rTreg在引流淋巴结受抗原刺激后分化而来，具有强大的免疫抑制功能，占人外周血CD4$^+$T细胞的2%～5%。

Fr. III 是包含Treg和非Treg的异质细胞群。其中，CD45RA$^-$CXCR5$^+$CD25^{lo}FoxP3^{lo}循环滤泡调节T细胞也出现在Fr. III群中，约占外周血Fr. III Treg的30%[10]。

Fr. II 和Fr. III细胞呈CD45RA$^-$CD45RO$^+$效应性细胞表型。与Fr. III比较，Fr. II表达更高水平FoxP3、CD25及一系列其他的效应分子如CTLA-4等，TSDR呈去甲基化，在体外具有免疫抑制活性。相反，Fr. III表达CD25^{lo}FoxP3^{lo}，TSDR呈中间去甲基化，含有产生炎性细胞因子的细胞，体外免疫抑制活性降低。

第二节　调节性T细胞的效应分子及免疫调节机制

Treg依赖其表面表达或分泌的多种分子发挥免疫抑制效应。细胞表面效应分子主要包括CTLA-4、CD25、CD39、CD73、LAG-3、TIGIT、GITR、OX40等；分泌的效应分子主要为TGF-β、IL-10、IL-35、穿孔素和颗粒酶等（图6-2）[22]。

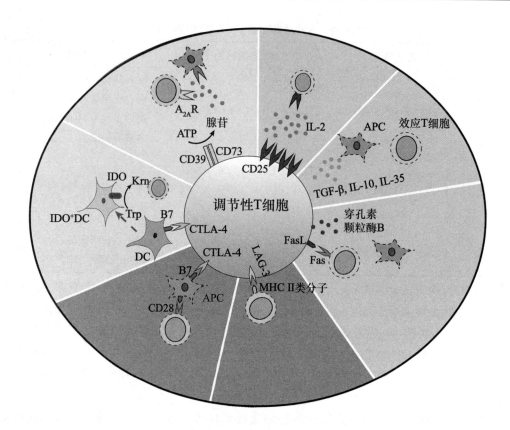

图6-2 调节性T细胞的效应分子及其作用机制

注：调节性T细胞表达多种效应分子发挥免疫抑制作用。CTLA-4与CD28竞争结合APC表面B7，阻断CD28信号而减弱APC对Tconv的共刺激。CTLA-4与DC表面B7结合后，诱导DC表达吲哚胺2,3-双加氧酶（IDO），分解色氨酸（Trp）为犬尿氨酸（Krn），犬尿氨酸抑制效应T细胞。CD39和CD73降解ATP为腺苷，腺苷与效应T细胞上腺苷受体$A_{2A}R$结合后，抑制效应T细胞。CD25与效应T细胞竞争结合IL-2，抑制效应T细胞活化。TGF-β、IL-10、IL-35抑制APC和效应T细胞。穿孔素和颗粒酶杀伤APC和效应T细胞。FasL与效应T细胞上的受体Fas结合，诱导效应T细胞凋亡。LAG-3与CD4分子竞争结合MHC II类分子而抑制T细胞的激活。IDO: indoleamine 2,3-dioxygenase, 吲哚胺2,3-双加氧酶；Trp: tryptophan, 色氨酸；Krn: kyneurenine, 犬尿氨酸。

一、调节性T细胞的效应分子

（一）Treg表面表达的效应分子

1.CTLA-4

Treg组成性高表达CTLA-4。CTLA-4是Treg重要的效应分子，若Treg缺失CTLA-4，则机体表现类似于Scurfy小鼠，发生严重自身免疫病。Treg表面CTLA-4发挥免疫抑制作用的机制如下（图6-3）：①CTLA-4与协同刺激分子CD28结合共同的配体B7分子（CD80/CD86），其与B7的亲和力远高于CD28与B7的亲和力，因此与CD28竞争结合免疫突触中的B7，阻断CD28的信号，从而减弱APC对Tconv的共刺激。②Treg表面的CTLA-4与APC表面的B7结合后，可反式内吞而破坏B7，或者诱导APC表达转录因子Foxo3而下调B7的表达[23]，从而减弱APC对Tconv的共刺激。综上，CTLA-4通过干扰APC对Tconv的共刺激信号而抑制Tconv的活化。该抑制作用取决于两个方面，一是共刺激分子下调的程度，二是应答T细胞TCR与抗原的亲和力。Treg通过TCR识别抗原而被激活，活化后的Treg通过其表面CTLA-4与APC表面B7结合后，竞争结合或下调B7的表达，从而使得Tconv得到的共刺激信号减弱。在其他抑制信号的参与下，Treg能够控制自身反应性Tconv的命运，使其长期耐受。在Treg下调APC表面B7的情况下，Tconv与自身抗原肽-MHC分子复合物以高亲和力结合，该Tconv凋亡；以中等亲和力结合，该Tconv则处于无能（anergy）状态；以低亲和力结合，该Tconv则进入休眠（dormant）状态，类似于初始Tconv。若解除Treg对Tconv的抑制，这些潜在的自身反应性T细胞则会增殖[10]。③其他机制[23]，如DC与表达CTLA-4的Treg相互作用，将上调DC色氨酸分解代谢限速酶吲哚胺2,3-双加氧酶（indoleamine 2,3-dioxygenase，IDO）的表达，引起局部色氨酸减少或色氨酸代谢产物诱导的凋亡增多，导致T细胞功能抑制。此外，近来发现IDO可不依赖于分解代谢的功能，而诱导DC呈现调节表型，若依赖于TGF-β，CTLA-4信号能够促进初始T细胞向FoxP3⁺T细胞分化。

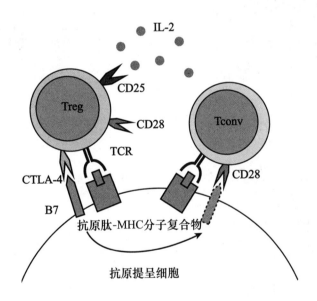

图6-3　Treg通过CTLA-4抑制Tconv激活的机制

2.CD25

Treg组成性高表达CD25（IL-2受体α链）。高亲和力IL-2R由三条肽链非共价结合构成，包括IL-2Rα（CD25）、IL-2/15Rβ（CD122）和γc（CD132）[24]。其中，只有IL-2Rα是IL-2R独有的肽链。β链也参与构成IL-15R。γ链为许多细胞因子受体所共有，包括IL-4R、IL-7R、IL-9R、IL-15R和IL-21R，因此也称为共用γ链（common γ chain，γc链）。IL-2Rβγc低水平表达于静止T细胞及NK细胞，以中等亲和力结合IL-2，解离常数（K_d）约为10^{-9} M。而α链与βγc共同构成完整的IL-2R。IL-2Rαβγc复合物能够以高亲和力结合IL-2，K_d约为10^{-11} M。

Treg的生成和存活高度依赖外源IL-2，IL-2亦是维持活化Tconv存活和增殖分化必不可少的细胞因子。Treg表面表达的IL-2受体α链（CD25），与另外两条肽链（β链和γc链）共同构成高亲和力IL-2Rαβγc复合物，其对IL-2更敏感，与Tconv竞争结合IL-2，导致IL-2消耗，使Tconv缺乏IL-2刺激，从而不利于Tconv激活。同时，IL-2与Treg表面IL-2R结合后可促进Treg增殖及增强Treg的抑制功能。

3.CD39和CD73

CD39为胞外核苷酸三磷酸盐二磷酸水解酶-1（nucleoside triphosphate diphosphohydrolase-1），能够降解ATP为AMP。CD73为5′核苷酸酶（ecto-5′-nucleotidase），水解AMP为腺苷（图6-4）[25]。CD39和CD73组成性表达于Treg和大多数单核细胞。CD39和CD73共表达在小鼠Treg表面，而人的CD39+Treg多数在胞内表达CD73。而且，人Treg产生含有CD39和CD73的外泌体，能够水解ATP。

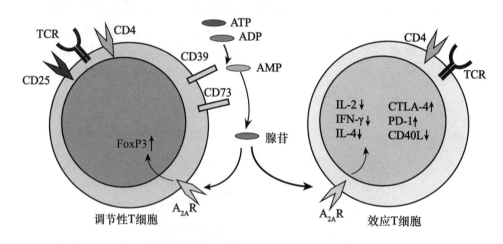

图6-4　Treg表达的CD39和CD73对Tconv的抑制作用

在组织缺氧及炎症反应环境中，损伤和活化的细胞能够释放ATP至细胞外而引起免疫反应。Treg的胞外酶CD39和CD73通过降解ATP而降低局部胞外ATP浓度，增加腺苷浓度。腺苷受体有四种，为A_1R、$A_{2A}R$、$A_{2B}R$和A_3R，它们表达于不同细胞，包括T细胞和APC。高亲和力$A_{2A}R$是Treg通过腺苷介导抑制功能的主要受体。一方面，Tconv和APC表面$A_{2A}R$，结合腺苷后激活膜整合蛋白腺苷酸环化酶（adenylyl cyclase，AC），引起胞内环磷酸腺苷（cyclic adenosine 3′,5′-monophosphate，cAMP）聚集。另一方面，Treg表面也表达$A_{2A}R$，结合腺苷后激活AC，引起胞内cAMP聚集，Treg可通过缝隙连接将其胞内的cAMP转移至靶细胞内。以上两种原因引起Tconv胞内cAMP浓度升高，导致Tconv增殖能力及分泌细胞因子水平降低。

Treg胞内的cAMP也抑制DC的功能。Treg利用cAMP下调DC的共刺激分子如CD40、CD80、CD86和CD83，同时上调抑制性分子如B7-H、B7-H3和B7-DC。然而，cAMP并不影响DC分泌细胞因子。

Treg胞内的cAMP抑制DC-Tconv相互作用。实验发现，在Treg存在的情况下，荷载抗原的DC与Tconv接触结合的时间明显缩短，说明Treg在免疫应答的早期阶段即开始发挥抑制作用。可以确定，DC是Treg抑制的主要靶细胞。在DC、Tconv和Treg共培养中，Treg转移给DC的cAMP远多于转移给Tconv的cAMP。并且已证明，对于Treg抑制DC-Tconv相互作用来说，cAMP、CTLA-4和TGF-β三者是必需的。

4.LAG-3

LAG-3（lymphocyte activation gene-3）为免疫球蛋白超家族成员，是CD4分子的同源物，属于抑制性受体，主要表达于活化T细胞和NK细胞等，能够与MHCⅡ类分子高亲和力结合，通过与CD4竞争结合MHCⅡ类分子而抑制T细胞的活化。

LAG-3也表达在Treg。血液循环中只有少量Treg表达LAG-3，但在炎症部位如溃疡性结肠炎患者的结肠固有层及肿瘤部位，LAG-3⁺Treg比例明显上升，提示LAG-3表达在eTreg。抗LAG-3抗体在体内外均可抑制Treg的免疫抑制活性，提示LAG-3是Treg发挥免疫抑制功能的重要效应分子。[26]

（二）Treg分泌的效应分子

1.TGF-β

TGF-β参与多种生理功能，同时发挥免疫抑制功能[23]。若T细胞的TGF-β信号缺失，则会引起类似于FoxP3突变的scurfy小鼠的致死性淋巴细胞增殖性疾病。各种细胞广泛表达TGF-β，而Treg高表达膜型TGF-β，借此介导免疫抑制功能。此外，TGF-β诱导DC表达IDO而抑制免疫。但TGF-β作为Treg的效应分子，其重要性仍存在争议。

在体外和体内诱导及维持FoxP3表达的过程中，TGF-β起关键作用，尤其在外周如肠道FoxP3⁺Treg的诱导及肠道和胸腺Treg的维持。同时，FoxP3使得Treg对TGF-β信号更敏感，TGF-β和FoxP3形成了一个TGF-β正反馈调节环，促进Treg的抑制功能。

2.IL-10

IL-10是另一个抑制性细胞因子。Treg、Th1、Th2、Th17、B细胞和DC等多种细胞均分泌IL-10[23]。若Treg缺失IL-10，则小鼠有发生炎症性肠病的倾向，类似于系统性IL-10缺陷小鼠的表现。IL-10抑制肠道炎症与Th17有关。Th17表达IL-10受体，IL-10与Th17表面的IL-10受体结合后，抑制Th17的分化和增殖。IL-10诱导DC耐受，耐受的DC分泌IL-27诱导Tconv产生IL-10。IL-10自身也能够诱导初始CD4⁺T细胞分化为产生IL-10的细胞。肠道Treg分泌IL-10，IL-10诱导Treg分化，形成一个正反馈调节环。一方面，肠道FoxP3⁺细胞分泌大量IL-10，通过与肠道菌群相互作用能够诱导分泌IL-10的Treg的分化；另一方面，肠黏膜浸润Treg接受IL-10的刺激后促进其以STAT-3依赖的方式分泌IL-10。与肠道黏膜不同的是，从脾脏新鲜分离的Treg几乎不分泌IL-10。因此，脾脏Treg的体外抑制作用不依赖于IL-10。以上说明，Treg依赖IL-10的免疫抑制作用主要发生在肠道局部。

3.IL-35

IL-35是IL-12家族的细胞因子。最初发现IL-35由Treg产生，后发现CD8⁺Treg、活化DC及调节性B细胞均能够产生IL-35。IL-35具有免疫抑制功能，能够促进Treg的增殖，并抑制效应T细胞的激活和分化[27]。Treg分泌的IL-35在各种自身免疫病和肿瘤中发挥重要的免疫抑制功能。

4.穿孔素和颗粒酶

穿孔素和颗粒酶是能够诱导靶细胞溶解和凋亡的分子。在Ca^{2+}诱导下穿孔素单体发生构象改变，插入靶细胞膜，并进一步在Ca^{2+}诱导下，多个穿孔素单体在靶细胞膜内聚合而形成柱状孔道（内径约16 nm），使大量水分子进入细胞，导致细胞溶解。颗粒酶（granzyme）又称丝氨酸蛋白酶，它进入靶细胞内激活半胱–天冬氨酸蛋白水解酶，使靶细胞发生凋亡。Treg能够释放穿孔素和颗粒酶作为效应分子，溶解Tconv或诱导Tconv凋亡而发挥免疫抑制功能。

二、调节性T细胞免疫抑制作用

Treg通过上述多种效应分子发挥免疫抑制作用，在不同的情况如生理或炎症情况下，Treg发挥不同作用[23]。在生理情况和非炎症环境中，Treg干扰活化信号，使应答T细胞处于初始状态，在维持自身耐受方面起重要作用。在炎症环境中，Treg杀伤及失活应答T细胞或APC，维持炎症部位的免疫平衡。

1.生理条件下Treg通过干扰共刺激信号而维持免疫平衡

T细胞活化需要TCR结合抗原，同时需要共刺激分子的刺激。Treg可干扰共刺激分子而抑制免疫应答，其机制包括CD28信号的抑制（下调DC表达CD80/CD86）、竞争结合IL-2和CD39/CD73依赖的ATP的降解。初始Tconv接受DC提呈的抗原及CD28的共刺激信号而活化，活化的T细胞分泌IL-2，表达CD25，释放ATP，上调DC表面CD80/CD86的表达水平，进一步刺激Tconv活化，形成正反馈环路。Treg能够有效抑制该正反馈调节环路。Treg本身不能产生IL-2，其所需IL-2来源于活化的Tconv。Treg通过抑制Tconv活化和DC表达CD80/CD86来控制其自身的数量，以防止其数量过多，确保机体针对外来抗原能够产生足够强的免疫应答。

当病原体入侵宿主时，若要产生有效的免疫防御，Treg介导的抑制作用应该被暂时消除。许多研究证明，当存在强的共刺激信号如CD28或高浓度的IL-2时，TCR刺激能够使得应答T细胞克服Treg的抑制。例如，给予CD28激活性抗体或者给予大量IL-2，均能在体外消除Treg的抑制作用。此外，TLR可能通过刺激DC分泌IL-6及表达CD80/CD86，而阻断Treg的抑制作用。这种Treg抑制作用的临时消除有利于机体免疫系统对病原体的有效应答。

2.炎症条件下Treg通过免疫抑制分子抑制免疫反应

在高度炎症环境中，为了避免免疫损伤，Treg必须恢复其对免疫应答的控制能力。在炎症环境下，Treg主要通过产生抑制性分子直接抑制T细胞的活化和增殖。除干扰活化信号外，抑制性分子IL-10、TGF-β、IL-35和细胞毒分子穿孔素、颗粒酶也参与抑制活化的T细胞。此外，高度活化的Treg能够利用IL-10、TGF-β、IL-35增强其自身的增殖和抑制功能，形成正反馈调节环路。为了控制过高的炎症反应，高度活化的Treg也能够诱导初始Tconv分化为能够分泌抑制性细胞因子的T细胞。

综上，在生理条件下，T细胞尚未被激活，Treg主要通过减弱Tconv的激活信号（即共刺激信号）阻止T细胞的活化；而炎症环境中的T细胞是活化的T细胞，Treg主要通过细胞毒或者失活机制抑制其功能。

第三节　调节性T细胞与疾病

Treg与多种疾病如自身免疫病、肿瘤、感染等的发生发展有密切关系，以Treg作为靶点建立治疗方法，成为上述疾病的新型治疗方法。此外，Treg也与疫苗免疫产生的免疫记忆有密切关系。

一、调节性T细胞与自身免疫病

（一）自身免疫病患者调节性T细胞减少

多数自身免疫性疾病病人体内存在Treg减少的现象。此外，由于炎症刺激或自身免疫病本身的因素，自身免疫性疾病病人Treg的表型可能发生变化。已经有大量研究对自身免疫病患者体内Treg的比例和表型进行了评估，但结果不一致。例如系统性红斑狼疮和类风湿性关节炎患者，Treg可升高、降低或无改变。出现这种现象的原因主要是不同的研究采用不同的标记分子定义Treg，从简单的$CD4^+CD25^+$到全面地利用CD25、CD45RA、FoxP3、CD127和Helios来定义的都有。此外，同一标记分子在健康人是适用的，但在自身免疫病患者可能未必合适[10]。

（二）上调调节性T细胞可治疗自身免疫病

自身免疫病病情的严重程度与体内Treg数量有关，且与外周血和炎症部位的Treg数量变化一致[7]，提示可以通过增加体内Treg的数量维持免疫平衡，从而治疗自身免疫病。扩增Treg数目或增强Treg的功能成为治疗自身免疫病的重要策略。

1. 体内诱导调节性T细胞

（1）低剂量IL-2的作用[10]：Treg表达高亲和力IL-2受体，因此对IL-2浓度的改变非常敏感。大量的动物实验证明，给予IL-2是体内诱导Treg扩增的有效手段，例如糖尿病模型NOD小鼠和实验性自身免疫性脑脊髓炎小鼠模型（experimental autoimmune encephalomyelitis，EAE）给予IL-2可提高Treg数量而起到治疗作用。为了避免IL-2激活NK细胞和效应T细胞引起的副作用，选择低剂量IL-2应用于人体。该法已在1型糖尿病、斑秃和HCV诱导的血管炎病人体内成功扩增Treg。然而低剂量IL-2治疗仅在一定程度上有效，更精确的方法是利用IL-2抗体结合IL-2，形成复合物治疗病人。IL-2的半衰期仅15～30分钟，与抗体结合可延长其半衰期。此外，大多数免疫细胞依赖IL-2Rβ链结合IL-2，而Treg依赖IL-2受体α链（即CD25）结合IL-2。利用特异性IL-2抗体阻断IL-2与IL-2受体β链的结合，而不影响IL-2与IL-2受体α链的结合，从而将IL-2靶向至Treg。在体外实验中，这种IL-2复合物优先扩增人或小鼠的Treg，是未来Treg靶向治疗的方法。

（2）其他：多种免疫调节制剂能够上调Treg而治疗自身免疫病。IL-6通过gp130-STAT3信号促进Th17分化而不利于Treg产生[28]，因此抗IL-6抗体可拮抗IL-6的作用而有利于Treg分化；CTLA-4-Ig、雷帕霉素、全反式维甲酸（All trans-retinoic acid，

ATRA）、血管活性肠肽（vasoactive intestinal peptide，VIP）、静脉内注射IgG（intravenous IgG，IVIG）、组蛋白去乙酰化酶（histone deacetylase，HDAC）均可诱导Treg数量增多[29]。

2.调节性T细胞过继治疗

Treg过继治疗是指将病人Treg在体外扩增后再回输给病人的治疗方法[10]。利用细胞分选仪或磁珠分选Treg，在体外用抗CD3/CD28包被微球和高剂量IL-2刺激，诱导Treg扩增，大约能将Treg扩增500～2000倍，转移的Treg在受者体内至少能存活1年。但细胞过继治疗存在一个问题，即由于人外周血中Treg数量较少，且体外扩增速度慢，使得Treg的分离和扩增成为阻碍细胞治疗的障碍。为了避开这个问题，可以诱导Tconv分化为Treg。近来采用一定策略诱导得到人iTreg，但不能使iTreg获得Treg的表观遗传学特征，因此该iTreg是不稳定的Treg。

二、调节性T细胞与肿瘤免疫

（一）肿瘤免疫微环境中调节性T细胞增多

多种类型肿瘤病人外周血和肿瘤部位Treg数量增多，能够抑制Tconv和NK细胞产生IFN-γ[29]。此外，大多数肿瘤组织中浸润的FoxP3$^+$Treg中FoxP3^{hi}eTreg占优势。肿瘤组织中Treg和CD8$^+$T细胞的比例与病人预后呈负相关。早期的研究证实，利用抗CD25抗体去除肿瘤小鼠模型的Treg，能够导致肿瘤的完全消除[30]。但也有例外，如结直肠癌存在高水平Treg却预示预后较好，这可能与结直肠癌组织中Treg的类型不同有关，FoxP3$^+$细胞在A型结直肠癌中主要表现为eTreg，TSDR呈去甲基化；而在B型结直肠癌中含有大量Fr.Ⅲ FoxP3^{lo}细胞，这些FoxP3^{lo}细胞可能受肠道细菌如梭杆菌（Fusobacteria）的诱导而分化产生[10]。此外，IL-12和TGF-β在体外刺激健康个体的Tconv，可诱导产生与结直肠癌中相似的FoxP3^{lo}细胞，TSDR部分去甲基化，并产生大量的炎症细胞因子。因此，肿瘤组织Treg亚群的构成及分化状态受肿瘤微环境的影响可能出现较大差异，需要非常精确的研究。

肿瘤微环境中的Treg从何而来呢？通过小鼠实验发现，从肿瘤组织外如淋巴结迁移而来的Treg是肿瘤定居Treg的主要来源[31]，在人体实验也得到类似的结论。尽管肿瘤Treg和组织Treg的转录特征类似，但它们的TCR几乎无重叠，说明肿瘤定居Treg最初是从淋巴组织和外周血Treg招募而来，进入肿瘤组织之后才获得了其表型和特有的功能[10]。Treg主要由趋化因子轴CCL28-CCR10、CCL1-CCR8和CCL22-CCR4趋化至肿瘤组织[8]。

肿瘤Treg均被高度激活，低水平表达CD45RA和CCR7，高表达一系列共刺激分子如CD27、ICOS、OX40、4-1BB、GITR和一些共抑制分子如CTLA-4、PD-1、LAG-3和TIGIT。在血液和肿瘤组织，eTreg表达CCR4，但tTreg不表达CCR4。肿瘤组织高表达CCR4的配体CCL17和CCL22，促进Treg浸润[10]。总之，肿瘤定居Treg的显著特征是eTreg比例显著升高，占CD4$^+$T细胞的10%～50%，远高于正常人外周血eTreg占CD4$^+$T细胞2%～5%的比例。

（二）抑制调节性T细胞可增强抗肿瘤免疫

下调Treg可提高肿瘤免疫，从而起到抗肿瘤的作用[10]。目前下调Treg的策略较少，主要通过清除Treg和减弱Treg功能实现。清除Treg数量的方法有应用抗CD25单克隆抗体[32]和针对CD25的免疫毒素[33]等；控制Treg功能的方法有通过调控Treg功能相关分子（如CTLA-4、PD-1、IL-10和OX40等）的活化，抑制Treg的功能；也可以通过调节Treg分化相关分子（如FoxP3等），抑制Treg的分化。

1.靶向CD25清除调节性T细胞

早在1999年，就有研究发现给无胸腺裸鼠注射CD25$^-$脾细胞可抑制其肿瘤生长[30]。随后，靶向Treg的免疫治疗得到快速发展。但很多肿瘤抗原是自身抗原或类自身抗原，去除Treg后，一方面成功促进抗肿瘤免疫，另一方面常引起自身免疫反应。因此，在以去除Treg为策略的肿瘤免疫治疗中产生一个问题，即如何精确地去除肿瘤浸润Treg，而保留肿瘤反应性的CD4$^+$T细胞、CD8$^+$T细胞和正常组织中的维持自身耐受的Treg。在早期的研究中，用抗CD25抗体能够有效去除Treg，但同时也去除了其他部位的Treg和介导抗肿瘤免疫的表达CD25的活化T细胞。为了解决上述问题，可以考虑以肿瘤浸润eTreg高表达的分子作为靶标来去除Treg。例如，体内外实验证明，应用抗CCR4单抗去除表达CCR4的Treg，能够特异性去除eTreg，同时激发CD8$^+$T细胞对肿瘤抗原的反应。相应地，抗CCR8单抗也有类似的效果。

2.阻断CTLA-4控制调节性T细胞的效应

CTLA-4是高表达于eTreg的重要效应分子。最初认为，CTLA-4单抗通过阻断效应CD8$^+$T细胞和CD4$^+$T细胞负调节信号而发挥作用。然而，大量研究表明，CTLA-4抗体通过ADCC作用优先影响CTLA-4$^+$Treg，在肿瘤组织尤其明显[10]。对黑色素瘤患者，CTLA-4抗体治疗有反应的病人，其肿瘤Treg数量显著降低。与表达低亲和力FcγRⅢ者比较，表达高亲和力FcγRⅢa的黑色素瘤病人对CTLA-4抗体的治疗反应及预后更好。

三、调节性T细胞与感染性疾病和疫苗免疫

（一）调节性T细胞与感染性疾病

在各种感染性疾病中，Treg具有双刃剑效应，一方面抑制过度的免疫反应而减少免疫损伤，另一方面增多的Treg可能抑制免疫反应而不利于清除病原体。例如在病毒引起的脑炎[34]和流感病毒引起的肺部炎症[35]，Treg通过抑制过度的免疫应答反应而缓解病情。此外，在结核分枝杆菌感染者体内Treg明显增多。已发现在结核分枝杆菌感染早期，感染部位抗原特异性Treg几乎全部由局部预先存在的Treg增殖而来[36]。在结核分枝杆菌感染中，以IFN-γ或IL-17为特征的炎性免疫应答有利于控制感染，Treg抑制以上免疫应答而不利于机体抗结核分枝杆菌感染；但如果缺乏Treg的抑制作用，炎性反应将引起宿主组织过度损伤[6]。

感染部位Treg增多，可能与微生物的代谢产物能够促进外周Treg分化有关。例如，脆弱类杆菌的多糖A（polysaccharide A）直接激活FoxP3$^+$Treg表面的TLR2，诱导Treg增殖并增强Treg免疫抑制活性[37]；葡萄球菌A蛋白在体外可不依赖APC而直接刺激

Treg增多[38]；肠道菌的次级胆汁酸isoDCA（3β-hydroxydeoxycholic acid）通过作用于DC，降低DC的免疫刺激活性而上调FoxP3⁺Treg的分化[39]。

（二）调节性T细胞与疫苗免疫

预防感染性疾病的有效措施是接种疫苗，疫苗发挥保护作用的机制是诱导产生免疫记忆。多项研究表明，上调Treg能够促进记忆T细胞的产生而增强疫苗保护效果。其机制可能为，初始T细胞接受抗原刺激后，APC提供的强的B7信号利于初始T细胞分化为效应性T细胞和pTreg，而Treg抑制B7共刺激信号后，有利于初始T细胞分化为记忆T细胞[40]。此外，高浓度IL-2促进T细胞增殖，而低浓度IL-2有利于记忆T细胞产生，Treg通过CD25消耗IL-2有利于记忆T细胞的产生。

（雒艳萍）

参考文献

[1] GERSHON R K, KONDO K. Cell interactions in the induction of tolerance：the role of thymic lymphocytes[J].Immunology,1970,18(5):723-737.

[2] SAKAGUCHI S, SAKAGUCHI N, ASANO M, et al.Immunologic self-tolerance maintained by activated T cells expressing IL-2 receptor alpha-chains（CD25）.Breakdown of a single mechanism of self-tolerance causes various autoimmune diseases[J].J Immunol,1995,155(3):1151-1164.

[3] WALKER M R, KASPROWICZ D J, GERSUK V H, et al. Induction of FoxP3 and acquisition of T regulatory activity by stimulated human CD4+CD25- T cells[J].J Clin Invest,2003,112(9):1437-1443.

[4] SAWANT D V, VIGNALI D A.Once a Treg, always a Treg？[J].Immunol Rev,2014,259(1):173-191.

[5] ONO M. Control of regulatory T-cell differentiation and function by T-cell receptor signalling and Foxp3 transcription factor complexes[J].Immunology,2020,160(1):24-37.

[6] CARDONA P, CARDONA P J.Regulatory T Cells in Mycobacterium tuberculosis Infection[J].Front Immunol,2019,10:2139.

[7] ZAVVAR M, ASSADIASL S, ZARGARAN S, et al. Adoptive Treg cell-based immunotherapy:Frontier therapeutic aspects in rheumatoid arthritis[J].Immunotherapy,2020,12(12):933-946.

[8] OHUE Y, NISHIKAWA H.Regulatory T（Treg）cells in cancer:Can Treg cells be a new therapeutic target?[J].Cancer science,2019,110(7):2080-2089.

[9] SJAASTAD L E, OWEN D L, TRACY S I, et al.Phenotypic and Functional Diversity in Regulatory T Cells[J].Front Cell Dev Biol,2021,9:715901.

[10] WING J B, TANAKA A, SAKAGUCHI S. Human FOXP3（+）Regulatory T Cell Heterogeneity and Function in Autoimmunity and Cancer[J].Immunity,2019,50(2):302-316.

[11] HORWITZ D A, FAHMY T M, PICCIRILLO C A, et al.Rebalancing Immune Homeostasis

to Treat Autoimmune Diseases[J].Trends Immunol,2019,40(10):888-908.

[12]WING J B,KITAGAWA Y,LOCCI M,et al.A distinct subpopulation of CD25(-) T-follicular regulatory cells localizes in the germinal centers[J].Proc Natl Acad Sci U S A,2017,114(31):E6400-E6409.

[13]WING J B,TEKGüç M,SAKAGUCHI S.Control of Germinal Center Responses by T-Follicular Regulatory Cells[J].Front Immunol,2018,9:1910.

[14]LI C,MUñOZ-ROJAS A R,WANG G,et al.PPARγ marks splenic precursors of multiple nonlymphoid-tissue Treg compartments[J].Proc Natl Acad Sci U S A,2021,118(13):e2025197118.

[15]ZHANG R,MIAO J,ZHU P.Regulatory T cell heterogeneity and therapy in autoimmune diseases[J].Autoimmun Rev,2021,20(5):102715.

[16]FEUERER M,HERRERO L,CIPOLLETTA D,et al.Lean,but not obese,fat is enriched for a unique population of regulatory T cells that affect metabolic parameters[J].Nat Med,2009,15(8):930-939..

[17]YANG K.Regulation of Treg Cell Metabolism and Function in Non-Lymphoid Tissues[J].Front Immunol,2022,13:909705.

[18]BURZYN D,KUSWANTO W,KOLODIN D,et al.A special population of regulatory T cells potentiates muscle repair[J].Cell,2013,155(6):1282-1295.

[19]MUñOZ-ROJAS A R,MATHIS D.Tissue regulatory T cells:regulatory chameleons[J].Nat Rev Immunol,2021,21(9):597-611.

[20]JACOBSE J,LI J,RINGS E,et al.Intestinal Regulatory T Cells as Specialized Tissue-Restricted Immune Cells in Intestinal Immune Homeostasis and Disease[J].Front Immunol,2021,12:716499.

[21]MIYARA M,YOSHIOKA Y,KITOH A,et al.Functional delineation and differentiation dynamics of human CD4+ T cells expressing the FoxP3 transcription factor[J].Immunity,2009,30(6):899-911.

[22]OHUE Y,NISHIKAWA H.Regulatory T (Treg) cells in cancer:Can Treg cells be a new therapeutic target?[J].Cancer Sci,2019,110(7):2080-2089.

[23]YAMAGUCHI T,WING J B,SAKAGUCHI S.Two modes of immune suppression by Foxp3(+) regulatory T cells under inflammatory or non-inflammatory conditions[J].Semin Immunol,2011,23(6):424-430.

[24]MALEK T R,CASTRO I.Interleukin-2 receptor signaling:at the interface between tolerance and immunity[J].Immunity,2010,33(2):153-165.

[25]RUEDA C M,JACKSON C M,CHOUGNET C A.Regulatory T-Cell-Mediated Suppression of Conventional T-Cells and Dendritic Cells by Different cAMP Intracellular Pathways[J].Front Immunol,2016,7:216.

[26]GENOVA C,DELLEPIANE C,CARREGA P,et al.Therapeutic Implications of Tumor Microenvironment in Lung Cancer:Focus on Immune Checkpoint Blockade[J].Front

Immunol,2021,12:799455.

[27] WANG D, LEI L.Interleukin-35 regulates the balance of Th17 and Treg responses during the pathogenesis of connective tissue diseases[J].Int J Rheum Dis, 2020, 24 (1):21-27

[28] SUN L, FU J, ZHOU Y.Metabolism Controls the Balance of Th17/T-Regulatory Cells[J]. Front Immunol,2017,8:1632.

[29] RANA J, BISWAS M.Regulatory T cell therapy:Current and future design perspectives[J]. Cellular immunology,2020,356:104193.

[30] SHIMIZU J, YAMAZAKI S, SAKAGUCHI S.Induction of tumor immunity by removing CD25+CD4+ T cells:a common basis between tumor immunity and autoimmunity[J].J Immunol,1999,163(10):5211-5218.

[31] SHABANEH T B, MOLODTSOV A K, STEINBERG S M, et al.Oncogenic BRAF(V600E) Governs Regulatory T-cell Recruitment during Melanoma Tumorigenesis[J].Cancer Res, 2018,78(17):5038-5049.

[32] QUINN K M, RICH F J, GOLDSACK L M, et al.Accelerating the secondary immune response by inactivating CD4(+)CD25(+) T regulatory cells prior to BCG vaccination does not enhance protection against tuberculosis[J].Eur J Immunol,2008,38(3):695-705.

[33] SINGH R, ZHANG Y, PASTAN I, et al.Synergistic antitumor activity of anti-CD25 recombinant immunotoxin LMB-2 with chemotherapy[J].Clin Cancer Res,2012,18(1):152-160.

[34] ZHAO J, ZHAO J, PERLMAN S.Virus-specific regulatory T cells ameliorate encephalitis by repressing effector T cell functions from priming to effector stages[J].PLoS pathogens, 2014,10(8):e1004279.

[35] BRINCKS E L, ROBERTS A D, COOKENHAM T, et al.Antigen-specific memory regulatory CD4+Foxp3+ T cells control memory responses to influenza virus infection[J]. J Immunol,2013,190(7):3438-3446.

[36] SHAFIANI S, TUCKER-HEARD G, KARIYONE A, et al.Pathogen-specific regulatory T cells delay the arrival of effector T cells in the lung during early tuberculosis[J].J Exp Med,2010,207(7):1409-1420.

[37] ROUND J L, LEE S M, LI J, et al.The Toll-like receptor 2 pathway establishes colonization by a commensal of the human microbiota[J].Science,2011,332(6032):974-977.

[38] UEBELE J, HABENICHT K, TICHA O, et al.Staphylococcus aureus Protein A Induces Human Regulatory T Cells Through Interaction With Antigen-Presenting Cells[J].Front Immunol,2020,11:581713.

[39] CAMPBELL C, MCKENNEY P T, KONSTANTINOVSKY D, et al.Bacterial metabolism of bile acids promotes generation of peripheral regulatory T cells[J].Nature,2020,581

(7809):475-479.

[40] YI J, KAWABE T, SPRENT J. New insights on T-cell self-tolerance [J]. Nat Rev Immunol,2019,63:14-20.

第七章　B 细胞介导的体液免疫

获得性免疫很大程度上依赖于抗体的产生及其效应，由 B 细胞分泌抗体介导的免疫称为体液免疫。来源于骨髓（禽类为法氏囊）的未熟 B 细胞（immature B cell）表达表面抗原受体（BCR），在外周淋巴器官分化为成熟 B 细胞，在识别特异性抗原后发生活化、增殖，并分化为浆细胞和记忆 B 细胞，浆细胞分泌产生特异性抗体，介导体液免疫应答。抗体分子本质上是一种膜结合型 BCR 的修饰形式，抗体与 BCR 都是具有抗原特异性的免疫球蛋白（immunoglobulin，Ig）。抗体分子由重链与轻链组成，每条链又可分为可变区（variable region，V 区）与恒定区（constant region，C 区）。恒定区决定抗体的种类；可变区基因通过 V(D)J 基因片段重排、核苷酸的插入或缺失，以及体细胞高频突变，产生抗体的多样性，以应对种类繁多的病原体。本章讲述 B 细胞的发育过程，B 细胞分化为抗原特异性 B 细胞并分泌不同类别抗体的过程，不同类别抗体的结构与功能，以及记忆 B 细胞的功能与应答特征。

第一节　B 细胞的发育

B 细胞发育最早开始于胚胎期肝脏中的多能干细胞和出生后骨髓中的造血干细胞（hematopoietic stem cell，HSC）。B 细胞发育主要产生三种类型的成熟 B 细胞。一种为 B1 细胞，主要来源于胚胎期肝脏，这类 B 细胞属于天然免疫细胞，主要分布于胸、腹腔，少量存在于外周淋巴器官；B1 细胞是天然抗体的主要来源，组成型表达抗体并在全身循环，主要识别荚膜多糖抗原，不具有免疫记忆性。另外两种均属于 B-2 细胞，主要分布于外周淋巴器官，分别为滤泡 B 细胞（follicular B cell，FOB）和脾脏边缘区 B 细胞（marginal zone B cell，MZB）（图 7-1）；B2 细胞是获得性免疫应答过程中分泌特异性抗体的主要 B 细胞。

B 细胞的发育分为两个阶段：成熟阶段和分化阶段。成熟阶段为抗原非依赖性的发育阶段，在生长因子等的作用下，骨髓中的 HSC 经历多能祖细胞（multipotent progenitor cell，MPP）、共同淋巴样祖细胞（common lymphoid progenitor，CLP）、祖 B 细胞（progenitor B cell，pro-B）、前 B 细胞（precursor B cell，pre-B）、未成熟 B 细胞等几个发育阶段 [1]。B 细胞的分化阶段开始于骨髓，未成熟 B 细胞从骨髓迁移至外周淋巴器官，经历过渡期 B 细胞，转化为成熟初始 B 细胞，定居于外周淋巴滤泡。淋巴滤泡中的成熟初始 B 细胞接触抗原刺激后，继续分化发育为浆细胞和记忆 B 细胞。浆细胞分泌不同类别的抗体，产生一系列的免疫效应，清除入侵的病原体，形成体液免疫的特异性防御机制。

如果B细胞发育异常，机体会出现严重的免疫缺陷，如临床上有一种X染色体连锁的B细胞特异的原发性免疫缺陷症（B cell specific primary immunodeficiency，B-PI），该病主要因为参与前B细胞成熟的Btk酪氨酸激酶发生突变，导致存在这种基因突变的男孩体内成熟B细胞和抗体产生水平低，极易发生感染性疾病。

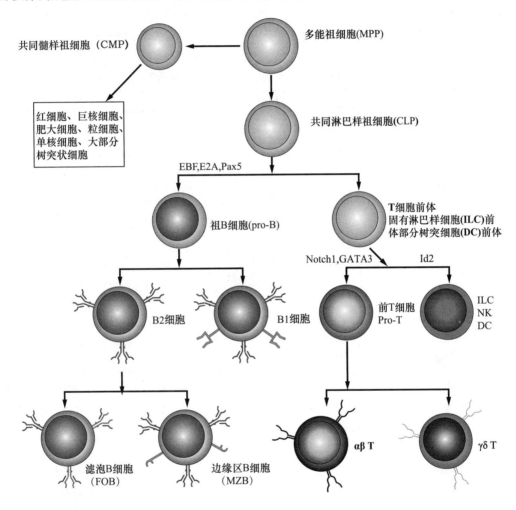

图7-1　多能干细胞分化发育为B细胞和T细胞的过程示意图

注：造血干细胞（HSC）分化为多能祖细胞（MPP），并进一步分化为共同髓样祖细胞（CMP）和共同淋巴样祖细胞（CLP），CMP最终分化产生红细胞、巨核细胞、肥大细胞、粒细胞、单核细胞、巨噬细胞与树突状细胞等血液和组织定居细胞。CLP也具有异质性，又可以分化为祖B细胞、前T细胞、NK与ILC的前体细胞等；CLP分化为何种细胞与其所处的环境有很大的关系，巨噬细胞和树突状细胞也有可能来自CLP。EBF、E2A和Pax5转录因子诱导B细胞发育相关基因的表达。转录因子Notch1与GATA3诱导淋巴细胞向T细胞系发育，而转录调节因子Id2则诱导淋巴细胞向ILC和NK细胞发育[2]。

一、B细胞发育的不同阶段

骨髓内的特定微环境提供了B细胞发育的场所与信号来源。骨髓内淋巴细胞发育的信号分子来源于与HSC密切接触的骨髓基质细胞（stromal cell），包括细胞黏附分子和其配体的互作，以及基质细胞分泌的可溶型或膜结合型细胞因子和趋化因子的作用；信号分子控制了淋巴细胞的分化和增殖，通过激活细胞表面受体酪氨酸激酶（receptor tyrosine kinase，RTK），产生级联反应，导致B细胞逐步发育成熟[3]。B细胞发育的不同阶段，其表面表达不同的标志分子（表7-1），并且Ig基因以精确的次序发生重排和表达，在抗原受体表达的不同检查点发生克隆选择和扩增，最终产生成熟B细胞。

表7-1　B细胞发育的不同阶段的特征性分子事件[3]

抗原	B细胞表面受体	重链基因	轻链基因	胞内蛋白	表面marker	部位
抗原非依赖期	干细胞	无BCR	胚系基因	胚系基因		CD34,CD45,AA4.1	
	早期祖B细胞	无BCR	D-J重排	胚系基因	RAG-1/2,TdT,λ5,VpreB	CD34,CD45R,AA4.1,IL-7R,MHCⅡ,CD10,CD19,CD38	
	晚期祖B细胞	无BCR	V-DJ重排	胚系基因	TdT,λ5,VpreB	CD45R,AA4.1,IL-7R,MHCⅡ,CD10,CD19,CD38,CD20,CD40	骨髓
	大前B细胞	前B细胞受体	VDJ重排	胚系基因	λ5,VpreB	CD45R,AA4.1,IL-7R,MHCⅡ,pre-BCR,CD19,CD38,CD20,CD40	
	小前B细胞	胞质μ链	VDJ重排	V-J重排	μ,RAG-1/2	CD45R,AA4.1,MHCⅡ,CD19,CD38,CD20,CD40	
	未成熟B细胞	IgM	VDJ重排完成,μ重链展示于膜	VJ重排完成		CD45R,AA4.1,MHCⅡ,IgM,CD19,CD20,CD40	骨髓/外周
抗原依赖期	成熟初始B细胞	IgD与IgM	VDJ重排完成,μ重链展示于膜,可变剪接产生μ+δ两种重链			CD45R,MHCⅡ,IgM,IgD,CD19,CD20,CD21,CD40	
	淋巴母细胞	膜型与分泌型IgM	可变剪接产生分泌型μ链		Ig	CD45R,MHCⅡ,CD19,CD20,CD21,CD40	外周
	记忆B细胞	膜型IgG	同种型转换产生Cγ,Cα,Cε;体细胞高频突变	体细胞高频突变		CD45R,MHCⅡ,IgG,IgA,CD19,CD20,CD21,CD40	
终末期	浆母细胞和浆细胞	分泌型IgG	可变剪接产生膜型和分泌型Ig		Ig	CD135,Plasma cell antigen-1,CD38	外周

B细胞发育要经过以下几个阶段，分述如下。

（一）多能造血祖细胞（MPP）与共同淋巴样祖细胞（CLP）

HSC分化为MPP，后者失去了HSC的干细胞特性，并发育为两个分支：一个分支为共同髓样祖细胞（CMP）；另一个分支为CLP，CLP也具有异质性，可发育为B细胞、T细胞、NK细胞和固有淋巴样细胞（ILC）。这一阶段，多能干细胞HSC表达生长因子定向诱导分化产生MPP。基质细胞表达趋化因子CXCL12（又称为基质细胞衍生因子，stromal cell derived factor 1，SDF-1），在B细胞发育的早期阶段具有重要的作用，对发育期B细胞都具有趋化作用，使其聚集于基质细胞，形成B细胞在骨髓中发育分化的微环境。MPP表达受体酪氨酸激酶FLT3，并与骨髓的基质细胞表达的FLT3配体（FL）互作，传导胞内信号，导致MPP分化为CLP。FLT3与FL互作，以及转录因子PU.1的作用下，CLP细胞表面开始表达IL-7受体（IL-7R），并与基质细胞表达的IL-7结合，促进CLP分化为祖B细胞[4]。IL-7与IL-7R的互作对于小鼠发育期B细胞的增殖与存活是必需的，但对人发育期B细胞的成长和存活作用可能不是必需的。同时，CLP表达整黏素（VLA-4或α4β1）与基质细胞表面的黏附分子VCAM-1或其他细胞黏附分子（CAM）互作，这种黏附作用促进了祖B细胞表达受体酪氨酸激酶c-Kit（CD117），并与基质细胞表达的干细胞因子（SCF）结合，激活并诱导祖B细胞的扩增。

IL-7R由两条多肽链形成，包括IL-7R α链与γc链（共用细胞因子受体亚基），γc链也是另外五种细胞因子（IL-2、IL-4、IL-9、IL-15、IL-21）受体的亚基，这6种受体的γc链均可与酪氨酸激酶Jak1与Jak3结合，激活下游信号通路，促进T细胞和B细胞的发育。由于IL-7对小鼠B细胞的发育具有重要作用，IL-7、IL-7Rα/γc或Jak3的基因缺陷都会严重影响B细胞的发育。胸腺基质淋巴细胞生成素（thymic stroma-derived lymphopoietin，TSLP）具有与IL-7类似的功能，可以结合IL-7Rα，可能具有促进B细胞发育的功能[3]。

（二）祖B细胞（pro-B）

大部分的循环B细胞（或滤泡B细胞）来源于骨髓中的祖B细胞。祖B细胞是B细胞发育的特定阶段，其表面不表达Ig分子；其表面受体酪氨酸激酶Kit与SCF互作，促进祖B细胞的扩增。这一阶段最明显的特征是祖B细胞表达B细胞系特征性的转录因子E2A，E2A诱导早期B细胞因子（EBF）的表达，并共同促进祖B细胞表达维持其状态的其他细胞因子，如转录因子Pax5（B细胞激活蛋白的异构体）。目前，诱导E2A表达的因子仍然不清楚，但从MPP和CLP期就开始表达的转录因子PU.1与Ikaros对于E2A的表达是必需的（图7-2）。转录因子E2A或其诱导产物EBF在pro-B发育为pre-B细胞过程中发挥了重要的作用。E2A、EBF与Pax5形成调控网络，激活多种B细胞特异性基因的表达[2]，包括B细胞共受体CD19、信号分子Igα/Igβ、替代轻链（surrogate light chain，SLC）Igλ5与VpreB等的表达。Pax5也诱导B细胞联接蛋白（B-cell linker protein，BLNK）的表达，BLNK是一个含有SH2结构域的脚手架蛋白（scaffold protein），是RTK通路接头蛋白，其通过与酪氨酸激酶（Bruton tyrosine kinase，Btk）互作传导信号，激活B细胞的发育分化和成熟B细胞抗原受体的表达。替代轻链为固有分子（invariant），不具有多样性，Igλ5类似于λ轻链的恒定区，而VpreB类似于λ轻链的可变区，组装形成替代轻链；二者都具有独特的氨基末端区域，可以与相邻pre-BCR互作，形成二聚体；pre-BCR的二聚化，激活BCR复合体中的信号分子Igα/Igβ（CD79a/CD79b）末端酪氨酸的磷酸化，传导信号，关闭重组酶RAG的表达。

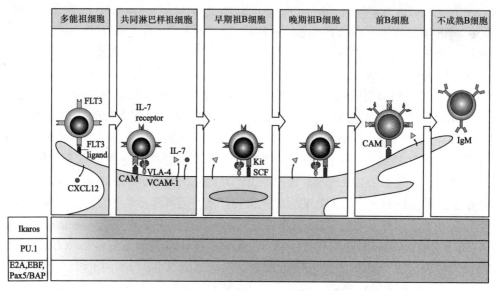

图7-2　早期B细胞发育依赖于骨髓内部微环境

注：早期B细胞通过与骨髓基质细胞的互作，最终发育为未成熟B细胞。基质细胞表达趋化因子CXCL12，招募多能祖细胞（MPP）并表达受体酪氨酸激酶FLT3，与基质细胞表面表达的配体结合，激活胞内信号，使MPP分化为共同淋巴样祖细胞（CLP）；在FLT3与转录因子PU.1的作用下，CLP表达IL-7受体，结合基质细胞表达的IL-7，促进发育期B细胞的增殖与存活；同时CLP表达整合素VLA-4与基质细胞表达的细胞黏附分子（VCAM，CAM）结合，进一步促进细胞间的互作，激活表面受体酪氨酸激酶c-Kit的表达，并与基质细胞表达的干细胞因子SCF结合，导致CLP分化为祖B细胞（pro-B）。祖B细胞分为早期与晚期两个阶段。祖B细胞进入B细胞的正式分化阶段，开始表达E2A等转录因子，促进B细胞的存活与发育分化。

随着B淋巴细胞逐渐成熟，它们在保持与基质细胞接触的情况下，持续迁移至骨髓中的不同部位。最早期的干细胞位于骨内膜（endosteum），发育期B细胞与位于骨松质中的网状基质细胞接触，未成熟B细胞移行至骨髓腔的中央窦，最后转移到外周淋巴器官如脾脏，发育为成熟B细胞。

从祖B细胞开始，经过前B细胞期至未成熟B细胞期，连续发生抗体基因的重排。祖B细胞表达的转录因子E2A和EBF诱导RAG1/RAG2等抗体基因V(D)J重组酶的表达，抗体基因按照固定的顺序开始重排。首先是一条染色体中的IgH基因座发生D基因与J基因片段的重排，IgH D-J重排主要发生在祖B细胞早期，在祖B细胞晚期发生VH与DJH的重排；抗体的轻链基因仍然为胚系基因，细胞表面仍然没有成熟的Ig分子表达。

（三）前B细胞（pre-B）

在祖细胞期，V-$D_H J_H$重组只发生在一条染色体上，如果一条染色体的V-$D_H J_H$重组失败，则另一条染色体的 *Igh* 基因位点重新开始D_H-J_H和V_H-DJ_H基因重排，重排成功的

VDJ_H与恒定区μ链基因重组形成了完整的Ig重链（IgH）。两条替代轻链与IgH及Igα/Igβ异源二聚体共同形成pre-B细胞受体（pre-BCR），并传导信号，细胞进入到大前B细胞（large pre-B cell）期，没有形成完整IgH的祖B细胞发生凋亡被清除。在这一阶段，大约有45%的祖B细胞消失而不能进入下一阶段。V_H-DJ_H重排过程中，也会发生密码子的错位。另外，V区基因也存在假基因，导致不能产生完整或有功能的IgH，最终两条染色体能产生完整IgH的祖细胞不到50%。Pre-BCR短暂表达于细胞膜表面，以检验VDJ_H重排是否成功，如果VDJ_H重排失败，没有产生功能性的IgH，则会导致细胞死亡；如果VDJ_H重排成功，则形成pre-BCR的一部分，并通过Igα/Igβ和BLNK、Btk等激酶互作传导信号，停止重链基因重排，并诱导大前B细胞扩增，产生小前B细胞（small pre-B cell）。一旦进入小前B细胞期，替代轻链Igλ5、VpreB表达停止，Ig重链停留于胞质内；RAG重组酶重新表达，开始轻链Igκ/Igλ基因的重排。

（四）未成熟B细胞（immature B cell）

Ig轻链基因的重排开始于小前B细胞期，至未成熟B细胞期完成。首先开始κ链V-J基因片段的重排，如果κ链基因重排失败，则开始λ链的V-J基因片段的重排，与轻链恒定区（C_L）重组最终形成完整的轻链IgL；IgH与IgL分子组装为完整的IgM，并与Igα/Igβ形成完整的BCR复合体表达于细胞表面，完成了从前B细胞到未成熟B细胞的转变。在这一阶段，抗原受体要测试与自身抗原的反应性，称为自身反应性。与自身抗原有反应性的未成熟B细胞被清除或诱导凋亡，这一阶段未成熟B细胞对自身抗原的不反应或失能，称为中枢耐受（central tolerance）。经过骨髓中枢耐受的未成熟B细胞迁移到外周淋巴器官，继续发育成熟；这一过程中会有一部分B细胞逃逸中枢耐受，在外周淋巴器官经历外周耐受，被进一步消除或失能，而不具有自身反应性的未成熟B细胞被保留下来，继续发育成熟。

重链与轻链V(D)J基因的重排都存在等位基因排斥（allelic exclusion）现象，即一对同源染色体中，一条染色体上的V(D)J基因先发生重排，重排不成功，才会启动另一条染色体的抗体基因重排；如果重排成功，则细胞表面展示pre-BCR或完整BCR复合物，BCR二聚化传导信号，阻止另一条染色体抗体基因的重排。这种等位基因排斥现象，防止了一个B细胞产生两种抗原特异性BCR的情况。除了等位基因排斥之外，轻链还存在同种型排斥（isotypic exclusion），即某一个B细胞只表达κ或λ链轻链，这与抗体基因重排的依序发生有关，其调控机制仍然不清楚。不同物种B细胞表达κ和λ链的比例不同，小鼠和大鼠的κ:λ比例为95%:5%，人的这一比例为65%:35%，猫为5%:95% [2, 3, 5]。

（五）过渡期B细胞

未成熟B细胞的命运取决于表面BCR受体复合物与环境中配体互作传递的信号。Igα胞质尾巴截短的小鼠，其骨髓中的未成熟B细胞数量减少4倍，而外周淋巴器官中的B细胞数目减少100倍，说明Igα传递的信号支配了未成熟B细胞从骨髓中移出和在外周淋巴器官中的存活。未成熟B细胞从骨髓进入外周循环依赖于其表面表达的G蛋白偶联受体S1PR1与脂配体1-磷酸鞘氨醇（S1P）的结合，使血液中高浓度的S1P促进了未成熟B细胞向外周血中的迁移 [3]。

　　骨髓中未成熟B细胞会有不同的命运归宿：①与自身抗原没有反应性的B细胞，进入外周血继续发育为成熟B细胞；②多价自身抗原与表面IgM发生强反应，这类细胞会诱导自身凋亡从而导致克隆删除，或者进行受体编辑（receptor editing），产生无自身反应性的未成熟B细胞，进入血液循环；③可溶性自身抗原结合交联相邻IgM，导致对自身抗原无应答（anergic），这些B细胞转移至外周，表面表达IgD多、IgM少，与其他B细胞相比接受到的存活信号少，逐渐死亡被清除；④与单价可溶性自身抗原低亲和力结合的未成熟B细胞，自身抗原虽然能结合，但不能激活受体发生信号传导，因此产生克隆忽略（clonally ignorant），可以迁移至外周循环，发育为成熟B细胞[3]。

　　受体编辑发生于自身反应性未成熟B细胞，在细胞表达mIgM后，RAG蛋白仍然在持续表达，如果B细胞未遇到自身反应性抗原，基因的重排会停止，B细胞继续发育成熟，RAG蛋白也最终消失。多价自身抗原的结合除诱导细胞凋亡之外，更可能诱导轻链基因的再次重排，用重新合成的轻链替换自身反应性轻链，如果新轻链组成的mIgM没有自身反应性，则会继续发育为成熟B细胞。如果受体编辑后仍然与自身抗原结合，则会诱导未成熟B细胞进入克隆删除（clonal deletion）程序。克隆忽略和受体编辑可以最大限度地保留抗体基因的多样性，以应对更多的病原体；然而，也遗留了对自身抗原有弱结合力的B细胞克隆，转移至外周也有可能引起自身免疫性疾病。

　　未成熟B细胞进入外周循环后，还要经历外周耐受，这一时期的B细胞称为过渡期B细胞。外周耐受与中枢耐受一样会有三种不同的结果：克隆删除、无应答凋亡、发育为成熟B细胞。大部分未成熟B细胞在离开骨髓后不能持续存活发育为成熟B细胞。每天从骨髓中产出的新生B细胞约占外周环境中总B细胞数的5%～10%。非免疫动物外周总B淋巴细胞数相对稳定，以维持体内稳态环境，因此，未成熟B细胞池中的细胞在不断地更新换代，大概每3天有50%的未成熟B细胞死亡。由于脾脏和外周淋巴结等二级淋巴器官，只能容纳有限数量的B细胞进入形成淋巴滤泡，因此来源于骨髓的新生B细胞，在进入淋巴滤泡时存在竞争性；而没有进入淋巴滤泡的未成熟B细胞，不能进入外周循环，会很快死亡。

　　过渡期B细胞在进入脾脏的淋巴滤泡中，经过T1和T2两个阶段，完成成熟，成为较长期存活的外周B细胞群。淋巴滤泡为B细胞的存活提供必需的刺激信号，尤其是TNF家族成员BAFF（B细胞活化因子）[6]。滤泡树突状细胞（FDC）产生大量的BAFF，其功能是捕获抗原供BCR识别。B细胞表达三种不同的BAFF受体，即BAFF-R、BCMA和TACI，其中BAFF-R是刺激滤泡B细胞存活最重要的受体；BCMA和TACI结合TNF家族细胞因子APRIL，对IgA抗体的产生具有重要作用。刚进入淋巴滤泡的过渡期B细胞（T1）高表达IgM、低表达IgD和BAFF-R；然后开始上调表达B细胞共受体成分CD21（补体受体2，CR2），进入T2期，最后上调表达表面IgD，成为长期存活的成熟B细胞。大部分长期存活的B细胞是滤泡B细胞（FOB），可以进入外周循环系统；少部分为边缘区B细胞（MZB），聚集于脾脏白髓部靠近红髓的区域，这部分B细胞表达很高水平的CD21补体受体，对血液中的抗原或病原产生快速应答，这是机体应对血液来源病原的第一道防线。FOB与MZB的分化发生于脾淋巴滤泡中B细胞成熟的最后阶段，都受BAFF信号分子调控；其主要的决定因素是BCR的不同，表达某些BCR的B细胞优先成熟为 FOB，而另一些则分化为 MZB，后者表达更高水平的 CD21 分子。研究表明，敲除 BAFF 的小鼠，可以进入 T1 期，但由于不能表达 CD21，而无法进入 T2 期发育成熟[5]。T2 期 B 细胞表面的 IgD 和 IgM 的可变区相同，拥有相同的抗原结合部位，其重链与轻链可变区分别来源于同一个重排的 $V_HD_HJ_H$ 和 V_LJ_L 外显子；而重链恒定区分别由 $C\mu$ 和 $C\delta$ 外显子编码的基因转录翻译表达，重链恒定区的不同形成了 IgM 和 IgD 分子。T2 期 B 细胞表面 IgD 分子的功能仍然不清楚。

（六）成熟 B 细胞

T2 期 B 细胞迁移至脾脏、淋巴结等外周淋巴器官，定居于淋巴滤泡，成为成熟静息 B 细胞（也叫滤泡 B 细胞），表面表达 IgM 和 IgD 分子。过渡期 B 细胞经过进入淋巴滤泡的竞争，发生一些表型变化，使 FOB 更容易进入淋巴滤泡。如表达 CXCR5，在生发中心 FDC 和辅助性 T 细胞表达的 B 细胞趋化因子 CXCL13 的作用下，更易进入淋巴滤泡；高表达 CD21 分子，更容易被活化，分化为分泌抗体的浆细胞。FOB 的 BCR 结合高亲和力抗原后，活化为分泌抗体的浆细胞和生发中心 B 细胞；生发中心 B 细胞经过类别转换和体细胞高频突变，继续发育为分泌抗体的浆细胞和记忆 B 细胞。定居外周淋巴器官的滤泡 B 细胞，如果未结合抗原，则会逐渐凋亡；只有 BCR 与抗原高亲和力结合的 B 细胞才能活化，成为分泌抗体的浆细胞或记忆细胞，并进入外周循环和骨髓，成为长期存活的效应 B 细胞，这一过程也称为 B 细胞的阳性选择。

（七）浆母细胞

成熟 B 细胞活化后，细胞内开始合成表达抗体，但仍然能够不断分裂，并能够与辅助性 T 细胞互作，这一时期的活化 B 细胞称为浆母细胞（plasmablast）。浆母细胞持续分裂数天后，会停止分裂或死亡。浆母细胞表面表达较多的 Ig 分子，表达 B7 共刺激分子和 MHC II 类分子，并能够接受抗原刺激，发生类别转换。

（八）浆细胞

浆细胞（plasma cell）又称为抗体生产细胞，是 B 细胞分化的终末细胞。在免疫应答的早期，浆细胞来源于未发生类别转换的活化 B 细胞，主要分泌 IgM；在免疫应答晚期，浆细胞主要来源于生发中心已发生类别转换和体细胞高频突变的活化 B 细胞。浆母细胞和浆细胞的胞质中出现明显的核周高尔基体和大量粗面内质网，能够大量合成和分泌特异性抗体，介导体液免疫。浆细胞表面 Ig 分子较少，多数分泌到胞外，无法再接受抗原刺激，但仍能接受 IL-6 和 CD40L 等来自 T 细胞的分化和存活信号。

（九）记忆 B 细胞

记忆 B 细胞[5] 主要产生于生发中心反应过程中，主要由 T 细胞依赖性抗原诱导产生；体内也存在分泌 IgM 的记忆 B 细胞，其应答过程中不依赖于 T 细胞辅助，但很少产生体细胞高频突变。记忆 B 细胞即使没有抗原刺激，也可以存活较长时间，主要由于其高表达抗凋亡蛋白 BCL-2。一些记忆 B 细胞或许会停留于诞生之初的淋巴组织，而其他记忆 B 细胞会循环于外周与淋巴组织之间。记忆 B 细胞产生于生发中心反应早期的抗原低亲和力 B 细胞，这些记忆 B 细胞经历较少次数的体细胞高频突变和选择。抗原再次应答时，记忆 B 细胞活化，产生大量经类别转换的高亲和力抗体，这是蛋白抗原再次应答时的显著特征。

　　一些微生物多糖抗原，很难诱导产生记忆 B 细胞应答，其主要是由于缺乏 T 细胞的辅助性；为了增强针对微生物多糖抗原的记忆 B 细胞应答，在设计疫苗时将多糖抗原与外源蛋白共价结合，形成等效的半抗原多糖与载体蛋白的结合物，它能够活化 T 细胞产生辅助增强抗体应答的效应，这类疫苗称为多糖结合疫苗，该类疫苗能够诱导高亲和力抗体分泌浆细胞和记忆 B 细胞的产生，增强多糖类抗原的免疫效果，这种效应也称为半抗原–载体效应。

二、B 细胞抗原受体多样性的形成

　　B 细胞抗原受体（BCR）具有抗原结合特异性，BCR 具有多样性，其多样性的形成包括两个阶段。第一阶段发生于骨髓祖 B 细胞和前 B 细胞期，发生免疫球蛋白基因（Ig）的重排；第二阶段为成熟 B 细胞接受抗原刺激活化后，发生体细胞高频突变（somatic hyper-mutation，SHM），涉及抗原选择下的亲和力成熟过程，其结果是产生更高亲和力的抗体[3, 5]。

（一）B 细胞受体胚系基因的组成

　　Ig 分子由重链（IgH）和轻链（IgL）组成，IgL 又分为 κ 和 λ 轻链两种。重链与轻链均包含有可变区（variable region，V 区）和恒定区（constant region，C 区）；IgH V 区由 V（variable）、D（diversity）与 J（joining）基因片段重排而来，而 IgL V 区由 V–J 片段重排产生。IgH、Igκ 与 Igλ 编码基因来自染色体的三个不同的基因座（genetic loci），人的 κ、λ 轻链与重链基因座分别位于 2、22 与 14 号染色体；V(D)J 与 C 区基因组中的排列位置如图 7-3 所示。不同物种 V、D 与 J 基因片段的数目不同，表 7-2 列出了人和小鼠 V(D)J 和 C 区基因片段的数目。如表 7-1 所示，V(D)J 重排是有序发生的，首先是重链 D–J 重排，然后是 V–DJ 重排；重链重排完成后，开始轻链 V–J 重排，最后加上 C 区基因，在蛋白质水平形成 BCR 的轻链与重链。理论推算经过 V(D)J 重排产生的 Ig 分子多样性可达 10^{11} 种，然而实际情况是，在不同时间点人体内 Ig 分子的种类约为 $10^7 \sim 10^8$ 个，这也反映了人体内可以容纳的淋巴细胞数是有限的。

表 7-2　人和小鼠 Ig 基因座功能性基因片段的数目

片段		轻链		重链
		κ	λ	H
人[a]	V 片段	34–38	29–33	38–46
	D 片段	0	0	23
	J 片段	5	4–5	6
	C 片段	1	4–5	9
鼠	V 片段	85	3	51
	D 片段	0	0	27
	J 片段	5(含 1 个假基因)	4(含 1 个假基因)	6
	C 片段	1	4	>5

　　注：a 数据来自对人 Ig 基因座的全面克隆测序，排除了突变的或没有功能的假基因序列；不同个体的基因片段数目会有差异。

λ轻链基因座

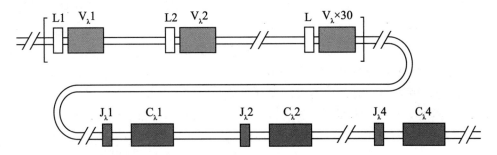

κ轻链基因座

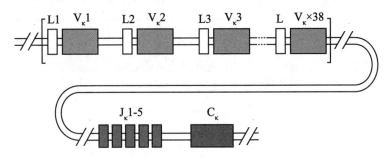

重链基因座

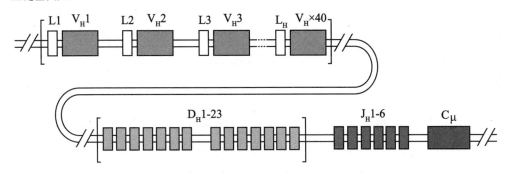

图7-3　人基因组中免疫球蛋白基因座的结构组成示意图

注：V、D与J基因片段的数目因人而异，λ轻链功能性V基因片段数目介于29～33之间，J片段数目为4或5个，有4个恒定区C基因片段；κ轻链约有38个V基因片段，5个J片段和1个恒定区C基因片段；约50%的人κ轻链V基因片段有重复；重链含有40个V片段、23个D片段和6个J片段，以及9个C基因片段（图中只显示Cμ）；图中略去了假基因。重链Ig基因座的长度超过200万bp，最小的D基因约为6个bp长。

（二）抗体V、D与J基因片段的重组规律

V、D与J基因片段的重组必须遵循一定的规则进行，以保证V基因与D或J基因相连接，而不会产生两个V基因相连的情况。这种重排是由基因片段之间保守的非编码序列引导的，称为重组信号序列（recombination signal sequence，RSS）。RSS紧邻重组位点，由连接编码区的保守七聚体序列（5′CACAGTG3′）、12或23碱基（bp）长的非保

守间隔序列和保守的九聚体序列（5′ACAAAAACC3′）组成，七聚体和九聚体从 5′端向3′端的排列位置相对固定，形成"七聚体-23bp 间隔-九聚体"和"七聚体-12bp 间隔-九聚体"两种 RSS（简称为 23bp-RSS 和 12bp-RSS）（图7-4）。七聚体和九聚体的序列会因不同的基因片段和个体而有变化，此处为多数情况的共有序列（consensus sequence），重组酶 RAG 识别结合 RSS 序列具有一定的灵活性。七聚体-间隔序列-九聚体RSS 序列总是邻接 V、D 与 J 片段的编码序列，V、D 与 J 片段的重组正常情况下只发生于同一染色体上。V(D)J 重组时，3′端为 12bp-RSS 的基因片段，只会与 3′端为 23bp-RSS 的基因片段相联接，这种现象称为 12/23 法则。

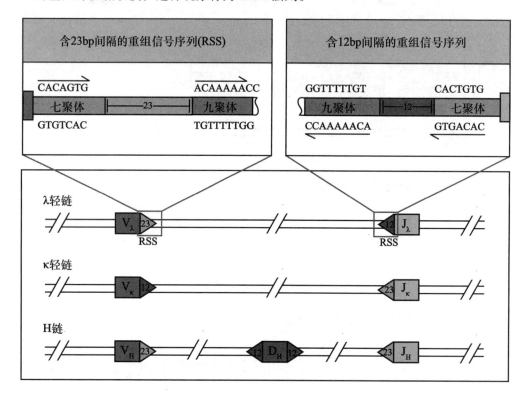

图7-4　免疫球蛋白 V\D\J 基因片段侧翼重组信号序列示意图

注：重组信号序列（RSS）由七聚体（CACAGTG）和九聚体（ACAAAAACC）以及其中间的 12或 23bp 间隔序列组成。12bp-RSS 以深色箭头显示，23bp-RSS 以浅色箭头显示。基因片段之间的连接遵循 12/23 法则，只会发生 V-J、V_H-D_H 与 D_H-J_H 之间的连接；D_H 两侧均为 12bp-RSS，因此一般情况下D_H 片段不会发生自身连接；V_H 与 J_H 的 3′端均为 23bp-RSS，因此，V_H 与 J_H 也不会直接相连，只能通过D_H 片段间接相连。

在 Ig 的抗原结合区，互补决定区 CDR1 和 CDR2 由 V 基因片段直接编码，轻链CDR3 则是由 V 与 J 片段连接区加入的 DNA 序列和 J 片段形成，重链 CDR3 由 V-D-J 连接区加入的 DNA 序列和 D 片段共同形成。抗体库多样性的进一步增加与 CDR3 区基因连接方式有关，在某些情况下，会发生低频率的 D-D 连接，这种情况违背 12/23 法则，但人体内约有 5% 的抗体存在 D-D 连接，这是形成超长 CDR3 的主要机制。

（三）抗体基因重组过程中的核酸酶与作用机制

抗体基因重组过程最主要的核酸酶为RAG-1和RAG-2重组酶，RAG-1与RAG-2形成异源二聚体，结合高迁移率蛋白HMGB1或HMGB2，形成RAG蛋白复合体，具有Zn^{2+}依赖性的内切核酸酶活性。以下以V-J片段重组为例（图7-5），描述抗体基因片段的重组过程。RAG-1分别识别并结合两个基因片段RSS的七聚体和九聚体，使V与J基因片段的RSS对齐；RAG复合体精确切割七聚体的5′端，在编码序列的末端形成3′-OH集团，亲质子的3′-OH立即与互补DNA链的磷酸二酯键结合，形成DNA"发夹"结构；V与J基因双链各自形成发夹结构并与RSS分离。双链DNA断裂修复（DSBR）相关的酶与发夹结构结合，开始DNA修复过程。例如Ku70:Ku80异源二聚体结合DNA末端，招募DNA依赖的蛋白激酶DNA-PKcs并活化具有核酸酶活性的Artemis，后者在发夹结构的任一位置形成切口，打开发夹结构；在末端脱氧核苷转移酶（TdT）的作用下，在未配对的DNA末端随机加入或移除核苷酸；DNA聚合酶μ和λ参与DNA末端修补合成，DNA聚合酶μ能够以不依赖于模板链的方式，在连接处加入额外的核苷酸；DNA连接酶Ⅳ和XRCC4连接DNA断端，完成DNA断裂修复，最终完成V-J片段的连接。

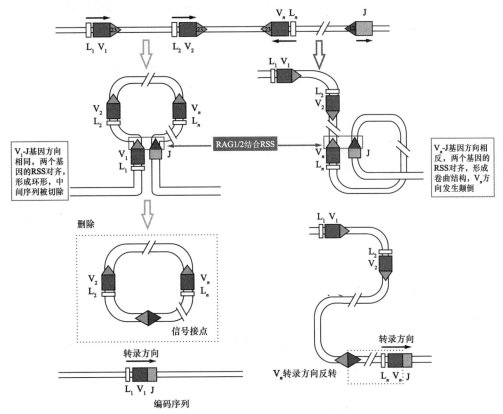

图7-5　V-J基因片段的两种重组过程示意图

（四）连接多样性

抗体基因重排过程中，除了V(D)J重组的多样性（combinatorial diversity）外，还有抗体基因片段连接的多样性（Junctional diversity）。连接多样性是指不同基因片段连接过程中插入或丢失一些核苷酸，形成抗体基因片段连接区序列的多样性。前面已经提到 Ig 可变区有三个高变区，其中前两个高变区 CDR1 与 CDR2 由 V 基因片段编码，第三个高变区 CDR3 由 V 基因与 J 基因连接区形成，对于重链而言，中间还有 D 基因片段参与形成 CDR3。重链与轻链 CDR3 的多样性是通过基因片段之间加入或删除不同长度的核苷酸而显著增加的，这种连接多样性是通过加入 P-核苷酸和 N-核苷酸两步完成的，其过程如下图 7-6 所示。P-核苷酸是指 Artemis 切割发夹结构后，由互补链提供的回文序列（palindromic sequence）加入到基因片段的末端而产生；N-核苷酸是指在 TdT 酶的作用下，不依赖模板链的随机核苷酸加入到末端，最后由 DNA 聚合酶和连接酶完成两个基因片段的连接和未配对碱基的修整；N-核苷酸掺入多见于重链 D–J 和 V–DJ 的重排，轻链 V–J 重排较少见，主要与 TdT 的表达水平有关。P/N-核苷酸的加入，都会形成新的编码区，形成 B 细胞克隆的独特性标记，进一步增加了 BCR 和抗体的多样性。

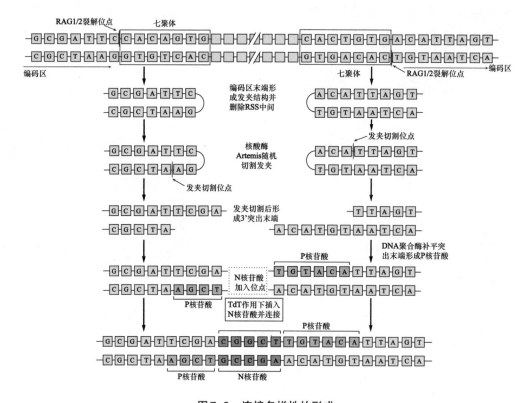

图 7-6　连接多样性的形成

注：RAG 识别邻近编码区的 RSS 序列，并联会对齐两个基因片段的 RSS 序列，RAG 于七聚体的 5′端精确切割，编码区末端形成发夹结构，Artemis 核酸酶随机切割发夹结构，形成突出末端；TdT 作用下于末端随机加入 N-核苷酸，DNA 聚合酶补平回文序列形成 P-核苷酸；DNA 连接酶参与完成片段的连接。

　　Artemis 具有内切核酸酶和外切核酸酶活性，在切割发夹结构后，也有可能会删除末端核苷酸，因此，重链 CDR3 区也有可能会比最小的 D 基因片段更短。Artemis 的外切核酸酶活性，也有可能删除 P-核苷酸，在这种情况下，V–D–J 结合部位没有明显的 P-核苷酸加入。基因片段之间P/N-核苷酸的加入或缺失也有可能导致编码区的移码突变，产生无功能蛋白，这种情况又称为无效重排；大约有2/3的V-D-J基因重排是无效的，导致B细胞不能发育成熟。因此，连接多样性的实现是以相当数量B细胞的发育失败为代价的。

综上所述，BCR多样性的产生包括两个方面：①重组多样性，包括V(D)J不同基因片段的重排，以及重链与不同轻链（κ与λ链）的组合；②基因片段之间的连接多样性，即通过P/N-核苷酸的加入或缺失，进一步丰富了BCR的多样性。BCR多样性是抗体多样性的基础，成熟B细胞结合抗原后，会进一步发生体细胞高频突变，在结合抗原的高变区进一步发生突变累积效应；在初次应答中后期和再次应答过程中，还会发生抗体类别转换，从而产生不同功能效应的抗体分子，发挥体液免疫的作用。体细胞高频突变与类别转换将在下节内容进行阐述。

（卢曾军）

第二节　B细胞的激活

未成熟B细胞从骨髓进入外周循环后，只有少部分能够进入脾脏、淋巴结等外周淋巴器官的B细胞区（或初级淋巴滤泡），发育为成熟B细胞，存活期可达6~8周，并能够进入淋巴细胞再循环。体液免疫应答起始于脾、淋巴结和黏膜相关淋巴组织等外周淋巴器官，从成熟初始B细胞结合特定抗原开始。成熟B细胞表面IgM和IgD分子结合抗原后，传递B细胞活化的第一信号，同时还需要有来自辅助性T细胞的第二信号或者补体等天然免疫活化信号，才能发育为分泌抗体的浆细胞和记忆B细胞，进而产生体液免疫应答。根据抗原性质和是否有辅助性T细胞参与，将体液免疫应答分为T细胞依赖性（TD）或T细胞非依赖性（TI）两种。B细胞对大部分蛋白抗原为TD应答，而对一些多糖、脂类或核酸抗原的应答多为TI应答。

一、B细胞针对TD抗原的应答

TD抗原主要为蛋白质抗原，B细胞对蛋白质抗原的应答需要T细胞辅助。BCR的作用有两个方面：一方面BCR结合抗原后启动胞内B细胞活化的信号级联反应；另一方面BCR结合并内吞抗原后，会在胞内加工递呈抗原，加工后的抗原肽与MHCⅡ类分子结合，展示于细胞表面，供相同抗原活化的辅助性T细胞（Th）识别。Th细胞表达CD40L和细胞因子，促进B细胞活化增殖并分化为分泌抗体的浆细胞和记忆B细胞。在抗体应答的中期，初级淋巴滤泡中活化的B细胞进一步形成生发中心（germinal center，GC）；在生发中心反应中，B细胞在滤泡辅助性T细胞（Tfh）和滤泡树突状细胞（FDC）等的帮助下，经历体细胞高频突变和类别转换，产生分泌高亲和力抗体的长寿浆细胞和记忆B细胞。

1.外周淋巴组织中T细胞与B细胞的分区

在外周淋巴器官的发育过程中，基质细胞和血管内皮细胞分泌趋化因子CCL21，吸引表达CCR7的DC细胞定居于淋巴组织；进入淋巴组织的DC进一步表达CCL19，尤其是定居于T细胞区的间指DC细胞，同时表达CCL19与CCL21，招募表达CCR7的T细胞与B细胞通过高内皮静脉（HEV）进入到淋巴组织（图7-7）。进入淋巴组织的B细胞同时表达趋化因子受体CXCR5，受B细胞区高浓度趋化因子CXCL13（B cell-attracting chemokine 1or B-lymphocyte chemoattractant，BCA-1或BLC）的趋化作用，移行至B细胞区；B细胞区的滤泡DC（FDC）与滤泡基质细胞均高表达CXCL13，是招募B细胞形成淋巴滤泡的主要趋化因子；B细胞也表达淋巴毒素（LTs），反过来促进FDC与淋巴组织诱导细胞（LTi）的发育，形成了B细胞、FDC、LTi与基质细胞的互作网络，这种细胞间的互作网络是外周淋巴组织发育形成的基础。FDC的来源不同于T细胞区的间指DC（interdigitating dendritic cell），它们分别促进外周淋巴组织中的B细胞区与T细胞区的形成。进入T细胞区的部分CD4⁺T细胞在抗原活化后高表达CXCR5，它们在CXCL13的趋化作用下可以进入B细胞区，成为滤泡辅助性T细胞（Tfh），参与形成生发中心。

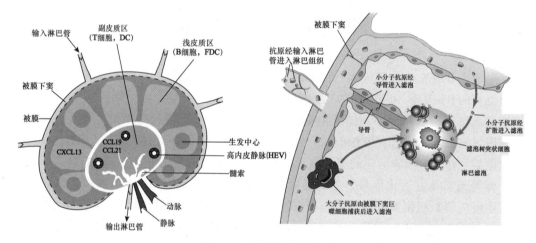

图7-7 抗原的转运与识别

注：左图显示淋巴结的结构，皮质包括浅皮质区和副皮质区，浅皮质区为B细胞区，含有特殊来源的滤泡树突状细胞（FDC）形成的网络，某些B细胞区含有B细胞活化增殖形成的生发中心；副皮质区为T细胞区，含有骨髓来源的DC细胞；T、B细胞经高内皮静脉进入淋巴结，分别定居于副皮质区与浅皮质区。右图显示抗原的转运过程，抗原以及携带抗原的DC细胞，经输入淋巴管进入淋巴结的被膜下窦，小分子抗原可经导管进入淋巴滤泡，也可以扩散进入滤泡；大分子抗原由被膜下窦中的巨噬细胞或树突状细胞捕获后，将抗原完整提呈给B细胞识别。

2.抗原的转运和B细胞识别[7]

机体遭遇病原入侵后，病原体经淋巴循环从感染组织进入外周淋巴器官（脾、淋巴结、黏膜相关淋巴组织）。对于淋巴结而言，大部分抗原经输入淋巴管进入被膜下窦（图7-7）；小分子抗原（一般分子量小于70kD）经连接被膜下窦与B细胞区的管道进入淋巴滤泡，小分子抗原也可以通过扩散进入淋巴滤泡；大分子抗原或抗原抗体复合物由被膜下窦中的巨噬细胞捕获，进入淋巴滤泡。进入脾的免疫复合物能通过补体受体CD21结合边缘区B细胞（MZB），并转运给滤泡B细胞（FOB）识别；外周循环中的

FOB也可能通过其表面补体受体CD21捕获抗原；进入淋巴滤泡的免疫复合物能够结合FDC表面的CD21或IgG Fc受体，从而将抗原递呈给抗原特异性B细胞，这种递呈方式可能持续数天至数周。FDC在B细胞区形成抗原递呈网络，将完整抗原递呈给B细胞识别。多糖类抗原能够被脾淋巴滤泡中的边缘区巨噬细胞捕获并转运给MZB识别。上述抗原转运与识别过程中，抗原一般以完整形式和自然构象被提呈给B细胞识别，而不会被吞噬和加工，其机制仍然不清楚。黏膜相关淋巴组织（mucosa-associated lymphoid tissue，MALT）与机体的上皮组织紧密相关，是抵抗感染的物理屏障。MALT具有淋巴结样结构，位于肠上皮组织下的派尔集合淋巴结（Peyer patches，PP）就是MALT的组成部分，拥有淋巴滤泡和T细胞区。MALT上层上皮细胞中含有特化的微皱褶细胞（M细胞）能够直接从肠腔中捕获抗原和病原体，并将其转运到PP，供树突状细胞和B细胞捕获和识别。

　　3.B细胞活化的信号传导

　　B细胞抗原受体（BCR）是B细胞识别抗原的结构基础，BCR结合抗原是B细胞活化的第一信号。BCR为膜型免疫球蛋白（mIg），初始B细胞表面表达mIgM和mIgD，活化的B细胞仅表达mIgM。BCR的重链胞内区很短，不能传导信号，需要与跨膜分子Igα（CD79a）和Igβ（CD79b）形成BCR受体复合物，共同完成对抗原的识别与信号传导。Igα/Igβ以二硫键连接形成异源二聚体，包括胞外Ig结构域、跨膜区和胞质区，跨膜区与免疫球蛋白的重链非共价结合；每条链的胞质尾巴含有一个免疫受体酪氨酸激活基序（immunoreceptor tyrosine-based activation motif，ITAM），用于向胞内传递BCR结合抗原的信号。

　　成熟B细胞表面还表达一些共受体，如CD19、CD21与CD81以非共价键结合组成B细胞活化的共受体复合物，其作用类似于T细胞表面的辅助受体CD4或CD8。CD21又称为Ⅱ型补体受体（CR2），可以结合C3dg补体片段，补体与BCR共同结合抗原，使得BCR与共受体交联成簇，增强B细胞对抗原刺激的敏感性；CD21与另一可溶性配体CD23（FcεRⅡ）结合，后者可以作为一种生长因子，促进B细胞增殖；CD21也表达于FDC表面，因而生发中心的FDC可以借助CD21捕获和固定抗原，并发挥持续刺激B细胞的作用，有利于亲和力成熟和记忆B细胞的生成；CD21也是EB病毒的受体，具有永生化B细胞的作用。CD19表达于B细胞和FDC，其胞质区有6个酪氨酸残基，是酪氨酸激酶Lyn等的作用底物，CD19通过与BCR交联使其胞质尾中的酪氨酸磷酸化，参与信号传导；敲除CD19基因的小鼠，其TD抗原应答受损，无生发中心反应，也无抗体亲和力成熟。CD81（TAPA-1）属四次跨膜蛋白超家族成员，其功能与调节CD19表达有关，在生发中心B细胞高表达CD81，在大B细胞瘤细胞表面也有表达，CD81的具体功能仍然不清楚。

　　对B细胞信号传导而言，蛋白酪氨酸激酶（PTK）Src家族成员Fyn、Blk和Lyn对ITAM中的酪氨酸残基（Y）磷酸化具有重要的作用；B细胞表达酪氨酸激酶Syk（其功能类似于T细胞表达的ZAP-70），被招募结合Igβ胞质尾中的ITAM磷酸化位点后被Src家族激酶活化，活化的Syk进一步磷酸化膜结合脚手架蛋白SLP-65（又称为BLNK），SLP-65通过CIN85（85kD的Cbl互作蛋白）结合于质膜；SLP-65有多个酪氨酸磷酸化位点，可以招募多种含有SH2结构域的激酶和接头蛋白，形成不同的多蛋白信号复合体，一起发挥信号传导作用。Src家族激酶磷酸化CD19的ITAM基序中的酪氨酸位点，进而招募磷脂酰肌醇3-激酶（PI3K），催化BCR位点胞质膜表面磷脂酰肌醇三磷酸PI$(3,4,5)P_3$（PIP_3）；PIP_3招募丙酮酸脱氢酶激酶1（PDK1）与丝氨酸/苏氨酸激酶Akt（又称作蛋白激酶B或PKB）互作，PDK1磷酸化Akt的308位苏氨酸，导致Akt的部分激活；而mTORC2等丝氨酸/苏氨酸激酶磷酸化Akt的473位丝氨酸，可激发Akt的完全酶活性，进而促进细胞代谢、生长、增殖等生命活动。活化的SLP-65与PIP_3招募Tec家族酪氨酸激酶Btk和磷脂酶PLC-γ聚集，导致Btk的磷酸化并活化PLC-γ，后者催化质膜4,5-二磷酸磷脂酰肌醇（PIP_2）水解成1,4,5-三磷酸肌醇（IP_3）和甘油二酯（DAG）；IP_3与DAG作为胞内第二信使分子，IP_3可促进胞质Ca^{2+}浓度的升高，DAG则可活化蛋白激酶C（PKC）和小G蛋白家族GTP酶（Ras/Rap）的活性，它们共同导致下游转录因子活化、细胞骨架蛋白actin的多聚化、整联蛋白的聚集与活化，从而促进B细胞的活化与增殖以及T-B细胞的互作。

B细胞识别膜结合型抗原时，细胞之间也会形成一个由BCR信号传导复合体形成的免疫突触，其主要作用是促进B细胞对抗原的摄取，这对于B细胞通过MHCⅡ类分子递呈T细胞抗原肽活化$CD4^+$T细胞应答至关重要。BCR信号传导以及共受体的作用也导致活化B细胞的代谢变化，这种情况类似于活化T细胞的代谢变化，主要由PI3K的激活导致质膜PIP_3的产生，并进一步促进下游Akt与mTOR的活化，促进蛋白质合成、细胞的存活和增殖。

4.B细胞表面的共刺激受体

BCR信号传导并不足以完全活化初始B细胞产生特异性免疫应答，还需要有额外的共刺激信号才能使其完全活化。T、B细胞表面能够提供第二活化信号的受体分子称为共刺激受体，主要为CD28家族或TNF家族成员。T细胞主要表达CD28，而B细胞主要表达TNF家族成员CD40为共刺激受体，病原直接与模式识别受体（如TLR）互作也会对B细胞的活化提供额外的刺激信号。共刺激受体的作用主要是增强抗原受体的信号传导，诱导转录因子和PI3K的活化，从而确保能够活化T、B细胞。B细胞表达的CD40与T细胞表达的CD40L互作，是T/B细胞互作促进B细胞活化并发生抗体类别转换和产生高亲和力抗体的关键因素；其中，活化T细胞表达的细胞因子与B细胞表面的细胞因子受体结合，也对抗体类别转换具有重要作用。T细胞CD40L的表达缺陷会引发严重的体液免疫应答障碍性疾病。CD40所在TNF受体超家族包含20多种功能分子，其中部分成员会诱导细胞死亡，如Fas蛋白；大部分TNF成员，包括CD40，能够同时活化NF-κB和PI3K信号通路，NF-κB的活化能够增强细胞活力，而PI3K通路活化具有广泛的多重效应，是CD40信号传导的主要特征；PI3K通路的关键分子是Akt分子，如前所述Akt的活化又受质膜PIP_3分子的控制。Akt的活化诱导细胞存活、细胞周期进行、葡萄糖吸收和代谢以及mTOR的活化，所有这些都是活化B细胞产生抗体应答所必需的。

5.TD抗原应答过程中T细胞与B细胞的相互作用

B细胞对TD抗原的应答需要T细胞辅助，TD抗原对T细胞与B细胞的活化是同步的。首先，T细胞与B细胞在外周淋巴器官的不同区域接触抗原，初始T细胞接受DC

细胞通过MHC I 或MHC II 类分子递呈的T细胞抗原肽，活化为CTL或Th细胞；DC或巨噬细胞递呈的完整抗原供B细胞表面BCR结合，同时静息B细胞也会直接内吞抗原，加工递呈T细胞抗原肽供已经相同抗原活化的Th细胞识别，产生T-B细胞互作。初始T细胞经抗原刺激活化为Th细胞后，其表面趋化因子受体CCR7下调表达、CXCR5上调表达，Th细胞在B细胞区高表达的CXCL13浓度梯度作用下，向淋巴滤泡移动；而抗原活化的B细胞上调表达CCR7和EBI2、下调表达CXCR5，在T细胞区表达的趋化因子CCL21（结合CCR7）与氧化固醇（结合EBI2氧甾酮受体）浓度梯度作用下，抗原活化的B细胞向T细胞区移动；抗原活化的T细胞与B细胞相向移动，在T/B细胞交界处，Th细胞的TCR识别并结合B细胞表面MHC II 类分子递呈的线性抗原肽，T细胞表达的CD40L与B细胞表达的CD40互作，促进B细胞增殖分化（图7-8）。Th细胞识别的线性抗原肽与B细胞识别的构象表位必须是来源于同一蛋白抗原，才能诱导Th细胞与B细胞的互作，产生更强的抗体应答。T-B细胞互作可以很好地解释半抗原-载体效应，一些分子量较小的半抗原分子，如多糖或小分子化合物，虽然能够被BCR结合，但其免疫原性较低，不能诱导抗体应答；然而，如果将半抗原与载体蛋白共价偶联，则可以诱导T-B细胞的联合应答，产生高亲和力的抗体应答，这种效应称为半抗原-载体效应，一些细菌的多糖结合疫苗就是根据这一原理研制成功的。

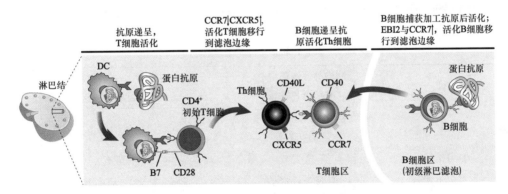

图7-8　淋巴结中T细胞与B细胞的互作

注：淋巴结中的T细胞与B细胞分别位于不同区域，初始T细胞识别DC递呈的抗原发育分化为辅助性T细胞（Th），Th细胞上调表达趋化因子受体CXCR5，在趋化因子CXCL13浓度梯度的作用下向B细胞区移动；B细胞在抗原刺激下，上调表达EBI2与CCR7，在T细胞区趋化因子CCL21（结合CCR7）与氧化固醇（结合EBI2）浓度梯度作用下，向T细胞区移动，T-B细胞在滤泡边缘区相遇互作；B细胞表达的共受体CD40与T细胞表达的CD40L结合，进一步活化B细胞增殖分化。

6.滤泡外B细胞应答

抗原活化的B细胞迁移至滤泡外，与经相同抗原活化的Th细胞互作后，会在淋巴滤泡外发生增殖分化，产生分泌低亲和力抗体的浆细胞，分泌抗体进入体液循环，这对早期感染具有抑制作用。在脾脏，这种滤泡外B细胞增殖点（每个点约产生100～200个抗体分泌浆细胞）存在于富含T细胞的动脉周围淋巴鞘（PALS）的外围，或者介于T细胞区和红髓之间的区域，这一部分B细胞也称为PALS增殖灶，类似的T细胞依赖性的B细胞增殖灶也存在于淋巴结的髓质中。B细胞与Th细胞通过CD40与CD40L发生互作活化后，在滤泡外增殖灶即可发生类别转换；事实上，针对蛋白抗原的大部分抗体类别转换发生于滤泡外增殖灶。滤泡外增殖灶产生的抗体分泌细胞是短寿命的，包括浆母细胞和组织浆细胞，它们并不能长距离迁移至骨髓。在外周淋巴器官，浆母细胞下调表达CXCR5和CCR7，上调表达CXCR4，并在CXCL12趋化因子（CXCR4的配体）的作用下移行进入红髓（脾）或髓索（淋巴结）。滤泡外部分活化的B细胞不表现浆母细胞的特征，而成为生发中心B细胞的前体，在滤泡DC细胞（FDC）表达的CXCL13的趋化作用下，进入滤泡中央启动生发中心反应。滤泡外T-B细胞互作，也诱导部分活化T细胞分化为滤泡辅助性T细胞（Tfh）进入到B细胞滤泡，这是生发中心反应所必须的。Tfh高表达趋化因子受体CXCR5，在生发中心反应中具有重要作用。Tfh细胞同时表达ICOS、PD-1、细胞因子IL-21以及转录因子BCL-6，具有不同于Th1、Th2和Th17的表型和功能。DC递呈抗原肽与初始CD4$^+$T细胞的高亲和力互作有助于其分化为Tfh细胞，B细胞表达的共刺激分子ICOSL与T细胞表达的ICOS（CD28家族成员）互作，以及淋巴细胞活化信号分子（signaling lymphocyte activation molecule，SLAM）家族分子介导的T-B细胞互作，均可促进CD4$^+$T细胞分化为Tfh细胞，其作用均与促进BCL-6的稳定表达和促进Tfh细胞发育有关。Tfh细胞表达的IL-21是生发中心发育所必需的细胞因子，同时IL-21也参与促进生发中心反应过程中浆母细胞和浆细胞的产生；Tfh也分泌IL-4、IL-13，以及低水平的IFN-γ，参与促进抗体类别转换（表7-3）。

表7-3　滤泡外和生发中心B细胞应答比较

特征	滤泡外B细胞应答 （初级淋巴滤泡）	生发中心B细胞应答 （次级淋巴滤泡）
位置	淋巴结髓索，脾红髓与T细胞区的交界处	次级淋巴滤泡的生发中心
CD40信号	需要	需要
特异性Th细胞	滤泡外Th细胞	生发中心Tfh细胞
AID表达	是	是
同种型转换	是	是
体细胞高频突变	低频率	高频率
抗体亲和力成熟	低	高
最终分化的B细胞	短寿命浆细胞（3天）	长寿命浆细胞，移行到骨髓，记忆B细胞
B细胞激活的转录因子	BLIMP-1	BCL-6

7.生发中心反应

生发中心反应（germinal center reaction）是T细胞依赖性抗体应答过程中的特征性事件，包括亲和力成熟、产生长寿命浆细胞和记忆B细胞，以及抗体的类别转换，均依赖于生发中心这一淋巴滤泡中的特殊结构。在生发中心中发生的B细胞分化和高亲和力抗体分泌B细胞的选择过程，称为生发中心反应。

生发中心形成于T细胞依赖性B细胞应答启动后约4～7天，在生发中心的重要功能被揭示之前，形态学家发现该解剖部位的细胞存在很多有丝分裂相，提示不断有新的细胞产生，而得其名。生发中心由暗区（dark zone）与明区（light zone）两个不同的区域组成。暗区由快速增殖的B细胞堆积在一起形成，组织切片苏木精（HE）染色较深；明区主要由经过选择存活下来的分泌高亲和力抗体的B细胞、Tfh细胞和滤泡DC细胞（FDC）组成，很多B细胞由于缺乏抗原和Tfh的互作刺激信号而死亡。FDC并非来自骨髓多能干细胞，其发育过程与成纤维网状细胞（FRC）有关。FDC似乎仅存在于淋巴滤泡，其表面表达补体受体（CR1，CR2和CR3）和Fc受体，这些分子主要涉及捕获并展示抗原，供生发中心B细胞识别。FDC不表达MHCⅡ类分子，与表达MHCⅡ类分子并递呈抗原肽给T细胞的DC功能不同。FDC具有长的胞质突起，生发中心是由FDC胞质突起形成的网络和其中的细胞形成。位于生发中心暗区和明区的B细胞又分别称为中心母细胞（centroblast）和中心细胞（centrocyte）。由于B细胞不断在暗区与明区之间移动，暗区和明区的分区并不是不变的。滤泡外围有一圈静息B细胞的密集区，称为外套层（mantle zone）。生发中心反应包括以下几个步骤（图7-9）。

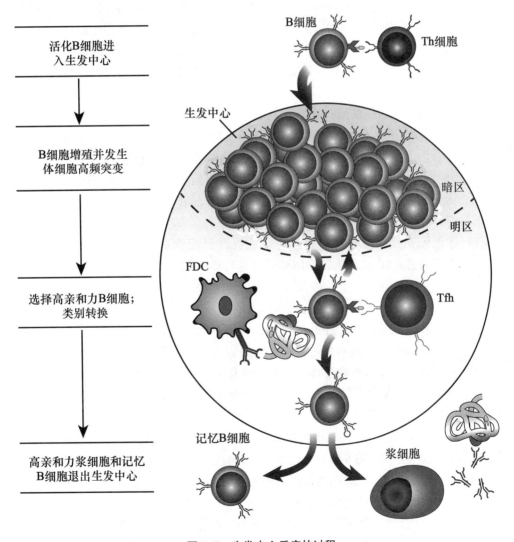

图7-9 生发中心反应的过程

（1）Tfh细胞启动生发中心形成：滤泡外表达CXCR5的T细胞在趋化因子CXCL13浓度梯度作用下，进入到淋巴滤泡，发育为Tfh细胞，开启了生发中心的形成过程。

（2）B细胞进入生发中心：滤泡外经抗原刺激活化的B细胞通过CD40-CD40L与T细胞互作后，下调表达氧甾酮受体EBI2，然后进入淋巴滤泡形成生发中心。每个生发中心包含的B细胞可能来自数个到约100个抗原特异性的B细胞克隆。不同的抗原特异性B细胞克隆最终都有可能发育为记忆B细胞和长寿命的浆细胞。

（3）B细胞增殖：B细胞与Tfh细胞通过CD40-CD40L反复互作，不断刺激B细胞的增殖，并形成生发中心的暗区。生发中心B细胞的倍增时间约为6～12个小时，在5天时间内，单个B细胞克隆就有可能产生5 000个子代细胞。

（4）Ig基因的体细胞高频突变：暗区B细胞的IgV区基因发生点突变，突变频率远高于一般体细胞的突变频率，称为体细胞高频突变。这一过程是由暗区B细胞高表达的激活诱导性胞嘧啶脱氨酶（AID）启动，其机制见后文。

（5）B细胞在生发中心的迁移：暗区B细胞经过多次增殖后，停止分裂并关闭趋化因子受体CXCR4的表达。CXCR4的配体CXCL12在暗区的丰度高于明区，B细胞表达CXCR4的关闭，导致经过高频突变的非分裂B细胞进入到明区（含有Tfh与FDC的区域），明区FDC表达CXCL13的浓度高于暗区，对暗区表达CXCR5的B细胞具有趋化作用。

（6）高亲和力B细胞的选择：在明区，经体细胞高频突变的B细胞要测试其BCR与抗原的结合能力，亮区中FDC可捕获并展示抗原供BCR结合，同时一些游离抗原也会与BCR结合。与抗原高亲和力结合的B细胞更有可能捕获抗原，并加工递呈抗原肽供Tfh细胞识别，同时也会接受来自T细胞的共刺激信号的活化，如CD40-CD40L、细胞因子的活化信号，最终导致与抗原高亲和力结合的B细胞被选择存活并继续分化。与抗原不能高亲和力结合的B细胞则进入凋亡程序。

（7）体细胞突变与选择的重复进行：在亮区经阳性选择的B细胞表达转录因子MYC，并重新表达CXCR4，然后重回到暗区进行体细胞突变。生发中心B细胞经历多次暗区与亮区之间的往返迁移，经历多次体细胞突变与阳性选择，最终产生分泌高亲和力抗体的B细胞，这一过程称为抗体亲和力成熟。

（8）长寿浆细胞的产生：经过多轮选择，高亲和力B细胞分化为浆母细胞并退出生发中心，然后归巢于骨髓并分化为长寿浆细胞，分泌大量高亲和力抗体。明区存活下来的高亲和力B细胞不再进入暗区，而是分化为浆母细胞，退出生发中心，其具体机制仍然不清楚。已知的是，明区高亲和力B细胞离开生发中心时重新表达EBI2，这可能为其退出生发中心提供了条件。

（9）记忆B细胞的形成：在生发中心，一些经历了有限的体细胞高频突变且与抗原结合的亲和力相对较低的B细胞分化为记忆B细胞，在生发中心反应的早期即退出滤泡。记忆B细胞具有在外周淋巴器官间循环的能力。

8.抗体重链同种型（或类别）转换

T细胞依赖性抗体应答过程中，某些IgM/IgD表达的B细胞会发生重链同种型转换（isotype switching），产生分泌IgG、IgA、IgE等不同重链类别抗体的B细胞。在滤泡外

Th细胞和生发中心Tfh辅助作用下，抗体类别转换首先发生于滤泡外增殖灶，随后继续发在于生发中心。B细胞发生类别转换，产生不同类别和功能的抗体，可以针对不同种类的病原因子产生更高效的体液免疫效应。抗体类别转换主要是重链恒定区的变化，而识别抗原分子的特异性不会变化，即抗体V区基因未发生变化。抗体类别转换是由Th细胞分泌不同细胞因子进行调节的，针对不同病原体产生的抗体类别转换有所不同，详见图7-10所示。

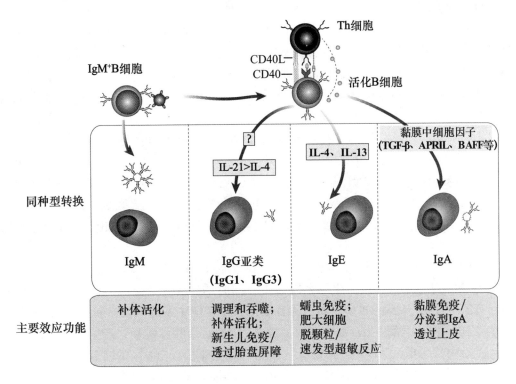

图7-10　人细胞因子介导的抗体类别转换与效应

IgM转换为IgG是针对许多细菌和病毒抗原的T细胞依赖性抗体应答的最主要特征。IgG抗体重链CH2区有补体受体和Fc受体的结合位点，因而具有活化补体，促进吞噬细胞对病原微生物的吞噬作用；IgG抗体也可以透过胎盘对新生儿产生保护作用。IgG抗体在血液中具有较其他类型抗体更长的半衰期，因此，IgG抗体对于体液免疫保护具有重要作用。小鼠Tfh细胞表达的IFN-γ诱导IgG亚类转换，而人Tfh则表达相对于IL-4更高水平的IL-21，诱导IgM向IgG的转换，但人体内存在IgG1、IgG2、IgG3和IgG4不同的IgG亚类抗体，其具体转换机制仍然未知。

针对许多蠕虫的体液免疫主要由IgE抗体介导，蠕虫更倾向于诱导Tfh细胞向Th2型应答分化，表达IL-4与IL-13等Th2型细胞因子，促进B细胞向表达IgE转换。黏膜组织中的B细胞则在转化生长因子TGF-β的作用下转换为分泌IgA抗体的B细胞；IgA抗体更容易通过上皮细胞分泌到黏膜表面，对抗通过黏膜入侵的病原。黏膜组织和其他组织中的Th细胞和其他多种细胞会分泌TGF-β。由髓系细胞表达的TNF家族细胞因子，如BAFF、APRIL也会诱导不依赖于Th细胞的IgA类别转换；先天*TACI*基因突变的个体，因上述TNF家族细胞因子受体异常，不能正常产生IgA抗体。

在上述类别转换过程中，CD40-CD40L的互作和细胞因子信号通路共同诱导抗体类别转换。活化诱导胞嘧啶脱氨酶（activation-induced cytidine deaminase，AID）在抗体类别转换和体细胞高频突变过程中发挥重要的作用。对缺乏CD40、CD40L或AID表达的小鼠和人的分析，都证明CD40与AID对于抗体类别转换是必需的，缺乏任何一种，都会导致对蛋白抗原的应答以IgM为主，而缺乏其他类别的抗体产生。

抗体同种型转换是抗体Ig重链恒定区基因的转换重组过程，即Ig重链V区外显子与下游邻近恒定区重组，并删除中间的间隔序列。类别转换过程中涉及的DNA重组事件发生于J基因与重链恒定区（C_H）基因5′-端之间的内含子，这一区域称为转换区（S），长度约1～10kb，含有数个串联重复的富含GC的DNA序列，位于每个C_H区上游，是抗体重链C_H转换的信号区域（图7-11）。δ重链基因上游并不含有转换区，而是与μ重链基因通过RNA可变剪切共表达。在每个S区上游有一个小的转录启始外显子区（I外显子），特定转录因子信号诱导RNA聚合酶识别I外显子的启动子区并转录I外显子区、S区和相邻的C_H外显子区；这些转录本不翻译产生蛋白，称为胚系转录本，在抗体类别转换过程中发挥引导作用。μ重链基因位点与下游要转换的重链基因位点均会产生相应的胚系转录本，具有促进DNA双链断裂的作用。μ重链S区断裂DNA与下游恒定区基因S区的断裂DNA相联接，完成VDJ与μ重链下游恒定区的重组，进而完成抗体基因的类别转换。

B细胞与Tfh的互作诱导AID的表达。细胞因子诱导RNA聚合酶识别I外显子区的启动子序列，开始转录产生胚系转录本，同时诱导AID结合单链状态S区富含GC的序列，开始C_H基因的转换重组。AID催化非模板链中的胞嘧啶C转化为尿嘧啶U，尿嘧啶DNA糖基化酶（Uracil N-glycosylase，UNG）切除U残基，产生一个无碱基位点；然后内切核酸酶APE1裂解无碱基位点，形成非模板链S区的断裂。与模板链结合的胚系转录本在RNA外体复合物（RNA exosome complex）的作用下降解，暴露DNA模板链，AID、UNG与APE1同样在模板链产生缺口，形成DNA双链断裂。DNA修复机器（DNA-PKcs，Ku等修复蛋白）通过非同源末端连接，将两个S区双链断裂末端连接到一起，这样V区基因与新的重链恒定区基因重组，完成抗体重链基因的类别转换。

9.亲和力成熟

T细胞依赖性抗原的抗体应答过程中，抗体对抗原的亲和力有一个逐步升高的过程，这一过程发生在外周淋巴器官的生发中心；免疫球蛋白V区基因发生体细胞高频突变，与抗原高亲和力结合的B细胞被选择性存活下来，这一过程称为抗体的亲和力成熟。高亲和力抗体可以更有效地中和或清除病原体和毒素。在这一过程中，辅助性T细胞与B细胞通过CD40-CD40L的互作是B细胞亲和力成熟所必需的，因此，亲和力成熟只发生于T细胞依赖性抗原的应答过程中。

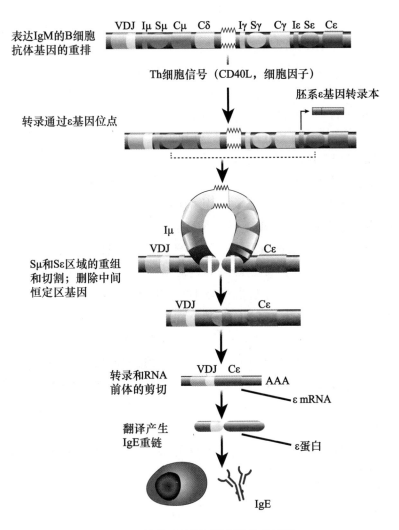

图7-11 IgE抗体重链基因类别转换的过程

注：抗原活化的B细胞与Th细胞互作（CD40L、IL-4信号分子）产生抗体类别转换。首先产生覆盖S区的胚系转录本，胚系转录本参与转换区形成单链DNA；胞嘧啶脱氨酶AID识别单链DNA，并将胞嘧啶C转换为尿嘧啶U，诱发碱基切除修复反应，导致双链DNA断裂；双链DNA断裂修复机器参与修复断裂DNA。VDJ外显子区与下游重链ε基因S区断端连接，形成IgE可变区与恒定区的完整编码序列，最终表达出IgE抗体。Iμ、Iγ、Iε分别为不同恒定区前的启始外显子，Sμ、Sγ、Sε为转换区，Cμ、Cδ、Cγ、Cε为不同的重链恒定区。

在生发中心暗区扩增的B细胞，其重排后的V区基因发生高频突变，在每个分裂周期，V区基因的碱基突变频率达到1/1000，约为其他基因随机突变频率的1000倍，因此称为体细胞高频突变（somatic hypermutation，SHM）。每个B细胞的重链与轻链V区基因总长度约为700个核苷酸，几乎每次细胞分裂就会有一个突变积累。经过多轮克隆扩增，V区基因与胚系基因的差异比例可达5%，通常约有10个氨基酸的替换发生，这些突变主要聚集于V区互补决定区（CDR），突变氨基酸的积累通常与抗原亲和力的升高相关。

前述抗体类别转换过程中发挥重要作用的 AID 酶，在抗体亲和力成熟过程中也同样发挥重要作用。AID 的 DNA 脱氨酶活性能够将 A、G、C、T 四核苷酸热点序列中的胞嘧啶 C 转换为尿嘧啶 U。特殊的 A、G、C、T 四核苷酸序列在基因组中普遍存在，但 AID 主要表达于 B 细胞，且受 Tfh 互作诱导表达，因此 AID 主要靶向重排后的 V 区基因。AID 可以识别重排后的 VDJ 外显子，这可以部分解释为什么 V 区基因极易发生突变。然而，AID 为什么特异性地靶向 VDJ 外显子的机制仍然不清楚。在 DNA 复制过程中由 C 转变而来的 U 可能转变为胸腺嘧啶 T，从而产生 C 到 T 的突变。U 也可能会被 DNA 糖基化酶 UNG 去除，从而产生一个无碱基位点，该位点在 DNA 修复过程中会被 4 种碱基之一替代。MSH2 与 MSH6 是常见的两个 DNA 错配修复酶，在 SHM 过程中有重要作用。MSH2 和 MSH6 不仅能移除尿嘧啶核苷，还能招募核酸酶结合并移除与 U 相邻的核苷，这种突变是由低保真性 DNA 聚合酶修复，从而将突变延伸到 AID 靶向的 C 碱基之外。碱基切除修复和错配修复是两个熟知的 DNA 修复机制，该修复机制正常情况下是一个高保真的修复过程，然而，目前对于生发中心 B 细胞 SHM 过程中低保真性聚合酶的招募机制仍然不清楚。

在生发中心明区，B 细胞接受 T 细胞依赖性抗原的刺激，然后向暗区迁移，并在 Ig 可变区发生突变积累；有些突变有利于产生结合抗原的高亲和力抗体，然而，大部分突变会导致亲和力下降，甚至失去结合抗原的能力。因此，亲和力成熟的重要一步是选择与抗原最高亲和力结合的 B 细胞，这一过程发生于生发中心明区，只有与抗原最高亲和力结合的 B 细胞被选择存活下来，才符合达尔文自然选择学说。

B 细胞在生发中心明区接受抗原的反复刺激，明区富含 FDC，经历 SHM 的 B 细胞迁移到明区，FDC 能够递呈完整抗原分子供 B 细胞识别，B 细胞也可能结合游离抗原，只有与抗原高亲和力结合的 B 细胞才能够被选择存活下来，不能与抗原高亲和力结合的 B 细胞则会凋亡而被清除，因此，生发中心会有大量的凋亡 B 细胞。B 细胞被选择存活的机制有两个方面：首先，BCR 结合抗原后会诱导 BCL-2 家族的抗凋亡蛋白表达；其二，高亲和力 B 细胞优先内吞抗原并递呈抗原肽，供有限数量的 Tfh 细胞识别，从而产生 T-B 细胞互作，T 细胞通过表达的 CD40L 和细胞因子促进 B 细胞的存活。

与抗体基因 SHM 和类别转换相关的 DNA 断裂会倾向于发生染色体易位，将一些原癌基因易位到 Ig 基因座中，从而产生 B 细胞瘤（淋巴瘤），这也是许多淋巴瘤起源于生发中心 B 细胞的原因。生发中心 B 细胞克隆的高频突变也会产生强自身反应性抗体，导致自身免疫性疾病的发生。自身反应性抗体分泌 B 细胞的产生受到调节性 T 细胞的控制，这类 T 细胞表达 CXCR5，能够进入淋巴滤泡，被称为滤泡调节性 T 细胞（T follicular regulatory cell，Tfr）。生发中心 Tfr 的缺乏可能是 Tfh 数量增多、自身反应性抗体分泌 B 细胞增多，并最终导致自身反应性疾病的原因。

10. 浆细胞的产生

浆细胞在形态上具有明显的特征，是 B 细胞分化的最终形式，其作用就是大量分泌特异性抗体。初始B细胞表达的BCR在接受到抗原、辅助性T细胞，以及TLR和细胞因子受体等的活化信号后，会转化为分泌抗体的浆细胞。浆细胞一般有两种类型，分别为短寿命浆细胞和长寿命浆细胞，分述如下。

（1）短寿命浆细胞：产生于次级淋巴器官和外周非淋巴组织中的初级淋巴滤泡，主要在T细胞非依赖性应答和T细胞依赖性应答的早期产生。

（2）长寿命浆细胞：产生于生发中心，主要由T细胞依赖性蛋白抗原诱导产生。由BCR识别抗原的活化信号和IL-21，共同诱导产生长寿命浆细胞及其前体浆母细胞。浆母细胞是抗体分泌细胞的早期细胞。浆母细胞的特征是能够扩增但低表达或不表达CD20（成熟B细胞的标志分子）。生发中心产生的浆母细胞进入外周循环并归巢于骨髓，在骨髓中停止分裂并分化为长寿命浆细胞。骨髓中表达的BAFF家族细胞因子结合浆细胞表达的BCMA膜受体，维持浆细胞存活较长的时间。T细胞依赖性抗原免疫后2~3周，长寿命浆细胞会在骨髓中定居，并大量生产抗体。骨髓是浆细胞生产抗体的主要位点，在抗原物质消失后，浆细胞能够持续分泌抗体数十年，若再次遭遇相同病原入侵，这些抗体能够提供快速保护。成年人体内有一半的抗体是由长寿浆细胞产生的抗原特异性抗体，这些抗体可以进入循环系统和分泌到黏膜表面，提供特异性保护，但成熟浆细胞不会进入到外周循环。

浆母细胞分化为分泌抗体的浆细胞，涉及内质网结构、分泌路径和Ig重链膜结合型以及分泌型的变化。浆细胞的体积显著变大，内质网和高尔基体更为明显，表现出分泌型细胞的特征。膜结合型Ig与分泌型Ig的差别在Ig重链的羧基端，以膜结合型μ重链为例，其CH4功能域后为26个疏水氨基酸的间隔序列和3个极性氨基酸（K-V-K）的胞质尾；而在分泌型IgM重链则缺失了26个疏水氨基酸。膜结合型Ig到分泌型Ig的转换是通过重链mRNA的可变剪切完成的。所有IgM的初始转录本包含有重排的可变区VDJ表达盒，以及4个Cμ恒定区外显子和编码跨膜区与胞质尾外显子区。重链转录本的可变剪切是由RNA切割和选择多聚腺苷酸化位点所调控，决定成熟mRNA是否要包含跨膜区和胞质区外显子，如果包含，则跨膜区会锚定于胞质膜的脂质双分子，形成膜结合型Ig；如果不包含跨膜区外显子，则Ig的重链羧基端只含有约20个氨基酸的尾巴，不含有疏水氨基酸或极性胞质尾，因此，Ig重链不能锚定于内质网膜而被分泌到胞质外。浆细胞中大部分Ig重链mRNA都为分泌形式，目前仍然不清楚Ig RNA的可变剪切与B细胞分化为浆细胞的关联机制。所有类别的Ig重链基因包含相似的跨膜区外显子，它们都存在膜结合型和分泌型两种形式。

11.记忆B细胞的产生

记忆B细胞产生于生发中心反应，能够对病原的再次入侵产生快速应答，因此，其主要在T细胞依赖性抗原的免疫应答过程中产生。也有一些分泌IgM的记忆B细胞的产生是非T细胞依赖性的，这类B细胞没有或只发生低水平的SHM。记忆B细胞在缺乏持续抗原刺激的情况下，可以存活较长时间，主要原因是这类细胞表达高水平的抗凋亡蛋白BCL-2。记忆B细胞可以稽留于原淋巴器官，也可以循环于血液和淋巴器官之间。记忆 B 细胞来自抗原低亲和力 B 细胞，在经历有限次数的 SHM 和抗原选择之后，退出生发中心。在病原再次入侵后，大量经历类别转换的高亲和力抗体主要由记忆 B 细胞产生。

针对病原微生物和毒素的高效疫苗必须能够诱导长寿浆细胞和记忆 B 细胞的产生，辅助性 T 细胞对记忆 B 细胞和高亲和力抗体的产生具有重要作用，因此，疫苗抗原必须能够同时活化辅助性 T 细胞应答。这一原理已被用于设计细菌荚膜多糖抗原疫苗，即将荚膜多糖共价联接于外源蛋白，形成半抗原-载体复合物，载体蛋白能够活化辅助性 T 细胞，从而辅助记忆 B 细胞和高亲和力抗体的产生，这种疫苗被称为多糖结合疫苗。已经证实多糖结合疫苗对婴幼儿能够产生有效的保护性免疫，而单纯的多糖疫苗不能诱导婴幼儿产生足够强的 T 细胞非依赖性抗体应答，说明 T 细胞辅助对于诱导高效记忆性体液免疫应答至关重要。

12. 转录因子对活化 B 细胞命运的调控作用

活化 B 细胞的分化受到不同转录因子的调控，短寿命浆细胞、长寿命浆细胞和记忆 B 细胞的产生都受到转录激活因子或转录抑制因子的控制。调控生发中心 B 细胞命运的主要转录因子如下。

（1）BCL-6：是一种转录抑制因子，受 BCL-6 调控的靶基因主要与细胞活化、分化和增殖相关。T-B 细胞互作和 IL-21 受体信号传导都会诱导 BCL-6 的表达，其功能为抑制凋亡、维持生发中心反应，尤其是对生发中心 B 细胞的增殖有促进作用。BCL-6 抑制细胞周期素依赖性激酶（CDK）抑制因子的表达，与转录激活因子（如 c-MYB）共同调节生发中心 B 细胞迅速进入细胞周期。BCL-6 也抑制 p53 转录因子的活性，p53 的功能是介导细胞周期停滞和 DNA 损伤诱导的细胞死亡，其结果是生发中心暗区 B 细胞能够耐受类别转换和 SHM 过程中产生的 DNA 断裂，而不发生凋亡。BCL-6 也拮抗另一个转录抑制因子 Blimp-1（B lymphocyte - induced maturation protein 1，Blimp-1），Blimp-1 的功能是促进浆细胞发育，BCL-6 抑制 Blimp-1 的功能，其结果是防止 B 细胞在生发中心反应中过早成熟分化为浆细胞。

（2）Blimp-1 与 IRF4：Blimp-1 是一种转录抑制因子，而 IRF4 是一种转录激活因子，这两种转录因子对生发中心 B 细胞的命运归宿有重要影响。Blimp-1 除了可以抑制 BCL-6 之外，还可以抑制转录因子 PAX5，后者的作用是维持成熟 B 细胞的表型。因此，Blimp-1 是活化 B 细胞是否能分化为浆细胞的决定因素之一。IRF4 调控 XBP1 的表达，XBP1 是调控未折叠蛋白应答（UPR）的关键转录因子。XBP1 能够保护发育中的浆细胞免受 UPR 的损伤，在大量抗体合成表达的过程中，有可能会引起 UPR 反应。因此 XBP1 的表达上调，会促进浆细胞的成熟并增强 Ig 的合成表达。

（3）HHEX（haematopoietically expressed homeobox）：造血细胞表达的同源核蛋白，是一种调控记忆 B 细胞分化的转录因子。在生发中心的明区，与抗原相对低亲和力结合的 B 细胞下调表达 BCL-6，并导致癌基因 MYC 的表达降低，从而降低 mTORC 的活化，促进活化 B 细胞分化为记忆 B 细胞。BCL-6 的缺失会诱导 HHEX 的上调表达，并诱导和维持抗凋亡蛋白 BCL-2 的表达水平，这对于记忆 B 细胞的存活是必需的。HHEX 还可以与其抑制因子Tle3互作，共同促进记忆B细胞的发育。

（4）其他转录因子：参与生发中心B细胞诱导和维持的转录因子众多。BACH2是调节生发中心B细胞命运的重要转录因子，调控活化B细胞向浆细胞或记忆B细胞的转化。BACH2会抑制活化B细胞表达Blimp-1，延迟浆细胞的产生，使活化B细胞有充足的时间进行类别转换重组和体细胞高频突变。FOXO1对生发中心暗区中B细胞的发育是必需的，它能够诱导B细胞表达CXCR4，对B细胞进入暗区具有趋化作用。在生发中心的明区，B细胞的活化会激活PI3K信号通路，导致FOXO1下调表达；当B细胞与抗原高亲和力结合而被选择存活时，则会上调表达MYC和FOXO1，然后向暗区移动，继续进行亲和力成熟的过程。

二、T细胞非依赖性抗原的应答

许多非蛋白抗原，如多糖、脂质分子、核酸，诱导的抗体应答为T细胞非依赖性的，这类抗原称为胸腺非依赖性抗原（TI-Ag）。TI抗原诱导产生的抗体一般以低亲和力IgM为主，抗体发生有限的类别转换，产生有限的IgG亚类和IgA。

参与TI抗原应答的B细胞亚类主要为边缘区B细胞（MZB）和B1细胞，前述对T细胞依赖性蛋白抗原的应答主要为滤泡B细胞（B2细胞）。MZB主要对多糖类抗原产生应答，MZB活化以后，分化为短寿命浆细胞，并分泌IgM。B1细胞是另一类针对TI抗原的B细胞，主要在腹膜和其他黏膜部位分泌抗体，发挥抗微生物的免疫作用。表7-4列举了TD与TI抗原的应答差异。

TI抗体应答启动于脾、腹腔和黏膜部位。脾脏淋巴滤泡的边缘区富含巨噬细胞，能够高效捕获经静脉注射进入的多糖类抗原，并将抗原较长时期地展示于细胞表面供特异性B细胞识别。

表7-4　TD与TI抗原的体液免疫应答比较

	T细胞依赖性抗原	T细胞非依赖性抗原
化学本质	蛋白质抗原	多糖、糖脂、核酸
发生类别转换	是，IgG、IgA、IgE	低水平IgG/IgA
亲和力成熟	是	否
免疫记忆（记忆B细胞）	是	很少，仅见于一些多糖抗原

（1）TI抗体应答的机制：TI抗原能够在缺乏T细胞辅助的情况下刺激B细胞增殖分化。TI抗原不能通过抗原提呈细胞的MHC分子递呈，因而不能被CD4⁺Th细胞所识别。大部分TI抗原是多价抗原，由相同抗原表位串联重复组成，这种串联重复多价抗原可以将许多BCR分子交联在一起，没有T细胞辅助也可以活化B细胞。另外，许多多糖抗原能够通过替代途径或凝集素途径活化补体C3，产生的补体片段C3d结合多糖抗原，然后又识别补体受体，从而增强B细胞的活化。TI抗原也可能会激活TLR，促进B细胞的活化，如细菌脂多糖激活TLR4通路。

　　TI抗体应答很少产生类别转换，但一些非蛋白抗原的确可以诱导非IgM类抗体的产生，如肺炎链球菌荚膜多糖免疫的人，产生的优势抗体是IgG2。敲除CD40的小鼠很难产生IgE和多种IgG抗体亚类，但可以检测到低水平的IgG3（类似于人的IgG2）和IgA。髓系细胞（如DC和巨噬细胞等）产生的BAFF和APRIL细胞因子可以诱导非T细胞依赖性的类别转换，BAFF通过与其受体BCMA和TACI相互结合，激活NF-κB途径，诱导抗原活化B细胞合成AID，这一过程也会被TLR信号增强。此外，细胞因子TGF-β也会诱导黏膜组织IgM向IgA的转换，从而在黏膜表面产生针对非蛋白抗原的IgA抗体。

　　（2）TI诱导抗体的免疫保护作用：TI抗原诱导产生的体液免疫是宿主抵抗有荚膜细菌感染的主要机制。因此，先天或后天体液免疫缺陷病患者对肺炎链球菌、脑膜炎奈瑟菌和嗜血杆菌更易感，并有可能危及生命。

　　TI抗原也会诱导产生天然抗体，这些抗体存在于正常个体的黏膜表面和体液循环中。大部分天然抗体是由胃肠道黏膜组织和脾脏边缘区的B1细胞产生的，主要识别细菌抗原。人和小鼠体内很大一部分天然抗体特异性识别氧化的脂质分子，如溶血磷脂酰胆碱（lysophosphatidylcholine）和磷酸胆碱（phosphorylcholine）。这些脂质分子多见于细菌的胞质膜和凋亡细胞，但没有暴露在健康宿主细胞的表面。有实验证明，针对磷脂分子的天然抗体是抵抗细菌感染和促进对凋亡细胞吞噬作用的重要机制。抗ABO血型抗体是另一个天然抗体的例子，这类抗体识别某种糖脂分子（血型抗原），是输血和移植排异反应的重要因素，但对宿主抵抗感染没有重要作用。

三、体液免疫的负反馈调节机制

　　分泌型抗体与抗原结合形成复合物，它们一方面仍可结合BCR，另一方面可以结合抗原特异性B细胞表面的抑制性受体FcγRIIB（CD32），从而对B细胞的活化产生抑制作用，这一现象称为抗体的负反馈机制。FcγRIIB的胞质尾含有免疫受体酪氨酸抑制基序，当IgG的Fc段与Fcγ受体结合时，ITIM中的酪氨酸残基被磷酸化，形成SHIP（含SH2结构域的肌醇磷酸酶）结合位点。SHIP使磷脂酰肌醇三磷酸（PIP3）信使分子去磷酸化，产生磷脂酰肌醇二磷酸（PIP2），阻断下游信号传导（图7-12）；通过这一机制，FcγRIIB可以终止B细胞应答。

　　B细胞还表达另一种抑制性受体CD22，它是一种唾液酸结合凝集素，其自然配体未知，CD22的作用机制仍然不清楚，敲除CD22的小鼠B细胞的活化显著增强。CD22分子的胞质尾同样含有ITIM基序，当其被SRC家族激酶LYN活化时，会结合酪氨酸磷酸酶SHP1的SH2结构域，SHP1使参与BCR信号传导的激酶和接头蛋白的酪氨酸去磷酸化，从而削弱B细胞的活化。

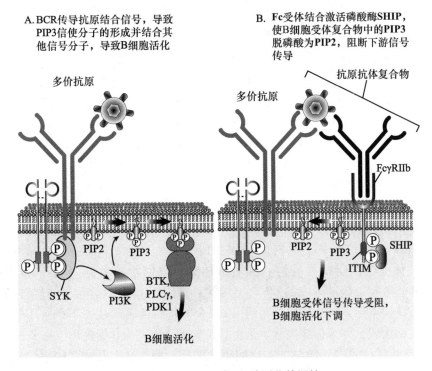

A. BCR传导抗原结合信号，导致
PIP3信使分子的形成并结合其
他信号分子，导致B细胞活化

B. Fc受体结合激活磷酸酶SHIP，
使B细胞受体复合物中的PIP3
脱磷酸为PIP2，阻断下游信号
传导

图7-12　FcγRIIB对B细胞活化的调控

注：A. 抗原结合BCR正向传导信号激活B细胞的过程；B. 抗原–抗体复合物同时结合膜表面BCR和B细胞表面FcγRIIB抑制性受体，抗体同时结合两个受体，导致磷酸酶结合FcγRIIB的胞质尾巴，磷酸化ITIM基序，阻断信号传导，阻止B细胞活化。ITIM，免疫受体酪氨酸抑制基序；PIP2，磷脂酰肌醇二磷酸；PIP3，磷脂酰肌醇三磷酸；SHIP，含SH2结构域的肌醇磷酸酶。

（卢曾军）

第三节　抗体

　　抗体是脊椎动物针对外来微生物抗原物质而产生的蛋白质分子，介导体液免疫，抵抗所有种类的微生物入侵；抗体又称为免疫球蛋白（Ig），是形成机体免疫力的重要成分；抗体种类极其丰富，具有识别抗原结构的特异性。19世纪后期，Behring与Kitasoto发现白喉或破伤风毒素免疫动物的血清中含有一种可中和毒素的物质，称这一物质为抗毒素，这是抗体分子的最早命名。抗体和T细胞抗原受体（TCR）是适应性免疫系统识别抗原物质的两类分子。MHC分子也可以结合抗原肽，但其特异性不同于抗原抗体结合的特异性，其功能是将抗原肽递呈给TCR识别。抗体的发现时间要比TCR发现的时间早将近100年。相对TCR和MHC分子，抗体识别的抗原结构更广泛多样，且能区分不同的抗原。抗体分子与TCR、MHC分子具有相似的结构，均属于免疫球蛋白超家族成员，其在获得性免疫应答方面发挥重要作用。本节主要描述不同类别抗体的结构与功能，以及抗体检测方法。

一、抗体的结构、分类及功能

1.抗体分子的一般结构 [3, 5]

对抗体结构的解析得益于单克隆抗体的发现。通过对克隆化的抗体分泌浆细胞的抗体基因进行测序，可以获得抗体编码基因的序列，来区分抗体的类别，并分析抗体的多样性，抗体基因测序与多样性形成机制的阐明是获得性免疫系统研究方面的重大进展。血浆或血清蛋白可以通过溶解度特点分为白蛋白和球蛋白，并可以通过电泳方法对其进行更精细的分离。血清或血清中的大部分抗体在电泳分离时处于迁移速度第三位的蛋白带，称为γ球蛋白（包括所有抗体类别，不仅指IgG）。所有抗体都具有相同的基本结构特征，但是在其结合抗原部位具有极其丰富的多样性，这种多样性可以保证识别不同的抗原结构；而抗体的理化特征和效应功能与非抗原结合部分相关，不同种类抗体的非抗原结合部分具有相对保守性。

（1）抗体分子的重链与轻链：天然抗体分子是由两条重链（IgH）和两条轻链（IgL）通过分子间二硫键形成的"Y"型结构，如图7-13所示。重链与轻链都含有数个重复同源结构单元，每个结构单元约由110个氨基酸组成且通过分子内二硫键折叠为独立的球状结构域，称为Ig结构域。每个Ig结构域含有两个β折叠片，每个β折叠片包含3～5个反向平行的多肽链与二者之间短连接环，两个β折叠片之间由二硫键固定。Ig重链的分子质量为50～75kDa，由450～550个氨基酸组成。重链有μ、δ、γ、α和ε五种，它们决定了免疫球蛋白的五个类别（class）或同种型（isotype），即IgM、IgD、IgG、IgA和IgE。Ig轻链的分子质量约为25kDa，含约210个氨基酸；轻链有kappa（κ）和lamda（λ）链两种类型，同一个体内存在分别带有κ或λ链的抗体分子，且两种轻链所占比例不同，人血清Ig的κ:λ约为2:1，小鼠的κ:λ为20:1。

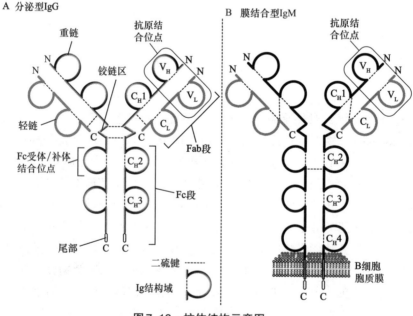

图7-13　抗体结构示意图

A.分泌型 IgG　B.膜结合型 IgM

（2）抗体的V区和C区：抗体重链与轻链N端约110个氨基酸区的序列变化很大，称为抗体的可变区（variable region，V），其他部分的氨基酸序列相对保守，称为恒定区（constant region，C）。抗体的结构组成包括重链可变区（V_H）和轻链可变区（V_L）、重链恒定区（$C_H1\sim4$）、重链铰链区（位于C_H1之后）、轻链恒定区（C_L）和由三个氨基酸（KVK）形成的尾巴。抗体又可分为分泌型与膜结合型，膜结合型抗体在重链恒定区后还有一段由26个疏水氨基酸组成的跨膜区，可以使抗体分子锚定于胞质膜。轻链含有一个可变区V_L和一个恒定区C_L；重链有一个可变区V_H和3～4个C_H恒定区；V_H与V_L形成抗原结合位点，其β折叠片之间的连接环最具多变性，决定了抗原识别的特异性，每个抗体有两个抗原结合位点。重链恒定区内有与补体和免疫细胞表面受体（Fc受体）结合的区域，主要位于C_H2区和铰链区（图7-13），介导抗体的不同效应功能。轻链恒定区不介导抗体的效应功能，也不直接与细胞膜发生互作。

V_H与V_L区域形成抗原表位结合区域，V_H与V_L各有3个区域的氨基酸序列高度可变，称为高变区（hypervariable region，HVR）或互补决定区（complementarity determining region，CDR），分别为CDR1、CDR2和CDR3；V区除CDR之外的序列相对保守，称为骨架区（framework region，FR）。V_H和V_L各有113和107个氨基酸，由4个FR和3个CDR组成。V_H与V_L各有3个CDR与抗原表位结合，其中CDR3与抗原的接触面最广，是决定抗原识别特异性的主要区域；然而FR区也有与抗原表位结合的位点，对抗原结合的亲和力也有影响。

重链与轻链之间依赖于分子间二硫键共价联接，二硫键形成的位置包括C_L羧基端与C_H1结构域之间的半胱氨酸以及重链铰链区之间（IgG）和重链C_H2区之间的半胱氨酸（IgM）。V_L与V_H结构域之间也存在非共价相互作用，对于维持抗原结合位点的构象有重要作用。C_H3结构域之间也存在非共价相互作用，有助于维持重链之间的配对结合。

（3）铰链区：在Ig分子的C_H1与C_H2区之间存在富含脯氨酸的柔性区域，称为铰链区（hinge region），它使Ig分子两个抗原结合位点之间的夹角发生0°～90°的变化，有利于结合不同位置的两个抗原表位。IgD、IgG和IgA有铰链区，而IgM和IgE没有，提示不同抗体双臂的弯曲度不同。

2.抗体的其他成分

IgM和IgA抗体可以通过J链（joining chain）形成五聚体和二聚体。J链分子量约为15kDa，富含半胱氨酸，可以通过二硫键结合于Ig羧基尾巴区，对五聚体或二聚体有稳定作用，并促进IgM和IgA从上皮细胞基底侧分泌到黏膜表面。二聚体IgA结合分泌片（secretory piece/component，SP或SC），形成分泌型IgA（sIgA）；SC是多聚免疫球蛋白受体（poly-IgR）的胞外段，由黏膜上皮细胞合成和分泌，非共价结合于IgA二聚体的铰链区，使sIgA能够分泌到黏膜表面，并保护sIgA免受蛋白水解酶的降解。

3.Ig的水解片段

根据功能可把抗体分子分为结合抗原的Fab段和发挥效应功能的C末端区（Fc）。介于C_H1与C_H2区之间的铰链区能够被木瓜蛋白酶（papain，一种半胱氨酸蛋白酶）水解，产生两个Fab片段（fragment of antigen binding）和一个Fc片段（fragment crystallizable），Fab 段仍然保留结合抗原的能力；Fc 段为两条重链 C_H2-C_H3 区（IgG）通过铰链区分子间二硫键形成的同源二聚体，因其能够自组装形成晶格而得名。当用胃蛋白酶（pepsin）处理 IgG 时，酶解位点处于铰链区的羧基端，产生两个 Fab 片段的连接产物 F(ab′)₂，其包含了铰链区及由铰链区二硫键联接的两个 Fab 片段，含有两个抗原结合位点，因而能形成凝集或沉淀反应；而小片段 pFc′ 段，则最终被降解。

4.免疫球蛋白超家族

免疫系统有许多蛋白含有 Ig 结构域（两个相邻的 β 折叠片由二硫键联接在一起），含有 Ig 结构域的蛋白分子均归属于免疫球蛋白超家族成员，目前认为编码 Ig 结构域的所有基因片段均来自同一祖先基因。Ig 结构域可分为 V 或 C 样两类，在结构上分别类似于 IgV 或 IgC 结构域。形成 V 结构域的多肽链比 C 结构域长，在两个 β 折叠片之间多一条 β 折叠肽链。Ig 超家族的其他成员有黏附分子 ICAM-1 与 VCAM-1、TCR、MHC I/II 类分子、T 细胞共受体、CD28，以及 NK 细胞 Ig 样受体（KIR）等。

5.抗体的分类

抗体重链恒定区有 μ、δ、γ、α 和 ε 五种，它们决定了免疫球蛋白的五个类别（class）或同种型（isotype），即 IgM、IgD、IgG、IgA 和 IgE；IgG 与 IgA 还可分为不同的亚类，如人的 IgG 与 IgA 可分为 IgG1、IgG2、IgG3、IgG4 和 IgA1、IgA2；而小鼠 IgG 亚类有 IgG1、IgG2a、IgG2b 和 IgG3（某些种类的小鼠，如 C57BL/6，缺 IgG2a，而产生 IgG2c）。同一类型（包括亚类）的抗体重链恒定区的氨基酸序列相同。不同类别抗体对应的重链分别为 IgA1，α1；IgA2，α2；IgD，δ；IgE，ε；IgG1，γ1；IgG2，γ2；IgG3，γ3；IgG4，γ4；IgM，μ。人 IgM 和 IgE 的重链恒定区有 4 个 Ig 结构域，而 IgG、IgA 与 IgD 重链恒定区有 3 个 Ig 结构域。不同类别的抗体具有不同的效应功能，主要与 C_H1 与 C_H2 区有关系；轻链可分为 κ 与 λ 两种，这两种类型抗体在不同物种体内的比例不同，但在功能方面没有区别。抗体分子具有柔性，这种柔性很大程度上由 C_H1 与 C_H2 区之间的铰链区决定；不同类别抗体的铰链区长度介于 10～60 个氨基酸之间，因而可以结合病原体表面不同的抗原表位。IgG 抗体亚类间的主要差别在铰链区，导致不同亚类 IgG 抗体的形状和功能不同。

6.抗体的功能 [5]

抗体的主要功能是提供机体针对胞外病原微生物和毒素的体液免疫保护。抗体的功能主要包括中和病毒和毒素的致病性，调理增强吞噬细胞、NK 细胞等对病原体的吞噬和杀伤作用，IgA 抗体分泌至黏膜表面，发挥迟滞和阻断病原入侵的作用，IgG 抗体穿过胎盘对胎儿和新生儿提供被动免疫保护（图 7-14）。不同类别或亚类的抗体具有不同的效应功能，这与 Ig 重链恒定区的差异有关。如某些 IgG 亚类（IgG1 与 IgG3）能够通过其 Fc 段结合吞噬细胞的 Fc 受体，促进对病原的吞噬作用；IgM 和一些 IgG 亚类（IgG1、IgG2、IgG3）能够不同程度地活化补体系统，增强对病原体的吞噬或裂解作用。IgE 抗体结合肥大细胞表面表达的 Fc 受体，活化肥大细胞脱颗粒，产生超敏反应。中和作用完全由 Fab 段介导，是唯一不依赖于 Fc 段的抗体效应功能。不同类别抗体介导的效应功能如表 7-5 所示。抗体首先要通过其 Fab 段结合抗原，然后才能依赖其 Fc 段发挥不同的效应功能。抗体结合多糖或微生物表面的重复表位等多价抗原，使多个抗体分子聚集导致补体活化，这样，抗体Fc段才能结合并活化吞噬细胞表面的Fc受体，产生多种效应。

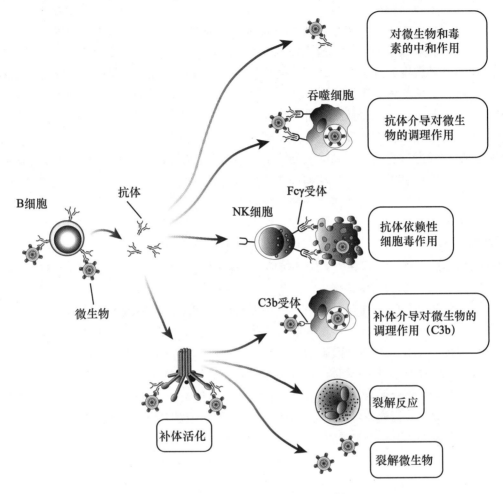

图7-14 抗体的效应功能示意图[5]

表7-5 不同种类抗体的特点与效应功能

抗体同种型	亚类（H链）	血浆浓度（mg/mL）	半衰期（天）	分泌形式	功能
IgA	IgA1/2(α1/α2)	3.5	6	二聚体为主，J链	黏膜免疫
IgD	无(δ)	微量	3	单体	B细胞抗原受体
IgE	无(ε)	0.05	2	单体	蠕虫感染，速发型超敏反应
IgG	IgG1/2/3/4(γ1-4)	13.5	23	单体	调理作用，补体活化，ADCC，新生儿免疫，反馈抑制B细胞活化
IgM	无(μ)	1.5	5	五聚体，J链	初始B细胞抗原受体，补体活化

（1）抗体的中和作用：抗体结合抗原表位后，阻断了微生物和毒素结合其细胞受体，从而抑制或中和病原的感染性和微生物毒素的损伤效应。许多病原微生物是通过细胞表面膜蛋白或脂质分子进入细胞的，如流感病毒利用其囊膜血凝素蛋白感染呼吸道上皮细胞，革兰氏阴性菌利用菌毛附着感染多种细胞。抗体与病原的受体结合位点结合后，就会通过空间位阻效应阻断病原与受体的互作，从而阻断感染。许多细菌毒素也要通过其特定的细胞受体才能产生致病效应，如破伤风毒素结合位于神经肌肉接头运动终板上的受体，阻断神经传导，导致肌肉麻痹；白喉毒素通过受体进入不同细胞，阻断蛋白合成。抗毒素血清结合毒素后，会产生空间位阻效应阻断毒素结合细胞，从而防止毒素引起的损伤和疾病。除了阻断受体结合之外，抗体还有不同的中和作用方式，如在肠道与呼吸道等黏膜表面，IgA抗体通过黏附和凝聚病原体减少其感染性，或者将病原体包裹于鼻涕等分泌物中排出体外；抗体与病毒结合也有可能改变其表面构象，使其不能结合细胞受体；中和抗体还有可能直接裂解胞外病毒，使病毒核酸不能进入细胞内，从而阻断病毒的复制。中和作用主要依赖于抗体的可变区，因而不同类别的抗体、抗体的Fab或F(ab')$_2$片段都可能有中和作用。许多灭活抗原疫苗的主要保护机制是诱导产生高亲和力的中和抗体，而病原变异会导致其表面抗原结构的变化，从而能够逃逸中和抗体的作用。

（2）抗体介导的调理吞噬作用：单核吞噬细胞和中性粒细胞表面表达不同的表面受体，它们可以直接结合、摄取和降解微生物，这是天然免疫的机制之一。如果吞噬细胞能够更高亲和力地结合微生物，则这种吞噬作用的效力会显著增强。单核吞噬细胞和中性粒细胞均表达Fc受体，能够特异性地结合抗体包裹的微生物。补体活化后产生的C3b也可以结合至微生物表面，并通过补体受体结合于白细胞而被吞噬。这种由抗体或补体介导、促进吞噬细胞吞噬细菌等颗粒性抗原的作用称为调理作用（opsonization），抗体、补体和一些血浆凝集素蛋白被称为调理素（opsonin）。

不同的吞噬细胞表达不同的Fc受体，结合不同的Ig重链Fc段，来介导不同的免疫功能。其中，IgG抗体特异性的Fc受体（称为Fcγ受体）是介导吞噬作用最重要的一类受体。结合IgE抗体的称为Fcε受体；表达于胎盘、血管内皮和其他细胞，与IgG循环转运和胎盘转运有关的受体称为新生儿Fc受体（neonatal Fc receptor，FcRn）[8]；黏膜上皮细胞表达的poly-Ig受体（poly-IgR），则与IgA抗体穿过黏膜上皮细胞有关。在此重点描述与吞噬作用有关的一类受体Fcγ，根据与IgG不同亚类抗体的亲和力差异，可将FcγR分为三组，除了FcγRⅡB为抑制性受体之外，其他Fc受体都为活化受体，如表7-6所示。一般而言，IgG1、IgG3结合抗原抗体复合物对Fcγ的结合和活化最有效，IgG2结合力较差，IgG4结合Fc受体的亲和力很低。所有的Fcγ受体都含有一条配体结合链（α链），抗体与Fc受体亲和力的差异与α链的结构有关系；除FcγRⅡ只有一条α链之外，其他的FcR的α链都结合一条或多条胞内信号传递链，其胞质部分含有ITAM活化信号基序；FcγRⅡB的α链含有ITIM抑制信号基序（图7-15）。抗体只有与抗原结合才能结合并活化Fc受体，血液循环中的游离抗体并不能结合Fc受体。

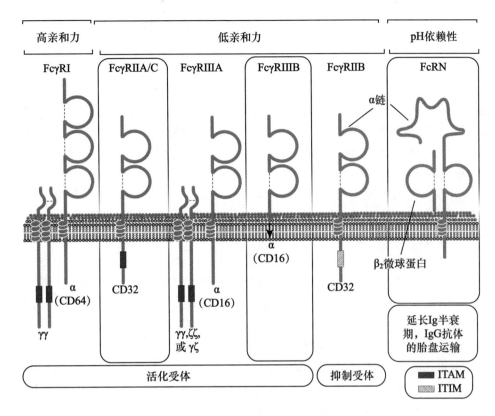

图7-15　FcγR的结构与功能示意图[5]

表7-6　Fc受体的类型与功能效应[5]

FcR	与Ig的亲和力	表达细胞类型	功能
FcγR I (CD64)	高(Kd~10^{-9}M),结合IgG1/3,单体	巨噬细胞,嗜中性粒细胞,嗜酸性粒细胞	吞噬作用,激活吞噬细胞
FcγR II A(CD32a)	低(Kd~10^{-7}M)	巨噬细胞,嗜中性粒细胞,树突状细胞,嗜酸性粒细胞,血小板	吞噬作用,细胞活化
FcγR II B(CD32a)	低(Kd~10^{-7}M)	B细胞,巨噬细胞,树突状细胞,其他细胞	负反馈抑制多种细胞应答过程
FcγR II C(CD32a)	低(Kd~10^{-7}M)	巨噬细胞,嗜中性粒细胞,NK细胞	吞噬作用,细胞活化
FcγR III A(CD16)	低(Kd~10^{-6}M)	NK细胞,巨噬细胞,树突状细胞	ADCC效应(NK)
FcγR III B(CD16)	低(Kd~10^{-6}M),GPI联接蛋白	嗜中性粒细胞	吞噬作用(低效)
FcεR I	高(Kd~10^{-10}M),结合单体IgE	肥大细胞,嗜碱性细胞	细胞活化(脱颗粒)
FcεR II (CD23)	低(Kd~10^{-7}M)	B细胞,嗜酸性粒细胞,朗罕氏细胞	未知
FcαR(CD89)	低(Kd~10^{-6}M)	嗜中性粒细胞,嗜酸性粒细胞,单核细胞	细胞活化

三种FcγR及其异构体，以及FcεRⅠ的结构与功能分述如下，FcαR的功能目前仍然不是很清楚。

FcγRⅠ（CD64）是最重要的吞噬细胞表面Fc受体，表达于巨噬细胞和中性粒细胞，可高亲和力结合IgG1和IgG3；其胞外α链含有3个Ig样结构域，并通过二硫键结合胞质内Fcγ-γ同源二聚体信号蛋白，同样的γ链也见于FcγRⅢ、FcαR和FcεRⅠ的信号传导复合体。γ链胞外区域短，胞质区较长，与TCR复合体ζ链的结构同源，同样含有ITAM基序，具有活化蛋白酪氨酸激酶，结合抗体的多价抗原交联Fc受体，活化免疫细胞的各种功能。

FcγRⅡ（CD32）只有一条链，可低亲和力结合IgG1和IgG3，存在三种同源异构体，分别为FcγRⅡA、FcγRⅡB和FcγRⅡC，其胞外域结构和结合的配体相同，但其胞质区结构功能与表达细胞不同。FcγRⅡA表达于中性粒细胞、单核吞噬细胞和树突状细胞，介导对调理素结合抗原颗粒的吞噬作用；FcγRⅡC表达于单核吞噬细胞、中性粒细胞和NK细胞；二者胞质尾均含有ITAM基序，传导活化信号，促进对颗粒抗原的吞噬作用和抗原递呈功能。FcγRⅡB为抑制性受体，主要表达于髓系细胞（DC、中性粒细胞、巨噬细胞、肥大细胞）和B细胞，是B细胞表面的唯一Fc受体，对抗体应答和炎性反应具有负反馈调节作用。

FcγRⅢ（CD16）低亲和力结合IgG，其胞外域结构、配体结合亲和力与特异性类似于FcγRⅡ，主要由NK细胞表达，巨噬细胞和DC也有表达。FcγRⅢ有两种由不同基因编码的异构体，FcγRⅢA的α链是一种跨膜蛋白，可以与FcRγ-γ同源二聚体、TCR ζ-ζ同源二聚体或γ-ζ异源二聚体形成复合物；γ与ζ链的胞质区均含有ITAM基序，传导抗原抗体复合物结合Fc受体的活化信号。FcγRⅢB异构体是一种表达于中性粒细胞表面的糖基磷脂酰肌醇（glycophosphatidl inositol，GPI）联接蛋白，不介导吞噬作用或中性粒细胞的活化，其功能仍然不清楚。

FcεRⅠ（CD23）表达于肥大细胞和嗜碱性粒细胞，结合IgE的重链。IgE与其他抗体一样也是由B细胞表达。IgE通过其Fc段结合肥大细胞与嗜碱性粒细胞表面的FcεRⅠ，发挥一种抗原受体的功能；IgE与FcεRⅠ受体的亲和力非常高（表7-6），远高于其他种类抗体与其Fc受体的亲和力。在正常情况下或某些特应性患者中IgE血清浓度很低（$<5×10^{-10}$ M），因此，IgE几乎完全结合于肥大细胞表面。FcεRⅠ由1条α链、1条β链和2条γ链组成，形成αβγ2四聚体；α链与抗体Fc段结合，β链和γ链的胞质端均含有ITAM基序，其磷酸化启动信号传导，导致肥大细胞的活化。IgE结合肥大细胞和嗜碱性粒细胞会上调FcεRⅠ的表达，重复接触过敏原会导致肥大细胞活化，释放颗粒蛋白酶，引起过敏反应。FcεRⅡ（CD23）是另一种IgE受体，与IgE的亲和力显著低于FcεRⅠ，其功能仍不太清楚。

（3）抗体依赖性细胞介导的细胞毒作用（antibody-dependent cell-mediated cytotoxicity，ADCC）：NK细胞和一些白细胞通过其表达的Fc受体结合抗体包裹的细胞后，会杀伤这些细胞，这一过程称为ADCC作用。最先发现NK细胞利用FcγRⅢA（CD16）受体结合抗体覆盖的细胞，激活NK细胞释放IFN-γ等细胞因子，以及穿孔素和颗粒酶等细胞毒性物质，杀伤感染细胞和肿瘤细胞。巨噬细胞、中性粒细胞等都能介导ADCC

作用。

（4）抗体介导的蠕虫清除作用：抗体、嗜酸性粒细胞和肥大细胞共同作用，介导对某些蠕虫的杀伤和驱除作用。寄生蠕虫由于个体较大，不能被吞噬细胞吞噬，而且其外皮对中性粒细胞和巨噬细胞释放的毒性物质有一定抗性；然而嗜酸性粒细胞颗粒物中含有一种毒性阳离子蛋白——主要碱性蛋白（major basic protein，MBP）能够杀死寄生蠕虫。对寄生蠕虫的免疫以Th2型免疫为主，B细胞分泌产生IgE抗体，以及嗜酸性粒细胞协同作用可能对蠕虫的清除发挥重要作用。抗体（尤其指IgG）包被蠕虫后，可通过Fc受体结合嗜酸性粒细胞，导致其脱颗粒释放阳离子颗粒蛋白和其他杀寄生虫物质。人和小鼠的嗜酸性粒细胞均不表达高亲和力IgE受体，人嗜酸性粒细胞的IgE受体缺乏信号传导的β链，因此通过IgE受体活化嗜酸性粒细胞似乎不太可能。IgE抗体结合蠕虫表面抗原后，可能会通过IgE受体，激活局部肥大细胞和嗜碱性粒细胞脱颗粒；肥大细胞释放的一些物质能够诱导气管收缩、增强肠蠕动，具有一定的驱虫作用。

（5）Fcγ受体介导吞噬作用和吞噬细胞活化的机制：IgG1和IgG3结合的Fcγ受体是促进吞噬作用的最有效调理素，FcγRⅠ是吞噬细胞表达的高亲和力Fcγ受体，是介导吞噬作用的最重要受体。调理素结合病原体附着于吞噬细胞后，被内化进入吞噬囊泡，后者与溶酶体结合，形成吞噬溶酶体降解病原颗粒。吞噬细胞的活化需要有多个FcR的交联，这种情况只有在IgG结合多价抗原时才能发生。FcR的α链交联导致信号传导事件的发生，其机理类同于抗原受体交联后活化下游信号传导的过程。首先是Src家族蛋白激酶使FcR信号链的ITAM基序酪氨酸磷酸化，然后SH2功能域招募Syk家族激酶，PI3K活化，招募接头蛋白SLP76和BLNK，招募磷脂酶PLC-γ和TEC家族激酶，这一系列酶促级联反应导致胞内信使分子三磷酸肌醇（IP3）和甘油二酯（DAG）的产生，以及胞质Ca^{2+}浓度的升高，最终导致一些细胞因子、炎性介质和颗粒酶等杀伤性物质的产生，发生细胞骨架动员、吞噬作用、颗粒物胞吐作用和细胞迁移等细胞应答活动。杀伤性物质会造成组织损伤，这也是抗体介导过敏性病理损伤的重要原因。

二、抗体的检测方法

抗体是某种病毒或细菌病原入侵机体后诱导产生的获得性免疫应答产物，具有抗原特异性。因此，可以通过检测特异性抗体进行某种病原感染的辅助诊断和感染状况的流行病学调查；在疫苗免疫后，则可以检测抗体应答水平，进行疫苗免疫效果和机体免疫保护水平的检测评价，这在传染病预防方面具有重要的意义。IgM抗体在初次感染或免疫的早期就可以产生，因此，可以检测IgM水平进行早期感染诊断；IgA抗体主要分泌于肠道、呼吸道黏膜表面，是黏膜免疫保护的重要因素之一，通过检测肠道和呼吸道分泌物中的IgA抗体水平，可以评价针对某种病原的黏膜免疫保护水平。血清、呼吸道与消化道黏膜分泌物、乳汁都含有不同类别的抗体，是血清学检测抗体的常见样本类型。

抗原抗体反应具有高度特异性，抗体Fab段决定了识别抗原的特异性，Fc段决定了抗体的类与亚类，据此可以设计特定的方法检测某类或亚类抗体的应答水平。抗原与抗体的结合是可逆的，抗体识别并结合抗原表位虽然有一定的稳定性，但其结合为非共价结合，因此，在一定条件下可以将抗原抗体分离，分离后的抗原与抗体的生物学活性不变。抗原与抗体反应需要在合适的浓度下进行。抗原一般含有多个抗体结合位点，而抗体 IgM 有 10 个抗原结合位点，分泌型 IgA 有 4 个结合位点，IgG 有 2 个结合位点。在进行凝集反应时，只有抗原与抗体二者浓度比例合适时，才能最充分地结合，形成抗原抗体复合物最多，反应最明显、结果出现最快，此称为等价带。如果抗原过多或抗体过多，均不能形成大的复合物，不出现可见反应现象，此称为带现象[9]。在进行血清学反应时，需要对抗原抗体进行稀释，以克服带现象。对于大颗粒抗原，在进行凝集反应时，一般固定抗原浓度，而将抗体进行系列稀释，以确定最佳抗原抗体反应比例。在检测小分子可溶性抗原时，则需要稀释抗原，以避免抗原过剩。有时也需要对抗原与抗体浓度进行方阵滴定，以确定最适抗原抗体浓度。常用的非标记抗体检测技术有凝集反应、沉淀反应、中和试验等；常用的标记抗体检测方法有酶联免疫吸附试验（ELISA）、化学发光酶联免疫检测技术、免疫胶体金检测技术等；ELISA 又可分为间接 ELISA、竞争 ELISA、双抗原夹心法等，分述如下。

（一）凝集反应

凝集反应（agglutination）是指细菌等颗粒性抗原或吸附于颗粒上的可溶性抗原（或抗体），在适当的电解质条件下直接与相应抗体（或抗原）结合，形成不同大小凝聚块的现象。凝集反应中的抗原称为凝集原（agglutinogen），抗体称为凝集素（agglutinin）。凝集反应是最经典的免疫检测技术，可在试管、玻片或微量滴定板上进行，分别称为试管凝集反应、玻片凝集反应和微量凝集反应。根据反应原理，又可分为直接凝集反应、间接凝集反应、协同凝集反应和抗球蛋白试验[9]。

1. 直接凝集反应

颗粒性抗原与抗体直接反应形成凝集块，有玻片和试管两种检测方法。玻片法是将抗原与抗体滴加在玻片上进行反应，一般用于抗原定性检测，如 ABO 血型鉴定、细菌鉴定等。试管法是将抗体系列稀释于试管中，加入颗粒性抗原来测定抗体，是一种半定量检测方法，通常用抗体的稀释度来表示抗体的相对含量。如诊断伤寒与副伤寒的肥达反应（WR），检测伤寒杆菌和副伤寒杆菌鞭毛抗原、菌体抗原及荚膜多糖抗原的抗体；诊断布鲁氏菌感染的试管凝集试验（SAT）；诊断立克次体感染的外斐反应等均为直接凝集反应。

2. 间接凝集反应

将可溶性抗原（或抗体）吸附于颗粒性载体（红细胞、乳胶微球）表面，制成致敏载体颗粒，再与相应抗体或抗原反应形成凝集块，称为间接凝集反应。如以绵羊红细胞为载体的间接血凝试验，以聚苯乙烯乳胶颗粒为载体的间接乳胶凝集试验。

绵羊红细胞极易吸附抗原物质，且吸附后的颗粒大小均匀一致，广泛用于间接血凝试验。基本原理：红细胞经丙酮醛或甲醛固定后，在酸性条件下可吸附蛋白质（抗原或抗体），形成致敏红细胞；加入抗体或抗原样本后，则与致敏红细胞上的抗原或抗体结合，形成抗原-抗体复合物，引起红细胞凝聚，形成眼观可见的血凝块。用抗原致敏醛化红细胞测定相应抗体，称为被动血凝试验；相反，用抗体致敏醛化红细胞测定相应抗原，称为反向被动血凝试验。

聚苯乙烯乳胶微球对蛋白核酸等高分子物质具有较好的吸附性能，利用这种微球吸附某些抗原或抗体，用于检测相应抗体或抗原的试验，称为乳胶凝集试验（latex agglutination test），其广泛应用于多种细菌、病毒抗原或抗体的检测，具简洁、快速、准确等优点。

3. 协同凝集试验

金黄色葡萄球菌蛋白A（staphylococcal protein A，SPA）对多种动物（人、猪、兔、牛、马、豚鼠等）IgG抗体的Fc段有很强的结合能力，但不影响抗体Fab段与抗原的特异性结合。利用SPA作为免疫球蛋白IgG的载体进行凝集反应称为协同凝集试验。SPA结合抗体Fc段，然后由Fab段结合抗原，即可出现特异性凝集反应。该试验可用于细菌和病毒性疾病的快速检测。

4. 抗球蛋白试验

抗球蛋白试验（antiglobulin test，AGT）又称为Coombs试验，是利用抗球蛋白抗体作为第二抗体，连接与红细胞表面抗原结合的特异性抗体，使红细胞凝集。AGT是检测不完全抗体的主要方法之一，所谓不完全抗体是指能致敏红细胞，但在盐水介质中，抗原抗体结合后不出现肉眼可见的凝集反应；加入抗球蛋白抗体后，抗球蛋白抗体的Fab与包被在红细胞表面的不完全抗体的Fc段结合，从而通过抗球蛋白分子的搭桥作用出现红细胞凝集现象；如果红细胞未被不完全抗体致敏，加入抗球蛋白抗体后则不出现凝集现象。AGT常用于自身免疫性溶血性贫血的诊断以及输血前的交叉配血试验。

（二）沉淀反应

抗原与抗体在适当浓度和电解质条件下，可以结合形成肉眼可见的沉淀物条带，称为沉淀反应（precipitation）。沉淀反应的原理与凝集试验基本相同，不同之处在于抗原的分子量小，不依赖于载体。沉淀反应包括环状沉淀反应、絮状沉淀反应、免疫扩散试验、免疫电泳试验、免疫浊度试验等。

1. 环状沉淀反应

将抗体加入小口径（2～2.5 mm）玻璃管内，再加入已适当稀释的抗原溶液于抗体表面，使两溶液界面清晰。数分钟后，在抗原抗体交界处出现白色沉淀环者为试验阳性。此法常用于抗原定性试验，如检测炭疽抗原的Ascoli试验、血迹鉴定等。该法敏感性较低，目前已很少使用。

2. 絮状沉淀反应

将已知可溶性抗原与抗体溶液在试管内混匀，在电解质存在下，若抗原抗体比例适当，即可出现肉眼可见的絮状沉淀，以此判定为阳性反应。该方法可用于检测毒素或抗毒素。

3. 免疫扩散试验

免疫扩散试验又称凝胶扩散试验，指在一定电解质条件下，适当浓度的抗原与抗体在凝胶（如琼脂、琼脂糖或葡聚糖凝胶）中辐射状扩散，形成浓度梯度，在比例合适处出现肉眼可见的沉淀物条带。该法灵敏度低，但特异性较高，可作为定性、半定量或定量分析的方法。根据抗原抗体反应的方式可分为单向免疫扩散和双向免疫扩散。

单向免疫扩散主要用于抗原的定性或定量检测，在凝胶中混入一定量的抗体，使待测抗原溶液从局部向凝胶内自由扩散，在一定区域形成肉眼可见的沉淀带。双向免疫扩散是指可溶性抗原与相应抗体在琼脂介质中相向扩散，彼此相遇后形成沉淀线。根据沉淀线的形态、条数、清晰度和位置可判定抗原或抗体的浓度、特异性等特征。

4. 免疫电泳试验

该试验是将凝胶电泳与双向免疫扩散相结合的一种技术。首先将抗原样品在琼脂凝胶板中进行电泳，使其中的各种成分因电泳迁移率的不同而彼此分开；然后取出凝胶板，沿电泳平行方向将凝胶挖一沟槽，将抗体溶液加入沟槽内，置湿盒中，使抗原与抗体相互扩散而形成沉淀线。根据沉淀线的数量、位置与形状，分析样本中各组分的性质。该法常用于抗原分析及免疫性疾病的诊断。

5. 免疫浊度试验

抗原抗体在一定的电解质溶液中快速形成抗原抗体复合物，使反应液呈现混浊，根据浊度的深浅可对结果进行定性或定量判定，称为免疫浊度试验（immune turbidity）。该法多用已知抗体检测未知抗原，一般保持反应系统中抗体过量，形成的复合物会随抗原量的增加而增多，反应液的浊度也会随之增加。免疫浊度技术早期主要用于血清、尿和脑脊液中蛋白质含量的测定，目前主要用于各种蛋白质、载脂蛋白、半抗原（如激素、毒物和各种治疗性药物等）及微生物等的检测。

（三）中和试验

中和试验（neutralization test）是检测保护性抗体的最经典方法。病毒或毒素与相应抗体结合后，会失去对易感动物的致病力。将病原（或毒素）与免疫血清混合，在体内或体外检测其致病力，用以评价机体免疫状况、测定抗原滴度或鉴定抗原。中和试验是敏感性和特异性均很高的血清学试验。试验必须在活体动物或活细胞中进行。常用的有病毒中和试验和毒素中和试验。检测中和抗体效价时，一般采用固定病毒稀释血清的微量细胞中和试验。

1. 微量病毒中和试验

微量病毒中和试验一般用于测定病毒感染或疫苗免疫后机体中和抗体的水平，以及评价免疫状况。检测时，用系列稀释的血清与固定含量的病毒液相混合，经过适当时间的作用后，接种培养于96孔细胞培养板中的易感细胞，根据是否出现致细胞病变效应（CPE），判定病毒是否已被中和；该试验中，将可以完全中和病毒的血清最高稀释度定义为中和抗体滴度。中和抗体的水平直接反映出机体的保护性免疫水平。该法也可以用已知免疫血清鉴定病毒，其主要用于血清流行病学调查和病毒性疾病的诊断。

2. 毒素中和试验

毒素中和试验常用于检测抗链球菌溶血素O。乙型溶血性链球菌能产生一种溶解人或兔红细胞的溶血素O抗原，该抗原能刺激机体产生相应抗体。当该O抗原与相应抗体作用时，其毒性被中和而失去溶血活性。试验时，将患者的血清系列稀释后与溶血素O混合，作用一定时间后加入人红细胞，若不出现溶血，则表明患者血清中存在溶血素O抗原的抗体；如果效价高达400单位以上，提示患者近期可能曾感染或正在感染乙型溶血性链球菌。

（四）酶联免疫吸附试验

酶联免疫吸附试验（Enzyme-linked immunosorbent assay，ELISA）是一种最常用的酶免疫测定法。该法是目前应用最广泛的一种血清抗体检测方法，其基本原理是利用抗原与抗体的特异性反应，然后通过直接标记或间接标记的酶结合物与底物显色系统，指示抗体或抗原的结合量；将抗原抗体反应的特异性、酶催化底物的高效性相结合，通过酶作用于底物后显色深浅来判定结果。最常用的酶是辣根过氧化物酶（Horseradish peroxidase，HRP）和碱性磷酸酶（Alkaline phosphatase，ALP）。ELISA法具有敏感性高、特异性好和容易形成稳定的检测试剂盒等优点，既可以用于定性检测也可以用于定量检测。根据检测对象与要求的不同，ELISA试验可分间接法、夹心法、阻断法、竞争法、IgM/IgA捕获法等[10]。

1. 间接法

间接法是最简单的ELISA方法，它主要用于检测抗体，其过程包括以下步骤：①包被，将抗原按一定浓度稀释于碳酸盐缓冲液（pH 9.6），加于酶标板过夜吸附约16小时，洗涤去除未固定抗原；②封闭，通常情况下会加入封闭液（如含1%BSA的PBST等）封闭，以消除非特异性结合；③加样，加入适当稀释的待测血清，孵育一定时间后，如果有特异性抗体存在，则会与包被抗原结合，洗涤去除未结合物；④加酶结合物，加入酶标记二抗（抗IgG抗体），作用一定时间后，洗去未结合酶结合物；⑤加底物，加入酶作用底物显色，一定时间内加入终止液终止反应，酶标仪检测吸光值，计算结果并判定样本中有无特异性抗体。

2. 阻断法

阻断法可分为液相阻断和固相阻断两种。液相阻断是抗原与待测血清在液相缓冲液中先孵育，然后再移至包被有特异性抗体（抗体1）的酶标板孵育，抗体1捕获抗原，洗去未结合物后；再加入酶标特异性抗体2，作用一定时间后洗涤，加入底物显色，测定吸光值；其中抗体1与抗体2均为抗原特异性抗体，二者需要识别抗原中的不同表位或来源于不同物种，抗原一般为多价抗原或全病毒灭活抗原。固相阻断是抗原直接或间接包被于酶标板，经封闭或干燥后制备为抗原反应板，检测时加入适当稀释的待测血清孵育一定时间，洗涤后再加入酶标记特异性抗体2，之后的过程同液相阻断。如果待测血清中有抗体，则先与抗原结合，阻断了酶标抗体2的结合，加入底物后不显色或显色浅，相对于未加抗体的空白对照，吸光值下降，可以按照公式计算阻断率（PI），PI=［（空白对照吸光值-样本吸光值）/空白对照吸光值］×100%。根据阻断率大小设置定性判定标准；也可以连续稀释血清样本，以阻断率大于50%的血清最高稀释度为标准，定量检测血清特异性抗体滴度。

3. 竞争法

竞争法一般为固相竞争法，其原理与过程类同于固相阻断法，不同之处在于待测血清样本与酶标抗体2同时加入抗原反应板，二者竞争性结合固相包被抗原，洗涤后加入底物显色。相对于阻断法，竞争法更节省时间，特异性更好，但对相应抗原抗体的质量要求更高。

4. 双抗原夹心法

双抗原夹心法是用已知抗原包被固相载体，并制备酶标抗原作为酶结合物，用于检测抗原特异性抗体。该方法的优点是检测未知抗体（包括 IgG 和 IgM），敏感性与特异性更好；无须制备抗体，只需制备抗原就可以快速建立检测方法。双抗原夹心法的原理：抗体有两个或两个以上的抗原结合位点，因而可以结合固相抗原，也可以结合酶标抗原，从而形成双抗原夹心的反应模式；其过程如下，首先用适当浓度的已知抗原包被酶标板，封闭处理后，再加入待测血清样本，孵育一定时间后，洗涤去除未结合物，最后加入酶标抗原作用一定时间后，洗去未结合物，加入底物显色。底物显色深度与特异性抗体浓度呈正相关，显色越深，特异性抗体含量越高。

5. IgM 捕获法

IgM 捕获法主要用于检测 IgM 抗体和早期感染诊断。病原感染后会产生 IgM 和 IgG 抗体，血清中两种抗体同时存在，IgG 抗体对 IgM 的检测会产生干扰，采用捕获法富集 IgM，可以提高检测的准确性。其操作流程如下：①包被抗 μ 链抗体，形成固相抗体，洗去未结合物；②加样，加入待测样本，使其中的 IgM 与固相抗体结合而被固定，洗去未结合物；③加入特异性抗原，反应一定时间后，洗去未结合物；④加酶标抗体，酶标抗体可以与抗原特异性结合，洗去未结合物；⑤加入底物显色，一定时间后终止反应，酶标仪测吸光值。血清中特异性 IgM 的量与显色程度正相关。类似方法也可以用于黏膜分泌物 IgA 抗体的检测，用于分析黏膜免疫情况。

（五）化学发光免疫检测方法

化学发光免疫检测方法（luminescence immunoassay，LIA）是将发光分析和免疫反应相结合而形成的新的免疫分析技术，它具有发光分析的高灵敏度和抗原抗体反应的高度特异性，操作简便，易于实现自动化分析的特点，可用于抗体的定量检测。根据发光原理的不同分为化学发光免疫测定（chemiluminescence immunoassay，CLIA）、化学发光酶免疫测定（chemiluminescence enzyme immunoassay，CLEIA）、电化学发光免疫测定（electrochemiluminescence immunoassay，ECLIA）。

CLIA 法是用发光剂（如鲁米诺或吖啶盐类化合物等）直接标记抗体（竞争抗体），与待测标本中相应抗体竞争结合磁颗粒上包被的抗原，通过磁场把结合状态（沉淀部分）和游离状态的化学发光剂标记物分离开来，然后加入发光促进剂进行发光反应，通过对发光强度的检测进行抗体定量或定性检测。

CLEIA 法与 CLIA 法的不同之处在于，用 HRP 或 ALP 酶结合物与化学发光底物发生酶促反应，产生发光物质，但同样结合了磁分离技术来实现抗原抗体复合物与游离物的分离。

ECLIA 则是在发光反应中加入了电化学反应，整个反应分电化学和化学发光两个过程。以电化学发光剂（如三联吡啶钌）标记抗原，用三丙胺（TPA）做电子供体，在电场中引发特异性化学发光反应，通过检测发光强度可对抗体进行定量。常用竞争法模式，以抗原包被磁珠，待测血清与电化学发光剂标记的特异性抗体与磁珠混合孵育一定时间后，加磁场分离未结合物；然后在抗原抗体复合物中加入电子供体，加电启动电化学发光反应。根据需要也可以设计间接法反应模式。

（六）免疫胶体金检测技术

用胶体金颗粒标记抗原或抗体，检测抗体或抗原的方法称为免疫胶体金检测技术。氯金酸（HAuCl$_4$）在还原剂作用下，可以形成一定大小的金颗粒，并由静电作用成为一种稳定的胶体状态，故称胶体金。在碱性条件下，胶体金颗粒带负电荷，可以与蛋白质的正电荷基团经静电作用结合；胶体金电子密度高，可用于标记多种大分子，如白蛋白、免疫球蛋白、糖蛋白、脂蛋白、激素和亲合素等。金标颗粒与配体结合后，会形成肉眼可见红色或粉红色条带，可用于抗原抗体的定性或半定量快速检测。常用胶体金免疫层析法（immunochromatography）检测抗原或抗体。图7-16以新冠病毒IgM和IgG抗体检测为例，说明胶体金免疫层析检测抗体的原理和过程。胶体金试纸条由吸水纤维、硝酸纤维素膜和吸水滤纸三部分组成，吸水纤维折叠形成样品垫和结合垫，硝酸纤维素膜用于喷检测带与质控带，吸水滤纸折叠为吸水垫，相互之间有重叠；其制作与检测过程如下：首先用胶体金标记抗原蛋白和鼠IgG，加于结合垫处；分别在硝酸纤维素膜喷涂固定鼠抗人IgM和鼠抗人IgG检测线，以及羊抗鼠IgG质控线；当样品垫中加入待测人血清时，血清抗体通过毛细作用向前移动，在遇到结合垫中的金标抗原时，如能特异性结合则会在IgM、IgG检测线处与二抗结合形成复合物而被截留，形成肉眼可见的显色条带；不与抗原结合的金标鼠IgG则于质控线处与羊抗鼠IgG结合，而被截留，形成肉眼可见的质控显色条带。

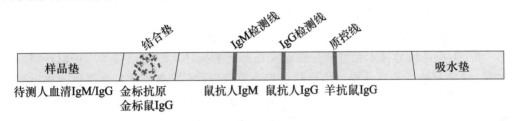

图7-16　胶体金免疫层析法检测人血清抗原特异性IgM/IgG抗体示意图

（卢曾军）

第四节　抗体技术

一、抗体制备技术

抗体制备技术起始于1975年，Köhler G和Milstein C两位科学家将B细胞与小鼠骨髓瘤细胞融合，建立了B淋巴细胞杂交瘤技术，为单克隆抗体的研发奠定了基础，并因此获得1984年的"诺贝尔生理或医学奖"[11]。伴随生物技术水平提升和生产设备的改善，抗体制备技术的发展经历了三个阶段：传统杂交瘤技术、抗体文库筛选技术和单个B细胞抗体技术。传统杂交瘤技术产生的抗体在生物学检测方面应用范围较为广泛，但在免疫学和药理学应用方面存在许多问题，临床治疗领域应用受到限制，需要后续的大量工作进行改造和修饰。据此，出现了文库筛选技术和单个B细胞抗体技术，极大地加快了治疗性抗体的研发速度。

抗体文库筛选技术是通过展示抗体活性片段，用于鉴定和筛选特异性抗体的技术。文库筛选借助某一载体把抗体基因型与表型联系在一起，这些载体主要是噬菌体、酵母细胞、核糖体及哺乳动物细胞，借此衍生出噬菌体展示技术、酵母展示技术、核糖体展示技术，以及适用于功能性抗体筛选的胞内或细胞间组合抗体库技术[12]。抗体文库展示的抗体分子包括抗原结合片段（fragment of antigen binding，Fab）、单链抗体（single-chain variable fragment，ScFV）以及驼科重链单域抗体（variable heavy domain of heavy chain，VHH）。依据抗体基因序列来源差异，抗体文库分为天然文库、免疫文库和合成文库。天然文库的抗体序列来源于未免疫供体B细胞的IgM mRNA，该文库中的抗体不偏向任何特定抗原，可以针对多种疾病，通常是药物筛选的首选文库；免疫文库的构建基于多次免疫后或康复患者供体B细胞的IgG mRNA，由于它经历过抗体亲和成熟，筛选得到的是针对特定抗原的高亲和力抗体；合成抗体文库序列由人工合成获得，合成抗体序列可以优化改造，针对性强、多样性较高，常用于筛选针对自身抗原的抗体[13]。

在抗体文库筛选方面，噬菌体展示技术最成熟且高效；酵母细胞展示技术最突出的优点是可以对蛋白进行翻译后修饰，大大拓宽了可表达蛋白的范围；核糖体展示技术的主要特点是mRNA的转录和翻译均在细胞外进行，减小了筛选的难度；细胞内或细胞间组合抗体展示技术是在预富集的噬菌体展示库的基础上，通过慢病毒转染，富集细胞的表型与生物活性信号，有助于获得特定生物功能的抗体[14]。

单个B细胞抗体技术独立于传统杂交瘤筛选和抗体文库筛选技术，可以针对性地从感染或康复患者少量外周血中直接获得抗原特异性单个B细胞抗体基因，进行体外克隆及抗体表达，是快速制备全人源单克隆抗体的最新技术。该方法制备抗体周期短、抗体天然配对、多样性丰富，是目前针对急性烈性病毒性疾病快速开发治疗性中和抗体的重要技术。COVID-19疫情防控期间，单个B细胞抗体技术成为研发新冠病毒中和抗体的主流技术。我国首个上市的新型冠状病毒治疗性抗体药物，就是利用该技术从康复患者外周血中获得，从筛选到上市用时仅18个月。

抗体技术多种多样，随着仪器设备、新材料和新方法的出现而不断改进与提高。通常根据筛选靶标和抗体应用需求等方面，选择合适的宿主、筛选方法和技术平台来生产制备单克隆抗体。

1. 噬菌体展示抗体文库

噬菌体是一种以细菌作为宿主的病毒，在噬菌体展示技术中应用比较广泛的是M13丝状噬菌体，其展示外源蛋白折叠的正确性优于其他噬菌体。M13基因组可编码10种结构蛋白，其中外衣壳pⅢ蛋白和pⅧ蛋白均可作为融合蛋白的一部分展示外源蛋白，区别在于：pⅢ蛋白的拷贝数低（3～5个），适合筛选高亲和力的配体分子，可展示分子量较大的蛋白；pⅧ蛋白的拷贝数比较高（约2 700个）比较适合展示分子量较小的多肽。噬菌体展示技术最早出现于1985年，目前该技术广泛应用于抗体发现。建库和筛选是展示技术的两大核心。噬菌体展示抗体文库是利用基因重组的方法，把抗体活性片段展示在噬菌体外衣壳表面构建形成的抗体文库。建库原理是首先把富集的编码抗体活性片段DNA序列插入到携带M13噬菌体外衣壳蛋白基因（pⅢ）的噬菌粒，构建出重组噬菌粒，然后把重组噬菌粒与辅助噬菌体共侵染宿主菌大肠埃希菌（*E.coli*），包装形成重组的噬菌体，最终获得展示抗体片段的文库（图7-17）。pComb系列载体、VCSM13和HB2151菌株分别作为常用的噬菌粒、辅助噬菌体和宿主菌，用来产生噬菌体抗体文库。

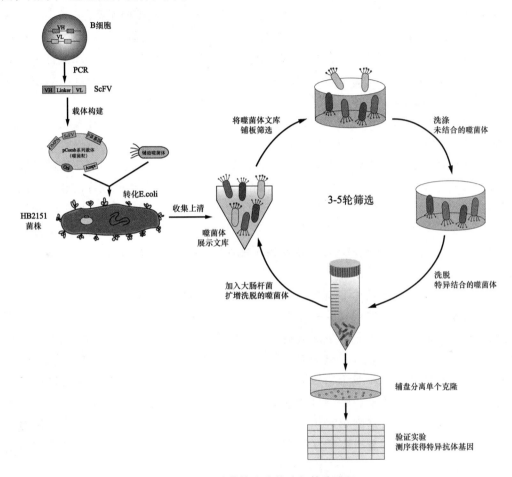

图7-17　噬菌体文库构建与筛选流程

淘洗是从噬菌体展示抗体文库中筛选鉴定特异性单抗的方法，主要包括固相筛选法和液相筛选法两种方法。固相筛选法通常将浓度梯度降低的抗原包被在酶标板或其他固相介质上，用噬菌体文库进行多轮筛选；液相筛选法是将生物素化的抗原包被在与亲和素偶联的磁珠上，再用噬菌体文库进行多轮筛选的方法。噬菌体与抗原充分结合后，洗去非特异性及亲和力较弱的噬菌体，再用适当的洗脱液将能与靶标抗原特异性结合的噬菌体洗脱下来。酸洗脱法和竞争洗脱法是常见的洗脱方法，通常根据靶标抗原的特征进行选择。每轮筛选的过程都是沿着"包板→孵育→清洗→洗脱→*E.coli*扩增→富集"的循环进行，每一次完整的循环称为一轮淘洗，淘洗通常会进行3～5轮。随着淘洗轮数的增加，筛选的条件也越来越严格。逐渐降低包被蛋白的分子浓度，增加清洗次数与强度，有利于获得高亲和力的抗体分子。以最后一轮洗脱的噬菌体为模板，通过PCR扩增测序是获得抗体基因序列的常规方法。而单分子实时测序（single molecule realtime，SMRT）可以高通量获得抗体基因，获得抗体基因后，进行体外表达单克隆抗体，进一步验证抗体反应性和功能活性。

利用噬菌体抗体文库体外筛选技术，已筛选获得针对HEV、SARS-CoV-2、EBOV、HIV-1、HeV、HCMV和Marburg等病毒的治疗性抗体，靶向肿瘤抗原的抗体和肿瘤免疫检查点的抗体[13]。目前，已经有多种抗体药物被批准用于临床治疗，其中PD-L1抗体Atezolizumab、抗肿瘤坏死因子抗体Adalimumab等是噬菌体展示技术用于抗体筛选的成功案例。Adalimumab是完全人源化的单克隆抗体，用于治疗类风湿性关节炎和炎症性肠病等自身免疫性疾病。2018年George P. Smith和Gregory P. Winter教授因在"多肽及抗体的噬菌体展示"技术方面的开创性工作获得"诺贝尔化学奖"。

为提高抗体药物特异性和安全性，减少临床前试验成本，有学者开发出了体内噬菌体展示筛选技术，他们利用体外构建的噬菌体展示抗体库输送到肿瘤患者体内或免疫模式动物体内，通过摘除噬菌体感染的肿瘤器官，筛选得到体内环境下靶向肿瘤的特异性抗体[15, 16]。利用该技术从免疫兔体内筛选获得两株靶向动脉粥样硬化组织的特异性抗体，分别识别碳酸酐酶Ⅱ（carbonic anhydrase Ⅱ，CAⅡ）和半乳糖凝集素3[17, 18]。Van等利用该技术筛选得到识别血管胶质母细胞瘤中靶标抗原的羊驼VHH[19]。此外，也有学者利用该技术获得了能跨越血脑屏障的单抗，可用于输送靶向恶性胶质瘤的抗体偶联药物[20]。

不同抗体制备技术均有自身的优点和局限性，噬菌体展示技术制备抗体的优点：①无须大型仪器设备，常规实验室即可开展；②制备文库耗时短、筛选成本低，可直接通过ELISA筛选，功能筛选与抗体鉴定同步；③适合筛选无法进行动物免疫、无免疫原性和高毒性抗原的抗体；④从严筛选条件，易于获得高亲和力抗体。其局限性：①噬菌体展示的抗体片段属于原核表达产物，在蛋白质正确折叠、糖基化修饰等方面存在一定不足；②抗体重、轻链可变区基因随机连接，不能保证天然配对。噬菌体展示抗体文库技术作为后基因组时代一个强有力的实验技术，具有高效、经济、快捷等优势，但该技术在库容量、多样性等方面有待改进。研制出超大容量的和高亲和力的抗体库以及优化亲和筛选方法是未来努力的方向。

2.酵母展示抗体文库

酵母展示技术是继噬菌体展示技术之后又一常用的抗体展示技术。它是一种真核蛋白表达系统，拥有完善的蛋白质翻译后修饰和分泌机制，能将外源蛋白固定并展示在酵母细胞表面。酵母展示抗体文库能够弥补噬菌体文库的不足，展示抗体片段的空间结构折叠更接近自然状态，构建过程更为简单。其原理是将抗体基因片段与特定载体蛋白基因序列融合后，通过电转或化学转化方法导入酵母感受态细胞，然后利用酵母细胞内糖基磷脂酰肌醇（glycosylphosphatidylinositol，GPI）锚定介导或絮凝结构域锚定方式，使抗体展示于酵母细胞表面。酵母展示系统分为凝集素展示表达系统和絮凝素展示表达系统。凝集素展示表达系统中载体蛋白含有GPI锚定信号的凝集素多肽序列，是以共价键方式展示外源蛋白。α-凝集素属于GPI家族蛋白，是凝集素展示表达系统中常用的酵母表面展示载体蛋白。絮凝素展示表达系统中常用载体蛋白是絮凝素 Flolp，该蛋白同时拥有 GPI 锚定信号和絮凝结构域。絮凝结构域与酵母细胞壁中的甘露聚糖链以非共价结合方式来展示外源蛋白，因此絮凝素展示系统是一种可逆性展示表达系统。

α-凝集素由大亚基 Aga1 和小亚基 Aga2 组成。Aga1 共有 725 个氨基酸，它与酵母细胞壁的 β-葡聚糖共价连接；Aga2 共有 69 个氨基酸，它通过两个二硫键与 Aga1 结合。目的蛋白作为 C 端与 Aga2 亚基的 N 端融合表达后，可通过 Aga1 与酵母细胞壁共价连接而展示在细胞表面。据此原理，1997 年美国麻省理工学院 Wittup 教授团队将 Aga1 蛋白整合到酵母基因组，构建出宿主细胞-酿酒酵母 EBY100，然后使用半乳糖诱导型启动子和 α-凝集素小亚基 Aga2 基因等表达元件，构建出了酵母展示载体 pCTCON2。他们把富集的抗体片段连接到 pCTCON2 载体 Aga2 基因的 C 端，电转化 EBY100 感受态细胞，成功构建出了酵母抗体文库；通过在培养基中加入半乳糖可进行诱导展示表达，每个酵母细胞大约可以展示 5 万个 Aga2-抗体融合物。酵母细胞的选择应具备无毒、容易培养、能和被展示的蛋白兼容共处及易于筛选的特点。酿酒酵母一直被认为是安全的模式生物，此外巴斯德毕赤酵母、汉逊酵母等，也是目前常见的用于酵母表面展示的宿主细胞。

酵母展示抗体文库的筛选包括磁珠筛选法和流式筛选法。在磁珠筛选中，首先将表达抗体文库的酵母细胞与抗原偶联的磁珠直接孵育，也可采用间接法先与抗原结合，进一步与磁珠孵育，随后用磁铁对酵母-磁珠混合物进行分离，在酵母与磁珠的强烈相互作用下，使得与靶标亲和力较低的抗体片段也能被分离出来。一般通过反复三轮筛选，富集获得的阳性酵母细胞比例可达 80% 以上（图 7-18）。在流式筛选中，需要首先对诱饵抗原进行荧光标记，细胞染色时同时加入识别酵母展示蛋白融合标签的荧光抗体和诱饵抗原，借助流式细胞仪分选特异性双阳性酵母细胞。磁珠筛选法一次可以处理大量酵母细胞（10^9 个），效率高，操作简单；而流式筛选法的优点是特异性高，方便筛选稀少克隆，在细胞染色中通过引入竞争抗原或同时加入不同荧光抗原，能够针对性地筛选识别特定表位的抗体克隆。通常，采用磁珠筛选和流式筛选相结合的方式更有利于筛选获得靶标克隆。

酵母展示抗体技术被广泛应用于抗体药物候选分子的发现与优化中，但传统酵母展示技术只能将抗体展示于表面，无法同时将抗体分泌至培养基的上清液进行亲和力测定。为克服此难点，Shaheen 等构建出展示抗体可结晶段（fragment crystallizable，Fc）载体和分泌表达完整免疫球蛋白（IgG）载体，然后共转毕赤酵母细胞后，实现了通过 Fc 异源二聚体形成的 IgG 半分子展示和完整抗体分子分泌[21]。为进一步优化该策略，王旭辉等在抗体 CH3 结构域设计"Knob into Hole"突变，将含 Knob 突变的 Fc 展示于酵母表面作为"诱饵"，通过"Knob into Hole"的方式结合含 Hole 突变的 IgG 半分子，达到展示抗体的作用；同时，含 Hole 突变的 IgG 半分子自身可形成同源二聚体，形成 IgG 完整分子分泌至培养基中，实现酵母抗体展示与分泌的双重功能[22]。该策略可用于抗体亲和力成熟优化，能够同时检测分泌抗体和展示抗体的结合能力，显著提高筛选效率。

与噬菌体展示技术一样，酵母细胞展示技术也能被用于抗原表位图谱的绘制、抗体亲和力成熟与稳定性的提高。在毒素抗体筛选方面，已利用酵母展示技术从免疫库中筛选出了分别针对A、B、E、F、H型肉毒毒素的亲和力较高的重组抗体[23]；也有人用该技术从免疫小鼠筛选获得针对蓖麻毒素A链的抗体[24]。此外，利用酵母展示技术提高了针对黄曲霉毒素B1的ScFV片段的亲和力和针对抗肉毒毒素的ScFV片段的亲和力[25, 26]。Sun等将酵母细胞展示技术与新型的竞争性的流式细胞荧光分选术结合起来，从抗体库中筛选到分别识别菲或甲菲的三组不同的抗体克隆，提出筛选特异结合半抗原的抗体的新方法[27]。

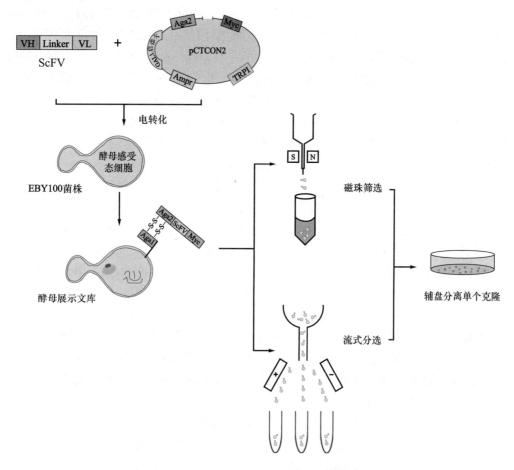

图7-18　酵母展示文库构建与筛选流程

酵母展示抗体技术的优点：①表面展示抗体经过真核细胞表达修饰，与噬菌体展示抗体相比，蛋白折叠更接近天然空间构象；②酵母细胞尺寸较大，适合进行磁珠筛选和流式筛选，与噬菌体展示筛选方法相比特异性更高。其不足之处：①酵母细胞的转化效率往往较低；②抗体库容量不如噬菌体抗体库[28]。

3.核糖体展示抗体文库

核糖体展示技术（ribosome display，RD）是20世纪90年代中期由Pluckthun实验室在早期多肽多聚RD技术的基础上建立起来的，是一种简便有效的新型体外筛选和分子进化功能性蛋白质的生物文库技术。其原理是采用无细胞表达系统，通过体外转录mRNA，与核糖体结合后体外翻译，形成"蛋白-核糖体-mRNA"三元复合物（protein-ribosome-mRNA complex， PRM），将基因型和蛋白表型联系在一起，利用目标蛋白的特异性配基从蛋白质展示文库中筛选出目标蛋白和相应基因序列的体外展示技术。该技术现已应用在多肽筛选、蛋白分子进化、蛋白互作筛选及抗体文库构建等方面。核糖体展示抗体文库构建与筛选流程如下：①抗体文库展示模板的构建；②体外转录与体外翻译；③亲和筛选；④下一轮展示。经过 3～5 轮循环的筛选和富集，最终获得编码特异性抗体的基因序列（图 7-19）。

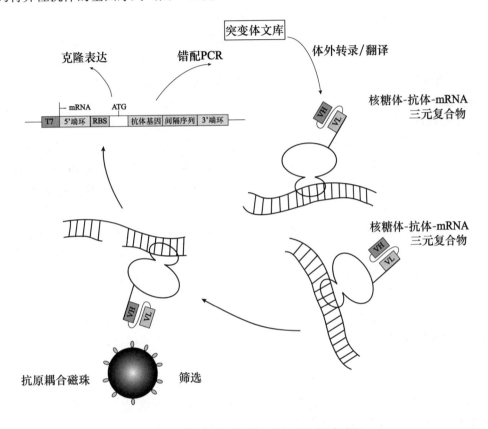

图 7-19　核糖体展示抗体文库构建与筛选流程

抗体展示文库基因载体结构依次主要包括启动子、5′端颈环结构、核糖体结合位点、抗体基因文库、间隔序列、3′端颈环结构。T7 启动子序列是应用最普遍的启动子，此外还有 T3 和 SP6。基因两侧的颈环结构能够保护转录生成的 RNA 模板，避免其被核酸外切酶降解，提高核糖体展示效率。原核细胞使用 SD 序列和真核细胞选择 Kozak 序列用作核糖体结合位点。抗体基因文库构建通常选择扩增 ScFV 或 VHH 片段，且 3′端需去除终止密码子来避免 mRNA 与核糖体解离。翻译时，核糖体肽槽要覆盖蛋白质 C 末端 20～30 个氨基酸位点，影响蛋白质折叠。因此，通常在抗体基因 C 末端引入编码 20～30 个氨基酸的间隔序列，以占据核糖体肽槽，从而使抗体分子能够完整展示出来，折叠成正确的三维结构。通常选择抗体 κ 型轻链的恒定区、大肠埃希菌的 TonB 或 TolA 以及牛心脂肪酸结合蛋白（FABP）等用作间隔序列。研究发现，在核糖体展示 DNA 模板的设计时，在 SD 序列前插入 C-变异体 RNA （C-variant RNA， Cv），并在间隔序列前插入 C-变异体 RNA 相关蛋白（C-variant RNA associated protein, Cvap）的编码基因，这样翻译后生成的 Cvap 可与 mRNA 上的 Cv 基序自发结合，使 PRM 复合物更加稳定[29]。此外，在使用真核表达系统时，在 5′端非编码区引入增强子序列，可以明显提高翻译效率[30]。

体外转录和翻译方式是根据目的蛋白正确折叠所需的氧化还原环境进行选择的，可以偶联进行选择，也可以分开采用两步法。其中偶联进行选择简单有效，可以避免 mRNA 降解。体外翻译可以利用原核的大肠埃希菌 S30 提取液表达系统，也可以利用真核的兔网织红细胞裂解液或者麦胚乳提取物表达系统。目前已有多种相关试剂盒问世。此外，对于空间结构复杂的目标蛋白，可以在翻译过程中加入蛋白质二硫化异构酶（protein disulfide isomerase, PDI）、分子伴侣等，以促进蛋白质在核糖体上正确展示，提高筛选效率。

亲和筛选还需要保持在低温和较高镁离子浓度下进行，以维持 PRM 三聚体的稳定性。体外亲和筛选主要有固相筛选法和液相筛选法。固相筛选法是将抗原结合到固相支持物，淘洗 PRM 复合物；而液相筛选法则是把抗原直接或间接与磁珠偶联，在液相环境中结合特异性 PRM 复合物。筛选效率的评价可根据每轮展示后洗脱得到的 mRNA、反转录扩增的 cDNA、体外翻译得到的蛋白质产量进行定量分析。

筛选得到的复合物经乙二胺四乙酸（ethylene diamine tetraacetic acid, EDTA）处理后释放出 mRNA，并加入 DNA 酶去除残留的 DNA 模板。分离纯化后的 mRNA 则通过逆转录酶链聚合反应（RT-PCR）得到扩增，PCR 产物则进入到下一轮的体外转录、翻译和筛选。也可以不将 mRNA 从 PRM 复合物中解离出来，直接进行 RT-PCR，称为原位 RT-PCR。原位 RT-PCR 的优点在于省略了 mRNA 从 PRM 复合物解离的步骤，能够减少 mRNA 被 RNA 酶降解，提高筛选出的少量 mRNA 逆转录 cDNA 的概率。mRNA 再经 RT-PCR 扩增，PCR 产物进入下一轮文库构建与筛选。经过多轮筛选后，PCR 产物连接到载体上，进行序列分析、抗体表达与生物学活性验证。

核糖体展示抗体技术在筛选针对癌症靶标的抗原、毒素分子和病毒抗原等方面均有涉及。Shabani 等利用肿瘤细胞抗原糖调控蛋白 78（glucose-regulated protein 78, GPR78）免疫小鼠，从小鼠脾脏 mRNA 中扩增抗体片段，构建了以体外真核翻译系统为基础的核糖体展示 ScFV 文库，成功筛选获得 GPR78 特异性高亲和力抗体[31]。Zhao 等应用核糖体展示抗体技术，筛选出了与可溶性肿瘤坏死因子 α 和跨膜肿瘤坏死因子 α 均能结合的抗体[32]。Cheng 等利用核糖体展示抗体技术筛选获得与橘霉素（citrinin, CIT）特异性结合的 ScFV，证明了此技术可用于特异性结合小分子的 ScFV 的制备[33]。Chen 等通过设计兼并引物，利用重叠延伸 PCR 方法构建 VHH 合成文库，通过核糖体展示、磁珠筛选获得了针对 SARS-CoV-2 的纳米抗体，中和抗体滴度达皮摩尔级[34]。

可以看出，核糖体展示抗体技术是酵母文库和噬菌体文库筛选技术的补充，可以不依赖细胞，完全通过合成和体外生物反应系统快速进行文库构建与筛选，更方便进行抗体的演化与亲和成熟研究。该技术的优点：①建库简单，建库时间明显缩短；②不需考虑靶标抗原对宿主细胞的毒性影响；③抗体库容量和多样性不受限制；④方便通过引入突变和重组技术来提高靶标蛋白的亲和力等。其不足之处：①实验环境要求高，mRNA易于降解；②"抗体-核糖体-mRNA"三元复合物稳定性差，可能会影响展示系统的正常进行。

4.功能性抗体的筛选

以噬菌体、酵母、核糖体等所承载的展示抗体文库技术，均是基于亲和力进行淘筛的体系，有利于获得具有结合能力强的抗体。而大多数情况下，研究人员希望筛选所获得的抗体也具有靶点调控功能，如靶向受体激活细胞信号或调控细胞命运。受体多效性现象由两个因素决定：①信号传导通路具有高度简并性；②天然激动剂分子已高度进化，可以精确调控活化过程中的热力学和动力学，从而能准确操纵信号流，这可能涉及到激动剂精确的开关速率[35]。然而，作为激动剂替代物，皮摩尔级别亲和力的抗体不受化学进化约束，能够以不同方式作用于受体来扰乱级联信号通路，发挥多样性调控功能。研究发现，激活型功能抗体能够代替配体，发挥活化受体的功能，甚至超越配体自身的功能。针对这一现象，科研人员对筛选体系进行了改造，即在哺乳动物细胞中同时表达功能报告系统，开发出基于单细胞自分泌和基于细胞间相互作用的组合库筛选体系，用于挖掘功能性抗体[12, 35]。

以Lerner为首席专家的实验室与合作者致力于功能性抗体的筛选与开发研究，创立了一套细胞自分泌筛选系统，即用上述带有靶点报告系统的细胞展示抗体库，展示的抗体作用于自身细胞上的靶点，产生阳性信号的细胞被分选富集，并获取胞内相应抗体的DNA序列，这一体系的原理类似于细胞的分泌因子作用于自身受体的自分泌效应。为提高筛选针对性和简化工作量，功能性抗体的筛选一般始于靶标抗原预富集的抗体库。Zhang等在红细胞生成素受体（erythropoietin receptor， EpoR）预富集噬菌体抗体文库基础上，建立了针对EpoR自分泌筛选系统，筛选其激动剂，最终成功获得激活型抗体[36]。Tao等以能量代谢激素分子瘦素（leptin）为例，借助细胞自分泌筛选系统，开发出了具有激活瘦素受体（leptin receptor， LepR）功能的激活型抗体。上述研究过程是根据LepR受体被激活后，其胞内结构域激活JAK-STAT信号通路的原理，构建了STAT3磷酸化激活β内酰胺酶（β-lactamase）响应基因的报告系统，然后获得了携带该报告系统并过表达LepR受体的稳转细胞株；接着他们利用慢病毒转导方式，将LepR预富集的抗体展示在该稳转细胞筛选株上，激活LepR的细胞产生β-lactamase能把底物CCF4-AM（一种荧光共振能量转移实验底物）裂解，通过流式筛选出共表达蓝色和绿色荧光信号的双阳性目的细胞，进一步对富集的抗体基因CDR3进行饱和突变，筛选到了高亲和力并具有激动剂活性的抗体，最终在肥胖小鼠的体内模型中，验证了此抗体通过激活LepR产生代谢调控来发挥减肥功效（图7-20）[37]。

利用相似原理，Xie等在整合SIS诱导元件调控的β内酰胺酶报告基因（beta-lactamase reporter gene under control of sis-inducible element， SIE-bla）的人白血病细胞系（human leukemic cell line）上，通过人粒细胞集落刺激因子受体（rganulocyte colony-stimulating factor receptor， G-CSFR）和预富集的抗体基因库，利用自分泌功能筛选获得了针对G-CSFR的激活型抗体。有趣的是，此激活型抗体可以促使人骨髓造血干细胞向神经前体细胞分化，这说明通过功能筛选获得的抗体，可能具有天然配体所不具备的受体多效性激活能力。这一现象在促血小板生成因子受体（thrombopoietin receptor，TPO-R）的激动性抗体上出现，其可以诱导急性髓系白血病病人的癌细胞向NK细胞分化，并反过来杀伤其他白血病细胞[38]。这些功能都是受体相应的天然配体所没有的，展现了功能性抗体筛选在临床拓展应用的巨大价值。

　　在实验室进行的另一个抗病毒作用抗体的筛选工作中，研究人员同样在未预设靶点的情况下，筛选得到可以保护HeLa-H1细胞免受鼻病毒感染致死的功能抗体，随后鉴定其靶点为病毒的3C蛋白酶[39]。该工作证明此靶点作为抗病毒药物靶点的可行性和重要性，另外还展现了此方法直接将靶点验证和药物筛选合二为一的应用潜能。

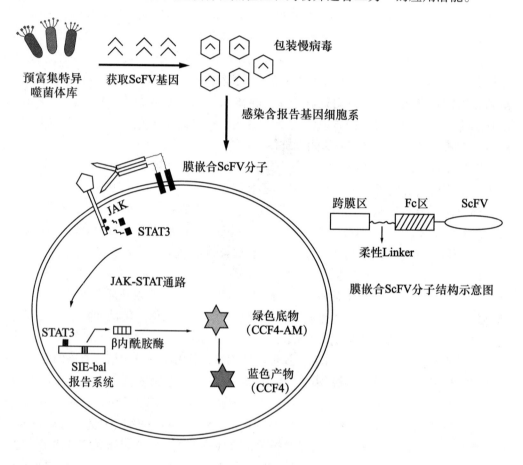

图7-20　基于细胞自分泌系统筛选功能性抗体

　　细胞相互作用是生物功能的基础，而细胞相互作用的基础就是蛋白与蛋白的相互作用。新型的免疫细胞药物，正是通过免疫细胞表面的受体和肿瘤细胞表面的配体结合进行识别的，因此利用细胞相互作用进行免疫细胞药物的筛选将极大地推动新型免疫细胞药物的开发。嵌合抗原受体T细胞（chimeric antigen receptor T-cell，CAR-T）免疫疗法是细胞治疗领域研究的热点，该疗法针对血液瘤产生了显著的疗效。在整个CAR-T免疫疗法中，嵌合抗原受体（chimeric antigen receptor，CAR）是一个关键组成部分。CAR是表达在T细胞膜上模块化的融合蛋白，用于识别抗原，由胞外识别区、跨膜区和胞内信号区构成。胞外识别区识别肿瘤细胞表面的抗原，引导T细胞识别肿瘤靶细胞，常用ScFV作为胞外识别区。肿瘤表面抗原分肿瘤特异性抗原（tumor-specific antigen，TSA）和肿瘤相关抗原（tumor-associated antigen，TAA），TSA非常少，绝大部分可用抗原为TAA。TAA在正常组织细胞中也有表达，这就使T细胞会对正常的组织细胞进行杀伤，从而产生on-target/off-tumor的脱靶效应。

针对脱靶问题，Ma等开发了一个利用细胞间相互作用进行筛选的CAR组合细胞库（combinatorial cellular library of CAR，CCC）策略（图7-21）。研究人员首先从健康人外周血B细胞中获得10^{14} ScFV基因群，构建出10^{11}大小的噬菌体展示文库，从中富集出人CD38胞外区（hCD38-ECD）特异序列，然后借助慢病毒载体，设计出替换synNotch受体胞外区的CAR文库表达盒（ScFV-mNotch-GAL4-VP64）和携带上游激活序列（upstream active sequence，UAS）调控的荧光报告基因，最终整合到HEK-293细胞上表达，形成CCC筛选文库。在筛选过程中，阳性细胞克隆会释放胞内GAL4，与UAS结合启动荧光报告基因表达；通过CCC分别与CD38低表达的正常细胞和CD38高表达的肿瘤细胞孵育进行负向和正向差异化筛选，获得多条有效CAR序列，所构建的RP02-CAR-T细胞在小鼠的体内抑瘤实验中显示良好的治疗效果。该研究为解决CAR-T开发过程中所面临的特异性靶点不足、无法区分肿瘤细胞和正常细胞所造成的脱靶效应，以及免疫细胞治疗中的免疫耐受问题提供了一种新的解决方案。临床试验中，针对B细胞表面抗原CD19的CAR-T用于治疗血液瘤，并产生了显著的疗效，靶向成熟B细胞抗原（B cell maturation antigen，BCMA）的CAR-T疗法也对多发性骨髓瘤产生了显著的疗效。2017年，FDA批准首个CAR-T疗法Kymriah上市，用于治疗难治或复发的急性淋巴细胞白血病（acute lymphoblastic leukemia，ALL）。

5.单个B细胞抗体制备技术

单个B细胞抗体制备技术独立于杂交瘤技术和抗体文库技术，是通过体外克隆和表达抗原特异性单个B细胞抗体基因，目的是快速制备自然宿主源单克隆抗体的新一代技术。该技术简单方便，避免了传统鼠杂交瘤技术复杂的细胞融合筛选流程，可以通过流式细胞仪分选任意类型的抗原特异性B细胞，体外表达获得基因工程抗体。Tiller等人于2008年首次报道了从人外周血单个B细胞快速获得单克隆抗体的方法。其基本原理是以B细胞为起始点，根据每个抗体分泌细胞（antibody secreting cell，ASC）只分泌一种特异性抗体的特性，从康复患者或免疫动物的外周血单核淋巴细胞（peripheral blood mononuclear cell，PBMC）群体中，利用诱饵抗原分离特异性单个B细胞，然后直接扩增B细胞受体（B cell receptor，BCR）基因，克隆至含抗体恒定区的真核表达载体，在哺乳动物细胞中表达单个B细胞所表达的抗原特异性抗体。这种方法获得的抗体保留了轻重链可变区的天然配对，抗体多样性丰富，是目前针对急性烈性病毒性疾病和难以筛选到中和活性单抗的抗原快速开发中和抗体的重要技术。我国首个上市的新型冠状病毒治疗性抗体药物，就是利用单个B细胞抗体技术从康复患者外周血中获得的。该技术已应用于人、鼠、兔等物种来源单抗的生产。单个B细胞抗体技术流程为：体外分离外周血中抗原特异性浆母细胞或记忆B细胞，裂解单细胞获取mRNA，反转录为cDNA后，通过巢式PCR技术扩增抗体轻重链基因，体外表达获得单克隆抗体，最后进行抗体的鉴定与测试（图7-22）。该技术核心主要包括单个B细胞的分离筛选，单 B 细胞抗体基因的测定和抗体的表达检测。

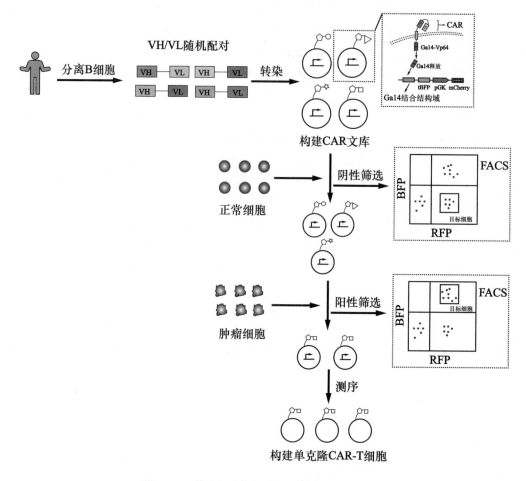

图 7-21　基于细胞间相互作用筛选功能性抗体

　　鉴定和分离单个 B 细胞是该技术的关键。抗体基因的 B 细胞来源随研究目的而异，可以从抗原刺激后或正常机体中获得。单个 B 细胞分离可分随机分离和抗原特异性分离，前者只需分离 B 细胞，操作简单，但是随机分离适用于抗原特异性抗体浓度较高的血样，通常来自疫苗接种者或患者，以尽量减轻后续抗体特异性鉴定的工作量。后者需分离抗原特异性 B 细胞，操作较复杂，尤其适合抗肿瘤抗体、自身免疫抗体等特异性抗体含量较低的情况。Wrammert 等制备的抗 H1N1 抗体是从外周血中分离浆细胞获得的；Morris 等则通过分离外周血单个记忆 B 细胞得到抗 HIV 抗体；Wardemann 等为研究人自身反应性抗体的结构和规律，从正常人骨髓中分离前 B 细胞来制备自身反应抗体。理论上，正常个体 BCR 多样性达 10^{11}，也可能存在抗原特异性 B 细胞，但数量十分稀少。一般而言，机体被动免疫或感染后 3～7 天，外周循环血 B 细胞应答处于扩展期，其中抗原特异性 B 细胞数目明显高于正常个体，是获取单个 B 细胞的最佳时机。分离单个 B 细胞的常用方法包括流式分选（fluorescence-activated cell sorting， FACS）、磁珠分选（magnetic-activated cell sorting， MACS）和微流控技术。流式分选是目前应用最为广泛的细胞分离方法，其优势在于特异性好，分选速度高（1万～4万细胞/秒），且能够精确分选获得稀有特异性单个B细胞；此外，获得的抗体针对性强，通过同时引入不同荧光标记的多个诱饵抗原，分选与不同荧光抗原结合的B细胞，可以直接获得广谱抗体或特异性抗体。磁珠分选的特点是操作简便，快速高效，上样量高达10^9个细胞/样本；分选过程对细胞无损伤，分选后的细胞便于进行单个B细胞的培养和分泌抗体的生物学活性验证。磁珠筛选获得B细胞的纯度略低于流式分选，通常将二者相结合进行稀有特异性单个B细胞的分离。微流控技术是通过使用微米级别管道处理或操纵微小流体，获得体积为纳升到阿升级别的独立微小空间的技术。商业化10×Genomics平台利用微流控技术，将携带引物和独特条形码的凝胶珠与单个细胞按照1:1比例包裹在油滴中，然后在每个独立油滴空间内，使凝胶珠与细胞同时裂解，释放的mRNA被转录成带有条形码的cDNA，这样同一单细胞来源的cDNA分子拥有相同的条形码，而不同凝胶珠的条形码不同，用于区别不同细胞来源的cDNA分子。液体油层破坏后，cDNA一分为二，后续同时进行基因表达和BCR文库构建，使用Illumina测序平台对文库进行测序，即可一次性获得大量单细胞的转录本和BCR数据[40]。利用10×Genomics平台，每个样本可以快速获得上万个B细胞的抗体基因信息，同时，BCR数据可以与B细胞转录本数据关联，以深入解析抗体分子的演变与识别抗原结构特征的研究。

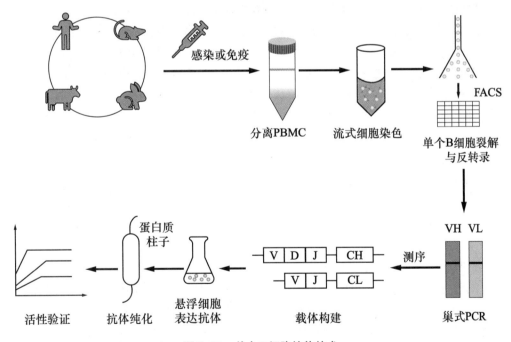

图7-22 单个B细胞抗体技术

PCR扩增是从单个B细胞样本中获得配对抗体基因的有效方法。B细胞释放mRNA含量和引物匹配性决定了扩增抗体基因的成败。细胞分选时，通常需将单个B细胞分至内含适量细胞裂解液、RNA酶抑制剂和PCR反应试剂的96孔板中。由于单个细胞内RNA含量低，约1～10 pg/细胞，因此操作过程中要防止RNA降解。另外，不同类型B

细胞抗体分泌能力差异明显，如浆母细胞中抗体基因转录本含量远高于记忆B细胞，因此从浆母细胞中更容易扩增得到抗体基因。为提高抗体扩增效率，需使用合适的引物进行巢式或半巢式RT-PCR，该过程要求引物具有通用性、灵敏性、特异性，能避免非特异性扩增，又能扩增出完整的抗体基因序列，因此合理设计引物序列至关重要。通常在抗体可变区前导序列（leader peptide, LP）或第一个骨架区（frame region 1, FR1）位置设计上游引物，下游引物特异性互补于抗体恒定区CH1结构域，重链与轻链分开设计。根据实验目的，如果分离和扩增不同种型的抗体，下游引物则是特异性互补于各种同种型抗体恒定区的混合物。然而，上游引物结合序列的非保守性，理论上无法涵盖所有分选到的B细胞中功能性抗体基因。因此，上游引物设计时，通过引入兼并碱基的方式来提高扩增获得抗体基因的成功率。对抗体基因扩增产物测序得到的结果，可在相应IMGT V-QUEST或Ig BLAST数据库评价V-D-J基因的完整性，分析其插入、缺失和突变情况[41]。

扩增出的配对抗体基因片段通常以ScFV形式表达或分别插入含有抗体恒定区的载体中表达完整抗体分子。大肠埃希菌表达系统仅适用于表达分子量小的ScFV或Fab形式抗体，而哺乳动物细胞表达系统对ScFV、Fab以及完整IgG抗体分子均能表达，且表达出抗体分子的生物活性可靠性更高，常用的有贴壁的HEK293T细胞，以及悬浮培养的CHO-S、EXPI™293和FreeStyle™ 293等细胞系。

单个B细胞抗体技术制备的单克隆抗体在治疗病原微生物感染、肿瘤、自身免疫性疾病和器官移植等方面均有应用，尤其在治疗病原微生物感染时显示出了独特的优势和良好的应用前景。利用该技术，病人感染或免疫几个月甚至多年后，仍然能够快速分离到记忆B细胞来制备单抗。单个B细胞技术已用于制备抵抗病原微生物感染的高度特异性人源抗体，如SARS-CoV-2抗体、HIV抗体、破伤风抗体、乙肝抗体、流感抗体等。单个B细胞抗体技术优势：①取材方便，从少量感染或康复患者外周血中即可得到抗体；②抗体基因来源于自然宿主，且天然配对，无须人源化改造；③抗体多样性丰富。该技术自身的局限在于抗体来源受限于B细胞，较难获取靶向自身抗原的抗体。相比其他抗体制备技术，单个B细胞抗体技术对实验室硬件设备要求较高，依赖大型流式分选型细胞仪，且需要专业人员操作。然而，随着我国科研条件的不断提升，未来单个B细胞抗体制备技术将在诊断、药效学及临床应用中发挥前所未有的重大作用，引领治疗性抗体研究的崭新时代。

6. B细胞抗体库工程

B细胞抗体库工程是指利用高通量单细胞测序技术，结合结构生物学和人工智能预测，开展病原特异性抗体基因库的建立和识别抗原靶点的解析。机体经历感染或免疫接种后，免疫系统会产生大量特异性B细胞克隆，进而分泌能识别不同表位的多样性抗体分子集群，来识别和清除病原感染。建立病原特异性B细胞抗体库可以全面解析抗原-抗体互作的分子基础，深刻认识机体免疫防御系统的运行规律，从而精准研发治疗性抗体和筛选诊断靶标。

B细胞抗体库涵盖大量BCR数据，包括克隆型分布、SHM、胚系基因来源、CDR长度及氨基酸构成等信息。利用人工智能生物学对这些数据进行归纳、梳理，能够有针对性地挖掘病原诱导的免疫优势性抗体、广谱抗体以及毒株特异性抗体，评价抗原多样性和变异。同时，结合结构解析与人工智能生物学，对抗体库中的一级序列和三维结构数据进行归纳、梳理，有望精准预测识别抗原靶点。此外，还可以把抗体BCR数据与B细胞表型进行关联，结合B细胞分化进程，分析抗体分子演变规律与亲和成熟，这对高亲和力抗体的制备有更好的指导作用。

B细胞抗体库工程是一项系统研究，针对各种各样的病原，需要多单位的合作，建立数字化B细胞抗体共享平台。目前，国外已建立免疫表位数据库（immune epitope database，IEDB）和国际免疫遗传学数据库（international immunogenetics information system，IMGT）。这些数据库对已出版的文献资料进行整理，并与其他一些大型数据库合作，其中存有大量基因序列、基因组、基因结构和单克隆抗体数据，能为数字化B细胞抗体共享平台的建立提供参考。目前，单细胞测序技术和基因工程技术已相当成熟，人工智能领域的蓬勃发展，B细胞抗体库工程的开展将会极大地推动治疗性抗体药物的研发。

二、抗体药物研发

抗体药物因其具有靶向性强、特异性好、治疗效果显著等优点，在生物药中占据着举足轻重的地位。自1986年首个抗体药物鼠源单抗莫罗（muromomab-CD3）出现以来，经过30余年的飞速发展，抗体药物现已成为全球制药市场最重要的细分领域之一，在生物药物领域占据着重要地位。美国食品药品监督管理局（food and drug administration，FDA）每年批准的新药有近五分之一是抗体药物，至今批准上市的抗体药物总数已超过100种，主要用于治疗肿瘤、自身免疫性疾病、感染性疾病、心血管疾病和器官移植排斥。抗肿瘤的抗体药物占比最高，其生物学功能主要体现在抑制肿瘤生存的关键分子、激活针对肿瘤的固有免疫和适应性免疫、抗体偶联细胞毒药物三个方面，代表靶点及作用有：靶向人表皮生长因子受体2（human epidermal growth factor receptor 2，HER2）来调控细胞增殖；靶向肿瘤坏死因子-α（tumor necrosis factor-α，TNF-α）来调节免疫细胞；靶向CD20来调节B细胞增殖与分化；靶向PD-1/L1抗体属于免疫检查点阻断药物，可以恢复T细胞对肿瘤细胞的识别和杀伤。靶向血管内皮生长因子（vascular endothelial growth factor，VEGF）可以抑制肿瘤血管生成。抗体药物根据其结构形式，主要分为单克隆抗体（monoclonal antibody，mAb）、双特异性抗体（bispecific antibody，BsAb）和抗体偶联药物（antibody-drug conjugate，ADC）。抗体药物研发分为临床前阶段和临床阶段，开发周期约12年；其中临床前阶段大概3.5年，Ⅰ、Ⅱ、Ⅲ期临床各约1、2、3年，后续的审批需2.5年等。下面针对抗体药物研发流程及发展趋势作一简单介绍。

1.抗体分子确认

抗体药物作用靶点的确认是研发的开端，靶点分为新靶点和已知靶点。确认靶点后需要拟定开发药物的形式（如mAb、bsAb或ADC），之后进行单克隆抗体的开发，包括制备抗原、选择合适宿主、确定筛选方法、获得阳性克隆；之后是对阳性克隆进行一系列成药性分析，确定候选分子；下一步对若干候选分子进行大量（g级）的蛋白表达，在动物模型上确认其有效性和安全性，综合各方面指标，确认最终抗体分子序列。

2.临床前阶段

该环节主要包括四个部分：首先是化学成分生产和控制（chemical manufacturing and control，CMC）工艺开发，包括稳转细胞株的构建、细胞扩增和细胞培养工艺、纯化工艺、制剂工艺、分析方法开发。其次是建立细胞库系统、进行上下游工艺放大确认、分析方法验证。然后进行中试批次放大生产，进而完成一系列稳定性研究、结构表征研究、毒理学研究、药效学研究、药代动力学研究，以及生产过程中细胞库、生产终末细胞、细胞培养收获液鉴定和效力验证。最后是整理、撰写资料，提交国家药品监督管理局进行新药临床研究申请。

3.临床阶段

临床试验分为四期，在上市前进行Ⅰ～Ⅲ期，Ⅰ期在正常人体进行（抗肿瘤药等特殊药品试验，直接用于患者），主要是安全性评估；Ⅱ期在患者上进行，主要是有效性评估；Ⅲ期会对更多的患者进行随机对照试验，进一步评估有效性和安全性，符合新药上市申请（biologics license application，BLA）并撰写注册资料提交上市。在上市后进行Ⅳ期试验，考察在广泛使用条件下的药物的疗效和不良反应，评价在普通或者特殊人群中使用的利益与风险关系以及改进给药剂量等。在临床试验过程中，CMC开发工作需同步进行，主要包括工艺优化、工艺鉴定以及工艺验证，对上下游工艺、制剂工艺、分析方法进行进一步完善，进一步细化控制策略和质量标准，同时调试生产设备，提高工艺与设备的适配性，以确保商业化生产的产品质量稳定可靠。最终锁定各项工艺、方法、质量标准，达到Ⅲ期临床指标即可进行新药上市申请（BLA），获批后即可开展商业化生产，供应给患者用药。

4.抗体药物发展趋势

抗体药物以其独特的优势，在恶性肿瘤、自身免疫性疾病、感染类疾病的诊断和治疗中发挥着越来越重要的作用，具有广阔的应用前景。近年来，我国生物医药已跃升至全球第二位。创新抗体药物需要跳出已知靶点，着眼源头创新，加强新靶点的发现与验证、药物作用的新机制等基础研究。伴随着不同学科的汇聚和深度融合，抗体技术在不断进步和革新，包括抗体衍生物研发技术，如双功能抗体、纳米抗体和抗体支架展示技术等；以及抗体进一步应用技术，如CAR-T技术、CAR-NK细胞技术和抗体药物偶联物等。技术创新驱使抗体药物也不断朝着免疫原性更低、人体相容性更好、成本更低等方向发展。因此，加强可转化底层技术的基础研究，不断创新抗体技术等关键核心技术，提升创新药物研发技术平台与能力建设，不断将变革性新技术应用于抗体等药物的研发，对推动抗体新药创制具有重要意义。

（李　坤）

参考文献

[1]塔克·马可.免疫应答导论[M].吴玉章,等译.北京:科学出版社,2012.

[2]FREDERICK W.ALT T H,ANDREAS RADBRUCH,MICHAEL RETH.Molecular Biology of B Cells[M].2ed ed.Amsterdam:Academic Press,2015.

［3］KENNETH MURPHY C W.Janeway's immunobiology［M］.9th ed.New York：NY：Garland Science/Taylor & Francis Group，LLC，2016.

［4］KL M.Flt3 signaling in B lymphocyte development and humoral immunity［J］.Int J Mol Sci，2022，23（13）：7289.

［5］ABUL K.ABBAS A H L，SHIV PILLAI.Cellular and Molecular Immunology［M］.10th ed Amsterdam：Elsevier Inc，2022.

［6］MCALLISTER E J J.BAFF signaling in B cell metabolism［J］.Curr Opin Immunol，2021，71：69-74.

［7］周光炎.免疫学原理［M］.4版.北京：科学出版社，2018.

［8］ROJAS R A G.Immunoglobulin transport across polarized epithelial cells［J］.Nat Rev Mol Cell Biol，2022，3：944-956.

［9］王俊丽，聂国兴.生物制品学［M］.3版.北京：科学出版社，2022.

［10］曹雪涛.医学免疫学［M］.6版.北京：人民卫生出版社，2013.

［11］KöHLER G，MILSTEIN C.Continuous cultures of fused cells secreting antibody of predefined specificity［J］.Nature，1975，256（5517）：495-497.

［12］强敏，施晓聿，张楚悦，等.组合抗体库技术的研究进展［J］.自然杂志，2021，43（05）：374-382.

［13］许世琦，贺子涵，陶炳灼，等.噬菌体展示技术及其在抗病毒药物发现中的应用［J］.药学学报，2022，57（07）：1937-1945.

［14］李书成，韩宁，李珊.抗体库技术研究进展［J］.医学综述，2018，24（02）：278-284.

［15］JOHNS M，GEORGE A J，RITTER M A.In vivo selection of sFv from phage display libraries［J］.Journal of immunological methods，2000，239（1-2）：137-151.

［16］ANDRé A S，MOUTINHO I，DIAS J N R，et al.In vivo Phage Display：A promising selection strategy for the improvement of antibody targeting and drug delivery properties［J］.Front Microbiol，2022，13：962124.

［17］DERAMCHIA K，JACOBIN-VALAT M J，LAROCHE-TRAINEAU J，et al.By-passing large screening experiments using sequencing as a tool to identify scFv fragments targeting atherosclerotic lesions in a novel in vivo phage display selection［J］.Int J Mol Sci，2012，13（6）：6902-6923.

［18］DERAMCHIA K，JACOBIN-VALAT M J，VALLET A，et al.In vivo phage display to identify new human antibody fragments homing to atherosclerotic endothelial and subendothelial tissues［corrected］［J］.The American journal of pathology，2012，180（6）：2576-2589.

［19］VAN LITH S A，ROODINK I，VERHOEFF J J，et al.In vivo phage display screening for tumor vascular targets in glioblastoma identifies a llama nanobody against dynactin-1-p150Glued［J］.Oncotarget，2016，7（44）：71594-71607.

［20］STUTZ C C，GEORGIEVA J V，SHUSTA E V.Coupling Brain Perfusion Screens and Next Generation Sequencing to Identify Blood-Brain Barrier Binding Antibodies［J］.AIChE journal American Institute of Chemical Engineers,2018,64(12):4229-4236.

[21]SHAHEEN H H,PRINZ B,CHEN M T,et al.A dual-mode surface display system for the maturation and production of monoclonal antibodies in glyco-engineered Pichia pastoris [J].PloS one,2013,8(7):e70190.

[22]王旭辉,周倩,凌小敏,等.双功能酵母展示与分泌系统的构建与验证[J].生物加工过程,2021,19(05):547-554.

[23]RASETTI-ESCARGUEIL C,POPOFF M R.Antibodies and Vaccines against Botulinum Toxins:Available Measures and Novel Approaches[J].Toxins,2019,190:S62.

[24]WANG B,LEE C H,JOHNSON E L,et al.Discovery of high affinity anti-ricin antibodies by B cell receptor sequencing and by yeast display of combinatorial VH:VL libraries from immunized animals[J].mAbs,2016,8(6):1035-1044.

[25]GRAY S A,BARR J R,KALB S R,et al.Synergistic capture of Clostridium botulinum type A neurotoxin by scFv antibodies to novel epitopes [J].Biotechnology and bioengineering,2011,108(10):2456-2467.

[26]MIN W K,KIM S G,SEO J H.Affinity maturation of single-chain variable fragment specific for aflatoxin B(1) using yeast surface display[J].Food chemistry,2015,188:604-611.

[27]SUN Y,BAN B,BRADBURY A,et al.Combining Yeast Display and Competitive FACS to Select Rare Hapten-Specific Clones from Recombinant Antibody Libraries[J].Analytical chemistry,2016,88(18):9181-9189.

[28]刘萱.基于酵母表面展示系统的HIV抗体分离和表达[D].北京:北京协和医学院,2013.

[29]WADA A,SAWATA S Y,ITO Y.Ribosome display selection of a metal-binding motif from an artificial peptide library[J].Biotechnology and bioengineering,2008,101(5):1102-1107.

[30]MIE M,SHIMIZU S,TAKAHASHI F,et al.Selection of mRNA 5'-untranslated region sequence with high translation efficiency through ribosome display[J].Biochemical and biophysical research communications,2008,373(1):48-52.

[31]SHABANI S,MOGHADAM M F,GARGARI S L M.Isolation and characterization of a novel GRP78-specific single-chain variable fragment (scFv) using ribosome display method[J].Medical oncology (Northwood,London,England),2021,38(9):115.

[32]ZHAO X L,TIAN L F,ZHANG S J,et al.Novel Human Three-Domain Antibody Fragments Against sTNFα as Well as tmTNFα with High Affinity Generated by the Combination of Ribosome Display and E.coli Expression System[J].Scandinavian journal of immunology,2016,83(4):267-278.

[33]CHENG H,CHEN Y,YANG Y,et al.Characterization of Anti-Citrinin Specific ScFvs Selected from Non-Immunized Mouse Splenocytes by Eukaryotic Ribosome Display[J].PloS one,2015,10(7):e0131482.

[34] CHEN X, GENTILI M, HACOHEN N, et al. A cell-free nanobody engineering platform rapidly generates SARS-CoV-2 neutralizing nanobodies [J]. Nature communications, 2021,12(1):5506.

[35] LERNER R A. Combinatorial antibody libraries: new advances, new immunological insights[J]. Nature reviews Immunology,2016,16(8):498-508.

[36] ZHANG H, WILSON I A, LERNER R A. Selection of antibodies that regulate phenotype from intracellular combinatorial antibody libraries [J]. Proceedings of the National Academy of Sciences of the United States of America,2012,109(39):15728-15733.

[37] TAO P, KUANG Y, LI Y, et al. Selection of a Full Agonist Combinatorial Antibody that Rescues Leptin Deficiency In Vivo[J]. Adv Sci (Weinh),2020,7(16):2000818.

[38] XIE J, ZHANG H, YEA K, et al. Autocrine signaling based selection of combinatorial antibodies that transdifferentiate human stem cells [J]. Proceedings of the National Academy of Sciences of the United States of America,2013,110(20):8099-8104.

[39] XIE J, YEA K, ZHANG H, et al. Prevention of cell death by antibodies selected from intracellular combinatorial libraries[J]. Chemistry & biology,2014,21(2):274-283.

[40] GéRARD A, WOOLFE A, MOTTET G, et al. High-throughput single-cell activity-based screening and sequencing of antibodies using droplet microfluidics [J]. Nature Biotechnology,2020,38(6):715-721.

[41] 迟象阳,于长明,陈薇.单个B细胞抗体制备技术及应用[J].生物工程学报,2012,28(06):651-660.

第八章　微生物培养与代谢

微生物培养是研究病原微生物中最为重要的环节。尽管可以通过许多复杂的方法直接研究原生环境的微生物，但培养微生物仍然是研究微生物生理特性、基因功能和代谢产物等的唯一途径。微生物培养离不开对其代谢的深入研究。此外，随着大量微生物次级代谢物的发现和分离（如青霉素等抗生素），微生物的开发潜力也愈来愈受到关注[1]。本章将从已知的微生物结构与功能及其代谢特点出发，介绍科研工作中微生物分离、培养和代谢的基础知识。

第一节　微生物的培养

一、微生物细胞的结构与功能

根据细胞核有无核膜包被可将微生物分为真核微生物与原核微生物，这两类微生物细胞的结构与功能差别很大，因此，我们将分别讨论这两类微生物细胞的结构与功能。此外，还有一类特别的微生物——病毒。病毒不具有细胞结构，只能寄生在活细胞内生长繁殖。然而，尽管病毒无典型的细胞结构，但其仍可感染人类和动物，对我们的生活和生产造成巨大影响，所以本章对病毒的结构和功能也作了简单介绍。

（一）真核微生物

真核微生物（eukaryotic microorganism）是一类细胞核有核膜包被，能够进行有丝分裂，并且细胞质中含有线粒体、内质网、核糖体等多种细胞器的微生物[2]。

1.细胞核

真核微生物细胞中含有细胞核（nucleus），细胞核内的脱氧核糖核酸（deoxyribo nucleic acid，DNA）紧密地缠绕在组蛋白周围，形成核小体。细胞核由双层核膜包被，内层膜与核质相互作用，外层膜与胞质相互作用。核膜上有核孔，蛋白质和核酸通过核孔进出细胞核，这一过程称为细胞核转运，该过程耗能。

2.线粒体和氢化酶体

线粒体（mitochondria）是大多数真核细胞中细胞呼吸和氧化磷酸化产生三磷酸腺苷（adenosine-triphosphate，ATP）的细胞器。每个细胞线粒体的数量取决于细胞的类型和大小，一个典型的动物细胞包含1000多个线粒体。线粒体由内膜和外膜双层膜包被，外膜由等比例蛋白质和脂质组成，其上有许多微小孔道，允许离子和小分子通过，有较高的渗透性。内膜中蛋白质所占比例更高，渗透性较低。内膜向内折叠形成嵴，这是呼吸作用和ATP合成酶所在的位置，嵴上还有许多用于物质运输和代谢的特定蛋白质。线粒体基质中含有用于有机物氧化的酶，特别是参与柠檬酸循环的酶。

厌氧真核微生物中缺乏线粒体，而含有氢化酶体（hydrogenase）[3]。氢化酶体在大小上与线粒体相似，但氢化酶体缺乏嵴，也缺少参与柠檬酸循环中的酶。氢化酶体由单层膜包被，内含氢化酶、氧化还原酶等。其主要生化反应是将丙酮酸盐氧化为富含能量的醋酸盐和H_2、CO_2，这一过程的关键酶是铁氧还蛋白氧化还原酶和氢化酶。

3.内质网

内质网（endoplasmic reticulum）是一个与核膜相连的膜状网络，存在两种类型的内质网：附着核糖体的粗面内质网和不包含核糖体的滑面内质网。粗面内质网通过核糖体的活性合成糖蛋白，并生成新的膜，这些膜被运输到整个细胞中，扩大各种膜系统；滑面内质网参与脂类合成和碳水化合物代谢。

4.核糖体

核糖体（ribosome）是真核微生物合成蛋白质的细胞器，是维持微生物生存必不可少的细胞器，也是真核生物与原核生物共有的唯一细胞器。其主要组成成分为核糖体RNA（ribosomal RNA，rRNA）和蛋白质。真核微生物核糖体由60S和40S的两个亚基组成，整体沉降系数为80S。

5.高尔基体

高尔基体也称为高尔基复合体（golgi apparatus），由若干不同于内质网的扁平膜囊和囊泡组成。在高尔基体中，内质网的产物被进一步化学修饰，并且对那些要分泌到细胞外的产物（激素、消化酶等）进行分选。高尔基体内含有多种酶，这些酶根据分泌蛋白及膜蛋白最终目的地的不同，在蛋白质的不同部位进行修饰（多数为糖基化修饰），将蛋白质转化为特定的糖蛋白。

6.溶酶体

溶酶体（lysosome）是由高尔基体生成的囊泡，内含多种酸性水解酶，用于水解胞内消化的蛋白质、脂肪和多糖等大分子。溶酶体发挥作用时，先与含有这些待分解大分子的液泡融合，然后释放消化酶，消化这些大分子，其产物用于细胞的生物合成和能量产生。溶酶体还可以分解受损的细胞成分并回收这些物质用于新的物质合成。溶酶体中的pH大约是5，各种水解酶在此pH的条件下，活性达到最佳。

7.过氧化物酶体

过氧化物酶体（peroxisome）是通过结合细胞质中的蛋白质和脂质形成的，与细胞同步放大和分裂。过氧化物酶体的功能是氧化各种化合物，如醇类和长链脂肪酸，过氧化物酶体将这些物质分解成为更小的分子供线粒体使用。

8.微管、微丝和中间丝

真核细胞内用于加固支撑细胞的蛋白质结构有微管（microtubule）、微丝（microfilament）和中间丝（intermediate filament），三者共同构成细胞骨架。微管是直径约25 nm的管，包含一个中空的核心，由α-微管蛋白和β-微管蛋白构成。微管在维持细胞形状、纤毛和鞭毛的运动、细胞分裂期间的染色体移动和细胞器的运动中发挥作用。

微丝是直径更小的细丝，约为7 nm，由肌动蛋白聚合而成。微丝在维持和改变细胞形状、伪足的运动和细胞分裂中起作用。中间丝是直径为8～12 nm的较粗纤维状角蛋白，其功能是维持细胞形状和定位细胞中的细胞器。

（二）原核微生物

原核微生物（prokaryotic microorganism）是一类细胞核无核膜包被，只有裸露DNA的原始单细胞生物。原核微生物包括细菌、放线菌、立克次氏体、衣原体等，其细胞结构主要包括细胞壁、细胞膜、细胞质，部分原核微生物有荚膜、鞭毛等特殊结构（图8-1）。值得注意的是，原核微生物中除了支原体，其余都有细胞壁结构。

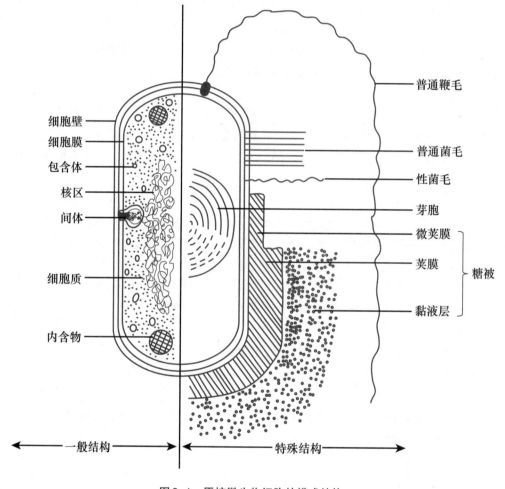

图8-1　原核微生物细胞的模式结构

1.细胞壁

细胞壁（cell wall）是位于原核微生物最外层的结构，具有维持细胞形状，提高机械强度，阻拦外界物质进入细胞的功能，并赋予细胞特定抗原性、致病性，以及对抗生素和噬菌体敏感性等。不同原核微生物，细胞壁结构不同。用革兰染色法可以将其分为革兰阳性菌（gram-positive bacterium，G^+）和革兰阴性菌（gram-negative bacterium，G^-），二者的细胞壁共有成分为肽聚糖。

（1）革兰阳性菌

革兰阳性菌的细胞壁主要由肽聚糖（peptidoglycan，约占细胞壁干重的90%）和磷壁酸（teichoic acid，约占细胞壁干重的10%）组成，部分细菌为磷壁醛酸构成。肽聚糖是一类复杂的多聚体，革兰阳性菌的肽聚糖由聚糖骨架、四肽侧链和五肽交联桥构成（图8-2）。聚糖骨架由N-乙酰葡糖胺和N-乙酰胞壁酸交替呈线性排列，二者之间由β-1,4糖苷键连接，溶菌酶作用于该位点。不同菌种四肽侧链连接方式和组成不同。位于相邻聚糖链同一位置的两个四肽侧链通过五肽交联桥相连，从而形成坚韧的三维立体结构。磷壁酸由甘油残基或核糖醇借助磷酸二酯键相连。磷壁酸多聚体是细胞带负电荷的重要结构，可以贮藏磷元素，是某些噬菌体的受体，同时也具有抗原性及黏附素活性，作为革兰阳性菌表面抗原，可以用于细菌的血清学分型。此外，磷壁酸也可以调节胞内自溶素，控制细胞分裂。磷壁酸形成多聚体穿插于肽聚糖之间。除肽聚糖和磷壁酸外，部分革兰阳性菌细胞壁表面还有少数蛋白质。

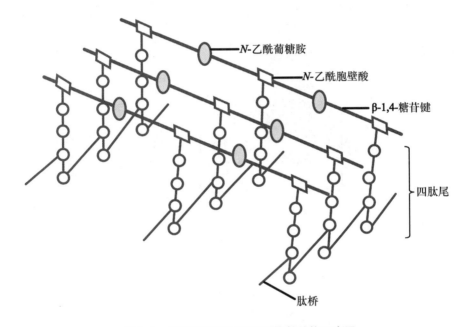

图8-2　革兰阳性菌细胞壁肽聚糖结构示意图

（2）革兰阴性菌

革兰阴性菌的细胞壁主要由肽聚糖和外膜构成。革兰阴性菌的肽聚糖仅由聚糖骨架和四肽侧链构成，位于相邻聚糖链同一位置的两个四肽侧链相互连接，形成二维平面结构。外膜由内向外依次为脂蛋白、磷脂层和脂多糖。脂蛋白位于肽聚糖和磷脂层中间，脂质部分与磷脂层非共价结合，蛋白部分通过共价键将外膜层连接至肽聚糖层。磷脂层上嵌有外膜蛋白，如三聚体跨膜蛋白孔蛋白（specific porin 和 non-specific porin），但是目前，多数外膜蛋白的功能仍不清楚。脂多糖位于磷脂层外侧，由脂质A、核心多糖和特异性多糖组成（图8-3）。其中，脂质A是一种糖磷脂，β-1,6糖苷键连接D-氨基葡萄糖双糖构成基本骨架，长链脂肪酸可与双糖骨架的游离羟基和氨基连接。脂质A是内毒素的主要成分。核心多糖由磷酸乙醇胺、葡萄糖、半乳糖等组成，具有属特异性。特异性多糖位于外膜最外侧，由多个寡聚糖重复单元构成的多糖链，也具有种属特异性。脂多糖结构复杂多变，正是这一特性决定了革兰阴性菌表面抗原决定簇的多样性。

革兰阴性菌外膜与细胞膜之间的空间称为周质空间，其中含有多种蛋白质，包括水解酶类、合成酶类、结合蛋白、受体蛋白等。

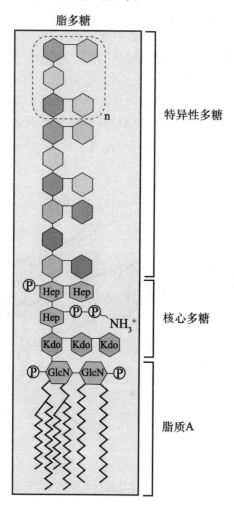

图8-3　脂多糖结构示意图

2.细胞壁以内的构造

原核微生物细胞壁以内的结构包括细胞质膜、细胞质及其中的多种内容物，这些结构"各司其职"，保证细胞的各种生命活动正常进行。

（1）细胞质膜

细胞质膜（cell membrane）与多种细胞器膜的组成一致，主要成分是磷脂和蛋白质，构成流动镶嵌模型。细胞质膜具有多种功能：选择性控制物质的进出；作为维持细胞内正常渗透压的屏障；是合成细胞壁、糖被等的重要部位；含有氧化磷酸化等能量代谢相关的酶系，参与氧化磷酸化；鞭毛基体附着和鞭毛旋转的供能部位。

（2）细胞质和内容物

细胞质（cytoplasm）是被细胞质膜包围的除核区以外的所有半透明、胶状、颗粒状物质的总称，由水、蛋白质、脂类、核酸、糖类和无机盐组成，是细胞发生各种生化反应的主要场所。其中包含核糖体、贮藏物、磁小体、羧酶体及气体囊泡等结构。

1）核糖体：原核微生物负责合成蛋白质的细胞器称为核糖体（ribosome），是维持原核微生物生存必不可少的细胞结构，也是原核生物唯一的细胞器。核糖体主要组成成分为 rRNA 和蛋白质，细菌核糖体由 50S 和 30S 的两个亚基组成，整体沉降系数为70S。

2）贮藏物：原核微生物细胞质中含有不同种类的颗粒物质，这些物质被称为贮藏物。贮藏物通常是原核微生物营养物质的储存颗粒，包括糖原、淀粉等在内的多糖类贮藏物；异染粒，其主要成分为多聚偏磷酸盐，是细菌鉴定的特征之一，多数对某些染料有特殊反应，常见于白喉棒状杆菌和分枝杆菌[4, 5]；此外，还有作为碳源储存的脂质类贮藏物，例如聚-β-羟丁酸。贮藏物通常由单层膜包被，形成不溶性包涵体，降低了细胞内部渗透压，有利于维持细胞的正常形态及功能。

3）磁小体：磁小体（magnetosome）是趋磁细菌中特有的细胞质内容物，它具有菌株特异性，组成成分为 Fe_3O_4，外有一层磷脂、蛋白或糖蛋白膜包裹，因此不易聚集，具有良好的分散性。磁小体生物膜上有大量活性基团，易与其他物质形成共价连接，从而具有广泛的应用潜力。目前，磁小体已用于靶向药物开发、肿瘤热疗法、核磁共振成像对比剂的开发等领域。然而，细胞中磁小体的具体功能仍不完全清楚，科学家已在几种水生生物中发现了磁小体，在实验室培养时，低 O_2 条件下它生长得最好，因此，有人假设磁小体的一个功能可能是引导这些水生生物向下（地球磁场的方向）移动到达利于细胞生长的中低 O_2 位置[6]。

4）气体囊泡：有些原核生物是浮游生物，这些生物能够漂浮是因为它们含有气体囊泡（gas vesicle）。这个结构降低了细胞的密度，为细胞提供浮力，以支撑细胞漂浮于水面。光养生物尤其受益于气体囊泡，因为气体囊泡可以调整该类生物在水中的位置，实现最优的光合作用。大量蓝细菌聚集形成的水华就是气体囊泡作用的一个典型例子。气体囊泡是由蛋白质构成的中空纺锤形结构，具有一定的刚性，不同浮游生物气体囊泡的长度和直径各不相同，其长度在 300～1000 nm 以上，直径从 45～120 nm 不等，但同种浮游生物的气体囊泡尺寸基本恒定。每个细胞中的气体囊泡数量可以从几个到几百个，水和溶质不可渗透，气体可渗透。细胞中是否存在气体囊泡可以通过光学显微镜来确定，内含气体囊泡的细胞在显微镜下呈现不规则的明亮内含物，亦可通过透射电子显微镜来确定。

气体囊泡由两种蛋白质构成，分别为 GvpA 蛋白和 GvpC 蛋白，其中 GvpA 蛋白是气体囊泡的主要组成成分。GvpA 蛋白是一种体积微小、疏水且非常坚硬的蛋白质，形成了气体囊泡的外壳，这种坚硬的外壳对于细胞抵抗外界压力至关重要。GvpC 蛋白通过交联 GvpA 蛋白来增强囊泡外壳的机械强度。分析囊泡的构成可知，GvpA 蛋白平行排列呈"肋条"样，GvpC 蛋白以一定角度与 GvpA 蛋白结合，将若干个 GvpA 蛋白分子组合在一起。不同生物体气体囊泡形状、大小各不相同，这取决于 GvpA 蛋白和 GvpC

蛋白的数量和结合方式[7]。

3.核区

核区（nuclear zone）是原核微生物所特有的无核膜、无核仁、无固定形态的原始细胞核。细菌核区中的遗传物质称为核质或拟核，核质控制细菌各种遗传性状，为细菌生命活动所必需。细菌核质为单倍体，多数细菌的核质由单一的闭合环状DNA分子反复回旋卷曲盘绕，形成松散的网状结构。原核微生物的基因组与真核微生物相比存在以下特点：①基因数量少，通常无内含子，基因连续；②转录、翻译同步进行；③基因组内重复序列少，多数蛋白质编码基因为单拷贝，而rRNA编码基因为多拷贝（这有利于大量核糖体的合成，从而有利于蛋白质的合成，满足细胞迅速生长繁殖的需求）。

4.细菌的特殊结构

（1）黏液层和荚膜

许多原核微生物的细胞表面分泌出一些多糖或蛋白质，在细胞壁表面形成一层黏液样的物质。由于这些物质不能赋予细胞显著的机械强度，因此未被划分为细菌细胞壁的一部分。科学家将这些包裹在细胞壁表面的物质命名为荚膜（capsule）或黏液层（slime layer）。不同原核微生物分泌的黏液样物质化学性质及水合程度均不同，因而厚度及坚韧度也不同。如果这层物质排列紧密并牢固地与细胞壁结合，有些甚至共价连接到肽聚糖上，则称之为荚膜；相比之下，若这层物质排列松散、边界不明显且易从细胞表面脱落，则称为黏液层。荚膜及黏液层中的多糖通常能与宿主表面的成分结合，帮助细菌黏附于宿主细胞；荚膜还有抗吞噬作用，例如，有荚膜的致病菌通常更难被免疫细胞吞噬；此外，这些外部多糖层结合了大量的水，因此荚膜和黏液层可能在细胞抗干燥中起着重要作用。

（2）鞭毛和菌毛

鞭毛（flagella）和菌毛（pili）是由蛋白质组成的丝状结构，它们从细胞表面延伸出来，具有多种功能（图8-4）。包括所有弧菌和螺旋菌在内的许多细菌都有鞭毛。细菌鞭毛是一端游离，另一端附着在细胞上的细长附属物。细菌鞭毛非常细，通常直径是15～20 nm，在光学显微镜下观察鞭毛时需要用特殊的增色剂增色后才可看到。鞭毛在相邻的弧之间距离恒定，这个距离称为波长，同种生物的鞭毛、波长一定。细菌的鞭毛由鞭毛蛋白构成，鞭毛蛋白的结构和鞭毛丝的旋转方向决定了鞭毛的形状和波长（图8-4）。鞭毛蛋白的氨基酸序列保持着高度的保守性，这表明鞭毛在进化上较为古老。

根据鞭毛所在位置及其数量，可将鞭毛菌分为周毛菌、丛毛菌、双毛菌和单毛菌。这一分类依据在鉴定菌种类别上有一定意义。鞭毛存在的最大作用在于驱动细菌移动，活跃的鞭毛可以促进致病菌与宿主细胞的黏附，因此与细菌致病性有关。

菌毛包括普通菌毛和性菌毛，二者结构基本相似，而功能迥异。普通菌毛可以帮助致病菌黏附在宿主细胞表面，或在宿主细胞表面形成生物膜，有利于致病菌的侵染。许多引起人类多种疾病的病原微生物在侵染宿主细胞时都有菌毛参与，例如沙门氏菌、淋病奈瑟菌和百日咳鲍特菌[8, 9]。另外，由于红细胞表面存在与菌毛受体类似的结构，普通菌毛还能引起红细胞凝集。性菌毛由F因子（致育因子）编码，与普通菌毛类似，但通常更长且一个细菌只有1～4根，呈中空管状，仅见于少数革兰阴性菌。性菌毛的一个非常重要的功能是促进细胞间的遗传物质交换，含有性菌毛的细菌借助性菌毛将其内的质粒或者染色体DNA传递给同种细胞的过程称为接合。通过接合，细菌可将致育性、耐药性等特性传递给同种细菌。

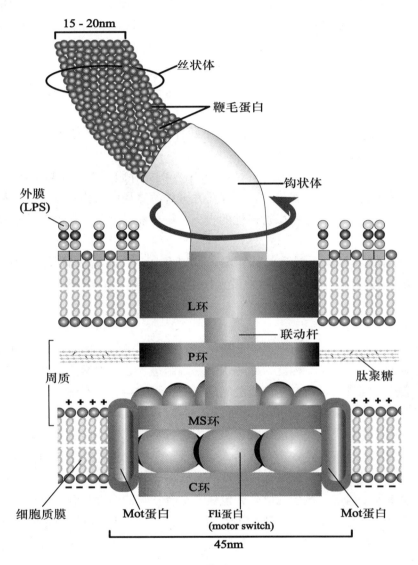

图8-4　鞭毛示意图

（3）芽胞

1876年，细菌的芽胞（endospore）首次在炭疽芽胞杆菌中被发现。芽胞通常形成于某些细菌的生长后期，当外界条件不适宜继续生长繁殖时，细胞质脱水浓缩，在细胞内部形成一个圆形或椭圆形的休眠结构，即芽胞。芽胞由外胞子囊、外壳、皮层和核心四部分组成。最外层的外胞子囊是一层薄薄的蛋白质层，外壳由芽胞特有的蛋白质构成；皮层约占芽胞总体积的36%～60%，主要成分是芽胞肽聚糖，含水量（70%）

略低于营养细胞（80%），渗透压很高；芽胞核心由芽胞壁、芽胞质膜、芽胞质和核区构成，含水量很低（10%～25%）。二吡啶甲酸是芽胞内特有的物质，它在核心聚集，并与 Ca^{2+} 结合，形成 Ca^{2+}-二吡啶甲酸复合物，该复合物约占芽胞干重的10%，有助于吸收芽胞内部游离的水，帮助芽胞脱水。

芽胞是细菌用于抵抗逆境形成的临时结构，具有抵御高温、化学物质和辐射的功能，是生物界中抗逆性最强的生命体之一。以肉毒梭状芽胞杆菌的芽胞为例，在100 ℃下需要5～9.5 h，或者121 ℃下需要大约10 min才能被杀死。芽胞的耐热机制尚无定论。

芽胞可以休眠数年，当外界环境适宜时，它们可以相对迅速地转变为营养细胞，该过程主要包括以下三个阶段。

1）激活：通常通过将芽胞加热到一个不断升高但是不致死的温度，几分钟内便可实现。

2）萌发：激活的芽胞在特定的营养条件下（例如芽胞周围含有某种特定氨基酸）就会萌发。萌发通常是一个快速过程，仅需几分钟，这段时间内，芽胞的结构和功能均发生了显著变化，包括芽胞微折射性的丧失、染色能力增强，以及耐热性和化学抗性的消失。

3）生长：包括吸收水导致的体积增长，以及DNA、核糖核酸（ribonucleic acid，RNA）及蛋白质的合成。细菌从破裂的芽胞中出现，继续生长，直至环境信号再次触发芽胞生成。

（三）病毒

病毒（virus）是一种非细胞型微生物，它们缺少细胞的一般结构，必须寄生于宿主细胞才能完成生长繁殖。因此，除非病毒基因组进入合适的宿主细胞，否则该病毒基因无法表达。病毒可以在细胞内或细胞外以两种形式存在。在细胞外时，病毒是一种含有核酸的微小颗粒，被蛋白质外壳包裹，有时还被其他大分子包裹，这取决于病毒的特性。病毒颗粒处于代谢惰性状态，不能进行物质代谢或能量合成；一旦病毒颗粒进入合适的细胞，细胞内状态被激活，病毒开始复制，首先是遗传物质的合成，随后遗传物质指导蛋白质合成。病毒一般只由遗传物质（DNA或RNA）和蛋白质外壳组成，遗传物质位于内部，被蛋白质外壳包被。也有特殊的病毒只含有蛋白质，如朊病毒。朊病毒的传播是通过接触正常蛋白质，使正常蛋白质的α-螺旋变为β-折叠，从而将正常蛋白质变为朊病毒。

二、微生物的纯培养

获得和培养纯的目的菌株是日常实验过程中最常见的操作之一，也是保证实验顺利开展的必备技能。想要获取和培养纯的目的菌株，必须在实验过程中严格遵守无菌操作，在此基础上，需根据目的菌株的生物学特性选择适宜的分离方法。下面介绍无菌操作及细菌单菌落的获得方法。

（一）无菌技术

无菌技术是指在分离、转接及培养纯培养物时，防止被其他微生物污染，同时自身也不污染操作环境的技术。无菌操作通常借助超净工作台、生物安全柜等设备进行。微生物的培养通常以试管、玻璃烧瓶、培养皿等玻璃器皿作为载体，以接种环、微量移液器作为接种工具，整个操作过程均在超净工作台中完成。接种准备阶段需将所用仪器、工具、试剂进行灭菌处理，通常，该过程用到的器具及培养基都采用高压蒸汽灭菌法，即使用高压蒸汽灭菌锅在121 ℃条件下灭菌15～20 min。超净工作台在进行实验前需要紫外线灯照射至少30 min。操作前，实验人员需用75%的酒精对手和进入超净台的部位消毒处理。实验进行时，操作全程尽量靠近酒精灯，每次操作前后，用酒精灯火焰在所用工具及玻璃器皿开口处进行干热灭菌处理，防止杂菌污染。接种完成后，将含菌种的培养基放置在合适的条件下培养。

（二）用固体培养基获得纯培养

细菌分离、扩大培养的目的在于从许多细菌中分离出目标菌，并将其扩大培养以形成菌落，在这个过程中需要区分菌落和菌苔这两个概念。菌落是指由单个或少数微生物细胞在适宜的固体培养基表面或内部生长繁殖到一定程度，形成以母细胞为中心的一团肉眼可见的，具有一定形态和构造特征的细胞集团。而菌苔则是指细菌在固体培养基上由细菌母细胞繁殖形成的一片密集的，具有一定形态、结构特征的细菌群落，一般为大批菌落聚集而成。获得细菌单菌落有以下几种方法：

1.稀释倒平板法

用无菌生理盐水或其他适宜的无菌液体将待分离的材料进行梯度稀释，稀释完成后，取适量稀释液添加至温度适宜的琼脂培养基中混匀，待琼脂凝固后，制成含菌琼脂平板，若稀释倍数得当，在适宜条件下培养一段时间后即可得到单菌落（图8-5）。

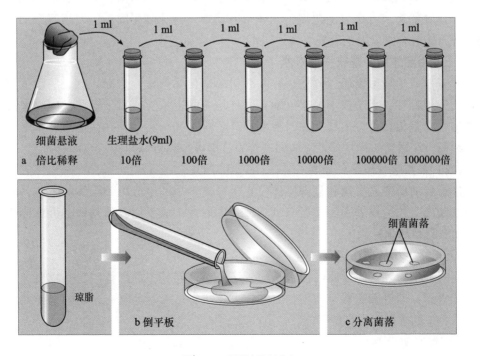

图8-5　稀释倒平板法

2. 涂布平板法

将一定量的待分离菌液加到已凝固的琼脂平板上，再用涂布棒将菌液涂抹均匀，在适宜条件下培养以得到单菌落的方法称为涂布平板法。涂布平板法是细菌纯培养最常用的方法。

3. 平板划线法

将平板划分成几个面积不同的部分，最初接种菌种所在区域的面积最小，剩余区域面积逐渐增大，每次划线时从上次划线的末端开始，随着划线次数的增加，大面积区域细菌数量逐渐减少，多次划线后，可实现细菌纯培养的目的（图8-6）。

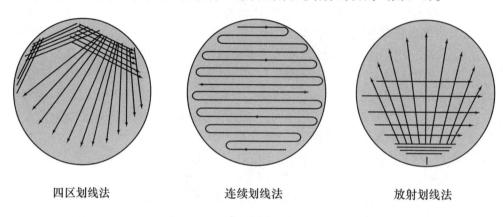

四区划线法　　　　　　　连续划线法　　　　　　　放射划线法

图8-6　平板划线法

4. 稀释摇管法

用于厌氧细菌的纯培养，该方法借助多个盛有无菌琼脂培养基的试管对待分离样品进行梯度稀释，将厌氧菌包埋于固体培养基中，待琼脂凝固后，向试管中加入灭菌的固液石蜡混合物以隔绝氧气。

（三）用液体培养基获得纯培养

大多数微生物可以通过固体培养基获得单个目标菌株，然而，有一些微生物由于自身的生长特性，无法或不能很好地在固体培养基上生长。对于这些微生物来讲，使用液体培养基稀释可分离纯化出目标菌株。将这类接种物接种在液体培养基中，进行顺序稀释，在适当的稀释梯度对应的试管中，即可得到目标菌株的纯培养物。

（四）单细胞（孢子）分离

这是借助低倍显微镜和显微操作仪直接分离单个细胞或单个个体的方法，此方法获得细菌或个体纯培养物的难度与细胞或个体的大小成反比，但是该法可直接从混杂群体中获得目标菌株。

（五）微生物的选择培养分离

不同微生物对营养物质的需求不同，所以在培养基中加入特定营养物质（如抗生素、尿素等）即可筛选特定微生物。实际上，所有培养基都具有一定的选择性，只是不同培养基的选择能力有所不同。

1. 选择平板培养

根据待分离微生物的特点选择不同的培养条件（如添加底物、抗生素，高温处理，滑行能力等），例如，在以尿素为唯一碳源的培养基上，只有能分解尿素的菌才能以尿素作为氮源生长繁殖，不能分解尿素的菌因缺乏氮源无法生长繁殖，因此，用以尿素为唯一碳源的培养基可以筛选出能够分解尿素的微生物。添加抗生素的培养基可以分离出对抗生素具有抗性的微生物；在高温条件下，可以筛选出耐高温的细菌。螺旋体等是能在琼脂平板表面滑行的微生物，可以根据这一特点将其与不能移动的微生物分开，即通过多次从滑行前沿挑取微生物获得目标菌株。

2.富集培养

富集培养是指人为地为微生物提供特定的环境条件（物理、化学、生物），使特定微生物在数量上占据优势，利于目标微生物的分离和纯培养。富集主要有三种方法：选择利于目标微生物生长的培养基和培养条件；选择可以抑制其他微生物生长的培养基和培养条件；采用连续培养法，稀释率一定，随着培养基的不断更新，比生长速率大的留在培养基中继续生长，而比生长速率小的不断溢出培养皿，最终占比不断减小。

（六）微生物的保藏技术

菌种（culture, stock culture）是非常珍贵的生物资源，菌种保藏（culture preservation）技术是指通过适当方法使微生物能长期存活，并保持其原种的生物学性状稳定不变的一类保存菌种的方法。菌种保藏是保护菌种资源的重要措施。实验室常用的菌种保藏方式包括传代培养保藏、冷冻保藏、干燥保藏等。

1.传代培养保藏

定期将保藏的菌种移接至新鲜培养基培养，选择的培养基在适宜目标微生物生长的同时，确保接种于该培养基上的微生物代谢处于较低水平。此外，应保证培养基的水分适宜，防止培养基干燥。传代培养保藏的方法包括悬液保藏、斜面培养、穿刺培养等。

2.冷冻保藏

大多数微生物都能进行冷冻保藏，该法通过降低温度抑制酶活力、减缓微生物的代谢。进行冷冻保藏时，需加入保护剂（如甘油、乙二醇等），以防止急速降温时细胞内部形成的冰晶破坏细胞内部结构。保藏时的降温和菌体复苏时的升温均需在很短时间内完成，尽量减少温度变化对微生物生理的影响。一般来讲，保藏温度越低，保藏效果越好（液氮可达-196 ℃）。

3.干燥保藏

干燥保藏是菌种保藏方法中最有效的方法之一，对一般生活能力强的微生物及孢子、无芽胞菌都适用。干燥保藏分为两种，包括芽胞杆菌、放线菌常采用的沙土管保藏和各菌种普遍适用的冷冻真空保藏。两种保藏方法都利用干燥、缺氧、低温及缺乏营养等因素综合抑制微生物生长。

4.其他保藏

除上述保藏方法外，菌种保藏还包括纸片保藏、薄膜保藏、宿主保藏等，但这些方法不具有普适性。

三、微生物的营养

（一）微生物的营养要求

大量元素（C、H、O、N、P、S、K、Ca、Mg等）是指含量占生物总重量万分之一以上的元素，包括基本元素和主要元素。其中主要元素（C、H、O、N、P、S）必不可少，主宰着生命系统。而基本元素是主要元素中占比最多的四种元素（C、H、O、N）。此外，至少有50种其他化学元素虽然不是微生物生命活动所必需，但在微生物体内以某种方式代谢，发挥特有作用，它们被称为微量元素（Fe、Cu、Zn、I、Hg等）。这些元素在生命活动中发挥着重要作用。

1.不同元素的功能

（1）碳和氮：所有细胞都需要碳元素，大多数原核微生物也都需要有机含碳化合物作为碳源。异养细菌通过同化有机化合物并利用有机化合物合成氨基酸、脂肪酸、糖类等自身所需物质。自养微生物以CO_2为原料，利用从光能或无机化学物质中获得的能量构建自身结构。一个微生物细胞中的氮大约占细胞干重的13%。微生物对氮元素的需求仅次于碳，氮元素用于合成蛋白质、核酸等大分子物质。几乎所有的原核微生物都可以以NH_3为氮源，部分原核微生物也可以利用NO，而N_2只能被固氮原核生物利用。实验室条件下，氮源主要由蛋白胨、氨基酸等有机物提供。

（2）其他大量元素：除了C、N、O、H外，细胞还需要许多在微生物细胞中所占比重较小的其他化学元素。P是合成磷酸和磷脂的关键元素，通常以磷酸盐（PO_4^{2-}）的形式供给细胞；S存在于半胱氨酸和蛋氨酸中，也存在于几种维生素中，包括硫胺酸（维生素B_1）、生物素（维生素H）、硫辛酸，S可以以HS^-、SO_4^{2-}等多种形式被微生物吸收利用；K是许多酶保持活性的必需元素；Mg也有K的上述功能，此外，Mg还可以稳定核糖体、生物膜和核酸；Ca并不是所有细胞都需要的，但它可以在稳定微生物细胞壁中发挥作用，Ca还可以在保持芽胞的热稳定性中发挥关键作用；Na只在部分微生物中存在，微生物对Na的需求是典型的对生境的反映，海洋微生物的生长通常需要Na^+，而淡水中的微生物能在无Na^+的环境中正常生长。K、Mg、Ca、Na和Cl都是以离子的形式参与细胞生长的。

（3）微量元素：微量元素通常作为酶的辅因子发挥作用。如Fe在呼吸作用中起重要作用，是参加电子传递反应的细胞色素和铁硫蛋白的关键成分。

2.化学成分及其分析

微生物细胞的化学构成和人类细胞的化学构成基本相似，都含有水、有机物和无机盐。水占微生物细胞湿重的70%～80%，微生物所需营养物质必须先溶于水才可被吸收，水给微生物各种生命活动提供液态载体。细胞主要由一些大分子组成，包括蛋白质、核酸、脂质和多糖。这些有机分子的单体分别由基本元素构成，如氨基酸、核苷酸、脂肪酸和糖。蛋白质是维持微生物正常生命活动的物质基础，是生命活动的主要承担者，参加各种代谢活动，约占细胞干重的55%。此外，蛋白质的多样性也超过了所有其他大分子的总和。核酸是生物的遗传物质，起着存储和传递遗传信息的作用，然而就质量占比而言，核酸远小于蛋白质，但是核酸可以指导蛋白质合成。还有少数无机离子（如K^+、Na^+、Cl^-等）构成细胞的各种成分，并维持酶活性和跨膜化学梯度。

3.营养物质及其生理功能

（1）碳源：见上述化学元素的介绍。

（2）氮源：见上述化学元素的介绍。

（3）无机盐：磷酸盐、硫酸盐、Mg^{2+}、Ca^{2+}、Na^+、K^+见上述化学元素的介绍。微量元素参与酶的组成或酶活化。具体见上述化学元素的介绍。

（4）生长因子：生长因子是一种微生物自身不能合成或合成量不足以满足机体生长需要的有机化合物。同微量金属一样，生长因子是微生物生长所必需的，但需要量很少。生长因子包括维生素、氨基酸、嘌呤、嘧啶及其他有机物。以维生素为例，维生素是最普遍的生长因子，大多数维生素起辅酶作用（辅酶是酶的非蛋白质部分）。微生物对维生素的需求各不相同，乳酸菌属以其对维生素的大量需求而闻名，其需求量甚至超过人类。

（5）水：水活度又称水分活度（a_w），指在密闭空间中，溶液蒸汽压力值与相同温度下纯水的饱和蒸汽压的比值（$a_w=P_w/P_w^\circ$）。在微生物培养中，水活度是培养基中自由水含量的量度，而这些水分子是微生物存活和生殖的必需品。不同微生物水活度不同，一般细菌为0.9、酵母菌为0.88、霉菌为0.80、嗜盐细菌为0.76、嗜盐真菌为0.65、嗜高渗酵母为0.60。

（二）微生物生长的培养基

培养基（medium，复数为media；或culture medium）是指由人工配制的，含有微生物生长必需的营养要素和适合微生物生长繁殖或产生代谢产物所使用的混合营养料。任何培养基都应具备微生物生长所需要的适宜比例的碳源、氮源、无机盐、生长因子和水。制作培养基时应迅速，配置完成后应立即灭菌，否则可能导致杂菌滋生，并破坏培养基的成分和性质。

1.配制培养基的原则

（1）选择适宜的营养物质：微生物生长需要碳源、氮源、无机盐、生长因子、水及能量。选择营养物质时，需根据微生物种类、理化性质、培养目的及成本控制来选择适宜的营养物质。

（2）营养物质浓度及配比：碳和氮两种元素是微生物生长最重要的化学元素，研究发现，培养基的碳氮比对微生物的生长影响巨大。碳氮比过高或过低都不利于细胞生长，过高导致微生物代谢不平衡，不利于最终的产物积累；过低导致菌体提早自溶。即使碳氮比正常，碳与氮的浓度也应适宜。浓度过高，微生物在发酵后期生长缓慢，代谢废物产生量大，导致菌体代谢异常；浓度过低，营养物质有限，限制微生物的生长繁殖。

（3）控制pH：微生物培养时要根据微生物的种类及时调节pH。每种微生物都有一个最适的生长pH值，据微生物最适pH值的不同，可将微生物分为嗜酸性微生物（pH可低至3）、嗜碱性微生物（pH可高达10.5）以及嗜中性微生物（pH在6.0～8.0）。多数病原微生物最适pH为7.2～7.6。

（4）控制氧化还原电位：氧化还原电位对微生物的生长繁殖有很大影响。氧化还原电位降低，通常微生物代谢会产生氨氮和亚硝酸盐，进一步降低可导致微生物产酸，从而影响pH，造成代谢紊乱。对某些微生物而言，氧化还原电位高于其所需水平时，菌体的滞留期会明显延长。

（5）原料来源的选择：选择原料的总原则是在保证培养效果的基础上尽可能控制成本，优先选择廉价、易于获得的原料。

（6）灭菌处理：微生物培养基通常采用高压蒸汽灭菌和过滤除菌两种方法。其中，高压蒸汽灭菌法对一般的细菌、真菌，甚至芽胞、孢子都有杀灭效果，是应用最普遍的灭菌方法，培养基的灭菌基本都借助此法；当压力升至103.4 kPa，温度达到121.3 ℃，经过15～30 min可达灭菌效果。过滤除菌是通过一定直径的微孔滤膜对待滤液体进行除菌，其主要用于血清、抗生素等不耐热生物制品及气体的除菌。

2.培养基的类型及应用

微生物的营养类型多样，其培养基的类型也随之多种多样。根据不同的划分标准，微生物培养基分为不同类型。

（1）按成分不同划分：按照成分的来源不同，培养基可以分为天然培养基和合成培养基。天然培养基主要取自动植物组织分离物，优点是营养丰富、培养效果好，但成分复杂，提取流程繁琐。合成培养基是向蒸馏水中加入一定量的、成分明确的高纯度化学物质制备而成，用于微生物营养需求、代谢、分类鉴定、生物量测定、菌种选育及遗传分析等研究。该类培养基组成成分明确，但微生物在其中生长速度较慢。

（2）根据物理状态划分：根据物理状态，培养基可以分为固体培养基、半固体培养基和液体培养基。这三种培养基物理状态的差异主要取决于凝固剂的加入量。液体培养基中不加入凝固剂，呈液体状态，有利于培养基中营养成分的充分利用，在液体培养基中加入一定量凝固剂（琼脂等），能够使液体培养基变为固体培养基。对比固体培养基，半固体培养基中加入的凝固剂量少，以琼脂为例，用量在0.2%～0.7%之间。半固体培养基有利于观察微生物的运动，亦可用于菌种保藏。

（3）按用途划分：根据用途不同，可将培养基分为以下四类。①基础培养基：含一般微生物生长繁殖所需的基本营养物质；②加富（增菌）培养基：在基础培养基中加入特殊营养物质（如血液、血清、酵母浸膏、动植物组织液等），用于培养营养要求苛刻的异养微生物，或用于富集和分离某种微生物；③鉴别培养基：在培养基中加入特殊化学物质，特定微生物在培养基中生长后产生某种代谢产物，这种代谢产物可与培养基中的特殊物质发生化学反应，产生明显的特征性变化，根据该变化，可将这种微生物同其他微生物区别开来，例如酪素培养基能够鉴别产蛋白酶的菌株，糖发酵培养基则可鉴别肠道细菌；④选择培养基：在培养基中添加某种特定化学物质作为唯一碳源或氮源，只有可以利用该物质的微生物才能生存。

（三）营养物质进入细胞的方式

微生物细胞通过细胞膜的渗透和选择性吸收作用从外界吸取营养物质。营养物质的性质、微生物所处的环境及微生物细胞壁的透过屏障等因素均会影响营养物质的摄取。为获取足量的营养物质，微生物进化出了一系列营养物质运输机制，目前已知的通过细胞膜运送营养物质的方式包括扩散、促进扩散、主动运输和膜泡运输。

1.影响营养物质进入细胞的三要素

（1）营养物质本身的性质，营养物质本身的电荷、极性、相对分子质量和溶解性都会影响它们进入细胞的难易程度。

（2）微生物所处的环境也是一大要素。例如，温度可以改变营养物质的溶解度、细胞膜的流动性及运输系统的活性，从而影响微生物对营养物质的吸收能力。一定范围内，温度升高，细胞膜的流动性更强，使营养物质更容易入胞。离子强度和pH能够影响营养物质的电离程度，进而影响其进入细胞的能力。

（3）微生物细胞壁的透过屏障：不同类型的微生物，其细胞壁结构不同，因此渗透屏障各有差异。对于G^+菌而言，相对分子质量大于10 k的分子难以通过；G^-菌外膜上存在非特异性孔蛋白，允许相对分子质量在800～900（单糖、双糖、二肽、三肽等）的溶质通过。真菌和酵母菌细胞壁仅允许相对分子质量较小的物质通过。

2.营养物质进入细胞的方式

（1）扩散：扩散（diffusion）是一种被动的物质跨膜运输方式，由生物膜两侧的浓度差驱动物质从浓度高的一侧流向浓度低的一侧，整个过程不消耗能量。影响扩散速度的因素有浓度差（正相关）、相对分子质量（负相关）和脂溶性（脂溶性物质易扩散）等。参与这种运输方式的物质有水、脂肪酸、乙醇、气体分子等。

（2）促进扩散：促进扩散（facilitated diffusion）也是一种被动的物质跨膜运输方式，利用浓度差，由高浓度向低浓度运输化学物质，整个过程同扩散一样，不耗能。运输速度与膜内外物质的浓度差成正比。促进扩散与扩散有很多相似点，但也存在明显差异，通过促进扩散进行跨膜运输的物质需要借助载体蛋白才能进入细胞，具有较高的专一性。底物与载体间的亲和力大小随载体构象的变化而变化。载体主要由蛋白质承担，底物包括氨基酸、单糖、维生素及无机盐等。在运输无机离子时，离子载体可以分为离子运输的离子载体和通道蛋白，K^+在促进扩散运输过程中借助的途径就包括K^+载体和K^+通道。

（3）主动运输：主动运输（active transport）是一种主要的物质运输方式，该过程需要载体蛋白协助实现逆浓度梯度运输物质，因此，该过程消耗能量。主动运输可以分为以下六种具体转运方式。

1）初级主动运输（primary active transport）：指离子泵直接利用ATP水解释放的能量，将目标离子逆电化学梯度转运到膜的另一侧。细胞质膜上的离子泵主要有质子泵和钙泵。以质子泵为例，质膜上的H^+-ATP酶将胞内的质子泵向胞外，导致胞内质子不断减少、胞外质子不断累积，细胞膜内外建立质子浓度差，使膜处于充能状态。该过程质子的外泵直接利用了ATP水解的能量，属于初级主动运输。

2）次级主动运输（secondary active transport）：基于初级主动运输建立的质子浓度差，目标离子在跨膜蛋白的帮助下进入胞内。整体来看，目标离子的入胞间接利用了ATP水解释放的能量，该过程称为次级主动运输（图8-7）。胞外阳离子借助跨膜的电化学势梯度通过跨膜蛋白进入胞内，实现目标离子入胞。次级主动运输包括逆向运输、同向运输和单向运输。逆向运输是指主动运输过程中，目标离子和质子转运方向相反；同向运输即两者运输方向相同；单向运输依靠单向运输载体实现，该载体具有催化分子或离子单方向逆电化学梯度运输的功能。

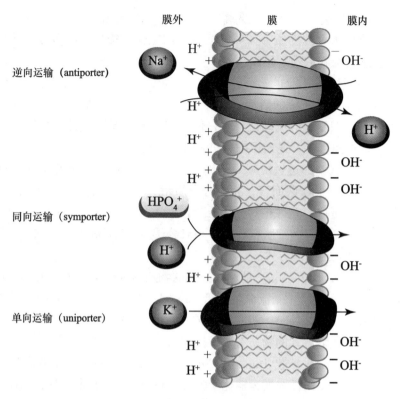

图8-7　次级主动运输示意图

3）ATP结合性盒式转运蛋白系统：ATP结合性盒式转运蛋白是一个膜内蛋白质超家族，能够利用ATP水解产生的能量帮助糖类、维生素B_{12}进行跨膜转运。原核生物ABC转运蛋白的结合位点暴露在胞外侧（真核生物在胞内侧），ATP二聚化使蛋白质构象发生变化，暴露物质结合位点，结合物质后ATP水解，转运蛋白构象恢复，释放结合物质，完成一次转运（图8-8）。

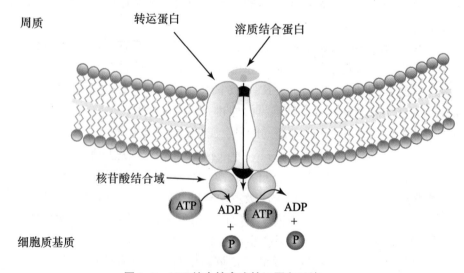

图8-8　ATP结合性盒式转运蛋白系统

4）Na⁺,K⁺-ATP酶系统：Na⁺,K⁺-ATP酶利用ATP水解时高能磷酸键断裂释放的化学能将Na⁺泵出胞外，将K⁺泵入胞内。消耗一分子ATP可泵入两个K⁺、泵出三个Na⁺，该系统控制了胞内Na⁺和K⁺的浓度，维持了胞内外正常的渗透压（图8-9），在静息电位和动作电位的产生中起决定性作用。J.C. Skou于1957年发现了Na⁺,K⁺-ATP酶系统[10]，并于1997年和其他两位学者因此获得了诺贝尔化学奖。

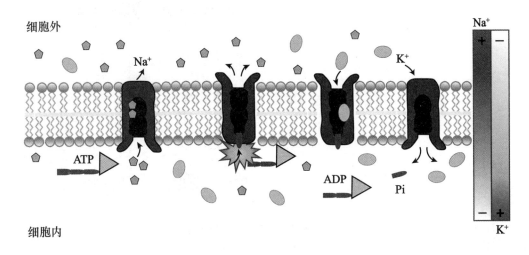

图8-9　Na⁺,K⁺-ATP酶系统

5）基团转位（group translocation）：基团转位是一类既耗能又需特异性载体蛋白参与的运输方式。在这种运输方式中，被运输物质在穿过细胞膜的过程中被化学修饰（图8-10），如大肠埃希菌在转运葡萄糖、甘露糖和果糖时通过磷酸转移酶进行磷酸化修饰。基团转位主要发生在厌氧菌和兼性厌氧菌中，糖、脂肪酸、核苷、碱基等都可以通过这种运输方式运入细胞内部。

6）铁载体运输：Fe是参与电子传递反应的细胞色素和铁硫蛋白的关键成分。铁载体是许多细菌和真菌分泌到胞外的一类分子化合物，能够与Fe^{3+}形成复合物并将其运输进入胞内。羟肟酸是一种重要的铁载体，能够强烈地螯合Fe^{3+}，Fe^{3+}-羟肟酸复合物到达细胞质后，Fe^{3+}被释放，羟肟酸被排出胞外，用于下次Fe^{3+}转运[11]（图8-11）。

（4）膜泡运输

膜泡运输（membrane trafficking）包括胞吞作用（endocytosis）和胞饮作用（pinocytosis）。二者都是通过细胞质膜向内凹陷将胞外物质包裹形成囊泡实现物质内吞的。胞吞作用一般是细胞从胞外获取大分子固体物质的方式，胞饮作用则获取液态物质。无论胞吞还是胞饮都是耗能过程。

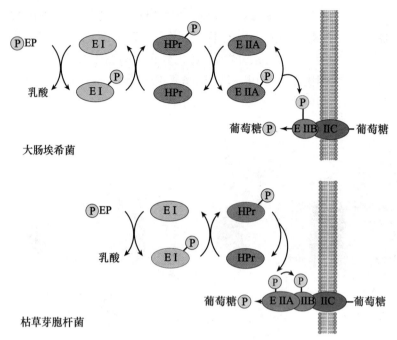

注：PEP，磷酸烯醇式丙酮酸；EⅠ，酶Ⅰ；HPr，组氨酸蛋白；EⅡ，酶Ⅱ。

图8-10　基团转位示意图

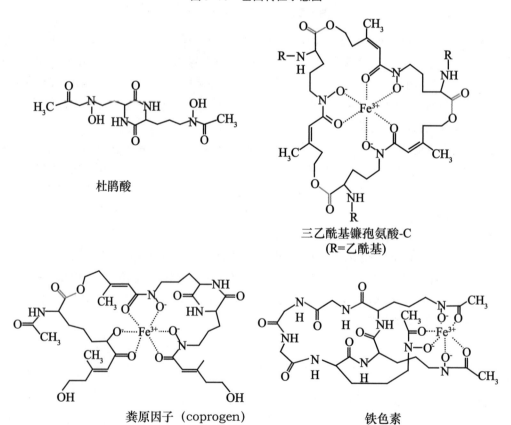

图8-11　铁载体运输

第二节　微生物的生长与代谢

一、微生物的生长繁殖及其控制

微生物生长繁殖非常迅速，在营养条件充足的前提下，很短的时间内，其数量或生物量（biomass）即可达到很大。在实验的过程中，我们往往需要在一定时间内控制微生物的数量或生物量，以此确保实验数据的可重复性。

（一）细菌的个体生长

细菌一般的分裂方式是二分裂，细菌分裂时胞体先增大，到达临界尺寸后，紧接着开始遗传物质的复制。单细胞微生物的遗传物质是一个圆形的染色体，由密集的蛋白质-DNA复合物构成。染色体复制完成后，亲代染色体和子代染色体呈串联状态，一段时间后，亲代、子代染色体分离。细胞膜中部内陷，形成横隔，横隔形成始于细胞中部，距两端长度相等，细胞壁向内生长，最终在肽聚糖水解酶的作用下，细胞分裂为两个子细胞。

（二）细菌群体的生长繁殖

将一定数量的细菌接种于培养基，在适宜条件下进行培养。以培养时间为横坐标，培养基中活菌数量的对数为纵坐标，可绘制出细菌群体的生长曲线（图8-12）。根据细菌生长曲线，可将细菌群体生长分为以下四个时期。

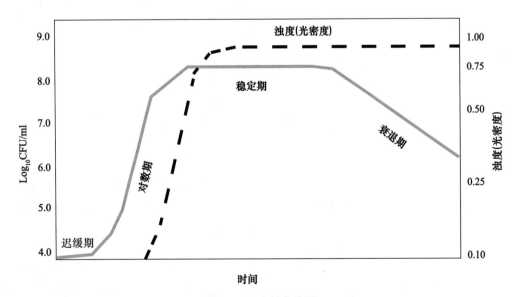

图8-12　生长曲线图

1.迟缓期（lag phase）

在细菌群体培养过程中，迟缓期是细菌进入新的环境时的短暂适应时期，这段时间内菌体变大，体内开始大量积累复制所用的酶，为对数生长期细菌的快速生长繁殖提供物质基础。但这一时期细菌增殖速度缓慢。

2.对数生长期（logarithmic phase）

迟缓期结束后，随着代谢进入正轨，细菌开始迅速增殖，活菌数以指数级增长，达到最高。这一时期细菌的形态和生理活性都很典型，是研究细菌生物学性状最合适的时期。

3.稳定生长期（stationary phase）

对数生长期细菌大量繁殖，培养基中的营养物质不断减少、有害代谢产物不断累积，限制了活菌数量的进一步增加。增殖数量与死亡数量几乎持平，生长曲线达到稳定生长期，菌体的次级代谢产物往往在这一时期形成。

4.衰退期（decline phase）

稳定生长期后，营养物质几乎消耗殆尽，细菌繁殖速度减慢，有害物质不断积累，菌体死亡数量逐渐大于细菌增加数，细菌群体的生长进入衰退期。这一时期，细菌形态发生改变，出现自溶现象，生理代谢活动也趋于停滞。

（三）微生物生长繁殖的控制

1.细菌的生长模型

细菌的生长模式可以用以下公式表示：

$$\frac{dN}{dt} = \mu N$$

N：每毫升培养基中细胞的数量；

μ：比生长速率，即每单位数量的菌体在单位时间（h）内增加的量；

$$\ln N_t - \ln N_0 = \mu(t - t_0)$$

$$\lg N_t - \lg N_0 = \frac{\mu(t - t_0)}{2.303}$$

G：代时，细胞分裂数量倍增所用的时间；

$$G = t - t_0 \quad N_t = 2N_0$$

$$G = \frac{\ln N_t - \ln N_0}{\mu} = \frac{\ln \frac{N_t}{N_0}}{\mu} = \frac{\ln 2}{\mu} = \frac{0.639}{\mu}$$

2.控制方法

一般通过添加化学物质或改变物理条件对微生物的生长繁殖进行控制。控制微生物的化学物质包括抗微生物剂和抗代谢物。其中，根据抗微生物的特性，可将其分为抑菌剂、杀菌剂和溶菌剂；根据作用效果和作用范围，可以分为消毒剂和防腐剂。消毒剂包括用于消毒医用器械用具的碘液（碘化蛋白质酪氨酸）和用于对温度敏感的实验材料消毒的乙烯氧化物、甲醛（烷化剂）等；防腐剂例如用于防止新生儿感染淋病奈瑟球菌致盲的0.1%～1%的硝酸银溶液。抗代谢物则包括生长因子类似物、杀菌剂和抗生素。此外，高温、辐射、过滤、高渗、干燥、超声波等物理方法也可以有效控制微生物的生长繁殖。

二、微生物的代谢

代谢是生命存在的基本特征，是生物体内所进行的全部生化反应的总称。从能量代谢角度讲，微生物的代谢反应可分为产能代谢及耗能代谢。产能代谢是将外界环境中多种形式的初始能源转化为生命活动通用的能量形式—ATP，以及其他高能化合物，如三磷酸鸟苷（guanosine triphosphate，GTP）、三磷酸尿苷（uriphridine tosphate，UTP）、胞嘧啶核苷三磷酸（cytidine triphosphate，CTP）等。耗能代谢则是利用这些能量合成微生物生命活动所需的各种物质，保证正常生命活动的进行。

（一）微生物的产能代谢

在微生物的物质代谢中，与分解代谢相伴随的能量释放和转化被称为产能代谢。能量是任何生物体生命活动的动力，因此，产能代谢是生命活动的能量保障。糖酵解和呼吸作用均可产生生命活动所需的能量。

1.糖酵解

糖酵解（glycolysis）是生物体内葡萄糖被降解成丙酮酸的过程，是生物在无氧条件下从糖代谢中获取能量的途径，也是葡萄糖有氧氧化必须经历的步骤。糖酵解主要分为4种途径，即Embden-Meyerhof-Parnas pathway（EMP，图8-13）、Hexose Monophosphate pathway（HM）、Enter-Doudoroff pathway（ED）以及磷酸解酮酶途径。HM途径是以葡萄糖-6-磷酸开始的，1分子葡萄糖-6-磷酸转变为1分子甘油醛-3-磷酸、6分子还原型烟酰胺腺嘌呤二核苷酸磷酸（triphosphopyridine nucleotide，NADPH）和3分子CO_2，该过程一般不产能，主要为生物合成提供大量还原力和中间代谢产物。在ED途径中，葡萄糖-6-磷酸脱氢生成葡糖酸-6-磷酸，接着在脱水酶及醛缩酶的催化作用下，产生1分子甘油醛-3-磷酸和1分子丙酮酸，甘油醛-3-磷酸进入EMP途径。磷酸解酮酶途径是部分微生物进行异养型乳酸发酵过程中分解戊糖和己糖的途径，该途径的特征性酶是磷酸解酮酶。由于催化糖酵解的酶均存在于细胞质中，故整个糖酵解过程都在细胞质中进行。

2.呼吸作用

呼吸作用（respiration）包括有氧呼吸（aerobic respiration）和无氧呼吸（anaerobic respiration）。有氧呼吸是指丙酮酸进入三羧酸循环（tricarboxylic acid cycle，TCA）被彻底氧化生成CO_2和水，同时释放大量ATP的过程。TCA的反应过程不同于无氧呼吸，每次TCA产生10分子ATP，是有机体获得生命所需能量的主要途径，也是糖、脂和蛋白质等物质代谢和转化的中心枢纽。具体反应过程参见图8-14。无氧呼吸是糖酵解和丙酮酸在乳酸脱氢酶的作用下生成乳酸的过程，1分子的葡萄糖在消耗2分子ATP的前提下，经过无氧呼吸生成4分子ATP和2分子乳酸，为厌氧微生物提供能量。与有氧呼吸不同，无氧呼吸的最终电子受体不是O_2，而是NO_3^-、NO_2^-、SO_4^{2-}、CO_2等外源受体。

（二）微生物的耗能代谢

微生物利用上述产能反应产生的能量合成自身生长繁殖所需的大分子物质，以维持多项生命活动。

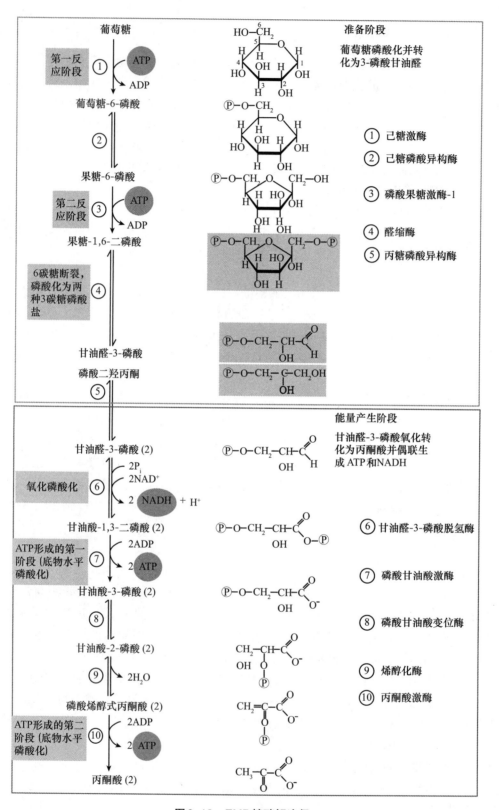

图8-13　EMP糖酵解途径

1.细胞物质的合成

在合成蛋白质时，氨酰tRNA的生成、氨酰tRNA合成酶的识别、蛋白质合成的延伸及翻译的终止等过程均需要ATP供能。糖异生过程中，丙酮酸在转化成草酰乙酸的过程中消耗ATP，而草酰乙酸生成磷酸烯醇式丙酮酸的过程中消耗GTP。另外，在糖原合成过程中，糖原合成酶和糖原磷酸化酶的激活也需要ATP提供能量。脂类是良好的储能物质，每克脂肪氧化能释放37 kJ能量，因此脂类在合成时消耗大量能量。以合成一分子软脂酸为例，需要消耗7分子ATP。遗传物质（DNA和RNA）的基本合成单位（脱氧）核糖核苷酸的合成亦耗费大量能量，例如，由黄嘌呤核苷酸生成单磷酸鸟苷（guanosine monophosphate，GMP）的过程中，除了GMP合成酶的催化外，还需要ATP水解高能磷酸键释放大量能量；又如以天冬氨酸为底物，生成腺苷酸琥珀酸裂解酶的过程中，需要GTP供能。

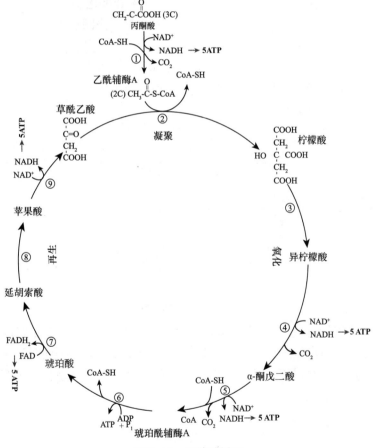

图8-14 三羧酸循环

2.其他耗能反应

除了上述合成生命活动必须的大分子物质外，微生物的运动、物质运输及发光等过程也耗能。①大多数可运动的微生物借助鞭毛运动，在真核微生物中，鞭毛含有ATP水解酶，可以分解ATP为运动提供能量，鞭毛基部能够将能量从细胞质或细胞膜传送到鞭毛。②主动运输、基团转位和胞吞胞饮都是微生物细胞从外界摄取营养物质的方式，这三种跨膜运输方式均耗费能量。③许多微生物都可以发光，尽管发光的机制有所不同，但发光现象均涉及能量转移；部分发光微生物体内含有荧光素酶，该酶催化特定底物形成发光物质，这一过程将化学能转化为光能。

（三）微生物代谢的调节

微生物代谢的调节可以从酶化学水平和遗传学水平两个维度进行，其中，酶化学水平调节通过改变酶活性实现，遗传学水平调节通过控制酶的合成实现。

1. 酶化学水平调节酶活性

调节酶活性的方式可以分为可逆的非共价调节（变构调节）和可逆的共价调节。其中，变构调节是指小分子化学物质与酶的某一非活性中心部位特异性结合引起酶的构象改变，从而改变酶活性，在负反馈调节中发挥重要作用；共价调节指某种酶在其他酶的催化作用下，肽链中的某些基团发生共价修饰，使得该酶在激活和失活之间相互转换，共价调节包括甲基化、磷酸化、乙酰化、腺苷酰化、尿苷酰化、ADP-核糖基化等。分支合成代谢途径中一般通过同工酶反馈抑制、协同反馈抑制、累积反馈抑制和顺序反馈抑制来调节酶的活性。

（1）同工酶反馈抑制（isozyme feedback inhibition）：在分支代谢途径中，在分支点以前如果有一个反应被几个同工酶同时催化，则代谢中的几个最终产物可分别对几个同工酶起抑制作用（图8-15）。

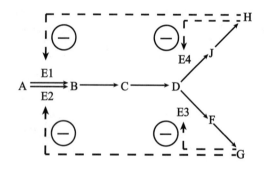

图8-15　同工酶反馈抑制示意图

（2）协同反馈抑制（concerted/multivalent feedback inhibition）：在有两个或者两个以上末端产物的代谢反应中，在分支代谢途径中，几种末端产物同时过量时，对途径中的第一个酶具有抑制作用；若某一末端产物单独过量，则对途径中的第一个酶无抑制作用（图8-16）。

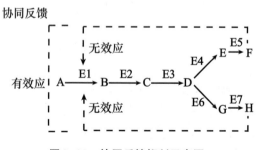

图8-16　协同反馈抑制示意图

（3）累积反馈抑制（cumulative feedback inhibition）：在分支代谢途径中，任何一种末端产物过量时，都能对共同途径中的第一个酶起抑制作用，各种末端产物的抑制作用互不影响。当多个末端产物同时过量，则抑制作用累加（图8-17）。

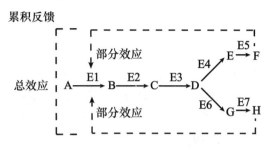

图8-17　累积反馈抑制示意图

（4）顺序反馈抑制（sequential feedback inhibition）：在分支代谢途径中，两个末端代谢产物无法直接抑制代谢途径中的第一个酶，而是分别抑制分支点后的反应步骤，造成分支点上中间产物的积累，高浓度的中间产物反馈抑制第一个酶活性（图8-18）。

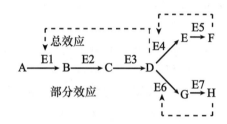

图8-18　顺序反馈抑制示意图

2. 遗传学水平控制酶的合成

酶合成的调节是在基因水平调节酶的合成量，从而调节其代谢速率的机制，是一种从生物合成源头调节微生物代谢的方式。这种调节方式能够帮助微生物更高效地利用生物合成的能量和原料，但是与调节酶活性的反馈抑制相比，这种调节方式间接而缓慢。诱导和阻碍是调节酶合成的两种方式，诱导促进酶的合成，阻遏则起相反作用。

（1）诱导：酶的诱导合成可分为顺序诱导和同时诱导。顺序诱导出现在多分支代谢途径中，可实现较复杂代谢途径的分段调节。该过程先合成底物分解酶，后合成代谢途径中不同区段中间产物的合成酶。同时诱导是指在添加诱导物后，微生物代谢途径中所需的多种酶可同时或几乎同时合成。例如，在大肠埃希菌培养基中添加诱导剂乳糖后，可同时诱导出β-半乳糖苷透性酶、β-半乳糖苷酶和β-半乳糖苷转乙酰酶。

（2）阻遏：在微生物的代谢过程中，当某些末端产物过量时，微生物可以在遗传水平上阻碍代谢途径中多种酶的生物合成。阻遏主要包括末端代谢产物阻遏和分解代谢产物阻遏两种。

末端产物阻遏是指终产物的过量积累而导致生物合成途径中酶合成的阻遏现象，常用于调节嘧啶、嘌呤或氨基酸的合成。

分解代谢产物阻遏是指细胞内同时存在两种分解底物时，利用较快的底物会阻止分解另一种底物的酶的合成。例如，将大肠埃希菌在同时含乳糖和葡萄糖的培养基上培养，结果发现大肠埃希菌的生长曲线出现了两个对数生长期，研究发现该菌优先利用葡萄糖，葡萄糖的存在阻遏了乳糖酶系的合成，葡萄糖耗尽后才开始利用乳糖。

（李婷婷，金小霞）

参考文献

[1] TAKAHASHI Y. Continuing fascination of exploration in natural substances from microorganisms[J].Biosci Biotechnol Biochem,2017,81(1):6-12.

[2] MADI M T,BENDE K S,BUCKLEY D H,et al.Brock Biology of microorganisms.[M].15th ed.Massachusetts:Pearson,2019.

[3] EMBLEY T M,FINLAY B J,DYAL P L,et al.Multiple origins of anaerobic ciliates with hydrogenosomes within the radiation of aerobic ciliates[J].Proc Biol Sci,1995,262 (1363):87-93.

[4] KNAYSI G.Chemical composition of the granules of Mycobacterium-Thamnopheos,with special reference to their biological identity and the chemical nature of volutin.[J].Journal of Bacteriology,1959,77(5):532-544.

[5] HARADA K. Selective staining of volutin in Corynebacterium diphtheriae.[J].Stain technology,1957,32(5):249-253

[6] DIEUDONNE A,PIGNOL D,PREVERAL S.Magnetosomes:biogenic iron nanoparticles produced by environmental bacteria[J].Appl Microbiol Biotechnol,2019,103(9):3637-3649.

[7] DASSARMA S,DAMERVAL T,JONES J G,et al.A plasmid-encoded gas vesicle protein gene in a halophilic archaebacterium.[J].Molecular microbiology,1987,1(3):365-370.

[8] TAKTIKOS J,LIN Y T,STARK H,et al.Pili-Induced Clustering of N.gonorrhoeae Bacteria [J].PLoS One,2015,10(9):e0137661.

[9] REHMAN T,YIN L,LATIF M B,et al.Adhesive mechanism of different Salmonella fimbrial adhesins[J].Microb Pathog,2019,137:103748.

[10] SKOU J C. The Identification of the Sodium-Potassium Pump (Nobel Lecture)[J]. Angewandte Chemie(International ed in English),1998,37(17):2321-2328

[11] REZANKA T,PALYZOVA A,SIGLER K. Isolation and identification of siderophores produced by cyanobacteria[J].Folia Microbiol (Praha),2018,63(5):569-579.

第九章　微生物的遗传与基因表达调控

遗传和变异是生物体最本质的属性之一。遗传即生物的亲代将遗传信息传递给子代的行为或功能。变异指生物体在某种外因或内因的作用下所引起的遗传物质结构或数量的改变。微生物的遗传研究旨在揭示微生物遗传变异的规律和机制。遗传物质（基因）通过表达过程调节控制细胞的结构与功能，同时这个过程也是细胞分化、形态发生及生物体的多功能性和适应性的基础。基因表达对生物体的正常生长和发育、疾病的发生和发展等方面都有着至关重要的影响。本章旨在使同学们对微生物的遗传和基因表达有一个基本的认识和了解，为后期的深入学习奠定基础。

第一节　微生物的遗传

一、遗传信息及其物质基础

遗传信息的功能单位是基因（gene）。所有的生命形式，包括微生物，都含有基因。基因位于染色体或其他大分子上，统称为遗传元件（genetic element）。如果我们想了解微生物是如何进行各项生命活动的，就必须了解基因是如何编码遗传信息的。遗传信息在生物中的物质载体是核酸，包括脱氧核糖核酸（deoxyribonucleic acid，DNA）和核糖核酸（ribonucleic acid，RNA）。1944年，O. Avery 与其合作者通过细菌转化实验，首次直接证明了 DNA 是遗传物质。该实验将从有荚膜、光滑群落的 S 型肺炎球菌中提取的 DNA 加到无荚膜、粗糙菌落的 R 型细菌中培养，结果发现 DNA 能使一部分 R 型细菌获得 S 型细菌特有的产生荚膜的能力。在绝大多数生物中，DNA 携带着全部的遗传信息，是遗传信息的物质基础。遗传信息通过 DNA 复制（replication）产生新的 DNA 拷贝并将遗传信息传递到子代细胞中。此外，某些病毒和噬菌体中不含 DNA，它们只由 RNA 和蛋白质构成；RNA 是这些病毒的遗传物质。

核酸的单体被称为核苷酸，DNA 和 RNA 是多核苷酸，遗传信息由核酸中核苷酸单体的序列组成。因此，与多糖和脂类不同，核酸是携带有遗传信息的大分子，而蛋白质中的氨基酸残基序列是由编码它们的核酸的序列决定的。DNA 中的遗传信息也可以通过转录（transcription）过程将基因的序列传递给 RNA，进而翻译（translation）为功能分子蛋白质。另外，核苷酸除了构成携带和传递遗传信息的核酸外，还发挥其他作用。比如，三磷酸腺苷（adenosine-triphosphate，ATP）和三磷酸鸟苷（guanosine triphosphate，GTP）携带大量化学能。

　　DNA和RNA的核酸骨架是由（脱氧）核糖和磷酸盐分子交替形成的聚合物。核酸通过其糖基的3′-羟基与相邻核苷酸5′-磷酸基团形成共价连接。磷酸盐键之所以被称为磷酸二酯键是因为磷酸盐通过酯键连接两个糖分子。DNA或RNA分子中的核苷酸序列是其主要结构，碱基序列构成遗传信息。在细胞的基因组中，DNA是双链的，每条染色体由两条DNA链组成，每条链含有数十万至数百万个由磷酸二酯键连接的核苷酸。这些链通过碱基与碱基之间的氢键结合在一起。当嘌呤和嘧啶碱基相邻时，它们之间可以形成氢键。其中，鸟嘌呤（guanine，G）与胞嘧啶（cytosine，C）互补，以及腺嘌呤（adenine，A）与胸腺嘧啶（thymine，T）互补时，氢键最为稳定。

　　除少数例外，几乎所有RNA分子都是单链的。然而，在可能发生碱基互补配对的区域，RNA分子通常会折叠起来，形成RNA的二级结构，其中一级结构是指核苷酸序列，二级结构指RNA自身回折形成的局部双螺旋结构。在某些大的RNA分子中，如核糖体RNA分子的某些部分是未折叠的，但其他区域具有二级结构，这使得核糖体RNA具有高度折叠和扭曲的特点，其生物功能关键取决于它们最终的三维构象。

　　1.基因组

　　基因组是指细胞或病毒中所含的全部遗传物质的总和，从构成上讲，这是一串脱氧核糖核酸序列（广义上包括RNA病毒的核糖核酸序列），包括染色体DNA、质粒和细胞器DNA（真核生物线粒体和叶绿体中的DNA），它们提供了生物体及单个细胞所携带的全部遗传信息，可以指导生物体的一切生命活动。细菌一般情况下含有一套基因，即单倍体。组成基因组的每条染色体包含大量基因，基因是遗传的功能单位，每个基因都是基因组中的一个序列，支原体至少含有500个基因，人类大约有20 000个基因[1]。

　　Wisconsin大学的Blattner等人于1997年完成了大肠埃希菌基因组全序列的测定。大肠埃希菌是模式原核微生物，具有典型的原核生物拟核。就大肠埃希菌的基因组而言，染色体是双链环状DNA分子，另外细胞内含有质粒DNA。作为模式原核微生物，大肠埃希菌的基因组也具有典型的原核生物特性。

　　（1）遗传信息的连续性：不同于真核生物染色体DNA中含有内含子，大肠埃希菌染色体DNA基因排列是连续的，绝大部分用来编码蛋白质，仅有很小一部分不转录，这些不转录的序列用于调控基因表达序列。

　　（2）功能相关的结构基因组成操纵子结构：细菌相关结构基因往往丛集在一起，形成一个基因簇，编码同一代谢途径的不同酶。以大肠埃希菌乳糖操纵子为例，*lacZ*、*lacY*和*lacA*三个基因紧邻，分别编码β-半乳糖苷酶、β-乳糖转移酶和β-硫代半乳糖苷转乙酰基酶，可以催化乳糖分解。

　　（3）结构基因的单拷贝及rRNA基因的多拷贝：大多数情况下结构基因在基因组中是单拷贝的。然而，编码rRNA的基因往往是多拷贝的，这些基因多位于DNA双向复制起点oriC附近。在一个复制周期中，复制起点处的基因表达量几乎相当于处于复制终点基因表达量的两倍，编码rRNA基因的特殊位置便于在急需蛋白质时，细胞可以短时间内合成大量核糖体。

（4）基因组的重复序列少而短，重复序列多为转座因子：转座因子是位于染色体或质粒上一段能改变自身位置的DNA序列，广泛存在于原核和真核细胞中。转座因子通常携带宿主某些遗传特性的基因。原核生物中转座因子有三种类别：插入序列（insertion sequence，IS）是最简单的转座因子，不含任何宿主基因，一般只含有一个转座酶（transposase）基因（图9-1）；常见的IS分子量很小，序列末端有反向重复区，其介导的转座发生时，往往复制宿主靶位点的一小段DNA，形成IS两端的正向重复区。一般IS的转座频率是$10^3 \sim 10^4$/世代。另一种转座因子为转座子（transposon，Tn）。转座子两端也有反向重复序列，除了含有转座酶基因可能还包含其他基因。此外，第三类转座因子为温和噬菌体，其基因也能够插入宿主基因组中，在宿主基因组复制的过程中温和噬菌体的基因也同时被复制。

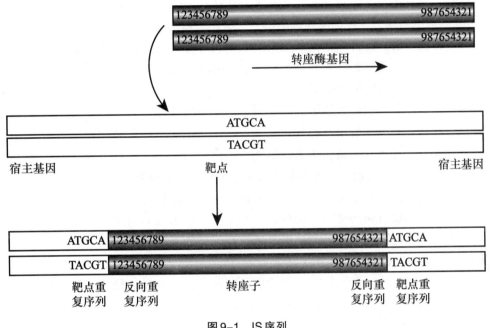

图9-1　IS序列

2.质粒

质粒（plasmid）一般是一种小型共价闭合环状的超螺旋双链DNA分子。这类DNA独立于生物染色体或拟核，能够自主复制，主要存在于各种微生物细胞中。根据功能不同，质粒通常分为以下六种。

（1）致育因子（fertility factor）：致育因子又称F质粒（F plasmid）或性因子（sex factor），大小约100 kb，是最早发现的一种与大肠埃希菌有性生殖现象有关的质粒[2]。除了大肠埃希菌外，其他细菌中也可找到F质粒，例如假单胞菌属（*Pseudomonas*）、葡萄球菌属（*Staphylococcus*）和链球菌属（*Streptococcus*）等。当菌株携带了F质粒后便称为F⁺菌株，菌株中不存在F质粒的则称为F⁻菌株。F因子编码位于细菌表面的性菌毛，菌株之间通过性菌毛交换遗传物质。高频重组菌株（HFr）指的是F质粒整合到宿主细胞染色体上的菌株，当HFr菌株上的F因子恢复成自由状态时，有些时候会同时切割相邻的染色体基因，作为携带某一染色体基因的F因子，如F-lac、F-gal、F-pro等。这些携带不同染色体基因的F因子统称为F′。F⁺可以和F⁻杂交，而不能和F⁺杂交；F⁺与F⁻的杂交后代皆为F⁺ [3]。

（2）抗性因子（resistance factor）：抗性因子（R因子或R质粒，R factor or R plasmid）主要分为抗药性和抗重金属两大类。当含有抗性质粒的细菌存在时，有些情况下会对多种抗生素或其他药物表现出特有的耐受性，部分带有抗性因子的菌株不仅对多种抗生素具有抗性，还可以将这些抗性基因转移到诸如大肠埃希菌（*E.coli*）、变形杆菌属（*Proteus*）、沙门菌属（*Salmonella*）在内的肠道微生物中 [4]。负责这些抗性的基因一般成簇地存在于抗性质粒上。

（3）Col质粒：这一名称源于其最初在大肠埃希菌中的发现。这种质粒含有一个特殊的基因，它能够编码一种被称为大肠菌素的细菌蛋白。这种特殊的细菌蛋白具有独特的性质，它只能杀死那些与其具有近缘关系但不含Col质粒的菌株。然而，对于携带Col质粒的宿主菌株，这种细菌蛋白却不会产生任何影响。

（4）毒性质粒：许多病菌之所以具有致病性，是因为它们携带了毒性质粒。这些毒性质粒中，含有能够编码毒素的基因，这些基因是引发疾病的关键因素。有毒性质粒的菌株毒性比无该质粒菌株高出至少数百倍。

（5）代谢质粒：质粒上携带有能够分解特定基质的酶基因。当细菌拥有这种质粒时，它们便具备了分解复杂有机化合物的能力，进而将这些化合物转化为可供自身生长所需的碳源、氮源和能量。因此，这些具有降解质粒的细菌在污水处理和环境保护等领域扮演着重要的角色，这些质粒也因此常被称为降解质粒。

（6）隐秘质粒：上述各类质粒，无论是哪一种，都拥有某种可以被检测到的遗传表型。然而，隐秘质粒却是一个例外，它并不会展现出任何明显的表型效应。这意味着，我们只能通过物理方法，如抽提电泳检测，才能发现它的存在。至于隐秘质粒存在的生物学意义，目前我们还知之甚少。

当基因被表达时，储存在DNA中的信息被转移到RNA中。细胞中存在几种类型的RNA，其中三种RNA参与蛋白质合成。信使RNA（messenger RNA，mRNA）是一种单链分子，它将遗传信息从DNA携带到核糖体（蛋白质合成部位）上。转运RNA（transfer RNA，tRNA）将mRNA上的遗传信息转化为蛋白质语言。核糖体RNA（ribosome RNA，rRNA）是核糖体重要的催化和结构成分。除此之外，细胞还含有多种小核糖核酸，这些小核糖核酸调节蛋白质或其他核糖核酸的产生或活性。遗传信息流传递的一般过程可分为3个阶段。①复制（replication）：一个原始的DNA分子解螺旋形成两条单链，以这两条单链为模板，通过碱基互补配对的方式形成两条碱基序列相同的双链DNA分子的过程。②转录（transcription）：遗传信息从脱氧核糖核酸转移到核糖核酸的过程。③翻译（translation）：利用核糖核酸携带的遗传信息合成蛋白质的过程。

基因的碱基序列和多肽的氨基酸序列之间存在线性对应关系，mRNA分子上的每组三个碱基编码一个氨基酸，这样的碱基三联体被称为密码子。该遗传密码由核糖体（由蛋白质和rRNA组成）、tRNA和被称为翻译因子的蛋白质共同翻译成蛋白质。在真核生物中，每个基因都被转录成一个mRNA，而在原核生物中，一个mRNA可能携带几个基因的遗传信息。一些病毒遗传信息的传递方式与典型的中心法则不同，这些病毒使用RNA作为遗传物质，因此必须以RNA为模板复制其RNA。在逆转录病毒（如艾滋病的病原体HIV）中，RNA基因组通过逆转录的过程转化为DNA。

二、基因突变和修复

生物体的基因组（即遗传蓝图）中含有特定的核苷酸碱基序列，突变（mutation）是该基因组碱基序列中可遗传的变化。突变可以导致生物体发生变化，有些好，有些坏，但在效果上大多是中性的。因分类原则不同，基因突变的类型也不同。

1.基因突变的类型

在碱基层面发生突变可分为以下四种类型：①同义突变（synonymous mutation）：指由于密码子的简并性，某个碱基的变化没有改变产物氨基酸序列的变化。②错义突变（missense mutation）：指的是碱基序列的变化，这种变化会导致产物氨基酸的变异。在某些情况下，这种变异可能对蛋白质活性产生显著影响，甚至可能导致蛋白质完全失活，从而改变生物体的表型特征。如果这种突变的基因是生物体必需的，那么错义突变可能会导致生物体的死亡。因此，错义突变对生物体的遗传信息和功能具有重要的影响。③无义突变（nonsense mutation）：指碱基的改变使代表某种氨基酸的密码子变为蛋白质合成的终止密码子，蛋白质的合成提前终止，产生截短的蛋白质。④移码突变（frame shift mutation）：指由于DNA序列中发生一对、两对或几对（非三的倍数对）核苷酸的缺失或插入，使翻译的阅读框发生改变，从而导致从改变位置以后的氨基酸序列均发生变化的突变。

在微生物中，以上分子层面的基因突变往往会造成生物表型变化（除同义突变外），包括营养缺陷型、抗药突变型、条件致死突变型和形态突变型。营养缺陷型是一种缺乏合成其生存所必需的营养物的突变型，常用英文字母表示，所需营养物用前三个英文小写斜体字母表示，同一表型中不同基因的突变型用大写字母表示（例如*hisC*、*lacZ*、*hisA*⁻、*lacZ*⁻）。抗药性突变型是由于基因突变使菌株对某种或几种药物，特别是对抗生素产生抗性的一种突变型。条件致死突变型是指在某一条件下具有致死效应而在另一条件下没有致死效应的突变型。例如温度敏感突变株（用T^{s}表示），大肠埃希菌的某些菌株可以在37 ℃下正常生长，却不能在24 ℃生长。T^{s}形成的根源是突变使得菌株的部分重要蛋白质对温度非常敏感，在某一温度时这些蛋白质受温度影响改变了结构和功能，无法履行正常生物功能。形态突变型是指造成形态改变的突变型，包括细胞、菌落形态和颜色以及噬菌斑形态等的改变。

2.基因突变的分子基础

根据生物基因突变时是否受外界因素影响，可将基因突变分为自发突变和诱发突变。引起自发突变的原因很多，包括DNA复制过程中由DNA聚合酶产生的错误，自然条件下发生转座和基因重组。这些错误和损伤将会被细胞内大量的修复系统修复，使突变率降到最低限度。此外，在DNA复制时，由于在短的重复核苷酸序列中发生的DNA链的滑动而导致一小段DNA的插入或缺失，也是产生自发突变的原因。转座因子的随机插入是自发突变的另一个重要原因。另外，如果在基因组上存在两个或多个拷贝，则会发生同源重组，进而导致缺失、重复和倒位。自发突变具有多种特性。

首先，它是非对应性的，这意味着突变的发生与环境因素之间没有直接的对应关系。其次，突变是稀有的，自发突变的频率通常很低，大约在10^{-10}到10^{-6}之间。突变率则描述了每个细胞在每个世代中发生某一特定突变的概率。此外，突变还具有规律性，特定微生物的特定性状突变率往往表现出一定的规律，例如大肠埃希菌总是以3×10^{-8}的频率产生抗T1噬菌体的突变。突变也是独立的，这意味着引起不同性状改变的基因突变是彼此独立的。同时，突变具有遗传和回复性，因为它是遗传物质结构的改变，因此可以稳定遗传。然而，这也意味着突变可以通过某些机制回复，从而使表型恢复到野生型状态。最后，突变还具有可诱变性，通过物理、化学等诱变剂的作用，可以提高自发突变的频率，但这并不会改变突变的本质。这些特性共同构成了突变的多样性和复杂性。

　　虽然自发突变的频率通常很低，但许多外部因子，包括化学物质、物理因素和生物因子，都能够显著地提升突变的发生频率。这些能够使得突变率超过自发突变水平的因子，我们称之为诱变剂。诱发突变并不意味着创造了全新的突变类型，而是通过不同的机制或方式，如利用诱变剂，来增强或提高突变的频率。简而言之，诱发突变是一种利用外部因子来增加突变发生可能性的过程。常用的诱变剂包括碱基类似物、插入染料、直接与DNA碱基起化学反应的诱变剂、生物诱变因子等。这些物质及外界理化因素往往诱发基因突变。Ames试验就利用了细菌检测致癌物质[5, 6]，即该试验利用鼠伤寒沙门菌his回复突变性能进行，如果回复突变速率因某种化学诱变剂或待测物的作用而增加，那么这种待测物可被判断为具有致癌性。细胞内出现DNA损伤时，机体会进行一系列修复，从而尽可能降低损伤。

　　3.DNA损伤的修复

　　（1）光复活作用（photoreactivation）：即由 *phr* 基因编码的光解酶Phr行使DNA修复功能。黑暗条件下，Phr专一地识别嘧啶二聚体（损伤的DNA），并与之结合；当光照时，该酶能利用光能，将二聚体拆开恢复原状，酶再释放出来。

　　（2）切除修复（excision repair）：也被称为暗修复，是细胞内主要的DNA修复系统。这个系统具有广泛的修复能力，几乎可以修复除了碱基错误配对和单核苷酸插入之外的所有DNA损伤，包括嘧啶二聚体等。切除修复的过程需要UvrA、UvrB、UvrC和UvrD这四种蛋白质的协同作用。

　　（3）重组修复（recombination repair）：其实质是越过损伤而进行的修复，这种修复不会除去损伤碱基，而是在复制时，子链DNA中与模板链损伤部位相对应的部位出现缺口，复制结束后，在染色体交换时，子链上的缺口部位不再面对着嘧啶二聚体，而是对着正常的单链。随后，DNA聚合酶和连接酶把缺口部分进行修复。留在损伤链上的二聚体仍然需要再次地切除修复或在细胞分裂过程中被稀释掉。

　　（4）SOS修复（SOS repair）[7]：其是在DNA分子受到较大范围的重大损伤时诱导产生的一种应急反应。允许新生的DNA链越过胸腺嘧啶二聚体继续复制，其代价是保真度的极大降低。SOS修复广泛存在于各种生物中，修复完成后可能导致两方面的影响：一是产生有利突变，对细胞生存有积极意义；二是可能产生不利后果，导致细胞癌变。SOS修复涉及一批修复基因：*recA*、*lexA* 以及 *uvrABC*。

正常细胞中，修复基因几乎完全被LexA阻遏蛋白抑制，这种抑制使修复蛋白合成保持低水平状态。当细胞遭受紫外线照射时，会生成大量的二聚体。这些二聚体的数量过多，使得原本存在的少量修复蛋白无法有效处理。因此，在DNA复制过程中会留下空隙和单链。此时，细胞中原本就存在的少量RecA蛋白会在未受诱导的情况下迅速与这些单链DNA结合。一旦结合，单链就能激活RecA蛋白的修复活性。被激活的RecA蛋白会切开LexA，从而解除对其他修复基因的抑制作用。这样，细胞就能对这些形成的二聚体进行切除修复，以恢复DNA的正常结构。

三、细菌基因转移和重组

自然界的微生物可以通过多种途径进行水平方向的基因转移，通常称为水平基因转移（horizontal gene transfer，HGT）。这种转移不仅发生在不同的微生物之间，而且还发生在微生物与高等动植物之间。有研究人员发现引起人体结核病的结核分枝杆菌基因组上有8个人类的基因，正是因为这些基因，结核分枝杆菌能够抵抗人体的免疫防御系统。在人类的基因组上发现至少有来自细菌的113个基因。基因的转移和重组（recombination）是普遍存在的，是生物进化的重要动力之一。目前常见的基因转移和重组方式有以下几种。

（一）细菌的接合作用

细菌接合（conjugation）作用即供体菌和受体菌通过性菌毛直接接触，而产生遗传信息的转移和重组的过程[8]（图9-2）。接合作用主要发生在细菌和放线菌中，细菌中的G⁻尤其普遍，包括埃希菌属、放线菌属、弧菌属等。以大肠埃希菌为例，供体菌把F质粒或者其携带的不同长度的染色体基因片段传递给受体菌，从而使受体菌获得新的遗传性状。若F质粒从游离状态转变为在核染色体整合状态，则细菌基因发生重组的频率比F⁺和F⁻接合后的频率高出百倍，所以含有整合态F质粒的菌株称为高频重组菌株（HFr）。在HFr和F⁻发生接合时，HFr的染色体双链中的一条单链在F质粒处断裂，形成线性DNA。单链线性DNA的5′端首先通过性菌毛进入F⁻中，在没有外界干扰条件下，这段DNA等速进入受体菌。实际上，接合过程很容易受到外界影响，DNA只能部分进入受体菌，越靠近5′端的基因转入F⁻的概率越大。决定性别的基因位于线性DNA的末端，所以通过接合作用使得F⁻转变为F⁺的概率极低[9]。接合作用不仅发生在同属微生物之间，也可以发生在不同属微生物之间，如大肠埃希菌和沙门菌属之间。

验证接合现象时，可将多种营养缺陷型细菌在正常培养基上混合培养，一段时间后，混合培养的部分细菌正常生长，而对照组未混合的双亲菌不能在基础培养基上生长。

（二）细菌的转导

借助缺陷噬菌体将供体菌胞内的小片段DNA转移到受体菌，从而使得受体菌获得相应遗传性状的现象称为细菌的转导（transduction）[8]，其中，这一过程中的缺陷噬菌体称为转导噬菌体。根据转导噬菌体携带供体菌DNA片段的范围可将转导分为普遍性转导和局限性转导。

1.普遍性转导

在转导过程中，如果噬菌体可以携带供体菌基因组的任意片段则被称为普遍性转导（generalized transduction）。同时，普遍性转导又可分为完全普遍转导和流产普遍转导。完全普遍转导是指完成转导后，外源DNA片段可与受体菌染色体组的同源区配对，并进一步整合到染色体组上，使得受体菌成为一个遗传性状稳定的重组体。如果转导完成后外源DNA片段不整合于受体菌DNA中而独立存在，且不迅速消失，仅表现为稳定的转录、翻译和形状表达，则被称为流产普遍转导（abortive transduction）。此外，随着受体菌不断分裂，含外源DNA片段的受体菌不断被"稀释"，菌落中外源DNA表现的遗传特性不断削弱，表现出"流产"的现象。

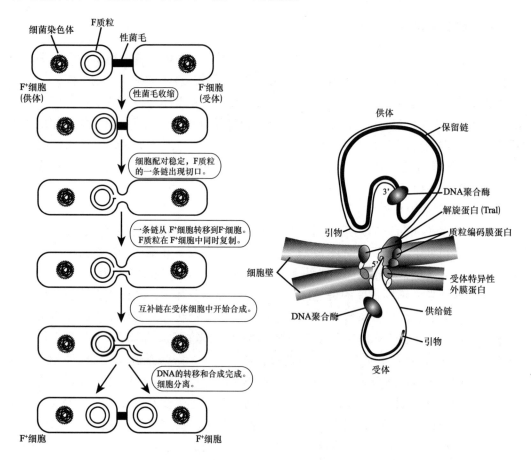

图9-2　接合作用 [8]

2.局限性转导

局限性转导（specialized transduction, restricted transduction）是指噬菌体总是携带同样的片段到受体菌中，并与受体菌的基因组整合、重组，形成局限转导子的现象。根据转导子出现的频率可将局限性转导分为低频转导和高频转导。

（三）细菌的遗传转化

转化（transformation）作用是指同源或异源的游离DNA分子被自然或人工感受态细胞（competent cell）摄取，并得到表达水平方向基因转移的过程 [8] （图9-3）。感受态细胞就是较易吸收外源DNA的细胞。根据感受态（competence）建立的方式，转化作用可以分为自然遗传转化和人工转化。人工转化是实验室中用多种不同技术完成的转化，包括氯化钙处理细胞、电穿孔等。在1970年，Mandel和Higa首次发现了一种方法，即通过使用高浓度的氯化钙来诱导细胞进入一种能够摄取外源DNA的状态。这种方法被广泛应用于以大肠埃希菌为受体的重组质粒的转化过程中。相关实验结果表明，线性细菌DNA片段的转化较为困难，这可能是因为这些线性DNA片段在进入细胞质之前就被细胞周质内的DNA酶所消化。尽管有关钙离子诱导感受态的具体机制目前尚未完全清楚，但这种方法已成为研究DNA转化和转移的重要工具。此外，电穿孔法作为一种替代方法，既适用于真核生物也适用于原核生物。电穿孔法通过使用高压脉冲电流来击破细胞膜或形成小孔，从而允许各种大分子通过这些小孔进入细胞内部。这两种方法都为研究DNA转化和转移提供了有力的工具。

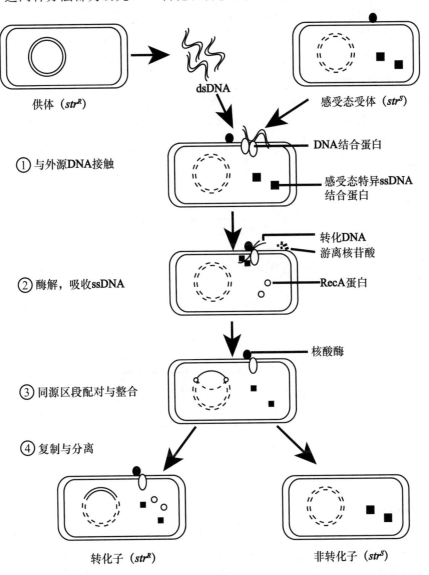

图9-3　细菌DNA转化过程

第二节　微生物基因表达的调控

一、微生物基因转录水平的调控

（一）操纵子的转录调控

原核生物的基因表达调控主要发生在转录水平。细胞中功能相关的基因组成操纵子结构，操纵子受同一调节基因和启动子的调控。调节基因通过产生阻遏物或激活物来调节操纵区或激活结合位点，从而控制结构基因的功能。启动子（promotor）是RNA聚合酶和分解物激活蛋白（catabolite activator protein，CAP）的结合位点，控制着转录的起始。根据调控机制的不同，转录调控（transcriptional regulation）可以分为正转录调控和负转录调控。

1.正转录调控

在正转录调控系统中，调节基因的产物是激活蛋白（图9-4）。根据激活蛋白的作用性质，可将正转录调控系统分为正控诱导系统和正控阻遏系统。正控诱导系统中，诱导物的存在使激活蛋白处于活性状态；正控阻遏系统中，效应物的存在使激活蛋白处于失活状态。

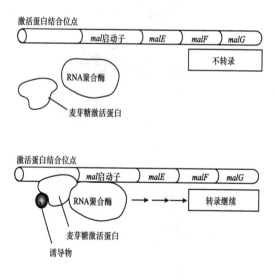

图9-4　正转录调控[8]

2.负转录调控

负转录调控系统中，调节基因的产物是阻遏蛋白，用于阻止结构蛋白的基因转录（图9-5）。根据其作用特征，负转录调控系统也被分为负控诱导系统和负控阻遏系统。在负控诱导系统中，当阻遏蛋白与效应物结合时，结构基因转录。以大肠杆菌乳糖操纵子为例，乳糖操纵子包括调节基因、启动子、操纵基因和结构基因，调节基因编码阻遏蛋白，结构基因分别编码—系列乳糖代谢酶（图9-6）。培养基中存在乳糖时，阻遏蛋白与乳糖结合，合成乳糖代谢酶的操纵子是开启的，可以正常进行结构基因的转录；反之，培养基中无乳糖时，阻遏蛋白结合到操纵基因上，无法进行结构基因转录。在负控阻遏系统中，阻遏蛋白不与效应物结合时，结构基因转录[10]。

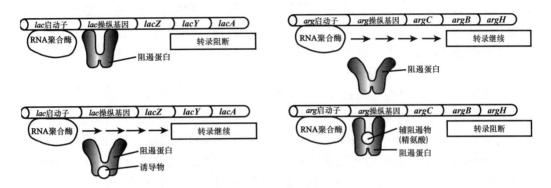

图9-5 负转录调控系统[8]

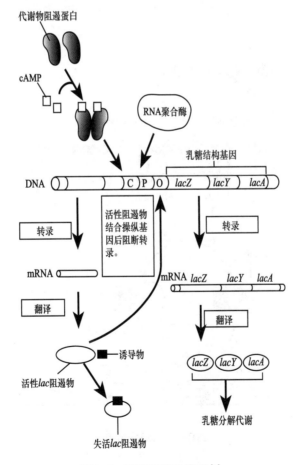

图9-6 乳糖操纵子模型[8]

（二）分解代谢物阻遏调控

分解代谢物阻遏，也被称为葡萄糖效应，是因为葡萄糖是最早被发现具有这种阻遏效应的物质。分解代谢物阻遏依赖于一种激活蛋白（cyclic AMP receptor protein, CRP)[11]。CRP是一种别构分子，只有当它结合了一种小分子（cAMP、cGMP、ppGpp）后，才能结合于DNA启动子区[12]。葡萄糖可以抑制cAMP的合成，同时促进cAMP转出胞外。当葡萄糖进入细胞时，胞内cAMP的水平很低。CRP蛋白不能结合DNA，此时RNA聚合酶也无法结合于此类操纵子的启动子区，从而抑制调控基因的表达。

（三）信号转导和双组分调控

前面讨论的转录调控均是通过环境中的小分子效应物直接与调节蛋白结合进行转录调控的。但在较多情况下，外部信号并不是直接传递给调节蛋白，而是首先通过传感器（sensor）监测到信号，然后以其他的形式传到调节部位，这一过程称为信号转导（signal transduction）。目前已知的最简单的细胞信号系统称为双组分调控（two component system），是由两种不同的蛋白质组成的（图9-7）。一种是位于细胞质膜上的具有激酶活性的传感蛋白，该蛋白又称传感激酶；另一种是位于细胞质中的应答调节蛋白。传感激酶在与膜外环境的信号反应过程中本身磷酸化，然后磷酰基团被转移到应答调节蛋白上，磷酸化的应答调节蛋白即成为阻遏蛋白，该阻遏蛋白再通过其对操纵子的阻遏作用进行调控。

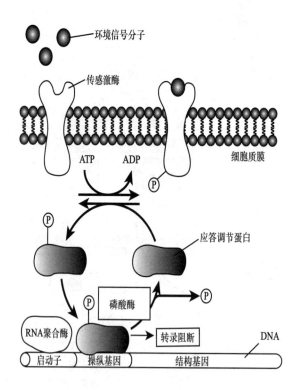

图9-7　双组分调控[8]

二、微生物基因转录后调控

基因表达的转录后调控是对转录时调控的补充，该调控使得基因表达调控更适应生物当时的需要和外界环境的变化。

1.翻译起始调控

翻译过程从 mRNA 上的核糖体结合序列（ribosomebinding site，RBS）开始。RBS 指的是起始密码子 AUG 上游的 30～40 个核苷酸的非翻译区域。在 RBS 中，有一个名为 SD（Shine-Dalgarno）的序列，其长度通常为五个核苷酸，富含 G 和 A。SD 序列的主要功能是与核糖体 16S rRNA 的 3′ 端进行互补配对，从而引导核糖体与 mRNA 结合。RBS 的结合强度取决于 SD 序列的结构以及其与起始密码子 AUG 之间的距离。为了有效结合，SD 序列必须保持伸展状态，如果形成二级结构，将降低表达效率。SD 序列与 AUG 之间的距离通常在 4 到 10 个核苷酸之间，其中 9 个核苷酸的距离是最理想的。除此之外，mRNA 的二级结构也是调控翻译起始的重要因素。结合区域核苷酸的微小变化都可能影响 mRNA 的二级结构，进而可能导致表达效率产生上百倍甚至上千倍的差异。

2.mRNA 稳定性

一个典型的 mRNA 半衰期是 2～3 min，当特定 mRNA 结构出现异常无法修复或者完成翻译时，生物体内的核酸酶就会降解该 mRNA。不同 mRNA 结构不同，被核酸酶识别并结合的难易程度也不同，则被降解的可能性亦不同。

3.稀有密码子和重叠基因调控

在原核生物中，各种 tRNA 的含量存在显著的差异。这种差异导致了含有较多稀有密码子的基因表达效率相对较低。稀有密码子的使用在转录后调控中发挥着重要作用，特别是在调控同一操纵子内不同基因的表达量时，这种调控机制使得原核生物能够更精细地调控其基因表达。

重叠基因这一概念最初是在大肠杆菌噬菌体 Φ×174 中发现的。最初的观点认为，重叠基因的生物学意义在于利用有限的 DNA 序列，通过不同的阅读方式产生多种蛋白质。然而，后续的研究表明，重叠基因可能对基因表达具有调控作用。以色氨酸操纵子为例，该操纵子包含 5 个基因(trpE、trpD、trpC、trpB、trpA)。通常情况下这 5 个基因产物是等量的，但若 trpE 发生突变，它邻近的 trpD 产量要比下游的 trpB 和 trpA 产量少。在 trpE 和 trpD 基因之间，终止密码子和起始密码子共用一个核苷酸 A。这种终止密码子和起始密码子的重叠确保了同一个核糖体在这两个连续基因之间进行不间断的翻译，从而提高了翻译效率。这种机制可能是保证两个基因产物在数量上保持相等的重要因素。

4.反义 RNA 调控

反义 RNA 是指一种本身缺乏编码能力，但能与 mRNA 互补的 RNA 分子。它可以通过碱基互补与靶 mRNA 的特定区域结合，形成 RNA 双链，从而阻止 mRNA 的翻译，对转录后基因表达进行调控。

5.翻译的阻遏调控

研究发现，在大肠埃希菌 RNA 噬菌体 Qβ 中，Qβ 复制酶可以作为翻译阻遏物对该噬菌体基因表达进行调控。体外实验证明，纯化的复制酶可以和噬菌体的外壳蛋白质翻译起始区结合，抑制外壳蛋白基因的翻译。

6.ppGpp对核糖体蛋白合成的影响

ppGpp是高度磷酸化的鸟苷酸，它控制原核生物应对不同环境压力，启动相关生理适应性的转录后基因表达调控。在细胞中缺乏氨基酸、营养状况不佳时，胞内ppGpp含量增加，抑制蛋白起始因子2（initiation factor 2，IF2）介导的翻译起始，使未进入翻译起始的70S核糖体数量大大增多，造成活性核糖体比例降低，一定程度上抑制翻译进行；细胞中营养状态良好时，ppGpp含量维持在较低水平，抑制程度减弱。

7.蛋白质的分泌调控

不论是原核生物还是真核生物，那些在细胞质内合成的蛋白质都需要被精确地定位到细胞的特定区域，或者需要被分泌到细胞外部。这些能够被分泌到细胞外部的蛋白质统称为分泌蛋白。值得注意的是，这些分泌蛋白的N端都含有一段特定的信号肽，该信号肽由15～30个疏水氨基酸残基组成。这段疏水性信号肽在新生肽链跨越膜结构并将其固定在膜上起到了关键的作用。信号肽完成功能后，随即被一种特异的信号肽酶水解（图9-8）。

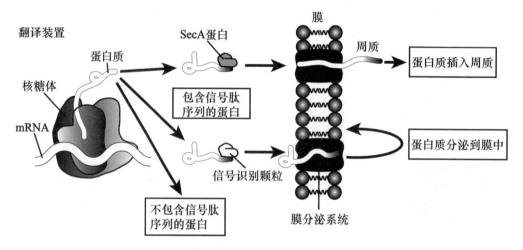

图9-8　蛋白质的分泌调控[8]

目前已知蛋白质分泌的启动和抑制调控与一种信号识别颗粒（signal recognition particle，SRP）有关，这是一种由约70个氨基酸残基组成的肽链，能够阻止翻译进行。其作用是与核糖体结合[13]，停止蛋白质合成。在分泌蛋白质对应的mRNA未到达细胞膜或内膜之前，SRP可确保其暂时终止翻译。另一方面，SRP能够协助信号肽完成这些分泌蛋白的转运和分泌。

（冯　杰，苟玉泽）

参考文献

[1] EZKURDIA I, JUAN D, RODRIGUEZ J M, et al. Multiple evidence strands suggest that there may be as few as 19,000 human protein-coding genes[J]. Hum Mol Genet, 2014, 23

(22):5866-5878.

[2]ACHTMAN M.Mating aggregates in Escherichia coli conjugation[J].J Bacteriol,1975,123 (2):505-515.

[3]ARUTYUNOV D,FROST L S.F conjugation:back to the beginning[J].Plasmid,2013,70 (1):18-32.

[4]TAO S,CHEN H,LI N,et al.The spread of antibiotic resistance genes in vivo model[J]. Can J Infect Dis Med Microbiol.2022,2022:3348695.

[5]AMES B N,DURSTON W E,YAMASAKI E,et al.Carcinogens are mutagens:a simple test system combining liver homogenates for activation and bacteria for detection [J]. Proceedings of the National Academy of Sciences of the United States of America,1973,70 (8):2281-2285.

[6]AMES B N,LEE F D,DURSTON W E.An improved bacterial test system for the detection and classification of mutagens and carcinogens[J].Proceedings of the National Academy of Sciences of the United States of America,1973,70(3):782-786.

[7]RADMAN M.SOS repair hypothesis:phenomenology of an inducible DNA repair which is accompanied by mutagenesis[J].Basic Life Sci,1975,5A:355-367.

[8]MADIGAN M T,CLARK D P,STAHL D,et al.Brock biology of microorganisms 13th edition[M].San Francisco:Benjamin Cummings,2010.

[9]HOLMES R K,JOBLING M G.Genetics[M].4th ed.Galveston (TX):University of Texas Medical Branch at Galveston,1996.

[10]KREBS J E,GOLDSTEIN E S,KILPATRICK S T.Lewin's genes XII[M].[S.l.]:Jones & Bartlett Learning,2017.

[11]BUSBY S,EBRIGHT R H.Transcription activation by catabolite activator protein (CAP) [J].Journal of molecular biology,1999,293(2):199-213.

[12]LAWSON C L,SWIGON D,MURAKAMI K S,et al.Catabolite activator protein:DNA binding and transcription activation[J].Current opinion in structural biology,2004,14 (1):10-20.

[13]WALTER P,IBRAHIMI I,BLOBEL G.Translocation of proteins across the endoplasmic reticulum. I. Signal recognition protein (SRP) binds to in-vitro-assembled polysomes synthesizing secretory protein[J].J Cell Biol,1981,91(2 Pt 1):545-550.

第十章　肠杆菌科细菌

　　肠杆菌科细菌是一类革兰阴性杆菌，在人和动物的肠道中自然存在。这些细菌大多对人体有益，例如帮助消化食物、合成重要的维生素和保护宿主免受病原菌侵袭等。然而，某些肠杆菌科细菌也可以引起感染，例如致病性埃希菌和沙门菌可导致腹泻、尿路感染等疾病。由于它们广泛存在于自然环境中并且具有高度适应性，肠杆菌科细菌是引起医院获得性感染和交叉感染的常见病原体。因此，需要采取适当的预防措施有效地控制这些细菌的传播，例如维持良好的卫生、使用适当的抗生素治疗及应用疫苗进行特异性预防等。本章以肠杆菌科尿路致病性大肠埃希菌和伤寒沙门菌为例，介绍肠杆菌科细菌的致病机制及疫苗研究进展。

第一节　尿路致病性大肠埃希菌

　　尿路感染（urinary tract infection，UTI）是由病原菌入侵尿道引发的常见泌尿系统疾病。全球有大约50%的女性和12%的男性至少患过一次尿路感染，老年人、孕妇、儿童等更是尿路感染的易患人群。此外，置留导尿管和泌尿道解剖结构异常也会大大增加UTI的患病风险。尿路感染影响生活质量，严重时甚至危及生命。

　　UTI可由大肠埃希菌、肺炎克雷伯菌、变形杆菌、铜绿假单胞菌等革兰阴性菌感染引起，其中尿路致病性大肠埃希菌（uropathogenic *Escherichia coli*，UPEC）是最常见的致病菌株，约有80%～90%的尿路感染由该菌引起。在致病菌和宿主细胞相互作用的过程中，一方面UPEC菌株运用多种毒力因子辅助其在膀胱中黏附、定植和致病（图10-1）；另一方面，膀胱上皮细胞也会激活多途径的宿主防御反应，以清除致病菌。本节以UPEC为例，介绍尿路致病性大肠埃希菌致病机制及疫苗研究现状。

一、UPEC毒力因子

（一）黏附素

　　1.菌毛黏附素：Ⅰ型菌毛也称甘露糖敏感菌毛，存在于80%的UPEC菌株中。菌毛根部由FimA异二聚体组成，末端由FimC、FimD、FimF、FimH和FimG蛋白依次连接构成。其中，顶端黏附素FimH可介导UPEC与尿路上皮细胞和膀胱上皮细胞的Uroplakin Ia和Ib受体结合，促使UPEC的黏附与定植。据研究，临床98%的UPEC分离株都有Fim H基因的表达[1]。由此可见，Fim H对于UPEC的侵袭和复发起关键作用。Ⅰ型

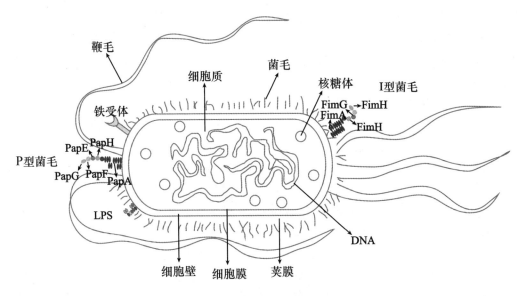

图10-1 UPEC基本结构与毒力因子

菌毛还能促进细菌生物膜的形成。P菌毛是另一种重要的菌毛，其根部由PapA的重复单位组成，末端为PapG黏附素，它与另外四个亚单位PapE、PapF、PapK和PapH相连。有P菌毛的UPEC菌株具有明显的致小鼠急性肾盂肾炎的作用，在尿液和肾脏剖面均可培养出大量的原感染菌，提示PapG黏附素在UPEC感染小鼠尿道中起关键作用。S菌毛和其他抗甘露糖菌毛一样，由主要亚单位SfaA和另外三个亚单位SfaG、SfaH和SfaS组成。SfaS是菌毛的黏附素，可与肾上皮细胞上的唾液酸结合。但是，也有研究显示，在引起肾盂肾炎的UPEC菌株中并未检测到SfaS。

2.Afa/Dr家族黏附素：它是指大肠埃希菌中能够特异性识别受体衰变加速因子（decay-accelerating factor，DAF）的一类蛋白质，主要表达于肠道致病性大肠埃希菌和尿路致病性大肠埃希菌。在尿路致病性大肠埃希菌KS52、A22和A30菌株中分别发现AfaE-Ⅰ、AfaE-Ⅱ和AfaE-Ⅲ黏附素，该黏附素介导甘露糖抵抗型血凝。Dr黏附素存在于UPEC IH11128（O75：K5：H-）菌株中，是甘露糖敏感型黏附素，与其他黏附素相比Dr黏附素在UPEC中检出率最高，它能够将DAF分子结合在红细胞和上皮细胞上，这种结合到肾脏的方式有助于定植并延长尿道中细菌存活的时间。临床研究证实Dr黏附素阳性的UPEC有形成慢性和复发性感染的倾向。

3.非菌毛黏附素：TosA、Ag-43和UpaG三聚体转运体也被发现具有黏附的作用，被认为是非菌毛黏附素，它与细菌结合、定植宿主细胞及在宿主细胞内形成菌落集团等有关。鞭毛属于UPEC的运动器官，具有促使UPEC黏附、定植以及入侵泌尿道上皮细胞的能力。此外，鞭毛还可以作为免疫刺激物，通过鞭毛蛋白与跨膜蛋白受体以及Toll样受体5（TLR5）结合，刺激宿主产生固有免疫应答和适应性免疫应答，进而产生炎症反应并释放IL-8等细胞因子。鞭毛也可以促进UPEC形成生物被膜，增强UPEC在宿主泌尿道定植和增殖的能力。

4.卷曲绒毛（curli）：它是细菌表面的附属物，以可溶性单体蛋白的形式从细胞中分泌出来，具有淀粉样纤维的典型结构和物理特征，该典型结构和物理特征可能有助于生物膜的形成。在 UPEC 中，卷曲绒毛的形成是由操纵子 CSG DEFG 中编码的蛋白质协调的。CsgE、CsgF 和 CsgG 具有促进 CsgA 分泌的作用，而 CsgB 则使 CsgA 亚基形成卷曲纤维。

（二）铁摄取系统

泌尿道中铁的含量非常有限，铁摄取能力是 UPEC 在尿道生存的关键。UPEC 主要含有 4 种铁离子螯合转运载体，分别为肠杆菌素（enterobactin）、沙门菌素（salmochelin）、耶尔森杆菌素（yersiniabactin）和气杆菌素（aerbactin）。不同的 UPEC 菌株表达的铁载体数量不同。有的菌株同时表达 4 种铁载体，而有的菌株只表达 2 种或者 3 种。在不同 pH 条件下，UPEC 能够表达不同的铁离子转运体，从而适应泌尿道 pH 较大的变化范围。耶尔森杆菌素能够削弱宿主的免疫反应，并在转运铁离子的同时降低宿主细胞内铜的含量，从而促进 UPEC 在泌尿道存活。气杆菌素由 2 个赖氨酸分子与 1 个柠檬酸分子相结合而产生，能够通过 1 个外膜受体蛋白从宿主细胞铁蛋白中获取铁离子，并转运至自身胞质内，进而帮助 UPEC 在低铁离子环境中生长繁殖[2]。UPEC 携带的亚铁血红素受体，如 Cha 和 Hma 也能够促进 UPEC 摄取铁离子并增强其毒力。通过亚铁血红素铁离子转运系统，UPEC 能够从宿主泌尿道中获取足量的铁离子，从而满足自身生长的需要。

（三）毒素

1.α-溶血素：它是 UPEC 最重要的分泌性毒力因子，由 HlyA 基因编码，可诱导 Caspase-1/Caspase-4 依赖的人尿路上皮细胞的程序性死亡。反应调节因子-传感器激酶双组分系统（CpxRA）可调节毒力基因的表达以响应环境信号，对于微调 HlyA 的细胞毒性至关重要。通过 CpxRA 系统微调 HlyA 的表达对于增强 UPEC 在膀胱中的生存至关重要。在膀胱急性感染期间，HlyA 的过量表达可以诱导上皮更快、更广泛地脱落，以减少膀胱细菌负荷；HlyA 通过抑制 Caspase-1 和 Caspase-11，可使受感染膀胱恢复健康。

2.细胞坏死因子 CNF-1：它是 UPEC 产生的另一种毒素蛋白。CNF-1 基因编码一个由 1014 个氨基酸组成的多肽，它存在于人和动物的致病性大肠埃希菌分离株中。有研究显示，CNF-1 通过受体介导的内吞作用与上皮细胞表面结合后被内化，在干扰宿主细胞周期中起着重要作用[3]。CNF-1 的毒性机制是限制 Rho GTPase 激活，从而增加细菌入侵宿主细胞的能力。

（四）脂多糖

UPEC 细胞壁外膜的脂多糖（lipopolysaccharide，LPS）通常被识别为 O 抗原，被覆荚膜（K 抗原）。UPEC 菌株的 O 和 K 抗原具有高度的抗原异质性，在 UPEC 分离物中观察到高频率的抗原 O1、O2、O4、O6、O7、O8、O16、O18、O25 和 O75。研究表明，LPS 和荚膜多糖可能是重要的毒力因子，可帮助 UPEC 菌株逃避宿主免疫反应（调理吞噬、补体介导的杀菌和抗菌肽的杀伤等）。此外，LPS 似乎与 UPEC 在膀胱的定植、细胞内细胞菌落的形成均有一定的联系。

（五）双组分系统

双组分系统（two components system，TCS）是细菌感知和响应一系列环境刺激的主要信号转导途径，包括群体感应信号、营养物质、抗生素等。TCS由一个膜结合的传感器组氨酸激酶（HK）和一个细胞质反应调节器（RR）组成，通过调节基因表达发挥作用。在与UPEC致病相关的TCS中，BarA/UvrY系统调节糖酵解和糖异生途径的切换，EvgS/EvgA和PhoQ/PhoP系统参与耐酸，而KguS/KguR的功能是控制α-酮戊二酸的利用。通过这种方式，它们促进了尿路中UPEC的适应。

二、膀胱上皮细胞的抗感染免疫反应

（一）固有免疫

Toll样受体（TLR）介导的免疫应答是膀胱组织主要的抗感染免疫反应。膀胱上皮细胞的Toll样受体与UPEC的病原体相关分子模式（PAMP）相互作用，诱导固有免疫反应的发生，并进一步激活获得性免疫应答反应。TLR2、TLR4、TLR5和TLR11等TLR均参与了对UTI病原体的防御。TLR2作为细菌脂磷壁酸或脂蛋白的免疫受体，已经在肾脏的不同部分如近端和远端集合管中被观察到，TLR2基因缺陷的小鼠表现出较低水平的炎症反应和白细胞浸润。TLR4是诱导对抗UTI固有免疫的最重要受体。LPS之外的分子可诱导活化TLR4信号通路，如UPEC菌株中的P型和Ⅰ型菌毛黏附素与TLR4结合介导IL-6和IL-8细胞因子及各种可溶性因子（抗菌肽、β-防御素1和趋化因子）的分泌。TLR5是鞭毛蛋白的受体，TLR5缺陷小鼠的膀胱和肾脏中的细菌数量更多，这表明TLR5可能在尿路防御中发挥作用。TLR11在小鼠的膀胱和肾脏细胞中有表达，但在人体内没有发现。由于缺乏TLR11的小鼠对UTI病原体表现出更大的敏感性，TLR11可能在防御UPEC等尿路病原体方面具有重要作用。此外，人类缺乏TLR11可能是人类对UTI高易感性的原因之一。

此外，尿液中存在的防御因子、化合物和抗菌肽，如溶菌酶、乳铁蛋白、防御素、脂联素、卡他利丁、核糖核酸酶-7和Tamm-Horsfall蛋白（中和1型纤毛）等，均能通过不同方法清除细菌。此外，免疫防御细胞如中性粒细胞、巨噬细胞和自然杀伤细胞产生炎症细胞因子，也能够在UPEC感染过程中发挥预防或控制感染的作用。

（二）获得性免疫

研究发现，缺乏T淋巴细胞和B淋巴细胞的小鼠比正常小鼠对尿路感染表现出更高的敏感性；将感染小鼠的脾脏T淋巴细胞或血清转移到幼龄小鼠可防止UPEC的定植；γδT淋巴细胞缺陷小鼠对尿路感染表现出更高的敏感性，这些研究结果提示获得性免疫在抗感染过程中发挥作用。获得性免疫应答过程中产生的细胞因子IFN-γ、IL-4和IL-17等，在根除尿路感染方面发挥重要作用。肾脏和膀胱的宿主免疫防御反应有所不同，黏膜防御是抑制细菌在膀胱中定植的最有效的防御，T淋巴细胞介导的系统性防御在肾脏抗感染的过程中发挥重要作用。

（三）膀胱上皮细胞的剥离

如果上述这些机制都不能清除入侵宿主细胞的UPEC，膀胱上皮细胞就会启动最后一道防线——上皮细胞脱落。细胞脱落后，膀胱基底层前肥大细胞活跃增殖，分化为表层细胞补充脱落的上皮细胞。被UPEC侵染的膀胱上皮细胞释放大量IL-1β，调节包括中性粒细胞和巨噬细胞在内的多种类型细胞的迁移。但是，这种防御机制在某种程度上也有利于细菌的传播。

三、UPEC疫苗研究

抗生素是治疗尿路感染的主要方法，但反复使用抗生素很容易使细菌产生耐药性，引起复发性尿路感染（recurrent urinary tract infection，rUTI）。由此可见，尿路感染的防治形势十分严峻，迫切需要开发更有效的预防或治疗方法。疫苗可激发机体免疫应答，对抗病原菌的入侵，是近些年UTI的研究关注点。根据疫苗组分和制备方法的差异，尿路感染疫苗分为全细胞/裂解物疫苗、减毒活疫苗和亚单位疫苗三大类。

（一）全细胞/裂解物疫苗

全细胞/裂解物疫苗中，Uromune(MV140)、Strovac和OM-89/UroVaxom疫苗已获批在临床应用。Uromune(MV140)含有等量热灭活的大肠埃希菌、肺炎克雷伯菌、普通变形杆菌和粪肠球菌，该疫苗以喷雾形式舌下接种。Strovac包含十种热灭活的病原菌，六种不同血清型的UPEC菌株和奇异变形杆菌、摩氏摩根氏菌、粪肠球菌和肺炎克雷伯菌各一株，它们都以肌肉注射的方式接种。OM-89/UroVaxom是裂解物疫苗，由18种UPEC菌株菌体粗提物组成，为胶囊型，每日口服并持续使用90天。从应用效果看，Uromune(MV140)、Strovac、OM-89/UroVaxom这三种疫苗都能在一定程度上降低人群rUTI的发生率，也具备较好的安全性，能极大改善患者的生活质量，是防治复发性尿路感染的一种安全有效的选择。一项针对上述三种疫苗的Mata分析研究结果也进一步证明了疫苗在尿路感染治疗和预防上的有效性[4]。

（二）减毒活疫苗

减毒活疫苗通常由临床致病菌株减毒制备，使其毒力明显降低的同时保留免疫原性，从而诱导机体产生特异性体液免疫和细胞免疫应答，该类疫苗的特点是可经自然感染途径免疫并诱导较好的黏膜免疫。NU14 DwaaL是缺失了编码内毒素O抗原 *waal* 基因的链霉素耐药UPEC菌株。经小鼠实验研究，NU14 DwaaL减毒活疫苗可诱导产生保护性免疫反应发生，保护小鼠免受再次感染。重组沙门菌减毒活疫苗（recombinant attenuated Salmonella vaccine，RASV）是将尿路致病菌抗原编码基因（如ECP、MR/P等）重组到沙门菌中构建产生的，该疫苗可同时诱导针对沙门菌和尿路致病菌的免疫反应以及相应抗体的产生，降低膀胱的载菌量[5]。

（三）亚单位疫苗

1.保护性抗原

构建亚单位疫苗，首先需要筛选有效的尿路致病菌保护性抗原。尿路感染疫苗抗原主要包括黏附素抗原、铁载体蛋白抗原、表面多糖抗原以及毒素抗原和毒素转运蛋白抗原四类。

（1）黏附素抗原：菌毛蛋白FimH、MrpH，鞭毛蛋白FliC是尿路感染疫苗研究的常用抗原。FimH是Ⅰ型菌毛上的黏附蛋白，是尿路致病菌在膀胱中定植的关键因子，在包括UPEC、肺炎克雷伯菌在内的所有肠杆菌科中高度保守，免疫接种FimH抗原可抑制尿路病原菌在宿主膀胱的定植。MrpH具有高度保守性和强免疫原性，研究人员通过基因工程技术构建FimH-MrpH融合蛋白，该蛋白与佐剂结合可刺激机体产生特异性抗体，对抗UPEC与奇异变形杆菌的感染[6]。FliC是鞭毛的主要结构蛋白，FliC可通过激活TLR5引发强烈而广泛的免疫应答。

（2）铁载体蛋白抗原：铁载体蛋白介导的铁摄取是尿路病原菌致病的重要过程。FyuA、HmA、IreA和IutA是尿路致病菌流行菌株中常见的四种铁载体蛋白，其在流行菌株中的阳性率分别为89%、62%、51%、17%。因此，这四种候选抗原能产生较为广泛的保护作用，也是尿路感染铁载体蛋白疫苗开发的研究热点。现阶段，有科学家使用由IutA和FimH构建的融合蛋白作为候选抗原开展小鼠实验，实验结果证实铁载体蛋白IutA能使小鼠产生相关抗体并得到免疫保护[7]。因此，铁载体蛋白抗原在尿路感染亚单位疫苗研究中具有重要意义。

（3）表面多糖抗原：包括UPEC在内的革兰阴性菌表面富含多糖，多糖表面富含有大量的特异性抗原，如脂多糖（LPS）的O抗原和荚膜多糖的K抗原。O抗原是UPEC、肺炎克雷伯菌、奇异变形杆菌等尿路致病菌的交叉共有结构组分，可诱导机体强烈的免疫应答产生大量的细胞因子和抗体，是尿路感染表面多糖抗原开发的重点方向。目前，研究人员已开发出一种四价O-多糖结合疫苗ExPEC4V，该疫苗由肠外致病性大肠埃希菌（exrta-intestinal pathogenic E.coli, ExPEC）血清型O1A、O2、O6A和O25B菌株的O抗原组成[8]。临床试验表明，ExPEC4V疫苗可诱导产生强烈的免疫反应且耐受性和安全性较好，能有效预防由ExPEC血清型引起的尿路感染。

（4）毒素抗原和毒素转运蛋白抗原：细菌通过分泌系统的转运体蛋白向菌体外分泌大量毒素，转运体蛋白和毒素在损害宿主细胞的同时，也触发机体免疫系统，诱导炎症反应。经实验研究，细菌分泌系统中具有免疫原性的有UpaH、Ag43、PcrV、ExoS[9,10]。UpaH和Ag43分别是UPEC的自转运蛋白和毒素，PcrV和ExoS是铜绿假单胞菌的自转运蛋白和毒素，融合蛋白UpaH-Ag43和PcrV-ExoS均可在小鼠体内诱导产生较强的细胞和体液免疫应答，且其中融合蛋白的免疫原性明显强于单一抗原[10]。

2.佐剂

佐剂是疫苗开发的重要组成部分。蛋白抗原的免疫原性较低，需佐剂增强其T细胞和B细胞免疫应答以发挥有效的抗感染作用。

（1）铝盐佐剂：研究发现，铝盐能很好地促进体液免疫、增强疫苗保护效力，是尿路感染疫苗开发过程中使用时间最长、频率最高的佐剂[9]。但铝盐佐剂在激发细胞免疫方面存在较大的局限性，因而有必要开发新佐剂来提高疫苗的免疫原性。

（2）TLR4激动剂：近年来，基于TLR4激动剂的佐剂被广泛用于尿路感染亚单位疫苗的开发，如磷酸化六酰二糖（phosphorylated hexaacyl disaccharide，PHAD）和单磷酰脂A（monophosphoryl lipid A，MPLA）。PHAD是一类合成的TLR4激动剂，可促进中性粒细胞和单核细胞的募集以调节适应性免疫。临床试验表明，PHAD佐剂可以增加亚单位疫苗诱导产生功能性抗体的能力，减少尿路致病菌与膀胱细胞的结合，预防尿路感染。MPLA来源于革兰氏阴性细菌细胞壁的脂多糖部分，能够有效激活抗原提呈细胞，诱导体液和细胞反应。相关研究发现，MPLA佐剂可以有效提高FimH、MarpH、PcrV等多种保护性抗原的免疫原性，增强机体免疫保护。

（3）基于铝盐和MPLA开发的复合佐剂。该佐剂能有效激活细胞和体液免疫，弥补了单一铝盐佐剂的不足。在铜绿假单胞菌PcrV-ExoS融合蛋白疫苗研究中，与单一使用铝盐佐剂和MPLA比较，AS04佐剂可以显著增强疫苗细胞免疫和体液免疫的能力，提高免疫保护能力[10]。

（4）纳米颗粒（nanoparticle，NP）佐剂。NP作为抗原递送载体在疫苗研究中的应用越来越多。纳米载体具有能防止保护性抗原过早降解、提高疫苗稳定性的优点，从而延长疫苗的保护周期。此外，纳米粒子的颗粒性质还能控制药物体内外释放，为抗原提呈细胞提供了更好的抗原提呈效果。

四、展望

UPEC菌株引起的尿路感染是当今最常见的感染之一，复杂且反复出现的尿路感染形式会使治疗过程复杂化。了解UPEC毒力因子的致病机制，对于尿路感染预防与治疗有重要作用。此外，能激活宿主免疫应答的疫苗也可作为尿路感染预防和治疗的有效补充。

（牛红霞）

第二节　沙门菌

沙门菌（*Salmonella*）属于肠杆菌科细菌，寄生于宿主的肠道，可通过污染的水和食物感染人及多种动物，是最常见的食源性病原体之一。沙门菌在自然界分布广泛，种类繁多，已发现2500多种血清型。沙门菌感染人类可导致自限性胃肠炎或肠热症，疾病的结果主要取决于感染的血清型。

一、沙门菌分类

沙门菌为杆状革兰阴性兼性胞内菌，不产生芽胞，一般无荚膜（仅少数血清型有荚膜），多有周鞭毛和菌毛，可运动，营养需求不高。根据DNA同源性，沙门菌种属分为两个种，即肠道沙门菌（*S. enterica*）和邦戈沙门菌（*S. bongori*）。肠道沙门菌广泛分布于自然界，又可分为6个亚种，即肠道亚种（*subsp.enterica*）、萨拉姆亚种（*subsp.salamae*）、亚利桑那亚种（*subsp.arizonae*）、双亚利桑那亚种（*subsp.diarizonae*）、豪顿亚种（*subsp.houtenae*）和英迪加亚种（*subsp.indica*）。能感染人类的沙门菌多见于肠道沙门菌肠道亚种（*S. enterica subsp. enterica*）（图10-2）。根据O抗原和H抗原，肠道亚种被进一步分为不同的血清型，大约有1400种。多数肠道亚种血清型可感染广泛的脊椎动物宿主，并导致自限性急性感染（例如肠胃炎）。而伤寒沙门菌（*S. Typhi*）和副伤寒沙门菌（*S. Paratyphi*）血清型感染多限于人类宿主，极少能从动物中分离得到。

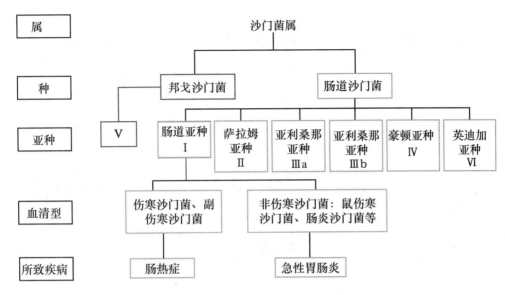

图10-2　沙门菌属种及亚种分类[11]

常见沙门菌引起人和动物的临床疾病见表10-1。在人类中，沙门菌引起的主要疾病包括急性胃肠炎（食物中毒）、肠热症和败血症，少数肠热症患者可转变为无症状带菌者。引起胃肠炎的最常见血清型是肠炎沙门菌和鼠伤寒沙门菌，引起肠热症的血清型主要是伤寒沙门菌、甲型副伤寒沙门菌（*S. paratyphi A*）、肖氏沙门菌（*S. schottmuelleri*）、希氏沙门菌（*S. hirschfeldii*）。

人是伤寒沙门菌的唯一宿主，但缺乏可用的体内模型来研究伤寒菌株。相比之下，鼠伤寒沙门菌的宿主范围更广泛，有几种动物模型可用于研究鼠伤寒沙门菌的体内感染。重要的是，在小鼠伤寒模型中，易感小鼠会出现与人类伤寒类似的全身感染症状。因此，常使用小鼠伤寒模型来了解伤寒沙门菌的致病机制。但需要注意的是鼠伤寒沙门菌和伤寒沙门菌之间存在着关键差异，即鼠伤寒沙门菌主要导致人类的胃肠炎疾病，而不是全身性疾病。在基因组水平上，尽管两个血清型之间有89%的基因相似，但近500个基因是鼠伤寒沙门菌（菌株LT2）特有的，超过600个基因是伤寒沙门菌（菌株CT18）特有的。此外，伤寒沙门菌和副伤寒沙门菌都有较高比例的假基因，约4%，而鼠伤寒沙门菌大约只有0.9%的假基因。

表10-1　常见沙门菌引起的临床疾病

沙门菌常见血清型	主要感染宿主类型	临床疾病
伤寒沙门菌	人	伤寒
甲型副伤寒沙门菌	人	副伤寒
肖氏沙门菌	人	副伤寒、胃肠炎
希氏沙门菌	人	副伤寒、败血症、胃肠炎
鼠伤寒沙门菌	人、猪、牛	急性胃肠炎

续表10-1

沙门菌常见血清型	主要感染宿主类型	临床疾病
	易感小鼠、人	全身性疾病、败血症
	成年家禽	无症状感染
猪霍乱沙门菌	猪、人	败血症、坏死性肠炎
羊流产沙门菌	绵羊	败血症、流产
肠炎沙门菌	人及多种动物	胃肠炎、败血症
都柏林沙门菌	人、牛、羊	腹泻、败血症
鸡白痢沙门菌	雏鸡、雏火鸡	败血症

二、沙门菌致病性

沙门菌经口进入消化道，pH极低的胃酸环境刺激沙门菌耐酸应答基因（acid tolerance response，ATR）表达，增强沙门菌的存活能力。肠腔内的沙门菌在菌毛及鞭毛介导的黏附作用下定植于人体回肠末端和近端结肠，并可通过以下三种方式突破肠黏膜上皮屏障：①M细胞转运作用或主动入侵；②沙门菌毒力岛（salmonella pathogenicity island，SPI）编码的感染早期蛋白诱导宿主细胞肌动蛋白重排，促进细胞胞吞作用；③树突状细胞伸出伪足，捕捉肠腔内的沙门菌。进入宿主细胞后，胞质内的沙门菌被包裹形成含沙门菌的囊泡（salmonella-containing vacuole，SCV），沙门菌在胞内进行繁殖。此外，伤寒沙门菌、希氏沙门菌和部分都柏林沙门菌在宿主体内可以形成Vi抗原，抵抗吞噬细胞的吞噬杀伤作用，并阻挡抗体、补体等破坏菌体的作用。胞内菌形成SCV后会释放伤寒毒素来破坏宿主细胞DNA，细菌死亡后释放的内毒素还会引起宿主体温升高、白细胞数下降等不良反应。

（一）侵袭力

1. 沙门菌SPI效应蛋白

沙门菌具有编码与毒力相关的特定基因区域，称为沙门菌毒力岛（SPI），它是通过基因水平转移获得的。迄今为止，已有23个SPI被报道，其中SPI-1和SPI-2在体内感染中尤为重要。SPI-1主要入侵宿主细胞及诱导细胞凋亡，SPI-2可以帮助沙门菌在巨噬细胞内复制和感染。SPI编码的效应蛋白通过Ⅲ型分泌系统（type Ⅲ secretion system，T3SS）直接进入宿主细胞（图10-3），促进胞吞作用和SCV的形成。SPI-3没有特定的功能，但当镁离子浓度低时，它有助于沙门菌在巨噬细胞内存活。SPI-4、SPI-5等均与其生存、调控毒力基因和引发肠道疾病有关。

（1）沙门菌SPI-1效应蛋白及其调控网络：SPI-1是一个基因簇，由一个40 kb的区域组成，其中有39个基因编码T3SS-1及其分子伴侣和效应蛋白，以及一些控制SPI-1毒力基因表达的转录调控因子[12]。T3SS-1将效应蛋白注入宿主细胞的细胞质中，协助侵袭上皮组织，同时还下调主要组织相容性复合体Ⅱ（MHCⅡ）分子的表达和促进巨噬细胞向M2表型极化，抑制巨噬细胞促炎细胞因子IL-1β、IL-8、TNF-α等的表达。SPI-1及外膜蛋白A提高血脑屏障的渗透性，促使它通过血脑屏障并到达各种脑组织。发生结肠炎时，沙门菌SPI-1编码的蛋白具有募集中性粒细胞的作用。SPI-1 T3SS较为重要的效应蛋白及其功能如下。①AvrA：一种多功能酶，通过JNK途径抑制NF-κB的激活和细胞凋亡。②沙门菌入侵蛋白（Sips）：包括Sips A～D四种蛋白。SipA为肌动蛋白的结合蛋白，它通过对细胞膜褶皱形成及肌动蛋白细胞骨架重排等不同阶段的作用，促进沙门菌进入宿主细胞。SipB、SipC和SipD参与SPI-1 T3SS针状复合体形成（图10-3）。此外，SipB与沙门菌Caspase-1依赖性凋亡及IL-18的释放有关，可调节机体免疫应答反应。SipC作用于F-肌动蛋白，促进沙门菌的入侵。③蛋白酪氨酸磷酸酶（SptP）：SptP转位到宿主细胞会导致细胞肌动蛋白细胞骨架的破坏，SptP通过下调ERK和丝裂原激活蛋白激酶（MAPK）的激活引起促炎细胞因子的分泌，SptP介导的缬氨酸蛋白去磷酸化促进沙门菌在细胞内的复制；SptP还可抑制肥大细胞的脱颗粒和活化，阻碍宿主固有免疫，使细菌进一步传播。④沙门菌外蛋白（Sops）：Sops包括SopA、SopB、SopD、SopD2、SopE和SopE2等效应蛋白。其中，SopA进入宿主细胞后，可在沙门菌感染的肠道中诱导液体分泌和炎症反应；SopB是一种肌醇磷酸酶，通过阻断肌醇磷酸信号通路和激活Akt信号来调节毒性；SopD有助于沙门菌的全身毒力和胃肠炎的发展，参与了沙门菌入侵过程中的膜裂变和胞饮体形成；SopD2有助于沙门菌诱导的细丝形成，并抑制从SCV向外的囊泡运输和小管形成；SopE是一种Rho GTPase交换因子，可诱导肌动蛋白进行快速的细胞骨架重排，并促进细菌入侵；与SopE同源的SopE2具有与SopE相似的作用。

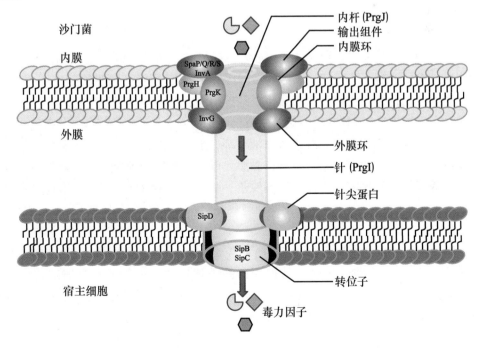

图10-3　沙门菌T3SS将效应蛋白注射入宿主细胞[12]

（2）沙门菌SPI-2效应蛋白及其调控网络：SPI-2 T3SS是病原体的主要毒力因子。细菌在宿主细胞（如上皮细胞和巨噬细胞）SCV内增殖，并通过SPI-2 T3SS将大约30种效应蛋白转运至宿主内膜系统和细胞质中，导致肌动蛋白细胞骨架的重排，保持了SCV的完整性及其近核位置，并干扰宿主细胞免疫信号传导。它们在宿主细胞内发挥的具体作用包括：影响液泡膜动力学（SifA、PipB2、SseJ、SopD2）、控制SCV在宿主细胞内的定位（SseF、SseG）、参与泛素化修饰（SspH1、SspH2、SlrP、SseL）、靶向宿主细胞骨架修饰（SteC、SspH2、SrfH、SpvB）和参与免疫信号传导（SpvC）[13]。

2. Vi抗原

大多数沙门菌无荚膜。伤寒沙门菌和希氏沙门菌细胞壁脂多糖表面紧密覆盖着一层黏液样物质，来介导细菌与外界环境的相互作用，这层物质与细菌毒力相关，称为Vi荚膜多糖，又称为Vi抗原。Vi抗原能够促进细菌黏附，有利于细菌在宿主体内定植；细菌与非生物组分黏附形成生物膜，有助于耐干燥和抵抗宿主介导的免疫杀伤作用；Vi抗原还可阻断O抗原和抗体发生凝集反应、抑制LPS与TLR-4的识别与结合。纯化后的Vi荚膜多糖可作为预防沙门菌感染的疫苗。

3. 菌毛及鞭毛

黏附于肠上皮细胞是沙门菌引起疾病的关键一步。鞭毛和菌毛是沙门菌黏附于肠道的介质，在沙门菌入侵内脏器官中起重要作用。菌毛是细菌定植并黏附到宿主细胞的重要结构。多个菌毛操纵子的失活显著影响细菌的毒力和致死效果。鞭毛作为沙门菌的运动器官与沙门菌的黏附、侵袭和生物被膜形成相关，是大分子蛋白质输出及转运的装置。鞭毛蛋白在促进毒性的同时，也是固有免疫反应的重要激活因子，能被细胞表面TLR5和NLR凋亡抑制蛋白（NAIP）家族中的NAIP5/6识别。

（二）毒素

1. 内毒素

内毒素的主要物质脂多糖（LPS）是沙门菌细胞壁中的一种成分。当细菌死亡溶解后内毒素会释放出来，可引起沙门菌性败血症。许多沙门菌血清型都能产生内毒素，尤其是肠炎沙门菌、鼠伤寒沙门菌和猪霍乱沙门菌。内毒素具有耐热能力，经75℃灭菌1小时后仍有毒力。动物从被污染的水或饲料中摄入大量活的沙门菌，病菌可在肠道内继续繁殖，经肠系膜淋巴系统进入血液循环，形成一过性菌血症。肠道内大量的沙门菌及菌体崩解后释放内毒素，对肠道黏膜、肠壁及肠壁的神经、血管有强烈的刺激作用，造成肠道黏膜肿胀、渗出、黏膜脱落，临床表现出呕吐、腹痛、腹泻等中毒症状。内毒素还可引起宿主体温升高、白细胞数改变，内毒素大剂量时会导致宿主休克。

2. 肠毒素

个别沙门菌如鼠伤寒沙门菌可产生肠毒素（Stn）。沙门菌肠毒素属于细胞紧张性A组肠毒素。该毒素耐酸、耐碱，易被蛋白酶破坏。沙门菌肠毒素是假定的毒力因子[14]，它可能是导致急性胃肠炎和腹泻的关键因素，也可能与沙门菌毒力相关。然而，Stn在沙门菌毒力中的作用仍然存在争议。

3. 伤寒毒素

伤寒毒素由SPI-11基因簇编码[15]。当沙门菌在细胞内形成含有沙门菌的囊泡

（SCV）时，该毒素才会表达。伤寒毒素呈 A2B5 结构，是由五个 PltB 分子（位于基部）和各一个 CdtB 和 PltA 分子组成的复合物。CdtB 通过其脱氧核糖核酸酶 I（DNase I）样活性来破坏宿主细胞 DNA，并诱导 G2/M 细胞周期阻滞。伤寒毒素以囊泡的形式释放到细胞外间隙，输出后与靶细胞上的受体结合发挥作用。人类上皮细胞上的足糖萼蛋白（PODXL）和免疫细胞（包括巨噬细胞）上的 CD45 已被确认为伤寒毒素受体。小鼠在注射纯化后的伤寒毒素会出现嗜睡、循环中性粒细胞数量减少和神经系统并发症，表现为运动功能障碍。伤寒毒素被认为与慢性伤寒杆菌感染有关，是患伤寒期间症状从急性状态向慢性状态过渡的原因，但其潜在机制还需进一步研究。

三、宿主抗沙门菌免疫应答

宿主抗沙门菌感染的免疫反应包括固有免疫和适应性免疫。首先，TLR 识别细菌配体会增加局部组织中巨噬细胞的杀菌活性，诱导树突状细胞的成熟和迁移，并引发炎性细胞因子和趋化因子的产生。其中，通过 TLR4 识别脂多糖，TLR5 识别鞭毛蛋白。其次，T3SS-2 效应蛋白 SrfA 通过与 Tollip 相互作用从 IRAK-1-Toll 蛋白（Tollip）复合物中解离 IL-1R 相关激酶-1（IRAK-1），并分泌到细胞质中。释放的 IRAK-1 被磷酸化后促进 NF-κB 的活化。T3SS 针状结构蛋白 PrgI 和 SsaG 可以通过 TLR2 和 TLR4 诱导促炎信号通路的活化；SopE 作为 Rho 家族 GTPases Cdc42 和 Rac1 的 GTP 交换因子（GTP exchange factor，GEF），能够诱导 JNK 通路的激活。此外，NOD 样受体（NLR）也可识别胞质中的细菌产物从而诱导炎症反应，具有 BIR 结构域的新型 NOD 样受体分子（NAIP）中的 NAIP5/6 可特异性地识别沙门菌的鞭毛蛋白，从而通过和 NLRC4 发生相互作用，激活 Caspase-1 和炎性小体，介导巨噬细胞固有免疫反应；NAIP2 作为受体分子特异性识别 T3SS 的基座组成蛋白 PrgJ，进而和 NLRC4 组装成活性的炎性小体。

在沙门菌感染早期，机体迅速招募大量的吞噬细胞（单核细胞和中性粒细胞）吞噬沙门菌。吞噬细胞产生活性氧（ROS）和活性氮（RNS）杀灭沙门菌。NK 细胞、NKT 细胞和 αβT 细胞也参与感染的早期阶段，分泌 IFN-γ。IFN-γ 激活吞噬细胞，增强吞噬细胞杀伤细菌的能力。募集的单核细胞还表达 MHC I、MHC II 类分子和 CD11c、CD80 共刺激分子，具有抗原提呈作用。同时，活化的单核吞噬细胞会产生多种炎性细胞因子，包括 IL-6、IL-12、IL-18 和 IL-23，促进 CD4+T 细胞向 Th1 和 Th17 型分化。

敲除 αβT 细胞以及 CD4+T 或 CD8+T 细胞缺失的小鼠，都能够抑制沙门菌的早期生长，这提示，在原发感染的早期阶段 T 细胞不发挥关键作用，固有免疫及抗体介导的体液免疫应答发挥主要作用。抗体可作用于细胞外传播的细菌，阻止它们建立新的感染病灶[16-18]。例如，接种疫苗的小鼠（或通过被动转移接受抗体的小鼠），抗体在沙门菌到达细胞内之前杀灭细菌，在感染的早期阶段控制感染；抗体通过 FcRI 增强对沙门菌的摄取，并增强活性氧介导的抗菌功能。虽然沙门菌通常存在于吞噬细胞的 SCV 内，但当沙门菌诱导体内单核吞噬细胞发生凋亡后，细菌可释放到细胞外。抗体有可能在这短时间内直接接触沙门菌，阻止细胞间传播[19]。因此，沙门菌特异性抗体抑制了细菌在体内的定植，且被认为在沙门菌抗原加工提呈过程中发挥重要作用，进而影响 Th1 细胞的数量和质量。肠黏膜中沙门菌特异性 IgA 的存在也可能阻止或减少细菌黏附和穿透肠黏膜屏障。

沙门菌感染后T细胞很快被激活。在原发感染后期,有效控制和最终根除细菌的是沙门菌特异性T淋巴细胞。具有Th1表型的CD4⁺T细胞在CD8⁺T细胞很少或没有明显贡献的情况下介导组织中细菌的清除[20],同时CD4⁺T细胞还介导沙门菌特异性B细胞的激活和成熟,从而产生针对细菌多糖和蛋白质抗原的同型转换抗体。CD4⁺T细胞通过产生细胞因子(如IFN-γ、TNF-α和IL-12)激活巨噬细胞介导免疫保护作用。Th17细胞是组织炎症的重要调节因子,主要表达细胞因子IL17A、IL17F、IL-22和IL-26。IL-17和IL-22对于激活和协调黏膜免疫反应很重要。IL-17R通路缺失会增强沙门菌全身性扩散,导致细菌在脾脏和肝脏中的数量增加,同时伴有招募中性粒细胞的能力下降。在恒河猴感染沙门菌中,IL-22促进脂质素-2的产生,脂质素-2可防止沙门菌获取铁[21],进而抑制细菌的生长。而穿孔素/颗粒酶缺陷的小鼠能够抵抗沙门菌的继发感染,说明MHC I 类限制性CTL对沙门菌继发感染的获得性免疫不是必需的,但CD8⁺T细胞可在沙门菌原发感染的晚期通过分泌穿孔素和颗粒酶发挥保护作用。目前尚不清楚为什么沙门菌特异性CD8⁺ T细胞在继发性感染中没有显著贡献,可能是由于CD8⁺ T细胞裂解沙门菌感染细胞的主要作用不是直接限制细菌复制,而是释放沙门菌抗原供MHC II类途径提呈,从而放大CD4⁺T细胞反应[22]。

四、沙门菌拮抗宿主免疫应答机制

(一)沙门菌在巨噬细胞内存活的机制

巨噬细胞作为免疫细胞在吞噬病原体、抗原提呈过程中起重要作用。当沙门菌被巨噬细胞吞噬后,巨噬细胞即被激活,产生多种杀菌介质,这一过程主要包括氧化杀伤机制(活性氧和活性氮中间体)和非氧化杀伤机制(阳离子抗菌肽、溶酶体降解)。然而,当沙门菌被巨噬细胞吞噬后,被包裹在SCV中,沙门菌表面的PAMP被细胞中TLR所识别并使SCV酸化。SCV酸化诱导SPI-2基因表达[23],通过T3SS-2分泌至少20种效应蛋白到胞浆中,这些效应因子通过调节液泡和细胞内的生化反应抵御各种有害环境因素,以利于沙门菌在SCV中的存活与复制。例如沙门菌的核心效应蛋白SifA能有效地维持SCV囊泡膜的完整性,阻止细菌被释放到宿主细胞的胞质中[24]。

1.抵抗氧化杀伤作用:在沙门菌刺激下,吞噬细胞在烟酰胺腺嘌呤二核苷酸磷酸(NADPH)氧化酶催化下发生氧爆作用(oxidative burst),产生ROI,如超氧自由基O^{2-}、超氧化物H_2O_2等,这些物质转化为强氧化剂次氯酸而快速杀死沙门菌,然而沙门菌依赖于SPI-2可以阻止NADPH氧化酶亚单位Cytb558与SCV接触从而避免氧爆作用。另外,沙门菌可利用过氧化氢酶、抗氧化蛋白和超氧化物歧化酶这3种蛋白抵抗ROI的氧化杀伤作用[25]。活性氮中间体(reactive nitrogen intermediate,RNI)包括一氧化氮及其衍生物如亚硝基硫化合物、过氧化氮等。RNI可通过多种机制杀伤沙门菌,如造成DNA损伤、阻止SPI-2转录和抑制PhoP/PhoQ耐酸调节反应等,但沙门菌可通过双加氧酶(HmpA)和NO还原酶(Hcp)抵抗氧化杀伤作用,这足以使其在不影响适应性的情况下应对宿主产生的NO[26]。

2.抵抗溶酶体降解:吞噬细胞内的溶酶体内含有多种水解酶,逃避溶酶体降解是胞内菌得以存活的重要策略。沙门菌可以通过SifA或SseI效应蛋白抑制SCV和溶酶体之间的融合[15-16]。早期研究表明，沙门菌在巨噬细胞中可与其他吞噬体融合形成宽阔的吞噬体（spacious phagosome，SP），与正常的吞噬体相比，宽阔的吞噬体起到冲淡杀菌介质的作用，因此要杀灭其中的病原体，则需要宿主细胞分泌更多的杀菌介质[19]。Eswarappa等研究发现，沙门菌在SCV内复制后，SCV会在SPI-2效应蛋白SopD2、SteA和SifA的作用下发生膜分裂，导致每个SCV内只含有一个细菌。这一机制对胞内菌而言具有明显的益处：一方面，宿主细胞对付多个SCV要比对付单个SCV困难得多，因为这需要合成更多的杀菌介质；另一方面，一个细菌占据单个SCV会减少对营养的竞争，而且这样能够更有效地将效应因子分泌到细胞质中[20]。

3.沙门菌扩散至胞外：被沙门菌感染的巨噬细胞释放出来后，进入不同类型的宿主细胞。在感染的早期阶段，一些受感染的巨噬细胞离开该区域并扩散到新的组织区域，形成新的病灶，推动了感染过程[26]。

（二）沙门菌逃逸适应性免疫应答的机制

DC通过活化初始T细胞来激活适应性免疫应答，而沙门菌已经演化出相应的分子机制来干扰DC的功能，促进其在体内的生存和扩散。沙门菌SPI-2编码的毒力因子可能会改变DC中MHC分子的表达水平及其泛素化，影响DC的抗原提呈能力，从而阻止沙门菌特异性CD4$^+$T细胞和CD8$^+$T细胞亚群的成熟。研究表明T3SS-2结构蛋白的缺失能显著降低沙门菌对DC的毒力，并促进其抗原的提呈。效应蛋白SseF、SifA、SspH2、SlrP、PipB2和SseI可抑制DC沿趋化因子梯度的迁移，其中SseI可与支架蛋白IQGAP1相互作用，抑制DC的迁移，阻止细菌从肠道扩散至次级感染部位。

五、沙门菌所致疾病

（一）胃肠炎

摄入大量鼠伤寒沙门菌、猪霍乱沙门菌、肠炎沙门菌（> 10^8）可引起胃肠炎。细菌对肠黏膜的侵袭以及细菌释放的内毒素可能是主要致病因素。

鼠伤寒沙门菌鞭毛介导细菌运动，使鼠伤寒沙门菌主动向肠上皮细胞游动及附着于肠上皮细胞。T3SS-1通过经典途径入侵IEC，将效应蛋白注射到宿主细胞的细胞质中，SipA、SopB、SopE和SopE2协同诱导Rho GTPase激活和肌动蛋白细胞骨架的重排，导致细胞膜皱褶，促进细胞胞吞作用，最终使鼠伤寒沙门菌进入上皮细胞，引发肠道炎症，并渗透到黏膜组织的深层。鼠伤寒沙门菌突变体因缺乏功能性T3SS-1系统（例如ΔinvG突变体），所以依赖吞噬细胞摄取细菌来突破上皮屏障（替代途径）。在野生型鼠伤寒沙门菌感染的过程中，经典途径和替代途径很可能是同时起作用的。一旦进入宿主细胞，鼠伤寒沙门菌就会驻留在SCV中。SPI-1和SPI-2效应蛋白稳定SCV膜，并通过控制SCV与溶酶体的融合，抑制诱导型一氧化氮合酶和NADPH氧化酶诱导的杀菌作用以及抑制细胞凋亡来促进鼠伤寒沙门菌的胞内复制和存活。与非伤寒沙门菌相比，伤寒沙门菌主要引起非炎症性侵袭性疾病，一般没有胃肠道症状。

（二）肠热症

伤寒沙门菌和甲型副伤寒沙门菌、肖氏沙门菌、希氏沙门菌引起的伤寒和副伤寒统称为肠热症。人体摄入沙门菌后是否发病取决于所摄入细菌的数量、致病性以及宿主的防御能力。伤寒沙门菌通过菌毛与M细胞结合，SPI-1分泌系统向M细胞中输入侵袭蛋白，引发宿主细胞内肌动纤维的重排，诱导细胞膜凹陷，导致细菌内吞。伤寒沙门菌驻留在单核吞噬细胞内繁殖，扩散到引流性肠系膜淋巴结（MLN），经胸导管入血形成第一次菌血症。沙门菌经血流向肝、脾、胆、骨髓、肾和皮肤等器官组织播散，被单核-巨噬细胞系统吞噬、繁殖后再次进入血液循环，形成第二次菌血症。肠壁淋巴结出现髓样肿胀、增生、坏死。在胆道系统内大量繁殖的沙门菌随胆汁排到肠道，部分随粪便排出体外。常见的临床症状表现为不同程度的发热、恶心呕吐、腹痛腹泻、疲乏无力等。另外，沙门菌在皮肤和肝脾等组织增殖还会引起玫瑰疹、肝脾肿大、胃肠出血等临床表现。约有3%的感染者在症状消失后一年里仍可在粪便中检出相应沙门菌，转变为无症状（健康）带菌者。这些细菌主要存在于肝胆道和胆囊，有时也可在尿道内，成为人类伤寒和副伤寒病原菌的储存场所和重要传染源。

六、伤寒疫苗研究

据估计，全世界每年发生1200万至2700万例伤寒病例，造成12.9万至22.3万人死亡。尽管抗生素治疗缩短了肠热症的临床进展并降低了死亡风险，但多重耐药菌株的迅速出现极大地影响了抗生素治疗的有效性。因此，疫苗接种成为控制伤寒的一种有效且经济的措施。目前，国际上主要有两种伤寒疫苗：第一种是以Ty21a减毒伤寒沙门菌为基础研制的口服疫苗；第二种是可注射的Vi多糖疫苗。此外，还开发了伤寒结合疫苗，比较成功的有Vi-rEPA疫苗和Typbar-TCV疫苗。伤寒疫苗已有很长的使用历史，但目前仍有一些问题亟待克服，伤寒主要疫苗类型及其优缺点见表10-2。

表10-2　伤寒主要疫苗类型

疫苗类型	优点	缺点
灭活疫苗	制备简单	容易发生不良反应
Ty21a减毒活疫苗	诱导免疫反应全面,可口服,接种者顺从性高	需冷链运输,存在生物安全担忧
Vi多糖疫苗	成分单一,副作用小	无黏膜反应,无强化免疫效应
Vi结合疫苗	有强化免疫效应	无黏膜反应,对副伤寒无交叉免疫保护

（一）灭活疫苗

19世纪80年代首次分离到伤寒沙门菌，1896年后便开发出由热灭活伤寒沙门菌组成的第一代伤寒疫苗。随后出现了使用不同灭活和保存方法的疫苗制备物，直到20世纪60年代WHO针对丙酮灭活和冻干的K疫苗及热灭活苯酚防腐的L疫苗开展了一系列持续12年以上的对照试验。临床试验显示这两个疫苗的保护率为51%～88%，且K疫苗比L疫苗效力更高。然而，这两种制备物极容易导致接种者发生全身发热、接种部位肿痛等不良反应，这可能是由于高含量脂多糖（LPS）引起的，因此WHO不推荐常规使用，目前全细胞灭活疫苗已基本被淘汰。

（二）Ty21a减毒活疫苗

Vivotif®是一种含有沙门菌突变菌株（Ty21a）的疫苗。Ty21a菌株是缺乏了编码Vi

多糖和UDP-半乳糖-4-差向异构酶基因的Ty2菌株的突变体。它是在20世纪70年代早期通过缺失$galE$基因而获得的。$galE$基因的失活导致完全缺乏UDP-半乳糖-4-差向异构酶，使得UDP葡萄糖不能转化为UDP半乳糖。O抗原是细菌主要的表面抗原，缺乏galE会导致细菌O抗原发育不完全，突变株不具有免疫原性。然而，当Ty21a菌株被半乳糖滋养时，细菌能够以另一种方式产生UDP半乳糖，且表达完整的免疫原性LPS。此外，由于缺乏UDP-Gal 4-差向异构酶，半乳糖无法代谢并积聚在细胞质中，导致细菌裂解，从而消除了疫苗株的毒力。减毒疫苗的优势是模拟天然感染过程，可以诱导全面的免疫反应，包括局部黏膜免疫、细胞免疫和体液免疫，理论上效果优于灭活疫苗，另外减毒疫苗可以口服，接种者的顺从性较高。该疫苗于1983年在欧洲首次获得许可，1989年在美国获得许可，适用于成人和5岁以上的儿童[27]。

接种Ty21a可诱导CD4$^+$ T细胞应答。伤寒沙门菌特异性多功能CD4$^+$T$_{EM}$和RA$^+$T$_{EM}$（T$_{EMRA}$）亚群反应增加，主要产生IFN-γ和/或TNF-α，而一小部分多功能细胞产生IL-2、巨噬细胞炎症因子-1β（MIP-1β）、IL-17A和CD107a（与细胞毒性相关的标志物）[28]。最近，有研究报道口服Ty21a疫苗可诱导人体肠道上皮内淋巴细胞（IEL）CD4$^+$T$_{RM}$亚群。在人肠道中，CD4$^+$T$_{RM}$的大多数是CD69$^+$CD103$^-$，少数是CD69$^+$CD103$^+$ [29]。IEL CD103$^-$CD4$^+$T$_{RM}$主要产生特异性IFN-γ、IL-17A和TNF-α，而IEL CD103$^+$CD4$^+$T$_{RM}$则有助于IL-2的产生。Ty21a免疫后IEL CD103$^+$ CD4$^+$T$_{RM}$降低而CD103$^-$CD4$^+$T$_{RM}$增加，机体能够产生更多的IFN-γ、TNF-α和IL-17A[30]。

在634名接受三剂量免疫计划[31]的泰国儿童中评估了Ty21a疫苗的体液免疫，发现3岁和6岁接种疫苗的儿童血清转换率分别为60%和91%（$p < 0.005$），高于未接种疫苗的年龄匹配儿童的血清转换率，且接种疫苗儿童血清转换率随年龄增长呈上升趋势。Gilman等人的研究表明[32]，155名接种Ty21a疫苗的成年男性有非常好的O抗原抗体血清转化率，从而对人体有保护作用。Wahid等人[33]发现，Ty21a诱导的抗体可介导伤寒沙门菌、甲型副伤寒沙门菌和肖氏沙门菌的调理吞噬作用和细胞内杀伤作用，尽管保护程度不高，但可使该病病程减轻，并可减少传染性。

（三）Vi多糖疫苗

伤寒沙门菌表面覆盖着一层Vi荚膜多糖，它既是一种毒力因子，也是主要保护性抗原。除了伤寒沙门菌外，Vi荚膜多糖也存在于希氏沙门菌和某些都柏林沙门菌株中。Vi疫苗基于荚膜多糖，是一种线性α-1-4链接聚半乳糖醛酸（PGA），在半乳糖醛酸（Gal UA）残基的C2处有N-乙酰化，在C3处有60%～90%的O-乙酰化。C3位点O-乙酰化和分子量是影响Vi多糖免疫原性的两个关键因素。研究表明，去除C3上的乙酰基会降低其免疫原性。Vi多糖的结构建模表明，C3上非极性O-乙酰基通过向两侧突出构成了多糖分子的表面，而C2上的羧基和N-乙酰基则主要嵌入或位于轴附近。也有研究表明，Vi多糖的免疫原性随着分子量的降低而降低[34]。Vi多糖被归类为非T细胞依赖性抗原（TI-Ag），它可以在没有T细胞帮助的情况下直接激活B细胞。与TI-Ag发生应答的是B1细胞，其细胞膜表面的抗原识别受体（SmIg）为IgM单体，故应答中仅产生低亲和力的IgM抗体，无记忆B细胞（B$_M$）形成。因此，Vi多糖疫苗与其他基于多糖的疫苗一样不能诱导免疫记忆，对2岁以下的婴儿不能产生有效的免疫力。

20世纪80年代后期在尼泊尔和南非对Vi亚单位疫苗的效能进行了临床试验，6907名参与者通过肌肉注射Vi亚单位疫苗进行免疫接种，免疫接种17个月后保护率为72%。接种Vi亚单位疫苗的局部副作用小，耐受性好。20世纪90年代末，在中国一个以学龄儿童为主的群体中进行了为期19个月的随机双盲实验，结果显示Vi亚单位疫苗的保护率为69%。这些临床试验结果表明，Vi亚单位疫苗是一种安全有效的伤寒疫苗。但Vi亚单位疫苗存在两个局限性，一是无法刺激黏膜免疫；二是再次免疫不能产生增强效应。

针对目前Vi疫苗的这些问题，人们研制了一种基于O-乙酰化高分子量聚半乳糖醛酸（GelSite-OAc™）的替代疫苗。高分子量聚半乳糖醛酸与伤寒沙门菌的Vi多糖具有相同的骨架。GelSite-OAc™被证明能够完全保护小鼠免受伤寒沙门菌感染。此外，Gel-Site-OAc™显示其能增强体液免疫或免疫记忆效果，在使用GelSite-OAc™或Vi疫苗进行第二次免疫时，抗体水平增加了2倍以上。

（四）Vi多糖蛋白结合疫苗

动物试验证明，多糖连接上蛋白可以加强其免疫原性，于是研究者将细菌的聚糖连接到适当的蛋白载体上形成糖蛋白，从而产生更好的长期免疫保护效果。蛋白质是一个大分子载体，其分子表面存在多种不同的决定簇，能专一地被Th细胞表面抗原识别受体识别，从而激活Th细胞，使之参与免疫应答。应答过程中存在Th-B2细胞间的协同作用，Th细胞识别蛋白载体决定簇，并通过直接与细胞表面蛋白相互作用以及细胞因子的作用，促进B细胞分化成熟为浆细胞并产生B_M，辅助B2细胞产生IgG和IgM型抗体。该疫苗能形成B_M，故具有免疫记忆效应。

将Vi多糖和某些蛋白融合制成结合疫苗，可以解决Vi亚单位疫苗无法产生免疫记忆的问题。目前有多个Vi结合疫苗正在研制中。Typbar-TCV是一种Vi-破伤风类毒素结合疫苗，于2013年在印度获得许可，也是第一个获得世界卫生组织资格预审的伤寒结合疫苗。该疫苗具有良好的耐受性，且可以刺激免疫增强反应，三期临床试验数据显示该疫苗有效率为85%。

（刘昱淇，祝秉东）

参考文献

[1] LIU S C, HAN X M, SHI M, et al. Persistence of uropathogenic Escherichia Coli in the bladders of female patients with sterile urine after antibiotic therapies [J]. J Huazhong Univ Sci Technolog Med Sci, 2016, 36(5): 710-715.

[2] SHAH C, BARAL R, BARTAULA B, et al. Virulence factors of uropathogenic Escherichia coli (UPEC) and correlation with antimicrobial resistance [J]. Bmc Microbiol, 2019, 19 (1): 204.

[3] EL-AOUAR FILHO R A, NICOLAS A, DE PAULA CASTRO T L, et al. Heterogeneous Family of Cyclomodulins: Smart Weapons That Allow Bacteria to Hijack the Eukaryotic Cell Cycle and Promote Infections [J]. Front Cell Infect Microbiol, 2017, 7: 208.

[4] PRATTLEY S, GERAGHTY R, MOORE M, et al. Role of Vaccines for Recurrent Urinary

Tract Infections: A Systematic Review[J].European urology focus,2020,6(3):593-604.

[5] MADDUX J T, STROMBERG Z R, CURTISS III R, et al. Evaluation of Recombinant Attenuated Salmonella Vaccine Strains for Broad Protection against Extraintestinal Pathogenic Escherichia coli[J].Front Immunol,2017,8:1280.

[6] HABIBI M, ASADI KARAM M R, SHOKRGOZAR M A, et al.Intranasal immunization with fusion protein MrpH. FimH and MPL adjuvant confers protection against urinary tract infections caused by uropathogenic Escherichia coli and Proteus mirabilis [J]. Mol Immunol,2015,64(2):285-294.

[7] HASANZADEH S, FAROKHI M, HABIBI M, et al. Silk Fibroin Nanoadjuvant as a Promising Vaccine Carrier to Deliver the FimH-IutA Antigen for Urinary Tract Infection [J].ACS biomaterials science & engineering,2020,6(8):4573-4582.

[8] INOUE M, OGAWA T, TAMURA H, et al.Safety, tolerability and immunogenicity of the ExPEC4V (JNJ-63871860) vaccine for prevention of invasive extraintestinal pathogenic Escherichia coli disease: A phase 1, randomized, double-blind, placebo-controlled study in healthy Japanese participants[J].Hum Vaccin Immunother,2018,14(9):2150-2157.

[9] HABIBI M, AZIMI S, KHOOBBAKHT D, et al. Immunization with recombinant protein Ag43::UpaH with alum and 1,25(OH)2D3 adjuvants significantly protects Balb/C mice against urinary tract infection caused by uropathogenic Escherichia coli [J]. Int Immunopharmacol,2021,96:107638.

[10] ASADI KARAM M R, BADMASTI F, AHMADI K, et al.Vaccination of mice with hybrid protein containing Exotoxin S and PcrV with adjuvants alum and MPL protects Pseudomonas aeruginosa infections[J].Sci Rep,2022,12(1):1325.

[11] HURLEY D, MCCUSKER M P, FANNING S, et al. Salmonella-host interactions - modulation of the host innate immune system[J].Front Immunol,2014,5:481.

[12] LOU L, ZHANG P, PIAO R, et al.Salmonella Pathogenicity Island 1 (SPI-1) and Its Complex Regulatory Network[J].Front Cell Infect Microbiol,2019,9:270.

[13] FIGUEIRA R, HOLDEN D W.Functions of the Salmonella pathogenicity island 2 (SPI-2) type III secretion system effectors[J].Microbiology (Reading,England),2012,22(2),217-231.

[14] CHOPRA A K, PETERSON J W, CHARY P, et al. Molecular characterization of an enterotoxin from Salmonella typhimurium[J].Microb Pathog,1994,16(2):85-98.

[15] JOHNSON R, MYLONA E, FRANKEL G. Typhoidal Salmonella: Distinctive virulence factors and pathogenesis[J].Cell Microbiol,2018,20(9):e12939.

[16] MASTROENI P, SIMMONS C, FOWLER R, et al.Igh-6 (-/-) (B-cell-deficient) mice fail to mount solid acquired resistance to oral challenge with virulent Salmonella enterica serovar typhimurium and show impaired Th1 T-cell responses to Salmonella antigens[J]. Infect Immun,2000,68(1):46-53.

[17] MITTRüCKER H W, KAUFMANN S H.Immune response to infection with Salmonella

typhimurium in mice[J].J Leukoc Biol,2000,67(4):457-463.

[18] ANGERMAN C R, EISENSTEIN T K. Correlation of the duration and magnitude of protection against Salmonella infection afforded by various vaccines with antibody titers [J].Infect Immun,1980,27(2):435-443.

[19] RAVINDRAN R, MCSORLEY S J.Tracking the dynamics of T-cell activation in response to Salmonella infection[J].Immunology,2005,114(4):450-458.

[20] HESS J, LADEL C, MIKO D, et al.Salmonella typhimurium aroA- infection in gene-targeted immunodeficient mice: major role of CD4+ TCR-alpha beta cells and IFN-gamma in bacterial clearance independent of intracellular location[J].J Immunol,1996, 156(9):3321-3326.

[21] RAFFATELLU M, GEORGE M D, AKIYAMA Y, et al.Lipocalin-2 resistance confers an advantage to Salmonella enterica serotype Typhimurium for growth and survival in the inflamed intestine[J].Cell Host Microbe,2009,5(5):476-486.

[22] LEE S J, DUNMIRE S, MCSORLEY S J.MHC class-I-restricted CD8 T cells play a protective role during primary Salmonella infection[J].Immunol Lett,2012,148(2):138-143.

[23] BUCKNER M M, FINLAY B B.Host-microbe interaction: Innate immunity cues virulence [J].Nature,2011,472(7342):179-180.

[24] JENNINGS E, THURSTON T L M, HOLDEN D W.Salmonella SPI-2 Type III Secretion System Effectors: Molecular Mechanisms And Physiological Consequences[J].Cell Host Microbe,2017,22(2):217-231.

[25] FANG F C.Antimicrobial actions of reactive oxygen species [J].Mbio, 2011, 2(5): e00141-11.

[26] BUMANN D.Salmonella Single-Cell Metabolism and Stress Responses in Complex Host Tissues[J].Microbiology spectrum,2019,7(2).

[27] AMICIZIA D, ARATA L, ZANGRILLO F, et al.Overview of the impact of Typhoid and Paratyphoid fever.Utility of Ty21a vaccine (Vivotif®)[J].Journal of preventive medicine and hygiene,2017,58(1):E1-E8.

[28] SALERNO-GONCALVES R, PASETTI M F, SZTEIN M B.Characterization of CD8(+) effector T cell responses in volunteers immunized with Salmonella enterica serovar Typhi strain Ty21a typhoid vaccine[J].J Immunol,2002,169(4):2196-2203.

[29] KUMAR B V, MA W, MIRON M, et al.Human Tissue-Resident Memory T Cells Are Defined by Core Transcriptional and Functional Signatures in Lymphoid and Mucosal Sites[J].Cell Rep,2017,20(12):2921-2934.

[30] BOOTH J S, GOLDBERG E, BARNES R S, et al.Oral typhoid vaccine Ty21a elicits antigen-specific resident memory CD4(+) T cells in the human terminal ileum lamina propria and epithelial compartments[J].J Transl Med,2020,18(1):102.

[31] CRYZ S J, JR., VANPRAPAR N, THISYAKORN U, et al.Safety and immunogenicity of

Salmonella typhi Ty21a vaccine in young Thai children[J].Infect Immun,1993,61(3):
1149-1151.

[32]GILMAN R H,HORNICK R B,WOODARD W E,et al.Evaluation of a UDP-glucose-4-
epimeraseless mutant of Salmonella typhi as a liver oral vaccine[J].J Infect Dis,1977,
136(6):717-723.

[33]WAHID R,SIMON R,ZAFAR S J,et al.Live oral typhoid vaccine Ty21a induces cross-
reactive humoral immune responses against Salmonella enterica serovar Paratyphi A and
S.Paratyphi B in humans[J].Clin Vaccine Immunol,2012,19(6):825-834.

[34] GONZáLEZ-FERNáNDEZ A, FARO J, FERNáNDEZ C. Immune responses to
polysaccharides:lessons from humans and mice[J].Vaccine,2008,26(3):292-300.

第十一章　结核分枝杆菌

结核病（tuberculosis，TB）是由结核分枝杆菌复合群（*Mycobacterium tuberculosis complex*，MTBC）感染引起的一种慢性人兽共患传染病。结核分枝杆菌复合群在遗传上非常相似，主要包括结核分枝杆菌（*Mycobacterium tuberculosis*，*M. tuberculosis*）、牛分枝杆菌（*M. bovis*）、卡氏分枝杆菌（*M. canettii*）、非洲分枝杆菌（*M. africanum*）、田鼠分枝杆菌（*M. microti*）、*M. pinnipedii* 和 *M. caprae* 等。结核分枝杆菌是导致人类结核病最重要和最常见的病原体，可侵犯全身各器官系统，以肺部感染最多见。牛分枝杆菌的形态、染色、菌体结构及毒力等与结核分枝杆菌相似，可引起牛、人及其他动物的结核病，其所致人类结核病约占总病例数的6%～11%。田鼠分枝杆菌可引起野鼠的全身性结核，以及豚鼠、兔子和牛的局部病变[1]。

第一节　结核分枝杆菌的生物学特性

一、基本特性

结核分枝杆菌是细长稍弯曲两端圆形的杆菌，呈单个、分枝状或团束状排列，有菌毛，无鞭毛和芽胞。结核分枝杆菌在静置培养状态下和感染机体内容易形成荚膜。结核分枝杆菌革兰染色不易着色，常用齐-尼抗酸染色（Ziehl-Neelsenacid-fast staining）。结核分枝杆菌为专性需氧菌，生长缓慢，营养要求高，常用的培养基有改良罗氏培养基、苏通（sauton）液体培养基、商业化的 Middlebrook 7H10 及 7H11 固体培养基、Middlebrook 7H9 液体培养基等。结核分枝杆菌抵抗力较强，在干痰中存活6～8个月，若黏附于尘埃上可保持传染性8～10天。结核分枝杆菌对湿热、紫外线、乙醇的抵抗力弱。

二、基因结构

1. 基因构成与特征

结核分枝杆菌标准株H37Rv的全基因组序列由4 411 532个碱基组成，包括4 008个基因和30个假基因（源自NCBI数据库）。目前对H37Rv基因功能注释中，约40%为有功能的蛋白质，涉及核心代谢过程；约44%为同源蛋白（orthologues），即它们在其他细菌中也存在，但其功能未知；还有16%则完全未知且仅存在于分枝杆菌属的菌株中。基因组中鸟嘌呤 G 和胞嘧啶 C 含量高达 65.6%，其中一组基因编码含脯氨酸-谷氨酸（proline-glutamate，PE）、脯氨酸-脯氨酸-谷氨酸（proline-proline-glutamate，PPE）基序的蛋白，G+C 的含量高于 80%。此外，结核分枝杆菌以 GTG 为起始密码子的基因占 35%，造成分枝杆菌密码子的高 G+C 偏向。然而，疏水性氨基酸一般由 G+C 含量低的密码子编码。结核分枝杆菌中 G+C 含量低于 50% 的基因多编码跨膜蛋白或聚酮合成酶，后者是催化分枝菌酸生物合成的最后缩合步骤的必需酶。

结核分枝杆菌大约有 250 个基因编码脂肪酸代谢的酶。因此，在结核分枝杆菌胞壁中含有许多特殊脂类物质，这种特殊的胞壁赋予结核分枝杆菌在宿主巨噬细胞内生存的能力，也为特异性 T 淋巴细胞提供了独特的糖脂抗原。此外，从其基因组序列特征可以看出，结核分枝杆菌既可以进行有氧呼吸（如氧化磷酸化），也可以进行厌氧呼吸（如硝酸还原作用）。这一代谢途径转换的灵活性对结核分枝杆菌适应生存环境的变化有极大的意义，使得结核分枝杆菌既可以在富含氧气的肺泡中生存繁殖，又可以在结核肉芽肿的微氧和厌氧环境中存活。

结核分枝杆菌有 50 个基因编码功能性 RNA，却仅有一个核糖体 RNA 的操纵子（rrn），并且位置距复制起始点（oriC）较远，这可能与结核分枝杆菌的缓慢生长有关。此外，结核分枝杆菌还含有种类繁多的非编码 RNA（non-coding RNA，ncRNA），包括 5′末端和 3′末端非翻译区（untranslated region，URT）、反义 RNA（antisense-RNA）和基因间小 RNA（small RNA，sRNA）等。

结核分枝杆菌基因组中含有丰富的重复 DNA 序列，常用于结核分枝杆菌复合体菌株的基因分型。其中，插入序列（insertion sequence，IS）、分枝杆菌分散重复序列（mycobacterial interspersed repetitive unit，MIRU）和直接重复序列（direct repeat，DR）应用最为广泛。IS6110 是结核分枝杆菌基因组中最常见的 IS 序列，已广泛应用于菌株的分型和分子流行病学研究[2]。

2. 比较基因组学与结核分枝杆菌特异性抗原

结核分枝杆菌经历了漫长的进化过程，即经历了"古老"菌株向"现代"菌株的进化，其主要的分枝包括东非-印度分枝（East-African-Indian ancestral family，EAI）、北京家族、中亚（CAS）或德里家族、拉丁美洲和地中海家族（Latin American and Mediterranean family，LAM）等型别。结核分枝杆菌复合群不同菌种在进化上亲缘关系接近。结核分枝杆菌标准菌株 H37Rv 于 1905 年从一个慢性肺结核病人体内分离获得。H37Ra 是无毒株，与 H37Rv 共同来源于 H37 菌株。结核分枝杆菌的疫苗 BCG 是牛分枝杆菌传代培养获得的减毒株。通过全基因组比对研究，发现结核分枝杆菌复合群中不同种细菌（如结核分枝杆菌、牛分枝杆菌或 BCG）的基因组中存在一些缺失片段，这些缺失片段被称为差异区域（region of difference，RD），或称为 RD 区。在结核分枝杆菌 H37Rv 中鉴定出了 16 个 BCG 缺失的区域，即 RD1～RD16，该区域含有 129 个开放阅读框。不同结核分枝杆菌复合群菌种及菌株中缺失的片段有所不同，如表 11-1 所示。在中国应用的 BCG 菌株缺失 RD1、RD2 等片段，不缺失 RD14、RD15、RD16。此外，还发现了两个在 BCG 中存在，而结核分枝杆菌 H37Rv 中缺失的区域，它们分别被命名为 RvD1 和 RvD2[3，4]。

表 11-1　结核分枝杆菌复合群缺失区的分布

缺失区	*M. tuberculo-sis* H37Rv	*M.africanum*	*M. microti*	*M. bovis*	*M. bovis* BCG
RD9	+	−	−	−	−
RD10	+	+	−	−	−
RD8	+	+	−	−	−
RD7	+	+	−	−	−
RD6	+	+	−	−	−
RD5	+	+	−	−	−
RD13	+	+	+	+/−	−
RD12	+	+	+	+/−	−
RD11	+	+	+	+/−	−
RD4	+	+	+	+/−	−
RD3	+	+	−	+/−	−
RD1	+	+	+	+	−
RD2	+	+	+	+	+/−
RD14	+	+	+	+	+/−
RD15	+	+	+	+	+/−
RD16	+	+	+	+	+/−
RvD1	−	+	+	+	+
RvD2	−	+	+	+	+

注："+"表示菌株中存在；"+/−"表示存在于部分菌株；"−"表示菌株中缺失

　　研究显示，RD区基因与结核分枝杆菌的毒力密切相关，且这些基因的功能在结核病新型疫苗研发及新型诊断方法的建立中具有重要的意义。RD1在不同BCG菌株和田鼠分枝杆菌中都发生缺失，而在致病性结核分枝杆菌和牛分枝杆菌中都存在。RD1长9455bp，共包括11个基因（*Rv3866*～*Rv3879c*）。其中 *esxB*（*Rv3874*）和 *esxA*（*Rv3875*）分别编码结核分枝杆菌培养滤液蛋白-10（culture filtrate protein-10，CFP-10）和早期分泌抗原靶-6（early secreted antigen target-6，ESAT-6），是细菌早期分泌的抗原，诱导强的T细胞免疫应答。

三、细胞膜与细胞壁

　　结核分枝杆菌有一个独特的细胞被膜，由细胞膜、细胞壁和荚膜组成。

1.细胞膜

细胞膜位于细胞壁内层，是围绕于细胞质外的一层具有柔软性和富于弹性的半透膜，主要成分是脂类和蛋白质。磷脂酰乙醇胺（PE）、磷脂酰肌醇（PI）和二磷脂酰甘油（DPG）等脂类物质构成细胞膜的脂质双分子层。磷脂酰肌醇二甲基糖苷（PIM2）和磷脂酰肌醇六甲基糖苷（PIM6）不均匀地分布在分枝杆菌质膜上，增加了分枝杆菌细胞膜的通透性[5]。蛋白质镶嵌在液态的脂质双层内和附着在脂质双层的内表面上，同时膜上含有许多酶类，这些在结核分枝杆菌与外界环境进行物质交换和细菌代谢活动中起重要作用。

2.细胞壁

细胞壁结构较为复杂，它从内向外由肽聚糖（PG）-阿拉伯半乳聚糖（AG）-分枝菌酸（MA）共价连接组成mAGP复合物，其外层也被称为外膜。外膜内层为分枝菌酸（mycolic acid），是一种长链α-烷基β-羟基脂肪酸，主要包括α-分枝菌酸、酮类分枝菌酸和甲氧基分枝菌酸，分别含有76～82、84～89、83～90个碳原子。外膜外层存在大批游离脂质，脂质大多与多糖结合组成糖脂（glycolipid），如二硫代甘油三醇酯（PDIM）、磷脂酰肌醇甘露糖苷（PIM）、海藻糖6,6′-二分枝菌酸（TDM）、二酰基海藻糖（DAT）、酚糖脂（PGL）和硫脂（SL）等。TDM是一种可导致细菌在液体培养基中紧密黏着成索状的物质，故也称为索状因子（cord factor），是结核分枝杆菌重要的致病因子。另外还有一些脂甘露聚糖（lipomannan）及其修饰物，如脂阿拉伯甘露聚糖（LAM）和末端修饰甘露糖的脂阿拉伯甘露聚糖（ManLAM），它们固定在质膜上，并延伸到细胞壁的外部。细胞壁还含有散布的蛋白质，其功能与细胞壁的合成和维持有关，也参与宿主细胞的黏附致病，以及溶质的运输和分枝杆菌的存活[5]（图11-1）。

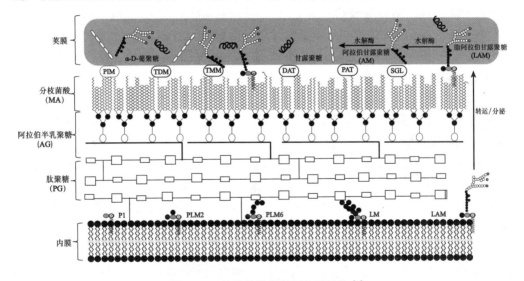

图11-1　结核分枝杆菌细胞壁结构[6]

3.荚膜

结核分枝杆菌在静态液体培养或人类细胞内生长时，会形成荚膜。荚膜是结核分枝杆菌的最外层结构，与细胞壁疏松结合，主要成分是多糖，包括α-D-葡聚糖、阿拉伯甘露聚糖（AM）和D-甘露聚糖，还含有部分脂质和蛋白质。其中α-D-葡聚糖约占胞外多糖的80%，它是由α-D-葡萄糖通过α-1,4-糖苷键连接成7个单位的主链，每个主链之间通过α-1,6-糖苷键聚合而成，分子量约为100 kDa。AM是由甘露聚糖连接到D-阿拉伯糖支链的杂多糖，分子量约为13 kDa，是一种非胸腺依赖性抗原。D-甘露聚糖是由α-D-甘露糖残基通过α-1,6-甘露糖苷键连接而成，分子量约为4 kDa。脂类主要为磷脂酰肌醇甘露糖苷（PIM）、二酰基海藻糖（DAT）、二硫代甘油三醇酯（PDIM）和磷脂酰乙醇胺（PE）。荚膜与细菌黏附、入侵细胞、抵抗吞噬等作用有关[7]。

4.菌毛

结核分枝杆菌菌毛（pili）主要由菌毛蛋白（MTP）构成，由*Rv3312A*基因编码。MTP具有菌毛分子的特征，60%的氨基酸序列是疏水的，羧基末端含有两个半胱氨酸残基，对二硫键的形成和蛋白质的稳定性起重要作用。通过BLAST分析，MTP基因仅存在于结核分枝杆菌、牛分枝杆菌和禽类副结核分枝杆菌中，而在耻垢分枝杆菌中未发现，这表明MTP的产生可能仅限于致病分枝杆菌。菌毛可能与分枝杆菌黏附定植于宿主细胞有关[8]。

四、重要蛋白质及其功能

结核分枝杆菌蛋白质可分为分泌蛋白、细胞壁蛋白和细胞质蛋白。结核分枝杆菌特有的PE/PPE家族蛋白在致病中发挥重要作用。

1.细胞壁蛋白

细胞壁蛋白主要包括脂蛋白、外膜蛋白、转运蛋白和热休克蛋白，还有部分分泌蛋白也位于细胞壁上。脂蛋白是分枝杆菌细胞膜的主要成分，一般与胞壁结合。生物信息学研究预测，结核分枝杆菌基因组可能编码48~99个脂蛋白，占蛋白质组的1.2%~2.5%。结核分枝杆菌中的脂蛋白与多种细胞功能相关，包括运输、代谢、细胞黏附、信号传导和蛋白质降解等。脂蛋白中的酰基化提高蛋白抗原诱导迟发型超敏反应（DTH）的能力。细胞壁脂蛋白主要包括19kDa脂蛋白（LpqH）、22kDa脂蛋白（LppX）、27kDa脂蛋白（LprG）和38kDa脂蛋白（PstS-1）等。LpqH含一信号肽和细菌脂蛋白特有的胱氨酸基序，是强的免疫原。LppX和LprG之间有序列同源性，具有与脂质转运相关的共同功能。PstS-1的脂质部分锚定在质膜上，具有磷酸盐转运活性[9]。

分枝杆菌外膜双层中的细胞壁蛋白又称外膜蛋白（OMP），主要包括输出重复蛋白（ERP）、纤维连接蛋白结合蛋白（FBP）、肝素结合血凝素（HBHA）和孔蛋白OmpATb等。ERP可能在细胞壁生物合成中发挥作用。FBP和HBHA是暴露在细胞表面的主要黏附素。OmpATb是一种在酸性条件下发挥作用的孔道形成蛋白，属于外膜蛋白OmpA家族，它的β-Sheet/β-Barrel结构使胞膜形成直径为1.4nm~1.8nm的孔隙，促进阿拉伯糖、葡萄糖、蔗糖和丝氨酸等亲水小分子进入细胞质，提高分枝杆菌在吞噬小体内的生存能力[9]。

ABC转运蛋白（ATP-binding cassette transporter）是细菌质膜上的一种运输蛋白，它通过结合、水解ATP提供物质转运所需的能量。结核分枝杆菌基因组共编码38个ABC转运蛋白。这类蛋白质有着广泛的底物结合谱，参与了无机离子、糖类、氨基酸、寡肽、药物等多种物质的跨膜转运。比如PstA1和PhoT参与无机磷酸盐运输，LpqY和SugABC参与海藻糖向细胞内的转运，UgpB参与甘油磷酸胆碱转运，Opp（Rv1283c～Rv1280c）和Dpp（Rv3666c～Rv3663c）参与寡肽和二肽的转运，Mce1和Mce4参与脂肪酸和胆固醇的转运[9]。

结核分枝杆菌在巨噬细胞内受氧自由基等应激反应产生的热休克蛋白（heat shock protein，HSP）又称应激蛋白，是高度保守的多功能蛋白。热休克、重金属离子作用、氧化剂作用、乙醇处理和感染巨噬细胞均可诱导结核分枝杆菌产生热休克蛋白。HSP根据其序列大小和保守性可分为不同的家族，与致病性分枝杆菌相关的HSP为HSP90、HSP70、HSP60、HSP10和低分子量HSP等五个家族。HSP具有提高细胞对应激的耐受性及维护细胞自稳等重要的生理功能，参与细胞对应激刺激的自我保护，并作为"分子伴侣"参与细胞内蛋白质折叠、装配、转运和降解等过程（图11-2）。

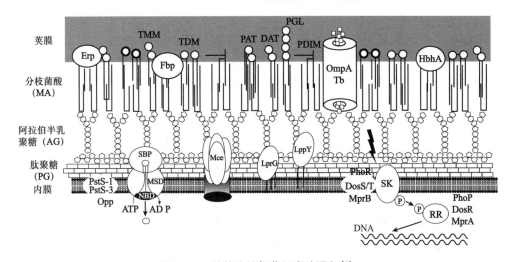

图11-2　结核分枝杆菌细胞壁蛋白[9]

2.分泌系统与分泌蛋白

结核分枝杆菌具有十分复杂的细胞壁结构，分枝菌酸和细胞壁基质共价结合，形成高度疏水的几乎不通透的分枝菌酸膜，蛋白质必须依赖特殊的分泌系统才能分泌到胞外。结核分枝杆菌有Sec分泌系统、Tat双精氨酸分泌系统和Ⅶ型分泌系统（type Ⅶ secretion system，T7SS）。Sec蛋白主要定位于胞膜和胞质，可将Ag85B等含有信号肽的蛋白分泌至胞外。Tat分泌系统由TatA、TatB和TatC三种蛋白组成，分泌具有致病作用的蛋白，与结核分枝杆菌毒力和耐药性相关。Ⅶ型分泌系统可转运缺乏Sec或Tat信号肽的ESAT-6样蛋白，又称为ESX分泌系统，包括ESX-1～5，与结核分枝杆菌致病密切相关。ESX-1促进结核分枝杆菌复制并传播到相邻细胞。ESX-3参与对铁和锌等金属离子的获取，并具有干扰细胞免疫系统的能力。ESX-5为缓慢生长的物种所独有，参与营养物质的摄取，对生长至关重要，而且分泌具有免疫调节功能的PE/PPE蛋白。ESX-4和ESX-2的生物学功能尚不清楚[10]。

结核分枝杆菌Ⅶ型分泌系统由*esx-1*至*esx-5*五个基因座编码（图11-3）。*esx*基因座以一组*esx*基因为中心，编码两种小的EsxA样蛋白，形成紧密的1:1复合物。*esx*两侧的基因编码ESX核心组分（ESX core component，Ecc）、ESX分泌相关蛋白（ESX se-cretion-associated protein，Esp）以及PE/PPE蛋白。*esx-4*是最小的基因座，含有的基因数目最少，通常缺失*eccA*、*eccE*、*espG*和*pe/ppe*基因。*espACD*操纵子（*Rv3614c~Rv3616c*）位于*esx-1*基因簇的上游，与*esx-1*的*espE*、*espF*和*espH*具有序列同源性，表达的底物通过ESX-1转运。

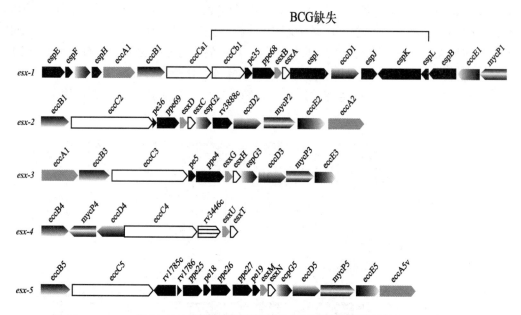

图11-3　结核分枝杆菌Ⅶ型分泌系统的基因簇[11]

　　ESX分泌系统由结构蛋白和分泌蛋白构成。保守的结构蛋白主要包括EccA、EccB、EccC、EccD、EccE和MycP。其中EccB、EccC、EccD和EccE以1∶1∶2∶1的形式跨越内膜，形成具有对称性孔隙的稳定膜复合物，允许处于折叠状态的二聚体底物通过。EccB和EccC是一种ATP酶，参与底物识别，并为底物分泌提供能量；EccD是跨膜蛋白，可形成内膜通道；EccE可形成外膜通道。MycP是一种具有蛋白酶活性的膜锚定蛋白，参与底物的加工并稳定其他膜组分。EccA是细胞质伴侣蛋白，存在于所有与致病性相关的ESX系统中。ESX系统分泌蛋白具有螺旋-转角-螺旋结构，于两个α-螺旋之间有特征性的色氨酸-X-甘氨酸（WXG）基序。分泌蛋白主要分为三类：Esp、Esx和PE/PPE家族蛋白。Esx和Esp蛋白具有特征性的WXG基序，又称为WXG100家族。PE/PPE家族蛋白主要由ESX-5分泌，它们以一种PE蛋白和一种PPE蛋白的异源二聚体形式分泌[11]。

　　ESX-1分泌系统核心结构是由EccB、EccC、EccD和EccE组成的跨越内膜，具有通道状结构的膜复合体。EsxA（ESAT-6）和EsxB（CFP-10）是ESX-1分泌系统最主要的效应蛋白。EsxA和EsxB在分泌前形成紧密的1∶1异二聚体（EsxAB）。胞内蛋白EccCb识别EsxB蛋白C端信号序列，进而与细胞内膜上的EccCa蛋白构成活化的ATP酶，将EsxAB异二聚体分泌到细胞膜外。PE-PPE蛋白形成异二聚体，并与假定的胞质伴侣EspG结合，启动与核心复合物的相互作用。Esp蛋白通常作为胞质伴侣，还有一些（EspA-C和EspE）充当ESX-1的效应物而被分泌出去。EspC（Rv3615c）与胞质伴侣EspA和EccA结合，形成丝状结构，为ESX-1底物的分泌提供通道。在缺少EspA或EspC时，能有效形成EsxAB复合物，但不能被分泌，意味着ESX-1的底物EspA、EspC、EsxA和EsxB在分泌时是互相依赖的。EspB有类似于EsxB的C端结构域，通过EccCb亚基的疏水表面而被转运至细胞外（图11-4）[12]。

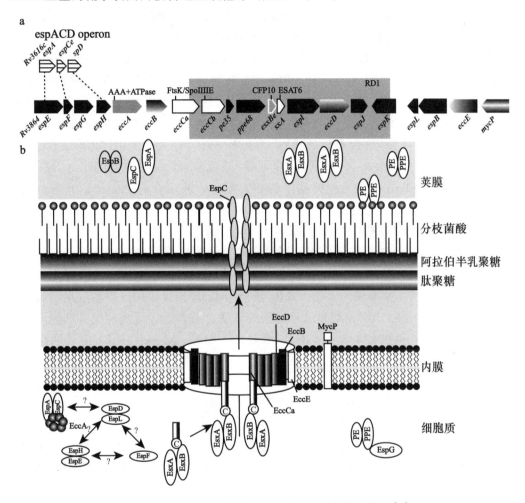

图11-4 结核分枝杆菌ESX-1分泌系统的转运模型[12]

结核分枝杆菌的分泌蛋白在其毒力和免疫逃避中起着重要作用。结核分枝杆菌感染后，分泌蛋白与宿主细胞相互作用，可作用于各种细胞器，如细胞膜、细胞核、吞噬体和高尔基体等，通过酶活性作用（激酶、磷酸酶、甲基转移酶等）以及与宿主蛋白相互作用，干扰宿主防御系统。分泌蛋白通过多种策略调节宿主免疫应答，包括感染细胞的表观遗传重编程、干扰抗原呈递、抑制吞噬体成熟、调节细胞因子产生、细胞凋亡和氧化还原调节等。此外，动物实验发现，只有结核分枝杆菌活菌或其培养滤液才能诱发对结核分枝杆菌的保护性免疫反应，表明分泌蛋白是保护性免疫的主要抗原[13]。

3. PE/PPE家族蛋白

PE和PPE是结核分枝杆菌中独特的蛋白家族，其N端结构域中存在保守脯氨酸（proline，P）和谷氨酸（glutamate，E）残基。PE蛋白存在Pro-Glu（PE）基序，PPE蛋白存在Pro-Pro-Glu（PPE）基序。PE/PPE家族基因约占结核分枝杆菌全基因组的10%，共编码168个PE/PPE蛋白，其中PE蛋白99个，PPE蛋白69个。PE家族N端有约110个保守的氨基酸，根据可变的C端分为PE蛋白和PE-PGRS（PE-polymorphic GC-rich repeat sequence）蛋白两个亚家族。PE-PGRS蛋白C端连有多个甘氨酸-丙氨酸（glycine-glanine）或甘氨酸-天冬酰胺（glycine-asparagine）重复串联序列，所编码的基因均为富含GC的多态性重复序列。PPE家族N端有约180个保守的氨基酸，根据可变C端分为三个亚家族：①PPE-MPTR，C端有主要的多态串联重复序列（major polymorphic tandem repeat）天冬酰胺-X-甘氨酸-X-甘氨酸-天冬酰胺-X-甘氨酸（Asn-X-Gly-X-Gly-Asn-X-Gly，X代表氨基酸）；②PPE-SVP，在大约350个氨基酸的位置处含有独特保守的甘氨酸-X-X-丝氨酸-缬氨酸-脯氨酸-X-X-色氨酸基序（Gly-X-X-Ser-Val-Pro-X-X-Trp）；③无相关基序的PPE蛋白，除了含有PPE蛋白共有的Pro-Pro-Glu基序，无其他结构上的特征[14]。

PE/PPE家族蛋白在结核分枝杆菌毒力、亚细胞定位、细菌免疫逃逸、宿主细胞命运中起关键作用。PE/PPE蛋白可变的C末端被认为是分枝杆菌复合体中抗原性和遗传变异的来源。PE/PPE蛋白能够被宿主免疫系统识别，调节宿主的固有免疫和适应性免疫反应，其主要表现为：①PE/PPE蛋白与TLR2相互作用，导致巨噬细胞活化和下游MyD88/NF-κB/ JNK-MAPK信号通路的激活，进而诱导促炎和抗炎细胞因子释放。比如，PPE26和PPE34参与了TLR2介导的MAPK、NF-κB和IRF信号通路的活化，诱导促炎因子如IL-1β、IL-6、IL-12p40和TNF-α释放，有利于巨噬细胞和树突状细胞的成熟，而PPE34和PPE18通过TLR2-p38-MAPK信号通路分泌IL-10来产生抗炎反应。②抑制吞噬-溶酶体融合和吞噬小体成熟。PE-PGRS30可以防止吞噬-溶酶体融合并促进结核分枝杆菌定植于肺组织。PE-PGRS62由于Rab7缺陷和LAMP-1的募集导致吞噬小体成熟停滞，并增强了结核分枝杆菌的毒力。③耐受宿主巨噬细胞内的氧化应激。PPE2（Rv0256c）蛋白具有SH3结构域，使其能够结合宿主p67phox-NADPH氧化酶的亚基，导致NADPH氧化酶组装缺陷，ROS水平降低，有利于病原体存活。PE-PGRS-11和PPE34通过上调树突状细胞中脂肪酸环加氧酶2（COX2）的水平来抵抗氧化应激。④调节宿主细胞死亡。PE9-PE10复合物与巨噬细胞TLR4受体结合，诱导IRF-3信号传导，IFN-β表达增高，激活Caspase-3蛋白酶，诱导巨噬细胞凋亡。PE25-PPE41复合物可诱导巨噬细胞坏死。⑤抑制自噬和抗原提呈。PE-PGRS47和PE-PGRS41抑制自噬，PE-PGRS47也能阻止巨噬细胞将抗原提呈给T细胞（图11-5）[15]。

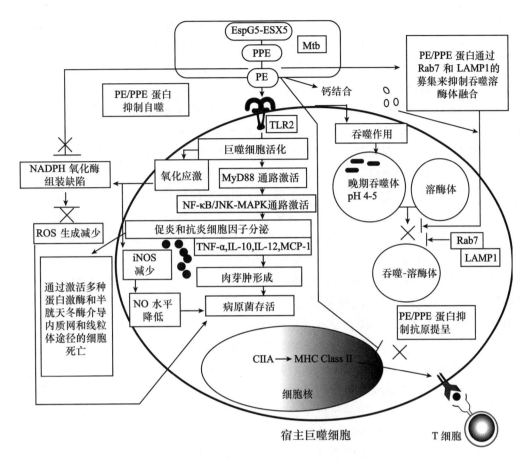

图 11-5　PE/PPE 家族蛋白致病机制 [15]

（祝秉东，王燕琴）

第二节　结核分枝杆菌的基因表达调控

大多数原核生物基因组DNA缺乏重复序列，无内含子。原核生物基因组含有多个重叠基因，具有特殊的基因组结构——操纵子。原核生物的RNA聚合酶（RNA polymerase，RNAP）是由五种亚基（2个α因子、1个β因子、β′因子和σ因子）组成的六聚体（α2ββ′ωσ）。RNA聚合酶存在两种状态：包含σ（sigma）因子的全酶和不包含σ因子的核心酶。σ因子识别DNA分子中特定的核苷酸序列（启动子），并与该位点紧密结合，随后招募核心酶启动转录。细菌编码多个σ因子，环境变化可以诱导特定σ因子的表达，指导细菌在特殊条件下的基因转录，以实现对压力、冷/热休克、饥饿等的全局调控，或协调复杂结构（如鞭毛、孢子）的产生。转录完成后，RNA聚合酶从DNA中解离，这一过程由DNA内的信号介导。原核生物mRNA边转录边翻译。

σ因子几乎在所有的细菌中都能找到，它分为管家型σ因子和选择型σ因子。管家型σ因子参与管家基因的转录调控；而选择型σ因子决定RNA聚合酶与不同启动子结合的特异性，介导调控相关基因的转录水平，以响应内外环境中的理化变化。根据结构差异，σ因子可分为σ^{70}家族和σ^{54}家族。σ^{54}家族主要存在于革兰阴性菌中，σ^{70}家族广泛存在于几乎所有细菌中。大多数σ因子属于σ^{70}家族，根据基因结构与功能的不同，可将σ^{70}家族分为四组：①主要σ因子，其负责生物体内大部分基因的转录，又被称为全局调控因子；②非必需σ因子，其对于细菌细胞生长是不必要的，与主要σ因子的DNA结合区氨基酸序列相似性较高，可识别相似的启动子序列；③选择性σ因子，其可进一步分成多个功能相关蛋白簇，从而能选择性地调控基因转录，响应一些特殊的环境压力，如高温、高渗、重金属离子等；④高度发散的胞外功能σ因子（ECF sigma factor），其数量种类最多，约占σ^{70}家族的60%，其大多数成员响应来自胞质外环境的信号。σ^{54}家族的一些成员在细胞的许多代谢过程中起着重要作用，如参与细菌的氮代谢、碳水化合物代谢、生物膜形成以及运动性等。

除了不同的σ因子，基因转录过程的协调也可以由环磷酸腺苷（cAMP）等小分子激活剂介导。cAMP水平升高表明葡萄糖水平低，需要利用替代代谢途径。类似地，在细菌群体感应过程中，当存在足够数量的细菌并产生特定的小分子时，毒力基因和其他基因就会启动转录。如假单胞菌生物膜的合成，是由存在足够数量细菌（群体）时产生的N-酰基高丝氨酸内酯（AHL）的临界浓度所触发。

基因表达可分为组成性表达和适应性表达。基因表达调控是指细胞在接受内外环境信号刺激或适应环境变化的过程中在基因表达水平上做出应答的分子机制。根据在特定环境因素刺激下基因的表达情况，适应性表达又分为诱导表达和阻遏表达，功能上相关的一组基因还可以协同表达。大多数转录调控发生在起始水平，转录水平上基因表达分为正调控和负调控，具体可划分为：①负调控诱导系统，阻遏蛋白与效应物结合，使得结构基因得以转录；②负调控阻遏系统，阻遏蛋白与效应物结合于操纵基因上，抑制结构基因转录；③正调控诱导系统，效应物使激活蛋白处于活性状态促进结构基因转录；④正调控阻遏系统，效应物使激活蛋白处于非活性状态而阻遏了结构基因转录。原核生物的转录调控方式多为负调控。起调控作用的DNA序列为顺式调控元件，起调控作用的蛋白质为反式作用元件，对应的调节方式为顺式调节或反式调节。

原核生物中，操纵子是基因表达的调控单位。操纵子由调节基因、启动子、操纵基因及其所控制的一组功能上相关的结构基因所组成。具有许多结构基因的操纵子是多顺反子。操纵子受启动子或抑制子DNA序列的控制，该序列可以激活或关闭一个基因或一组基因的表达，以协调必要酶的产生，并允许细菌对营养物质浓度的变化作出反应。乳糖操纵子与色氨酸操纵子是细菌中两个经典调控模型。其他的操纵子还包括半乳糖操纵子（gal）、阿拉伯糖操纵子（ara）、LexA阻遏蛋白与SOS应答系统、双组分调控系统与最简单的细胞信号转导、多启动子调控的操纵子等。某些毒力基因在单个启动子的控制下被组织成一个致病岛，以允许它们在适当的条件下表达。大肠埃希菌、沙门菌或耶尔森菌的Ⅲ型分泌元件的许多成分被集中在一个致病岛内。简单的触发因素，如温度、渗透压、pH值、营养物质或特定小分子（如氧或铁）的浓度，可以打开或关闭单个基因或一组基因的转录。如致病岛内的沙门菌入侵基因是由高渗透压和低氧、胃肠道或巨噬细胞内囊泡微环境条件打开的；大肠埃希菌通过感应温度下降而使其黏附基因失活，以此离开宿主肠道；低铁水平可以激活大肠埃希菌溶血素或白喉棒状杆菌的白喉毒素的表达，这有可能杀死细胞并提供铁。

翻译过程也可以调节基因转录。与真核生物不同，原核生物中核膜的缺失使得核糖体直接与转录的mRNA结合，核糖体沿着mRNA运动的位置和速度可以影响聚合酶转录新mRNA的能力，在转录和翻译水平上控制基因表达。

总之，原核生物基因表达调控的主要特点是调控主要发生在转录水平上，σ因子决定RNA聚合酶识别的特异性，主要通过操纵子模式进行调节。通过基因表达调控，原核生物能够更好地适应环境，维持生长和增殖。

一、结核分枝杆菌的基因表达调控

作为典型的呼吸系统病原菌，当裹挟着结核分枝杆菌的气溶胶进入人体呼吸道后，结核分枝杆菌会被肺泡巨噬细胞吞噬。随后，各种免疫细胞被招募到感染部位，导致肉芽肿的形成。结核分枝杆菌进入肺部后可能会面临低氧、酸性环境、营养缺乏、氧化压力等多种胁迫。尽管如此，结核分枝杆菌依然能够在肉芽肿内呈现休眠状态，进而实现宿主体内长期生存，表明这种病原体具有高度有效的分子机制来感知和应对宿主内外环境的变化。事实上，结核分枝杆菌主要通过基因表达的调节，形成复杂协作的压力反应网络，以应对各种压力。

结核分枝杆菌编码约190个调控蛋白，包括12个双组分系统、13个σ因子、5个未配对应答调控子、2个组氨酸激酶、11个蛋白激酶和超过140个其他转录调节因子。大多数转录调控发生在起始水平，转录因子（transcription factor，TF）可以通过直接影响聚合酶-启动子的相互作用，调控RNAP-启动子复合物的关闭和开放（RPc和RPo）之间的平衡，或影响启动子逃逸率来介导这种调控。近期研究表明，*M. bovis*与*M. tuberculosis*中RNAP仅相差一个氨基酸，不同于同一启动子上的大肠埃希菌RNAP，它们表现出内在不稳定的RPo复合物形式。这种RNAP-启动子复合物的固有不稳定性导致分枝杆菌RNAP的活性易受环境变化的影响。

1. 结核分枝杆菌RNA聚合酶结合蛋白CarD和RbpA

CarD和RbpA是结核分枝杆菌中的RNAP结合蛋白。RbpA仅存在于放线菌，但CarD存在于放线菌和许多其他细菌门中，包括芽胞杆菌和Thermus。作为结核分枝杆菌生长必需基因，CarD和RbpA在促进基因高效表达方面发挥着必要作用，也促使RNAP对压力做出最适反应。其中，CarD在氧化应激、饥饿和大量抗生素的作用下上调表达，其活性是细菌生存以及小鼠感染模型中细菌毒力所必需的。RbpA在细菌氧化应激、生长稳定期、饥饿、缺氧、高温、抗生素处理和感染巨噬细胞期间上调表达，其过度表达也提高了分枝杆菌对利福平的耐药性。尽管机制不同，CarD和RbpA都通过稳定分枝杆菌RNAP-启动子复合物发挥作用。

CarD通过一个N端RNAP互作结构域（RID）与RNAP的β亚基相互作用，并通过C端的DNA结合结构域与DNA相互作用。在营养丰富的培养条件下，分枝杆菌中的CarD与整个基因组中的RNAP-启动子复合物结合，以增强RPo稳定性。CarD与DNA和

RNAP之间的相互作用是CarD活性所必需的。此外，CarD包含的一个保守的色氨酸残基（W85）楔入DNA链的小沟中，这对RNAP-启动子复合物稳定性的影响也很重要[16]。

RbpA由一个中央RbpA核心结构域（RCD）、一个非结构化的26个氨基酸组成的N-末端尾部和一个C端相互作用结构域（SID）组成，SID通过一个15个氨基酸的碱性连接体（BL）与RCD连接。RbpA通过其SID与结核分枝杆菌中SigA或SigB的σ2-结构域形成稳定的二元复合物，在N端和σ因子之间形成了额外的接触。RbpA的SID和BL可以在体外部分激活转录，RbpA N末端的功能仍然难以捉摸，但转录的完全激活需要全长蛋白。RbpA已被证明可以增加σ因子对核心RNAP的亲和力和增加RNAP全酶对启动子DNA的亲和力，并促进RPo的形成，所有这些都有助于RNAP-启动子复合物的形成和稳定[16]。

迄今为止，CarD和RbpA转录调控活性仅在有限条件下，在有限启动子上进行了分析。它们在单个启动子上的作用和效应可能取决于特定RNAP-启动子复合物的动力学特性和其他转录调节物的存在。虽然CarD和RbpA在应激反应中的作用尚不清楚，但它们所响应的压力多样性表明，它们参与了结核分枝杆菌抗逆反应的核心步骤。

2.结核分枝杆菌中的σ因子

不同条件下基因特异性表达的首要决定因素是σ因子库的活性。不同σ因子的可逆关联是细菌RNA聚合酶重编程和调节众多基因转录的常见机制。结核分枝杆菌的RNA聚合酶全酶中的σ亚基本身并不能与DNA结合，但是与核心酶的相互作用会激活它的DNA结合区段，特异性地结合启动子，这种结合或分离作用严格调控着基因转录的起始。σ70依赖的启动子序列与RNA聚合酶全酶的识别集中在3个重要的区域：-10区、-35区以及在转录起始位点上方约41～61bp的富含腺嘌呤和胸腺嘧啶的区域。结核分枝杆菌启动子保守的-10区是转录必需的，而-35区的保守程度较低。与大肠埃希菌启动子相比，结核分枝杆菌中-10至-35区之间的间隔区有显著差异，提示结核分枝杆菌σ因子的多样性特征。

细菌编码的σ因子种类越多，其对环境的适应性越强。结核分枝杆菌编码13个σ因子，包括1个管家型因子Sig A与12个选择型因子，命名为SigA～SigM，其特征如表11-2所示。结核分枝杆菌是σ因子与基因组比值最高的专性致病菌，形成了其广泛而多样的环境适应性的遗传基础。在细菌指数生长期，全部σ因子均表达，与持续感染相关的主要有SigF、SigH、SigE。当细菌受到环境压力时，部分σ因子本身在mRNA水平上的表达也会发生变化。

（1）SigA：它是结核分枝杆菌和耻垢分枝杆菌（*Mycolicibacterium smegmatis*，*M. smegmatis*）生长的必需基因，或称为管家基因，在细菌对数生长期表达量显著上升。SigA可以调节致病基因的表达，增强结核分枝杆菌在人巨噬细胞和体内肺部感染的早期阶段的生长。

（2）SigB：它是结核分枝杆菌和耻垢分枝杆菌生长的非必需基因。在结核分枝杆菌生长对数期和稳定期转录水平增加。在过氧化氢处理、低温和热休克、营养缺乏等环境胁迫时，SigB表达增加。特别地，SigB是影响结核分枝杆菌对缺氧敏感性的唯一

σ因子。在人巨噬细胞或小鼠和豚鼠模型感染期间，SigB失活不影响结核分枝杆菌生存，但当SigB缺失时，结核分枝杆菌对于表面应力、热休克、氧化应激、万古霉素及低氧等压力更敏感。过表达SigB会显著上调编码细胞壁相关蛋白的基因表达。有趣的是，SigB不会改变其他σ因子的基因表达，暗示其可能位于结核分枝杆菌σ因子级联调节反应网的末端。在正常生长或受到表面应力时，SigB的转录依赖于SigE，而在热休克或氧化应激时则依赖SigH。在SDS诱导的表面应力和指数增长下，MprA也会调节结核分枝杆菌中SigB的体内表达。

表11-2　结核分枝杆菌σ因子[18]

名称	基因	组别	调控基因	编码产物功能
SigA	Rv2703	1	rrsP1、rrsP2、eis、其他管家基因	宿主-病原体相互作用,休眠体形成
SigB	Rv2710	2	ideR、furA、katG、hsp20、ppe19、kasA、whiB2	诱导细胞壁形成
SigC	Rv2069	4	hspX、senX3、fbpC、mtrA	结核分枝杆菌的毒力和致病性
SigD	Rv3414c	4	rpfC、recR、pks10、mce1	脂类代谢,细胞壁相关合成,应激反应,DNA结合和修复
SigE	Rv1221	4	rseA、sigB、mprA、mprB、rel	抑制宿主免疫系统和宿主抗菌应答,形成休眠分枝杆菌
SigF	Rv3286c	3	usfX、sigC、phoY1、mmpL、marR、gntR、tetR	分枝杆菌细胞膜的生物合成
SigG	Rv0182c	4	sigH、lexA、aceA、clpB、scoA、dnaK、trxB2、fadE5	与感染相关
SigH	Rv3223c	4	rshA、sigB、sigE、dnaK、lpB、trxB、trxC	氧化应激反应
SigI	Rv1189	4	未知	未知
SigJ	Rv3328c	4	sigI	氧化应激反应
SigK	Rv0445c	4	rskA、mpt83、dipZ、mpt70	未知
SigL	Rv0735	4	rslA、sigB、mpt53、pks10、pks7、ppsA、mmpL13a	毒力,PDIM生物合成
SigM	Rv3911	4	esxT、esxU、esxE、esxF、tuf、fadD34	体内生存相关

（3）SigD：SigD调节的基因参与了脂质代谢、细胞壁合成、应激反应和DNA结合与修复。它在细菌对数生长期表达量显著上升。当细菌处于营养饥饿压力下，如缺乏维持蛋白质合成的氨基酸时，SigD表达下调，大部分生理活性都将关闭，即通过严紧反应（stringent response）抵御不良条件。在结核分枝杆菌面对缺氧压力环境时SigD表达下调。在SDS胁迫下，MprAB突变株中SigD、DosR和IdeR调控基因表达上调，表明SigD调控基因受到MprA的抑制作用。

（4）SigE：它在细菌对数生长期表达量显著上升。SigE与结核分枝杆菌毒力以及在高温、碱性pH环境、暴露于去污剂和氧化应激条件下的生存有关。长期营养缺乏、热休克、SDS、异烟肼和万古霉素处理都导致SigE表达上调。在感染巨噬细胞过程中SigE调节参与维持结核分枝杆菌包膜完整性和功能有关的基因的表达，破坏吞噬细胞的杀菌机制。

（5）SigF：它调控参与分枝杆菌细胞膜生物合成基因的表达，包括复杂的多糖和脂类，特别是与毒力有关的硫醇脂类。除了参与能量代谢、核苷酸合成、中间代谢和信息途径的基因外，SigF还调节一些编码转录调控因子的基因，如MarR、GntR和TetR家族转录调控因子，PhoY1、*Rv2884*以及SigC。SigF通过自身启动子进行转录水平的自动调节。此外，SigF的活性受复杂的翻译后调控网络的控制，该网络包括一系列蛋白质，如抗σ因子、抗抗σ因子以及某些修饰这些因子的蛋白质，以应对感染宿主期间的各种环境。

（6）SigG：在巨噬细胞感染过程中，SigG是结核分枝杆菌中诱导率最高的基因之一，并且被证明是结核分枝杆菌巨噬细胞内存活所必需的。然而，在轻度冷休克、热休克、低通气量和SDS介导的表面压力等各种应激条件下其表达下调。

（7）SigH：它是结核分枝杆菌的一个重要应激反应因子，在热应激、氧化应激、细胞壁损伤和缺氧时表达上调。在结核分枝杆菌等分枝杆菌物种中，SigH作为氧化应激和热应激反应的中枢调节子发挥作用，并且可以正向调控热休克基因dnaK和clpB的诱导性表达。在σ因子的级联调控网络中，SigH调控SigE，二者共同调控SigB。

（8）SigK：不同分枝杆菌中，SigK的结合位点相当保守。SigK调控的范围原先认为只有很小的区域：*mpt83*（*Rv2873*）、*dipZ*（*Rv2874*）和*mpt70*（*Rv2875*）区域以及*sigK*区域。其中*mpt70*和*mpt83*编码的MPT70和MPT83蛋白是结核分枝杆菌的主要保护性抗原。近年来，大规模调控网络相关数据分析表明，SigK的表达除了受自身调控之外，还受SigB、SigE、SigL调控。并且SigK影响SigC的表达，也影响*Rv1460*、*whiB7*等基因的表达，*dosR*、*Rv1049*、*Rv1816*、*Rv1990c*、*phoP*等基因表达产物的变化也与SigK的含量变化有关联。

（9）其他σ因子：SigC是影响分枝杆菌毒力以及致病性的重要转录调控因子，SigC缺陷的毒力株的增殖能力不受影响，但致病性降低。SigI和SigJ与潜伏感染及结核分枝杆菌传播有关。SigL与SigE和SigH一样，由位于SigL基因下游的ZAS家族蛋白进行翻译后调控。然而与SigE和SigH不同，SigL在氧化应激或硝化应激反应中不发挥作用。结核分枝杆菌CDC1551菌株热应激过程中，SigM被诱导，但在结核分枝菌H37Rv中未被诱导，显示出σ因子表达的菌株特异性。

在结核分枝杆菌中，σ因子之间的调控网络非常复杂，σ因子不仅受到其他σ因子和其他调控子的调控，还可以实现自我调控。σ因子的活性最常受到anti-σ因子的调节，这些anti-σ因子使其同源σ因子失活，直到收到释放σ因子的信号。具体而言，σ^B、σ^D、σ^E、σ^F、σ^H、σ^K、σ^L和σ^M都受同源anti-σ因子调节。研究表明，结核分枝杆菌中还存在调控anit-σ因子的因子，称为anti-anti-σ因子。如sigF的抗σ因子是Usfx。Usfx含有两个anti-anti-σ因子RsfA和RsfB，参与Usfx的功能调节。当Usfx的Cys73-Cys109之间的链内二硫键减少时，RsfA会与Usfx以2:1的化学计量比结合形成复合体。

除此之外，Usfx还会与GTPase-Obg以静电作用和氢键作用结合，改变其与SigF的相互作用。需要关注的是，σ因子的转录水平变化不一定等于σ因子活性改变。因此，σ因子基因缺失或过表达菌株已被用于确定其在应激反应中的功能[17]。

3. 结核分枝杆菌中的双组分系统

双组分系统（two component system，TCS）在结核分枝杆菌适应宿主内环境时起着核心作用，双组分系统由传感器组氨酸激酶（histidine kinase，HK）和反应调节器（response regulator，RR）组成。结核分枝杆菌包含12个完整的双组分系统，部分与致病性相关，其中5个是以磷酸信号为基础的。表11-3总结了结核分枝杆菌的双组分系统的名称、基因、基本功能以及主要的诱导表达信号。

表11-3　结核分枝杆菌成对的双组分系统[19]

双组分系统	Rv基因	角色	功能	环境信号
SenX3	Rv0490	传感器	毒力、磷酸盐摄取、有氧呼吸	磷酸盐
RegX3	Rv0491	调节器		
HK1	Rv0600c	传感器		
HK2	Rv0601C	传感器		
PhoP	Rv0757	调节器	毒力、细胞壁成分、Esx-1成分的分泌物	pH
PhoR	Rv0758	传感器		
NarS	Rv0845c	传感器		未知
NarL	Rv0844c	调节器		
PrrA	Rv0903c	调节器	适应细胞内感染	巨噬细胞感染
PrrB	Rv0902c	传感器		
MprA	Rv0981	调节器	σ因子、体内持续感染、应激反应、细菌包膜	去污剂
MprB	Rv0982	传感器		
KdpD	Rv1028c	传感器	钾的吸收	K^+
KdpE	Rv1027c	调节器		
TrcR	Rv1033c	调节器	调控Rv1057的表达	未知
TrcS	Rv1032c	传感器		
MtrA	Rv3246c	调节器	DNA复制、细胞分裂	未知
MtrB	Rv3245c	传感器		
TcrX	Rv3765c	调节器	未知	低铁、饥饿
TcrY	Rv3764c	传感器		
PdtaS	Rv3220c	传感器	未知	未知
PdtaR	Rv1626	调节器		

结核分枝杆菌中的两种TCS对于非应激培养条件下的细菌生长至关重要。第一个基本TCS是MtrAB系统。在未知信号的刺激下，MtrB磷酸化其同源物MtrA RR，结合DNA并激活调节子的转录。调节子包括参与细菌复制和分裂过程的必需基因*dnaA*和*ripA*，以及结核感染过程中的重要基因*fbpB*和*rpfB*。TCS与细胞分裂的结合可以让这些慢生长的细菌感知环境压力，并在不利条件出现时停止分裂。第二个基本TCS是PrrAB系统。PrrA RR可以以非磷酸化状态结合DNA，被PrrB HK磷酸化能够提高结合亲和力。虽然PrrAB TCS激活的机制尚待阐明，但巨噬细胞内的氮限制可以诱导PrrAB的表达。除了上述必需的TCS，结核分枝杆菌还维持着10种非必需的TCS，以应对特定的压力。

（1）SenX3/RegX3 TCS：它在低磷酸盐条件下被激活，以调节参与磷酸盐摄取、翻译、脂质代谢、DNA复制和DNA修复的蛋白质的编码基因表达。SenX3/RegX3 TCS对于在磷酸盐饥饿期间结核分枝杆菌的最佳生长以及在巨噬细胞和小鼠中的生存（细菌遇到低磷酸盐水平）非常重要。

（2）DosRST系统：该系统对一氧化氮和低氧作出反应，激活结核分枝杆菌的"休眠调节"。该TCS包含两个单独的HK，即DosS和DosT，它们都能够激活DosR RR。DosS作为氧化还原传感器和DosT作为低氧传感器，显示出结核分枝杆菌应激反应的整合和分化。*dosRST* TCS的遗传破坏导致低氧条件下，发生缺氧损伤的小鼠模型和非人类灵长类感染模型中细菌的存活率降低。

（3）PhoPR：PhoR蛋白是一个跨膜组氨酸激酶，藉由自身磷酸化传导环境信号，将磷酸化基团转移到PhoP上，由PhoP蛋白调节多个基因的表达，并在结核分枝杆菌毒力方面发挥重要作用。PhoP与DosR系统共同应对低氧反应。PhoP也参与呼吸代谢、T细胞主要抗原ESAT-6的分泌、低pH等应激反应、细胞脂质合成，以及通过转录调控异柠檬酸酯酶维持结核分枝杆菌持续感染等过程。缺乏PhoPR活性的结核菌在小鼠和巨噬细胞中表现出复制缺陷。此外，结核分枝杆菌*phoPR*突变体在细胞形态和脂质产生方面存在缺陷，表明细菌需要*phoPR*来维持正常的细胞生理过程。

（4）MprAB：它参与复杂的级联调控反应，包括调节DosR调节子、丝氨酸蛋白酶*pepD*和*espA*操纵子中的基因表达。MprAB TCS还通过激活SigB和SigE的表达，以响应外膜压力，并通过改变SigE活性间接调节结核分枝杆菌中严紧反应介导子*rel*基因（*rel*$_{Mtb}$）。MprAB是结核菌在宿主体内持续感染所需的双组分系统。在小鼠持续感染期间，这种TCS的缺失会损害结核菌的生存能力，但会使巨噬细胞中结核分枝杆菌毒力升高。

（5）TrcRS：*trcS*基因敲除株对小鼠的致死性增强，说明这一双组分系统可能参与结核分枝杆菌毒力调节。TrcR是一个DNA结合蛋白，能够被一些磷酸激酶，如TrcS、PknB，在体外条件下磷酸化，但磷酸化与否均不会改变TrcR与自身启动子的结合。TrcR蛋白也可以独立于TCS而发挥作用，如结核分枝杆菌生长早期TrcR单独结合基因*Rv1057*的启动子序列，抑制*Rv1057*的表达。Rv1057是结核分枝杆菌中唯一的7-折叠片β-螺旋蛋白，具有转运蛋白、结构蛋白、信号蛋白和细胞膜蛋白功能，在巨噬细胞感染早期被诱导表达。Rv1057的调节是复杂的，因为它也依赖于SigE和MprAB，这两者都参与对细胞表面的应激反应。当受到环境压力后，MprA激活*Rv1057*的转录并阻遏拟核结合蛋白TrcR表达，生长后期，结核分枝杆菌开始表达Lsr2并阻遏Rv1057的表达。

4. 结核分枝杆菌中的转录因子

结核分枝杆菌基因组还编码百余种转录因子（transcription factor，TF）。研究人员在结核分枝杆菌中过度表达了200种预测的TF，并进行了染色质免疫沉淀测序实验和微阵列分析，以对TF结合事件和靶基因表达的全基因组特征进行分类。根据氨基酸序列可将TF分为至少19个家族，这些蛋白质通常与DNA结合，通过促进或抑制基因的转录发挥活性，其中一些蛋白同时具有促进和抑制功能。结核分枝杆菌中研究较多的TF为WhiB、GntR、MarR、TetR、DtxR和AraC/XylS等家族。

（1）WhiB-like（Wbl）家族

结核分枝杆菌中不包含常见的氧化还原敏感TF（FNR、SoxR和OxyR）的功能同系物，而在其他细菌中这些TF能感知氧化还原状态和活性氮、活性氧物质并对其做出反应。结核分枝杆菌编码一个7成员的WhiB铁硫簇（Fe-S）TF家族，该家族可感知细胞中的氧化还原状态并相应地调节基因表达。Wbl蛋白通常很小（80～140aa）且具有四个保守的半胱氨酸残基，组成能感应氧气或NO的［4Fe-4S］簇。尽管具有保守的结构域，但分枝杆菌中WhiB蛋白家族成员功能各异，这些功能包括细胞分裂（WhiB2）、脂质通路和疾病发生（WhiB3）、细菌毒力和复苏（WhiB5）、疾病发展及毒力（WhiB6）、抗生素耐受（WhiB7）等。

Wbl家族中仅有WhiB1蛋白结构完成NMR解析，结构模型显示WhiB1蛋白是四螺旋束，其核心是由［4Fe-4S］簇连接在一起的三个α螺旋。WhiB1与SigA互作，这种互作取决于［4Fe-4S］簇的存在，当细菌在NO条件下铁硫簇丢失时，两者解聚，WhiB1 C末端螺旋中带正电的残基与DNA结合，从而转录调控一系列基因，包括对细菌毒力至关重要的ESX-1分泌系统组成成员。

WhiB3和WhiB7也被证实与SigA存在直接互作。无论是在体外酸性条件下还是在巨噬细胞内，WhiB3都被上调表达，且这种pH依赖性受PhoP调节。与此相符的是，whiB3的缺失导致结核分枝杆菌在低pH的吞噬体内存活率降低。分枝杆菌在宿主巨噬细胞内的酸性应激条件下的生存能力是潜伏感染的关键特征。此外，WhiB3通过上调与表面相关的脂质的生物合成，下调与先天免疫应答有关的基因以及阻断吞噬体的成熟，来介导吞噬体内的氧化还原稳态。WhiB7介导的多药耐药性既依赖于完整的WhiB7-SigA相互作用，也依赖于WhiB7的AT富集结合位点，后者位于被SigA结合的-35元素的上游。因此，在存在抗生素的情况下，WhiB7的功能可能是将主要的σ因子募集到启动子的特定子集上，以诱导抗性基因的表达。

结核分枝杆菌中，WhiB4已经被证实能够调节氧化应激反应以调节毒力。相对其他Wbl家族成员，WhiB4的［4Fe-4S］簇对O_2更为敏感。holo-WhiB4（还原态WhiB4）在体外5min后［4Fe-4S］簇就发生氧化。微阵列数据分析表明，WhiB4缺失的结核分枝杆菌过表达抗氧化系统，包括烷基氢过氧化物酶（Ahpc-AhpD）和红素氧还蛋白（RubA-RubB）表达增高。敲除株在体外对氧化应激的抵抗力的增强以及巨噬细胞存活率的提高，证实了WhiB4在维持氧化还原稳态中的重要性。在海分枝杆菌中发现WhiB4负调控katG、sodA、bcpB等抗氧化重要组分酶，也进一步验证了WhiB4与氧化压力的关系。另外，在氧化应激状态下，WhiB4本身还具有凝结DNA的能力，WhiB4的过表达会导致DNA的过度缩合，造成氧化还原失衡和对氧化应激的敏感性增加，而WhiB4的表达量降低则能逆转这种作用。WhiB4的这一性质，可能会通过改变细菌感染组织处的氧化压力环境，影响宿主内免疫系统及病理损伤，从而影响疾病的进程。氧气和氧化还原平衡都是分枝杆菌潜伏感染及复苏的重要条件，因此WhiB4快速感应氧气，可能对细菌的复苏过程有重要意义。

（2）其他转录因子

GntR家族包含一个DNA结合结构域，其N端具有保守的螺旋-转角-螺旋（helix-turn-helix，HTH）结构域，可变的C端结构域将其分为六个亚家族，包括FadR、HutC、MocR、YtrA、AraR和PlmA。大多数GntR家族成员属于转录抑制因子。FadR亚家族是最具代表性的GntR蛋白，涉及在应对氧化底物与氨基酸代谢或各种代谢途径分支点的基因表达调控，如丙酮酸（PdhR）、乙醇酸（GlcC）、乳酸（LldR）、丙二酸（MatR）或葡萄糖酸（GntR）等。

MarR家族转录因子是保守的有翼的螺旋-转角-螺旋（wHTH）结合蛋白，以二聚体的形式结合在启动子内的回文序列上。MarR既可以抑制也可以激活下游基因的表达。作为感应环境变化的传感器，MarR能够结合小分子化合物并快速启动转录水平的适应性调节，包括控制毒力因子产生、对抗生素和氧化应激的反应以及环境芳香族化合物的分解代谢等。

DtxR家族是最具代表性的金属调控蛋白之一，它通过控制细菌中金属离子的吸收、储存和外排相关基因的表达，从而维持细菌金属离子代谢的稳定。DtxR家族主要包括IdeR和SirR（Rv2788）。IdeR是一个多效性的调控蛋白，不仅调控铁离子代谢，也调控与铁离子代谢不相关的其他生理过程。IdeR既可以负调控也可以正调控基因的转录。而SirR作为转录抑制因子控制毒力基因的表达，由于转录调控依赖锰离子，调控与锰离子吸收相关的转运蛋白，被重命名为MntR。

TetR家族蛋白是一种转录抑制蛋白，能够与DNA结合，在没有特定配体的情况下抑制转录。TetR可以调节多个生理过程，包括碳氮代谢、生物膜的形成、群体感应、抗生素的生物合成等。而AraC/XylS家族成员作为转录调控激活剂，主要参与碳代谢、应激反应和发病机制等[20]。

5. 结核分枝杆菌中的非编码小RNA

尽管已对结核分枝杆菌的转录调控进行了广泛研究，但转录后调控在应激反应和发病机制中的作用尚不清楚。与通常依赖蛋白质因子的转录调控不同，转录后调控主要是RNA介导的，尤其是小RNA（sRNA）作为重要的转录后调节因子参与细菌对环境变化的适应。分枝杆菌sRNA与革兰阴性菌sRNA在作用方式上有着相似性，包括与靶向mRNA的碱基配对和分离蛋白质靶点。同时也存在与革兰阴性菌不同的几个明显特征，如在其序列中普遍出现富C区和在其基因组中缺乏RNA伴侣同源物。sRNA调节因子可分为两类：顺式编码的sRNA和反式编码的sRNA。

（1）顺式编码的调控sRNA

顺式编码的sRNA包括长的5′或3′非翻译区（UTR）和顺式编码的反义sRNA。

5′UTR通常包含一个核糖体结合位点（RBS），使其能够与30S核糖体结合以启动翻译。对于一些长的5′UTR，它们的折叠动力学可以影响其RBS对30S核糖体的可及性。在"开启"阶段，核糖体可接近RBS并实现高翻译率；然而，在"关闭"阶段，由于其侧翼区域形成双链结构，RBS和AUG起始密码子对核糖体不可接近。一些5′UTR的开启和关闭阶段可以由温度触发，这被称为"RNA温度计"。

在结核分枝杆菌中总共发现了82个具有突出长的5′UTR的基因，暗示其在mRNA转录后调节中的潜在作用。然而，这些长的5′UTR中只有一小部分被研究过。例如，结核分枝杆菌中一个典型的核糖开关是metE基因上游的维生素B12核糖开关，metE编码一个B12非依赖性蛋氨酸合成酶，维生素B12核糖开关会在B12存在的环境中与其结合，激活该核糖开关，调控其上下游基因转录表达，这些都是参与钴胺素合成和转运相关的基因。另一个具有功能特征的核糖开关在复苏促进因子B（rpfB）的5′UTR上，rpfB是结核分枝杆菌从休眠中复苏所必需的细胞壁合成酶。据报道，这种核糖开关形成一个内在的终止子，导致过早的转录终止。然而，促进这种核糖开关通读的配体或条件仍然难以捉摸。

顺式编码的反义sRNA(AS-RNA)从其各自基因的反义链转录而来，因此它们的序列显示出完美的互补性，这类AS-RNA的功能是导致mRNA降解或起始编码序列（CDS）翻译抑制。AS-RNA被发现在结核分枝杆菌中广泛表达，尤其是在65%的对数生长期基因中发现了它们。AS-RNA表达水平较高的基因属于PE/PPE家族，表达水平较低的基因与能量代谢有关。有趣的是，许多反义转录物来自基因的3′UTR。虽然目前为止AS-RNA的功能特性尚未明确，但可以通过它们潜在的靶向基因来证明其生物学意义。例如，ASdes是一种长AS-RNA（>150nt），由desA编码，是体外生长所必需的脂肪酸去饱和酶。除desA外，ASdes似乎还以第二种去饱和酶（desB）为靶点，这是由其与desB mRNA的高度序列互补性所支持的。另一个有趣的AS-RNA是ASpks，它是从pks12基因的酮合酶结构域的反义链转录而来的。Pks12是一种聚酮类合酶，参与合成二巯基苯硫醚（DIM），这是结核分枝杆菌的一种毒力因子。与ASdes类似，人们认为ASpks也有多个mRNA靶点，因为在pks7、pks8和pks15中发现类似的酮合酶结构域序列。

（2）反式编码调节性sRNA

反式编码的sRNA通常由基因间区（IGR）转录。这些sRNA的长度各不相同，但通常在50到250 nt之间。sRNA的作用机制也是高度可变的。与顺式编码的RNA相比，反式编码的sRNA与其mRNA靶点之间的互补性，由于存在一个或多个错配区域而不太准确，也因此允许sRNA以多个mRNA为目标。

鉴于sRNA和mRNA之间相互作用区域的不完全互补性，二者的结合通常由革兰阴性细菌中的RNA伴侣介导，如Hfq、ProQ蛋白，可以促进sRNA-mRNA相互作用。然而，在分枝杆菌属中尚未发现Hfq、ProQ蛋白的同系物，这就提出了一个问题：分枝杆菌是否具有与Hfq或ProQ序列同源性较低的RNA伴侣，以及分枝杆菌sRNA与其mRNA靶点的相互作用是否不依赖于RNA伴侣。

结核分枝杆菌中这类sRNA的表达水平会应激不同的生存环境压力，如果过表达这些sRNA，很多容易导致细菌死亡。sRNA也可能在从细菌潜伏状态到复苏状态过程中发挥重要作用。例如，在O_2压力环境下，*mst194*、*mst479*和*mst2823*三种基因间区sRNA表达量会增加，推测这些sRNA可能在巨噬细胞吞噬病原体的早期对结核分枝杆菌的存活发挥了重要的作用。研究者还发现这三个基因间区sRNA在结核分枝杆菌对数生长期和稳定生长期的表达量都变高，并且在细菌侵染宿主的过程中表达量更高，说明它们在结核分枝杆菌侵染和宿主免疫的互作过程中发挥了重要的作用。

（3）结核分枝杆菌中sRNA的作用机制分析

1）Mcr7：它是一种350 nt的sRNA，由已知的对结核分枝杆菌毒力至关重要的PhoPR双组分系统正调控。Mcr7基因座是PhoP最显著的结合靶点，其表达具有PhoP依赖性。对Mcr7的二级结构预测表明，Mcr7是一个具有33nt自由环的高结构RNA，它可能与mRNA靶点相互作用。其中与*tatC* mRNA的靶向结合预测备受关注。Mcr7与*tatC*的相互作用区由Mcr7的自由环和RBS以及*tatC*的前6个密码子组成，提示Mcr7通过阻止核糖体结合而抑制*tatC* mRNA的翻译。这一预测得到了野生型与*phoP*突变体结核分枝杆菌培养上清蛋白质组学研究的支持，该研究表明*phoP*突变体中*mcr7*的缺失能更有效地分泌Tat依赖性底物，为结核分枝杆菌sRNA通过调节Tat分泌系统调节细菌抗原性提供了重要线索。

2）铁调节性sRNA（MrsI）：ncRv11846或分枝杆菌调节性sRNA（MrsI），在铁饥饿、氧化应激和膜应激条件下被高度诱导表达。MrsI是一种高度结构化的sRNA，长度约为100nt。特别是，它的5′端包含一个保守的30nt区域，被认为是一个与mRNA靶相互作用的功能域。重要的是，在铁限制性培养基中，结核分枝杆菌和MS的MrsI缺失突变体均表现出明显的生长缺陷。研究者已经证明MrsI与靶mRNA *bfrA*直接相互作用，BFRA是分枝杆菌中一种非必需的铁储存蛋白。推测MrsI在铁限制条件下，作为一个铁保守sRNA，来抑制非必需含铁蛋白质的翻译。MrsI和*brfA*之间的相互作用是结核分枝杆菌中首次实验验证的sRNA-mRNA对。与革兰阴性菌sRNA-mRNA的典型相互作用相比，MrsI与*bfrA*的相互作用区长度相对较短，结合能也明显较高。

3）Ms1 RNA：Ms1在分枝杆菌中是保守的，结核分枝杆菌Ms1的同源物是MTS2823。二者在稳定生长期均积累到较高水平。Ms1仅与核心RNAP相互作用，不含主要σ因子（SigA），在对数生长期过表达Ms1不能破坏SigA与核心RNAP的结合。进一步研究表明，Ms1可能在稳定生长阶段储存RNAP，以便在环境条件变得有利时使细菌快速生长。对MTS2823 sRNA的研究表明，结核分枝杆菌中Ms1的这种同源物在抑制对数期基因方面与6sRNA有一些功能上的相似性。MTS2823在对数期的过表达导致了许多与对数增长相关的基因的下调。

4）6C-sRNA：它是高GC革兰阳性菌中一种保守的sRNA，由于其茎环中存在至少6个保守的胞嘧啶残基，因此被命名为"6C"。在包括分枝杆菌、链霉菌和棒状杆菌几个高GC革兰阳性菌中验证了6C的表达。有报道称6C-sRNA的过度表达会导致几种分枝杆菌和谷氨酸梭菌的生长缺陷。实验证实结核分枝杆菌中6C-sRNA碱基对的C-rich环与*panD* mRNA、*dnaB* mRNA的G-rich区结合并抑制mRNA的表达。且这种6C sRNA的C-rich环和mRNA靶的G-rich区之间的碱基配对与任何RNA伴侣无关。

近年来，有关结核分枝杆菌sRNAs作用机制和功能的研究越来越多。已知6C和G2 sRNA对结核分枝杆菌是致命的，而F6 sRNA强烈抑制细菌生长。mcr11（MTS0997）和MTS2823的过度表达也导致了对数期的轻微生长缺陷。有趣的是，MTS1338的高表达提高了低pH条件下结核分枝杆菌的存活率。最近的一项研究表明，MTS1338参与了结核分枝杆菌的休眠，因为MTS1338的过表达上调了Rv0081-Rv0087调节子的表达，Rv0081是DosR调节子的一部分，被认为是应对缺氧的转录中枢。尽管相关研究备受瞩目，但结核分枝杆菌sRNAs的完整调控途径和功能机制仍然未知[21]。

二、结核分枝杆菌分泌蛋白和PE/PPE蛋白表达的转录调控

1. ESX-1分泌系统的转录调控

ESX-1分泌系统是结核分枝杆菌中主要的致病效应机制之一。ESX-1系统的主要调控因子有EspR、PhoP和MprA，它们都是通过影响EspA的表达进而调节ESX-1系统功能的。而且EspR、PhoP和MprA之间可能存在交叉调控，提示这三个调控因子和EspA一起构成了ESX-1系统的立体调控网络。

（1）EspR调控：EspR（Rv3849）不仅是ESX-1系统的分泌蛋白，同时可调节ESX-1分泌系统的功能。EspR可直接与Rv3614c-Rv3616c（espACD）操纵子结合并激活其转录，其表达产物能够促进ESX-1系统的分泌。同时，EspR本身也受到ESX-1分泌系统的调节。当EspR分泌增加时，Rv3614c-Rv3616c转录减少，ESX-1分泌也随之降低，反之亦然，表明EspR以负反馈的方式调节ESX-1分泌系统的活性。

（2）TCS调控：双组分系统PhoPR和MprAB也激活espACD操纵子。PhoP可以结合espR启动子的上游序列，通过EspR介导PhoPR对ESX-1系统的调控。MprA可以直接结合在espA启动子上，激活espA，促进ESX-1系统的分泌。MprA也能结合espR启动子的上游序列，通过EspR调控ESX-1系统。另外，MprA可以特异性结合phoP启动子序列，通过PhoP、EspR介导调控ESX-1系统[22]。

2. PE/PPE家族蛋白表达的调控

（1）σ因子调控：结核分枝杆菌有8个σ因子（SigB、SigD、SigE、SigF、SigH、SigM、SigG和SigL）调节pe/ppe基因的表达。SigB还会激活其他因子，如WhiB4和IdeR。通过σ因子网络对pe/ppe基因的差异调节，表明了这些基因在宿主细胞内建立病原体方面的重要性[15]。

（2）TCS调控：PhoPR是结核分枝杆菌致病过程中必不可少的TCS，上调20个pe/ppe基因的表达，如ppe18、pe-pcrs41等。MprAB是持续感染所必需的，调节ESX系统pe/ppe基因的表达。MprAB和PhoPR还激活其他pe/ppe基因的转录调控因子，如EspR和WhiB4。休眠和低氧诱导的DevR通过上调pe18、ppe25和ppe51的表达来提高病原菌的存活率。而cAMP依赖的转录因子Rv3676（CMRMT）和Rv1675c（CRP）调控10个pe/ppe基因。Lsr2和IdeR是转录抑制因子，通过下调pe/ppe基因的表达来调节结核分枝杆菌在宿主体内的存活。Lsr2下调89个pe/ppe基因的表达；IdeR是关键的铁依赖抑制物，可下调pe5、ppe4和ppe37基因的表达[15]。

（3）PE/PPE基因相互调节：Rv0485已被确定为一种转录调节因子，上调pe13

（*Rv1195*）和*ppe18*（*Rv1196*）基因的表达，并参与结核分枝杆菌的毒力。PPE1被发现作为核糖开关，可以通过反馈抑制来调控自己的表达。*pe/ppe*基因通过严密的调节网络有利于病原体在细胞内生活（图11-6）[15]。

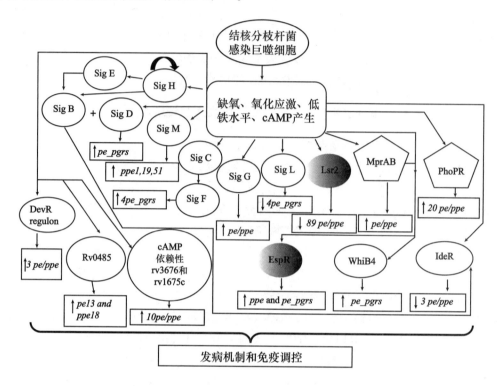

图11-6　PE/PPE家族基因表达的调控[15]

结核分枝杆菌转录调控基因及其功能的研究，对于深入解析持续感染机制有重要意义。很多转录因子对于结核菌及时应对环境压力发挥重要作用。虽然已有大量研究揭示了结核分枝杆菌的基因表达及调控的分子机制，但结核分枝杆菌对胁迫因素的抗性基因的分子机制、多种调节网络间的联系等科学问题仍需要更深入地探究。随着结核分枝杆菌的深入研究，有希望构建包含结核分枝杆菌的基因表达调控网络、免疫调节网络和代谢网络在内的综合调节网络，为新疫苗、新药物的开发提供新的思路。

（张　鹭）

第三节　结核分枝杆菌致病机制

结核分枝杆菌主要经呼吸道进入机体，也可经消化道和破损的皮肤黏膜侵入，侵犯全身各种组织器官，引起相应器官的结核病，其中以肺结核最为常见。结核分枝杆菌无内毒素，也不产生外毒素和侵袭性酶类，其致病作用与细菌在组织细胞内增殖和免疫病理有关。人对结核分枝杆菌普遍易感。一般情况下，90%的感染者不表现任何临床症状，其中约75%的感染者通过其固有免疫清除病原体阻断感染。此种情况下，T

细胞未被致敏，结核菌素皮试（PPD皮试）呈阴性。如果固有免疫未能清除病原体，机体T细胞等适应性免疫应答被激活，结核菌素皮试转为阳性。感染菌量多或免疫状态低下的人群可出现临床表现，大多数感染人群体内结核分枝杆菌受到机体免疫系统的控制，没有临床表现，呈潜伏感染（latent infection）状态。潜伏感染人群在机体免疫力低下时可转变为活动性结核。

结核分枝杆菌致病过程较为复杂，简要概括如下：①结核分枝杆菌黏附并侵入宿主细胞，启动宿主的固有免疫防御，引起炎症反应；②结核分枝杆菌逃避宿主免疫，在巨噬细胞内寄生，同时激活适应性免疫应答，宿主抗结核免疫与结核菌免疫逃逸共存，结核分枝杆菌可长期处于潜伏感染状态；③结核菌被免疫清除后，肉芽肿钙化痊愈；④机体免疫力低下及结核分枝杆菌大量入侵导致活动性结核病，机体可出现过强的迟发型超敏反应及炎性细胞浸润，严重时可引起液化和空洞形成，细菌进一步大量增殖，大量细菌长期刺激可引起T细胞耗竭及骨髓造血功能异常。

一、结核分枝杆菌黏附与定植

结核分枝杆菌是一种兼性胞内寄生菌，它不仅能入侵专职吞噬细胞，还能入侵非吞噬细胞，如宫颈上皮细胞、Ⅱ型肺泡上皮细胞等。通过呼吸道进入的结核分枝杆菌首先黏附在肺泡巨噬细胞和上皮细胞上。结核分枝杆菌通过一些配体分子，如菌毛、荚膜多糖、细胞壁相关的糖聚合物、脂质和蛋白质等物质，介导与多种宿主细胞表面受体（如Toll样受体、C型凝集素受体、清道夫受体、Fc和补体受体等）和细胞外基质蛋白（如纤维连接蛋白、胶原蛋白、弹性蛋白、层粘连蛋白、原纤维蛋白和卵磷脂等）黏附。

1. 糖脂组分的黏附作用及对固有免疫的调节

结核分枝杆菌细胞壁糖脂组分通过与模式识别受体相互作用介导结核分枝杆菌黏附到巨噬细胞等宿主细胞，同时对固有免疫应答具有重要的免疫调节作用。其中PIM、LM、LAM和ManLAM可以被巨噬细胞和树突状细胞表面的TLR2/TLR1识别，激活NF-κB和MAPK信号通路，诱导产生IL-1β、TNF和IL-6等促炎细胞因子。ManLAM与巨噬细胞MCL、树突状细胞DC-SIGN和甘露糖受体（MR）结合，抑制促炎细胞因子IL-12、TNF-α和IL-6的释放，诱导IL-10的产生，并抑制巨噬细胞M1极化。ManLAM也与巨噬细胞甘露聚糖受体Dectin-2结合，诱导骨髓衍生树突状细胞中TNF-α、IL-6和IL-10的分泌。此外，PIM、LAM和ManLAM与T细胞表面糖蛋白CD1d和CD1b相互作用，激活NKT细胞和CD1b限制性T细胞，产生IFN-γ和IL-2。TDM可与巨噬细胞诱导的C型凝集素受体Mincle结合，诱导促炎细胞因子如IL-1和TNF-α的产生，当炎症反应过强时，也可以促进iNOS等基因表达，诱导NO释放。荚膜多糖α-D-葡聚糖与树突状细胞DC-SIGN结合，调节树突状细胞的效应功能并刺激其产生IL-10。α-D-葡聚糖也与补体受体3（CR3）结合，导致中性粒细胞等吞噬细胞呼吸爆发作用减少或消失，并抑制IL-12分泌。PGL和SL-1与巨噬细胞和树突状细胞的TLR2结合，抑制NF-κB活化，从而抑制TNF-α、IL-6和IL-12等促炎因子的分泌。二酰化磺基糖脂（Ac2SGL）与CD1b分子相互作用，激活CD1b限制性T细胞，释放IFN-γ，激活巨噬细胞杀死胞内细菌

（图11-7）[6]。

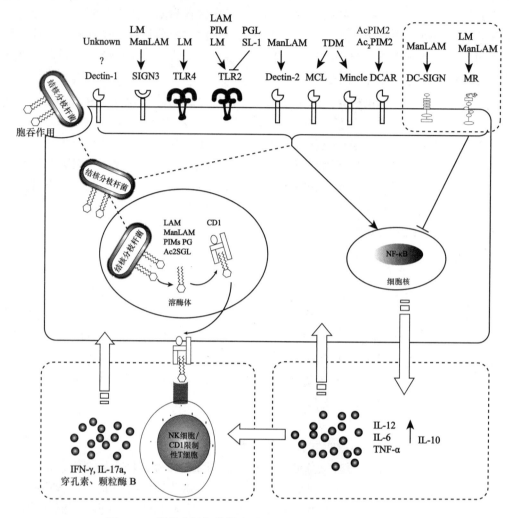

图11-7　结核分枝杆菌糖脂组分对固有免疫的调节作用 [6]

注：LM，脂甘露聚糖；LAM，脂阿拉伯甘露聚糖；Man LAM，末端修饰甘露糖的脂阿拉伯甘露聚糖；PIM，磷脂酰肌醇甘露糖苷；SL-1，硫聚糖-1；TDM，海藻糖6,6′-二分枝菌酸；PGL，酚糖脂；Ac2SGL，二酰化磺基糖脂；Ac2PIM2，二酰化磷脂酰肌醇二甘露糖苷；TLR，Toll样受体；MR，甘露糖受体；MCL，巨噬细胞C型凝集素；Mincle，巨噬细胞诱导的C型凝集素；Dectin-1/2，树突状细胞相关性C型植物凝集素-1/2；DCAR，树突状细胞免疫激活受体；SIGN3，DC-SIGN相关蛋白3。

2. 菌体蛋白的黏附作用

具有黏附特性的结核分枝杆菌表面蛋白主要包括菌毛、纤维连接蛋白结合蛋白（FBP）、肝素结合血凝素（HBHA）、Apa糖蛋白、19kDa脂蛋白（LpqH）、蛋白激酶D（PknD）以及伴侣蛋白Cpn60.1和Cpn60.2等。FBP是由FbpA（Ag85A）、FbpB（Ag85B）和FbpC2（Ag85C）三种蛋白组成的复合体，又称为Ag85复合体，分别由 *Rv3804*、*Rv1886c* 和 *Rv0129c* 基因编码，分别编码分子量为30～33 kDa的蛋白质。FBP复合体是分枝杆菌细胞培养的主要分泌蛋白成分，位于细菌表面，在结核病的发病机制中起着重要作用。FBP复合体与细胞外基质成分，如纤维连接蛋白（FN）、弹性蛋白和原弹性蛋白结合，促进了分枝杆菌与黏膜表面的黏附，从而促使结核分枝杆菌进入宿主细胞。此外，FBP复合体参与细胞壁脂质的合成，催化真菌酯向海藻糖的转移，导致TMM和TDM的形成，增强了结核分枝杆菌的毒力。

HBHA由基因 $Rv0475$ 编码，与肝素等硫酸糖结合，促进分枝杆菌黏附在上皮细胞和成纤维细胞上，进而通过上皮细胞的吞噬作用促进分枝杆菌的肺外播散。此外，HBHA还促进红细胞凝集并诱导分枝杆菌聚集。Apa糖蛋白由基因 $Rv1860$ 编码，富含丙氨酸和脯氨酸残基，可与肺表面活性蛋白A(SP-A)、C型凝集素受体（如DC-SIGN）和巨噬细胞甘露糖受体结合。LpqH是免疫反应的潜在调节剂和促凋亡蛋白。甘露糖基化有利于LpqH与巨噬细胞甘露糖受体结合。PknD是一种丝氨酸-苏氨酸蛋白激酶，具有与激酶活性相关的胞内结构域和细胞外（传感器）结构域。PknD与脑内皮相关层粘连蛋白结合，使病原体能够侵入血脑屏障，促进中枢神经系统感染模型的建立。菌毛MTP蛋白也具有与层粘连蛋白结合的能力。

伴侣蛋白属于热休克蛋白家族，是细胞必需蛋白质折叠机制的组成部分。结核分枝杆菌表达两种与HSP60家族同源的伴侣蛋白Cpn60.1（Rv3417c）和Cpn60.2（Rv0440）。除了常规的蛋白质折叠功能外，这两种蛋白还参与结核分枝杆菌的致病性。Cpn60.1与TLR4结合，并具有与CD14受体结合的结构域。而Cpn60.2既能与TLR2结合，又能与TLR4结合，并能够通过CD43稳定病原体与肺泡巨噬细胞之间的相互作用[23]。

二、结核分枝杆菌免疫逃逸与定植

结核分枝杆菌经呼吸道进入机体，最先感染肺泡巨噬细胞（AM）。受感染的肺泡巨噬细胞迁移到肺间质，使得结核分枝杆菌感染间质巨噬细胞、树突状细胞和中性粒细胞等其他吞噬细胞。此外，结核分枝杆菌感染肺泡上皮细胞，并将毒力脂质（PDIM和硫脂）释放到宿主上皮细胞膜中。结核分枝杆菌黏附于宿主细胞后，宿主启动免疫反应抑制结核分枝杆菌的增殖和扩散。而结核分枝杆菌产生的蛋白质与脂质等效应分子与宿主蛋白相互作用会促进结核分枝杆菌的免疫逃逸，使其能够破坏巨噬细胞的抗菌反应，并在不同的细胞内环境中长期存活（图11-8）。结核分枝杆菌入侵和定植宿主细胞的过程中，结核分枝杆菌菌体成分、Ⅶ型分泌系统以及PE/PPE家族蛋白发挥了关键作用。

结核分枝杆菌首先感染肺泡巨噬细胞（AM）和肺泡上皮细胞。受感染的AM迁移到肺间质后，结核分枝杆菌释放毒力因子（如EsxA、CpnT和PDIM）来诱导巨噬细胞坏死，促进结核分枝杆菌的传播和细胞外复制。结核分枝杆菌还诱导巨噬细胞向泡沫巨噬细胞转化。此外，结核分枝杆菌EsxH抑制树突状细胞的抗原提呈，延迟适应性免疫应答。同时，Ⅰ型干扰素、TNF和白三烯诱导炎症反应，引起病理损伤。

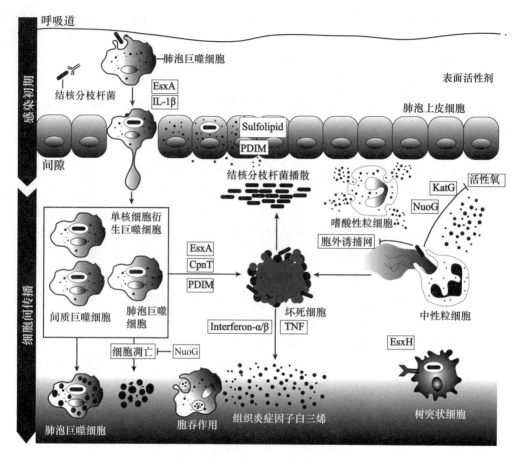

图 11-8　结核分枝杆菌呼吸道感染机制 [24]

1.结核分枝杆菌对固有免疫的抵抗作用

　　巨噬细胞、树突状细胞、中性粒细胞、自然杀伤细胞等固有免疫细胞构成抗结核免疫的第一道防线。巨噬细胞是结核分枝杆菌感染的主要宿主细胞，同时巨噬细胞可向 M1 极化，利用吞噬溶酶体融合、自噬和氧化应激等抗菌机制杀死结核分枝杆菌。中性粒细胞通过诱导活性氧（ROS）和中性粒细胞胞外诱捕网（NETs）杀死结核分枝杆菌。自然杀伤细胞识别结核分枝杆菌分枝菌酸等组分，杀伤被结核分枝杆菌感染的细胞。树突状细胞通过 MHC 分子和 CD1 分子识别、捕获和处理提呈抗原。MHC 分子提呈肽类抗原给 CD4$^+$T 细胞和 CD8$^+$T 细胞，启动抗原特异性 T 细胞反应。此外，CD1 限制性 T 细胞识别多种分枝杆菌糖脂，并通过释放颗粒酶、穿孔素杀死胞内结核分枝杆菌。γδT 细胞识别多种结核分枝杆菌代谢产物，包括焦磷酸、焦磷酸戊酯衍生物和含三磷酸化胸苷的化合物，也能够识别表达在细胞表面的热休克蛋白。γδT 细胞被激活后释放大量的 IFN-γ、IL-2、穿孔素和色氨酸酚酶，从而激活巨噬细胞和溶解受感染的细胞 [24，25]（图 11-9）。

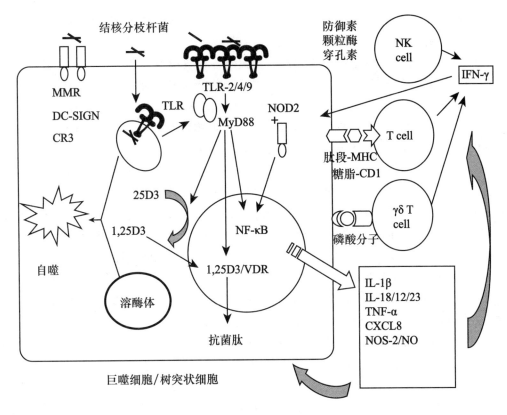

图11-9 宿主抗结核分枝杆菌免疫应答

尽管大多数结核分枝杆菌能被巨噬细胞有效清除，但是还有一部分细菌能够逃脱巨噬细胞的杀伤，在巨噬细胞中长期存活下来。结核分枝杆菌主要通过诱导巨噬细胞向M2型巨噬细胞分化、抑制吞噬体成熟和酸化、抵抗活性氧和活性氮的毒性效应、抑制巨噬细胞的凋亡和自噬等途径来抵抗巨噬细胞的固有免疫杀伤作用。

（1）结核分枝杆菌抑制巨噬细胞吞噬杀菌活性

结核分枝杆菌通过多种途径阻断被感染巨噬细胞的吞噬体-溶酶体融合，避免溶酶体中水解酶、低pH以及其他杀菌的溶酶体组分的攻击。

1）从吞噬体逃逸：ESX-1分泌的EAST-6蛋白和结核分枝杆菌表面脂质PDIM作用于吞噬体膜形成孔道，使吞噬体膜破裂，结核菌进入细胞质，逃避免疫杀伤并能够获得营养。ESX-1还参与cGAS/STING/TBK1/IRF-3/Ⅰ型干扰素信号轴的诱导和AIM2和NLRP3炎症小体的激活，诱导巨噬细胞坏死。巨噬细胞能够修复溶酶体系统的损伤，但该过程会被结核分枝杆菌ESX-3分泌系统所干扰。此外，结核分枝杆菌诱导线粒体膜通透性转变（MPT），抑制宿主细胞质膜修复[24]。

2）干扰吞噬体的成熟：吞噬体的成熟需要有序招募一些分子，比如Rab5、Rab7和3-磷酸磷脂酰肌醇（PI3P）等。结核糖脂可防止PI3P在吞噬体膜上的积聚，并阻止吞噬体生物合成。结核分枝杆菌还分泌磷酸酶（SapM和PtpA）和丝氨酸/苏氨酸激酶（PknG），通过抑制内体标志物的募集和靶向RAB GTP酶的活化来抑制吞噬体的成熟。结核分枝杆菌脂质（PIM、LAM、PAT、DAT、TDM和SL-1）能够通过调节炎症信号的传导来阻止吞噬体的成熟[24]。某些PE-PGRS蛋白（如PE-PGRS62、PE-PGRS30）也能抑制吞噬-溶酶体融合，从而逃避宿主细胞的杀伤[15]。

3）抑制吞噬体的酸化：结核分枝杆菌编码各种效应器，如酪氨酸磷酸酶（PtpA）和1-结核菌素腺苷（1-TbAd），以逃避、中和或耐受吞噬体的酸性环境。PtpA与巨噬细胞内吞噬体膜上V-ATPase的H亚基结合，使宿主pVPS33B、p-JNK和p-p38去磷酸化，导致吞噬体膜上V-ATPase的减少，抑制吞噬体酸化。结核分枝杆菌还通过诱导V-ATP酶的泛素化和蛋白酶体降解，阻止吞噬体酸化[26]。

4）抵抗活性氧和活性氮的杀菌作用：结核分枝杆菌CpsA蛋白含有LytR-CpsA-Psr（LCP）结构域，可以抑制NAPDH氧化酶募集，从而抑制ROS的产生。NuoG抑制巨噬细胞和中性粒细胞中ROS的产生。过氧化氢酶-过氧化物酶（KatG）以及SodA、SodC超氧化物歧化酶等可以清除活性氧[24]。PE/PPE蛋白（如PE-PGRS-11、PPE34、PPE2）也能抑制自由基（一氧化氮、活性氧）以维持结核菌的慢性感染[15]。

（2）调控宿主细胞死亡

结核分枝杆菌感染过程中会诱导不同的细胞死亡模式，包括凋亡（apoptosis）、坏死（necrosis）、坏死性凋亡（necroptosis）、焦亡（pyroptosis）、铁死亡（ferroptosis）、NETosis和自噬（autophagy）等。各类细胞死亡方式的特征如表11-4所示。不同的宿主细胞死亡途径既可以作为宿主保护机制，也可以作为细菌的生存策略[27]。其中凋亡和焦亡被认为可抑制细菌胞内生长，促进抗结核免疫反应，而坏死性凋亡和铁死亡则有利于结核分枝杆菌的复制和传播。此外，中性粒细胞胞外诱捕网（NETs）可能诱捕结核分枝杆菌，导致NETosis死亡，并促进免疫细胞相互作用。结核分枝杆菌主要通过抑制巨噬细胞凋亡，逃避巨噬细胞的杀伤，而后诱导巨噬细胞坏死，以促进其存活和传播[26]。

1）抑制细胞凋亡：结核分枝杆菌的某些特殊菌体成分或其分泌产物可抑制巨噬细胞的凋亡。结核分枝杆菌抗凋亡基因包括nuoG、pknE和secA2，其基因表达产物可以抑制巨噬细胞凋亡。19 kDa脂蛋白通过上调巨噬细胞中的Mcl-1来抑制巨噬细胞的凋亡。PtpB降低宿主p65、IKKα、Erk1/2和p38的磷酸化，抑制巨噬细胞凋亡和炎性细胞因子的分泌。ManLAM可以通过抑制钙内流及其细胞内信号传导来抑制巨噬细胞凋亡。LAM和KatG能够清除ROS，抑制ROS诱导的细胞凋亡。PE-PGRS62可以通过下调C/EBP同源蛋白（CHOP）和78kDa葡萄糖调节蛋白（GRP78/Bip）来抑制内质网应激途径的凋亡。PE-PGRS41通过下调Caspase-9和Caspase-3的活性抑制细胞凋亡[27]。

2）诱导细胞坏死：结核分枝杆菌通过操纵类花生酸代谢途径，重新编程宿主细胞死亡，使细胞死亡从凋亡转向坏死，以促进结核分枝杆菌存活和传播。结核分枝杆菌诱导脂氧素A4(LXA4)合成，抑制前列腺素E2(PGE2)合成，阻止细胞质膜和线粒体内膜的修复，诱导细胞坏死。结核分枝杆菌可分泌烟酰胺腺嘌呤二核苷酸（NAD^+）糖水解酶，通过RIPK3/MLKL途径诱导宿主细胞坏死。ESX-1系统的EsxA蛋白可以形成同源和异二聚体，插入宿主细胞膜以诱导细胞坏死，还能激活NLRP3炎症小体诱导细胞坏死。ESX-5系统也可以诱导宿主细胞坏死和激活炎症小体。比如，PE25-PPE41复合物可诱导巨噬细胞坏死，促进结核分枝杆菌传播。PPE13激活NLRP3炎症小体，导致

IL-1β分泌增加，诱导宿主细胞死亡，最终有助于结核分枝杆菌在宿主中的存活。此外，Ⅰ型干扰素和TNF引起的过度炎症反应也会导致巨噬细胞坏死[27]。

表11-4　结核分枝杆菌感染后细胞的不同死亡方式

细胞死亡方式	概念	形态特征
细胞凋亡（apoptosis）	机体为了维持自身内环境稳态，通过基因调控而产生的主动、有序的细胞死亡	细胞皱缩，核染色质浓集，核分裂或破碎，细胞表面形成多个小泡，进而脱落形成凋亡小体
细胞坏死（necrosis）	病理过程不受调节的非程序化死亡	细胞肿胀，质膜凸出、线粒体肿胀、内质网和核膜肿胀膨出、多聚核糖体解聚、细胞膜破裂，细胞质内容物溢出
坏死性凋亡（necroptosis）	由RIP1和RIP3激酶介导的类似于细胞坏死的一种程序性细胞死亡	细胞体积增大，细胞器肿胀，细胞膜破裂，释放胞质内容物
细胞焦亡（pyroptosis）	由炎症性Caspase诱导的一类坏死性和炎症性的细胞程序性死亡	细胞肿胀膨大，并且有许多气泡状突出物，形成焦亡小体，细胞核固缩，DNA断裂，细胞膜上形成孔隙，释放内容物
铁死亡（ferroptosis）	铁积累和脂质过氧化驱动的一种程序性死亡	线粒体浓缩，线粒体嵴减少，膜密度增加，细胞变小变圆且相互之间分离
NETosis	中性粒细胞胞外捕获网（NETs）捕获和破坏细胞外微生物	中性粒细胞核膜、颗粒和细胞膜逐渐溶解，释放细胞内的DNA与组蛋白、抗菌肽和弹性蛋白酶等颗粒蛋白形成网状结构，捕获和杀死各种病原菌
自噬（autophagy）	自噬相关基因调控，利用溶酶体降解受损的细胞器和大分子物质	细胞内出现大量泡状结构，即双层膜自吞噬泡，吞噬泡内为胞质及细胞器，也可为外源性微生物

（3）抑制巨噬细胞自噬

结核分枝杆菌感染过程中，E3泛素连接酶（ubiquitin ligase，E3）介导的异体自噬是宿主清除结核分枝杆菌的一种重要的固有免疫防御机制。新研究发现，结核分枝杆菌表面蛋白Rv1468c可以结合泛素，招募选择性自噬受体p62和自噬相关蛋白LC3，引发自噬体的形成。此外，LC3相关吞噬（LC3-associated phagocytosis，LAP）途径也有助于清除结核分枝杆菌。LC3与吞噬体膜快速脂化，形成新的吞噬体LAPosome，通过与溶酶体融合成熟后降解病原体。然而，结核分枝杆菌可以通过调节宿主miRNA或产生一系列效应分子（如ESX-1、SapM、Eis和CpsA）来破坏异体自噬和LAP途径[26]。

2.结核分枝杆菌逃逸适应性免疫应答

结核分枝杆菌在巨噬细胞吞噬体中降解的肽段被MHCⅡ类分子识别提呈到细胞表面，可激发CD4+T淋巴细胞的活化与增殖。巨噬细胞活化产生的细胞因子IL-12和IL-18诱导CD4+T细胞向Th1型细胞分化。Th1细胞分泌IFN-γ、IL-2、IL-12和TNF-α，其中 IFN-γ 和 TFN-α 激活巨噬细胞，促进巨噬细胞对结核分枝杆菌的杀伤作用；诱导巨噬细胞和树突状细胞高表达 B7 和 MHC Ⅱ 类分子，促进抗原的加工和提呈。而巨噬细胞产生的 IL-10 等细胞因子诱导 CD4⁺T 细胞向 Th2 型细胞分化。Th2 细胞主要分泌 IL-4、IL-5、IL-13 等细胞因子，促进 B 细胞发育和介导体液免疫应答。Thl/Th2 细胞的协调平衡在抗结核中发挥重要作用。TGF-β 和 IL-6 等细胞因子诱导 CD4⁺T 细胞向 Th17 型细胞分化。Th17 细胞特异性分泌 IL-17，在感染的早期阶段招募并激活中性粒细胞、单核细胞杀伤靶细胞。Th17 细胞还能分泌 IL-17、IL-22、IL-21 等细胞因子，有助于活化抗结核免疫应答。此外，结核抗原通过 MHC Ⅰ 类分子提呈给 CD8⁺T 淋巴细胞，CD8⁺T 淋巴细胞被激活后，释放 IFN-γ 和 TNF-α，进而激活肺泡巨噬细胞的杀菌能力；还通过 Fas-FasL 途径或颗粒酶-穿孔素途径直接杀灭细胞内结核分枝杆菌[28]。

尽管结核分枝杆菌在宿主体内能够诱导强烈的适应性免疫应答，但适应性免疫应答的延迟导致对结核菌的杀灭作用降低。结核分枝杆菌可以破坏或者抑制宿主抗原提呈全过程，破坏 T 细胞介导的免疫。结核分枝杆菌还通过调控 CD4⁺T 细胞的分化等途径来抑制特异性免疫应答。

（1）延迟启动适应性免疫应答：结核分枝杆菌逃避宿主免疫系统的一种方法是延迟适应性免疫的发生，使得入侵的细菌能建立起一个受保护的生态位，在体内能够滞留。结核分枝杆菌感染会破坏树突状细胞成熟，导致 MHC Ⅱ 类分子不能快速迁移到细胞表面。此外，新 MHC Ⅱ 类分子的合成停止，导致结核抗原无法被装载到 MHC Ⅱ 类分子上，从而延迟 T 细胞应答。ManLAM 与树突状细胞 DC-SIGN 结合会使树突状细胞分泌 IL-10，IL-10 能阻止树突状细胞成熟及免疫应激因子释放。结核分枝杆菌触发 p38 丝裂原活化蛋白激酶的磷酸化，抑制树突状细胞 CD1 分子表达，也阻止单核细胞分化为树突状细胞。α-D-葡聚糖也能够干扰 CD1 分子表达和树突状细胞的分化[29]。此外，结核分枝杆菌 NuoG 通过抑制受感染的多核中性粒细胞的凋亡来延迟树突状细胞的抗原获取和向淋巴结的运输。

（2）抑制 T 细胞活化：结核分枝杆菌通过降解抗原、将抗原输出细胞和抑制抗原加工，来损害其诱导 CD4⁺T 细胞的能力。受感染的树突状细胞通过驱动蛋白 2 依赖性囊泡将结核分枝杆菌抗原输出，将其从 MHC Ⅱ 分子类表达中转移出去，使其激活 T 细胞的能力减弱。细胞包膜相关的丝氨酸蛋白酶 Hip1 降解强免疫原性伴侣蛋白 GroEL2，阻止其被树突状细胞呈递。一些破坏吞噬体完整性和吞噬体成熟的效应物被证明会损害 T 细胞启动。例如，PE-PGRS47 通过抑制自噬来损害抗原提呈，PDIM 通过抑制 CD86 和 IL-12 的表达来抑制 CD4⁺T 细胞的启动和分化。结核分枝杆菌糖脂，如 LAM 通过抑制 TCR 信号传导，抑制 T 细胞受体介导的初始化和效应 CD4⁺T 细胞活化。肉芽肿中高水平的 IL-10 和 TGF-β 也会抑制 T 细胞效应功能（图 11-10）[24]。

（3）分泌蛋白作为免疫诱饵：结核分枝杆菌使用诱饵蛋白掩盖免疫监视，逃避和破坏宿主免疫反应。诱饵抗原虽然可以激发强免疫应答，但感染成功的结核分枝杆菌不再表达诱饵抗原。通过释放诱饵抗原，结核分枝杆菌主动抑制宿主针对次要表位的新应答，或者抑制针对后表达抗原的应答，阻止形成有效的免疫保护（图 11-10）。例如，结核分枝杆菌优先引起 CD4⁺T 细胞和 CD8⁺T 细胞对诱饵抗原（Ag85B 和 TB10.4）的反应，这些抗原在T细胞激活后表达下调，导致T细胞靶向无保护性[29]。

（4）调控CD4⁺T细胞的分化：CD4⁺T细胞不同亚群维持平衡有助于控制结核分枝杆菌感染，结核分枝杆菌通过打破这种平衡逃避免疫。首先，结核分枝杆菌过度激活Treg的功能，促进IL-10和TGF-β的分泌，抑制T细胞产生IFN-γ。Treg增殖延迟Th1细胞从纵隔淋巴结归巢到肺部，限制这些细胞的功能发挥。其次，结核分枝杆菌抑制中性粒细胞凋亡和Th17细胞激活，降低中性粒细胞肺部浸润[29]。此外，结核分枝杆菌还会打破Th1和Th2平衡，激活Th2免疫反应，反过来下调抗分枝杆菌的Th1反应。某些PE/PPE蛋白，如PE4、PE5和PE15，破坏Th1和Th2平衡，逃避宿主免疫反应，使细菌在巨噬细胞内存活更长时间。PE32/PPE65异二聚体被证明其通过抑制Th1反应，影响宿主免疫应答，从而有利于病原体生存[30]。

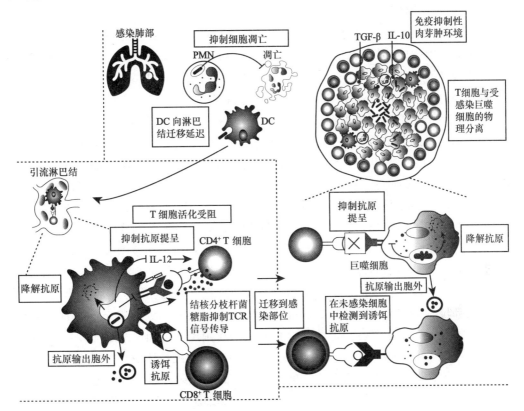

图11-10　结核分枝杆菌延迟并减弱适应性免疫反应[24]

注：结核分枝杆菌通过抑制感染的多核中性粒细胞（PMN）的凋亡和DC的抗原摄取而导致DC向淋巴结的迁移延迟。当感染的DC到达淋巴结，结核分枝杆菌又会通过降解抗原（例如，Hip1降解GroEL2）、将抗原输出到胞外以及抑制抗原加工（由EsxH介导）来损害其诱导CD4⁺T细胞的能力。结核分枝杆菌糖脂抑制TCR信号传导。PDIM通过抑制CD86和IL-12的表达来抑制CD4⁺T细胞的启动和分化。结核分枝杆菌也会释放诱饵抗原，这些抗原在T细胞激活后表达下调导致活化的T细胞保护性降低。肉芽肿中高水平的IL-10和TGF-β也抑制T细胞效应和功能。

（三）结核病免疫病理损伤

肺结核是结核病中最常见的，也是最易导致结核分枝杆菌传播的结核病。人肺部感染了结核分枝杆菌后，会形成典型的结核肉芽肿。肉芽肿由中央的干酪样坏死和四周的巨噬细胞、淋巴细胞、纤维组织组成。宿主自身与结核菌之间的对抗引起肉芽肿向不同方向发展和转归。在肉芽肿的干酪样坏死中心，结核分枝杆菌可处于休眠状态持续存活若干年。在一定条件下，肉芽肿会从干酪样坏死中心发生液化。当液化发生时，液化的物质给结核分枝杆菌提供了一个理想的培养基，使结核菌在细胞外大量增殖。继而液化物质排出，最终形成空洞。液化物质中含有大量的结核分枝杆菌，随着液化物质的不断排出，结核分枝杆菌也随之播散。因此，结核病灶的液化和空洞的发生是导致结核病在人群间传播的重要原因。

1.肉芽肿和干酪样坏死

巨噬细胞募集活化和淋巴细胞浸润是肉芽肿形成的主要细胞学基础。结核分枝杆菌被肺泡巨噬细胞识别，活化固有免疫，产生趋化因子（如CCL2、CCL19和CCL21等）和细胞因子（如IL-23、IL-17、IL-12、IL-6、TNF-α、IFN-γ等），引发炎症反应。上皮细胞和中性粒细胞也可以识别细菌产物产生趋化因子，促进更多的巨噬细胞、树突状细胞和淋巴细胞向感染部位募集。感染和未感染的巨噬细胞聚集形成早期肉芽肿。聚集的巨噬细胞被转化为上皮样细胞。在炎症信号的影响下，巨噬细胞和单核细胞或树突状细胞之间发生细胞-细胞融合，形成朗汉斯多核巨细胞（langhans multinucleate giant cell，MGC）或分化成富含脂质的泡沫细胞（FM）。巨噬细胞周围被各种类型的淋巴细胞（主要是CD4$^+$T、CD8$^+$T和$\gamma\delta$T细胞）包围。B淋巴细胞倾向于聚集在肉芽肿附近的滤泡型结构中。在结核结节外围常常还有数量不等的成纤维细胞及胶原纤维分布，尤其在已经钙化的结核病灶外围，纤维结缔组织成分更为明显[31]。

TNF-α在肉芽肿形成过程中发挥重要作用。TNF-α不仅可刺激血管内皮细胞使其表达黏附分子，而且可以促进巨噬细胞以及其他细胞分泌趋化因子，使大量白细胞聚集于炎症部位，促进肉芽肿的形成。如果TNF-α大量聚集，或者当大量的Th2型细胞因子（例如IL-4）聚集于炎症部位时，TNF-α的作用反而会加速细胞的坏死。TNF-α过量导致RIP1和RIP3蛋白激酶激活，然后诱导巨噬细胞线粒体中活性氧的产生，从而杀死分枝杆菌，诱导巨噬细胞坏死。肉芽肿中心的坏死区，因其乳白色外观而被称为干酪。巨噬细胞坏死或裂解会将完整的细菌释放到细胞外环境中。细胞外释放的少数存活的分枝杆菌可以迅速播散[28]。

2.液化坏死和纤维空洞型肺结核

一定条件下，干酪样中心发生液化，结核菌在细胞外增殖，可入侵支气管壁，形成纤维空洞型肺结核。过强的迟发型超敏反应（DTH）可引起干酪样坏死区域出现液化。巨噬细胞和中性粒细胞等细胞释放蛋白酶、核糖核酸酶（RNase）、脱氧核糖核酸酶（DNase）、脂酶以及透明质酸酶等水解酶对液化的形成起到了关键作用。IFN-γ和IL-2等Th1型细胞因子可促进淋巴细胞，以及巨噬细胞在病变部位的聚集，此过程增强了细胞免疫应答，可以加速病变部位液化的发生以及愈合[32, 33]。

3. T细胞耗竭与骨髓造血功能障碍

耐药结核及菌阳的纤维空洞性肺结核等重症结核病患者体内结核分枝杆菌长期慢性感染会导致T细胞耗竭和骨髓造血功能障碍，进一步加重机体免疫功能低下的症状，出现严重消瘦和贫血等耗竭状态。

（1）T细胞耗竭：结核分枝杆菌大量持续感染后，会导致T细胞耗竭，表现为渐进性的增殖能力下降，IL-2、IFN-γ和TNF-α等促炎细胞因子分泌水平降低。尤为明显的是一些免疫检查点分子，如PD-1、T细胞免疫球蛋白黏蛋白分子3（TIM-3）、细胞毒T淋巴细胞相关抗原4（CTLA-4）的表达增高，导致T细胞处于免疫抑制状态，不能有效清除结核分枝杆菌[34, 35]。痰菌阳性的空洞性肺结核、粟粒性结核、治疗无效的多重耐药结核等重症结核病患者的免疫反应明显低于结核分枝杆菌密切接触者和结核新发患者。严重的结核病患者CD4+T细胞，尤其是Th1细胞数目下降。结核分枝杆菌的载量越高、感染的时间越长，T细胞耗竭的程度也越深[35]。

（2）骨髓造血功能异常：骨髓造血细胞在T细胞发育和免疫调节中发挥重要作用。严重结核病患者存在不同程度的淋巴细胞减少的表现。淋巴细胞减少的机制除了结核分枝杆菌感染引起外周淋巴细胞死亡，还与感染导致的骨髓造血功能异常有关[36]。机体发生感染时，会产生IFN-γ、TNF-α等炎性细胞因子，调节造血细胞的增殖与分化。在感染初期，炎症细胞因子会促进造血细胞的增殖并促进向髓系分化，以补充外周血中消耗的单核细胞与粒细胞。但若感染持续时间过长且无法清除，炎症细胞因子的长期刺激会导致淋巴细胞减少，造血细胞的功能失调乃至衰竭，引起骨髓造血功能异常和外周血全血细胞数目减少[37]。

（四）结核病理研究的动物模型

动物模型可用于研究结核病的各个发病阶段，合理应用动物模型将促进我们对结核病的认识，有助于我们发现更好的结核病预防和治疗方案。目前主要有六种动物模型用于结核分枝杆菌的研究，包括小鼠、豚鼠、兔、非人灵长类、牛和鱼类。每种模型都有不同的优点和缺点，其特点见表11-5[28, 38]。

表11-5　结核分枝杆菌感染动物模型

动物模型	易感性	肉芽肿	干酪样坏死	液化与空洞	迟发型超敏反应	免疫学试剂可及性
小鼠	+	+	−	−	+/-	+++
豚鼠	+++	++	++	−	++	+
兔	+	++	++	++	++	+
非人灵长类动物	++	++	++	++	++	++
牛	++	++	++	++	++	+

注："+"的数量表示各种动物模型显示各项特征的相关程度，"-"表示无相关特征。

1.小鼠模型

小鼠由于其遗传背景清楚，测定细胞因子的试剂容易获得，价格相对较低，且定向基因敲除技术比较成熟，因此是体内研究结核分枝杆菌免疫与致病机制最常用的模型。小鼠被广泛应用于结核分枝杆菌突变、免疫反应、药效评价和疫苗筛选等方面的研究。小鼠可以通过静脉、腹腔、气管内或雾化颗粒等多种途径感染结核分枝杆菌，其中低剂量气溶胶感染为首选方法。不同品系的鼠对结核分枝杆菌的敏感性不同，C57BL/6J 小鼠是近交系小鼠中对结核分枝杆菌最敏感的动物。但是，小鼠模型也存在一定的缺点。首先，小鼠模型很难模拟人的潜伏期感染。人初次感染结核分枝杆菌时，疾病通常被控制，无明显症状。尽管小鼠疾病被控制，但其体内细菌载量仍保持较高水平，细菌在肺内的持续存在加重了其病变，所以小鼠疾病呈慢性进行性进程。其次，小鼠模型不能模拟人肺部病变，它不会产生迟发型超敏反应（DTH），也不会发生类似于人类感染结核菌后的液化坏死现象。

2.豚鼠模型

豚鼠肉芽肿与人肉芽肿相似，结构较典型，可发展为坏死，且肉芽肿内细菌含量较低。因此，豚鼠是研究结核分枝杆菌病理的常用模型。豚鼠被认为是结核分枝杆菌最易感的动物模型，加上其结核病变与人的病变相似，故常作为药物和疫苗试验模型。但是，豚鼠感染结核分枝杆菌时，细胞免疫应答（CMI）特别弱，而且结核菌感染后很少发生液化。用于免疫学分析如流式细胞仪、细胞因子测定和免疫组化的试剂还很少，所以豚鼠模型作为实验动物的使用受到一定的限制。

3.家兔模型

家兔对牛分枝杆菌极度敏感，其肺部病变与人肺结核很相似，故家兔常用于牛分枝杆菌的研究。家兔在感染结核分枝杆菌后，会产生接近于人类感染结核菌所引起的迟发型超敏反应（DTH）和细胞免疫应答（CMI），其感染结核菌后形成的结核性肉芽肿、液化以及空洞都和人类接近。家兔模型也用于研究结核病的潜伏期感染和一些罕见结核病，如皮肤结核和脑膜结核。

4.非人灵长类动物模型

最常用的非人灵长类动物结核病模型是短尾猴和恒河猴，通常通过气溶胶或直接支气管镜沉积到其肺部来进行感染。非人灵长类动物模型有如下优点：①对结核分枝杆菌通过自然途径感染很敏感，可发展为与人体相似的疾病，包括临床表现、组织病理学变化等。②恒河猴是能够较好地反映人类结核潜伏感染的动物模型。③用于免疫学和病理学分析的试剂较容易获得，某些情况下，与人交叉反应试剂也可使用。最重要的是其可作为结核病和艾滋病共感染模型，研究免疫缺陷病毒（HIV）和结核分枝杆菌在同一宿主内的相互作用。然而由于费用较高，在 BSL-3 实验室里饲养困难，猴子的来源渠道少，实验样本有限，且猴群容易爆发结核病，使其使用受到限制。

5.牛模型

牛是牛分枝杆菌的自然宿主，其对结核分枝杆菌也自然易感，因此从牛感染分枝杆菌的模型获得的资料对于评价结核分枝杆菌感染、研究疾病的发生发展规律及疫苗的保护效力具有重要的参考价值。使用牛模型开发出的疫苗和诊断试剂对于研究人类结核分枝杆菌的感染具有很好的参考价值。

6.其他动物模型

斑马鱼具有体形短小、易于饲养、繁殖能力强及基因组与人类相似等特点，已作为结核病研究的新型替代动物模型。海分枝杆菌和嗜血分枝杆菌对斑马鱼具有高致病性，感染后形成的结核肉芽肿与人类肺结核肉芽肿类似，会发生干酪样液化坏死。因斑马鱼幼虫具有光学透明特性，其感染模型有利于探索在活脊椎动物体内实时观察海分枝杆菌感染的早期阶段的发病机制。此外，斑马鱼具有较为完整的先天性和获得性免疫系统，斑马鱼幼虫免疫系统提供了探索海洋分枝杆菌与宿主免疫作用机制的条件。海分枝杆菌因其实验环境要求低，与结核分枝杆菌基因相似性高而作为研究结核病的备选细菌。因此，斑马鱼海分枝杆菌感染模型成为揭示结核病发病机制和研发药物的有效途径之一。

总之，结核分枝杆菌动物模型各有特点，在阐明结核分枝杆菌毒力基因、细菌在宿主内持续存活的机理以及新型药物、疫苗、诊断试剂评价方面起着重要的作用。但是，各种动物模型都有其适用范围，这就要求研究者在实验设计时选取最佳动物模型，以取得科学的实验结果。

（祝秉东，王燕琴）

第四节　结核分枝杆菌潜伏感染机制

结核分枝杆菌逃逸宿主免疫寄生于巨噬细胞内，形成潜伏感染（latent infection）。在巨噬细胞内，结核分枝杆菌处于低氧、营养缺乏、低 pH 及呼吸抑制的环境中，为了适应这些环境压力，结核分枝杆菌降低细菌代谢而进入休眠状态（dormancy），使其在宿主体内长期持留（persistence）。

一、结核分枝杆菌休眠机制

（一）DosR-DosS 双调控系统

结核分枝杆菌潜伏感染期间，结核分枝杆菌会通过调控自身的基因表达来适应宿主体内的压力环境。结核分枝杆菌 DosR-DosS 双调控系统是结核菌进入休眠的关键调控因子。该系统包括两个组氨酸激酶传感器 DosS（Rv3132c）和 DosT（Rv2027c），以及一个调节子 DosR（Rv3133c）。DosS 是氧化还原传感器，DosT 是缺氧传感器[39]。缺氧、NO 和 CO 诱导还原酶生成活性亚铁 DosS，而脱氧产生活性亚铁 DosT。亚铁 DosS 和 DosT 结合 NO 和 CO，产生 NO-DosS、CO-DosS、NO-DosT 和 CO-DosT，使 Dos 调节子保持锁定（激活）状态。

活化后的 DosR 直接结合保守的 DNA 基序，调节至少 48 个基因的表达，将这些基因集合命名为休眠调节单元（dormancy regulon）或 DosR 调节单元（DosR regulon）。DosR 调节单元的基因分布在 9 个区域中，包括 *Rv0079～Rv0081*、*Rv0569～Rv0574c*、*Rv1733c～Rv1738*、*Rv1812c～Rv1813c*、*Rv1996～Rv1998c*、*Rv2003c～Rv2007c*、*Rv2028c～Rv2032*、*Rv2623～Rv2631*、*Rv3126c～Rv3134c*。在缺氧、巨噬细胞内、小鼠体内等抑制

结核分枝杆菌生长的环境中，这些基因的表达改变，使结核分枝杆菌在不利条件下能够存活（图11-11，表11-6）。

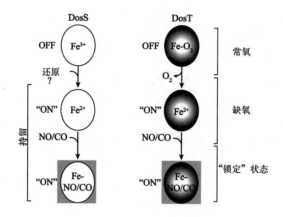

图11-11　DosS、DosT传感器识别机制

表11-6　DosR调节单元基因编码的蛋白质及功能[40]。

功能类别	基因编码的蛋白质	功能
应激反应	Rv2623	通过调节ATP结合来调节结核分枝杆菌的生长。
	Rv3134	形成介导DevR靶基因表达的操纵子
	Rv2031c	α-晶体蛋白（HspX），热休克蛋白
	Rv2624c、Rv1996、Rv2005c、Rv2028c	尚未确定
蛋白酶和运输蛋白	Rv2625c	肺结核感染早期蛋白
	Rv1997	尚未确定特征
	Rv1735c	免疫原性蛋白
	Rv1733c	增强细胞和体液免疫
宿主-病原体相互作用	Rv2626c	调节巨噬细胞效应功能
	Rv2004c	特异性结合巨噬细胞和上皮细胞以调节免疫应答
传感器激酶与转录调控	Rv3132c（DosS）、Rv2027c（DosT）、Rv3133c（RosR）	形成双调控系统
	Rv0081	预测参与编码甲酸氢化酶复合物
细胞壁和蛋白质合成	Rv0079	在胁迫条件下稳定核糖体；诱导T细胞发生应答
	Rv0574c	调节细胞壁中的聚α-1-谷氨酰胺含量，以在胁迫条件下保持细胞完整性
	Rv1738	终止核糖体蛋白合成

功能类别	基因编码的蛋白质	功能
核苷酸代谢和修复	Rv2630	在活动性肺结核患者中有较好的免疫原性
	Rv2631	RNA连接酶RtcB
	Rv0570	维生素B_{12}依赖性核糖核苷二磷酸还原酶
	Rv0571c	磷酸核糖转移酶
氮代谢	Rv3131	NAD(P)H硝基还原酶
	Rv2032	NADP(H)硝基还原酶
	Rv1737c、Rv1736c	编码Nark2和NarkX，分枝杆菌厌氧休眠期间所需的硝酸盐/亚硝酸盐转运蛋白
	Rv3127	尚未确定特征
氧化还原	Rv0573c	预测参与烟酰胺的生物合成和再循环
	Rv1812c	参与应激期间的氮代谢
	Rv3130c	二酰甘油O-酰基转移酶；在压力条件下促进三酰甘油的积累
	Rv2029c	6-磷酸果糖激酶(PfkB)；诱导细胞因子的产生
	Rv1734c、Rv2006、Rv1998c、Rv2003c、Rv2007c	尚未确定特征
功能未知蛋白质	Rv2628	
	Rv2627c	延缓分枝杆菌生长
	Rv2629、Rv3126c、Rv0569、Rv0572c、Rv0080、Rv2030c、Rv3128c、Rv1813c	尚未确定特征

（二）脂质与能量代谢

通过对压力环境下结核分枝杆菌的全基因组微阵列技术分析发现，结核分枝杆菌在低氧和营养匮乏的环境中上调参与脂质代谢的基因。其中β-氧化酶能够分解脂肪酸，将偶数链脂肪酸降解为乙酰辅酶A，并将奇数链脂肪酸降解为乙酰辅酶A和丙酰辅酶A。结核分枝杆菌优先利用脂肪酸作为能量来源，表明脂质对结核菌的毒力及在恶劣环境下的长期存活至关重要。

乙醛酸分流和糖异生参与了脂肪酸和胆固醇的分解利用。柠檬酸裂解酶（ICL）是乙醛酸分流过程中的关键酶，可催化异柠檬酸转化为琥珀酸和乙醛酸。在小鼠慢性感染期间，结核分枝杆菌生长受到限制，*icl*基因的表达升高；*icl*基因突变后，结核分枝杆菌存活能力降低。除乙醛酸分流外，糖异生在体内结核菌代谢中也发挥着重要作用。编码磷酸烯醇丙酮酸羧化激酶的基因*pckA*在慢性感染小鼠肺中表达增加，并且在牛分枝杆菌中发现该基因的失活会导致其在感染动物模型中的毒力降低。此外，三酰基甘油合酶（TGS1）负责在结核菌中合成三酰基甘油（TAG）。在压力环境如缺氧、NO、酸性pH值和低营养物质等条件下，*tgs1*表达上调，TAG作为能量储备，使结核菌能够长期存活。同时，一些参与胆固醇降解的酶，包括*fadA5*、*kshA*、*kshB*等都在压力条件下表达增高，为结核休眠菌的生存提供能量[41]。

结核分枝杆菌除能够利用自身脂质供能外，还通过Mce转运蛋白获取宿主细胞内脂肪酸和胆固醇。转运蛋白Mce家族在所有细菌中是保守的，在结核菌中以四种不同的多基因转运蛋白复合物形式存在。其中Mce1和Mce4分别是脂肪酸和胆固醇的主要转运蛋白。所有的Mce转运体共同使用ATP酶MceG，从宿主细胞中转运脂肪酸等营养物质进入结核菌内进行能量供应。

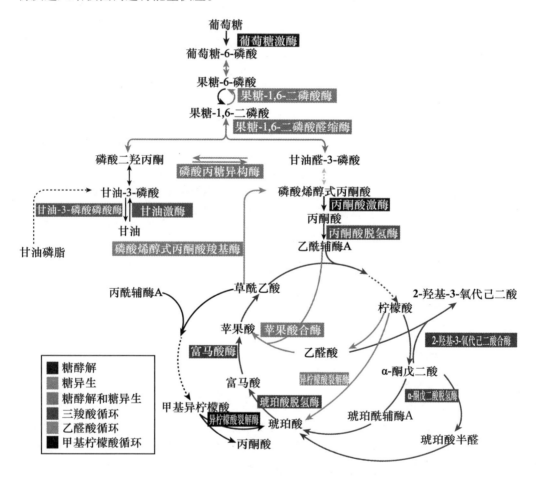

图11-12 结核分枝杆菌潜伏感染中代谢的改变

（三）严紧反应

当微生物遇到营养缺乏的环境或其他压力相关刺激时，它们会进入一种缓慢的生长状态，其特征是rRNA、tRNA和蛋白质的合成减少，RNA聚合酶活性降低，许多转运相关蛋白的活性降低，碳水化合物、氨基酸和磷脂代谢降低，这种现象被称为严紧反应。严紧反应的标志是下调rRNA和核糖体蛋白合成，同时上调氨基酸生物合成，以提供细菌生存所需的氨基酸。(p)ppGpp作为信号分子能够调控细菌基因的转录、蛋白质的合成及DNA的复制，在持留菌的形成过程中发挥重要作用。

结核分枝杆菌严紧反应受到双功能酶Rel_{Mtb}的调控。Rel_{Mtb}由790个氨基酸构成，其中包括N端结构性结构域和C端调节性结构域。Rel_{Mtb}N端结构域同时具有水解酶活性和合成酶活性。当结核分枝杆菌处于氨基酸水平不足的环境中时，Rel_{Mtb}调控(p)ppGpp的合成增加；当氨基酸水平充足时，(p)ppGpp被Rel_{Mtb}的水解酶活性所降解[42]。研究发现，在体外Rel_{Mtb}基因的失活无法产生合成(p)ppGpp的菌株，这些菌株在营养饥饿条件下无法长期存活。

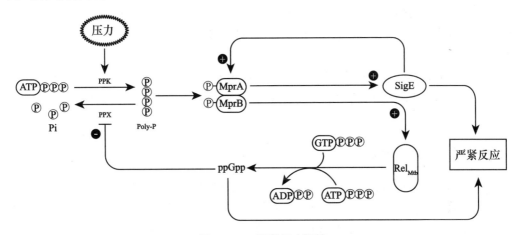

图11-13　严紧反应调控

细菌严紧反应的另一个重要的调节分子是多聚磷酸盐（polyphosphate，Poly P）。结核分枝杆菌表达两种PolyP激酶（PPK1 / Rv2984和PPK2 / Rv3232c）和两种多聚磷酸盐酯酶（PPX1 / Rv0496和PPX2 / Rv1026）以调节菌体内PolyP稳态。当应激信号触发PPK，其催化PolyP的快速合成。Poly P可以提供磷酸基磷酸化MprB，磷酸化的MprB-P通过磷酸转移酶的作用磷酸化MprA，磷酸化的MprA调节转录起始因子SigE的转录，随后增强结核菌严紧反应的反应调节子RelA的表达，合成的(p)ppGpp通过阻断PPX抑制PolyP降解[43]。这表明除了营养缺乏和缺氧外，磷酸盐缺乏也会引发结核菌的严紧反应[44]。

（四）毒素-抗毒素系统

毒素-抗毒素系统（toxin-antitoxin system，TA系统）主要参与了细菌的应激反应、潜伏感染及抗生素耐药等过程，在微生物中广泛存在。TA系统由毒素和抗毒素组成，其中毒素的主要成分是蛋白质，能够抑制细菌基因的表达，使细菌进入休眠状态并在宿主体内持续存在。抗毒素的主要成分是蛋白质或RNA。在正常情况下，毒素的作用能够被抗毒素拮抗，对细菌的正常生长没有影响；但在应激条件下，抗毒素容易被降解，导致游离毒素发挥作用抑制细菌的生长繁殖，促使细菌进入休眠状态，在应激或抗生素条件下存活。

结核分枝杆菌中的 TA 系统主要为 II 型 TA 系统，由 VapBC、MazEF、ParDE、RelBE 和 HigBA 等组成。其中，VapBC 在结核分枝杆菌 II 型 TA 系统中数量最多，约有 50 组 *vapBC* 基因分别编码相应的抗毒素 VapB 和毒素 VapC。不同的 VapC 蛋白（核糖核酸酶）有共同的作用位点，通过识别特殊的结构域并切割特定的 RNA 序列，影响基因的表达。研究表明，在 BCG 中过表达毒素 *vapC13*、*vapC26*、*vapC27* 等基因时，会导致细菌的生长停滞；当结核分枝杆菌处于低氧及营养限制条件下时，*vapC3*、*vapC4*、*vapC13* 等基因的表达上调；同时发现在结核分枝杆菌感染巨噬细胞时，毒素基因 *vapC3*、*vapC28*、*vapC36* 的表达上调，表明这些毒素基因可能在结核分枝杆菌抵抗应激条件而长期存活中起着关键作用。结核分枝杆菌编码 9 组 MazEF 系统，其中 MazE 是抗毒素，MazF 是毒素。研究发现，MazF-mt3、MazF-mt6 能够分别降解 16s 和 23s rRNA；同时 MazF-mt9 能够通过选择性地降解脯氨酸和赖氨酸 tRNA 来调节翻译。除上述 TA 系统外，结核菌也编码功能多样性的 ParDE 和 RelBE TA 系统。ParDE 和 RelBE TA 家族成员通过切割 RNA 或核糖体的结合位点抑制翻译而发挥作用[45]。

除上述机制在结核持留菌形成过程中发挥重要作用外，其余一些可能导致持留菌形成的机制也在其他细菌的研究中逐渐明确，比如 SOS 反应、蛋白酶体、群体感应、生物膜等。

二、休眠菌复苏机制

目前，在从结核潜伏感染到活动性结核的过程中，少数休眠的结核分枝杆菌会随机或通过诸如复苏促进因子传导的信号而复苏。这些少数的结核分枝杆菌被称为"侦察兵"，它们能感知环境的复苏信号。在不利的条件下，"侦察兵"死亡，大部分结核分枝杆菌保持休眠状态。在有利的条件下，"侦察兵"向大多数休眠结核分枝杆菌发送激活信号，然后复苏。在利于生长的环境中，结核分枝杆菌开始增殖，引起病理改变并导致结核病。同时，由再感染引起的活动性结核病也可能涉及类似的因素，新进入宿主的结核分枝杆菌为潜伏感染宿主中的休眠菌提供唤醒信号。

复苏促进因子（Rpf）最初在藤黄微球菌中发现，是第一个被发现与慢性感染再激活有关的蛋白质。结核分枝杆菌基因组编码 5 个 Rpf 分子，分别为 RpfA（Rv0867）、RpfB（Rv1009）、RpfC（Rv1884c）、RpfD（Rv2389）、RpfE（Rv2450c）。在前期研究中，Rpf 已被证明能够在体外刺激非复制期细菌的再生，并能促进小鼠体内结核菌的存活。

结核分枝杆菌 RpfB 基因缺失以及其他相关基因的缺失，使其在体内外应激条件下无法正常生长。RpfB 和 RpfE 能够和 Rpf 相互作用蛋白 RipA（肽聚糖水解酶）相互作用。但具体作用机制尚不明确。结核分枝杆菌中 RipA 的缺失导致细菌生长显著减少，并增加对细胞壁靶向 β-内酰胺药物的敏感性。此外，也有研究报道 Rpf 蛋白的结构域具有溶菌酶样结构，是一种溶菌酶。休眠的结核分枝杆菌被膜增厚，形成"茧样"结构，在细菌复苏时特定的溶菌酶会对其进行溶解，Rpf 在该过程中发挥溶菌酶的作用[46]。

三、潜伏感染研究模型

1. 体外潜伏感染模型

结核潜伏感染模型的研究需要复杂的宿主-病原体反应体系，体外模型无法很好地复制出这样的作用。但目前研究者已经提出了一些能够表现出结核潜伏感染重要特征的模型并应用到结核潜伏感染机制的研究中。

（1）营养缺乏模型：细菌缺乏必要的营养物质会使细菌进入休眠状态。将结核分枝杆菌置于营养缺乏的环境中，能够模拟细菌在巨噬细胞中所处的微环境，导致结核分枝杆菌生长停滞及新陈代谢减慢。该模型将指数生长的结核分枝杆菌转移至磷酸盐缓冲液中继续培养，使其在营养缺乏的环境中生长，其间呼吸速率逐渐下降，但细菌仍然存活并且可以在营养丰富的培养基中恢复其活性。同时通过对处于营养匮乏环境中的结核分枝杆菌进行基因和蛋白表达结果的分析发现，这些细菌的能量代谢、脂质合成及细胞生长减慢等特征与潜伏感染状态的结核分枝杆菌相似。

（2）渐进式缺氧模型：Wayne等人使结核分枝杆菌在体外暴露于渐进性缺氧模型中，模拟细菌在宿主体内的微需氧环境，在密闭容器中缓慢搅拌细菌培养物，当溶解氧含量降至低于1%时，细菌进入微需氧非复制持留阶段1（NRP1），该状态下结核分枝杆菌的特点表现为细胞壁增厚、细菌的复制和转录终止。当溶解氧含量降至0.06%时，结核分枝杆菌进入非复制持留阶段2（NRP2）。将处于NRP2阶段的结核分枝杆菌重新置于新鲜的富氧培养基中时，细菌能够恢复其复制活性。

（3）吞噬溶酶体模型：将结核分枝杆菌置于pH＜5.5的环境中模拟吞噬溶酶体内酸性环境，会导致细菌的生长停滞，并表现出对抗结核药物异烟肼的耐受性。除低pH外，无机磷酸盐限制也可能是巨噬细胞吞噬溶酶体中另一重要的微环境特征。磷酸盐限制能够以剂量依赖性的方式限制结核分枝杆菌的生长。此外，溶酶体体外暴露模型（LivE模型）将结核分枝杆菌暴露于从活化的小鼠巨噬细胞中提取的溶酶体的可溶性组分，用以研究细菌在吞噬溶酶体微环境中的生长。

（4）多压力模型：尽管单一的压力条件能够诱导出类似于结核分枝杆菌潜伏感染中的休眠菌状态，但并不能准确地模拟结核分枝杆菌在人体潜伏感染期间应对多重胁迫条件的状态。因此人们研究了一种新的模型，将结核菌置于同时缺氧、营养缺乏以及酸性条件下。在该模型中，结核分枝杆菌生长受到限制并且失去抗酸染色的特性，同时伴随着应激反应基因诱导表达及生物合成、转录和翻译途径的基因表达降低。

（5）体外肉芽肿模型：肉芽肿是由受感染的巨噬细胞和活化的淋巴细胞形成的有组织的结构。结核分枝杆菌休眠菌以该结构生存并适应缺氧、氧化应激、营养缺乏和酸性pH等应激条件。通过体外肉芽肿模型，可以更好地了解休眠和复苏期间宿主与结核分枝杆菌的相互作用[47]。

2. 结核分枝杆菌潜伏感染动物模型

尽管体外模型能够很好地模拟结核分枝杆菌在潜伏感染状态下的环境改变，但动物模型能够更好地模拟人体潜伏感染的状态，以便更好地研究结核分枝杆菌潜伏感染机制，为开发诊断试剂、评估抗结核新药和新疫苗的有效性与安全性提供基础。

（1）小鼠模型：当前对于结核分枝杆菌潜伏感染及再激活的研究主要使用以下小鼠模型。①自然形成的潜伏感染模型。该模型中使用$4×10^4$～$4×10^5$ CFU H37Rv菌株通过腹腔注射的方式感染小鼠，感染后21～52周，活动性结核感染可以在免疫作用下被抑制，但并不能完全清除细菌。结核分枝杆菌能够在小鼠肺、脾等组织中稳定存在数月。该过程中存在缓慢发展的肺部病理改变，但小鼠并未表现出明显的体重减轻、呼吸困难等疾病特征。结核分枝杆菌在该阶段处于代谢静止状态。尽管其与在人体中观察到的潜伏感染并不相同，但具有与人类共同的一些特征，比如肺部出现肉芽肿，且小鼠没有明显的疾病特征。②康奈尔模型，由美国康奈尔大学的研究人员于20世纪50年代开发，后期也对该模型进行了改进。该模型首先使用H37Rv菌株感染小鼠，并使用抗结核药物INH和PZA进行治疗，使小鼠体内的结核分枝杆菌载量降至无法检测。随后通过使用免疫抑制剂使小鼠免疫力下降，重新激活感染。该模型中通过将体内细菌降低至无法检测又能够重新激活感染的过程与人类感染有相似之处，因此也在结核分枝杆菌的潜伏感染研究中被广泛应用。③美国约翰霍普金斯大学的研究人员在使用毒株感染前使用BCG免疫小鼠，增强小鼠对于结核菌的免疫控制从而使小鼠能够处于潜伏感染状态，该研究团队使用该小鼠模型成功评估了多种结核菌潜伏感染的治疗方案，为结核分枝杆菌潜伏感染的治疗提供了参考。

（2）豚鼠和兔子：相较于小鼠而言，豚鼠和兔子形成的肉芽肿在结构、细胞组成以及出现干酪样坏死等方面更接近人类。在豚鼠和兔子模型中能够观察到组织缺氧的现象。其中兔结核感染模型能够展现人类感染结核菌后的多种阶段，如活动性结核、自发形成的潜伏感染和随时间推移的细菌清除。21世纪初，Manabe、Subbian等运用H37Rv菌株和临床分离的CDC1551菌株，通过气溶胶途径感染雌性新西兰白兔，构建兔结核分枝杆菌潜伏感染模型，潜伏感染期间，在两种菌株攻击的兔肺中均未检测到结核分枝杆菌，且无自发激活现象，再使用糖皮质激素类药物干预，则能使潜伏感染复发。有实验室应用BCG感染家兔，建立了潜伏感染模型，并初步评价了融合蛋白的治疗作用[48]。

（3）其他动物模型：斑马鱼、非人灵长类动物也被应用于潜伏感染模型。非人灵长类动物由于与人类接近，是潜伏感染最好的研究模型之一。

（杜蕴洁，祝秉东）

第五节　结核亚单位疫苗研究

一、结核疫苗研究概况

Koch发现结核分枝杆菌是结核病的病原体后，尝试提取结核菌素进行免疫治疗，但由于过强的免疫病理损伤而没有获得成功。Calmette和Guérin从牛的乳房结核病灶中分离出一株牛分枝杆菌，在含甘油和牛胆汁的土豆培养基中进行减毒培养，经200～

235次传代得到具有免疫保护作用的减毒牛型分枝杆菌——卡介苗（Bacille Calmette-Guérin，BCG）。1921年首次给母亲是结核病患者的新生儿通过口服接种，得到了较好的免疫保护效果。此后，BCG在结核病高发地区得到推广应用。

新生儿接种卡介苗可预防儿童罹患粟粒性肺结核和结核性脑膜炎等严重的结核病，但免疫保护力随年龄增长而减弱，该疫苗对成人缺乏有效的保护。卡介苗在不同地区及人群的保护效果存在一定的差异，导致这些差异的原因主要有：①环境分枝杆菌的作用使BCG在体内受到抑制，不能在体内引起有效的免疫保护作用；②BCG丢失了一些结核分枝杆菌的特异性抗原；③BCG菌株、剂量及接种策略存在一定的差异；④不同的人群间存在基因差异；⑤结核病患者感染的结核分枝杆菌间存在基因差异；⑥BCG诱导的免疫记忆和保护力随着年龄的增加而逐渐减弱。

不同类型的疫苗形式都被应用于新型结核疫苗的研究，包括重组卡介苗、减毒活疫苗、灭活疫苗、亚单位疫苗和病毒载体疫苗等[49]。新型疫苗的研发策略之一是研发保护效果优于卡介苗的疫苗以替代卡介苗。研发策略之二是研发新型疫苗，在卡介苗保护效率降低时加强免疫，提高成人的免疫保护力。二者都是针对未感染结核分枝杆菌的人群建立免疫保护。近年来提出研发暴露后疫苗，即针对潜伏感染人群，应用疫苗预防潜伏感染的复发，并可能建立免疫清除感染的结核分枝杆菌的机制[50]。

二、结核亚单位疫苗研究

（一）疫苗作用机制

疫苗免疫后，抗原在佐剂辅助下被树突状细胞摄取，并通过模式识别受体激活树突状细胞。在淋巴结等组织，树突状细胞通过主要组织相容性复合物MHC II类分子呈递疫苗抗原肽激活CD4$^+$T细胞，通过MHC I类分子呈递抗原肽激活CD8$^+$T细胞。活化的CD4$^+$T细胞可以分化成Th1、Th2、Th17等辅助性T细胞（Th）和调节性T细胞（Treg）。Th1细胞产生IL-2、IFN-γ和TNF-α等细胞因子，辅助激活CD8$^+$T细胞和巨噬细胞。在激活效应T细胞的同时，疫苗还会激活记忆T细胞。再次受到刺激后（相同病原体或抗原），这些记忆T细胞能够快速分化和增殖，发挥效应功能。Th2型细胞辅助B细胞增殖与分化。短寿命浆细胞产生抗体，长寿的浆细胞迁移到骨髓中，在几十年内持续产生抗体，介导长期免疫保护。同时，抗原特异性B细胞也会产生记忆B细胞，介导体液免疫记忆。

结核分枝杆菌寄生于巨噬细胞内，其分泌的蛋白质经抗原提呈细胞降解为多肽后，通过MHC I/MHC II类分子提呈到细胞表面。疫苗活化的CD4$^+$/CD8$^+$T细胞可识别感染结核分枝杆菌的靶细胞，通过分泌IFN-γ等细胞因子激活巨噬细胞，分泌抗菌物质进一步杀灭结核分枝杆菌。激活的CD8$^+$T细胞能够发挥细胞毒作用，攻击靶细胞，进一步杀灭结核分枝杆菌。此外，γδT细胞能够识别磷酸化抗原，CD1分子能够识别和提呈糖脂类抗原，它们对胞内寄生的结核分枝杆菌也具有重要的免疫杀伤作用。

虽然结核分枝杆菌是胞内菌，细胞免疫发挥主要的抗感染作用，但其表面抗原诱导的体液免疫也具有重要的辅助作用。抗体可能通过以下机制增强抗结核分枝杆菌免疫[51]：①调理吞噬作用。与抗体结合的结核分枝杆菌可通过Fc受体（FcRs）和补体受体更容易被巨噬细胞吞噬。②中和作用和抗黏附作用。菌体表面成分的抗体和抗原结合后，阻止结核分枝杆菌黏附到呼吸道上皮细胞和肺泡巨噬细胞等靶细胞上。③ADCC活性。结核分枝杆菌特异性抗体可通过抗体依赖的细胞介导的细胞毒性作用增强自然杀伤细胞对结核分枝杆菌感染细胞的杀伤作用。

（二）保护性抗原筛选

1.组学方法筛选

中国医学科学院金奇团队克隆重组结核分枝杆菌开放阅读框编码蛋白，对大肠埃希菌菌株进行高通量表达纯化，检测了1250个蛋白质在结核病患者中的血清学和抗原特异性细胞免疫反应。筛选获得结核病患者中抗体水平较高的12种蛋白质（Rv0388c、Rv0415、Rv0582、Rv0813c、Rv0819、Rv1455、Rv1773c、Rv1853、Rv1864c、Rv2234、Rv3102c、Rv3242c）和引起结核病患者外周血单核细胞产生IFN-γ的4种蛋白质（Rv0232、Rv1031、Rv2016和Rv1198）[52]。该团队还对结核分枝杆菌膜蛋白的抗原性进行研究，发现Rv0232和Rv1115可以诱导Th1型细胞免疫反应[53]。

（2）中国科学院生物物理研究所张先恩团队使用酿酒酵母菌株Y258表达纯化了3829种结核分枝杆菌蛋白质，构建蛋白质组芯片。检测TB患者抗体水平确定14种蛋白质（Rv0324、Rv0537c、Rv1685c、Rv2072c、Rv3899c、Rv1100、Rv1865c、Rv3881c、MT0124、Rv2884、MT3959、Rv2564、Rv1654、Rv0440a）可诱导较高水平的抗体[54]。

（3）首都医科大学北京胸科医院张宗德团队使用ELISPOT测定法，评估了1781种结核分枝杆菌蛋白刺激结核病患者外周血产生IFN-γ的能力，筛选出20种刺激活动性结核病患者单核细胞产生IFN-γ的抗原，随后经小鼠攻毒实验筛选获得具有较高保护效果的3种抗原（Rv1485、Rv1705c和Rv1802）[55]。

（4）RD区抗原筛选：武汉大学章晓联对RD区抗原的筛选表明，Rv0222和Rv3403c表现出较高的免疫诊断能力[56]。使用ELISPOT筛选了40多种RD区蛋白，发现来自RD13区的Rv2645在实验小鼠中引起了最强的IFN-γ反应[57]。复旦大学王洪海课题组发现RD11区Rv3425（PPE57）具有较强的免疫原性，可用作免疫诊断[58]。

2. 分泌性抗原

过去三十多年的研究结果表明，分泌蛋白是结核分枝杆菌主要的保护性抗原。1992年Hubbadr等报道结核培养滤液蛋白对小鼠具有免疫保护效果。1994年Andersen等用早期培养的滤液蛋白作为疫苗，并从培养滤液中分离出有免疫原性的蛋白质，如ESAT-6、Ag85B以及Mtb8.4、Mtb32、TB10.4、MPT64等。分泌性抗原Ag85B和ESAT-6被认为具有较好的免疫保护力，现阶段很多临床前和临床试验中的新型结核疫苗都以它们为主要组成成分[59, 60]。

3.胞壁抗原

结核分枝杆菌细胞壁和荚膜的脂蛋白和糖蛋白是重要的毒力相关因子，具有黏附作用，可作为结核疫苗的候选抗原。在分枝杆菌的细胞壁蛋白中，HBHA通过与非吞噬细胞结合，在结核分枝杆菌的肺外传播中发挥重要作用[61]。抗HBHA抗体和BCG共孵育后感染小鼠的脾脏菌载量明显降低[61]。除了HBHA，由Rv3312A编码的结核分枝杆菌菌毛蛋白（MTP）是另一种重要的细胞壁相关蛋白[8]。它介导结核分枝杆菌与宿主细胞的黏附，并有助于生物膜的形成。缺乏MTP的结核菌株黏附和侵袭A549细胞（肺上皮细胞）的能力降低[62]。此外，PPE18（Rv1196）、PPE60（Rv3478）、PE35（Rv3872）、PPE68（Rv3873）等也显示具有较好的免疫保护效果。Rv3006编码的脂蛋白Z（LppZ）可以在免疫后诱导强烈的Th1反应，并能提供针对毒株H37Rv攻击的保护作用，减轻肺的病理损伤[63]。

结核分枝杆菌细胞壁中含有大量的脂类，其中一些脂类如海藻糖二霉酸酯、二酰基硫糖脂和甘露聚糖脂聚糖可引发免疫病理反应，形成肉芽肿，限制疾病的扩散。此外，结核分枝杆菌细胞壁脂阿拉伯甘露聚糖（LAM）可激活以T细胞为主的免疫应答，降低感染小鼠肺部菌载量。分枝菌酸和荚膜多糖也发现有一定的免疫保护作用。因此，结核分枝杆菌的这些脂类组分和细胞壁多糖可作为疫苗候选抗原。

4.潜伏期抗原

结核分枝杆菌在体内进入潜伏期后，抗原的表达量与活动期有所不同[64]。理想的结核病疫苗应该包括结核分枝杆菌休眠期和不同生长期的抗原，进而可清除体内不同生长状态的结核分枝杆菌[65]。将潜伏期的相关抗原联合生长期抗原，构建多阶段蛋白疫苗，可以增加亚单位疫苗的免疫保护力。例如，将潜伏相关抗原Rv2660c联合活跃期的抗原Ag85B和ESAT6构建新疫苗H56，可有效降低结核分枝杆菌的细菌载量。潜伏相关抗原Rv1813和三个结核分枝杆菌生长期抗原（Rv2608，Rv3619，Rv3620）联合构建结核亚单位疫苗ID93，其保护效果和BCG相近[66]。吴雪琼团队筛选潜伏感染相关抗原，发现抗原Rv2029c、Rv2659c、Rv2628、Rv1813c等都能被结核潜伏感染人群识别，诱导T细胞免疫应答。此外，Rv2629肽p190-2L、p190-1Y2L、p274和p315等为HLA-A2限制性CTL表位，可以激活CTL的免疫反应，杀死巨噬细胞内的结核分枝杆菌[67]。兰州大学团队将潜伏相关抗原Rv2626c[68]、HspX、Rv1738[48]和结核分枝杆菌对数生长期抗原联合，构建了含多期抗原的结核亚单位疫苗，在小鼠保护效率实验中取得了和BCG相近的保护效率。

（三）结核亚单位疫苗佐剂

针对结核分枝杆菌等细胞内病原体的疫苗通常需要诱导细胞免疫应答。然而，目前临床上使用的铝佐剂辅助疫苗，只能诱导Th2型的体液免疫应答，不能诱导Th1型细胞免疫应答。因此，研发能介导细胞免疫应答的新佐剂对于结核疫苗的开发至关重要。

新型疫苗佐剂以"载体+激动剂"复合佐剂为主，其中载体介导抗原进入抗原提呈细胞，激动剂活化固有免疫，产生细胞因子，提供T细胞活化的第三信号，影响T细胞免疫应答的方向。激动剂常为病原体相关分子模式（PAMP）或模式识别受体（PRR）的激动剂，激活Toll样受体（TLR）、C型凝集素受体（CLR）、NOD样受体以及RIG-I样受体。通过激活固有免疫，诱导促炎细胞因子（如IL-1β、IL-6、TNF-α和IL-12）和趋化因子（如IL-8），进一步招募免疫细胞，调节T细胞活化所需的共刺激信号分子（如B7家族成员）在抗原呈递细胞（APC）上的表达，最终诱导B细胞和T细胞介导的特异性体液免疫和细胞免疫。

对于结核亚单位疫苗，目前有四种佐剂正在临床试验中进行评估：①AS01E，为含

有单磷脂A（MPL）和皂角苷（QS21）的油包水乳剂，能诱导强烈的抗体应答并伴有
Th1型应答和CTL反应，其中MPL为TLR4受体激活剂。②IC31，由阳离子抗菌肽
（KLKLKLK）和合成的寡脱氧核苷酸（ODN1）共同构成，其中ODN1为TLR9的激动
剂。③GLA-SE，为TLR4的激动剂GLA在角鲨烯的水溶液中配制成的稳定乳液。④
CAF01，由阳离子脂质体二甲基双十八烷基溴化铵（DDA）和TDB构成，其中TDB为
分枝杆菌细胞壁成分海藻糖6,6'-二霉菌酸酯（TDM）的合成类似物。在阳离子脂质体
DDA佐剂的基础上联合TLR3激动剂聚肌胞（Poly I：C）构建了一种新的佐剂DP。研
究表明DP佐剂可辅助融合蛋白LT69等诱导细胞免疫和体液免疫，对结核分枝杆菌
H37Rv的攻击起到较高免疫保护作用[69]。

（祝秉东，王 娟，何 朴）

参考文献

[1] KANABALAN R D, LEE L J, LEE T Y, et al. Human tuberculosis and Mycobacterium tuberculosis complex：A review on genetic diversity，pathogenesis and omics approaches in host biomarkers discovery[J].Microbiol Res,2021,246:126674.

[2] COLE S T, BROSCH R, PARKHILL J, et al. Deciphering the biology of Mycobacterium tuberculosis from the complete genome sequence[J].Nature,1998,393(6685):537-544.

[3] 祝秉东,于红娟.结核病学：基础与临床[M].兰州：兰州大学出版社,2009.

[4] DOMENECH P, BARRY C E, 3RD, COLE S T.Mycobacterium tuberculosis in the post-genomic age[J].Curr Opin Microbiol,2001,4(1):28-34.

[5] QUEIROZ A, RILEY L W.Bacterial immunostat: Mycobacterium tuberculosis lipids and their role in the host immune response[J].Rev Soc Bras Med Trop,2017,50(1):9-18.

[6] GONG Y, WANG J, LI F, et al. Polysaccharides and glycolipids of Mycobacterium tuberculosis and their induced immune responses [J].Scand J Immunol, 2023, 97(5): e13261.

[7] KALSCHEUER R, PALACIOS A, ANSO I, et al.The Mycobacterium tuberculosis capsule: a cell structure with key implications in pathogenesis [J]. Biochem J, 2019, 476(14): 1995-2016.

[8] ALTERI C J, XICOHTENCATL-CORTES J, HESS S, et al. Mycobacterium tuberculosis produces pili during human infection[J].Proc Natl Acad Sci U S A,2007,104(12):5145-5150.

[9] FORRELLAD M A, KLEPP L I, GIOFFRE A, et al.Virulence factors of the Mycobacterium tuberculosis complex[J].Virulence,2013,4(1):3-66.

[10] LIGON L S, HAYDEN J D, BRAUNSTEIN M.The ins and outs of Mycobacterium tuberculosis protein export[J].Tuberculosis (Edinb),2012,92(2):121-132.

[11] RIVERA-CALZADA A, FAMELIS N, LLORCA O, et al. Type VII secretion systems: structure,functions and transport models[J].Nature reviews Microbiology,2021,19(9): 567-584.

[12] TIWARI S, CASEY R, GOULDING C W, et al. Infect and Inject: How Mycobacterium tuberculosis Exploits Its Major Virulence-Associated Type VII Secretion System, ESX-1 [J]. Microbiology spectrum, 2019, 7(3):10.

[13] PAL R, BISHT M K, MUKHOPADHYAY S. Secretory proteins of Mycobacterium tuberculosis and their roles in modulation of host immune responses: focus on therapeutic targets[J]. Febs J, 2022, 289(14):4146-4171.

[14] AKHTER Y, EHEBAUER M T, MUKHOPADHYAY S, et al. The PE/PPE multigene family codes for virulence factors and is a possible source of mycobacterial antigenic variation: perhaps more?[J]. Biochimie, 2012, 94(1):110-116.

[15] MEDHA, SHARMA S, SHARMA M. Proline-Glutamate/Proline-Proline-Glutamate (PE/PPE) proteins of Mycobacterium tuberculosis: The multifaceted immune-modulators[J]. Acta Trop, 2021, 222:106035.

[16] FLENTIE K, GARNER A L, STALLINGS C L. Mycobacterium tuberculosis Transcription Machinery: Ready To Respond to Host Attacks[J]. J Bacteriol, 2016, 198(9):1360-1373.

[17] CHAUHAN R, RAVI J, DATTA P, et al. Reconstruction and topological characterization of the sigma factor regulatory network of Mycobacterium tuberculosis[J]. Nat Commun, 2016, 7:11062.

[18] SACHDEVA P, MISRA R, TYAGI A K, et al. The sigma factors of Mycobacterium tuberculosis: regulation of the regulators[J]. Febs J, 2010, 277(3):605-626.

[19] PARISH T. Two-Component Regulatory Systems of Mycobacteria [J]. Microbiology spectrum, 2014, 2(1):MGM2-0010-2013.

[20] MIOTTO P, SORRENTINO R, DE GIORGI S, et al. Transcriptional regulation and drug resistance in Mycobacterium tuberculosis [J]. Front Cell Infect Microbiol, 2022, 12:990312.

[21] TANEJA S, DUTTA T. On a stake-out: Mycobacterial small RNA identification and regulation[J]. Non-coding RNA Research, 2019, 4(3):86-95.

[22] ANIL KUMAR V, GOYAL R, BANSAL R, et al. EspR-dependent ESAT-6 Protein Secretion of Mycobacterium tuberculosis Requires the Presence of Virulence Regulator PhoP[J]. Journal of Biological Chemistry, 2016, 291(36):19018-19030.

[23] VINOD V, VIJAYRAJRATNAM S, VASUDEVAN A K, et al. The cell surface adhesins of Mycobacterium tuberculosis[J]. Microbiol Res, 2020, 232:126392.

[24] CHANDRA P, GRIGSBY S J, PHILIPS J A. Immune evasion and provocation by Mycobacterium tuberculosis[J]. Nature reviews Microbiology, 2022, 20(12):750-766.

[25] DHEDA K, SCHWANDER S K, ZHU B D, et al. The immunology of tuberculosis: From bench to bedside[J]. Respirology, 2010, 15(3):433-450.

[26] CHAI Q, WANG L, LIU C H, et al. New insights into the evasion of host innate immunity by Mycobacterium tuberculosis[J]. Cell Mol Immunol, 2020, 17(9):901-913.

[27] MOHAREER K, ASALLA S, BANERJEE S. Cell death at the cross roads of host-pathogen

interaction in Mycobacterium tuberculosis infection [J]. Tuberculosis (Edinb), 2018, 113:99–121.

[28] SIA J K, RENGARAJAN J. Immunology of Mycobacterium tuberculosis Infections [J]. Microbiology spectrum, 2019, 7(4):10.

[29] GOLDBERG M F, SAINI N K, PORCELLI S A. Evasion of Innate and Adaptive Immunity by Mycobacterium tuberculosis[J]. Microbiology spectrum, 2014, 2(5).

[30] SHARMA T, ALAM A, EHTRAM A, et al. The Mycobacterium tuberculosis PE_PGRS Protein Family Acts as an Immunological Decoy to Subvert Host Immune Response[J]. Int J Mol Sci, 2022, 23(1):525.

[31] SAKTHIVEL P, BRUDER D. Mechanism of granuloma formation in sarcoidosis[J]. Curr Opin Hematol, 2017, 24(1):59–65.

[32] ERNST J D. The immunological life cycle of tuberculosis[J]. Nat Rev Immunol, 2012, 12 (8):581–591.

[33] SUN H, MA X, ZHANG G, et al. Effects of immunomodulators on liquefaction and ulceration in the rabbit skin model of tuberculosis[J]. Tuberculosis, 2012, 92(4):345–350.

[34] KHAN N, VIDYARTHI A, AMIR M, et al. T-cell exhaustion in tuberculosis: pitfalls and prospects[J]. Critical reviews in microbiology, 2017, 43(2):133–141.

[35] LIU X, LI F, NIU H, et al. IL-2 restores T-cell dysfunction induced by persistent *Mycobacterium tuberculosis* antigen stimulation[J]. Frontiers in immunology, 2019, 10:2350.

[36] LI F, MA Y, LI X, et al. Severe persistent mycobacteria antigen stimulation causes lymphopenia through impairing hematopoiesis[J]. Front cell infect microbiol 2023, 13:2.

[37] LI F, LIU X, NIU H, et al. Persistent stimulation with Mycobacterium tuberculosis antigen impairs the proliferation and transcriptional program of hematopoietic cells in bone marrow[J]. Molecular immunology, 2019, 112:115–122.

[38] 张交儿, 周向梅, 孙斌, et al. 结核分枝杆菌感染实验模型[J], 中国实验动物学报. 2008, 05:385–390.

[39] KUMAR A, TOLEDO J C, PATEL R P, et al. Mycobacterium tuberculosis DosS is a redox sensor and DosT is a hypoxia sensor[J]. Proc Natl Acad Sci U S A, 2007, 104(28): 11568–11573.

[40] PEDDIREDDY V, DODDAM S N, AHMED N. Mycobacterial Dormancy Systems and Host Responses in Tuberculosis[J]. Front Immunol, 2017, 8:84.

[41] EHRT S, SCHNAPPINGER D, RHEE K Y. Metabolic principles of persistence and pathogenicity in Mycobacterium tuberculosis[J]. Nature reviews Microbiology, 2018, 16 (8):496–507.

[42] GUPTA K R, ARORA G, MATTOO A, et al. Stringent Response in Mycobacteria: From Biology to Therapeutic Potential[J]. Pathogens, 2021, 10(11):1417.

[43] CAñO-MUñIZ S, ANTHONY R, NIEMANN S, et al. New Approaches and Therapeutic

Options for Mycobacterium tuberculosis in a Dormant State[J].Clin Microbiol Rev,2017, 31(1):e00060-17.

[44] DUTTA N K, KLINKENBERG L G, VAZQUEZ M J, et al. Inhibiting the stringent response blocks Mycobacterium tuberculosis entry into quiescence and reduces persistence[J].Sci Adv,2019,5(3):eaav2104.

[45] SLAYDEN R A, DAWSON C C, CUMMINGS J E.Toxin-antitoxin systems and regulatory mechanisms in Mycobacterium tuberculosis[J].Pathogens and disease,2018,76(4).

[46] GENGENBACHER M, KAUFMANN S H.Mycobacterium tuberculosis: success through dormancy[J].Fems Microbiol Rev,2012,36(3):514-532.

[47] JOSHI H, KANDARI D, BHATNAGAR R. Insights into the molecular determinants involved in Mycobacterium tuberculosis persistence and their therapeutic implications [J].Virulence,2021,12(1):2721-2749.

[48] LI F, KANG H, LI J, et al.Subunit Vaccines Consisting of Antigens from Dormant and Replicating Bacteria Show Promising Therapeutic Effect against Mycobacterium Bovis BCG Latent Infection[J].Scand J Immunol,2017,85(6):425-432.

[49] ZHU B, DOCKRELL H M, OTTENHOFF T H M, et al. Tuberculosis vaccines: Opportunities and challenges[J].Respirology,2018,23(4):359-368.

[50] OTTENHOFF T H M.A Trial of M72/AS01E Vaccine to Prevent Tuberculosis[J].N Engl J Med,2020,382(16):1576-1577.

[51] LI H, JAVID B.Antibodies and tuberculosis:finally coming of age?[J].Nat Rev Immunol, 2018,18(9):591-596.

[52] LIU L, ZHANG W J, ZHENG J, et al.Exploration of novel cellular and serological antigen biomarkers in the ORFeome of Mycobacterium tuberculosis [J]. Mol Cell Proteomics, 2014,13(3):897-906.

[53] LI H, LIU L, ZHANG W J, et al. Analysis of the Antigenic Properties of Membrane Proteins of Mycobacterium tuberculosis[J].Sci Rep,2019,9(1):3042.

[54] DENG J, BI L, ZHOU L, et al.Mycobacterium tuberculosis proteome microarray for global studies of protein function and immunogenicity[J].Cell Rep,2014,9(6):2317-2329.

[55] WANG Y, LI Z, WU S, et al. Systematic Evaluation of Mycobacterium tuberculosis Proteins for Antigenic Properties Identifies Rv1485 and Rv1705c as Potential Protective Subunit Vaccine Candidates[J].Infection and immunity,2021,89(3):e00585-20.

[56] REN N, JINLI J, CHEN Y, et al. Identification of new diagnostic biomarkers for Mycobacterium tuberculosis and the potential application in the serodiagnosis of human tuberculosis[J].Microb Biotechnol,2018,11(5):893-904.

[57] LUO W, QU Z L, XIE Y, et al.Identification of a novel immunodominant antigen Rv2645 from RD13 with potential as a cell-mediated immunity-based TB diagnostic agent[J].J Infect,2015,71(5):534-543.

[58] CHEN J, SU X, ZHANG Y, et al. Novel recombinant RD2- and RD11-encoded

Mycobacterium tuberculosis antigens are potential candidates for diagnosis of tuberculosis infections in BCG-vaccinated individuals[J].Microbes Infect,2009,11(10-11):876-885.

[59] BRENNAN M J, CLAGETT B, FITZGERALD H, et al. Preclinical evidence for implementing a prime-boost vaccine strategy for tuberculosis[J].Vaccine,2012,30(18):2811-2823.

[60]BRENNAN M J,THOLE J.Tuberculosis vaccines:a strategic blueprint for the next decade [J].Tuberculosis (Edinb),2012,92 Suppl 1:S6-13.

[61] PETHE K, ALONSO S, BIET F, et al. The heparin-binding haemagglutinin of M. tuberculosis is required for extrapulmonary dissemination[J].Nature,2001,412(6843):190-194.

[62] RAMSUGIT S, PILLAY B, PILLAY M. Evaluation of the role of Mycobacterium tuberculosis pili (MTP) as an adhesin, invasin, and cytokine inducer of epithelial cells [J].Braz J Infect Dis,2016,20(2):160-165.

[63]CHEN Y,XIAO J N,LI Y,et al.Mycobacterial Lipoprotein Z Triggers Efficient Innate and Adaptive Immunity for Protection Against Mycobacterium tuberculosis Infection[J].Front Immunol,2018,9:3190.

[64] YIHAO D, HONGYUN H, MAODAN T. Latency-associated protein Rv2660c of Mycobacterium tuberculosis augments expression of proinflammatory cytokines in human macrophages by interacting with TLR2[J].Infect Dis (Lond),2015,47(3):168-177.

[65] REECE S T, NASSER-EDDINE A, DIETRICH J, et al. Improved long-term protection against Mycobacterium tuberculosis Beijing/W in mice after intra-dermal inoculation of recombinant BCG expressing latency associated antigens [J]. Vaccine, 2011, 29(47):8740-8744.

[66] DEY B, JAIN R, KHERA A, et al. Latency antigen alpha-crystallin based vaccination imparts a robust protection against TB by modulating the dynamics of pulmonary cytokines[J].PLoS One,2011,6(4):e18773.

[67]BAI X,WANG D,LIU Y,et al.Novel epitopes identified from Mycobacterium tuberculosis antigen Rv2629induces cytotoxic T lymphocyte response [J].Immunol Lett, 2018, 203:21-28.

[68] LIU X, PENG J X, HU L N, et al. A multistage mycobacterium tuberculosis subunit vaccine LT70 including latency antigen Rv2626c induces long-term protection against tuberculosis[J].Hum Vacc Immunother,2016,12(7):1670-1677.

[69] LIU X, DA Z, WANG Y, et al. A novel liposome adjuvant DPC mediates Mycobacterium tuberculosis subunit vaccine well to induce cell-mediated immunity and high protective efficacy in mice[J].Vaccine,2016,34(11):1370-1378.

[70]KUMARASAMY N,POONGULALI S,BOLLAERTS A,et al.A Randomized, Controlled Safety, and Immunogenicity Trial of the M72/AS01 Candidate Tuberculosis Vaccine in

HIV-Positive Indian Adults[J].Medicine (Baltimore),2016,95(3):e2459.

[71] WHITE R G, HANEKOM W A, VEKEMANS J, et al.The way forward for tuberculosis vaccines[J].The Lancet Respiratory medicine,2019,7(3):204-206.

[72] DUBOIS CAUWELAERT N, DESBIEN A L, HUDSON T E, et al.The TLR4 Agonist Vaccine Adjuvant,GLA-SE,Requires Canonical and Atypical Mechanisms of Action for TH1 Induction[J].PLoS One,2016,11(1):e0146372.

[73] CHA S B,KIM W S,KIM J S,et al.Pulmonary immunity and durable protection induced by the ID93/GLA-SE vaccine candidate against the hyper-virulent Korean Beijing Mycobacterium tuberculosis strain K[J].Vaccine,2016,34(19):2179-2187.

[74] LU J B,CHEN B W,WANG G Z,et al.Recombinant tuberculosis vaccine AEC/BC02 induces antigen-specific cellular responses in mice and protects guinea pigs in a model of latent infection[J].J Microbiol Immunol Infect,2015,48(6):597-603.

第十二章　结核病免疫

　　结核病（tuberculosis）主要由结核分枝杆菌（*Mycobacterium tuberculosis*，*M. tuberculosis*）引起，可累及全身多个脏器，以肺结核（pulmonary tuberculosis）最为常见。人对结核分枝杆菌普遍易感，多数导致结核潜伏感染（latent tuberculosis infection，LTBI），少数发展为结核病。结核病除少数会急性发病外，临床上多呈慢性过程，潜伏期数月至数年，痰中排菌的称为传染性肺结核病，常有低热、乏力等全身症状和咳嗽、咳血等呼吸系统的表现。结核分枝杆菌除主要侵犯肺脏外，其他部位（颈淋巴结、脑膜、腹膜、肠、皮肤、骨骼）也可继发感染。肺结核患者是结核传播的主要传染源。

　　人体的固有免疫和适应性免疫在抵抗结核分枝杆菌感染过程中都能发挥作用。宿主免疫系统抗感染免疫的类型和方式在一定程度上决定结核分枝杆菌感染的特点。机体感染结核分枝杆菌后有三种结果：宿主免疫力强于结核分枝杆菌，结核分枝杆菌被彻底清除，机体为健康状态；宿主免疫力与结核分枝杆菌维持平衡，结核分枝杆菌与宿主共存，机体处于LTBI阶段；宿主免疫力弱于结核分枝杆菌，机体进展为结核病。结核分枝杆菌感染的特点如下。

　　（1）细胞内寄生：结核分枝杆菌是最典型的胞内菌，巨噬细胞是结核分枝杆菌的主要寄居细胞，也是机体抵抗结核分枝杆菌的主要场所，由此决定其致病性及免疫原性，与免疫逃逸相关的生存策略有利于结核分枝杆菌与宿主细胞长期共存。

　　（2）不产生毒素：结核分枝杆菌不产生内外毒素和侵袭性酶类，其致病作用主要是菌体成分、代谢物质的毒性以及宿主对结核分枝杆菌感染产生免疫应答的病理性免疫损伤所致。

　　（3）病程进展缓慢：结核分枝杆菌可与宿主细胞长期共存，即持续性感染与保护性免疫间达到动态平衡，导致结核分枝杆菌感染潜伏期长、病程进展缓慢。

　　（4）细胞免疫应答为主：抗原活化的 CD4⁺T 细胞是抗结核分枝杆菌持续感染的主要免疫细胞，其并不直接对结核分枝杆菌发挥效应，而是作用于感染结核分枝杆菌的宿主细胞。

　　（5）肉芽肿形成：在不易被吞噬细胞所清除的结核分枝杆菌的持续性刺激下可形成肉芽肿，其作用是：①阻隔细菌向周围扩散，发挥保护效应；②造成局部组织损伤；③肉芽肿形成障碍或者溃破后病菌播散，可致远处组织新病灶形成。

　　（6）迟发型超敏反应：在结核感染免疫机制中，可同时伴有 T 细胞介导的迟发型超敏反应的发生。迟发型超敏反应在结核感染中，既可发挥免疫作用，亦与结核分枝杆菌的致病作用密切相关。

第一节 固有免疫

一、固有免疫细胞与结核病

结核分枝杆菌进入机体后，通过抗原递呈细胞表面或胞浆内的模式识别受体（pattern recognition receptor，PRR）和固有免疫细胞的作用，诱发机体启动固有免疫。众多固有免疫细胞如巨噬细胞、树突状细胞、γδT细胞、自然杀伤细胞和中性粒细胞等共同参与识别结核分枝杆菌，诱导一系列免疫反应抵抗结核分枝杆菌入侵。

（一）巨噬细胞

巨噬细胞是机体抵抗结核分枝杆菌感染的主要效应细胞，同时也是结核分枝杆菌潜伏感染的主要寄居细胞。它既参与结核分枝杆菌的识别和吞噬，又启动获得性免疫。结核分枝杆菌由呼吸道进入体内，巨噬细胞通过一系列重要受体，如胶原凝集素（表面活性蛋白A和D，以及甘露糖结合凝集素等）、C型凝集素受体（甘露糖受体、DC-SIGN和Dectin-1等）、Toll样受体（包括TLR2、TLR4和TLR9），识别结核分枝杆菌细胞壁的重要成分，如糖脂、脂蛋白和糖类化合物等。巨噬细胞和其他细胞（如树突状细胞）将吞噬的结核分枝杆菌携带到更深的组织，即通过淋巴管将结核分枝杆菌和免疫细胞输送到引流淋巴结，促进免疫反应。结核分枝杆菌可被专职APC呈递给T细胞，以启动特异性细胞免疫。

在细菌入侵者与组织巨噬细胞、上皮细胞相互作用时，触发初始炎症反应，包括细胞因子、趋化因子、小脂质介质（small lipid medium，SLM）以及抗菌肽（antimicrobial peptide，AMP）的分泌。IL-8以及前列腺素和白三烯吸引和/或激活多形核白细胞（polymorphonuclear leukocyte，PMN），PMN通过分泌额外的IL-8，以吸引单核细胞来源的巨噬细胞和其他免疫细胞到感染部位。吞噬细胞活化后产生大量促炎细胞因子，例如TNF-α、IL-1β、IL-6、IL-12、IL-18或IL-23，直到消除病原体和/或抗炎调节机制开始。因此，巨噬细胞处于结核分枝杆菌和其他胞内菌感染的中心，并使用多种策略来消除病原体。当结核分枝杆菌存在于成熟的吞噬体中时，巨噬细胞中的溶酶体酶、抗菌肽等可进一步杀伤结核分枝杆菌。此外，巨噬细胞还可通过抗原递呈启动获得性免疫应答，产生的IFN-γ又会重新激活感染的巨噬细胞，被激活的巨噬细胞通过增强活性氧（reactive oxygen specie，ROS）和活性氮（reactive nitrogen specie，RNS）的毒性作用，增强吞噬溶酶体的形成和巨噬细胞凋亡作用等，更有效地控制结核分枝杆菌感染。

宿主抗结核分枝杆菌感染涉及几个层面，包括微生物的遏制、自由基的产生，以及酸性环境、剥夺必需营养素等，从而形成抗分枝杆菌肽和细胞因子，通过吸引其他免疫细胞，来增强宿主反应，直至细胞损伤和巨噬细胞出现自杀行为，例如自噬、坏死性凋亡作用等，以防止感染传播[1]。

（二）树突状细胞

树突状细胞（dendritic cell，DC）是机体功能最强的专职抗原递呈细胞（APC），是连接固有免疫和获得性免疫的桥梁，通过递呈抗原激活 T 细胞，并促进其分化。DC 表达甘露糖受体（mannose receptor，MR）、Toll 样受体（TLR），可以识别结核分枝杆菌的各种配体。DC-SIGN 是 DC 最主要的一种受体，通过识别结核分枝杆菌细胞壁上甘露糖修饰的脂阿拉伯甘露聚糖（mannose-capped-lipoarabinomannan，Man-LAM），进而识别结核分枝杆菌的入侵[2]。

（三）γδT 细胞

γδT 细胞占成人外周血循环淋巴细胞的 1%～10%，它们广泛定位于非淋巴组织中，并构成某些上皮表面的大部分免疫细胞，参与维持上皮屏障。γδT 细胞能够识别结核分枝杆菌的小磷酸化分子，引发效应 γδT 细胞增殖，通过杀伤或分泌 IFN-γ 发挥抗菌效应。γδT 细胞具有固有免疫细胞的几种特性，它们呈现有限的 TCR 库，并具有预激活表型的细胞循环，因此能够产生快速的免疫反应。γδT 细胞不识别经典肽抗原，它们的 TCR 是非 MHC 限制性的，它们可以在没有 TCR 配体的情况下对病原体相关分子模式和细胞因子作出反应，具有抗原递呈细胞的特性，可直接杀伤结核分枝杆菌[3]。

（四）自然杀伤细胞

自然杀伤细胞（natural killer，NK）是一种细胞毒性淋巴细胞。在结核分枝杆菌感染早期，NK 细胞快速响应，其激活不受 MHC 限制，也不依赖于抗体，可直接识别结核分枝杆菌感染的靶细胞。NK 细胞也能通过自然细胞毒性受体 NKp44 识别结核分枝杆菌细胞壁的核心成分，如分枝酰阿拉伯半乳糖肽聚糖（mycolyl arabinogalactan peptido-glycan，mAGP）、分枝菌酸（mycolicacid，MA）和阿拉伯半乳聚糖（arabinogalactan，AG）。NK 细胞被激活并表达 CD25、CD69、NKp44 和 IFN-γ，发挥免疫调节作用[4, 5]。在巨噬细胞等协同下，NK 细胞活化并分泌大量的 IFN-γ，促进巨噬细胞活化，间接促进 Th1 细胞分化，诱导抗结核分枝杆菌的细胞免疫应答。

（五）中性粒细胞

中性粒细胞即小吞噬细胞，主要通过去颗粒作用和促进细胞凋亡，参与机体抗结核分枝杆菌功能。它最早到达感染部位，分泌防御素，破坏尚未进入宿主细胞的结核分枝杆菌，有利于早期感染的控制；部分逃脱防御素破坏的细菌，随后可被中性粒细胞吞噬，并通过强大的呼吸爆发杀灭。中性粒细胞相对丰度（在循环中和感染部位）和细胞因子或酶释放是活动性肺结核中观察到的高炎症性疾病的潜在主要因素[6]。

虽然中性粒细胞具有防止结核分枝杆菌感染的能力，但如果不受控制，它们可能会通过不同的功能产生致病作用。其中一种是氧化爆发，主要由中性粒细胞释放活性氧（ROS），这一过程由烟酰胺腺嘌呤二核苷酸磷酸（NADP）氧化酶介导[7]。中性粒细胞在氧化爆发期间产生的 ROS 会驱动结核分枝杆菌诱导的细胞坏死，这反过来又促进了结核分枝杆菌的增殖[8]。中性粒细胞的功能对结核病结局具有重要意义，监测中性粒细胞功能有利于更好地评估与结核病相关的免疫反应。

二、细胞因子与结核病

细胞因子在结核感染免疫应答过程中发挥重要作用，通过结合相应受体调节细胞的生长分化和效应，调控免疫应答，在结核病发生、发展和转归中发挥重要作用。当人体受到结核分枝杆菌入侵时，免疫细胞会大量分泌多种抗炎因子和促炎因子，进而启动和调控免疫反应。检测体内与结核病相关的细胞因子水平，对监控结核病的病情、疗效及预后极具价值。

（一）肿瘤坏死因子α与结核病

TNF-α是一种具有广泛生物学效应的多功能细胞因子，与结核的发生、病程、转归、复燃及治疗都有密切的关系。近年来发现TNF-α在结核发病机制中扮演着重要角色。

1.TNF-α的生物学活性

TNF-α是体内细胞因子调节网络的启动元件和枢纽因子，是启动炎症反应的关键因素。它被视为炎症反应的诱导者和免疫功能的调节者，可引发细胞内信号程序的活化，导致细胞应答呈现显著多样性，包括生长、分化、增殖、活化、前炎性介质的释放和细胞凋亡。TNF-α只有与其靶细胞上的受体TNFR结合后才能发挥生物学效应。由于各种细胞表达TNFR存在差异，使得TNF-α对各种细胞的作用不同，由此表现出功能的多样性。正常人体内的TNF-α和TNFR是平衡的，当TNF-α和TNFR比例不同时，会产生不同的生理/病理反应，如完全中和TNF-α会导致病原菌感染，而TNF-α过量时，则会导致病理反应。TNF-α具备双重作用，一方面在调节免疫机能、维持生理功能和抗感染等方面发挥重要作用，另一方面若其持续释放则会引起发热、休克、恶病质等病理反应。同时TNF-α可进一步诱导IL-6、IL-8、IL-10等细胞因子的产生，这些促炎因子参与体内急性期反应、引起趋化因子释放等，还可使内皮细胞活化而导致血管通透性增加和组织水肿[9]。可见，只有维持TNF-α/TNFR系统平衡，才能保持机体的正常生理代谢。因此，对TNF-α的生物学活性的评价应从整体角度进行分析。

2.TNF-α与结核的关系

（1）TNF-α促进巨噬细胞抗结核免疫：结核分枝杆菌是一种胞内菌，主要寄生在巨噬细胞内，巨噬细胞感染结核分枝杆菌后产生TNF-α，肺结核患者肺泡巨噬细胞TNF-α的表达明显上调。如果分别将完整的结核分枝杆菌细胞壁蛋白肽多糖复合物、阿拉伯糖酯与结核胸腔积液中的单核细胞进行培养，二者均可引起剂量依赖性的TNF-α释放。

TNF-α在结核分枝杆菌感染的保护性免疫中起着关键性作用，是抗结核保护力量中的重要细胞因子。一方面，TNF-α通过刺激T细胞释放IFN-γ进一步激活巨噬细胞，增强其对结核分枝杆菌的杀伤；另一方面，TNF-α通过直接激活巨噬细胞，产生活性氮介质，对结核分枝杆菌进行控制和杀灭。此外，TNF-α还能诱导被感染的巨噬细胞发生凋亡，细胞的凋亡限制了结核分枝杆菌在细胞内的生长，是机体抗结核的保护性机制。

（2）TNF-α促进结核肉芽肿的形成：TNF-α是结核肉芽肿维持完整的必要条件，

肉芽肿将结核分枝杆菌局限在内部，抑制病原菌，却不杀灭它[10]。结核分枝杆菌入侵机体后，巨噬细胞吞噬结核分枝杆菌，导致TNF-α分泌，TNF-α与其诱导释放的IFN-γ产生协同作用，激活巨噬细胞，巨噬细胞将结核分枝杆菌蛋白降解为小分子的肽段，通过MHCⅠ类分子递呈给CD8⁺T细胞，最终活化的细胞毒性T细胞（cytotoxic T cell, CTL）杀伤和溶解含菌的巨噬细胞，形成保护性结核肉芽肿，封闭感染的病灶，产生抗结核免疫保护作用。TNF-α在形成保护性结核肉芽肿方面是必不可少的因素，它有助于对结核分枝杆菌增殖的控制和提高对结核分枝杆菌的抵抗力。TNF-α基因缺陷的C57BL/6小鼠感染结核分枝杆菌，则不能形成有效的结核结节[11]。然而在接种了卡介苗的基因敲除鼠中，加入外源TNF-α后能重建宿主的免疫应答，调节肉芽肿反应，形成更小、分化更好的肉芽肿，控制细菌的生长[12]。这说明TNF-α能促进结核肉芽肿的形成，对调节保护性免疫应答具有重要的意义。

（3）TNF-α水平与结核病的关系：体内适量的TNF-α对机体抗感染有一定的保护作用，而分泌过多时可致病情恶化。研究者检测到肺结核患者痰液当中的TNF-α、IL-8水平均较对照组高，这可能与结核病的活动性相关[13]。对结核患者支气管肺泡灌洗液（BALF）中TNF-α和IFN-γ水平进行检测，发现非空洞组指标明显低于空洞组[14]，表明在结核患者中TNF-α过高可引起组织坏死、空洞形成。提示肺结核患者血清中TNF-α浓度与病情的严重程度呈正相关，监测肺结核患者血清中TNF-α浓度可判断结核病的进展程度，为临床诊断和治疗提供依据。

3.TNF-α拮抗剂与罹患结核的风险

TNF-α拮抗剂有助于控制慢性炎症反应性疾病[15, 16]。目前，通过美国食品药品管理局（FDA）批准，用于临床的TNF-α拮抗剂主要包括抗TNF嵌合抗体（Infliximab，中文名称英夫利昔）、S-TNFR-Ⅱ-IgGFc嵌合蛋白（Etanercept，中文名称依那西普）和人源化抗TNF抗体（Adalimumab，中文名称阿达木单抗），主要用于类风湿性关节炎（rheumatoid arthritis, RA）、强直性脊柱炎（ankylosing spondylitis, AS）、克罗恩病（Crohn's disease）等的治疗，通过阻断这些疾病中的TNF-α的效应以缓解病情[17, 18]。

虽然TNF-α拮抗剂对治疗上述疾病的疗效已较为肯定，但却存在一些不良反应，其中TNF-α拮抗剂治疗后引发结核的事件国内外已报道多例，包括美国、西班牙、瑞典、加拿大、中国等。西班牙报道显示RA患者本身结核患病率比普通人群高4倍[19]，而用TNF拮抗剂治疗相关的RA结核患病率增加到了12～20倍[20]。国外临床观察中发现，Infliximab可能增加激活潜伏性结核病灶的危险，从而引发播散性结核病。

TNF-α拮抗剂与罹患结核之间的关系较为复杂，TNF-α拮抗剂引发结核的主要原因是LTBI发生复燃。利用TNF-α拮抗剂对RA、AS等疾病治疗时，患者体内TNF-α水平降低，一方面对治疗疾病确实有益，但是另一方面对伴有LTBI的患者有罹患结核的安全隐患。究其原因，考虑有如下几个：①内源性TNF-α是维持结核潜伏感染的关键因素，TNF-α拮抗剂的应用，打破机体免疫平衡，引起人体LTBI状态丧失，使结核分枝杆菌被激活；②TNF-α能促进结核分枝杆菌周围肉芽肿的形成，TNF-α拮抗剂使TNF-α活性受抑制，可能造成肉芽肿形成不佳，或者导致肉芽肿的崩解，但都不能杀灭LTBI中的结核分枝杆菌；③TNF-α可促进吞噬细胞杀灭结核分枝杆菌或诱导吞噬细胞发生凋亡，在使用TNF-α拮抗剂后，该拮抗剂抑制了吞噬细胞活性并阻止吞噬细胞凋亡，降低机体对结核分枝杆菌的非特异性免疫应答；④结核免疫主要为细胞免疫，TNF-α拮抗剂可导致记忆性CD4⁺T淋巴细胞数量减少[21]，降低机体对结核分枝杆菌的特异性免疫应答。

总的来说，RA或AS的患者本身免疫功能已发生紊乱，在使用TNF-α拮抗剂后加重了机体保护性免疫机能的受损进程，造成免疫力的加速下滑，免疫力的降低又为结核分枝杆菌的复燃创造了条件，在基础病与结核病的双重作用下，患者病情加重甚至死亡。Keane等[20]报道过用Infliximab治疗RA患者引发的12例死亡案例，其中至少4例与结核病直接相关。结核病是一个公共卫生问题，潜伏性结核分枝杆菌重新被激活，使LTBI人群进展为结核现症感染者，由非传染性人群转化为传染性人群，对公共健康造成极大威胁，所以识别风险人群，对LTBI进行筛查、检测和预防性治疗等措施，对维护患者和普通人群的健康具有重大意义。

目前开发的TNF-α拮抗剂已在临床取得明显疗效，但是TNF-α拮抗剂的应用与结核复燃之间的关系和机理仍有待进一步研究，尤其是在TNF-α拮抗剂使用前如何筛查和处理LTBI的问题，国内尚缺乏统一的金标准，亟须制定合理的TNF-α拮抗剂应用指南。相信随着分子免疫学和分子生物学的飞速发展，研究者们必将开辟出结核病预防和治疗的新途径。

（二）干扰素与结核病

随着细胞和分子免疫学的进展，国内外学者对IFN-γ与结核病的关系有了广泛而深入的研究，涉及结核病发病机制、机体易感性、疾病的诊断和治疗等多个方面。

1.IFN-γ的生物学活性

IFN-γ是一种异型糖蛋白，主要由抗原和有丝分裂原等刺激活化的CD4⁺Th1、CD8⁺T细胞及NK细胞所产生。除人们所熟知的IFN-γ产生细胞外，NKT细胞、树突状细胞（DC）、巨噬细胞和B细胞也具有产生IFN-γ的能力。IFN-γ通过与相应IFN-γ受体结合，可发挥抗病毒、影响细胞生长分化、抗肿瘤及免疫调节等多种活性。IFN-γ又被称为免疫调节型干扰素，它对机体免疫系统具有强大的调节作用，能广泛地使多种类型的细胞表达MHCⅡ类分子，放大免疫应答的识别阶段，诱导机体产生多种防御因子，促进T、B细胞分化和CTL成熟，刺激B细胞分泌抗体，激活单核-巨噬细胞，是机体发挥免疫功能、清除体内病原体不可缺少的成分。

2.IFN-γ与结核的关系

（1）IFN-γ在抗结核免疫中的作用：结核分枝杆菌为兼性细胞内寄生菌，机体对于结核分枝杆菌感染的免疫反应主要是细胞免疫。T淋巴细胞和巨噬细胞的作用关系到感染的进程和演变。IFN-γ在抗结核分枝杆菌感染免疫反应中起着关键作用，它可通过促进T细胞的增殖和分化，激活巨噬细胞，参与结核病的肉芽肿免疫反应等多方面发挥抗结核免疫作用。

（2）IFN-γ促进T细胞的增殖和分化：T细胞存在着不同的细胞亚群，它在结核病的免疫中起着中心作用，其中CD4⁺T细胞在小鼠和人类抗结核感染中的作用早已被证实。CD4⁺T细胞可分化为Th1和Th2细胞，两种辅助性T细胞分泌不同的细胞因子，在免疫反应中起到不同的作用。Th1 细胞分泌 IFN-γ、IL-2 和 IL-12 等 Th1 型细胞因子，能促进 CTL 的杀伤作用，激活单核-巨噬细胞，增强其杀灭结核分枝杆菌的活力，从而在结核分枝杆菌感染中起保护性免疫应答作用。Th2 型细胞因子如 IL-4、IL-5、IL-10 等则抑制 Th1 应答，降低巨噬细胞杀灭结核分枝杆菌的能力，从而削弱结核病保护性免疫应答。

　　IFN-γ 可以诱导 Th0 细胞向 Th1 细胞分化，强化 Th1 细胞免疫应答。卡介苗（BCG）免疫小鼠产生的内源性 IFN-γ 在被抗 IFN-γ 的单克隆抗体中和后，小鼠产生保护性作用的 T 细胞的能力被显著破坏，BCG 特异性 T 细胞则减少。此外，IFN-γ 可促进 CTL 的克隆增殖，对于 CTL 介导的针对结核分枝杆菌的保护性免疫也是必不可少的。IFN-γ 还可通过与 IL-12、IL-18 的相互作用来促进 T 细胞和 NK 细胞的生长。IFN-γ 促进 CD4$^+$T 细胞和 CD8$^+$CTL 聚集于病变部位，在控制结核分枝杆菌感染中起着重要作用。活化的 T 细胞（主要是 CD4$^+$T 细胞）能分泌 IFN-γ，激活巨噬细胞，使得巨噬细胞内的结核分枝杆菌被杀灭或生长受到抑制，而 CTL 可通过释放穿孔素和颗粒酶，直接杀伤结核分枝杆菌及被结核分枝杆菌感染的靶细胞。IFN-γ 是一种增强 T 细胞及促进 IFN-γ 自身产生的正反馈调节因子，可形成 IFN-γ-T 细胞-IFN-γ 的良性循环，这对增强感染性疾病的免疫应答有重要作用。IFN-γ 表达水平的下降除直接影响机体抗结核分枝杆菌的能力外，还可影响细胞 MHC Ⅰ、MHC Ⅱ 类分子的表达，从而削弱 CD4$^+$Th 细胞和 CTL 识别和清除结核分枝杆菌的能力。

　　（3）IFN-γ 激活巨噬细胞：结核分枝杆菌主要寄生于巨噬细胞内，巨噬细胞是保护性免疫的主要效应细胞，也是获得性免疫建立的起始细胞。巨噬细胞被活化后才对结核分枝杆菌起强力吞噬和杀灭的作用，因此巨噬细胞是否活化及活化是否充分，决定着结核病的预后。IFN-γ 是单核-巨噬细胞的强激活剂，是巨噬细胞杀菌机制所必需的。

　　IFN-γ 是主要的巨噬细胞激活因子（macrophage activating factor，MAF），能促使源自骨髓的单核细胞前体分化为成熟的单核细胞，促进巨噬细胞活化，产生超氧化物和一氧化氮（nitrous oxide，NO），降低溶酶体内 pH，促进吞噬体和溶酶体的融合[22]。IFN-γ 可通过上调巨噬细胞表面 MHC Ⅰ 类和 Ⅱ 类分子原及协同刺激分子 CD80/86 等的表达，促进诱导型一氧化氮合酶（inducible nitric oxide synthase，iNOS 或 NOS2）的产生，激活巨噬细胞的氧依赖性和非氧依赖性杀菌系统，使巨噬细胞获得杀灭胞内寄生菌的能力，同时其抗原递呈能力进一步加强，从而扩大免疫效应。另外，IFN-γ 能增加巨噬细胞表面细胞间黏附分子 Ⅰ（intercellular cell adhesion molecule，ICAM-1）的表达水平，从而增强其在抗原递呈过程中与 T 细胞的相互作用。IFN-γ 可增加感染了结核分枝杆菌的巨噬细胞中的活性氧中介物（reactive oxygen intermediate，ROI）和活性氮中介物（reactive nitrogen intermediate，RNI）的产量来杀灭细菌[23]。当前，很多学者纷纷将目光集中在 IFN-γ 诱导细胞内一氧化氮（NO）的合成上。NO 是细胞内诱导型 iNOS 催化 L-精氨酸转化为 L-瓜氨酸的产物，它在介导巨噬细胞的呼吸爆发中起作用，能杀灭结核分枝杆菌。在 IFN-γ 和 TNF-α 的诱导下，巨噬细胞内 iNOS 迅速表达，因而增强其杀菌活性。IFN-γ 还能增加高亲和力 Fc 受体（FcγR）在单核细胞、巨噬细胞表面的表达，促进这些细胞参与抗体依赖的细胞毒反应。缺少IFN-γ，机体对结核分枝杆菌的杀伤作用减弱。

（4）IFN-γ参与结核病的肉芽肿免疫反应：IFN-γ在结核性肉芽肿形成中起关键作用，肉芽肿免疫对大多数结核分枝杆菌感染者发挥保护性免疫作用。机体感染结核分枝杆菌后，局部巨噬细胞吞噬、加工和呈递抗原，激活T细胞，血源性淋巴细胞和单核细胞在感染局部集聚，形成肉芽肿。早期的肉芽肿将结核分枝杆菌局限在内部，使感染局部化，入侵的结核分枝杆菌和巨噬细胞形成一个动态的共生平衡。在活化T细胞释放的IFN-γ等细胞因子作用下，巨噬细胞活化，将结核分枝杆菌蛋白降解为小分子肽段，通过MHC I类分子递呈给CD8⁺T细胞，最终活化的CTL杀伤和溶解含菌的巨噬细胞，形成保护性结核肉芽肿，控制感染播散，建立保护性免疫。IFN-γ在活动性肺结核患者中存在明显缺陷，免疫缺陷个体中肉芽肿形成少且组织坏死严重。IFN-γ基因敲除小鼠经气溶胶感染BCG后，其肺部细菌数增加，并出现大的、未分化的、不能表达iNOS的肉芽肿；此种小鼠如果感染的是能诱导IFN-γ分泌的重组BCG，则肺部细菌数减少，且出现分化良好的还能表达iNOS的上皮样巨噬细胞的肉芽肿，同时IL-10 mRNA的水平下降。这有力地说明了IFN-γ在肉芽肿的保护性免疫中发挥了重要的作用。多数结核感染者的肉芽肿组织中，巨噬细胞活化后可杀灭结核分枝杆菌，从而清除感染。但也有研究认为，在少数个体中IFN-γ既参与了保护性免疫，也参与了结核分枝杆菌感染后引起的巨噬细胞死亡—邻近组织坏死—干酪液化—形成空洞的病理性免疫过程。

（5）IFN-γ基因多态性与结核易感性：结核病虽然是传染病，但是在感染了结核分枝杆菌的人群中只有1/10发展为结核病，提示个体差异可能与结核易感性有关。已有研究证实多种细胞因子基因多态性与宿主对结核病的易感性有关。细胞因子IFN-γ在控制结核感染中发挥着关键作用。在鼠模型及人类实验中都已证实IFN-γ基因与结核病易感性相关。1995年人类IFN-γ基因被准确定位于12号染色体1区4带（12q14），全长6kb，包含4个外显子和3个内含子。在第一内含子非编码区存在CA重复序列多态性，CA重复序列5′末端有个T/A单核苷酸多态性（+874T/A多态性）。

目前研究较多的是IFN-γ第一内含子+874位点的基因多态性与结核的关系，有关非洲人群和欧洲白种人的IFN-γ基因多态性与结核病易感性相关性的研究结果不一致。在西班牙白种人群中具有IFN-γ（+874A）等位基因纯合子的个体，其患肺结核的风险增加了3.75倍。也有研究表明，IFN-γ的+874T/T基因多态性使肺结核患者危险性降低约30%，T等位基因携带者降低了患结核病的风险。在西西里岛、南部非洲和高加索地区，以及南土耳其和中国的研究中均有类似报道。IFN-γ基因多态性除了与结核病易感性相关外，还可能与结核病的严重程度有关[24]。但是休斯敦成年结核病患者的病例对照研究结果显示，未发现IFN-γ（+874T/A）多态性与结核易感性或结核的严重性存在相关性[25]。

3.IFN-γ水平与结核病的关系

IFN-γ是机体发挥抗结核保护性免疫的重要细胞因子，与结核的发生、发展及病程密切相关。人体内IFN-γ水平降低，则机体保护性免疫力也降低，从而引起人体感染结核分枝杆菌后发病，且IFN-γ越低，病程可能越迁延，病情越重。临床治疗中，结核患者体内IFN-γ水平随着抗结核治疗的进行而发生变化[26]。在治疗开始时，IFN-γ产生较少，抗结核治疗2个月后恢复正常，并一直保持至疗程结束。肺结核患者痰和血浆IFN-γ含量可部分反映Th1细胞免疫反应的水平或状态，痰和（或）血浆IFN-γ水平的检测对肺结核诊断（尤其是菌阴肺结核）、鉴别诊断具有重要的临床价值，联合痰和血浆中IFN-γ的含量进行诊断时可以提高诊断的特异性和正确率[27]。因此，检测肺结核患者机体的IFN-γ水平可为临床提高机体免疫力、降低结核的发病率、判断结核病进展程度以及为临床诊断和辅助化疗提供依据。

4.IFN-γ对结核病的辅助治疗作用

国外已有学者试用IFN-γ作为结核患者的治疗方案。通过一些临床试验和小鼠试验发现，IFN-γ是一个有效增强宿主抵御结核分枝杆菌感染的免疫调节细胞因子，其作为化疗的辅助治疗手段，尤其适合细胞免疫功能低下的宿主合并结核分枝杆菌感染的状态，这对抗结核新药的研制具有指导意义。虽然IFN-γ发现至今仅有50余年，但其在结核领域的应用已涉及发病机制、机体易感性、疾病的诊断和治疗等各个方面，并都取得了一定的成果。相信随着对结核病发病机制的深入研究及基因组学、分子生物学、分子免疫学的日臻完善，存留问题的不断解决必将为结核病的预防和诊疗提供新的机会和途径。

（三）IL-32与结核病

白细胞介素-32（interleukin-32，IL-32）的主要作用是诱导多种细胞因子的产生，且与多种炎症性疾病密切相关。IL-32在免疫应答中发挥着重要作用，是一种前炎症反应细胞因子，与疾病的严重程度有关，尤其是自身免疫性炎症性疾病。

1.IL-32的发现

1992年，Dahl[28]等在有活性的NK细胞及T细胞中发现一种新的表达基因，最初称为自然杀伤性细胞转录产物4（NK4），由IL-2和IFN-γ刺激NK细胞后的一种转录体的表达，后经过证实即为现在的IL-32γ。2005年，美国科罗拉多大学健康科学研究中心医学部的Kim等在用基因芯片方法研究IL-18可诱导基因时，发现并鉴定了一种新型白细胞介素，简称IL-32[29]。

2.IL-32的生物学活性

IL-32是一种分泌性蛋白，可由巨噬细胞、T淋巴细胞、NK细胞、单核细胞、肥大细胞、角质形成细胞、内皮细胞以及上皮细胞产生，内源性IL-32分子质量约为27kDa。IL-32可以刺激单核细胞产生IL-1β、IL-6、IL-8、巨噬细胞炎症蛋白-2（macrophage inflammatory protein-2，MIP-2）、TNF-α等细胞因子[30-32]。IL-32的基因位于人体16号染色体的p13.3基因位上，有8个外显子。IL-32具有9种选择性剪接异构体，分别为IL-32α、IL-32β、IL-32γ、IL-32δ、IL-32ε、IL-32ζ、IL-32η、IL-32θ、IL-32sm，其中IL-32γ是这9种异构体中表达量最为丰富的一种细胞因子，并且在以小鼠为动物模型研究IL-32γ对抗强毒性结核病菌株的实验中发现IL-32γ能提高小鼠对结核菌的免疫。在小鼠的巨噬细胞中还发现IL-32γ的抗结核能力要强于IL-

$32\beta^{[33]}$。

许多刺激可以诱导IL-32的表达，包括多种细胞因子、病原体（如结核分枝杆菌、EB病毒、HIV和A型流感病毒等）和细胞氧化应激等。在细胞内有四条途径诱导IL-32的表达，分别是PI3K/Akt途径、NF-κB/AP-1途径、COX-2途径和Syk/PKCS/JNK途径。现在已经发现IL-32以多条信号通路进行转导，如p38/MAPK磷酸化通路、NF-κB通路、Caspase-1途径和Caspase-3途径。IL-32在T细胞、NK细胞、单核内皮细胞和上皮细胞中表达量最高，在人体的小肠、结肠、胸腺、卵巢、睾丸及前列腺组织中表达量高，在免疫组织中表达强于非免疫组织。因此，IL-32是免疫系统和体细胞抗感染的重要调节因子，在机体免疫应答中起着重要的作用。

3.IL-32与结核病的关系

结核分枝杆菌诱导人PBMC的IL-32基因表达时，需要依赖caspase-1/IL-18/IFN-γ信号通路。而内源性IFN-γ的产生则反过来依赖于结核分枝杆菌通过caspase-1诱导的IL-18。与未受刺激的外周血单个核细胞（peripheral blood mononuclear cell，PBMC）相比，用结核分枝杆菌或牛分枝杆菌刺激后的细胞，其IL-32的表达是未被刺激细胞的20倍[34]。IL-32表达量的增加不是通过TLR4识别结核分枝杆菌产生的结果，而是通过激活细胞内NLR使其表达量升高，从而调节免疫细胞的免疫活性。IL-32γ在巨噬细胞中抗结核菌感染的作用，是通过典型的依赖性Caspase-3途径介导的细胞凋亡和非依赖性Caspase-3途径介导的细胞凋亡来实现的[35]。在研究IL-32介导的巨噬细胞对结核分枝杆菌的防御作用中发现，同时用结核分枝杆菌和IL-32γ干预的巨噬细胞比单独用结核分枝杆菌感染的巨噬细胞凋亡水平更高[36]。IL-32是抑制结核病发病的潜在因素和一种功能性标志[37]，作为宿主自身的一种抵抗和防御结核病的手段，使结核感染保持在静息状态下，而阻止其进一步发展成结核病临床表现。

迄今发现的IL-32的生物学功能主要是诱导细胞产生多种细胞因子。IL-32和许多细胞因子协同作用在病理生理方面起着重要的作用，这些细胞因子包括IL-1α、IL-1β、TNF-α、IL-6、IL-15、IL-17、IL-18、IL-21、IL-25、IL-31、IFN-γ等[38]。此外，灭活的结核分枝杆菌可以刺激人体单核细胞产生IL-32的α和γ两型，而IL-32β即使在没有任何刺激的情况下也总是会表达[39]，这与一些高温灭活的微生物（如金黄色葡萄球菌、白色念珠菌、曲霉属真菌）不同，它们仅能刺激单核细胞产生促炎细胞因子IL-6和TNF-α。

IL-32毋庸置疑是一种促炎因子，但其抗炎症作用也有很大的研究价值。如果能够更精确地了解IL-32每种亚型在各种类型的疾病中发挥作用的机制和具体的功能，以及在细胞因子复杂的调控网络中的确切作用，将会对临床实践更加具有指导意义。

第二节　适应性免疫

结核分枝杆菌属于兼性胞内寄生菌，既可在体内细胞内寄居繁殖，亦可在体外无细胞环境中生存和繁殖。结核分枝杆菌在体外可感染多种哺乳动物细胞，但在体内主要寄居在巨噬细胞内。抗胞内菌免疫机制与抗胞外菌的最大区别是，抗胞外菌感染主要依赖体液免疫，而抗胞内菌感染主要依赖细胞免疫。因此细胞免疫在结核病的发生、发展和预后等方面起着关键作用。但要注意，某些情况下，结核分枝杆菌也可在宿主体内崩解的细胞碎屑中进行胞外繁殖。

（一）细胞免疫

机体感染结核分枝杆菌后，可引发机体内 MHC Ⅱ类、MHC Ⅰ类分子递呈反应，从而活化 T 淋巴细胞，发挥抗结核作用。巨噬细胞可通过 TLR 识别结核分枝杆菌的脂蛋白和脂多糖，活化产生促炎细胞因子，促进 NK 细胞活化和 Th1 细胞分化，进而杀灭细菌。

1.CD4$^+$T 细胞应答

结核分枝杆菌侵入肺泡，初期结核分枝杆菌会分泌保护性蛋白，比如 ESAT-6。结核分枝杆菌分泌的蛋白被肺泡或肺部细支气管专职 APC 识别吞噬进入内体。内体与表达 MHC Ⅱ类分子的溶酶体融合后被降解成 10～18 个氨基酸的肽段，在 APC 细胞内形成抗原肽-MHC Ⅱ类分子复合物并迁移至细胞膜表面，提供给 CD4$^+$T 细胞表面的 TCR 识别。在 TCR 识别抗原肽-MHC 分子复合物的同时，APC 上共刺激信号 CD80/CD86 分子与 T 细胞上的 CD28 分子结合，促进 CD4$^+$T 细胞的活化，从而启动免疫应答。活化的特异性 CD4$^+$T 细胞效应为：分化为 Th1 细胞释放 IFN-γ 辅助巨噬细胞活化，后者产生大量 ROI 和 RNI，发挥强大的抗菌作用，且在抗胞内菌应答中，Th1 应答比 Th2 应答更重要。

2.CD8$^+$T 细胞应答

在 MHC Ⅰ类递呈途径中，结核分枝杆菌感染巨噬细胞，合成结核分枝杆菌相关蛋白，随后在胞浆中经过泛素标记后去折叠化被蛋白酶降解，降解的抗原肽（8～10 个氨基酸）与 MHC Ⅰ类分子结合形成抗原肽-MHC Ⅰ类分子复合物并表达在细胞表面，提供给 CD8$^+$T 细胞表面的 TCR 识别，从而活化 CD8$^+$T 细胞。此外，在 MHC Ⅱ类分子递呈途径中，内体携带的抗原蛋白可能会遗漏到胞质中，会自发产生 MHC Ⅰ类分子递呈途径，此过程被称为交叉递呈。DC 获取了由被吞噬细菌降解或宿主细胞死亡而产生的抗原，通过抗原交叉递呈激活 CTL。细菌蛋白通过内源性抗原递呈途径成为 CTL 细胞的靶标。结核分枝杆菌活化的特异性 CTL 很少通过 Fas 介导的细胞凋亡途径或穿孔素介导的细胞溶解作用杀伤靶细胞，而主要通过分泌 TNF、IFN-γ 和（或）具有直接杀菌活性的颗粒清除靶细胞。

（二）体液免疫

结核分枝杆菌能引发体液免疫，但是结核分枝杆菌属于胞内寄生菌，体液中的抗体无法识别细胞内的结核分枝杆菌，导致结核分枝杆菌逃逸体液免疫，并在寄生的巨噬细胞内增殖。

（三）肉芽肿与细胞免疫

肉芽肿的形成是结核病的一个典型标志，也是结核病发病机制的核心。肉芽肿除了发挥控制结核病感染的作用外，也为结核分枝杆菌的潜伏和复发创造了适宜的微环境。当宿主抗胞内菌免疫与病原体的博弈相持不下而转为慢性感染时，激活的巨噬细胞向感染灶局部聚集形成肉芽肿。肉芽肿由巨噬细胞、中性粒细胞、树突状细胞、B细胞、T细胞、自然杀伤细胞、成纤维细胞和上皮样细胞等构成，内层主要包含巨噬细胞和CD4⁺T细胞，而外层主要是CD8⁺T细胞。肉芽肿可限制和阻止细菌的进一步扩散，若肉芽肿在3mm以下，激活的巨噬细胞可穿入其中，将内部的细菌全部杀死。然而当肉芽肿中心坏死更多，形成干酪样变，并在周围形成纤维囊膜结构时，巨噬细胞无法进入杀死残存的细菌，这样病灶中的细菌逐渐转变成静息的休眠状态（dormant），即使在某些钙化灶中仍可能有活菌存在，即为LTBI。在LTBI状态下，虽然结核分枝杆菌受到肉芽肿的免疫限制不会出现临床症状，但它也是消除结核感染的主要障碍。一旦被感染细胞退出非复制持久状态（no-replicating persistent，NRP），结核分枝杆菌则开始增殖。若干年后，如果肉芽肿破裂，病原体就会被释放，细菌可能重新开始大量繁殖、扩散，引起原发部位或其他部位的感染，促使LTBI发展为活动性结核病[40]。如果宿主的免疫应答处于免疫抑制状态，无法聚集抵抗新一次攻击所必需的T细胞和巨噬细胞，病原体可能进入血液，进一步感染全身的组织，甚至导致死亡。这种情况多见于机体免疫力低下的人群（如HIV感染者、血液透析患者、硅肺患者等）。

（四）体外IFN-γ释放试验对结核病的诊断意义

体外IFN-γ释放试验（interferon gamma release assay，IGRA）对于结核性感染及结核病的诊断价值成为近几年来国际结核界的一个研究热点，并取得了突破性进展。

1.IGRA理论和基础研究

体外IFN-γ释放试验是用结核分枝杆菌特异性或非特异性抗原体外刺激受检者全血或PBMC，如果受试者受过结核分枝杆菌感染，那么被结核分枝杆菌激活的记忆T细胞就会对这些抗原产生反应，发生增殖分化并释放出IFN-γ。试验中利用酶联免疫吸附法（enzyme-linked immunoadsorbent assay，ELISA）或酶联免疫斑点法（enzyme-linked immunospot assay，ELISPOT）检测IFN-γ浓度或计数分泌IFN-γ的PBMC。通过这样的试验，可以了解机体感染结核分枝杆菌后的免疫应答状态，从而发现结核分枝杆菌的潜伏感染，辅助诊断活动性结核病。目前这类IFN-γ释放试验中，有两种较为成熟的方法，即Quanti FERON-TBGold（QFT-G）试验和T-SPOT TB试验，其对应的方法和试剂盒先后被美国FDA批准应用于临床，美国疾病预防控制中心（CDC）为其制定了指南[41]。

在整个试验体系中，对结核分枝杆菌特异性抗原的选定是至关重要的。IFN-γ释放试验诞生的早期曾使用纯蛋白衍生物（purified protein derivative，PPD）作为特异性抗原（第一代QFT），由于PPD成分不单一，特异性和敏感性均不理想。后来研究者开始使用ESAT-6和CFP-10作为抗原，得到了较好的效果。ESAT-6和CFP-10不存在于大部分的非结核分枝杆菌（nontuberculosis mycobacteria，NTM）及卡介苗中，因此ESAT-6和CFP-10作为抗原的特异性相对于PPD要高得多，这个优势也使IFN-γ释放试验得以应用于临床[42]。目前QFT-G和T-SPOT TB的试剂盒主要以这两种抗原为基础。

2.IGRA在结核诊断中的应用

目前IGRA已经开始在英、美、日本等国用于活动性结核病、潜伏性结核感染者及HIV合并结核感染的检测，是区别结核感染者与BCG接种及耐药结核菌感染的快速检测方法。

3. 筛选潜伏性结核感染

筛选 LTBI 是 IGRA 最成熟的应用领域。在这方面 IGRA 比结核菌素皮肤试验（tu-berculin skin test，TST）的特异性要高，尤其是对于卡介苗接种过的人和 NTM 感染者。大量试验数据证明，对于 LTBI 的诊断，IGRA 试验的特异性在 90% 以上，对于低危人群的特异性则达到了 95% 以上，且 QFT 诊断中 LTBI 比 TST 特异性更高，并且对能否发展为结核病也是一个较好的预测指标。由于 LTBI 的诊断缺乏金标准，要想非常精确地衡量 IGRA 在潜伏性结核感染诊断中的敏感性和特异性是很难做到的。但通过研究可以看出，IGRA 在诊断 LTBI 时比传统的 TST 特异性更高，它能有效地区分 LTBI 与健康免疫者，为 LTBI 的诊断提供可靠的依据[43]。在我国，结核病具有较高的发病率及死亡率，运用 IGRA 对 LTBI 的筛查及对结核病的预测尤其重要。

4. 诊断活动性结核

对活动性结核病（active tuberculosis，ATB）的快速诊断和及时治疗是发展中国家结核病控制的主要策略。尽管 IGRA 不易区分 LTBI 和 ATB，但许多研究表明 IGRA 在 ATB 的诊断中优于常规检测方法，呈现较高的阳性检出率，具有较高的灵敏度与良好的特异性。T-SPOT TB 试验在难以诊断的肺外结核方面也显示出较高的敏感性。

值得注意的是，尽管 IGRA 在 ATB 的诊断中有着较高的敏感性，但其特异性却受 LTBI 和机体免疫状态的影响。有研究发现选用结核病低流行国家且无暴露史的健康人群作为对照，其特异性可以高达 98%[44]，而选用非结核病患者（实体瘤、老年、终末期肾病、近 3 个月内接受大量免疫抑制剂治疗、LTBI 高流行区域的患者）作对照时，特异性则低于 79%，因此如何提高 IGRA 的诊断效能和特异性是未来面临的主要挑战。此外，IGRA 虽然在诊断儿童 LTBI 上与 TST 有很好的一致性，但在诊断活动性结核时，并不优于 TST，故不能完全用 IGRA 代替 TST。还有研究表明，不同年龄段的儿童对 QFT 和 T-SPOT TB 的反应不同。对于 4 岁以下儿童，应用 QFT 试验检测出现的不确定结果要比使用 T-SPOT TB 试验更多一些，但在 4 岁以上儿童中这种差别不明显[45]，故在诊断婴幼儿 LTBI 时还需要继续探索更好的检测方法。

对于我国目前的医疗背景来说，该试验最大的缺点就是试验成本高，对实验室基础条件也有一定要求，这限制了该试验的推广。此外，该试验还有一些固有的缺点。首先，时间窗较窄，因为血细胞在体外活性迅速减弱，因此 8 小时内必须在标本里加入抗原进行孵化；其次，该试验对于结核近期感染和活动性结核的鉴别能力较差。虽然有报道称使用肝素结合血凝素（heparin-binding hemagglutinin adhesin，HBHA）作为抗原可以明确鉴别结核分枝杆菌感染和活动性结核，但是缺少足够的试验数据。该试验结果在一定程度上受到 T 细胞水平的影响，对于免疫抑制或者免疫缺陷者，结果可能会不准确，此外对于某些血液病、恶性肿瘤、矽肺及慢性肾衰竭者，也缺少足够的数据基础。虽然有资料表明，IGRA 对于艾滋病患者感染结核分枝杆菌也有诊断价值，但是没有足够的临床研究证实这种说法。

第三节 结核分枝杆菌的免疫逃逸

结核分枝杆菌在机体中长期存在与其能否形成免疫逃逸密切相关。结核分枝杆菌可以通过一系列策略逃避宿主的固有免疫和适应性免疫，如阻止吞噬溶酶体的成熟和酸化、抑制氧化应激反应，以及抑制细胞凋亡、自噬和焦亡等。了解结核分枝杆菌与免疫逃逸有关的机制，将有助于结核病的预防及治疗。

一、干扰吞噬溶酶体形成

巨噬细胞的多种模式识别受体（PRR）可以识别结核分枝杆菌的病原体相关分子模式（pathogen associated molecular pattern，PAMP）。这些受体主要有 Toll 样受体（Toll-like receptor，TLR），NOD 样受体（NOD-like receptor，NLR）、甘露糖受体（mannose receptor，MR）、补体受体和清道夫受体。不同的受体会介导不同的炎症反应和胞内活化信号，导致结核分枝杆菌产生不同的生存方式。在这些受体中，MR 介导的吞噬途径不会触发巨噬细胞的杀菌效应。MR 在肺泡巨噬细胞上高度表达。带甘露糖帽的脂阿拉伯甘露聚糖（mannose-capped lipoarabinomannan，Man-LAM）是结核分枝杆菌细胞壁的重要成分，能够被 MR 识别。研究发现 MR 与 Man-LAM 相互作用介导的吞噬途径是抑制吞噬体-溶酶体融合的主要因素，在人类巨噬细胞或表达 MR 的细胞株上 P-L 融合明显减少，而缺少 MR 的单核细胞 P-L 融合未受到限制，并且发现封闭人类巨噬细胞上的 MR 可引起吞噬结核分枝杆菌后的 P-L 融合增加[46]。此外，促炎转录因子 NF-κB 可调控溶酶体酶释放到吞噬体的转运过程，阻断 NF-κB 激活途径可以导致溶酶体和巨噬细胞吞噬体正常融合现象的减少[47]。

二、抑制细胞凋亡

细胞凋亡是一种高度调控的细胞死亡形式，是为了维护内环境的稳态由基因控制的细胞主动有序地死亡。结核分枝杆菌感染初期的巨噬细胞凋亡能有效控制细菌的繁殖，降低其在细胞内的生存能力，从而维持机体正常结构和功能。巨噬细胞有多种凋亡途径，已有的研究表明，结核分枝杆菌能干扰巨噬细胞凋亡的 Caspase 酶途径、JAK2/STAT1 途径、TNF-α 途径和 Bcl-2 途径，从而减少巨噬细胞的凋亡，增加病原菌的生存。巨噬细胞凋亡程度与结核分枝杆菌毒力相关，无毒或减毒菌株相比于毒力菌株引起的巨噬细胞凋亡频率明显增多，表明毒力菌株能显著下调宿主细胞的凋亡。

三、抑制细胞自噬

自噬是一种重要的免疫防御机制，参与机体固有免疫和适应性免疫应答。自噬指在自噬相关基因的调控下，细胞利用溶酶体降解自身受损的细胞器以及大分子物质的过程，能杀伤胞内病原菌从而有助于维持细胞的稳态。结核分枝杆菌抑制自噬的能力与其细菌毒力相关[48]，毒力菌株相比于无毒菌株或者减毒菌株更能抑制巨噬细胞的自噬能力，毒力菌株能上调Th2型细胞因子水平，同时抑制Th1型细胞免疫应答，从而减少巨噬细胞的自噬。结核分枝杆菌EIS蛋白已经被证实可以增强结核分枝杆菌在巨噬细胞内的存活，其中一个机制是负向调节细胞自噬。EIS基因敲除的结核分枝杆菌能促使自噬囊泡的积聚以及促炎细胞因子的产生，从而增加细胞自噬。结核分枝杆菌EIS蛋白可能是通过H3乙酰化上调IL-10，因此激活Akt/mTOR/p70S6K通路从而抑制巨噬细胞自噬[49]。ESAT-6也证实能通过mTOR途径调节自噬吞噬溶酶体融合，导致溶酶体功能障碍，从而抑制细胞自噬[50]。酸性磷酸酶SapM也能通过阻断自噬吞噬体与溶酶体融合而抑制细胞自噬，其机制可能与Rab7抑制相关[51]。结核分枝杆菌诱导的MiR-30A主要通过选择性抑制ATG5和beclin-1抑制自噬，从而提高细菌在机体的生存率[52]。

四、抑制细胞焦亡

焦亡是程序性细胞死亡的一种促炎形式，其特征是膜孔形成，允许细胞内炎症介质的释放，这一过程由炎性小体介导的切割和Gasdermin D（GSDMD）的活化引发。蛋白酪氨酸磷酸酶B（protein tyrosine phosphatase，PtpB）是一种已知的结核分枝杆菌分泌的蛋白质磷酸酶，它作为一种磷脂磷酸酶，在被泛素激活时使宿主质膜磷酸肌醇去磷酸化以抑制焦亡。2022年中国科学家刘翠华和邱小波团队[53]揭示了结核分枝杆菌利用PtpB挟持宿主泛素进而拮抗GSDMD介导的细胞焦亡，以促进巨噬细胞中结核分枝杆菌细胞内存活，从而引发结核分枝杆菌免疫逃逸的新机制。结核分枝杆菌分泌的PtpB可以靶向和去磷酸化宿主质膜磷脂酰肌醇-4-单磷酸（PI4P）和磷脂酰肌醇-(4,5)-二磷酸($PI[4,5]P_2$)来抑制GSDMD的N末端切割片段（GSDMD-N）的膜定位，从而抑制GSDMD介导的免疫反应。这种磷酸肌醇磷酸酶活性需要PtpB与泛素结合。破坏磷脂磷酸酶活性或PtpB的泛素相互作用基序（ubiquitin-interacting motif，UIM）可增强宿主GSDMD依赖性免疫反应并降低细胞内病原体存活率，为结核病治疗提供新思路和潜在新靶标。

五、下调Ⅰ型干扰素应答水平

Ⅰ型干扰素（IFN-α、IFN-β）可以被干扰素受体（IFN-α receptor，IFNAR）1和2亚基组成的异二聚体受体识别，通过STAT1和STAT2进而激活干扰素刺激基因（interferon stimulated gene，ISG）家族[54]。Ⅰ型干扰素在结核分枝杆菌感染过程中具有参与感染和抗感染的两面性。目前普遍认为，持续高水平的Ⅰ型干扰素会抑制宿主的免疫防御而有利于结核感染，结核感染前期低水平的Ⅰ型干扰素发挥一定的抗结核感染作用，因此Ⅰ型干扰素在不同感染阶段、不同水平条件下，呈现不同的免疫调控功能。

结核分枝杆菌可以通过调控Ⅰ型干扰素应答水平以逃逸宿主免疫，从而促进其在宿主体内持续感染。Zhang等[55]报道由IFNAR1基因突变而导致的Ⅰ型干扰素信号受损反而增强了患者对结核病的免疫抵抗力。利用小鼠模型研究显示，具有结核分枝杆菌易感遗传背景（A129，129S2）小鼠的IFNAR缺陷可提高HN878超强毒株感染后的存活率。另外有研究表明，持续且高水平的Ⅰ型干扰素应答在加剧小鼠结核病方面起着不利作用[56]。在缺失 GM-CSF 信号的情况下，Ⅰ型干扰素可以诱导中性粒细胞胞外诱捕网（neutrophil extracellular traps，NETs）的形成，从而促进结核分枝杆菌生长和病理损伤[57]。小鼠和人的体内外试验均表明Ⅰ型干扰素能抑制 IL-1α、IL-1β 以及 TNF-α 等防御结核感染的重要细胞因子表达[58]，并且限制前列腺素 E2 以导致感染细胞坏死，从而增强细菌扩散传播[59]。TNF-α 和 IL-12 等其他促炎细胞因子的表达也会受到外源性 IFN-α 或 IFN-β 的负调控。Ⅰ型干扰素可以在体外诱导巨噬细胞产生免疫抑制细胞因子 IL-10[60]，并因此增加小鼠易感性且抑制 IL-12 和 TNF-α 的分泌[61]。有研究表明，高水平的Ⅰ型干扰素表达不仅抑制促炎细胞因子，还影响 Th1 细胞的免疫应答反应[62, 63]。Ⅰ型干扰素还可促进肺泡巨噬细胞的早期细胞死亡，并促进髓样细胞的局部积聚，致使感染和肺部炎症的扩散[64]。鉴于Ⅰ型干扰素在结核感染中的负面作用，其是否具有作为抗结核药物靶标的潜力，还需进一步探究。

　　结核分枝杆菌抑制Ⅰ型干扰素信号通路，从而促进胞内存活和实现持续感染，这可能是结核分枝杆菌免疫逃逸策略之一。结核分枝杆菌可采取一系列措施下调宿主Ⅰ型干扰素应答水平，一方面，结核分枝杆菌通过抑制Ⅰ型干扰素诱导信号通路活化及其转录表达，如结核分枝杆菌及其 TLR2 配体可以抑制 TLR9 依赖的Ⅰ型干扰素表达和 MHC Ⅰ类抗原交叉递呈[65]。另一方面，结核分枝杆菌还可以通过多种途径抑制Ⅰ型干扰素受体信号通路活化以及下游一系列干扰素刺激基因（interferon-stimulated gene，ISG）的表达。研究表明，结核分枝杆菌通过抑制Ⅰ型干扰素介导的酪氨酸激酶 2（tyrosine kinase 2，TYK2）和 Janus 激酶 1（Janus kinase 1，JAK1）的激活和下游 STAT1 及 STAT2 磷酸化，从而影响宿主细胞Ⅰ型干扰素刺激基因转录谱[23]。有报道显示结核分枝杆菌可以通过 IL-10 依赖的途径诱导 STAT3 活化，并下调 iNOS 表达和 NO 合成[66]。

　　结核分枝杆菌逃避宿主免疫杀伤的机制错综复杂，目前尚未完全明了。结核分枝杆菌免疫逃避机制与结核病发生发展密切相关，了解宿主在抗结核免疫过程中的作用以及深入探讨其与结核分枝杆菌免疫逃逸有关的杀伤机制，将有助于结核病的预防及治疗。

（柳爱华，李冰雪，宝福凯）

参考文献

[1] WEISS G, SCHAIBLE U E. Macrophage defense mechanisms against intracellular bacteria [J]. Immunol Rev, 2015, 264(1): 182-203.

[2] TAILLEUX L, SCHWARTZ O, HERRMANN J L, et al. DC-SIGN is the major Mycobacterium tuberculosis receptor on human dendritic cells [J]. J Exp Med, 2003, 197(1): 121-127.

[3] SHIROMIZU C M, JANCIC C C. γδ T Lymphocytes: An Effector Cell in Autoimmunity and Infection [J]. Front Immunol, 2018, 9: 2389.

[4] ESIN S, COUNOUPAS C, AULICINO A, et al. Interaction of Mycobacterium tuberculosis cell wall components with the human natural killer cell receptors NKp44 and Toll-like receptor 2 [J]. Scand J Immunol, 2013, 77(6): 460-469.

［5］KRUSE P H, MATTA J, UGOLINI S, et al.Natural cytotoxicity receptors and their ligands ［J］.Immunol Cell Biol,2014,92(3):221-229.

［6］MUEFONG C N,SUTHERLAND J S.Neutrophils in Tuberculosis-Associated Inflammation and Lung Pathology［J］.Front Immunol,2020,11:962.

［7］BABIOR B M.Oxidants from phagocytes:agents of defense and destruction［J］.Blood,1984, 64(5):959-966.

［8］DALLENGA T, REPNIK U, CORLEIS B, et al. M. tuberculosis-Induced Necrosis of Infected Neutrophils Promotes Bacterial Growth Following Phagocytosis by Macrophages ［J］.Cell Host Microbe,2017,22(4):519-530.e3.

［9］ALGOOD H M, CHAN J, FLYNN J L.Chemokines and tuberculosis［J］.Cytokine Growth Factor Rev,2003,14(6):467-477.

［10］CHAKRAVARTY S D, ZHU G, TSAI M C, et al. Tumor necrosis factor blockade in chronic murine tuberculosis enhances granulomatous inflammation and disorganizes granulomas in the lungs［J］.Infect Immun,2008,76(3):916-926.

［11］BEAN A G, ROACH D R, BRISCOE H, et al. Structural deficiencies in granuloma formation in TNF gene-targeted mice underlie the heightened susceptibility to aerosol Mycobacterium tuberculosis infection,which is not compensated for by lymphotoxin［J］.J Immunol,1999,162(6):3504-3511.

［12］GARDAM M A, KEYSTONE E C, MENZIES R, et al.Anti-tumour necrosis factor agents and tuberculosis risk:mechanisms of action and clinical management［J］.Lancet Infect Dis,2003,3(3):148-155.

［13］RIBEIRO-RODRIGUES R, RESENDE CO T, JOHNSON J L, et al. Sputum cytokine levels in patients with pulmonary tuberculosis as early markers of mycobacterial clearance ［J］.Clin Diagn Lab Immunol,2002,9(4):818-823.

［14］KüPELI E, KARNAK D, BEDER S, et al.Diagnostic accuracy of cytokine levels (TNF-alpha, IL-2 and IFN-gamma) in bronchoalveolar lavage fluid of smear-negative pulmonary tuberculosis patients［J］.Respiration,2008,75(1):73-78.

［15］KEANE J.TNF-blocking agents and tuberculosis:new drugs illuminate an old topic［J］. Rheumatology (Oxford),2005,44(6):714-720.

［16］MURDACA G, SPANò F, CONTATORE M, et al.Infection risk associated with anti-TNF-α agents:a review［J］.Expert opinion on drug safety,2015,14(4):571-582.

［17］SINGH J A, CAMERON C, NOORBALOOCHI S, et al. Risk of serious infection in biological treatment of patients with rheumatoid arthritis:a systematic review and meta-analysis［J］.Lancet,2015,386(9990):258-265.

［18］CANTINI F, NANNINI C, NICCOLI L, et al.Guidance for the management of patients with latent tuberculosis infection requiring biologic therapy in rheumatology and dermatology clinical practice［J］.Autoimmun Rev,2015,14(6):503-509.

［19］CHO H, LASCO T M, ALLEN S S, et al.Recombinant guinea pig tumor necrosis factor alpha stimulates the expression of interleukin-12 and the inhibition of Mycobacterium tuberculosis growth in macrophages[J].Infect Immun,2005,73(3):1367-1376.

[20] KEANE J, GERSHON S, WISE R P, et al. Tuberculosis associated with infliximab, a tumor necrosis factor alpha-neutralizing agent[J].N Engl J Med,2001,345(15):1098-1104.

[21] HAMDI H, MARIETTE X, GODOT V, et al.Inhibition of anti-tuberculosis T-lymphocyte function with tumour necrosis factor antagonists[J].Arthritis Res Ther,2006,8(4):R114.

[22] COOPER A M, KHADER S A. The role of cytokines in the initiation, expansion, and control of cellular immunity to tuberculosis[J].Immunological reviews,2008,226:191-204.

[23] KAUFMANN S H, BAUMANN S, NASSER EDDINE A. Exploiting immunology and molecular genetics for rational vaccine design against tuberculosis[J].Int J Tuberc Lung Dis,2006,10(10):1068-1079.

[24] HILL A V. The immunogenetics of human infectious diseases[J]. Annu Rev Immunol, 1998,16:593-617.

[25] MORAN A, MA X, REICH R A, et al. No association between the +874T/A single nucleotide polymorphism in the IFN-gamma gene and susceptibility to TB [J]. Int J Tuberc Lung Dis,2007,11(1):113-115.

[26]TURNER J, CORRAH T, SABBALLY S, et al.A longitudinal study of in vitro IFNgamma production and cytotoxic T cell responses of tuberculosis patients in the gambia[J].Tuber Lung Dis,2000,80(3):161-169.

[27] NAHID P, PAI M, HOPEWELL P C. Advances in the diagnosis and treatment of tuberculosis[J].Proc Am Thorac Soc,2006,3(1):103-110.

[28] DAHL C A, SCHALL R P, HE H L, et al. Identification of a novel gene expressed in activated natural killer cells and T cells[J].J Immunol,1992,148(2):597-603.

[29]KIM S H, HAN S Y, AZAM T, et al.Interleukin-32:a cytokine and inducer of TNFalpha [J].Immunity,2005,22(1):131-142.

[30] KANG J W, CHOI S C, CHO M C, et al.A proinflammatory cytokine interleukin-32beta promotes the production of an anti-inflammatory cytokine interleukin-10 [J]. Immunology,2009,128(1 Suppl):e532-540.

[31]BAE S, KANG D, HONG J, et al.Characterizing antiviral mechanism of interleukin-32 and a circulating soluble isoform in viral infection[J].Cytokine,2012,58(1):79-86.

[32]CHOI J D, BAE S Y, HONG J W, et al.Identification of the most active interleukin-32 isoform[J].Immunology,2009,126(4):535-542.

[33]BAI X, SHANG S, HENAO-TAMAYO M, et al.Human IL-32 expression protects mice against a hypervirulent strain of Mycobacterium tuberculosis[J].Proc Natl Acad Sci U S A,2015,112(16):5111-5116.

[34]NETEA M G, AZAM T, LEWIS E C, et al.Mycobacterium tuberculosis induces interleukin-

32production through a caspase-1/IL-18/interferon-gamma-dependent mechanism [J]. PLoS Med,2006,3(8):e277.

[35] BAI X, KINNEY W H, SU W L, et al. Caspase-3-independent apoptotic pathways contribute to interleukin-32γ-mediated control of Mycobacterium tuberculosis infection in THP-1 cells[J].Bmc Microbiol,2015,15:39.

[36] BAI X, KIM S H, AZAM T, et al. IL-32 is a host protective cytokine against Mycobacterium tuberculosis in differentiated THP-1 human macrophages[J].J Immunol, 2010,184(7):3830-3840.

[37] MONTOYA D, INKELES M S, LIU P T, et al. IL-32 is a molecular marker of a host defense network in human tuberculosis[J].Science translational medicine,2014,6(250): 250ra114.

[38] KIM S.Interleukin-32 in inflammatory autoimmune diseases[J].Immune network,2014, 14(3):123-127.

[39] KUNDU M, BASU J.IL-32:an emerging player in the immune response network against tuberculosis?[J].PLoS Med,2006,3(8):e274.

[40] GENGENBACHER M, KAUFMANN S H.Mycobacterium tuberculosis:success through dormancy[J].Fems Microbiol Rev,2012,36(3):514-532.

[41] LALVANI A.Diagnosing tuberculosis infection in the 21st century:new tools to tackle an old enemy[J].Chest,2007,131(6):1898-1906.

[42] RUHWALD M, BJERREGAARD-ANDERSEN M, RABNA P, et al. CXCL10/IP-10 release is induced by incubation of whole blood from tuberculosis patients with ESAT-6, CFP10 and TB7.7[J].Microbes Infect,2007,9(7):806-812.

[43] ZHOU G, LUO Q, LUO S, et al. Interferon-γ release assays or tuberculin skin test for detection and management of latent tuberculosis infection:a systematic review and meta-analysis[J].Lancet Infect Dis,2020,20(12):1457-1469.

[44] MORI T, SAKATANI M, YAMAGISHI F, et al. Specific detection of tuberculosis infection:an interferon-gamma-based assay using new antigens [J].Am J Respir Crit Care Med,2004,170(1):59-64.

[45] KAMPMANN B, WHITTAKER E, WILLIAMS A, et al.Interferon-gamma release assays do not identify more children with active tuberculosis than the tuberculin skin test[J].Eur Respir J,2009,33(6):1374-1382.

[46] KANG P B, AZAD A K, TORRELLES J B, et al. The human macrophage mannose receptor directs Mycobacterium tuberculosis lipoarabinomannan-mediated phagosome biogenesis[J].J Exp Med,2005,202(7):987-999.

[47] GUTIERREZ M G, MISHRA B B, JORDAO L, et al. NF-kappa B activation controls phagolysosome fusion-mediated killing of mycobacteria by macrophages[J].J Immunol, 2008,181(4):2651-2663.

[48] GELUK A, VAN MEIJGAARDEN K E, JOOSTEN S A, et al. Innovative Strategies to

Identify M.tuberculosis Antigens and Epitopes Using Genome-Wide Analyses[J].Front Immunol,2014,5:256.

[49]DUAN L,YI M,CHEN J,et al.Mycobacterium tuberculosis EIS gene inhibits macrophage autophagy through up-regulation of IL-10 by increasing the acetylation of histone H3[J]. Biochem Biophys Res Commun,2016,473(4):1229-1234.

[50]DONG H,JING W,RUNPENG Z,et al.ESAT6 inhibits autophagy flux and promotes BCG proliferation through MTOR[J].Biochem Biophys Res Commun,2016,477(2):195-201.

[51]HU D,WU J,WANG W,et al.Autophagy regulation revealed by SapM-induced block of autophagosome-lysosome fusion via binding RAB7[J].Biochem Biophys Res Commun, 2015,461(2):401-407.

[52]CHEN Z,WANG T,LIU Z,et al.Inhibition of Autophagy by MiR-30A Induced by Mycobacteria tuberculosis as a Possible Mechanism of Immune Escape in Human Macrophages[J].Jpn J Infect Dis,2015,68(5):420-424.

[53]CHAI Q,YU S,ZHONG Y,et al.A bacterial phospholipid phosphatase inhibits host pyroptosis by hijacking ubiquitin[J].Science,2022,378(6616):eabq0132.

[54]PESTKA S,KRAUSE C D,WALTER M R.Interferons,interferon-like cytokines,and their receptors[J].Immunol Rev,2004,202:8-32.

[55]ZHANG G,DEWEERD N A,STIFTER S A,et al.A proline deletion in IFNAR1 impairs IFN-signaling and underlies increased resistance to tuberculosis in humans [J]. Nat Commun,2018,9(1):85.

[56]MOREIRA-TEIXEIRA L,MAYER-BARBER K,SHER A,et al.Type I interferons in tuberculosis:Foe and occasionally friend[J].J Exp Med,2018,215(5):1273-1285.

[57]MOREIRA-TEIXEIRA L,STIMPSON P J,STAVROPOULOS E,et al.Type I IFN exacerbates disease in tuberculosis-susceptible mice by inducing neutrophil-mediated lung inflammation and NETosis[J].Nat Commun,2020,11(1):5566.

[58]MAYER-BARBER K D,BARBER D L,SHENDEROV K,et al.Caspase-1 independent IL-1beta production is critical for host resistance to mycobacterium tuberculosis and does not require TLR signaling in vivo[J].J Immunol,2010,184(7):3326-3330.

[59]MAYER-BARBER K D,ANDRADE B B,OLAND S D,et al.Host-directed therapy of tuberculosis based on interleukin-1 and type I interferon crosstalk[J].Nature,2014,511 (7507):99-103.

[60]REDFORD P S,MURRAY P J,O'GARRA A.The role of IL-10 in immune regulation during M.tuberculosis infection[J].Mucosal Immunol,2011,4(3):261-270.

[61]MCNAB F W,EWBANK J,HOWES A,et al.Type I IFN induces IL-10 production in an IL-27-independent manner and blocks responsiveness to IFN-γ for production of IL-12 and bacterial killing in Mycobacterium tuberculosis-infected macrophages [J]. J Immunol,2014,193(7):3600-3612.

[62]TELES R M,GRAEBER T G,KRUTZIK S R,et al.Type I interferon suppresses type II

interferon-triggered human anti-mycobacterial responses[J].Science,2013,339(6126):1448-1453.

[63] MAYER-BARBER K D, ANDRADE B B, BARBER D L, et al.Innate and adaptive interferons suppress IL-1α and IL-1β production by distinct pulmonary myeloid subsets during Mycobacterium tuberculosis infection[J].Immunity,2011,35(6):1023-1034.

[64]MOREIRA-TEIXEIRA L,SOUSA J,MCNAB F W,et al.Type I IFN Inhibits Alternative Macrophage Activation during Mycobacterium tuberculosis Infection and Leads to Enhanced Protection in the Absence of IFN-γ Signaling[J].J Immunol,2016,197(12):4714-4726.

[65] SIMMONS D P, CANADAY D H, LIU Y, et al.Mycobacterium tuberculosis and TLR2 agonists inhibit induction of type I IFN and class I MHC antigen cross processing by TLR9[J].J Immunol,2010,185(4):2405-2415.

[66]QUEVAL C J,SONG O R,DEBOOSèRE N,et al.STAT3 Represses Nitric Oxide Synthesis in Human Macrophages upon Mycobacterium tuberculosis Infection[J].Sci Rep,2016,6:29297.

第十三章　牛分枝杆菌

牛分枝杆菌（*Mycobacterium bovis*，*M. bovis*）是结核分枝杆菌复合群（*Mycobacterium tuberculosis complex*，MTBC）的成员之一。除结核分枝杆菌和牛分枝杆菌外，MTBC的成员还包括非洲分枝杆菌（*Mycobacterium africanum*）、田鼠分枝杆菌（*Mycobacterium microti*）、山羊分枝杆菌（*Mycobacterium caprae*）等。Theobald Smith 首次发现牛和其他动物宿主中引起结核病的病原体与感染人类的结核分枝杆菌不同，这一发现促进了对适应牛的牛分枝杆菌的研究[1]。结核分枝杆菌是 MTBC 的代表性成员，99.95% 的核苷酸序列与牛分枝杆菌相同[2, 3]。MTBC 成员对宿主的偏好性不同——牛分枝杆菌感染的宿主广泛，包括人类和牛、獾、山羊、绵羊、鹿、大象、红狐等。牛分枝杆菌是引起牛结核病的主要病原体。牛分枝杆菌感染对人类和动物的健康都是一个持续存在的威胁，每年造成数十亿美元的经济损失。

第一节　牛分枝杆菌致病机制

一、牛分枝杆菌的毒力因子

毒力是一个复杂的概念，是一种独特的因素组合。宿主和病原体之间的相互作用可导致宿主机体损伤。有些毒力因素可能不涉及直接伤害宿主，但对于病原体的生存和繁殖是必不可少的。这些因素在考虑牛分枝杆菌的毒力时很重要。与 MTBC 的其他成员相比，牛分枝杆菌能够感染多种宿主，并在宿主之间传播，这表明牛分枝杆菌具有克服宿主防御而达到感染和传播目的的能力。分枝杆菌与宿主共同进化了数千年，分枝杆菌已经适应了它们的动物宿主，而宿主也在选择性压力下进化，以形成对分枝杆菌感染的抵抗力。宿主的遗传和免疫状态在决定感染的结果以及分枝杆菌的潜在毒力方面具有重要意义[4]。

（一）细胞壁表面组分

位于细菌细胞表面的蛋白质、脂类和碳水化合物在宿主-病原体相互作用中起着至关重要的作用。因此，细菌表面脂质分布的变化对宿主-病原体的相互作用有显著影响。与其他 MTBC 成员相比，牛分枝杆菌表面的脂质存在明显差异，这种差异可能在决定宿主偏好方面发挥作用。唯一存在于牛分枝杆菌而不存在于"现代"结核分枝杆菌谱系株的位点是 TbD1 位点，它包含 mmpS6 和 mmpL6 基因的 5′ 区[3]。有研究报道，这些基因的丢失可能会阻止特定的脂质运输到分枝杆菌的表面。

分枝杆菌的一个主要特征是其具有非常复杂和特殊的细胞壁结构。分枝杆菌的细胞壁主要由脂质和糖类组成，为分枝杆菌提供一个抗亲水药物的渗透性屏障，这对其生存和毒力至关重要。分枝杆菌细胞壁内层为质膜，中间为壁膜间隙，外层为高度分枝的阿拉伯半乳聚糖（arabinogalactan，AG）和肽聚糖（peptidoglycan，PG）的交联网络，即阿拉伯半乳聚糖-肽聚糖复合物（arabinogalactan-peptidoglycan complex，AGP）。阿拉伯半乳聚糖残基连接着分枝菌酸（mycolic acid，MA），位于最外层，形成分枝杆菌特有的蜡质外壳，也被称为分枝杆菌外膜。分枝菌酸-阿拉伯半乳聚糖-肽聚糖复合物（mycolyl-arabinogalactan-peptidoglycan，mAGP）是分枝杆菌细胞壁的核心结构。此外，分枝杆菌细胞壁还含有脂甘露聚糖（lipomannan，LM）、脂阿拉伯甘露糖（lipoara-binomannan，LAM）以及各种游离脂类，如糖脂类、硫代甾醇二分枝糖、索状因子或二分枝酰基海藻糖、硫脂类和磷脂酰肌醇甘露糖等[5]。

Mce蛋白家族是分枝杆菌分泌蛋白和表面蛋白的一个大家族，最初被称为哺乳动物细胞侵袭蛋白，它们被认为与细菌侵袭细胞的能力相关。编码Mce蛋白的基因在结核分枝杆菌中排列成1~4号操纵子，而在牛分枝杆菌则缺少编码Mce3的位点。虽然Mce3的功能尚不明确，但该位点的失活被证明可以减弱结核分枝杆菌的毒力，这表明牛分枝杆菌可能已经发展出补偿机制来调节该位点的丢失。与Mce蛋白相关的一个明确功能是Mce4位点在胆固醇和甾醇的摄取中起重要作用，这些被认为是分枝杆菌持续感染期间的关键碳源。

在结核分枝杆菌和牛分枝杆菌中，成孔蛋白（穿孔素）OmpATb已被证实与毒力有关，它的缺失导致巨噬细胞中突变菌株的增殖显著减少。在酸性条件下OmpATb的转录也增加，这表明它可能在吞噬体成熟过程中发挥作用。除OmpATb外，位于细胞表面的一个有趣的双重功能蛋白是"坏死诱导毒素通道蛋白"CpnT，它在结核分枝杆菌的营养吸收和诱导宿主细胞死亡中发挥作用。CpnT蛋白由一个参与跨外膜吸收营养物质的N端通道结构域和一个分泌毒性的C端结构域组成，在巨噬细胞中引起坏死性细胞死亡。C端结构域诱导坏死的机制尚不清楚，但CpnT是迄今为止在MTBC中被描述的唯一分泌"毒素"。

细胞壁"输出重复蛋白（exported repetitive protein，Erp）"，又称P36。当它在牛分枝杆菌中被敲除时，突变菌株在巨噬细胞内的复制受损，小鼠肺脏病变程度也减轻。Erp的毒力与其包含多个重复序列的中心结构域有关，因此很容易推测重复序列的变化可能会影响其在毒力中的作用。同样值得注意的是，位于细菌表面的多种脂蛋白在牛分枝杆菌和结核分枝杆菌之间存在差异，脂蛋白LppQ、LpqT、LpqG和LprM的基因在牛分枝杆菌中全部缺失，脂蛋白LppA的基因是两者都存在的。这种变异很可能涉及改变细菌与宿主及其环境相互作用的方式，促进不同的组织嗜性或操纵不同的免疫反应。

虽然许多细胞壁相关蛋白的功能尚不清楚，与毒力的联系也尚不清楚，但细胞表面成分的多样性很可能有助于牛分枝杆菌宿主偏好及其毒力和传播。

（二）RD1-RD3

研究发现，BCG中RD1区域的缺失对疫苗株的毒力丧失起关键作用[6]。RD1编码

Ⅶ型分泌系统（type Ⅶ secretion system，T7SS），该系统分泌一系列蛋白质，包括强效 T 细胞抗原 ESAT-6 和 CFP-10，因此也被称为 ESAT-6 分泌系统 1（ESAT-6 secretion system 1，ESX-1）。

ESAT-6 和 CFP-10 都属于 ESAT-6 蛋白家族。ESAT-6 蛋白家族含有 23 个成员。ESAT-6 和 CFP-10 在分枝杆菌感染过程中的确切作用还没有被完全了解，但它们在分枝杆菌的毒力方面发挥着关键作用。这两种蛋白质已被证明具有免疫原性，并能在多种物种间诱导 T 细胞反应。ESAT-6 和 CFP-10 的基因共转录过程中，蛋白质形成紧密结合的 1:1 复合体，ESAT-6:CFP-10 异质二聚体的跨膜运输依赖于 CFP-10 的 C 端区域。单蛋白的活性研究结果表明，虽然 ESAT-6 能使脂质体不稳定和裂解，但 CFP-10 似乎没有这种作用。ESAT-6 溶解膜的能力似乎是结核分枝杆菌从吞噬体逃逸到细胞质的关键，因为结核分枝杆菌的 RD1 或 ESAT-6 突变菌株在吞噬体逃逸方面存在缺陷，并且突变菌株不会传播到周围细胞。ESAT-6 蛋白家族中的 6 个蛋白在牛分枝杆菌中缺失或改变（Rv2346c，Rv2347c，Rv3619c，Rv3620c，Rv3890c 和 Rv3905c）[3]。这些基因缺失的影响尚未被研究，它们在分枝杆菌毒力中可能发挥的作用目前尚不清楚。

RD2 和 RD3 的缺失对 BCG 的衰减和分枝杆菌的毒力影响较小。RD2 在 1927 年之后的卡介苗的传代培养过程中丢失了，它的丢失并没有使细菌完全衰减，但它似乎对毒力有一定贡献。RD2 含有 MPT64 蛋白的基因，该基因编码一种已知的免疫原性蛋白。在结核分枝杆菌中敲除 RD2 并不影响细菌的生长，但它确实减少了小鼠的细菌负荷和病理变化，表明该蛋白在细菌毒力中具有一定的重要性。RD3 在结核分枝杆菌 H37Rv 和牛分枝杆菌中存在，但在卡介苗和 84% 的临床分离结核分枝杆菌中并不存在。RD3 是一种前噬菌体，因此它从 BCG 中丢失可能是由于噬菌体的切除，并且许多强毒株也存在 RD3 缺失，这表明它不是毒力所必需的。

（三）分泌系统

分枝杆菌细胞壁的屏障几乎不可穿透，蛋白质和脂质的分泌和小分子的吸收需要专门的系统。与结核分枝杆菌复合群其他成员一样，牛分枝杆菌与它们拥有一套共同的分泌系统，称为 Sec 分泌系统，由一个由五部分组成的膜复合物和一个识别未折叠蛋白质上 N 端信号序列的 ATP 酶组成。这个系统运输蛋白质穿过细胞膜进入细胞周质间隙（壁膜间隙）。目前还没有研究解释这些蛋白质是如何穿过细胞壁的外层的，推测还有其他的通路用于输送蛋白质穿过细胞壁外层，但这些通路目前尚不清楚。一种已知的通过这种途径分泌的蛋白质是 MPB70，这是牛分枝杆菌显著产生的一种蛋白质。分枝杆菌还编码第二个同源 SecA 通路，称为 SecA2。该通路在发病机制中的确切作用尚不清楚，但其缺失会影响结核分枝杆菌在体内的生长。

MTBC 有一个Ⅶ型分泌系统家族，包括牛分枝杆菌在内的致病性分枝杆菌共有 5 种 T7SS，其中研究最清楚的是前面提到的 ESX-1，它直接参与宿主-病原体的相互作用，其丢失是 BCG 毒力衰减的关键因素之一。ESX-2 和 ESX-4 没有已知的功能，而 ESX-3 参与了细菌中锌和铁的平衡，以及 PE 和 PPE 蛋白的分泌。ESX-5 只在生长缓慢的分枝杆菌中被发现，它在遗传记录中的出现似乎也与生长缓慢和快速的分枝杆菌的分化相关。但也有研究表明，ESX-5 对 PPE 和 PE-PGRS 蛋白的分泌是必不可少的。

分枝杆菌还拥有一对精氨酸转运体（Tat）通路，在许多其他致病菌中也发现了这种通路，它对致病菌的毒力至关重要。Tat途径将折叠的蛋白质转运穿过内膜，它的缺失会损害结核分枝杆菌在体外生长的能力。也有证据表明，通过Tat分泌的某些底物，如磷脂酶C，对结核分枝杆菌在体内保持其毒力很重要。

（四）PE/PPE

虽然MTBC的成员表现出高度的序列相似性，在大多数情况下相似性大于99.9%，但存在于MTBC的PE和PPE基因家族是序列多态性的主要来源。PE和PPE基因家族因其独特的特性和在MTBC中的变化而受到关注。基于氨基酸序列预测的蛋白质功能表明，40个PE/PPE蛋白具有β桶状氨基酸序列。对牛分枝杆菌和结核分枝杆菌的遗传分析表明，在这些区域存在序列变异，影响29种不同的PE-PGRS和28种PPE蛋白，其主要由框内缺失和插入引起。这些蛋白质有一个保守的N端和一个高度可变的C端，这表明这些基因是变异的来源，可以被选择性压力所作用，从而适应不断变化的环境或宿主。

PE-PGRS33是一种参与分枝杆菌聚集物形成的表面蛋白。当它在牛分枝杆菌BCG中突变时，突变菌株的生长明显减少。PE-PGRS30似乎具有抑制吞噬体成熟的作用，当它在结核分枝杆菌中被敲除时，细胞内细菌复制显著减少，感染突变菌株小鼠的肺病变也减轻。许多PE/PPE蛋白基因在感染的不同阶段表达上调。在巨噬细胞感染结核分枝杆菌的急性期，有几个PE/PPE蛋白（Rv0834c，Rv3097c，Rv1361c，Rv0977，Rv1840c）基因的表达增加。也有证据表明，这些基因在牛分枝杆菌和结核分枝杆菌之间的表达不同。这一领域还需进一步研究，以阐明这些蛋白质在分枝杆菌毒力中的作用，以及它们的变异在介导分枝杆菌与宿主相互作用中可能产生的影响。

（五）调节基因

尽管个体基因的变化可能在某种程度上减弱菌株生长或毒力，但通过观察与多个基因表达有关的调控蛋白的基因表达的变化，可以发现更显著的变化。其中两个对牛分枝杆菌和结核分枝杆菌之间的基因表达和表型差异特别重要的是PhoPR调控系统和RskA-SigK调节子。

1. PhoPR调控系统

PhoPR是一种双组分调控系统，由PhoP反应调控因子和PhoR传感器激酶组分组成。已有研究表明，PhoPR是结核分枝杆菌毒力的重要调控因子，它参与调节硫脂、二酰海藻糖和聚酰基海藻糖的生物合成以及ESAT-6分泌。非洲分枝杆菌L6（一种人类菌株）和动物适应物种（包括牛分枝杆菌）中PhoPR的三个突变导致这些物种中PhoP的表达减少。将这些突变引入结核分枝杆菌后，重组菌株在体外人巨噬细胞和感染小鼠中毒力均降低。在西班牙一个艾滋病病房患者之间传播的牛分枝杆菌被证明在PhoPR位点上游有一个IS6110插入点，导致PhoPR表达增加，引起毒力增加，并增加了人与人之间的传播。因此，牛分枝杆菌中PhoPR活性的丧失可以潜在地解释为什么这个物种尽管在遗传上与结核分枝杆菌高度相似，却无法在人群中进行持续感染。PhoPR活性的丧失改变了这些菌株的脂质谱，降低了它们在人类宿主之间的传播能力。

2. RskA-SigK 调节子

牛分枝杆菌和结核分枝杆菌之间最显著的差异之一是分泌蛋白 MPB70 及其膜结合同源物 MPB83 的水平。编码这些蛋白质的基因具有 63% 的序列一致性；然而，MPB70 没有翻译后修饰，而 MPB83 被糖基化，并与细胞膜相关。MPB70 是牛分枝杆菌和一些卡介苗菌株培养上清液中最主要的蛋白质，但在结核分枝杆菌中产生的水平要低得多。后来确定，尽管在正常的体外条件下，结核分枝杆菌产生的这些蛋白质水平很低，但在体内感染时，结核分枝杆菌 MPB70 基因表达增加。

有研究首次鉴定 MPB70 和 MPB83 基因受 sigma K 因子（sigma K factor，SigK）的调控。进一步研究发现，该调控下的其他几个基因（Mb0455c、Mb0456c、Mb0457c、dipZ、Mb2901 和 Mb2902c）在牛分枝杆菌中也比其他 MTBC 物种表达得更高。SigK 相关研究表明，该基因在 MTBC 中是相同的；然而，当研究 SigK 周围的基因时，发现编码一种潜在的抗 δ 因子的 Rv0444c 在复合体中显示出序列变化。在牛分枝杆菌和山羊分枝杆菌（M. caprae）中，在 Rv0444c 中发现了两个非同义的单核苷酸多样性（single nucleotide polymorphism，SNP）C320T 和 C551T，因此编码的氨基酸分别从甘氨酸变为天冬氨酸和谷氨酸。此外，在大羚羊分枝杆菌（M. orygis）中发现了一个不同的非同义 SNP，即 G698C，导致终止密码子被丝氨酸取代。这两个变化都影响了反 σ 因子的功能，后来被命名为 RskA，这意味着在这些菌株中失去了对 SigK 表达的负控制，从而推动了 SigK 调节子的组成性表达。

"晚期"的卡介苗株（如 BCG Pasteur），由于 SigK 起始密码子中的一个 SNP 变异，失去了 SigK 调节子的高水平表达，因此与保留 SigK 高水平表达的"早期"卡介苗株相比，其生长速度增加。SigK 调节子的失调发生在一些适应动物的 MTBC 物种中，并在感染不同物种的过程中出现独立的突变。这一事实表明，一些动物适应的菌株整体成功地过表达 SigK 调节子，并具有选择性优势。许多 SigK 调节子的基因与膜相关，但它们在致病或传播中的特殊作用尚未确定。研究重点主要放在 MPB70 和 MPB83 上，尽管到目前为止还没有对它们的功能做出强有力的结论，但两者的结构都已解析，并且它们具有类似于筋膜蛋白结构域蛋白的新折叠，这种折叠在其他细菌中通常与蛋白质-蛋白质相互作用有关。目前的研究主要集中在 MPB70 和 MPB83 作为免疫调节蛋白的作用上。MPB83 作为 TLR1/2 受体激动剂具有一定的免疫刺激特性，它可以诱导人单核细胞系的 TNF-α 和 MMP-9 分泌，而用抗体阻断 TLR1/2 会导致这种反应消失。在小鼠细胞上的其他实验也表明 MPB83 可诱导 TNF-α、IL-6 和 IL-12p40 的分泌。这表明 MPB83 可能参与介导固有免疫应答。MPB70 的作用一直不太清楚，对 MPB70 所做的大部分研究工作都集中在它在结核病患者和受感染动物中诱导免疫应答的能力上。

以上重点介绍了一些已发现的决定牛分枝杆菌毒力的关键因素。几乎所有这些因素都是结核分枝杆菌所共有的，并允许这两种细菌存活，且在各自的宿主中引起结核病。然而，也有一些独特的因素可能支配着这些物种的宿主偏好。对分枝杆菌毒力的大部分研究都集中在人类结核病和适应人类的结核病病原体上；然而，这些研究的大部分内容也与我们对牛分枝杆菌的理解有关。未来的研究肯定会对 MTBC 的所有组成成员的毒力有更深入的了解，从而提供有助于消除人类和动物结核病的知识。

二、牛分枝杆菌免疫病理机制

(一) 牛分枝杆菌感染的病理机制

牛结核病是由牛分枝杆菌引起的牛的传染性疾病。该病呈慢性病程，主要引起肉芽肿、干酪样坏死性炎症，主要影响呼吸道（肺和引流淋巴结），还影响其他部位，包括胃肠道和次级淋巴器官。一旦细菌进入宿主，感染可以在很长一段时间内保持亚临床状态。若病变开始形成，则可发展为影响多个器官的局部性或全身性疾病。感染途径决定了在牛结核病中观察到的病变位置和范围。最常见的感染途径是通过吸入飞沫和/或其他气溶胶物质，造成上下呼吸道（包括肺部）和相关淋巴组织的病变。根据感染剂量的不同，牛分枝杆菌还可能在上呼吸道黏膜和咽后淋巴结引起典型病变。有趣的是，除了那些自然感染的动物和实验动物的气管内感染牛分枝杆菌，还可以在它们的头部和颈部的各种淋巴结发现病变。

扁桃体是牛分枝杆菌的一个重要的感染部位，大量自然和实验感染牛分枝杆菌的动物在这个器官中表现出病变或通过培养可分离出活菌。如果病原体通过受污染的牧草、水或饲料进入机体，则会形成胃肠道感染，即肠系膜和肝脏淋巴结经常出现病变。其他感染途径（例如生殖系统、乳腺内或经胎盘感染）也可以观察到类似病变，但发生频率非常低。

牛结核病仍然是危害养牛业的一种非常重要的疾病，由于其具有人兽共患的潜力，因此也是一个公共卫生问题。尽管该病已经存在了几个世纪，但其发病机制仍未被完全理解，在不同情况下的诊断和控制机制也在不断修正。下面介绍牛分枝杆菌在牛和其他动物中感染的病理以及感染后宿主免疫反应和发病机理的主要方面。

1. 牛分枝杆菌感染的宏观病理学

牛结核病的典型病变称为结节，它是一种大小不等的局限性黄色肉芽肿性炎性结节，或多或少被结缔组织所包裹，结节中央通常包含有不同程度矿化的坏死区域。肉芽肿性结节的位置在很大程度上取决于感染途径。成年牛的典型病变表现为呼吸道病变，局限于肺实质和胸腔内的局部淋巴结。

原发病灶常位于肺叶背侧，病变通常发展为含有包膜和矿化病变的结节。然而，如果受感染的动物免疫功能低下，或免疫反应无效，则原发感染在最初阶段可广泛传播，这一过程称为"早期扩散（early generalization）"。通过血源性或淋巴播散的感染也可在初次感染后期或再次感染后发生，因此称为"晚期扩散（'late generalization）"。

原发病变可进展和扩散，在整个肺和胸膜形成"粟粒"型，有大量的小结节（原发扩散）。病变可以发展，根据邻近组织的发展和受累表现出不同的形式，包括：① "腺泡（acinar）"型，大量黄色小结节累及原发肺小叶；② "空洞（cavernous）"型，当支气管管腔由于来自病灶的干酪样物质堆积而扩张，或当干酪样物质碎裂进入支气管时，会形成"空洞"；③ "溃疡（ulcerative）"型，当细菌感染的气道上皮细胞内有小的糜烂时，在气管和支气管中形成"溃疡"。

在头颈部的淋巴结（腮腺、咽后内侧和外侧以及颌下淋巴结）也可观察到典型的结节。对犊牛而言，牛分枝杆菌通常通过消化道传播，病变涉及肠系膜淋巴结，并可能扩散到其他器官。

通过屠宰监测来检测结核病，要求受感染的动物在检查部位有明显的病变。在屠宰场或验尸室进行详细的验尸检查对于确定包括肝、脾、肾、乳腺等在内的各种器官中的结核样病变至关重要。一些研究报告称，随着肉类检查程序的加强，在屠宰场发现的结核病感染增加了。肉眼检测肉芽肿病变可对牛结核病做出初步诊断。病变的组织病理学检查可提高诊断的可信度，但牛分枝杆菌的细菌学分离是确定诊断的最终依据。因此，淋巴结的病理检查和细菌培养对牛结核病的诊断至关重要。

2. 肉芽肿

在显微镜下观察到的典型结核病变是肉芽肿。肉芽肿是一种典型的伴有大量上皮样巨噬细胞的慢性炎症反应的独特形态病变。肉芽肿内也可见淋巴细胞、浆细胞、中性粒细胞和多个巨噬细胞融合形成的朗汉斯巨细胞（为多核巨细胞）。这些细胞类型常见于干酪样坏死周围。分枝杆菌感染后，在细胞因子和趋化因子的作用下，单核细胞、淋巴细胞、中性粒细胞和组织内巨噬细胞被招募至感染部位，试图控制感染，形成细胞聚集体。

肉芽肿结构构成分枝杆菌生长和扩散的物理屏障。显微镜下，肉芽肿被分为四个不同的发展阶段[7]。Ⅰ期（初始）小肉芽肿，由中性粒细胞、上皮样巨噬细胞、少量淋巴细胞和少量多核巨细胞聚集形成；Ⅰ期肉芽肿无坏死。病变发展到Ⅱ期（实性）肉芽肿，其结构与Ⅰ期相似，但中心有中性粒细胞和淋巴细胞，病灶周围有薄的包膜。病变中心开始形成干酪样坏死区域，进展到Ⅲ期（坏死）肉芽肿，此时干酪样坏死中心被多个上皮样细胞、多核巨细胞和淋巴细胞包围。Ⅲ期肉芽肿表现为完整的纤维包膜，中心区域坏死，偶有少量矿化。中央坏死区域被上皮样巨噬细胞和多核巨细胞包围，周围有巨噬细胞、聚集的淋巴细胞和孤立的中性粒细胞。最后，Ⅳ期（矿化）肉芽肿完全被较厚的纤维组织包膜包围，显示明显的中央坏死区和广泛的矿化。坏死区被巨噬细胞、多核巨细胞和淋巴细胞包围。Ⅳ期肉芽肿可能是多中心的，多个肉芽肿合并形成一个非常大的肉芽肿，显示多个坏死中心。大的Ⅳ期肉芽肿常被少量Ⅰ期和Ⅱ期肉芽肿包围。

为深入研究牛分枝杆菌感染形成的肉芽肿的细胞组成，全球已开展了多项研究。不同的技术（如免疫组化或原位杂交）已被用于表征和量化组织切片中巨噬细胞、淋巴细胞及其亚群。免疫组化检测CD68已被用于描述和定位肉芽肿中不同发展阶段的巨噬细胞、上皮样细胞和多核巨细胞。一般来说，CD68+细胞的数量在Ⅰ期肉芽肿中相当高，在病变发展过程中逐渐减少。在Ⅰ期和Ⅱ期，肉芽肿内大部分细胞为CD68+，而在Ⅲ期和Ⅳ期，坏死中心周围的巨噬细胞和肉芽肿外层的少量细胞显示CD68+。

CD3+T淋巴细胞分散在Ⅰ期和Ⅱ期肉芽肿内部，也分布在Ⅲ期和Ⅳ期肉芽肿的外层，但不紧邻坏死区域。采用福尔马林固定的石蜡组织对CD4+和CD8+T淋巴细胞进行免疫组化检测很难实现标准化。使用锌盐固定液可以研究这两种细胞群。实验研究表明，CD4+和CD8+T细胞在肉芽肿中以与CD3+T细胞类似的方式存在，分散在Ⅰ期和Ⅱ期肉芽肿内部以及Ⅲ期和Ⅳ期肉芽肿的外层。

　　B淋巴细胞在牛结核病免疫应答中的作用以及这些细胞在结核肉芽肿中的分布一直没有得到重视。然而，在小鼠模型中，B细胞可以通过多种方式调节宿主对结核分枝杆菌的反应。我们在牛结核的Ⅰ期和Ⅱ期肉芽肿中发现了散在分布的B细胞，在Ⅲ期和Ⅳ期肉芽肿中发现了大量的B细胞，这些肉芽肿通常在纤维包膜外周形成B细胞卫星巢。这些结构类似于次级淋巴器官中发现的淋巴滤泡，有许多处于不同成熟阶段的B细胞，这些细胞群可能协调宿主的局部免疫反应，以控制分枝杆菌的生长。

　　3. 牛分枝杆菌引起的局部免疫

　　致病性分枝杆菌感染后的初始免疫事件包括由细胞因子和趋化因子介导招募单核细胞、中性粒细胞和巨噬细胞。巨噬细胞必须与活化的T细胞相互作用才能形成肉芽肿，并协同来控制感染。牛结核病的发病机制可以与人结核病进行比较，这两种疾病都提高了我们对哺乳动物感染致病性分枝杆菌相关机制的认识。吸入分枝杆菌后，细菌沉积在呼吸道终末细支气管和肺泡腔内，被组织驻留的肺泡巨噬细胞吞噬。感染的巨噬细胞将开始产生细胞因子、趋化因子和酶。在中性粒细胞、单核细胞、巨噬细胞和树突状细胞的参与下诱导固有免疫反应。在固有免疫反应发生后，适应性免疫反应启动，含有分枝杆菌的树突状细胞可从肺内感染的原发部位迁移到局部淋巴结，通过细胞因子的产生和抗原提呈激活初始T淋巴细胞。T淋巴细胞活化增殖后迁移至肺内病变部位，与上皮样细胞、多核巨细胞一起形成肉芽肿。肉芽肿是一个动态的结构，细胞可以从病变处移入或移出。用斑马鱼作为结核病模型的研究表明，分枝杆菌可以利用受感染的巨噬细胞作为载体离开和进入肉芽肿，这一过程有助于分枝杆菌向其他组织和器官传播。

　　肉芽肿在早期阶段（Ⅰ期和Ⅱ期）表达大量的IL-17A。IL-17A是一种细胞因子，被认为可能是牛结核病的生物标志物，在肉芽肿的成熟过程中发挥着非常重要的作用。在早期肉芽肿中也观察到CXCL9和CXCL10的表达上调。这些高水平的CXCL9和CX-CL10与在疾病的初始阶段招募更多的炎性细胞有关，以协助破坏和控制感染部位的病原体。这些趋化因子的水平在肉芽肿的晚期阶段下降，机体通过纤维包膜将细菌围住建立了物理屏障。

　　IFN-γ在肉芽肿形成的所有阶段都高水平表达，是宿主对牛分枝杆菌典型的Th1反应。在肉芽肿的所有阶段也观察到一定水平的TNF-α表达。TNF-α主要由巨噬细胞、多核巨细胞和树突状细胞产生，有助于Th1免疫反应的发展，在维持肉芽肿的结构中具有重要作用。肉芽肿早期巨噬细胞的激活与Ⅰ期和Ⅱ期肉芽肿中上皮样细胞和多核巨细胞的诱导型一氧化氮合酶（inducible nitric oxide synthase，iNOS）高表达有关。在晚期即Ⅲ期和Ⅳ期肉芽肿中，上皮样细胞形成一个毗邻坏死区域的边缘。TGF-β为刺激纤维母细胞产生胶原蛋白的有效刺激因子，在肉芽肿形成的所有阶段也都表达，尤其在肉芽肿晚期，其表达上调，与肉芽肿周围出现厚纤维包膜相吻合。

　　牛分枝杆菌在人体内引起的疾病与结核分枝杆菌感染没有区别，对动物体内牛分枝杆菌的研究有助于了解人类结核病的发病机制，反之亦然。随着新的分子技术与"经典"病理学相联系，现在可以比较单个动物不同器官和结构中不同肉芽肿发生的变化。来自家畜和野生动物宿主的新的病理学数据，对制定牛分枝杆菌在不同流行病学情况下引起的结核病的新防控策略非常有价值。

（二）牛分枝杆菌诱导的固有免疫应答

1.固有免疫细胞

（1）巨噬细胞

巨噬细胞是抵抗分枝杆菌感染的第一道防线。在经典的牛分枝杆菌感染过程中，肺泡巨噬细胞和树突状细胞吞噬细菌，启动免疫反应，以控制细菌的传播。牛巨噬细胞感染BCG或牛分枝杆菌强毒株后，在控制两种菌株的生长方面存在功能差异。与BCG相比，牛分枝杆菌强毒株在巨噬细胞中生长能力更强，诱导释放的一氧化氮水平显著增加。用N-单甲基-L-精氨酸单乙酸酯（n^G-monomethyl-larginine monoacetate，MMLA）抑制巨噬细胞中NO的产生和脂多糖（lipopolysaccharide，LPS）处理诱导NO的产生证实了巨噬细胞对牛分枝杆菌的杀伤活性依赖于NO。这些结果表明NO生成是牛巨噬细胞抵抗分枝杆菌感染的关键过程。

（2）树突状细胞

分枝杆菌与树突状细胞的相互作用可能在固有免疫反应调节中发挥双重作用。例如，牛分枝杆菌上甘露糖修饰的脂阿拉伯甘露聚糖（mannosylated lipoarabinomannan，ManLAM）可被DC-SIGN受体识别，诱导免疫抑制因子IL-10的表达，通过抑制DC的迁移和成熟来影响抗原提呈过程。通过这种方式，免疫反应的发生被延迟，不足以清除分枝杆菌。另一方面，DC和分枝杆菌之间的相互作用增加了DC表面分子如MHCⅡ、CD80、CD86和CD40的表达，从而导致T细胞激活，消除入侵细菌。

树突状细胞对牛分枝杆菌具有较高的吞噬能力。由于树突状细胞释放的NO、IL-1β和TNF-α的量比巨噬细胞低5～10倍，在这些细胞内，牛分枝杆菌也显示出较强的繁殖能力。分枝杆菌在树突状细胞内的存活和复制可能导致细菌运输到淋巴结，从而导致细菌传播。

（3）自然杀伤细胞

活化的牛NK细胞高表达CD2分子。激活的NK细胞通过颗粒胞吐和释放细胞毒性蛋白（穿孔素和颗粒溶素）来诱导靶细胞死亡。已有研究表明，牛NK细胞可通过直接杀伤感染细胞和诱导IL-12来减少牛分枝杆菌在牛巨噬细胞中的复制。控制牛分枝杆菌生长的能力与巨噬细胞中IL-12和NO释放的增加有关，这反过来又能放大Th1反应、激活NK细胞和巨噬细胞凋亡。

（4）中性粒细胞

在感染分枝杆菌期间，中性粒细胞在数小时内被招募至感染部位，在感染部位吞噬分枝杆菌。一旦遇到牛分枝杆菌抗原，中性粒细胞就会释放细胞因子和趋化因子，吸引包括T淋巴细胞在内的炎性细胞。牛分枝杆菌感染的牛中性粒细胞的CD32、CD64和TLR4表达增加，TNF-α和IL-10分泌增加。研究表明，被感染的中性粒细胞的分泌产物可通过经典途径促进巨噬细胞的激活，产生促炎细胞因子和趋化因子；此外，感染结核分枝杆菌的人中性粒细胞还会形成NETs。NETs是固有免疫反应的一部分，它被巨噬细胞吞噬，促进巨噬细胞的激活和细胞因子如IL-6、TNF-α、IL-1β和IL-10的产生，这表明中性粒细胞及其与巨噬细胞的相互作用在分枝杆菌感染中具有重要作用。

中性粒细胞可以通过直接识别和调理作用吞噬细菌，促进吞噬体与溶酶体的快速融合，并通过产生活性氧和活性氮的氧化反应杀死细菌。然而，中性粒细胞是否能清除吞噬的分枝杆菌，特别是强毒株，还存在争议。有报道称，在活动性肺结核患者的支气管肺泡灌洗液和痰液中发现的主要细胞是中性粒细胞，而这些患者的结核杆菌负荷增加。尽管中性粒细胞中有杀菌成分，但毒力强的结核分枝杆菌仍能在这些细胞中存活。研究表明，分枝杆菌可通过引起细胞坏死而逃避中性粒细胞的杀菌作用。牛分枝杆菌除了以一种不确定的方式诱导自噬外，还能从牛中性粒细胞中存活和逃逸[8]。此外，中性粒细胞可充当"特洛伊木马"的角色，它们无法清除分枝杆菌的感染，可能会促进分枝杆菌向感染病灶的远端部位扩散。

2. 牛分枝杆菌引起固有免疫细胞死亡的机制

（1）自噬

自噬以前被定义为饥饿条件下诱导的非选择性过程，但目前已有的研究表明，自噬可以选择性地清除损伤或功能失调的细胞器、聚集蛋白和细胞内病原体。巨自噬（macroautophagy）是细胞内容物被吞噬体所捕获，运输到溶酶体并进行降解的一个高度保守的自我平衡过程。2004年，Gutierrez等人[9]首先报道了自噬在宿主防御结核分枝杆菌中的保护作用，他们证明在感染巨噬细胞的过程中，部分分枝杆菌会被隔离在自噬体样的腔室中，外源性增强自噬可限制结核分枝杆菌的细胞内生存。随后的研究证实自噬是细胞控制分枝杆菌感染的重要先天防御机制之一。

宿主选择性降解胞内病原体的自噬过程被称为异源自噬（xenophagy）。异源自噬相关基因的缺失可导致巨噬细胞和小鼠体内分枝杆菌的存活显著增加，这进一步支持了自噬在宿主抗结核免疫中的保护作用。结核分枝杆菌感染期间，宿主启动异源自噬的关键步骤是E3泛素连接酶介导的泛素分子附着在细菌上，随后招募多种选择性自噬受体如p62、NBR1、NDP52和OPTN，这些自噬受体进一步招募自噬体膜相关蛋白LC3，从而形成捕获细菌的自噬体[10]。两种E3泛素连接酶Parkin和Smurf1被发现可控制泛素分子靶向结核分枝杆菌，从而启动异源自噬。Parkin缺失小鼠不能在急性感染期间限制结核分枝杆菌的复制，而Smurf缺失小鼠在慢性期控制结核分枝杆菌感染的能力减弱，表明它们在宿主抗结核分枝杆菌免疫中起着不同的作用。结核分枝杆菌作为一种成功的细胞内病原体，其在感染过程中也会利用多种策略来躲避自噬相关的免疫清除，其有效的机制包括通过将效应蛋白导入宿主细胞直接或间接靶向自噬机制。例如，已经发现结核分枝杆菌分泌的酸性磷酸酶（SapM）可以靶向宿主Rab7，从而阻止自噬体和溶酶体融合。结核分枝杆菌另一种增强细胞内生存的效应分子（enhanced intracellular survival，EIS）是一种N-乙酰转移酶，可以增加组蛋白H3的乙酰化水平，从而上调IL-10，通过激活Akt/mTOR/p70S6K通路抑制自噬。干扰宿主microRNA（miRNA）是结核分枝杆菌干扰宿主自噬通路的另一种有效策略。miRNA往往同时靶向多个相关基因，从而在某一分子通路上产生强大的累积效应。分枝杆菌可以调控多种宿主miRNA的表达，如miR-33、miR-125a、miR-17、miR-155和miR-27a，即通过直接抑制多种关键的自噬效应因子，从而抑制宿主异源自噬。此外，也有研究报道牛分枝杆菌可通过激活宿主线粒体自噬来抑制异源自噬，从而有利于牛分枝杆菌的胞内存活。综上所述，这些发现支持了一种普遍的观点，即异源自噬是宿主对细胞内细菌的一种内在防御机制，在某些情况下，分枝杆菌试图通过抑制异源自噬来实现自身存活。

（2）凋亡

细胞凋亡是宿主对抗病原体感染的重要防御机制之一，涉及多种蛋白和复杂的信号通路，是一个高度调控的细胞死亡过程。细胞凋亡的激活机制主要分为两种：一种是外源性途径，由细胞外配体激活并由细胞表面死亡受体（如TNF受体和Fas受体）启动，从而形成死亡诱导信号复合物。另一种是内源性途径（也称为线粒体途径），其激活依赖于从线粒体释放的蛋白质。此外，T细胞介导的穿孔素/颗粒酶途径可通过颗粒酶B或颗粒酶A诱导细胞凋亡。细胞凋亡除在感染早期限制分枝杆菌生长外，在诱导获得性细胞免疫反应中也发挥着重要作用。抑制细胞凋亡和诱导坏死可能是分枝杆菌逃避或延迟抗原提呈的主要策略之一。

已有较多研究表明牛分枝杆菌强毒株和弱毒株都能够诱导巨噬细胞凋亡。此外，在线粒体凋亡诱导因子的参与下，牛巨噬细胞可在Caspase不激活的情况下发生凋亡。这些结果表明，牛分枝杆菌感染驱动线粒体凋亡诱导因子释放到细胞质中，并易位到细胞核，在细胞核中，线粒体凋亡诱导因子通过Caspase独立途径参与染色质凝结和DNA破碎[11]。最近的研究表明，牛分枝杆菌感染会引起内质网 Ca^{2+} 的丢失和细胞内氧化还原状态的增加，导致内质网中未折叠或错误折叠的蛋白质的积累，从而导致内质网应激。牛分枝杆菌可通过内质网应激诱导小鼠巨噬细胞凋亡。在牛分枝杆菌感染过程中，STING-TBK1-IRF3通路介导内质网应激与细胞凋亡之间的交叉作用，可以有效控制细胞内细菌。综上所述，这些结果表明巨噬细胞凋亡在牛结核病发病机制中的重要性，以及凋亡在牛固有免疫反应中的作用。

（三）牛结核病的适应性免疫

宿主对分枝杆菌感染的免疫反应是固有免疫反应和适应性免疫反应协同作用，细胞免疫和体液免疫都参与其中。确定适应性免疫的机制是开发有效结核病疫苗的基础。更重要的是，确定比较容易测量的保护性免疫的相关因素将有助于开发和筛选候选疫苗并评估其成功与否。此外，由于通过结核菌素皮肤试验或评估抗原特异性IFN-γ释放来测量适应性免疫反应是目前使用的诊断方法的基础，因此需要增加对与感染有关的或由疫苗接种诱导的免疫反应的了解，以提高监测能力。

1.细胞介导的免疫反应

人与牛抵抗分枝杆菌免疫的主要机制非常相似。在两个物种中观察到类似的反应，意味着牛的感染模型可能提供与人类医学相关的见解，反之亦然。

（1）CD4+ T细胞

在牛中，牛分枝杆菌感染后2至3周内始终可以检测到IFN-γ，因此牛分枝杆菌感染的一个关键特征是感染早期持续产生IFN-γ。与人类的结核分枝杆菌感染一样，CD4+T、CD8+T和γδT细胞（以及NK细胞）介导对牛分枝杆菌感染的IFN-γ反应。其中，CD4+Th1细胞是IFN-γ的主要细胞来源。Green等人[12]证实CD4+ T细胞来源的IFN-γ对结核分枝杆菌感染的宿主的生存至关重要。

CD4⁺ T细胞表达IFN-γ也被证明是当前疫苗接种策略成功的关键。事实上，最有效的结核病疫苗诱导特异性的IFN-γ反应，而无法诱导IFN-γ的疫苗在小鼠模型和牛模型的实验感染中通常不能诱导对结核病的保护性免疫。然而，IFN-γ并不是CD4⁺ T细胞依赖性免疫应答的唯一机制，因为并非所有诱导IFN-γ的疫苗都对结核病具有保护作用，而且疫苗诱导的IFN-γ水平与其诱导的保护水平并不一定相关。

IFN-γ也可能导致病理损伤。IFN-γ的表达也被证明与人类的疾病表现如发烧和体重减轻呈正相关。犊牛感染牛分枝杆菌后，抗原特异性CD4⁺IFN-γ⁺细胞的增加与病理评分和细菌负担的增加相关。除IFN-γ的分泌外，CD4⁺ T细胞分泌的其他细胞因子和功能可能有助于它们在免疫控制中的效应机制。多功能T细胞和其他Th细胞产生的细胞因子（除了IFN-γ）可能发挥重要作用。

（2）多功能T细胞

多功能T细胞是指受抗原刺激后同时产生两种或两种以上细胞因子的T细胞。这些细胞的增加与控制慢性感染有关。许多关于人类结核分枝杆菌感染的研究表明，多功能T细胞具有保护作用，但这些细胞也可能与疾病进展有关。在活动性结核病患者中，T细胞表达TNF-α和IFN-γ或单独表达TNF-α，而在潜伏结核病患者中，假设感染得到控制，或在成功治疗的患者中，可以观察到更多的表达IFN-γ、TNF-α和IL-2的多功能T细胞。然而，表达IFN-γ、IL-2和TNF-α的牛多功能CD4⁺ T细胞被证明具有效应表型（CD44ʰⁱ CD62Lˡᵒ CD45RO⁺），且与病理损伤相关，而不是与保护相关。与观察到的更多不同的细胞因子特征反映了疾病的进展而不是与免疫控制相一致，Rhodes等人[13]证明，同时产生抗原特异性IFN-γ和IL-2的牛比只表达IFN-γ的牛更有可能出现明显的病理现象。

（3）CD4⁺ T细胞反应的调节

组织特异性CD4⁺细胞的反应可能受到其他细胞群或免疫调节细胞因子如IL-10和TGF-β的限制。这些通路对限制免疫病理很重要，但它们也可能有助于分枝杆菌在牛淋巴结中持续存在。调节性T细胞（Treg）在结核分枝杆菌感染的淋巴结中迅速增殖，并限制肺中激活效应因子的启动和激活。

（4）效应型记忆T细胞和中央型记忆T细胞

对许多疾病的免疫保护依赖于记忆细胞的诱导和维持，这些记忆细胞能够对随后的感染做出迅速和有效的反应。这种免疫记忆可能是在自然感染或接种疫苗后引起的。在牛中，通过CD45RO、CD62L和CCR7的表达，也可以识别出记忆T细胞群体。中央型记忆T细胞（CD45RO⁺CCR7⁺CD62Lʰⁱ）是对牛分枝杆菌感染长期培养IFN-γ酶联免疫斑点测定法反应的主要细胞类型。对于人类和牛，中央型记忆T细胞在推动自然或疫苗诱导的保护方面的功能相关性仍有待确定。

（5）IL-17和IL-22

许多效应分子在人类和动物中起着关键作用。值得注意的是，IL-17和IL-22在大量研究中被证明是很重要的。IFN-γ、IL-17A在免疫保护和病理/疾病进展方面的作用已有报道。IL-17的早期表达被证明是记忆T细胞快速积累所必需的，并与中性粒细胞的早期招募和肉芽肿的形成有关。小鼠对卡介苗接种的有效Th1应答需要IL-17，感染结核分枝杆菌的小鼠的继发性/记忆应答似乎也依赖于IL-17。在牛中，在感染之前观察到的疫苗诱导的IL-17水平的升高与保护性免疫有关。然而，也有研究报道IL-17表达与宏观病变的发展以及分枝杆菌负担之间存在相关性。因此，在牛模型中，IL-17被认为既是感染的生物标志物，也是疫苗诱导保护的相关因子。人类在结核分枝杆菌感染期间，$\gamma\delta$ T细胞和CD4$^+$ Th17细胞都产生IL-17。

IL-22在免疫保护中的作用也已被提及，尽管相关报道较少。在体外，表达IL-22的人的NK细胞能够抑制巨噬细胞内结核分枝杆菌的生长，并与BCG诱导的免疫反应相关。与IL-17一样，在接种BCG的牛中IL-22的表达与疫苗诱导的保护相关。在牛分枝杆菌感染的动物中，CD4$^+$ T细胞和$\gamma\delta$T细胞群中都观察到抗原特异性的IL-22和IL-17A反应。$\gamma\delta$ T细胞群中观察到低频率的IL-17$^+$IL-22$^+$双阳性细胞。

2.非典型T细胞

（1）$\gamma\delta$ T细胞

表达$\gamma\delta$受体的T淋巴细胞在包括反刍动物、猪和家禽在内的许多物种中含量丰富，特别是新生犊牛有非常多的$\gamma\delta$ T细胞（高达外周血单个核细胞的60%），但随着年龄的增长$\gamma\delta$ T细胞减少。相比之下，人类和小鼠外周血淋巴细胞中$\gamma\delta$ T细胞的频率低至5%～10%。研究证明$\gamma\delta$ T细胞在固有-适应免疫反应界面起作用，并在两种免疫反应过程中都有作用。在牛中，T细胞调节功能也归因于$\gamma\delta$ T细胞，能够抑制CD4$^+$和CD8$^+$ T细胞反应。在牛中发现了表达$\gamma\delta$ TCR的细胞亚群：一小部分表达CD8和CD2，而大部分表达WC1分子，WC1分子是一种跨膜糖蛋白，属于清道夫受体中富含半胱氨酸家族（scavenger receptor cysteine rich, SRCR）的成员，该家族还包括CD163、CD5、CD6和DMBT1。WC1分子在牛体内由13个基因编码，作为共同受体和模式识别受体。一般来说，WC1分子可分为WC1.1和WC1.2，它们对致病性刺激的反应有所不同：WC1.1分子对钩端螺旋体和分枝杆菌反应，并产生IFN-γ；而WC1.2分子对无形体感染有反应，并产生IL-10和TGF-β。

在牛分枝杆菌感染的背景下，$\gamma\delta$ T细胞的WC1$^+$亚群已被证明有反应，尽管最近的研究表明WC1$^-$ $\gamma\delta$ T细胞也有反应。牛分枝杆菌感染后$\gamma\delta$ T细胞的分布发生动态变化，循环中的WC1$^+$T细胞最初减少，随后它们的数量随着CD25表达的增加而增加。这些数据表明，$\gamma\delta$ T细胞对牛分枝杆菌感染有积极反应，并能迅速趋化到感染的部位。

$\gamma\delta$ T细胞缺乏的小鼠能够暂时控制卡介苗和低剂量结核分枝杆菌感染，但与对照组小鼠相比，表现出更严重的炎症反应，提示$\gamma\delta$ T细胞在肉芽肿的形成和维持中发挥调节作用。与此一致，SCID小鼠的WC1$^+$ $\gamma\delta$ T细胞的耗竭显著改变了牛分枝杆菌感染形成的肉芽肿的结构。$\gamma\delta$ T细胞在分枝杆菌免疫反应中具有其他功能，包括产生IL-17、细胞毒性和免疫抑制活性。这些功能在小鼠和牛的系统中都已得到证实。然而，需要进一步的研究来完全确定这些功能与牛分枝杆菌感染的关联。

（2）黏膜相关不变T细胞

黏膜相关不变T细胞（mucosal associated invariant T cell, MAIT）是一种先天T细胞亚群，在固有-适应免疫反应界面发挥功能。在人类中，MAIT表达半变异的TCRα链TRAV1-2。这些细胞受到MHC Ⅰ类分子相关蛋白1（MHC class Ⅰ-related protein

1，MR1）的限制，并表达高水平的CD26。MAIT细胞通过分泌IFN-γ和TNF-α对感染产生应答，并表现出细胞毒性。MR1缺陷小鼠的研究为MAIT细胞在抗分枝杆菌免疫中的早期作用提供了证据。同时也证实了MAIT细胞促进了小鼠巨噬细胞对结核分枝杆菌的杀伤。然而，目前还没有关于MAIT细胞在牛分枝杆菌感染中的作用研究。

（3）CD1限制性T细胞

脂质由CD1家族的成员提呈给T细胞。在人类，CD1基因被分为第1组（CD1a，b和c）和第2组（CD1d）。在牛中，有1个CD1a、5个CD1b和2个CD1d，没有CD1c的同源物。研究表明，在体外再次刺激后，存在牛分枝杆菌特异性的脂质反应性T细胞。研究发现在一定比例的牛分枝杆菌感染的牛体内存在磷脂酰肌醇甘露糖苷特异性T细胞，主要为NKp46$^+$CD3$^+$表型。这种非典型T细胞群被描述为具有固有免疫和适应性免疫反应的特征，并被证明存在于牛的其他传染病中。需要进一步研究脂质特异性T细胞在牛分枝杆菌和卡介苗免疫应答中的作用，以确定这些细胞的存在或活性是否与自然或疫苗诱导的保护性免疫相关，以及它们是否可能成为增强免疫的新疫苗策略的靶点。

3.CD8$^+$T细胞

虽然人们普遍认为CD4$^+$T细胞对结核病免疫至关重要，但CD8$^+$T细胞被招募到感染部位，并可能通过细胞毒性和细胞因子分泌发挥作用。活化的CD8$^+$T细胞也被证明存在于牛结核病的早期肉芽肿中，表明这些细胞在分枝杆菌的最初控制中发挥作用。缺乏CD8$^+$T细胞的犊牛的抗原特异性IFN-γ表达显著降低，这表明这些细胞在细胞因子对感染的反应中起着关键作用。

4.体液免疫

由于牛分枝杆菌是胞内菌，因此，对牛分枝杆菌的适应性免疫反应的研究主要集中在T细胞上。B细胞的作用很大程度上被认为是辅助性的，最近的证据表明B细胞可能比最初认为的更重要。给婴儿接种卡介苗可诱导产生中等水平的抗体。较高水平的Ag85A特异性抗体与患结核病的风险降低有关。在牛中，早期肉芽肿（Ⅰ期和Ⅱ期）内有散在的B细胞，而晚期的肉芽肿（Ⅲ期和Ⅳ期）显示CD79a$^+$细胞群位于纤维包膜外周和外部。在接种了BCG的牛分枝杆菌感染牛中，虽然很少观察到Ⅲ期和Ⅳ期肉芽肿，但B细胞的数量明显高于未接种BCG的牛分枝杆菌感染牛。阐明B细胞的作用，并确定它们是否可以或应该成为疫苗驱动干预策略的目标，这些还需要在牛中进行进一步的研究。

（宋银娟）

第二节　牛结核病免疫诊断

目前，国内外对于牛结核病的检测方法主要包括免疫学诊断、病原学检测及分子生物学方法。病原学检测和分子生物学方法由于对实验条件要求较高而在临床诊断应用中受限。当前，能够确定动物感染牛分枝杆菌的主要方法是尸检，即对动物尸体进行一系列的细菌学、免疫学、组织病理学及分子检测。而要判断活体动物是否感染牛分枝杆菌，目前主要依赖免疫学诊断方法。

免疫学方法由于敏感性较高、特异性较强、操作简便而在牛结核临床诊断中广泛应用。常用的方法有结核菌素皮试、IFN-γ释放试验、ELISA和免疫胶体金试纸条法。其中，结核菌素皮试是世界动物卫生组织（WOAH）推荐的标准检疫方法，应用最为广泛。

一、常用免疫学诊断方法

1.结核菌素皮试

结核菌素皮试（tuberculin skin test，TST）是100多年前建立的皮试方法，以牛结核菌素或牛分枝杆菌纯蛋白衍生物（purified protein derivative，PPD）作为刺激抗原，皮内注射后，肉眼观察局部是否出现迟发型超敏反应（delayed type hypersensitivity，DTH）而进行诊断，不需要特殊实验条件，简单易行，成本低，适合在无实验室条件的牧区开展。但需测量皮厚，对牛和生产干扰大，且易受环境分枝杆菌的影响而使其特异性较低，此外，结果判断主观性强并且缺乏统一的判定标准。

在南半球和北美，多应用牛分枝杆菌PPD进行尾皱皮试法（caudal fold test，CFT）。注射部位为尾根褶皱的腹部，72小时后若注射部位出现大于或等于4 mm的肿胀或硬结，该动物即被判定为阳性[14]。由于动物可能暴露于环境分枝杆菌，与PPD产生交叉反应，因此存在一定比例的阳性动物，该比例与当地环境分枝杆菌的类型和数量有关，美国报道牛群存在小于1%～10%的阳性率。

而在欧洲，应用牛分枝杆菌PPD进行颈部单皮试法（single cervical tuberculin test，SCT），72小时后测量皮厚差（注射之前和之后的皮厚的差值）。皮厚差≥4mm判定为阳性，2～4 mm为可疑。可疑动物在42天后复检，复检结果只要不为阴性，则该动物判定为阳性。

在英国和爱尔兰，为减少环境分枝杆菌的干扰而提高特异性，用牛分枝杆菌PPD（PPD-B）联合鸟分枝杆菌（*Mycobacterium. avium*）PPD（PPD-A）进行比较皮试法（comparative cervical tuberculin，CCT），即在颈中部相距12～15cm的2个点分别注射PPD-B和PPD-A，72小时后比较两个部位之间的差异，两点皮厚差≥4 mm判为阳性，1～4mm为可疑[15]。

综合分析来自不同研究的结果，CFT的灵敏性为68%～96.8%，特异性为96%～98.8%；SCT的灵敏性为80%～91%，特异性为75.5%～96.8%；CCT的灵敏性为55.1%～93.5%，特异性为88.8%～100%[14]。

2.IFN-γ释放试验

IFN-γ释放试验（interferon-gamma release assay，IGRA）是近年建立的用来检测细胞免疫反应的体外试验，可作为牛结核的辅助诊断方法。基本原理是用PPD或牛分枝杆菌抗原ESAT-6和CFP-10刺激血细胞后，检测IFN-γ的分泌水平，从而判断T细胞的反应水平。以PPD作为刺激抗原，灵敏性可达80.9%～100%，特异性为87.7%～99.2%。但该法要求采血后8～24小时内进行试验，且对实验条件及技术要求较高，价格较为昂贵，因此限制了其临床应用。

3. ELISA

ELISA检测体液免疫，通常用PPD包被酶标板，通过间接法检测血清抗体，相对来说简单易行，成本低廉，适合于批量筛查、监测及大样本流行病学调查，但由于牛结核感染过程中体液免疫出现相对较晚，多出现于疾病中晚期，灵敏性较低，因此主要作为TST诊断牛结核的辅助诊断方法。

4. 免疫胶体金试纸条法

免疫胶体金试纸条法用于检测血清抗体。用胶体金标记牛分枝杆菌特异性抗原，血清抗体与金标记抗原反应，观察试纸条上出现的检测线判断结果。该法特异性高，检测快速，操作简便，不需特殊设备和专业知识，但灵敏性偏低。目前使用的检测抗原主要是MPB70和MPB83，需寻找新的抗原以提高灵敏性。

二、免疫学诊断抗原的选择

免疫学诊断方法基于机体对病原菌的免疫应答而设计，合理选择诊断抗原可提高检测灵敏性和特异性。当前所用抗原主要是PPD，成分复杂，影响其检测的灵敏性和特异性。尤其重要的是，目前所使用的结核疫苗BCG是牛分枝杆菌的减毒株，PPD与之有大量的共同成分，PPD作为诊断抗原无法将BCG疫苗反应与分枝杆菌感染进行区别，PPD皮试作为目前WOAH推荐的标准检疫手段严重阻碍了BCG在牛群的应用[16]。因此，筛选新的优势诊断抗原成为牛结核病诊断的重要研究方向，尤其希望诊断抗原能够将牛结核病与BCG免疫有效区别，即区别感染和免疫动物（differentiating infected from vaccinated animal，DIVA）。

BCG缺失的基因位于RD区，其编码抗原具有诊断DIVA的潜能。ESAT-6和CFP-10基因位于牛分枝杆菌和结核分枝杆菌的RD1区，所有BCG菌株均缺失[15]。在人体试验中，ESAT-6和CFP-10用作诊断试剂，能够区分结核分枝杆菌感染与BCG免疫。类似于诊断人类结核病，ESAT-6用作诊断试剂，也能区分牛分枝杆菌感染和BCG免疫。研究发现，与单独用来源于ESAT-6的肽或来源于CFP-10的肽相比，来源于ESAT-6的肽与来源于CFP-10的肽混合，能够提高感染牛的检出率，提示将两种抗原混合可提高诊断灵敏性[17]。ESAT-6和CFP-10的肽混合物能够区别感染和BCG接种，具有很高的诊断特异性，但灵敏性低于PPD，因此有必要增加新的抗原以提高灵敏性。应用IGRA对RD1区其他基因编码的产物及RD2和RD14区编码的产物进行评价，发现尽管部分肽能够被感染牛识别，而不被BCG免疫牛识别，但这些肽混合物的灵敏性并不比ESAT-6/CFP-10肽混合物高[15]。

分枝杆菌表达量较高的抗原可能更易诱导免疫反应，因而具有潜在免疫学诊断价值。Sidders等通过DNA微阵列定量分析多种培养条件下的牛分枝杆菌和结核分枝杆菌的基因水平，选取两者高度同源（>98%）且高表达，并同时在鸟分枝杆菌低表达的基因，通过实验筛选其免疫原性，发现Rv3615c能够被感染动物识别，而不能被BCG免疫动物识别[18]。之后，发现对Rv3615c反应的牛未能被ESAT-6/CFP-10检出，说明Rv3615c能够与ESAT-6/CFP-10互补从而提高牛结核诊断的灵敏性。尽管Rv3615c位于非RD区，但其分泌依赖于RD1的esx1分泌系统，因此不能被BCG分泌，在BCG免疫的动物亦无免疫原性。

在结核病研究过程中，发现结核分枝杆菌分泌的抗原能够在宿主体内诱导较强的细胞免疫，因而具有潜在的诊断价值。基于此，为了寻找诊断抗原，Jones等应用牛分枝杆菌感染的牛和BCG疫苗免疫牛，检测来自119个牛分枝杆菌分泌蛋白的382个重叠肽库的免疫原性，结果证实ESAT-6蛋白家族成员具有强免疫原性，并发现Rv2346c和Rv3020c具有DIVA潜能，但二者在牛群试验中没有与ESAT-6/CFP-10和Rv3615c形成互补而提高诊断灵敏性[19]。

在血清学检测方面，除PPD、ESAT-6和CFP-10用于抗体检测外，两个优势抗原MPB70和MPB83近年来受到人们关注。以MPB70和MPB83抗原为基础，建立牛血清间接ELISA法，检测灵敏性分别为66.7%和24.7%[20]。也有学者应用MAPIA法（multiantigen print immunoassay）从101种蛋白中筛选出12种血清反应性强的抗原[21]，提示其可作为诊断用候选抗原。

总之，抗原的选择是提高免疫学诊断水平的关键因素，筛选高敏感性的诊断抗原成为当前结核免疫诊断主要的突破方向。但仅用单个抗原进行免疫学诊断，灵敏性远不能满足需求，多种优势抗原组合是当前免疫诊断的新思路。在细胞免疫检测方面，以ESAT-6、CFP-10和Rv3615c混合物作为抗原，通过皮试或IGRA评估其对牛结核的诊断价值，结果显示其具有较好的灵敏性和特异性[16, 22, 23]。在抗体检测中，MPB70/MPB83[24]、ESAT-6/MPB70/MPB83[25]和MPB70/MPB83/ESAT-6/CFP-10[26]具有较高的灵敏性和特异性。

三、免疫学诊断的宿主生物学标志

与结核分枝杆菌引起的人类结核病免疫类似，牛感染牛分枝杆菌后，通过固有免疫和适应性免疫清除细菌。在感染的早期阶段，Th1型免疫应答占优势，是抗分枝杆菌的最重要免疫力，尤其是IFN-γ发挥关键作用。随着疾病进展，免疫应答由Th1优势转变为Th2优势，即由细胞免疫为主转为以体液免疫为主，抗体水平升高。宿主感染牛分枝杆菌后，巨噬细胞、Th1和Th2细胞分泌多种细胞因子，B细胞分泌抗体，参与对牛分枝杆菌的应答，上述细胞因子和抗体可作为牛结核诊断的重要宿主生物学标志。在不同的应答阶段，牛分枝杆菌诱导宿主产生的生物学标志分子不同，为了提高诊断的灵敏性，可联合检测多种生物学标志分子。

目前广泛应用的诊断生物学标志是反映细胞免疫功能的IFN-γ及反映体液免疫的特异性抗体。此外，近年来发现多种细胞因子可作为生物学标志，具有潜在的诊断牛结核的价值，包括IP-10、IL-1β、IL-4、IL-8以及IL-17A、CXCL9、IL-10和IL-22等[27]。

1. 抗原特异性IFN-γ检测

IFN-γ是激活巨噬细胞的重要分子，在巨噬细胞针对牛分枝杆菌的应答中，IFN-γ能够促进巨噬细胞分泌细胞因子，从而发挥重要的保护作用。IFN-γ能够反映细胞免疫应答水平，抗原刺激产生的IFN-γ水平与牛结核病理损伤程度具有一致性，表明

IFN-γ可作为牛结核诊断的标志分子。IGRA在牛结核诊断中的价值已得到了证实，欧洲及部分欧盟以外的国家将其作为TST诊断牛结核的辅助诊断方法。但在感染的极早期（细胞免疫尚未建立）或晚期（细胞免疫水平逐渐降低），IGRA则对感染动物无法检出牛结核。

2. 抗体检测

牛分枝杆菌的蛋白及脂质成分均可刺激宿主产生抗体，通过ELISA间接法检测抗体具有快速、简便和成本较低的特点，这使抗体成为诊断牛结核的常用生物学标志。另外，近年建立了免疫胶体金试纸条法，这是检测抗体的快速诊断方法。但抗体通常在感染后期免疫应答转为Th2应答时才升高，感染早期不易测到，影响了其检测灵敏性，因此常作为TST诊断牛结核的辅助手段。

3. 其他标志物

（1）IP-10：是γ-干扰素诱导蛋白10（interferon-γ-induced protein-10，IP-10），由淋巴细胞和单核细胞产生，结核分枝杆菌感染的人或牛体内的IP-10水平可高出IFN-γ 100倍。IP-10在DTH中发挥作用，检测抗原诱导的IP-10有希望在早期发现牛分枝杆菌感染的动物，而此时其他测试包括IGRA可能为阴性。

尽管IP-10可能是一个比IFN-γ更敏感的指标，但在牛结核病诊断方面的研究却较少。有报道，全血细胞经特异性抗原刺激后，ELISA检测IP-10用于诊断牛分枝杆菌感染的水牛，显示了较高的灵敏性。特异性抗原刺激牛外周血单个核细胞，最早可在牛分枝杆菌感染后29天测到IP-10 mRNA，这与IFN-γ mRNA水平高度相关，因此同时检测IP-10和IFN-γ可提高牛分枝杆菌感染的牛结核的检出率。

（2）IL-1β：主要由固有免疫细胞（如单核细胞和巨噬细胞）产生，是一种重要的促炎细胞因子，与IFN-γ共同调节分枝杆菌诱导的免疫应答。牛分枝杆菌感染的牛全血，经特异性抗原刺激后，在感染后5、8、12周可检测到IL-1β水平明显高于未感染牛。用ESAT-6和CFP-10作为刺激抗原，同时检测IFN-γ和IL-1β，灵敏度较单独检测IFN-γ提高5%，而特异性并未降低。

（3）IL-4：是Th2应答的特征性标记分子，在免疫应答中发挥重要的抗炎作用而减少组织损伤。PPD或ESAT-6和CFP-10刺激牛分枝杆菌自然感染牛PBMC后，细胞培养上清中IL-4水平的高峰出现在感染后6~8周，较IFN-γ延迟。在实验性感染牛体内，可早至感染后4周出现IL-4高峰，之后IL-4水平下降。另外发现，低剂量牛分枝杆菌感染将诱导较低水平IFN-γ应答，而特异性IL-4应答较高。总之，在牛分枝杆菌感染中IL-4发挥抗炎作用，相对于IFN-γ，IL-4反应相对滞后，且在表达高峰之后迅速降低，而此时IFN-γ反应仍然可测到，并且开始出现病情加重。这表明IL-4可能减少IFN-γ诱导的病理损伤，但并不损害保护性免疫应答。

（4）IL-8：尽管IL-8能提高巨噬细胞和中性粒细胞对分枝杆菌的杀伤能力[28]，但IL-8在结核病中的确切作用尚不完全清楚。牛分枝杆菌感染牛的淋巴结组织IL-8 mRNA水平明显升高，且IL-8表达水平与病变程度及细菌载量呈正相关。但也有研究发现，与健康牛比较，自然感染牛的IL-8表达降低或没有变化。Gao等用PPD刺激牛分枝杆菌自然感染牛的PBMC，从培养上清中筛选诊断标志物，发现IL-8在感染牛体内明显升高，与IFN-γ呈正相关，且浓度高于IFN-γ、IL-17A和IP-10，并比IP-10和IL-17A有更强的区别感染动物与未感染动物的效能[29]，提示IL-8可作为诊断牛结核的标志分子。但总体上，研究者对IL-8在结核诊断中作用的认识仍然不足，需进一步研究。

（雒艳萍）

第三节　牛结核疫苗研究进展

牛结核病是一种主要由牛分枝杆菌引起的慢性疾病，是一种人兽共患病，在世界范围内分布，是全球畜牧业面临的重大挑战，也是对我国养牛业的重大威胁。控制牛结核的有效措施之一是接种疫苗。

一、卡介苗

卡介苗（Bacille Calmette Gu'erin，BCG）是一种牛分枝杆菌减毒活菌株，通过马铃薯-甘油培养物多次传代获得。1991年，Calmette和Gu'erin首次报道BCG免疫使牛免受牛分枝杆菌感染。BCG是目前唯一注册用于预防人类结核病的疫苗，也是实验中最常用的牛结核疫苗。接种BCG是预防和控制疾病的有效策略。

1. BCG的保护效果

多种结核病疫苗在人类和动物中进行了探索，与亚单位疫苗、DNA疫苗等相比，BCG似乎依然是动物最成功的候选疫苗。已有数项研究表明BCG具有保护效果。在智利现场试验中，奶牛场的11月龄小母牛中接种BCG俄罗斯菌株后总体保护水平为66.5%[30]。墨西哥现场试验中1~2周龄小牛单剂量接种BCG 1×10^{6}CFU（colony forming units，CFU），12个月后接种BCG的小牛结核病诊断测试阳性率明显低于未接种组，BCG的有效率为59.4%，未接种疫苗的小牛被感染的风险高出对照组2.4倍。BCG接种能够防止动物在1岁时通过鼻腔分泌物排泄牛分枝杆菌[31]。埃塞俄比亚现场试验中，新生牛接种BCG，10至23个月后接种牛的大体病理评分、牛分枝杆菌培养阳性率明显低于对照，BCG的保护效率在56%至68%之间[32]。最近在新西兰进行的一项大规模的长达4年的研究中，低剂量接种BCG 3×10^{5}CFU可以保护牛免受感染或发生大体病变，520头接种BCG的牛发病率为0.38%，297头未接种BCG的牛发病率为2.69%，疫苗的效力为85.7%[33]。在新西兰的另一项现场试验中，牛口服BCG（丹麦菌株1311），在3~5岁时被宰杀后检查结核性病变并进行分枝杆菌培养，接种组牛结核的患病率为4.8%，未接种组为11.9%，口服BCG预防感染的保护效力为67.4%，在接种疫苗后不久屠宰的牛中保护效力更高[34]。

尽管20世纪初在多个国家进行了BCG对牛的功效的研究，但现场试验有效性不一[35]。最近埃塞俄比亚集约化农场进行现场试验表明，BCG皮下接种2周龄犊牛后，卡介苗的保护功效较低（24.8%），但接种疫苗的犊牛病变频率和严重程度降低，表明BCG接种具有遏制牛分枝杆菌传播的作用[36]。为犊牛皮下接种2×10^5~8×10^{5}CFU

BCG俄罗斯菌株后，在接种疫苗后6、12和18个月观察感染状态，研究发现卡介苗的保护水平较低（22.4%），但接种BCG提供了不同程度的保护和不同的免疫持续时间[37]。

2. BCG效力的影响因素

卡介苗在加拿大、澳大利亚、英国、美国和非洲等国的各种田间疫苗接种试验中的疗效不足以控制牛结核[38]。产生保护性差异的因素包括BCG菌株类型、BCG的使用剂量、接种时间、预先暴露于环境分枝杆菌、暴露环境中牛分枝杆菌的水平等。其主要影响因素如下：①菌株、接种剂量、接种途径影响BCG效力[39]。使用Pasteur或Danish BCG菌株，以相对较低的剂量（$1×10^4$ 至 $1×10^6$ CFU）皮下免疫或高剂量（$1×10^8$ CFU）口服途径免疫可产生保护[40, 41]。②接种时间影响BCG保护效果，越早接种效果越好。小于1个月的牛BCG接种比6个月的牛接种产生更好的保护[42]。③环境分枝杆菌如鸟分枝杆菌暴露降低BCG保护效果[43]。④BCG诱导的保护时间有限。牛在1个月龄接种BCG后在12个月内观察到保护作用，但在24个月后未观察到保护效果[44]。⑤再次接种的时间影响保护效果。新生小牛接种BCG 2年后免疫力减弱时再次接种BCG，疫苗的保护效果增强[45]。然而，另一项研究表明新生小牛接种BCG并在6周后再次接种，保护作用降低[46]。

3. BCG的缺点

BCG疫苗接种后会导致几个月的TST阳性反应。接种BCG 9个月后疫苗TST阳性率似乎下降到10%[47]。目前已建立区分感染动物和接种疫苗动物的测试（DIVA测试）来解决该问题[39]。其次，活疫苗通过食物链可能引起免疫功能低下者罹患BCG结核病[48]。

4. 增强BCG效力的策略

BCG对牛的保护性不一，考虑到目前没有一种疫苗能提供与BCG相同或更好的性能，但当与BCG联合使用时，几种疫苗可提供增强的保护[49, 50]。目前可以通过不同的策略改善BCG的保护效果。

（1）异源加强免疫策略：BCG免疫之后，采用结核分枝杆菌亚单位疫苗、DNA疫苗、腺病毒载体疫苗等加强免疫以提高保护效果[51-53]。如BCG免疫后，采用重组Ag85A的复制缺陷人5型腺病毒疫苗加强后，与单独采用BCG疫苗接种相比，加强组可见结核病变、组织病理学明显减少[54, 55]。与单独接种BCG相比，BCG疫苗联合ESAT6-CFP10 DNA疫苗对牛的结核病有更好的保护作用[51]。BCG与H65混合初免后用H65加强，其保护牛结核分枝杆菌感染的效果明显高于BCG或H65单独免疫组[56]。小鼠用BCG初免后用包封argF抗原的PLGA纳米颗粒（argF-NPs）加强，argF-NPs疫苗接种减少了小鼠肺组织病变并减少了感染小鼠的牛分枝杆菌数[57]。

（2）替代BCG的方法：开发新的减毒牛分枝杆菌菌株或转基因BCG菌株。如采用RD1缺失的减毒疫苗，但该疫苗的保护效果与BCG相当，保护效果并未提高[58]。

二、其他牛结核疫苗

1. 其他减毒活疫苗

减毒活疫苗是通过化学诱变、压力条件连续培养等使病原体的毒力降低，保留了有限复制的能力，由于其能表达更广泛的相关病原体抗原，诱导细胞和/或体液免疫应答，很少需要佐剂[59]。经过化学诱变的两种减毒牛分枝杆菌菌株对豚鼠和牛无毒性[60]，用这两种减毒株免疫牛后产生了保护，而接种BCG后无保护作用[61]。牛分枝杆菌删除mce2A和mce2B基因（*M. bovis* Δmce2）后毒性明显降低。用*M. bovis* Δmce2减毒疫苗接种3个半月龄的小牛并在接种后第9周用牛分枝杆菌毒株攻击，接种*M. bovis* Δmce2疫苗组肺和肺淋巴结病变组织病理损伤明显低于其他组，是控制牛结核有希望的候选疫苗[62]。将牛分枝杆菌毒株HB0801在PPLO琼脂上41℃体外传代150和180代而获得两种牛分枝杆菌减毒株P150和P180。应用$1×10^9$ CFU的P150和P180鼻内感染牛，46天后用$1×10^{10}$ CFU的毒性牛分枝杆菌连续3天气管内注射攻击。结果发现P150和P180免疫过的牛身上中性粒细胞比率和血清IgG和IFN-β水平显著增加，对毒性牛分枝杆菌攻击的保护率分别为87.7%和70.8%，提示P150可保护机体免受毒性牛分枝杆菌的攻击[63]。

2. 灭活疫苗

灭活疫苗通常是通过热、辐照或化学处理产生。优点是稳定且保留了高比例的病原体抗原。通常需要佐剂或加强免疫才能获得充分的保护[59]。将BCG（丹麦株1331）、福尔马林灭活BCG、热灭活牛分枝杆菌疫苗免疫后，热灭活牛分枝杆菌疫苗可在牛中引起强烈和持续的细胞免疫和体液免疫反应，表明该疫苗具有出色的免疫原性，并且对BCG攻击后的牛产生保护[64]。

3. DNA疫苗

DNA疫苗是应用真核启动子控制的目的基因质粒，注射肌肉细胞和皮肤上皮后表达疫苗抗原。重组质粒DNA的生产成本相对较低，性质稳定，通常无需冷链。DNA疫苗接种诱导的保护性免疫水平通常较低，需要大量注射，增加了其生产成本[59]。BCG初免后，用HSP65、HSP70和Apa三种DNA疫苗组合加强免疫，与未接种动物或BCG单独接种动物相比，肺部严重病变的动物较少，每只动物有病变的淋巴结较少，有病变的动物比例较小，咽后和胸淋巴结分离牛分枝杆菌较少[65]。ESAT-6 DNA疫苗与CD80和CD86共同免疫，可减少肺部和相关淋巴结的病理损伤，增强牛分枝杆菌气溶胶攻击后的保护[66]。

4. 亚单位疫苗

亚单位疫苗的优点是安全性好，但需要采用多种抗原组合来提高疫苗保护效率。此外，蛋白质亚单位疫苗需要与固有免疫激动剂如CpG寡脱氧核苷酸、Toll样受体激动剂或佐剂混合提高其免疫原性[67-69]。牛分枝杆菌的脂肽对牛有很强的免疫原性，是潜在的新型亚单位候选疫苗。BCG培养产物用氯仿-甲醇提取后获得含有脂质和脂肽的疏水性抗原提取物（CMEbcg）。CMEbcg可刺激BCG接种牛来源的外周血单个核细胞产生抗原特异性记忆T细胞反应，并释放Th1和Th17细胞因子，这些细胞因子与牛结核病的保护相关，该疫苗的保护性效果在进一步评估[70]。用乳酸乳球菌产生球形多羟基丁酸酯（PHB）颗粒，并在其表面展示结核分枝杆菌 Ag85A-ESAT-6。免疫小鼠后诱导Th1 和 Th17 细胞反应，在牛分枝杆菌攻击后，PHB 疫苗免疫的小鼠肺内细菌计数减少及炎症病灶较少[71]。

5. 重组载体疫苗

外源性基因可通过载体介导表达，常见载体为病毒，如腺病毒、痘病毒或疱疹病毒，有时也可使用细菌如沙门菌[72]。但预先存在的抗载体免疫可以中和这些疫苗并显著降低其免疫原性[59]。使用食品级乳酸乳球菌作为载体表达分枝杆菌蛋白 HSP65 构建重组 NZ9000 菌株。将菌株 NZ9000 接种结核菌素试验阴性的犊牛，可防止牛分枝杆菌感染[73]。

开发牛结核疫苗时不仅要考虑成本效益，而且要考虑检测时能够区分是疫苗接种还是感染所产生的结果。尽管目前开发了多种类型疫苗，但大多数疫苗效果并未超过BCG，且大多未进行现场试验，因此开发出有效牛结核疫苗依然任重道远。

（米友军）

参考文献

[1] SMITH T. A Comparative Study of Bovine Tubercle Bacilli and of Human Bacilli from Sputum[J]. J Exp Med, 1898, 3(4-5): 451-511.

[2] COLE S T, BROSCH R, PARKHILL J, et al. Deciphering the biology of Mycobacterium tuberculosis from the complete genome sequence[J]. Nature, 1998, 393(6685): 537-544.

[3] GARNIER T, EIGLMEIER K, CAMUS J C, et al. The complete genome sequence of Mycobacterium bovis[J]. Proc Natl Acad Sci U S A, 2003, 100(13): 7877-7882.

[4] MARK CHAMBERS S G, FRANCISCO OLEA-POPELKA. Bovine Tuberculosis[M]. [B.l.]: CABI, 2018.

[5] JANKUTE M, COX J A, HARRISON J, et al. Assembly of the Mycobacterial Cell Wall[J]. Annu Rev Microbiol, 2015, 69: 405-423.

[6] LEWIS K N, LIAO R, GUINN K M, et al. Deletion of RD1 from Mycobacterium tuberculosis mimics bacille Calmette-Guerin attenuation[J]. J Infect Dis, 2003, 187(1): 117-123.

[7] WANGOO A, JOHNSON L, GOUGH J, et al. Advanced granulomatous lesions in Mycobacterium bovis-infected cattle are associated with increased expression of type I procollagen, gammadelta (WC1+) T cells and CD 68+ cells[J]. J Comp Pathol, 2005, 133 (4): 223-234.

[8] WANG J, ZHOU X, PAN B, et al. Investigation of the effect of Mycobacterium bovis infection on bovine neutrophils functions[J]. Tuberculosis (Edinb), 2013, 93(6): 675-687.

[9] GUTIERREZ M G, MASTER S S, SINGH S B, et al. Autophagy is a defense mechanism inhibiting BCG and Mycobacterium tuberculosis survival in infected macrophages[J]. Cell, 2004, 119(6): 753-766.

[10] CHAI Q, WANG X, QIANG L, et al. A Mycobacterium tuberculosis surface protein recruits ubiquitin to trigger host xenophagy[J].Nat Commun,2019,10(1):1973.

[11] VEGA-MANRIQUEZ X, LOPEZ-VIDAL Y, MORAN J, et al.Apoptosis-inducing factor participation in bovine macrophage Mycobacterium bovis-induced caspase-independent cell death[J].Infect Immun,2007,75(3):1223-1228.

[12] GREEN A M, DIFAZIO R, FLYNN J L.IFN-gamma from CD4 T cells is essential for host survival and enhances CD8 T cell function during Mycobacterium tuberculosis infection [J].J Immunol,2013,190(1):270-277.

[13] RHODES S G, MCKINNA L C, STEINBACH S, et al.Use of antigen-specific interleukin-2 to differentiate between cattle vaccinated with Mycobacterium bovis BCG and cattle infected with M.bovis[J].Clin Vaccine Immunol,2014,21(1):39-45.

[14] Mandal P K, Ahsan M I, Apu H D, Akter S, Ahmed S S U, Paul S. Very low prevalence of bovine tuberculosis in cattle in Sylhet district of Bangladesh. Heliyon. 2023 Nov 20;9 (12):e22756.

[15] VORDERMEIER H M, JONES G J, BUDDLE B M, et al.Development of immune-diagnostic reagents to diagnose bovine tuberculosis in cattle [J]. Vet Immunol Immunopathol,2016,181:10-14.

[16] KUMAR T, SINGH M, JANGIR B L, et al.A Defined Antigen Skin Test for Diagnosis of Bovine Tuberculosis in Domestic Water Buffaloes (Bubalus bubalis)[J].Front Vet Sci, 2021,8:669898.

[17] VORDERMEIER H M, WHELAN A, COCKLE P J, et al. Use of synthetic peptides derived from the antigens ESAT-6 and CFP-10 for differential diagnosis of bovine tuberculosis in cattle[J].Clin Diagn Lab Immunol,2001,8(3):571-578.

[18] SIDDERS B, PIRSON C, HOGARTH P J, et al. Screening of highly expressed mycobacterial genes identifies Rv3615c as a useful differential diagnostic antigen for the Mycobacterium tuberculosis complex[J].Infect Immun,2008,76(9):3932-3939.

[19] JONES G J, GORDON S V, HEWINSON R G, et al.Screening of predicted secreted antigens from Mycobacterium bovis reveals the immunodominance of the ESAT-6 protein family[J].Infect Immun,2010,78(3):1326-1332.

[20] FONTANA S, PACCIARINI M, BOIFAVA M, et al.Development and evaluation of two multi-antigen serological assays for the diagnosis of bovine tuberculosis in cattle [J].J Microbiol Methods,2018,153:118-126.

[21] LYASHCHENKO K P, GRANDISON A, KESKINEN K, et al. Identification of Novel Antigens Recognized by Serum Antibodies in Bovine Tuberculosis [J]. Clin Vaccine Immunol,2017,24(12):e00259-17

[22] SRINIVASAN S, JONES G, VEERASAMI M, et al.A defined antigen skin test for the diagnosis of bovine tuberculosis[J].Sci Adv,2019,5(7):eaax4899.

[23] SRINIVASAN S, SUBRAMANIAN S, SHANKAR BALAKRISHNAN S, et al.A Defined

Antigen Skin Test That Enables Implementation of BCG Vaccination for Control of Bovine Tuberculosis:Proof of Concept[J].Front Vet Sci,2020,7:391.

[24]LYASHCHENKO K P,SRIDHARA A A,JOHNATHAN-LEE A,et al.Differential antigen recognition by serum antibodies from three bovid hosts of Mycobacterium bovis infection [J].Comp Immunol Microbiol Infect Dis,2020,69:101424.

[25] SOUZA I I F, RODRIGUES R A, GONçALVES JORGE K S, et al. ELISA using a recombinant chimera of ESAT-6/MPB70/MPB83 for Mycobacterium bovis diagnosis in naturally infected cattle[J].J Vet Med Sci,2019,81(1):9-14.

[26] SUN L, CHEN Y, YI P, et al. Serological detection of Mycobacterium Tuberculosis complex infection in multiple hosts by One Universal ELISA [J]. PLoS One, 2021, 16 (10):e0257920.

[27] SMITH K, KLEYNHANS L, WARREN R M, et al. Cell-Mediated Immunological Biomarkers and Their Diagnostic Application in Livestock and Wildlife Infected With Mycobacterium bovis[J].Front Immunol,2021,12:639605.

[28] KRUPA A, FOL M, DZIADEK B R, et al. Binding of CXCL8/IL-8 to Mycobacterium tuberculosis Modulates the Innate Immune Response[J].Mediators Inflamm,2015,2015: 124762.

[29]GAO X,GUO X,LI M,et al.Interleukin 8 and Pentaxin (C-Reactive Protein) as Potential New Biomarkers of Bovine Tuberculosis[J].J Clin Microbiol,2019,57(10):e00274-19.

[30] RETAMAL P, ÁBALOS P, ALEGRíA-MORáN R, et al. Vaccination of Holstein heifers with Mycobacterium bovis BCG strain induces protection against bovine tuberculosis and higher milk production yields in a natural transmission setting [J]. Transbound Emerg Dis,2022,69(3):1419-1425.

[31]LOPEZ-VALENCIA G, RENTERIA-EVANGELISTA T, DE JESúS WILLIAMS J, et al. Field evaluation of the protective efficacy of Mycobacterium bovis BCG vaccine against bovine tuberculosis[J].Res Vet Sci,2010,88(1):44-49.

[32] AMENI G, VORDERMEIER M, ASEFFA A, et al. Field evaluation of the efficacy of Mycobacterium bovis bacillus Calmette-Guerin against bovine tuberculosis in neonatal calves in Ethiopia[J].Clin Vaccine Immunol,2010,17(10):1533-1538.

[33]NUGENT G,YOCKNEY I J,CROSS M L,et al.Low-dose BCG vaccination protects free-ranging cattle against naturally-acquired bovine tuberculosis[J].Vaccine,2018,36(48): 7338-7344.

[34]NUGENT G,YOCKNEY I J,WHITFORD J,et al.Efficacy of oral BCG vaccination in protecting free-ranging cattle from natural infection by Mycobacterium bovis [J]. Vet Microbiol,2017,208:181-189.

[35] WATERS W R, PALMER M V, BUDDLE B M, et al. Bovine tuberculosis vaccine research:historical perspectives and recent advances[J].Vaccine,2012,30(16):2611-2622.

［36］BAYISSA B，SIRAK A，WORKU A，et al.Evaluation of the Efficacy of BCG in Protecting Against Contact Challenge With Bovine Tuberculosis in Holstein-Friesian and Zebu Crossbred Calves in Ethiopia［J］.Front Vet Sci，2021，8：702402.

［37］ÁBALOS P，VALDIVIESO N，DE VAL B P，et al.Vaccination of Calves with the Mycobacterium bovis BCG Strain Induces Protection against Bovine Tuberculosis in Dairy Herds under a Natural Transmission Setting［J］.Animals（Basel），2022，12（9）：1083.

［38］SRINIVASAN S，JONES G，VEERASAMI M，et al.A defined antigen skin test for the diagnosis of bovine tuberculosis［J］.Sci Adv，2019，5（7）：eaax4899.

［39］BUDDLE B M，PARLANE N A，WEDLOCK D N，et al.Overview of vaccination trials for control of tuberculosis in cattle，wildlife and humans［J］.Transbound Emerg Dis，2013，60（Suppl）：1.

［40］BUDDLE B M，DE LISLE G W，PFEFFER A，et al.Immunological responses and protection against Mycobacterium bovis in calves vaccinated with a low dose of BCG［J］.Vaccine，1995，13（12）：1123-1130.

［41］WEDLOCK D N，ALDWELL F E，VORDERMEIER H M，et al.Protection against bovine tuberculosis induced by oral vaccination of cattle with Mycobacterium bovis BCG is not enhanced by co-administration of mycobacterial protein vaccines［J］.Vet Immunol Immunopathol，2011，144（3-4）：220-227.

［42］HOPE J C，THOM M L，VILLARREAL-RAMOS B，et al.Vaccination of neonatal calves with Mycobacterium bovis BCG induces protection against intranasal challenge with virulent M.bovis［J］.Clin Exp Immunol，2005，139（1）：48-56.

［43］HOPE J C，THOM M L，VILLARREAL-RAMOS B，et al.Exposure to Mycobacterium avium induces low-level protection from Mycobacterium bovis infection but compromises diagnosis of disease in cattle［J］.Clin Exp Immunol，2005，141（3）：432-439.

［44］THOM M L，MCAULAY M，VORDERMEIER H M，et al.Duration of immunity against Mycobacterium bovis following neonatal vaccination with bacillus Calmette-Guerin Danish：significant protection against infection at 12，but not 24，months［J］.Clin Vaccine Immunol，2012，19（8）：1254-1260.

［45］PARLANE N A，SHU D，SUBHARAT S，et al.Revaccination of cattle with bacille Calmette-Guerin two years after first vaccination when immunity has waned，boosted protection against challenge with Mycobacterium bovis［J］.PLoS One，2014，9（9）：e106519.

［46］BUDDLE B M，WEDLOCK D N，PARLANE N A，et al.Revaccination of neonatal calves with Mycobacterium bovis BCG reduces the level of protection against bovine tuberculosis induced by a single vaccination［J］.Infect Immun，2003，71（11）：6411-6419.

［47］CHAMBERS M A，CARTER S P，WILSON G J，et al.Vaccination against tuberculosis in badgers and cattle: an overview of the challenges, developments and current research priorities in Great Britain[J].Vet Rec,2014,175(4):90-96.

[48] NOROUZI S, AGHAMOHAMMADI A, MAMISHI S, et al. Bacillus Calmette-Guérin (BCG) complications associated with primary immunodeficiency diseases [J]. J Infect, 2012,64(6):543-554.

[49] BUDDLE B M, WEDLOCK D N, DENIS M, et al. Update on vaccination of cattle and wildlife populations against tuberculosis[J].Vet Microbiol,2011,151(1-2):14-22.

[50] DEAN G, WHELAN A, CLIFFORD D, et al. Comparison of the immunogenicity and protection against bovine tuberculosis following immunization by BCG-priming and boosting with adenovirus or protein based vaccines[J].Vaccine, 2014, 32(11): 1304-1310.

[51] MAUE A C, WATERS W R, PALMER M V, et al. An ESAT-6: CFP10 DNA vaccine administered in conjunction with Mycobacterium bovis BCG confers protection to cattle challenged with virulent M.bovis[J].Vaccine,2007,25(24):4735-4746.

[52] DEAN G, CLIFFORD D, GILBERT S, et al. Effect of dose and route of immunisation on the immune response induced in cattle by heterologous Bacille Calmette-Guerin priming and recombinant adenoviral vector boosting[J]. Vet Immunol Immunopathol, 2014, 158 (3-4):208-213.

[53] WEDLOCK D N, DENIS M, PAINTER G F, et al. Enhanced protection against bovine tuberculosis after coadministration of Mycobacterium bovis BCG with a Mycobacterial protein vaccine-adjuvant combination but not after coadministration of adjuvant alone[J]. Clin Vaccine Immunol,2008,15(5):765-772.

[54] VORDERMEIER H M, VILLARREAL-RAMOS B, COCKLE P J, et al. Viral booster vaccines improve Mycobacterium bovis BCG-induced protection against bovine tuberculosis[J].Infect Immun,2009,77(8):3364-3373.

[55] VORDERMEIER H M, HUYGEN K, SINGH M, et al. Immune responses induced in cattle by vaccination with a recombinant adenovirus expressing Mycobacterial antigen 85A and Mycobacterium bovis BCG[J].Infect Immun,2006,74(2):1416-1418.

[56] BLANCO F C, GARCíA E A, AAGAARD C, et al. The subunit vaccine H65 + CAF01 increased the BCG- protection against Mycobacterium bovis infection in a mouse model of bovine tuberculosis[J].Res Vet Sci,2021,136:595-597.

[57] NI J, LIU Y, HUSSAIN T, et al. Recombinant ArgF PLGA nanoparticles enhances BCG induced immune responses against Mycobacterium bovis infection [J]. Biomed Pharmacother,2021,137:111341.

[58] WATERS W R, PALMER M V, NONNECKE B J, et al. Efficacy and immunogenicity of Mycobacterium bovis DeltaRD1 against aerosol M.bovis infection in neonatal calves[J]. Vaccine,2009,27(8):1201-1209.

[59] CHAMBERS M A, GRAHAM S P, LA RAGIONE R M.Challenges in Veterinary Vaccine

Development and Immunization[J].Methods Mol Biol,2016,1404:3-35.

[60] WEDLOCK D N, ALDWELL F E, COLLINS D M, et al.Immune responses induced in cattle by virulent and attenuated Mycobacterium bovis strains: correlation of delayed-type hypersensitivity with ability of strains to grow in macrophages [J]. Infect Immun, 1999,67(5):2172-2177.

[61] BUDDLE B M, WARDS B J, ALDWELL F E, et al. Influence of sensitisation to environmental mycobacteria on subsequent vaccination against bovine tuberculosis [J]. Vaccine,2002,20(7-8):1126-1133.

[62] BLANCO F C, BIANCO M V, GARBACCIO S, et al.Mycobacterium bovis Δmce2 double deletion mutant protects cattle against challenge with virulent M.bovis[J].Tuberculosis (Edinb),2013,93(3):363-372.

[63] ZHANG R, HAN X X, CHEN Y Y, et al.Attenuated Mycoplasma bovis strains provide protection against virulent infection in calves[J].Vaccine,2014,32(25):3107-3114.

[64] VAN DER HEIJDEN E M D L, CHILESHE J, VERNOOIJ J C M, et al.Immune response profiles of calves following vaccination with live BCG and inactivated Mycobacterium bovis vaccine candidates[J].PLoS One,2017,12(11):e0188448.

[65] SKINNER M A, BUDDLE B M, WEDLOCK D N, et al. A DNA prime-Mycobacterium bovis BCG boost vaccination strategy for cattle induces protection against bovine tuberculosis[J].Infect Immun,2003,71(9):4901-4907.

[66] MAUE A C, WATERS W R, PALMER M V, et al.CD80 and CD86, but not CD154, augment DNA vaccine-induced protection in experimental bovine tuberculosis [J]. Vaccine,2004,23(6):769-779.

[67] WEDLOCK D N, SKINNER M A, DE LISLE G W, et al. Vaccination of cattle with Mycobacterium bovis culture filtrate proteins and CpG oligodeoxynucleotides induces protection against bovine tuberculosis[J].Vet Immunol Immunopathol,2005,106(1-2): 53-63.

[68] WEDLOCK D N, VESOSKY B, SKINNER M A, et al. Vaccination of cattle with Mycobacterium bovis culture filtrate proteins and interleukin-2 for protection against bovine tuberculosis[J].Infect Immun,2000,68(10):5809-5815.

[69] WEDLOCK D N, KEEN D L, MCCARTHY A R, et al.Effect of different adjuvants on the immune responses of cattle vaccinated with Mycobacterium tuberculosis culture filtrate proteins[J].Vet Immunol Immunopathol,2002,86(1-2):79-88.

[70] BENEDICTUS L, STEINBACH S, HOLDER T, et al.Hydrophobic Mycobacterial Antigens Elicit Polyfunctional T Cells in Mycobacterium bovis Immunized Cattle: Association With Protection Against Challenge?[J].Front Immunol,2020,11:588180.

[71] PARLANE N A, GRAGE K, MIFUNE J, et al.Vaccines displaying mycobacterial proteins on biopolyester beads stimulate cellular immunity and induce protection against tuberculosis[J].Clin Vaccine Immunol,2012,19(1):37-44.

[72]HUANG J-M,LA RAGIONE R M,COOLEY W A,et al.Cytoplasmic delivery of antigens, by Bacillus subtilis enhances Th1 responses[J].Vaccine,2008,26(48):6043-6052.

[73] RAMíREZ J C H, DE LA MORA A C, DE LA MORA VALLE A, et al. Immunopathological evaluation of recombinant mycobacterial antigen Hsp65 expressed in Lactococcus lactis as a novel vaccine candidate[J].Iran J Vet Res,2017,Summer;18(3): 197-202.

第十四章 包 虫

包虫病（Echinococcosis）是由棘球属绦虫的中绦期幼虫寄生于人体或多种食草类家畜及其他动物而引起的一种严重的人兽共患病（zoonosis）。人或动物（常见偶蹄类食草动物或啮齿动物）等中间宿主常因误食含有六钩蚴的虫卵而被感染[1]。在我国，常见的包虫病主要包括由细粒棘球绦虫的幼虫（棘球蚴）寄生引起的囊型包虫病（cystic echinococcosis，CE）和多房棘球绦虫的幼虫（泡球蚴）寄生引起的泡型包虫病（alveolar echinococcosis，AE）。

细粒棘球绦虫的终末宿主是犬、狼和豺等食肉动物，中间宿主包括羊、牛、马、骆驼、猪和鹿等偶蹄类动物和人。CE广泛流行于全球各地，是世界范围的重大公共问题，南美、西欧、中东、北非，以及俄罗斯、中国和澳大利亚等地区和国家是CE的高度流行区，其全球发病率为1/100 000～200/100 000。但近年来，CE在一些曾被认为疫情已控制的国家和地区，如以色列以及中非和东欧再度流行。全球CE患者疾病负担为100.97万伤残调整生命年（disability-adjusted life year，DALY）。其中，中国的CE患者疾病负担高达39.8万DALY，位居全球前列[1]。在我国，CE主要流行于新疆、青海、宁夏、甘肃、内蒙古、四川和西藏等西部农牧区，受疾病威胁的人口高达5000万，且在西藏呈全区流行。

多房棘球绦虫的终末宿主是狐、狗、狼和獾等犬科动物，中间宿主为野生啮齿类动物如田鼠、麝鼠、沙鼠及褐家鼠等，人偶尔可被感染。AE主要流行于北半球高纬度地区，包括西欧中部及其附近地区、亚洲中部，以及俄罗斯、中国、日本等，其全球发病率为0.02/100 000～1.4/100 000。全球AE患者疾病负担高达67万DALY，中国作为AE的高发国家，每年新发病人数占全球病例数的91%。在我国，当前AE主要有3个流行区：新疆西北及西部、宁夏南部及甘肃南部、青藏高原地区（主要是四川西北部和青海南部）。

我国是世界上包虫病流行最为严重的国家之一，该病不仅严重危害人民群众的生命健康，而且对畜牧业造成了巨大的损失，阻碍了经济的发展。我国政府对该病给予了高度关注，将其列入《"健康中国2030"规划纲要》《全国包虫病等重点寄生虫病防治规划（2016—2020年）》等政策计划中。包虫病是我国需要重点防治的寄生虫病之一。

第一节　棘球绦虫的生物学特性

一、棘球绦虫的分类

目前，已确认的棘球属绦虫有9种，即细粒棘球绦虫（*Echinococcus granulosus*，*E. granulosus*）、多房棘球绦虫（*Echinococcus multilocularis*，*E. multilocularis*）、福氏棘球绦虫（*Echinococcus vogeli*，*E. vogeli*）、少节棘球绦虫（*Echinococcus oligartbrus*，*E. oligartbrus*）、石渠棘球绦虫（*Echinococcus shiquicus*，*E. shiquicus*）、马棘球绦虫（*Echinococcus equinus*，*E. equinus*）、奥氏棘球绦虫（*Echinococcus ortleppi*，*E. ortleppi*）、加拿大棘球绦虫（*Echinococcus canadensis*，*E. canadensis*）以及狮棘球绦虫（*Echinococcus felidis, E. felidis*）。不同种棘球绦虫的成虫和幼虫在形态、生物学特性和致病能力等方面均有差异。*E. vogeli* 及 *E. oligartbrus* 的幼虫寄生人体能引起多囊型包虫病（Polycystic echinococcosis），仅流行于美洲的中部和南部，且发病率很低。*E. shiquicus* 为新近在我国四川省甘孜州石渠县（青藏高原地带）发现的新虫种，目前仅发现成虫寄生于狐科动物小肠内，中间宿主主要为高原鼠兔，尚未发现人或犬感染该棘球绦虫的现象[2]。

二、包虫基因组

（一）包虫的基因组特点

2004年3月，英国威康信托基金会桑格研究所开始了"寄生虫基因组计划"，此后该研究所又选定 *E. multilocularis* 来首先生成高质量的参考基因组，最后参考 *E. multilocularis* 基因组对 *E. granulosus* 进行了基因组测序。2013年起国内外两个科研小组分别完成了 *E. granulosus* 和 *E. multilocularis* 的全基因组测序工作[3, 4]。

Tsai 等报道 *E. granulosus* 和 *E. multilocularis* 基因组大小为115 Mbp，通过对多房棘球蚴不同时期的转录组进行研究发现，多房棘球蚴的编码基因约有10 231～12 490个[3]。同年我国科学家 Zheng 等解析了 *E. granulosus* 基因组，并且对其转录组学进行了研究，发现该虫基因大小为150 Mbp，编码基因有11 329个，其中1/5的基因为寄生虫特有基因，这些基因可能是决定棘球绦虫独特性的关键因素[4]。以上两个研究结果略有差异，可能是因为两种绦虫基因组重复比例以及基因装配过程不同造成的。研究显示与吸虫等其他物种比较，包虫基因组较小，约为吸虫的1/3,为独立生存扁虫的1/9，基因间隔以及基因内区段都相对小，并且基因组内的重复内容和转座子序列更小。实验还揭示，由于 *E. granulosus* 和 *E. multilocularis* 在包囊幼虫阶段的形态不同，其所导致的病变在临床上往往被视为"截然不同的病变"，但它们在基因结构和基因序列上却高度相似。两者仅仅在黏蛋白前体家族基因方面存在差异，这大概与 *E. granulosus* 和 *E. multilocularis* 囊的角皮层厚度不同有关，因为黏蛋白前体基因家族是编码这个结构的重要组成部分。

在包虫基因组中存在相当大的与适应寄生生活相关的基因扩增或丢失，比如合成嘧啶和嘌呤、大多数氨基酸以及脂肪酸和胆固醇的关键基因，甚至整个通路的缺失，所以包虫需要从宿主中吸收相应的物质，于是编码物质（如脂肪酸，氨基酸）结合、吸收、转运的相关蛋白的基因就较多。涉及寄生虫与宿主反应的基因，比如在包虫的排泄、分泌部位高表达的Hsp70蛋白基因，其扩增也较明显。包虫特异高表达的抗原B家族，因参与宿主免疫逃逸，其有关基因也存在显著扩增。虫体中与虫体剖面复杂程度相关的基因显著减少，比如肠道相关ParaHox基因减少，参与神经发育的基因甚至直接消失[5]。

（二）遗传学和遗传流行病学

E. granulosus过去被认为是一个单一的物种，但现在它被认为具有广泛的遗传多样性，不同的虫株或基因型表现出不同的病理学特性和对药物以及重组疫苗EG95的不同反应。根据对E. granulosus线粒体基因和核基因序列的差异性分析，即细胞色素氧化酶亚基1（cox1）、NADH脱氢酶（nad1）和第一转录间隔区（ITS1）等，细粒棘球绦虫广义种（E. granulosus sensu lato）分为G1～G10和狮株等的基因型（表14-1）[1]：①G1基因型，又称普通绵羊株（Common sheep strain），呈现全球性分布，是感染人最多的基因型，在我国流行的主要是细粒棘球绦虫虫株。②G2基因型，又称塔斯马尼亚绵羊株（Tasmania sheep strain），其最早在澳大利亚塔斯马尼亚绵羊体内被发现，该虫株cox1基因与G1型仅存在3个碱基的差异。③G3基因型，又称水牛株（buffalo strain），最早在水牛体内被发现，而后在绵羊、山羊、猪、骆驼、驴和牦牛体内被陆续发现，该虫株与G1和G2型的cox1和nad1基因高度同源，G1、G2、G3型又被统称为狭义细粒棘球绦虫。④G4基因型，又称马棘球绦虫（E. equinus），因首次从非洲西南部的斑马中分离而得名。犬科动物为其终末宿主，中间宿主多为马和驴等，该虫株的线粒体cox1基因序列与G1型相近，而nad1基因较G1型短。⑤G5基因型，又称牛或奥氏棘球绦虫株（E. ortleppi），最早于阿根廷西南部某农场的牛体内发现而得名，其终末宿主为犬科动物，该虫株线粒体cox1和nad1基因序列较G1型长，但编码区却比G1型短。⑥G6基因型，又称骆驼棘球绦虫株（camel strain），最早从骆驼体内分离发现，后逐渐发现牛、绵羊和山羊中均有感染，呈现全球性广泛分布，我国也存在该虫株的不同程度的流行；该虫株cox1和nad1基因常常在第1～366位点发生突变，而ITS1序列与狭义细粒棘球绦虫十分相近。⑦G7基因型，又称加拿大棘球绦虫（E.caradensis）猪株（Pig strain），目前发现该虫株的中间宿主不仅为猪，还包括绵羊、山羊和牛等。⑧G8基因型，又称加拿大棘球绦虫鹿株（cervid strain），该虫株可感染鹿科动物，人类作为非适宜宿主常常被感染，其中间宿主分布极广，种类也具有多样性，主要包括牛、羊等。⑨G9基因型，可能是加拿大棘球绦虫猪株的变体，该虫株流行范围较广泛，呈世界性分布。⑩G10基因型，又称加拿大棘球绦虫麋鹿株（fennoscandian strain/reindeer strain），该棘球绦虫株因从鹿科动物分离而得名，目前发现其流行于亚洲和欧洲的西北部及美洲的北部。目前研究认为G2和G9基因型不是有效的基因型，G9是G7的一个变异体，G2属于G3基因型。学者通常将G6～G10型又统称为加拿大棘球绦虫（E. canadensis）。狮棘球绦虫（E. felidis），该虫株首次从终末宿主狮子体内发现，其中间宿主具有多样性，主要由非洲热带草原的野生动物误食狮子排出的虫卵而被感染，从该虫株的分子遗传标记与其他棘球绦虫比较，发现10%左右的基因序列间存在差异[6]。

　　根据细粒棘球绦虫广义种的基因型，其可以分为5个种，包括 *E. granulosus sensu stricto*（羊株，G1～G3），*E. equinus*（马株，G4），*E. ortleppi*（G5），*E. canadensis*（骆驼株，G6；猪株，G7；鹿株，G8；G9，猪株的变异株；G10，麋鹿株），以及 *E. felidis*。目前，棘球属绦虫公认的9个虫种及其宿主的分布见表14-1。

　　线粒体DNA和/或DNA微卫星的使用，例如EmsB标记，使得区分 *E. multilocularis* 的不同基因型成为可能。这些遗传差异对人类AE患病率或严重程度的影响尚不清楚，但这种遗传分析可用于跟踪特定基因型从一个地区到另一个地区的传播情况。在挪威斯瓦尔巴群岛发现的阿拉斯加原产地 *E. multilocularis* 和在加拿大阿尔伯塔省发现的欧洲原产地 *E. multiocularis*，这两个例子证明分子标记是有用的。

　　E. shiquicus 在西藏狐狸、狗和高原鼠兔之间传播，是仅在西藏地区发现的新物种，迄今为止没有人类病例记录。较不常见的 *E. vogeli* 和 *E. oligartbrus* 仅限于中美洲和南美洲。对细胞核和线粒体标记的分析表明 *E. shiquicus* 和 *E. oligartbrus* 的种群在基因型上是存在变异的[1]。

表14-1　棘球绦虫属目前公认的种及其优先宿主的地理分布

物种	终宿主	中间宿主	人类病例	分布
Echinococcus granulosus sensu stricto	家犬，狼，野狗，豺狼，其他犬科动物	绵羊、山羊、牛、猪、骆驼、水牛、马、野生有蹄类动物、有袋动物等	有	世界性
Echinococcus canadensis	家犬，狼	猪，骆驼，鹿科动物	有	欧亚大陆,非洲,北美和南美
Echinococcus ortleppi	家犬	牛	有	欧亚大陆,非洲
Echinococcus felidis	狮子	鬣狗,疣猪,斑马,角马,丛林猪,水牛,各种羚羊,长颈鹿,河马	未报告	非洲
Echinococcus equinus	家犬	马,其他马科动物,鹿科动物	未报告	欧亚大陆,非洲
Echinococcus multilocularis	家犬,狼,猫,狗,浣熊,所有种类的狐狸	啮齿动物,以及小型食草哺乳动物,包括兔唇动物（如鼠兔）,猪、马、牛、海狸鼠、非灵长类动物和狗	有	欧亚大陆,北美
Echinococcus oligarthra	野生猫科动物（如美洲狮）	有袋动物（负鼠）	有	中美和南美
Echinococcus vogeli	家犬,丛林狗	地道天竺鼠	有	中美和南美
Echinococcus shiquicus	藏狐	高原鼠兔（青藏高原鼠兔）	未报告	青藏高原

第二节 包虫致病机制

一、感染阶段

包虫病的感染及致病与其生活史密切相关，其六钩蚴虫卵的存在是引起人类感染阶段的主要特征，而棘球蚴或泡球蚴的寄生是引发疾病阶段的主要特征。

(一)囊型包虫病

当人吸入或误食 E. granulosus 含有六钩蚴的感染性虫卵后，六钩蚴在宿主的胃和肠内脱壳逸出，借助小钩先吸附于肠黏膜开始孵化，紧接着钻入肠壁小静脉或淋巴管，随着血液或淋巴循环侵入宿主的肝、肺等器官，引起炎症反应。若六钩蚴未被杀死，其周围逐渐形成一个纤维性外囊，囊内六钩蚴缓慢发育为棘球蚴，棘球蚴与宿主间有纤维被膜分隔。成功逃避宿主免疫攻击的棘球蚴在纤维被膜的保护下缓慢生长，一般感染半年后囊的直径达 0.5～1 cm，以后每年会有所增加，最大可达到数十厘米，一般棘球蚴可在人体内寄生或存活 40 年甚至是更久。

棘球蚴可寄生于人体几乎所有部位，主要在肝脏（70%），多在肝右叶，其次是肺（20%），此外还包括腹腔、大脑、脾脏、肾脏、心脏、脑、眼睛以及肌肉等部位。与其他部位相比，寄生在肺部和脾脏的棘球蚴的生长速度比较快，而骨组织内生长极慢。棘球蚴在人体内多为单个寄生，但也有 20%～40% 的患者出现了多个囊寄生的情况。直径达数十厘米的巨大棘球蚴多见于腹腔，它可以占满整个腹腔，挤压膈肌，甚至会使右肺叶出现部分萎缩。

(二)泡型包虫病

当人误食 E. multilocularis 的虫卵或孕节后，卵内六钩蚴在小肠内孵出，随后穿透肠黏膜进入门脉系统，随血液或淋巴循环到肝等器官寄生。成功逃避宿主免疫攻击的六钩蚴会存活下来，继续生长发育为泡球蚴。泡球蚴是淡黄色或白色的囊泡状团块，内含有透明的囊液和许多原头蚴，由于人是 E. multilocularis 的非适宜宿主，所以人体感染 E. multilocularis 时囊泡内只含有胶状物而无原头蚴。与棘球蚴相比，泡球蚴最外边的角皮层很薄且不完整，而且泡球蚴与宿主组织间没有纤维被膜隔开，且不同于棘球蚴以单个囊寄生缓慢生长的模式，泡球蚴多以外生性出芽生殖，不断产生新囊泡，像恶性肿瘤一样浸润生长到周围组织中。这种由多个大小不等的囊泡相互连接、聚集而形成的葡萄串样的囊泡结构，一般在 1～2 年内就可全部占据所寄生的器官。泡球蚴原发感染几乎 100% 在肝脏，只有当肝内的泡球蚴通过血液循环转移时才会出现肺、脑等其他脏器的继发感染。

二、致病机制与临床症状

(一)囊型包虫病

棘球蚴对人体的危害以机械损害为主，其严重程度与棘球蚴的体积、数量、寄生时间和部位密切相关。棘球蚴生长非常缓慢，感染者往往在感染5～20年后才出现症状。原发棘球蚴感染多为单个感染，继发感染常为多发感染，可同时累及几个器官。棘球蚴不断生长，压迫周围组织和器官，可导致组织细胞萎缩、坏死。因此，CE的临床表现极其复杂，常见的症状如下。

（1）局部压迫和刺激症状

由于棘球蚴的不断生长，当棘球蚴增大到一定程度时出现脏器的压迫症状，有症状的肝CE患者最常表现为肝区疼痛，上腹部不适和食欲不振，晚期肝CE患者极度消瘦，或腹胀如鼓，或肝硬如石。对于少数巨大棘球蚴可首先表现为腹胀、肝脏肿大，触诊可见肿瘤样肿块。若包块压迫肝静脉、门静脉时可导致腹水、门脉高压等，压迫胆管可导致阻塞性黄疸、胆囊炎等。若累及肺部，也可因压迫肺脏出现呼吸急促、胸痛、咳嗽或咯血等呼吸道刺激症状。脑CE患者常出现头痛、呕吐，也可以出现多种神经症状（颅内高压、癫痫、麻痹等）。若癫痫反复发作，病情将十分凶险。肾CE常无明显症状，患者可能出现腰部疼痛和包块，以及血尿、蛋白尿等。骨CE常发生于骨盆、椎体的中心和长骨的干骺端，可破坏骨质，易造成骨折或骨裂。在任何器官中，即使是中小型的包囊压迫重要结构也可能有症状。

（2）毒性和过敏反应

在任何器官中，包囊破裂常可引起发热、荨麻疹、哮喘和血管神经性水肿等症状。囊液大量溢出可使嗜酸性粒细胞增多引发过敏反应，若囊液进入血液循环可引起严重的过敏性休克，甚至死亡。此外，还会出现中毒和胃肠功能紊乱，如食欲减退、体重减轻、消瘦、发育障碍和恶病质现象。

（3）继发性感染等并发症

一旦棘球蚴破裂，囊腔内容物播散，就可引起继发性感染。棘球蚴破裂后流入胆道系统可引起胆管炎、肝炎、脓肿、栓塞等急性炎症，出现胆绞痛、寒战、高热、黄疸等症状。囊液渗出或溢出可引起毒性或过敏反应。此外，棘球蚴破入腹腔可致急性弥漫性腹膜炎。如棘球蚴破裂至支气管，患者可咳出大量带有粉皮样物质的液体。部分患者可因大量囊液溢出导致支气管堵塞，引起窒息。

人群筛查显示，人类CE肝包囊生长非常缓慢，50%以上的包囊大小在10年内几乎没有生长变化，三分之一的包囊生长小于3 cm，长期随访显示包囊平均生长变化为0.7 cm。CE的早期阶段不表现症状，且此无症状感染可持续10～15年。通常当肝内包囊直径超过10 cm或肝脏的70%以上体积被一个或多个包囊占据时，患者会出现临床症状。

（二）泡型包虫病

人AE通常比CE更严重，病死率较高，且原发病灶几乎100%在肝脏。泡球蚴对人体的危害主要包括直接侵蚀、毒性损害和机械压迫三个方面。泡球蚴的持续无性增殖和寄生周围肉芽肿浸润可引起强烈炎症，导致肝脏的病理性损伤。泡球蚴病变就像生长缓慢的肝癌，逐渐侵入邻近的组织和器官。泡球蚴血性坏死、崩解液化形成空腔或钙化，呈蜂窝状大小的囊泡内含胶状物或豆渣样碎屑，因无原头蚴，故肉眼难以与肝癌鉴别。此过程中产生的毒素又进一步损害肝实质，四周的组织则因受压迫而发生萎缩、变性甚至坏死，使肝功能严重受损。肝内外胆管受压迫和侵蚀，可引起黄疸。泡球蚴若侵入肝门静脉分支，则沿血流在肝内广泛播散，形成多发性寄生虫结节，出现肉芽肿反应，可诱发肝硬化和胆管细胞型肝癌；侵入肝静脉则可随血循环转移到肺和脑等器官引起继发性感染，出现相应的呼吸道和神经系统症状。

肝 AE 患者早期常无不适症状，随着病程的发展，可触及坚硬且无疼痛的肿块，并出现上腹隐痛、食欲减退、腹胀、消瘦等情况。当病变逐渐增大侵蚀肝胆管时，则可出现阻塞性黄疸，可合并腹水、门静脉高压等情况。患者最终可因肝功能衰竭，以及泡球蚴转移至脑等器官而死亡。肺 AE 患者可出现胸痛、咳嗽、少量咯血、气胸等情况，少数患者可并发胸腔积液。脑 AE 患者常伴肝或肺 AE，主要表现为头痛、癫痫发作，以及单侧肢体无力的神经功能障碍症状，随着病情的发展可出现视神经萎缩、脑疝等。

第三节　包虫病免疫

一、引起宿主免疫应答的主要抗原

包虫虫体结构复杂，生活史中涉及多个宿主，故其各生长时期均具有强弱不同的免疫原性，不同地理来源、不同中间宿主来源，甚至同一宿主不同寄生部位的包虫抗原亦存在差异，并且中间宿主的不同器官对包虫抗原的反应性也不一致。其引起宿主免疫应答的主要抗原有：①原头蚴抗原；②囊液或生发层抗原，包虫囊液含有两种特异性抗原，即不耐热脂蛋白抗原5（Ag5）和耐热脂蛋白抗原B（AgB）；③六钩蚴或虫卵抗原；④虫体抗原及分泌-排泄抗原。

1.AgB

AgB 是绦虫特有的热稳定脂蛋白，在细粒棘球绦虫的各个发育阶段均高表达，是很好的候选诊断抗原。细粒棘球蚴抗原B（Eg-AgB）可通过自我折叠形成低聚体，因其最小低聚体为8kDa，故被称为Eg-AgB8，目前已发现Eg-AgB的5个亚型分别为Eg-AgB8/1、Eg-AgB8/2、Eg-AgB8/3、Eg-AgB8/4 和 Eg-AgB8/5（Eg-AgB8/1-5）。研究发现Eg-AgB有一定的免疫逃逸作用：AgB可影响外周血单个核细胞细胞因子的分泌，明显抑制多形核细胞的聚集；降低 H_2O_2 释放来介导免疫逃避作用；刺激包虫患者淋巴细胞后可引起IL-4分泌增高，IFN分泌降低，使Th1向Th2漂移；诱导抗原特异性T淋巴细胞凋亡；干预DC和NK细胞分化、成熟和功能，启动Th细胞向Th2状态偏移，导致Th1/Th2平衡紊乱，从而促进CE的发展[7]。

2.Ag5

Ag5是与胰蛋白酶家族的蛋白酶相关的一种400 kDa热不稳定脂蛋白，在非还原条件下由55 kDa和65 kDa的两个亚基组成，在还原条件下由38 kDa和22 kDa的两个亚基组成。与AgB一样，Ag5在寄生虫的所有生命阶段都有表达，可诱导PBMC产生促炎细胞因子IL-6、IL-17和IFN-γ[8]。

3.其他具有潜在免疫调节特性的分子

Eg-Teg具有类似于AgB的免疫学特性，Eg-TPx具有潜在的抗氧化功能；Eg-Hsp70可通过促进IL-4与IL-13的产生而抑制巨噬细胞IL-12和IFN-γ的产生，从而引起非保护性的Th2反应[7]。

二、免疫应答

（一）非特异性免疫应答

非特异性免疫是机体抵御病原体入侵的第一道防线，其中固有免疫细胞在机体抗包虫感染的免疫反应中发挥重要作用。在棘球蚴感染的进程中，DC可通过其表面的多种受体介导多种生物效应，它通过模式识别受体，如DC-SIGN和TLR等识别入侵人体包虫的PAMP，以启动固有免疫反应。DC最主要的功能是通过加工和提呈抗原以激活T细胞参与机体抵抗棘球蚴感染的免疫反应。DC为Th细胞提供抗原特异性信号、共刺激信号和分化或极化信号三种主要信号，激活Th0细胞分化为Th1或Th2细胞[9]。此外，有报道显示 E. multilocularis 相关抗原可直接刺激并影响DC的分化模式和功能。在AE的感染早期，髓样树突状细胞（mDC）增多，其功能逐渐成熟并发挥主导作用，刺激机体大量分泌细胞因子IFN-γ和IL-12，有利于诱导宿主体内Th1为主的免疫应答，发挥抗感染作用。在感染的中晚期，mDC减少及功能下降，宿主无法对 E. multilocularis 产生有效的免疫应答从而诱导了 E. multilocularis 的免疫逃避机制，促进 E. multilocularis 的感染。

单核-巨噬细胞不仅与免疫防御有关，而且也参与机体的炎症反应。小鼠在感染包虫后，巨噬细胞在不同环境的作用下可极化为经典巨噬细胞（M1细胞）和替代巨噬细胞（M2细胞），宿主通过增强M1分泌IL-6、IL-12和TNF-α等炎性因子产生复杂的炎症反应或诱导免疫反应，从而清除病原体。棘球蚴寄生或其死亡时释放虫体抗原，作用于宿主免疫系统，诱导出现以M2为主的巨噬细胞极化，M2型巨噬细胞分泌IL-10、TGF-β等来促进机体抗炎反应和组织修复功能，但不利于机体抗棘球蚴感染。

NK细胞可直接杀伤靶细胞或有效启动特异性T细胞免疫反应，引起炎症微环境免疫状态的改变，从而参与寄生虫抗感染免疫。但研究发现，在感染的中晚期，AE和CE患者的NK细胞数量明显下降，其中执行杀伤功能的CD56^{dim}CD16$^+$NK细胞数量的下降更为明显，说明棘球蚴不但干扰NK细胞的生成，同时也在NK细胞成熟的过程中影响其杀伤活性，使宿主呈现免疫抑制状态，利于寄生虫在机体内增殖。

在棉鼠活体内用眼镜蛇毒素因子CVF灭活补体，能促使泡球蚴提前发育增殖且转移扩散加快，故认为血清中抗原头节和成虫的有效成分为补体。试验结果证明，补体引起原头节和成虫死亡的原因可能是由于补体介导的皮层溶解使皮层的功能丧失，继而形成穿透膜的通道，水和电解质随之流入，引起虫体肿胀、变形甚至破裂而死。补体主要通过防止棘球蚴的入侵或限制成虫在宿主体内的生长这两种机制来保护宿主，因此宿主对寄生虫的抵抗力与血清中的补体水平呈正相关[1]。

(二) 特异性免疫应答

1. 体液免疫

在包虫病人血清中，IgG、IgM、IgA、IgE 的水平均高于正常人，其中主要的特异性抗包虫免疫球蛋白为 IgG 类。寄生于不同组织器官的包囊诱导宿主所产生的抗体类型不同，肝包囊主要诱导产生 IgG 抗体，肺包囊主要诱导产生 IgM 抗体。临床检测提示抗包虫特异性 IgM 抗体的检测，不仅可作为感染包虫的早期诊断指标，也可作为手术治疗效果预后指标。寄生虫慢性感染，特别是在宿主细胞免疫功能低下时，常伴有 IgE 水平升高。宿主 IgE 水平升高是蠕虫感染免疫应答的共同特征之一[10]。IgE 抗体进入血液循环，通过结合细胞表面 FcεRI "武装" 肥大细胞，当包虫抗原结合到细胞表面的 IgE 时，触发肥大细胞脱颗粒，颗粒中组胺等引起宿主肠道和支气管平滑肌收缩，将寄生虫从黏膜表面驱离出宿主；此外，循环中的 IgE 可同时结合病原体和嗜酸性粒细胞表面 FcεR，触发嗜酸性粒细胞脱颗粒释放杀伤包虫的物质。活动性包虫患者体内抗原特异性总 IgG、IgG1、IgG2 和 IgG4 均明显升高，且针对囊液抗原的特异性 IgG1 和 IgG4 占优势，这些 IgG 抗体亚型对抗原的识别有差异，如 IgG1 亚型主要识别 Ag5，而 IgG4 亚型则识别 AgB。动物实验证明，接种包虫数量越多则抗体产生越早，抗体滴度随包囊增大而增高。临床病例也证明，患者的体液免疫应答效应不仅与包虫生活状态和寄生部位有关，而且与包囊的大小、数量呈正相关。

2. 细胞免疫

T 细胞介导的免疫应答是机体清除包虫感染的最重要机制，其中 Th 细胞发挥重要作用。包虫病进展与病变周围肉芽肿的细胞组成和 T 淋巴细胞亚群的比例有关。研究发现，肝包虫病患者的病灶周围有大量巨噬细胞、中性粒细胞、嗜酸性粒细胞和 T 淋巴细胞的浸润。这些免疫细胞共同构成一个持续动态的炎性微环境，关键免疫细胞与炎性因子通过自分泌或旁分泌途径构成了免疫调控网络，从而对维持棘球蚴在宿主内的慢性寄生状态发挥着至关重要的作用。

当机体感染棘球蚴后，棘球蚴蛋白抗原通过 APC 加工处理提呈。经 APC 加工后的肽段与 MHC 分子连接形成多肽-MHC 分子复合物并被运送到 APC 表面，分别供 CD4⁺T 细胞和 CD8⁺T 细胞识别。CD4⁺T 细胞活化后增殖分化为效应性 Th 细胞，其中 Th1 细胞分泌 IL-2 和 IFN-γ，在细胞介导的免疫中发挥抵御棘球蚴感染和免疫防御的作用。Th1 细胞分泌的 IL-2 促进 Th 细胞和细胞毒性淋巴细胞（CTL）的增殖和分化，激活 B 细胞产生抗体，活化巨噬细胞，增强 NK 细胞和淋巴因子激活的杀伤细胞的活性，诱导 IFN 的产生；IFN-γ 促进 T、B 细胞的增殖、分化和成熟，激活 NK 细胞和单核巨噬细胞，增强 MHC Ⅰ 和 MHC Ⅱ 类分子的表达，从而增强抗原递呈过程，进一步促进细胞免疫应答。

在感染早期，机体既产生 Th1 型细胞因子 IFN-γ，也产生 IL-4、IL-5、IL-6 和 IL-10 等 Th2 型细胞因子。在低剂量棘球蚴感染早期局部形成以 CD4⁺IFN-γ⁺、CD8⁺IFN-γ⁺ 细胞亚群为主导的细胞免疫，促进宿主发挥抗包虫感染的免疫保护作用。在感染中期，CD4⁺T 细胞倾向于极化为 Th17 细胞亚群，通过分泌 IL-17 而介导炎症反应，但 Th17 细胞在这种免疫应答中起双重作用，分泌的 IL-17 虽可以通过消除细胞外病原体来保护宿主，但也可能引起体内自身免疫性病理损伤，导致慢性感染[11]。在感染晚期，虫体持续生长，机体免疫反应偏向于Th2细胞介导的体液免疫，Th2细胞分泌IL-4、IL-5、IL-6和IL-10，可增强抗体介导的免疫应答，它们在免疫调节中相互拮抗，表现以免疫耐受为主。其中IL-4通过B7/CD28途径来调节Th细胞亚群的分化，促使Th0细胞向Th2类细胞分化，抑制Th17细胞的分化。IL-4还可通过下调P-选择素的表达，加强IL-10基因表达，以抑制Th1的功能[12]。而IL-10通过抑制巨噬细胞活化和细胞毒性功能发挥抗炎特性，促进棘球蚴在宿主体内的存活和快速生长[13]。因此，与Th1或Th2极化相关的、寄生虫衍生的免疫调节分子的表征，是鉴定抗性或易感性基础的重要前提。

此外，在机体高剂量感染的晚期还会出现CD4+IL-10+、CD8+IL-10+Treg比例上调的现象，Treg主导的这种免疫抑制现象在引起免疫耐受和疾病继续恶化的过程中起主要作用。在慢性感染过程中，棘球蚴将一些分泌排泄产物不断释放到循环系统中，这些代谢产物会诱导Treg的增殖。Treg可通过抑制免疫共刺激信号而抑制APC的成熟和效应T细胞的激活。同时，Treg会通过增强IL-10和TGF-β1等抑制性细胞因子的分泌来主动调控宿主的免疫应答，抑制Th17细胞诱导的炎症反应和Th1型免疫应答，从而促进虫体在宿主体内长期生长和对宿主造成慢性损害[14, 15]。此外，Treg分泌的TGF-β1以及Th2细胞分泌的IL-4的联合刺激可使Th0细胞分化产生Th9细胞[11]。激活的Th9通过分泌IL-9抑制Treg的功能，导致宿主体内Th17细胞逐渐向Treg发生偏移，不利于宿主的免疫系统清除棘球蚴，从而在维持棘球蚴持续性感染中起重要作用。研究显示，在包虫病患者中Tfh细胞的数量和其细胞因子IL-21明显增加，对包虫病患者表达IgG及其亚类产生影响。

三、免疫逃避

1. 物理屏障隔离

棘球蚴的角皮层（LL）为无细胞的多层纹理状结构，由富含高分子质量的多糖成分构成，呈纤维状。LL成为一道物理屏障，防止宿主免疫系统与寄生虫表面直接接触，使生发层（GL）、囊内的生发囊以及原头蚴逃避宿主的免疫攻击。LL可使棘球蚴免受周围巨噬细胞和DC产生的NO的杀伤，并阻止周围T细胞的免疫识别。此外，LL组成成分可削弱补体功能，减弱固有免疫应答。

2. 抗原改变

（1）抗原变异

抗原变异是感染性病原体逃避宿主免疫攻击的主要途径。包虫抗原成分多且可在特定的生活史阶段表达特定的抗原，产生不同的特异性免疫应答。寄生虫的表面抗原变异是它对抗宿主免疫反应的一种能力，是逃避免疫的重要技巧，是寄生虫长期生存中所形成的一种自我保护力，具体机制是编码虫体表面抗原的基因发生了改变，原先表达蛋白质的基因不再表达，而虫体内的另一个基因却活化，表达另一种蛋白质，这样虫体的表面抗原就发生改变，从而逃避宿主的免疫攻击。

（2）抗原伪装和阻断

棘球蚴合成某些与宿主结构或功能相似的物质进行自我伪装，以逃避宿主的免疫攻击。棘球蚴吸附宿主的抗体成分于虫体表面以伪装虫体，结合在虫体表面的抗体成分可阻断具有杀虫作用的抗体与虫体结合，从而使机体丧失对再感染的保护作用[10]。在棘球蚴的LL和纤维囊壁中均已检测到宿主的IgG等成分，且IgG为封闭性抗体，宿主的IgG与LL及纤维囊壁的结合可阻断宿主免疫系统对虫体抗原的识别和免疫攻击。例如过量生成的IgG4抗体，与B细胞上结合抗原的受体竞争性地结合抗原表位，使得寄生虫得以存活。

3. 细胞因子参与免疫逃逸

IL-5是由二硫键连接的一种二聚体糖蛋白，其主要作用是促进B细胞的增殖和分化。IL-5通过改变免疫反应类型，促使以Th1为主导的细胞免疫向Th2细胞介导的体液免疫转变，在肝AE的病程进展、复发和转移过程中发挥着不可或缺的作用。*E. granulosus*感染过程中负性分子Tim-3及其配体Galectin-9也参与了包虫感染宿主的Th1型向Th2型转变，使*E. granulosus*逃避机体的免疫清除作用。此外，棘球蚴囊周围的肝细胞和成纤维细胞中高水平表达的TGF-β参与了纤维壁、包囊的形成和免疫耐受[16]。TGF-β的高表达不仅与肝纤维化有关，还会诱导Treg的产生，激活的Treg分泌的IL-10和TGF-β1可以抑制免疫应答，其中TGF-β1可能通过抑制效应细胞对寄生虫的细胞毒性，在维持宿主对棘球蚴生长的耐受性方面发挥作用，从而使棘球蚴不易被清除[17]。此外，有大量证据表明，TGF-β1除了在免疫耐受中发挥作用外，还是前胶原和其他细胞外基质合成的强诱导剂，并且在AE肝纤维化的发病机制中起着至关重要的作用。另外研究还发现*E. multilocularis*能在宿主体内长期寄生，可能与PD-1和CTLA-4等负性分子高表达有关，但是高表达的负性分子在*E. multilocularis*感染过程中如何进行调节来逃避宿主免疫攻击的机制尚不明确。过去认为其通过影响宿主Th1/Th2免疫应答平衡或促效应性免疫细胞的凋亡等途径发挥免疫抑制性调节作用，使泡球蚴逃避宿主免疫攻击。目前有猜想表明，可能是在某些趋化性细胞因子的作用下，细胞表面的膜分子PD-1与CTLA-4和分泌细胞因子作用于效应细胞，抑制效应细胞分泌IL-2和IFN-γ等细胞因子，从而抑制效应细胞的增殖，最终抑制了机体对入侵病原体的免疫清除作用，加剧了机体对包虫的慢性感染[18]。

4. 其他免疫逃避机制

包虫可抑制免疫活性细胞的增殖、分化和效应，从而在减轻免疫病理损害的同时，亦有利于寄生虫逃避宿主的免疫攻击。有研究显示，小鼠感染细粒棘球蚴后，可降低NK细胞数量、NK细胞活性受体NKG2D的表达和NK细胞的杀伤活性，而小鼠NK细胞的杀伤活性与其活性受体NKG2D的表达呈正相关。包虫免疫逃逸可能是通过降低NK活性受体，减弱NK细胞的杀伤活性来实现的[19]。此外，包虫病患者的肝脏手术标本病理结果显示，病灶微环境中形成以CD8+T细胞为主的炎性细胞浸润带，伴随着CD4+T细胞、巨噬细胞等的募集，诱导抗原特异性T细胞发生耗竭、功能失调或凋亡，从而诱导机体系统性免疫耐受来发挥免疫逃逸作用[20]。另外，抑制性受体TIGIT也参与NK细胞衰竭而介导*E. multilocularis*感染的免疫逃逸[21]。

第四节　包虫病诊断

一、流行病学调查

有组织的大规模筛查、常规健康检查和相关疾病的系统随访，询问病史，了解病人是否来自包虫病流行地区，以及与狗、狐狸、羊等动物和其皮毛接触史，这些都对诊断有一定的参考价值。

二、影像学检查

包虫病的影像学检查主要包括 X 线、腹部 B 超、电子计算机断层扫描（computed tomography，CT）及核磁共振成像（magnetic resonance imaging，MRI）等。

（一）囊型包虫病

X 线片用于肺包虫病诊断，也可用于人群筛查以及随访。腹部 B 超广泛用于诊断肝包虫病，其简便易行，能显示包虫虫囊的位置、数量与大小，但对小虫囊肿容易漏诊。2001 年世界卫生组织包虫病专家工作组（WHO/IWGE）拟定了关于 CE 分型的共识，并增加了 CE 的活动性评估（表 14-2），该分型认为 1 型与 2 型的 CE 处于活动期，3 型处于过渡期，而 4 型与 5 型处于非活动期[1]。除了诊断以外，腹部超声还能用于包虫病的术后监测，通常建议每 3～6 个月进行超声检查，包囊稳定后每年复查 1 次，如果 5 年内仍未复发则可考虑停止监测[22]。当腹部 B 超难以确诊时可考虑进行 CT 与 MRI 检查。

表 14-2　CE 包囊分型

分型	特征	活动性
CE1	单囊型（包虫囊内充满水样囊液，内、外囊壁间可出现"双壁征"，并可见"囊沙"）	活动
CE2	多子囊型（在母囊暗区内可呈现多个较小的球形暗影及光环，呈花瓣形分隔的"车轮征"或者"蜂房征"）	活动
CE3a	内囊塌陷型（肝包虫破裂后，囊液进入内、外囊壁间，出现"囊征"；若部分囊壁由外囊壁脱落，则显示"天幕征"，继之囊壁塌瘪，收缩内陷，卷曲皱折，漂游于囊液中，出现"飘带征"）	过渡期
CE3b	合并部分实变的多子囊型	过渡期
CE4	实变型（囊液吸收，囊壁折叠收缩，呈密度强弱相间的"脑回征"）	不活动
CE5	钙化型（外囊肥厚粗糙并有钙盐沉着，甚至完全钙化）	不活动

（二）泡型包虫病

腹部B超是AE最常用的诊断手段，多普勒超声检查有助于检查病灶有无累及胆管与血管。CT与MRI能较清晰地显示出囊肿与周围结构的关系，尤其是后者。经皮胆管造影术能显示出多泡型病灶与胆管的关系。此外，临床上需进行头颅与肺部的影像学检查来确定AE患者有无远处器官的累及。WHO/IWGE拟定了AE的PNM分期系统（表14-3），其与肿瘤的TNM分期类似，P代表原发病灶，即肝脏虫囊的位置及有无累及胆管、血管，N代表与邻近器官的关系，M代表远处转移[1]。研究发现，通过使用超声、CT扫描和氟脱氧葡萄糖-正电子发射断层扫描（FDG-PET）对患有恶性疾病和各种慢性疾病的患者进行系统性随访，可能有助于AE的早期诊断。

表14-3 AE的PNM分期和分类

分类	特征
P	原发病灶
Px	难以评估的原发性病灶
P0	不能检测的肝脏病灶
P1	病灶位于周边，没有侵犯胆管与邻近血管
P2	病灶位于中央，但局限在半肝内，可侵犯胆管或血管
P3	病灶位于中央，且同时侵犯左右半肝、胆管与肝门部血管
P4	病灶沿着胆管树或者肝内血管生长
N	邻近器官
N_x	不能评估
N0	未累及邻近器官、组织
N1	累及邻近器官、组织
M	远处转移
M_x	不能完全评估
M0	无远处转移
M1	单个病灶远处转移
PNM	
I	P1 N0 M0
II	P2 N0 M0
IIIa	P3 N0 M0
IIIb	P1 - P3 N1 M0, P4 N0 M0
IV	P4 N1 M0, any P any N and/or M1

三、血清学检测

血清学检测方法多样，具有简单易行和费用低廉的特点，在对高危人群和动物的大规模流行病学筛查、包虫病的早期诊断、手术或化疗效果追踪、偏远欠发达地区患者的早期诊断等方面具有较大优势，其中酶联免疫吸附试验（ELISA）和间接血凝试验（IHA）是目前较为常用的免疫诊断方法，诊断的阳性率均在90%左右，需注意亦可出现假阴性或假阳性反应。近年来为提高检测的敏感性和特异性，采用的ABC-ELISA方法，利用亲和素和生物素的高亲和力提高敏感性。此外，McAb-ELISA方法以单克隆抗体代替多克隆抗体，可提高检测的特异性。其他尚有间接免疫荧光试验（IFA）、蛋白印迹试验（WB）和沉淀反应试验等方法可视具体情况选用。

（一）细粒棘球绦虫抗原

棘球蚴液（HF）脂蛋白AgB和Ag5广泛应用于CE的血清学检测。经手术切除证实的CE患者血清学检测方法的敏感性和特异性从60%到90%不等。使用富集Ag5以及基于重复串联细粒棘球蚴的重组AgB和Ag5均可以极大地提高其诊断价值。大量的其他新抗原，例如表皮蛋白（EgTeg）、碱性磷酸酶（EgAP）和钙结合蛋白（EgC1）在所选血清样本上也都表现出了90%左右的敏感性和特异性，但是尚未在人群中对上述新抗原进行大规模的评估。

（二）多房棘球绦虫抗原

Em2和Em492代表了完整泡球蚴排泄物和分泌物的成分，EmAP和EmP2对泡球蚴感染诊断具有较高的特异性。Em10或其衍生物EmII/3以及由Em10部分基因序列编码的蛋白Em18在诊断AE方面显示出较高的性能，但其纯化十分困难，难以满足需求。目前一种商业化的Em2-葡聚糖酶联免疫吸附试验（ELISA）已广泛用于AE的临床诊断，其敏感性和特异性均超过了90%。

四、分子生物学检测

用于包虫的分子生物学检测方法包括Southern杂交（Southern blot）、聚合酶链式反应（PCR）、PCR+限制性片段长度多态性（PCR+RFLP）、实时定量PCR（real-time PCR）和环介导恒温扩增技术（LAMP）等，其靶标基因主要有核糖体12S rRNA基因、细胞色素氧化酶Ⅰ亚基基因co1、NADH氧化还原酶Ⅰ亚基基因nd1等[23]。以上这些以包虫病病原体核酸为靶标的检测技术都适用于患者肝活检标本中的病原体和包虫病终末宿主犬类的粪便、肠道组织或肛拭子中的虫卵检测，特别是用于包虫病病原体的分型鉴定，所以这些诊断技术多用于流行病学调查研究而非临床诊断[24]。

五、联合诊断

目前认为对包虫病的诊断应采取综合方法，可通过询问病史，经过影像学或经皮内试验筛选阳性者，再加2～3项血清学试验可提高诊断准确率。

第五节 包虫病治疗

一、囊型包虫病治疗

CE治疗方法的确定需要综合考虑感染器官受累程度、病灶数量、病灶是否与胆道相通，是否存在感染及出血，及诊疗机构的具体情况等多种因素。目前，有4种治疗方案：①手术治疗；②微创术式治疗；③药物治疗（抗感染的苯并咪唑药物）；④期待和观察疗法（等待包虫自行失活或死亡）[25]。

（一）手术治疗

手术治疗是首选治疗方法。在选择手术治疗之前，应仔细评估患者和病灶的情况。

其适应证为：①较大的CE2型病灶-CE3b型病灶；②位于肝表面的单个包虫病灶，不适于穿刺治疗，有可能自发破裂或因创伤而破裂者；③包虫病灶合并感染，不适合穿刺治疗；④包虫病灶与胆道相通；⑤包虫病灶压迫邻近的重要器官。

其禁忌证为：①年龄＞65岁的患者、孕妇、伴随严重疾病的患者（心脏病、肾病或肝病、糖尿病和高血压等有手术禁忌证的情况）；②多发性包虫病灶及手术进入包虫病灶部位困难者（如腹腔内粘连严重，病灶临近重要血管或胆管等）；③部分或全部钙化失去活性的包虫病灶；④病灶直径＜5 cm的患者。

手术治疗方式主要包括：①内囊摘除术（经典手术方式）；②外囊完整剥除术；③内囊摘除加外囊次全切除术；④肝、肺等部分切除术。在技术条件允许的情况下，手术应尽可能去除内囊、子囊及坏死组织。对病灶清除得越彻底，复发概率越低。然而手术方式越激进，手术风险越高，反之亦然。

（二）微创术式治疗

微创术式主要包括超声引导下经皮穿刺引流和腹腔镜技术的治疗。

1. 经皮穿刺治疗

经皮穿刺治疗（puncture aspiration injection re-aspiration，PAIR）是一种微创技术，操作器械为普通经皮经肝胆管造影术（percutaneous transhepatic cholangiography，PTC）穿刺针，用于治疗肝脏和其他腹部包虫病灶。适用于：①病情较重无法手术的患者和拒绝手术的患者；②术后复发患者；③苯并咪唑类药物治疗无效的患者。其中PAIR＋苯并咪唑类药物，对于＞5 cm的CE1和CE3a病灶效果最好，可列为首选的治疗方式。PAIR通常禁用于治疗CE2、CE3b、CE4、CE5及肺包虫病患者，其中合并胆瘘的肝包虫病患者穿刺时禁用局部囊内杀虫剂。在PAIR治疗前4 h至术后1个月应规范服用阿苯达唑，在穿刺时穿刺针道必须经过一定厚度的肝实质，以防止囊液外漏引起原头节种植。PAIR兼有诊断与治疗双重作用，对于诊断不明确的病灶亦可通过穿刺明确诊断。PAIR相对于手术而言，其操作简单、损伤小、费用低。

2. 腹腔镜手术

自1992年首次报道经腹腔镜治疗CE患者以来，随着微创技术的发展，机器辅助和单切口腹腔镜下内囊切除术现已作为一种治疗CE的安全、有效的微创方法，其治愈率、复发率、并发症的发生率与开腹手术接近，且具有创伤小、恢复快、住院时间短等优点。进行腹腔镜手术时，必须避免囊内容物溢出并保持囊壁完整性。腹腔镜手术的应用并不广泛，适应证较为局限，不适用于囊肿位置较深、与下腔静脉临近、囊壁钙化、多发（>3个）囊肿、巨大（直径>10 cm）囊肿、向邻近器官穿破、腹腔广泛粘连等情况。

（三）药物治疗

阿苯达唑（Albendazole，ABZ）和甲苯咪唑（Mebendazole，MBZ）这2种苯并咪唑类药物是临床上批准使用的治疗包虫病的药物。MBZ是第一个被证明的可有效治疗包虫病的苯并咪唑类药物，但其水溶性差，生物利用度低，疗效欠佳。ABZ相对MBZ的生物利用度高，易于对患者给药且相较MBZ治疗的复发率较低，因此，ABZ是首选的包虫病治疗药物。目前，MBZ仅用于那些因ABZ出现严重肝脏不良反应患者的替代治疗药物。虽然ABZ的血清浓度较MBZ高，但其在包虫囊内浓度仍不太令人满意。近年来不断研究出了多种ABZ新剂型以增加其生物利用度从而提高疗效，包括ABZ脂质体、分散剂、微球、乳剂、纳米离子、磁水凝胶等。手术或穿刺联合手术前后使用苯并咪唑药物的治疗疗效会更好。药物治疗也是无法手术或穿刺治疗患者唯一的治疗方式。目前ABZ推荐剂量为15~20 mg/（kg·d），分2次口服，口服时最好与脂肪餐结合利于其吸收。最佳的用药时间为手术或穿刺治疗前4天和术后1个月。

（四）观察和等待疗法

对于无症状和小的CE1囊肿、明显退化的CE4囊肿和所有CE5型囊肿，通常采用"观察和等待"策略。尤其是CE4和CE5型包虫病（棘球蚴已失活），在没有出现并发症时，无需进一步治疗，只需定期观察，如不出现并发症可不予处理，若出现并发症时再根据具体情况进行治疗。

二、泡型包虫病治疗

AE治疗方案的确定需考虑多方面因素，如肝病灶完全切除的可能性、肝脏影像学的多学科评估、患者的一般状况以及手术团队的技术能力。目前推荐根据AE患者的PNM分期来制定相应的治疗方案：①对于P1N0M0、P2N0M0、P3N0M0患者，推荐采用根治性手术切除+术后口服ABZ；②对于P3N1M0、P4N0M0、P4N1M0患者，推荐长期服用ABZ，视情况行外科手术；③对于严重的肝功能衰竭、反复胆管炎或不适合于根治性手术的终末期AE患者，可考虑进行自体肝移植术[26]。

（一）根治性肝切除术

根治性肝切除术是目前治疗AE的首选方法。该术式要求切除病灶边缘1 cm以上的正常肝组织，以清除病灶活跃增生带，从而减少术后包虫复发。根治性切除整个被感染的肝脏部位不易实现（AE病变最常位于肝右叶，并且在晚期病例中已侵入主要胆管和血管），因此在手术时，不受控制的出血或肝功能衰竭导致发病率和死亡率很高。虽然此术风险大，对医生的技术要求高，且并发症多、费用较昂贵，但对于一些患者依旧是唯一有效的治疗手段。

（二）肝移植术

对于不能采用病灶切除术的晚期 AE 患者，肝移植是有效的治疗方法。目前主要有原位肝移植、活体肝移植、自体肝移植、离体肝切除术后自体移植等。通过对 AE 患者肝脏三维重建及术前评估，选择最佳手术切除方案，尽可能保留健康的肝组织，可以减少手术并发症。因肝移植创伤大、费用昂贵、并发症多、难度大等原因，应严格掌握肝移植指征，避免过度医疗。

（三）药物治疗

药物治疗为 AE 的辅助治疗方式，可在术前缩小病灶、术后预防复发，在不能耐受手术及失去手术机会的 AE 患者中发挥重要的作用。治疗 AE 的首选药物仍然是苯并咪唑类药物，最常用的还是 ABZ。近年来研制的 ABZ 新剂型，如 ABZ 乳剂、ABZ 脂质体等效果优于片剂，且副反应较轻，是目前较为推荐的口服治疗药物。但是，目前的药物治疗根治率较低，长期口服药物对肝、肾功能影响较大，且病灶越大效果越差，需在目前的基础上对药物进行进一步研究，提升药物对肝包虫病的治疗效果。

（辛 奇）

参考文献

[1] WEN H, VUITTON L, TUXUN T, et al. Echinococcosis: Advances in the 21st Century [J]. Clin Microbiol Rev, 2019, 32(2).

[2] 刘平, 李金花, 李印, 等. 包虫病病原在我国的流行现状及成因分析 [J]. 中国动物检疫, 2016, 33(01): 48-51.

[3] TSAI I J, ZAROWIECKI M, HOLROYD N, et al. The genomes of four tapeworm species reveal adaptations to parasitism [J]. Nature, 2013, 496(7443): 57-63.

[4] ZHENG H, ZHANG W, ZHANG L, et al. The genome of the hydatid tapeworm Echinococcus granulosus [J]. Nat Genet, 2013, 45(10): 1168-1175.

[5] 朱效伟, 韩秀敏, 张强. 包虫组学研究在新药研制中的应用进展 [J]. 医学研究生学报, 2018, 31(02): 220-224.

[6] 杨东, 刘爱芹, 赵威, 等. 细粒棘球绦虫分型和分类研究进展 [J]. 热带医学杂志, 2015, 15(09): 1296-1299.

[7] SIRACUSANO A, DELUNARDO F, TEGGI A, et al. Cystic echinococcosis: aspects of immune response, immunopathogenesis and immune evasion from the human host [J]. Endocr Metab Immune Disord Drug Targets, 2012, 12(1): 16-23.

[8] TAMAROZZI F, MARICONTI M, NEUMAYR A, et al. The intermediate host immune response in cystic echinococcosis [J]. Parasite Immunol, 2016, 38(3): 170-181.

[9] WEI X L, XU Q, REXITI F L, et al. Dynamic changes of DC and T cell subsets in mice

during Echinococcus multilocularis infection[J].Cent Eur J Immunol,2014,39(1):19-24.

[10]朵红.棘球蚴病免疫学研究进展[J].中国畜牧兽医,2011,38(05):244-247.

[11]PANG N,ZHANG F,MA X,et al.TGF-β/Smad signaling pathway regulates Th17/Treg balance during Echinococcus multilocularis infection[J].Int Immunopharmacol,2014,20(1):248-257.

[12]马秀敏,徐琦,侯敏,等.细粒棘球蚴感染对哮喘大鼠血清白介素-17水平及Th1/Th2平衡的影响[J].免疫学杂志,2011,27(02):110-113.

[13]VUITTON D A,ZHANG S L,YANG Y,et al.Survival strategy of Echinococcus multilocularis in the human host[J].Parasitol Int,2006,55 Suppl:S51-55.

[14]YASEN A,LI W,AINI A,et al.Th1/Th2/Th17 cytokine profile in hepatic cystic Echinococcosis patients with different cyst stages[J].Parasite Immunol,2021,43(7):e12839.

[15]WANG J,MüLLER S,LIN R,et al.Depletion of FoxP3(+) Tregs improves control of larval Echinococcus multilocularis infection by promoting co-stimulation and Th1/17 immunity[J].Immun Inflamm Dis,2017,5(4):435-447.

[16]WANG J,ZHANG C,WEI X,et al.TGF-β and TGF-β/Smad signaling in the interactions between Echinococcus multilocularis and its hosts[J].PLoS One,2013,8(2):e55379.

[17]SHI D Z,LI F R,BARTHOLOMOT B,et al.Serum sIL-2R,TNF-alpha and IFN-gamma in alveolar echinococcosis[J].World J Gastroenterol,2004,10(24):3674-3676.

[18]李艳华,张峰波,赵慧,等.PD-1与CTLA-4在泡球蚴感染小鼠肝脏中的动态变化研究[J].免疫学杂志,2013,29(12):1018-1023.

[19]印双红,陈小林,徐芳洁,等.小鼠细粒棘球蚴感染早期对NK细胞影响的初步研究[J].中国免疫学杂志,2013,29(11):1123-1127+1141.

[20]ZHANG C,LIN R,LI Z,et al.Immune Exhaustion of T Cells in Alveolar Echinococcosis Patients and Its Reversal by Blocking Checkpoint Receptor TIGIT in a Murine Model[J].Hepatology,2020,71(4):1297-1315.

[21]ZHANG C,WANG H,LI J,et al.Involvement of TIGIT in Natural Killer Cell Exhaustion and Immune Escape in Patients and Mouse Model With Liver Echinococcus multilocularis Infection[J].Hepatology,2021,74(6):3376-3393.

[22]International classification of ultrasound images in cystic echinococcosis for application in clinical and field epidemiological settings[J].Acta Trop,2003,85(2):253-261.

[23]UMHANG G,COMTE S,HORMAZ V,et al.Retrospective analyses of fox feces by real-time PCR to identify new endemic areas of Echinococcus multilocularis in France[J].Parasitol Res,2016,115(11):4437-4441.

[24]李伟,高金亮.包虫病及其诊断技术概述[J].中国卫生检验杂志,2017,27(13):1974-1976.

[25]唐群科,张瑛,乔建.囊型包虫病的治疗现状与进展[J].寄生虫病与感染性疾病,2019,17(04):242-245.

[26]陈骏,温浩.肝棘球蚴病的诊断与治疗进展[J].东南大学学报(医学版),2018,37(05):929-934.

第十五章　流行性感冒病毒

流行性感冒（influenza）简称流感，是威胁人类及各种动物健康的主要疫病之一，它是流行性感冒病毒（influenza virus，IV）通过空气传播造成的一种急性病毒性呼吸道传染病，可导致世界各地的人流感大流行或季节性流行。根据世界卫生组织（WHO）的数据，每年流感流行在全球范围内导致300万～500万例严重疾病，约29万～65万人死亡。

流感病毒感染机体后的症状与普通感冒相似，但比普通感冒更严重，包括突然发作的发烧、咳嗽、流涕、鼻塞等，有时也会引起呕吐、腹泻和恶心；流感会导致严重的并发症，包括肺炎、支气管炎、鼻窦和耳部感染等。机体感染病毒后1～4天出现症状，在不接受药物治疗的情况下，大多数患者在2周内康复。疫苗接种是预防流感病毒感染的主要手段。

第一节　概述

一、流行性感冒病毒

流感病毒属于正黏病毒科流感病毒属，为单股负链RNA病毒，根据其核蛋白和基质蛋白的结构主要分为A型流感病毒（influenza A virus，IAV）、B型流感病毒（influenza B virus，IBV）、C型流感病毒（influenza C virus，ICV）和D型流感病毒（influenza D virus，IDV）四种类型，又称为甲、乙、丙、丁型流感病毒。IAV的自然宿主是野生水禽，可感染多种家禽以及哺乳动物，如马、猪、犬、猫、虎、海豹、鲸、貂等，是导致人流感大流行和季节性流行的主要病原。根据IAV感染对象的不同，可分为人流感病毒、猪流感病毒、马流感病毒和禽流感病毒（avian influenza virus，AIV）等类群。IAV根据其表面血凝素（hemagglutinin，HA）和神经氨酸酶（neuraminidase，NA）抗原性和序列的差异，可分为16种不同的HA亚型和9种不同的NA亚型（如图15-1）。此外，还从蝙蝠体内分离到了两种新的IAV亚型，即H17N10和H18N11。

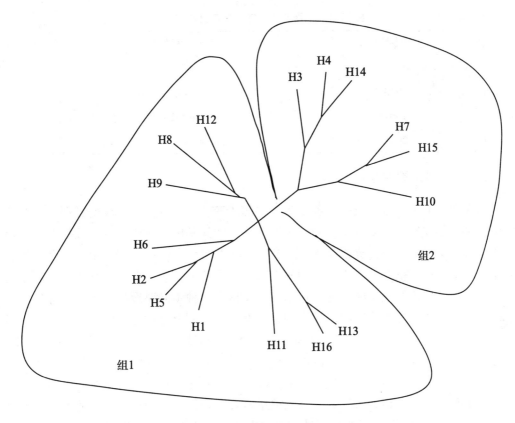

图15-1　IAV的16种HA基因进化关系[1]

　　WHO公布的流感病毒毒株的命名原则如下：型别/宿主/分离地区/毒株序号/分离年份（HnNn），其中，对于人流感病毒，省略宿主信息，对于IBV和ICV省略亚型信息。例如：IAV（A/WSN/1933）；IBV（B/Lee/1940）；ICV（C/Ann Arbor/1/1950）（表15-1）。

　　IAV和IBV容易引起季节性流行。IAV于1933年成功分离，可感染人类和多种动物，抗原性易发生变异，并多次引发世界性大流行。其中禽流感病毒根据对人工感染鸡的致病性不同，可将其分为高致病性禽流感病毒（highly pathogenic avian influenza virus，HPAIV）和低致病性禽流感病毒（low pathogenic avian influenza virus，LPAIV）。IBV于1940年发现，不分亚型，但分为两个支系，分别为B/Victoria/2/87 - like（Victoria lineage）系和B/Yamagata/16/88 - like（Yamagata lineage）系，主要感染人并引起季节性流行，对人的致病性较低，但可以感染海豹和雪貂。ICV于1947年分离，其与IAV和IBV差异明显，ICV感染后表现轻微的临床症状，对2岁以下的儿童，可能引发下呼吸道感染的并发症，分为C/Kanagawa/1/76、C/São Paulo/378/82 S1 和 C/São Paulo/378/82 S2三个谱系持续进化[2]。IDV于2011年分离自美国俄克拉荷马州的病猪体内，根据其遗传特性分为两个谱系D/swine/Oklahoma/1334/2011（D/OK）和D/bovine/Oklahoma/660/2013（D/660），可感染猪、牛、羊、骆驼等，还能感染人，牛是其主要宿主[3]。

表15-1　不同型的流感病毒首次鉴定时间

型	首次鉴定时间	毒株名
A	1933年	A/WSN/1933
B	1940年	B/Lee/1940
C	1947年	C/Ann Arbor/1/1950等
D	2011年	D/swine/Oklahoma/1334/2011

二、流行性感冒病毒流行病学

流感病毒由于其基因组结构和复制方式的改变，导致其具有高度变异性，主要体现在抗原漂移和抗原转变两个方面。抗原漂移指的是基因组发生突变导致抗原的小幅度变异。在流感病毒中，抗原漂移主要发生在其表面糖蛋白HA和NA上，不断积累的突变会改变病毒的抗原性质进而帮助病毒逃避宿主免疫系统，形成能够发生免疫逃逸的变异毒株，如季节性流感毒株。抗原转变是指当两种不同亚型的流感病毒感染同一个宿主时，可能会有节段之间的交叉和重组发生，进而形成病毒基因节段分别来自不同的亲本病毒的新型病毒，从而导致病毒表面糖蛋白HA和NA的抗原性发生重大变化。在禽类中非致病性或低致病性的禽流感病毒一旦与其他亚型流感病毒重配，就可能使禽流感病毒发生较大的抗原转变并感染人群，而人群并不具有针对新型病毒的免疫能力，往往就会造成流感的大暴发，对人类生命安全和社会生产造成巨大危害。一个世纪以来，已有多次人源或动物源流感病毒发生"抗原转变"，从而导致流感大流行（表15-2）。而新型的流感病毒能否引起流感的大流行有诸多因素，其中最主要的是能否在人与人之间发生传播。

表15-2　流感流行重要事件

时间	事件	感染毒株类型	流行病学
1889年	1889年俄罗斯流感	A型H2N2亚型流感	全球100万人死亡；大流行
1918年	1918年西班牙流感	H1N1 IAV，与猪流感病毒十分相似	全球10亿人感染，5000万人死亡；大流行
1957年	1957年亚洲流感	H2N2 IAV是IAV与AIV重配产生的新型毒株	全球约100万人死亡；大流行
1968年	香港流感	H3N2亚型流感毒株	全球约100万~400万人死亡；大流行
1977年	俄罗斯流感	1950年H1N1型的变异毒株	地方流行
1996年	1997年香港流感	H5N1亚型AIV	造成650人感染，386人死亡；地方流行
2009年	2009年A型H1N1流感	H1N1 IAV是一株重配毒株	传播至全球205个国家，造成15174人死亡；大流行
2013年	亚洲H7N9	H7N9 AIV	1567例实验室确诊，615例死亡；地方流行
2014年	H5N6亚型流感	H5N6 AIV	50例实验室确诊，25例死亡；地方流行

在流感流行过程中，中间宿主猪作为"混合器"，既有α2,3唾液酸受体也有α2,6唾液酸受体，可感染不同来源不同亚型的IAV，从而为流感病毒在不同宿主，尤其是人-禽之间的传播提供了中间桥梁，对流感的防控提出了更大的挑战（图15-2）。不过，虽然流感病毒会发生相对频繁的种间传播，但是能进行稳定传播的支系还很少见，尽管在陆禽中许多亚型的流感病毒形成了稳定的谱系，但在哺乳动物中只有H1、H2和H3亚型形成了稳定的谱系。

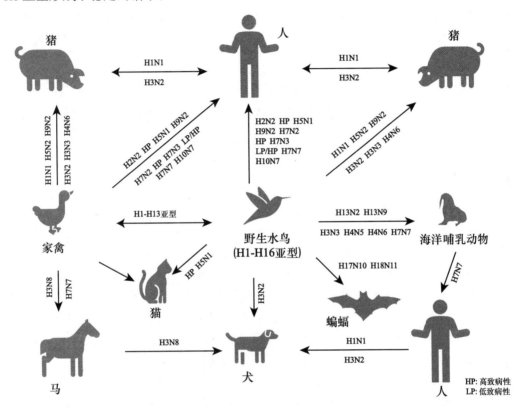

图15-2　流感病毒的宿主范围[4]

三、流行性感冒病毒防控

目前在人群中流行的新毒株有多种形成方式：人流感病毒与禽流感病毒在自然界发生基因重配而产生能够感染人的新型流行毒株；禽流感在哺乳动物猪体内适应后产生新的流行毒株，或者是前期的人流感毒株时隔几年后又重新流行；除此之外还有季节性人流感自身发生抗原漂移而产生新的流行毒株。

疫苗接种是预防流感病毒感染的主要措施。针对季节性流感，在条件良好的气候环境下，疫苗的保护率可达到60%。但如果疫苗与当前流行的病毒株不匹配，保护率则会低至10%～20%，总体保护率约为38%。WHO根据对流行毒株的分析，向全世界推荐候选疫苗毒株，但由于流感病毒的抗原漂移难以预测，也会出现候选疫苗与下一个季节性流行毒株抗原性不匹配的情况。

20世纪初至今，由于抗原转变引起的四次人流感大流行，除了1918年H1N1西班牙流感外，其余三次人流感大流行都由基因重组病毒引起，其中AIV在流感大流行中具有关键性的作用。而家禽和野鸟群体中AIV的遗传多样性可以随着时间变化而发生显著变化，所以对禽流感的防控是预防人流感大流行的一个重要措施。作为"人病兽防，关口前移"的成功案例，我国成功构建了HPAI（H7N9、H5N8和H5N1等禽流感）防控体系，为全球其他国家禽流感的防控提供了经验。

　　综上所述，由于IAV具有高度的变异性，增加了其预防和治疗的难度，也无法预测即将发生大流行的流感病毒亚型，因此只有依据现有亚型IAV生物学特性、遗传演化规律，丰富候选疫苗毒株储备，才能有效防止IAV对家禽和人类造成危害，进而保障世界公共卫生安全。

第二节　流行性感冒病毒生物学特性

一、病毒粒子及基因组结构

（一）A型流感病毒

　　A型流感病毒形态具有多形性。从新鲜临床样本中分离的病毒粒子大多呈丝状，长度可达到20 μm，当丝状病毒粒子在鸡胚中进行多次传代后，则演变成球形，直径在80～120 nm。球形和丝状病毒粒子具有相似的感染性，并且两种病毒粒子都具有一个拷贝的基因组。流感病毒粒子的丝状形态主要由病毒基质蛋白1（M1）决定，若将丝状流感病毒A/Udorn/72（H3N2）M1蛋白的氨基酸序列置换至A/WSN/33（H1N1）病毒中，WSN病毒的形态则由球形变为丝状，反之亦然。虽然在流感病毒感染期间，病毒形态的生物学功能和效应尚不清楚，但研究表明它在病毒传播、宿主适应和发病机制方面具有作用。

　　A型流感病毒基因组由8个病毒RNA（vRNA）节段组成，长度从890～2341个核苷酸不等，每个节段可编码一种或多种蛋白（如图15-3）。基因节段是根据各个节段的电泳迁移率降序排列来命名的，分别为vRNA 1～8；或根据RNA编码的主要蛋白来命名，分别为碱性聚合酶2（basic polymerase 2，PB2）、碱性聚合酶1（basic polymerase 1，PB1）、酸性聚合酶（acidic polymerase，PA）、血凝素（HA）、核蛋白（nucleoprotein，NP）、神经氨酸酶（NA）、基质蛋白（matrix protein，M）和非结构蛋白（nonstructural protein，NS）。到目前为止，已发现A型流感病毒编码的蛋白包括10种必需蛋白（PB2、PB1、PA、HA、NP、NA、M1、M2、NS1和NS2/NEP）和多达8种非必需蛋白（PB2-S1、PB1-F2、PB1-N40、PA-X、PA-N155、PA-N182、M42和NS3），其中PB2、PB1、PA、HA、NP、NA、M1和M2为结构蛋白。

　　对已有的A型流感病毒完整序列进行生物信息学分析发现，位于每个节段5′末端的13个核苷酸和3′末端的12个核苷酸序列高度保守，序列分别为5′-AGUAGAAA-CAAGG和3′-UCG（U/C）UUUCGUCC，两者之间部分序列互补，形成发卡结构，是vRNA转录和复制的启动子。每个节段的vRNA 5′和3′末端与聚合酶复合体PB2-PB1-

PA结合，其余部分则由核蛋白NP包裹，共同构成病毒的病毒核糖核蛋白（viral ribonucleoprotein，vRNP）复合物，是病毒基因组转录和复制的最小功能单位。在启动子序列的内侧非编码区域具有多聚腺苷酸信号序列，其余部分的包装信号则位于编码区的起始端和终止端，在病毒感染后期vRNP复合体的包装过程中发挥作用（如图15-3）。

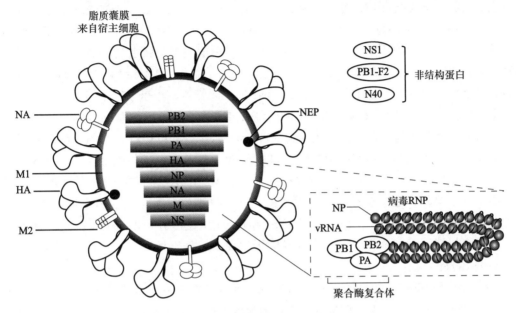

图15-3　A型流感病毒基因组中RNA节段 [5]

A型流感病毒结构自内而外可分为核心、基质层、囊膜三个部分。核心包含储存病毒信息的遗传物质及复制这些信息所必需的酶，主要是由三种聚合酶蛋白、核蛋白和病毒RNA组成的vRNP复合物。M1构成了病毒的外壳骨架，M1与病毒的囊膜紧密贴合，二者共同作用，保护病毒核心和维持病毒空间形态，且具有亚型特异性。病毒粒子最外层包裹着双分子层脂质囊膜，主要来自宿主细胞的细胞膜。病毒囊膜表面镶嵌两种纤突，即血凝素HA和神经氨酸酶NA，它们是病毒粒子表面非常重要的抗原糖蛋白。病毒囊膜表面还嵌有非糖基化的质子通道蛋白M2。M1与vRNP和病毒囊膜都有连接，参与vRNP复合体输出细胞核的过程。病毒的核输出蛋白NEP，或称为NS2蛋白，也存在于纯化的病毒粒子中。

利用负染或冷冻电镜的方法，可以清晰地发现流感病毒粒子表面呈纤突状的HA和NA。HA和NA纤突在病毒囊膜表面向外呈辐射状密集排列。HA纤突长约14 nm，NA纤突长约16 nm。电镜观察发现，一个直径约为120 nm的球形病毒粒子，大约有375个HA和NA纤突，HA与NA纤突之间的比例约为6:1。两者在病毒囊膜表面的分布并不是完全随机的，数量较多的HA纤突聚集在一起围绕着单个的NA纤突，此外，NA纤突也可以在局部聚集成簇。

（二）B型流感病毒

与A型流感病毒一样，B型流感病毒基因组也由8个vRNA节段组成。该vRNA节段的5′和3′末端为非编码区，且其5′末端的非编码区明显长于A型流感病毒的vRNA，可能影响病毒基因的表达或病毒感染后期vRNP的包装。B型流感病毒vRNA节段5′和3′的最末端也是保守的启动子序列，分别为5′-AGUAG(A/U)AACA和3′-UCGUCUUCG。

B型流感病毒的8个vRNA节段共编码11种蛋白，分别为PB2、PB1、PA、HA、NP、NA、NB、M1、BM2、NS1和NS2/NEP。其中vRNA 1编码的PB2是帽结构依赖的核酸内切酶，参与病毒RNA合成起始时引物的生成。由vRNA 2编码的PB1是一种转录酶，在RNA转录延伸过程中催化核苷酸的加入。vRNA 3编码的PA主要参与病毒蛋白的磷酸化。vRNA 4编码的血凝素蛋白HA可以识别宿主细胞膜上的唾液酸受体，促使病毒囊膜和细胞膜进行融合，有利于病毒进入宿主细胞。vRNA 5编码的核蛋白NP对病毒的转录和复制起着关键作用，是形成vRNP的主要骨架，也是区别不同类型流感病毒的主要依据之一。vRNA 6编码NA和NB蛋白，NA作为一种水解酶通过水解唾液酸将子代病毒从感染细胞表面水解，促进病毒粒子的释放。NB包括由18个氨基酸残基组成的胞外区、22个氨基酸残基组成的跨膜区以及60个氨基酸组成的胞内区，对病毒在体内的传播及复制不是必需的。vRNA 7编码M1和BM2蛋白，基质蛋白M1除了参与维持病毒粒子结构外，还与病毒的复制效率有关，BM2则主要参与调控病毒粒子的脱壳，促进病毒RNA的释放等。vRNA 8编码NS1和NS2蛋白，NS1不但对病毒的复制至关重要，还参与抑制宿主细胞中干扰素介导的天然免疫抗病毒反应，NS2则主要参与病毒vRNP的出核。

B型流感病毒粒子的直径为137 ± 27 nm，囊膜表面镶嵌着HA、NA、NB和BM2四种病毒蛋白，HA和NA蛋白在病毒粒子表面形成纤突，长度为15.4 ± 1.3 nm。其内部结构由厚度约为8 nm的基质蛋白M1和vRNP复合体构成，在纯化的B型流感病毒粒子中同样有NEP/NS2蛋白存在。在球形病毒粒子中，vRNP复合体几乎填充了病毒粒子内部的整个空间。病毒的8个vRNP复合体在排列上与A型流感病毒的7+1构象不同，不同的vRNP复合体之间存在联系，似乎缠绕在一起。

（三）C型流感病毒

C型流感病毒的基因组包含7个vRNA节段，该vRNP在结构上与A、B型流感病毒类似，5′末端的12个核苷酸和3′末端的11个核苷酸高度保守，分别为5′-AGCAG(U/G)AGCAAG和3′-UCGUCUUCGUC。vRNA 1~vRNA 3分别编码一种聚合酶蛋白，其中PB2和PB1蛋白与A型和B型流感病毒对应蛋白同源，第三种聚合酶为PA，在中性pH条件下不具有酸性电荷，与A型和B型流感病毒的PA蛋白有所不同。vRNA 4编码HEF蛋白，同时具有血凝素、受体破坏和膜融合三种活性。vRNA 5编码NP蛋白。vRNA 6编码M1蛋白，含有242个氨基酸，由一个经过剪接的mRNA翻译而来，而未经过剪切的mRNA则翻译产生一个长的前体蛋白P42。P42经过信号肽酶切割后产生CM2蛋白，其具有115个氨基酸，包含氨基酸的胞外区、疏水的跨膜区和胞质尾区。vRNA 7编码246个氨基酸的NS1蛋白，经过剪切的mRNA则编码长为182个氨基酸的NEP/NS2蛋白。

C型流感病毒粒子在感染细胞表面形成特征性的索状结构，长达500 nm。电镜观察发现，索状结构是由大量处于出芽阶段的丝状病毒粒子沿着病毒粒子的长轴排列而成。C型流感病毒粒子表面仅具有一种表面糖蛋白HEF，兼具A型和B型流感病毒粒子HA和NA的功能。由HEF蛋白构成的纤突在病毒粒子表面呈六角网状排列。C型流感病毒的基质蛋白M1与A型和B型流感病毒的M1蛋白具有相同的作用，而质子通道蛋白CM2在结构上与A型病毒的M2蛋白和B型病毒的NB蛋白类似。

（四）D型流感病毒

D型流感病毒的基因组包含7个vRNA节段，该vRNA每一个基因节段在5′端和3′端也有非编码区，所有节段中3′端前12个核苷酸3′-U/CCGUAUUCGUCUCC-5′以及5′末端的11个核苷酸5′-AGCAGUAGCAA-3′都高度保守。与ICV相比，IDV 3′端第一位核苷酸存在多态性（U/C），3′端第5位为A（ICV：U/C）。vRNA 1～vRNA 3节段分别编码病毒复制过程中必不可少的聚合酶蛋白PB2、PB1、PA。vRNA 4编码HEF蛋白，IDV的HEF蛋白与ICV的HEF蛋白在结构上十分相似，同样具有受体识别、受体破坏和膜融合功能，且都是病毒粒子中唯一的糖蛋白。vRNA 5编码病毒核蛋白NP。vRNA 6编码的基质蛋白DM1和DM2连接病毒膜和细胞膜，并激活离子通道。vRNA 7编码非结构蛋白NS1和NEP，作用分别是促进中和细胞干扰素反应和介导vRNP输出细胞核。

IDV粒子呈球形，直径为100～120 nm，囊膜上有长度为10～13 nm的纤突。IDV一直以两种不同的遗传谱系和抗原谱系传播，分别以D/swine/Oklahoma/1334/2011（D/OK）和D/bovine/Oklahoma/660/2013（D/660）为代表，并且这两个谱系频繁出现基因重排和抗原交叉反应。进化分析表明IDV与ICV同源性达到50%，其PB2、PA、NP、M和NS基因序列可能来自人的ICV。透射电镜断层扫描发现，尽管IDV只有7个基因节段，但病毒的vRNP复合体同样以7+1构象排列。

二、流感病毒生命周期

流感病毒与大多数RNA病毒不同的是，流感病毒的复制需要在细胞核内进行。流感病毒复制的生命周期是一个动态过程，大致分为6个步骤：病毒吸附，病毒内化，内体运输与膜融合，脱壳与病毒基因组入核，转录和复制，组装出芽和释放（图15-4）。这里以A型流感病毒为例进行陈述。

（一）病毒吸附

当流感病毒感染细胞时，HA蛋白与宿主细胞的唾液酸（sialic acid，SA）受体结合（图15-5）。SA是指当神经氨酸的氨基被乙醛基取代后所产生的衍生物，广泛存在于脊椎动物、哺乳动物以及多种植物组织中。不同宿主及组织细胞具有不同类型唾液酸的分布。哺乳动物细胞表面常见的唾液酸有N-乙酰神经氨酸（Neu5Ac）和N-羟乙酰神经氨酸（Neu5Gc）。禽流感病毒倾向于结合宿主体内的α2,3-SA，人流感病毒则倾向于结合α2,6-SA。人的上呼吸道比下呼吸道分布更多的α2,6-SA；在猪的呼吸道中既有α2,3-SA的表达，也有α2,6-SA的表达；不同种类的禽类中，α2,3-SA和α2,6-SA在禽类的呼吸道和肠道中均有分布。

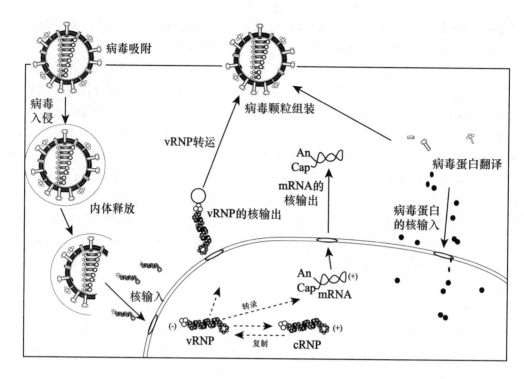

图 15-4　流感病毒的生命周期模式图

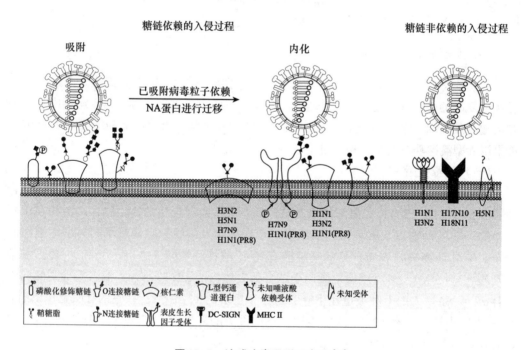

图 15-5　流感病毒吸附示意图 [11]

　　由于流感病毒感染细胞与释放子代病毒粒子都需要结合细胞表面的糖蛋白，于是流感病毒进化出了具有破坏受体结合活性的 NA 蛋白，裂解细胞表面糖蛋白上的唾液酸，防止病毒粒子之间发生聚集。近年来发现，NA 蛋白也参与了病毒的吸附。使用生物层干涉计量法（BLI）实时监测对流感病毒-受体相互作用的动力学，可发现流感病毒并非持续地与受体结合与解离，而是在细胞间质内保持着持续滚动的状态，直到受体被清除，以帮助流感病毒穿过黏液层感染细胞。这需要 HA 和 NA 在受体表面协同作用，保持 HA-NA-受体平衡的状态[8]。另外，NA 也可以促进病毒粒子与内化受体的动态结合。

一些细胞经去唾液酸化处理后，流感病毒仍然能够吸附。这说明除了唾液酸受体外，病毒的吸附还有其他宿主蛋白的参与。例如膜联蛋白 V 与 C 型凝集素等宿主蛋白参与了病毒的吸附过程[9]。而在南美洲和美洲蝙蝠中发现的两种 IAV 亚型（H17N10 和 H18N11）不能结合唾液酸受体，近期研究发现 MHC Ⅱ 类分子会介导这两种亚型流感病毒入侵细胞[10]。

HA、NA 与糖链上的唾液酸的相互作用促进流感病毒的吸附：HA 与磷酸多聚糖（phospho-glycan）、O-多聚糖（O-glycan）、鞘糖脂多聚糖（GSL-glycan）的结合促进病毒吸附；在病毒吸附后，NA 依赖的病毒粒子的运动促进其与唾液酸依赖的内化受体结合，如核仁素、表皮生长因子受体（EGFR）、CaV1.2 钙离子通道等，唾液酸非依赖的内化可以通过与树突状细胞特异性细胞间黏附分子 3 结合的非整合素（DC-SIGN）、MHC Ⅱ 类分子的相互作用来完成。

（二）病毒内化

完成吸附过程后，流感病毒开始进入细胞。病毒粒子的摄入主要通过宿主细胞的内吞作用完成。流感病毒可以利用宿主细胞的多种内吞途径进入细胞，细胞类型的不同、病毒粒子形态的不同以及病毒亚型的不同都可导致流感病毒利用的细胞内吞途径不同。

最常见的方式是网格蛋白依赖的内吞途径。流感病毒粒子一旦吸附于细胞表面，网格蛋白形成小窝，病毒粒子便可被摄入。另外，流感病毒还能利用宿主巨胞饮的内吞方式侵入。丝状的流感病毒粒子更倾向于利用巨胞饮方式侵入，微管和微丝在这一过程中发挥了重要作用。

（三）内体运输与膜融合

流感病毒粒子被摄入内吞小泡后便开始了向细胞核运输的过程，该过程分为三个阶段：第一个阶段，内吞小泡通过微丝依赖的途径在胞质内运输并形成初级内体；第二个阶段，包含有病毒粒子的初级内体随着动力蛋白沿着微管移动到核周区域，在这里第一次酸化开始（pH 约为 6.0），形成次级内体；第三个阶段，次级内体再次发生酸化（pH 约为 5.0），接着 HA 蛋白介导的膜融合开始。

HA 蛋白会通过多个步骤介导病毒囊膜与内体的膜融合。宿主蛋白酶首先会将 HA0 蛋白裂解成两个亚基 HA1 和 HA2。当 pH 改变时，融合肽暴露在 HA2 的 N 末端。融合肽一旦暴露，就会插入内体膜中，而 C 末端跨膜结构域会将 HA2 锚定在病毒囊膜上，形成具有发夹构象的前体。接着，HA1 的三聚体向后折叠，产生发夹结构，使两层膜互相靠近，此时发夹结构改变，形成六螺旋束，促使两层膜发生膜融合。最后，膜小孔在酸性环境下扩大，病毒内容物释放，结束整个膜融合的过程。单颗粒冷冻电子显微镜已解析出 HA 蛋白在膜融合过程中发生的构象变化[12]。

在膜融合过程中，酸性环境也使流感病毒基质蛋白M1的构象发生变化，结构发生变化的M1也参与了膜融合。2010年，研究人员采用冷冻电镜观察HA介导的膜融合过程，发现当病毒囊膜表面打开时，基质蛋白M1形成的蛋白层仍然存在。这一蛋白层不仅保护了病毒的内容物，还为HA蛋白提供了锚定点。

（四）脱壳与核输入

病毒囊膜和内体膜发生膜融合之后就是脱壳，这是病毒基因组转运到细胞核进行复制和转录的重要步骤。病毒的vRNA与三种聚合酶蛋白及NP之间形成的vRNP复合体是病毒复制和转录的基本单位。病毒基因组进入细胞质不仅通过膜融合完成，还需要vRNP从M1中分离出来，与病毒囊膜分离，这一过程称为脱壳。在晚期内体中，病毒的离子通道M2被低pH激活发生酸化，且病毒粒子内钾离子浓度升高。接着，pH的变化导致M1的构象发生重排，使M1与NP失去相互作用，从而病毒囊膜释放出vRNP。

病毒一旦成功脱壳，vRNP就会通过核输入途径进入细胞核中完成转录和复制。由于体积较大，vRNP复合体无法通过被动扩散进入细胞核。因此，vRNP复合体利用NP的核定位信号（NLS）通过核输入蛋白IMPα和IMPβ1途径输入细胞核。到目前为止，在NP中已经发现了2个NLS，包括N末端的一个经典的单一性NLS（NLS1，aa3～13）和双分型NLS（NLS2，aa198～216）。尽管NLS1与IMPα结合结构域的相互作用较弱，但它在vRNP入核过程中具有重要作用。NP与IMPα的不同亚型都有相互作用，包括IMPα-1、IMPα-3、IMPα-5和IMPα-7。当NP的NLS被IMPα识别后，IMPβ1被招募并形成三聚体，由核孔蛋白介导vRNP进入细胞核。入核后，Ran-GTP负责解离IMPβ-vRNP与NPC的结合，IMPα-vRNP与NPC则需要通过细胞核转运因子CSE1L参与的机制完成解离，释放vRNP，启动流感病毒基因组的复制和转录[13]。

（五）转录和复制

流感病毒在细胞核中进行转录和复制。流感病毒RNA依赖的RNA聚合酶（RNA-dependent RNA polymerase，RdRp）是由PB2、PB1和PA亚基组成的异三聚体，以负链vRNA为模板，在转录过程中合成有帽结构的多聚腺苷酸化的mRNA，在复制过程中合成互补RNA（cRNA）和vRNA。以宿主pre-mRNA的5′帽子RNA片段为引物启动转录，RdRp合成mRNA的启动子分别位于vRNA的5′和3′末端，分别是由13和12个保守核苷酸组成的部分双链RNA结构。PB1亚基行使RNA聚合酶功能；PB2亚基结合细胞pre-mRNA的5′帽子结构，形成有帽子结构的病毒mRNA；PA切割5′帽子结构下游的10～13个核苷酸，产生带帽子结构的RNA引物。然后将引物转移到PB1亚基上的聚合酶活性位点，PB1将其作为引物，以病毒基因组作为模板合成病毒mRNA，最后mRNA被多聚腺苷酸化。

vRNA的复制分为2个阶段，首先形成vRNA的互补正链cRNA，然后以该cRNA为模板产生vRNA。在此过程中，NP分别通过与病毒RNA和病毒聚合酶结合参与病毒基因组的复制。

（六）组装、出芽和释放

流感病毒颗粒的组装、出芽和释放是病毒生命周期的最后阶段，关系着病毒的存活和致病能力。流感病毒的组装和出芽需要几个必不可少的步骤：①将所有病毒（亚病毒）成分带到组装位点，即非极化细胞的质膜或者极化上皮细胞的顶端质膜；②所有病毒成分必须有序地相互作用，才能组装成具有传染性的病毒粒子；③在组装位点亚病毒成分相互作用使质膜向外弯曲启动芽胞的形成；④在芽柄上附着的膜融合，使病毒颗粒从宿主细胞分离并释放到细胞外环境中。

流感病毒都是在受感染的极化上皮细胞的顶端质膜组装和出芽的。由于vRNP是在细胞核内合成的，因此必须先将vRNP从细胞核运输到细胞质中，然后再转运到极化上皮细胞的顶端质膜。M1是一种具有核定位信号的蛋白质，可以进入细胞核，与vRNP和NEP相互作用，形成一个（CRM1-RanGTP）-NEP-M1-vRNP "花环型" 复合物，该复合物被运输到细胞质中。另外，病毒囊膜蛋白（HA、NA和M2）也被运输到病毒感染细胞的顶端质膜，在质膜上以离散的斑块进行聚集组装。病毒糖蛋白HA和NA参与出芽位点的选择。通过对纯化的流感病毒颗粒进行生化分析，发现HA和NA可与具有脂筏溶解特性的质膜相结合，流感病毒的出芽就发生在脂筏结构上。形成的流感病毒颗粒通过膜分裂从细胞中释放，NA裂解细胞表面唾液酸受体使病毒离开感染的细胞，释放的流感病毒继续感染其他细胞，至此流感病毒完成了一个完整的生命周期（图15-6）。

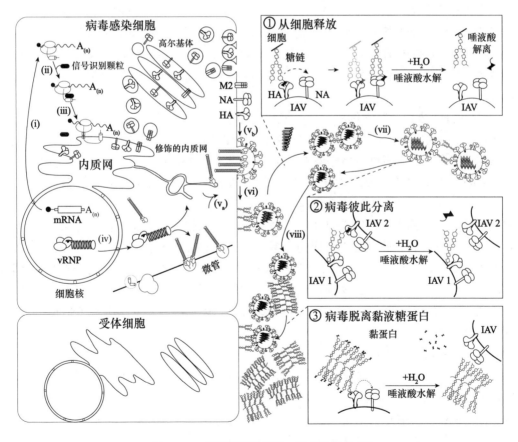

图15-6 病毒粒子的组装、出芽和释放[14]

第三节　流行性感冒病毒致病机制

一、流行性感冒病毒的致病因子

流感病毒作为一种严格的细胞内寄生微生物，其生存必须感染宿主细胞，这就不可避免地给细胞或机体造成极大的损害，即导致细胞或机体致病。而流感病毒基因组编码的多种病毒蛋白除了在流感病毒的整个生命周期发挥作用外，还可作为致病因子在流感病毒致病过程中直接或间接地影响病毒的致病性。这里以A型流感病毒为例，介绍病毒蛋白在流感病毒感染及致病过程中发挥的重要作用。

（一）血凝素蛋白HA

HA是一个典型的 I 型跨膜糖蛋白，羧基端插入病毒囊膜，亲水的氨基端突出于病毒粒子表面形成纤突，负责病毒受体与宿主细胞的结合以及病毒粒子内化后的内体膜与病毒囊膜的融合，也对感染后期流感病毒的出芽以及形态发生极为重要。

当流感病毒侵入细胞时，HA蛋白会发生不可逆的构象变化，促进病毒囊膜和宿主细胞膜的融合。HA基因编码的HA0在特定的蛋白水解酶的作用下被切割成HA1和HA2。然后，HA1和HA2形成融合的同源三聚体结构，固定在病毒囊膜中。HA1的受体结合结构域形成了该三聚体的球形头部，负责流感病毒与细胞膜上的SA结合，帮助病毒吸附。

IAV的HA蛋白与宿主细胞表面唾液酸受体结合的特异性的不同是IAV由禽类向人类传播的一个重要障碍。当HA1发生Q226L、I155T等突变时，会使禽流感病毒HA偏好结合α2,6-SA，从而更容易感染人。HA发挥致病力的前提是其被宿主细胞蛋白酶裂解为HA1和HA2两个亚基。由于不同亚型的HA裂解位点的氨基酸不同，病毒的致病性也显著不同，如H1、H2、H3等14种HA亚型的流感病毒HA裂解位点处只含有一个碱性氨基酸——精氨酸，因其只能被肠道和呼吸道细胞分泌的胰蛋白酶样蛋白识别并裂解，故而被限制在肠道和上呼吸道中复制，致病性相对较低；相反，H5和H7亚型的流感病毒HA裂解位点处含有多个碱性氨基酸，因其可被宿主细胞内普遍存在的类枯草杆菌蛋白酶识别并裂解，这使得病毒可以在机体多种类型细胞内进行复制而导致全身性感染，致病性较高。体外培养实验发现低致病性禽流感病毒增殖需借助外源酶（如胰蛋白酶样蛋白），而高致病性禽流感病毒在缺乏外源酶的情况下依然可以增殖。H5N1流感病毒的HA裂解位点的突变导致其失去致病力，可见HA裂解位点是流感病毒宿主特异性和致病性的重要决定因素。此外，HA酸稳定性通常以HA激活的pH值或病毒粒子失活的pH值来衡量，而该稳定性有助于调节IAV宿主范围、传染性、致病性和传播性。HA激活pH值一般为4.8～6.2，当该值稳定为5.5时病毒复制更佳，而当HA的一些突变导致该值过高或过低时，则会影响病毒增殖以及病毒毒力。

（二）神经氨酸酶蛋白NA

NA是一个典型的 II 型跨膜糖蛋白，氨基端朝向病毒粒子内部，在电子显微镜下呈尖刺状。在病毒感染细胞早期，其神经氨酸酶活性发挥作用，识别并切割呼吸道上皮细胞表面的黏蛋白和糖蛋白分子的唾液酸残基，继而促进病毒侵入下层呼吸道上皮细胞，同时还能够促进病毒复制。而在病毒感染后期，作为病毒复制完成后脱离细胞表面的工具，其通过切割细胞表面以及新生病毒粒子表面的唾液酸，促进病毒粒子出芽释放。低神经氨酸酶催化活性的病毒粒子从感染细胞表面释放的效率低下，从而会过多积聚在细胞表面。此外，NA的结构会影响病毒的感染性和致病性，如当其茎区出现缺失，会使得NA在长度上短于HA，从而增强病毒对受体的结合活性；而当其茎区完全缺失时，病毒则仅在呼吸器官复制，且其对小鼠的致病力显著降低[15, 16]。例外的是，H5N1亚型禽流感病毒虽然NA茎部较短，但其毒力极强，属于高致病性毒株。同时，NA蛋白的翻译后修饰也会影响病毒致病力，如糖基化修饰可以调节禽流感病毒在细胞培养中的生长和其神经氨酸酶活性，并与流感病毒的嗜神经性有关。而当缺乏糖基化，NA的结构稳定性和酶活性则会受到影响[17]。此外，NA诱导激活TGF-β/Smad2信号通路，从而促进上皮间质转化（EMT），而过度的EMT可以导致肺纤维化、呼吸衰竭，甚至死亡[18]。

（三）RNA聚合酶复合体蛋白

流感病毒的RNA依赖性RNA聚合酶是由PB2、PB1、PA三个亚单位组成的复合体。其中，PB1蛋白作为聚合酶复合体的核心，其氨基端和羧基端分别与PA和PB2结合，三者在核糖体合成以后再进入细胞核中组装成完整的聚合酶复合体，共同参与病毒基因组复制和转录。此外，PB2、PB1、PA在流感病毒的毒力和致病性中起重要作用，它们的适应性突变和/或重组是使病毒突破种间屏障的主要因素之一。目前，PB2、PB1和PA中已鉴定出多种哺乳动物适应性突变。

PB2的羧基端区域具有核定位信号，与IMPα结合，通过经典的核输入途径可由细胞质进入细胞核。作为一种帽结合蛋白，PB2可与宿主pre-mRNA的帽结构结合，在流感病毒转录复制过程中发挥作用。PB2作为流感病毒的重要致病因子，研究发现其各氨基酸位点的不同是IAV毒力的决定因素之一，例如其PB2-D701N的单一氨基酸位点突变使无致病性的毒株能够感染小鼠并致死；PB2-E627K突变使禽流感病毒能够逃脱针对禽类病毒聚合酶的物种特异性限制因子，从而适应哺乳动物并且在细胞中有较高的聚合酶活性[19]；PB2-E158G突变显著提高了病毒复制效率，进而增加了病毒的致病性；PB2-I504V、D253N、Q591K、T558I、V598T/I等突变提高了聚合酶活性，促进了病毒在哺乳动物中的复制和毒力。也有研究发现SUMO E3连接酶活化STAT蛋白抑制因子（PIAS1）能与PB2蛋白相互作用，并催化PB2的SUMO化，从而显著降低PB2的稳定性，导致病毒在体内外的复制能力和毒力大大减弱。

PB1与PA在细胞质中结合成二聚体进而有效入核。同时，PB1作为vRNA聚合酶的催化中心，具有RNA依赖性的RNA聚合酶的特征性保守基序，与vRNA特异性结合后，在RNA合成过程中可催化RNA链的延伸。研究发现PB1-L319Q突变可降低病毒致病性和传播能力，而PB1中自然发生的S216G突变促进了IAV的种间传播和适应性。PB1-T296R突变增强了病毒在体内外的复制能力，增加了在人类细胞中的病毒聚合酶活性，并增强了2009年大流行的H1N1毒株在小鼠中的致病力。

　　PA可分为氨基端和羧基端两个结构域，其中氨基端结构域的氨基酸残基在蛋白质稳定性、内切酶活性、帽结构结合和病毒粒子RNA启动子结合方面起着关键作用。PA虽具有核定位信号，但本身不能有效入核，需要与PB1相互作用来实现高效核输入，而后参与病毒的转录与复制。PA蛋白的突变在禽流感病毒宿主适应性和大流行病毒的出现方面也起着重要作用[20]。例如PA-T522S、T97I、E349G、K185R、V44I、V127A、C241Y、A343T和I573V的突变促进了病毒在哺乳动物机体的适应，显著提高了病毒在哺乳动物细胞中聚合酶活性、病毒的复制能力以及对小鼠的致病性。而PA-S343A、E347D突变则降低病毒聚合酶活性与对小鼠的致病性。

（四）核蛋白NP

　　核蛋白NP是流感病毒主要的结构蛋白，在病毒生命周期中具有多种功能，如参与病毒基因组的复制/转录和细胞内运输、vRNP的组装等，其与3种聚合酶PB2、PB1、PA以及RNA共同组成vRNP复合体，而且NP具有核定位信号，其通过与IMPα结合介导被释放到细胞质中的vRNP复合体入核，起始病毒基因组的转录和复制，因此，在流感病毒感染早期，NP主要定位于细胞核。此外，NP还具有核输出信号，在感染晚期，介导vRNP复合体输出到细胞质进行病毒的出芽和释放，此时NP则主要定位于细胞质。NP以寡聚体形式存在，其寡聚化需要E339-R416盐桥，该盐桥对vRNP活性至关重要。NP-E339A与R416A突变则会破坏NP-NP相互作用，使NP不能与RNA聚合酶结合，从而抑制病毒复制。另外，DEAD-box RNA解旋酶39B（DDX39B）及其类似物DDX39A与NP相互作用形成三聚体，并通过招募转录-输出复合体（TREX）形成过量的TREX-NP复合体，从而影响NP的正常低聚状态，导致聚合酶活性被抑制。NP也存在适应性突变，且与病毒致病性相关，如2009年猪流感大流行，该流感病毒NP的突变，使它们能够逃避干扰素诱导的人体抗病毒蛋白-黏病毒抗性蛋白A（MxA）的限制，从而使IAV发生从禽向人的种间传播[21]。此外，NP单突变体Y289G、K293G、E294G、Q308G和N309G不影响病毒RNA合成，而其双突变体K293G/E294G则会显著抑制病毒RNA合成。对多个NP氨基酸序列的保守性分析发现，来自不同物种的不同亚型IAV毒株中的NP高度保守，而且其高度保守序列与其RNA或蛋白结合位点重叠，意味着流感病毒针对NP抑制剂不易产生耐药性，可作为小分子抗病毒药物开发的极佳药物靶点。

（五）基质蛋白M1和M2

　　A型流感病毒基因组第七节段编码两种蛋白，分别是基质蛋白M1和质子通道蛋白M2。M1具有核定位信号，其与IMPα结合被转运到细胞核；此外，M1核定位信号中的碱性氨基酸R101S/R105S双突变对病毒有较强的减毒作用。M1还具有核输出信号，在感染过程中，核输出信号缺陷导致M1保留在细胞核中，并伴随着vRNP核输出效率的降低，病毒复制被显著抑制。M1虽然缺乏固有的膜靶向信号，但是其与M2相互作用，被招募到质膜，并进一步与HA和NA相互作用，从而在病毒粒子包装出芽和形态发生中发挥重要作用。此外，M1蛋白SUMO化修饰在流感病毒生命周期中极为重要，B型流感病毒M1的SUMO化位点K21R突变完全抑制了病毒粒子的生成。

　　M2在病毒复制周期的多个环节发挥作用，除上述参与病毒粒子出芽外，M2以四聚体质子通道形式存在，在病毒粒子以内体形式进入宿主细胞的感染早期，当内体的酸性环境触发内体膜和病毒囊膜的融合后，M2质子通道打开，质子进入病毒粒子内部并使之酸化，从而导致vRNP与M1分离而释放到宿主细胞质，继而入核启动病毒基因组复制转录。M2的质子通道活性可以提高反式高尔基体中的pH，防止HA在反式高尔基体的酸性环境中发生不成熟的构象变化，从而保证HA蛋白在细胞内运输过程中的正常构象。M2可以通过干扰高尔基体中的离子平衡或促进反式高尔基体网络分散成小的点状结构等多种途径激活NOD样受体蛋白结构域相关蛋白3（NLRP3）炎性小体，导致机体出现严重病理反应。M2还可以抑制宿主细胞内自噬小体的成熟，诱导细胞凋亡[22]。此外，M蛋白表达失调会导致IAV宿主限制，如禽类IAV在哺乳动物细胞内复制转录时，M2相对于M1表达增加，过量的M2通过阻断自噬通路抑制病毒复制；然而人源IAV M基因嵌入禽流感M2蛋白的病毒虽然复制效率高，但传播效率不高。M2-K78R突变使M2避免了被宿主因子膜相关RING-CH蛋白（MARCH8）催化的K63连接的多聚泛素化，从而使病毒在细胞和小鼠中表现出更强的复制能力和更严重的致病性。

（六）非结构蛋白NS1和NS2

流感病毒基因组vRNA第八节段编码NS1和NS2两种非结构蛋白。其中，NS1与病毒致病性以及宿主特异性相关，其主要通过抑制干扰素和其他宿主抗病毒蛋白来抑制宿主抗病毒反应。研究发现，缺失NS1的流感病毒在MDCK细胞和鸡胚（干扰素功能正常）中生长被抑制，但对小鼠不再致病；相反，在Vero细胞（缺乏干扰素功能）中NS1缺失病毒仍然能够良好复制，但对干扰素功能缺陷小鼠致死。一方面，NS1蛋白的RNA结合结构域在抑制病毒感染细胞内干扰素合成过程中发挥重要作用，如NS1-R38A、K41A突变产生的RNA结合缺陷病毒在感染的细胞显示出IFN的产生增加，病毒生长能力低于野生型毒株，而且在小鼠体内的复制能力也被削弱[23]。另一方面，NS1蛋白可与宿主天然免疫信号通路的众多关键因子（如RIG-I、TRIM25、IKKε、IRF3等）结合，从而阻断机体天然免疫通路的激活。此外，NS1蛋白可与一些宿主因子结合而抑制机体抗病毒反应，如与多聚腺苷酸化特异性因子（CPSF）结合，通过阻断细胞mRNA的加工，全面关闭细胞基因（包括IFN）的表达。破坏这种结合则会减弱病毒，如NS1-G148R突变使之不能再结合CPFS30，病毒对宿主细胞基因的转录加工不再抑制，导致病毒对小鼠致病性降低；NS1的SH2bm基序发生Y89F突变后便不能再与PI3K蛋白的P85β亚基结合，PI3K通路不能被激活，PR8病毒的毒力被显著降低。NSI蛋白的一些其他突变也显著影响病毒致病性，如H5N1的NS1-D92E、P42S、L103F、L106F、V149A突变以及H7N9的NS1-I106M突变都使得病毒毒力增强。而NS1蛋白191～195位氨基酸缺失则会使病毒毒力减弱。

NS2蛋白又被称为核输出蛋白NEP，它具有两个核输出信号，在病毒复制后期与M1蛋白以及宿主输出蛋白1（XPO1）、染色质调节域解旋酶DNA结合蛋白3（CHD3）等蛋白协同将vRNP复合体由细胞核输出到细胞质。NS2/NEP在病毒转录和复制中发挥重要作用，研究发现，NS2/NEP可与PB1和PB2相互作用，从而发挥辅助因子作用，促进病毒基因组复制；NS2还可与宿主因子氨酰tRNA合成酶相互作用多功能蛋白2（AIMP2）相互作用，上调与NS2互作的M1蛋白的稳定性，促使M1介导的病毒核糖核蛋白复合体的核输出过程，以利于病毒的复制。此外，NS2/NEP作为一种致病性因子，其适应性突变 M16I、S7L、Y41C、E75G 增强了人类细胞中禽流感病毒聚合酶的活性，提高了病毒 RNA 表达水平，使禽流感病毒能够在人类细胞中进行有效的基因组复制。

（七）非必需蛋白对流感病毒致病性的影响

流感病毒的非必需蛋白 PB1-F2、N40、PA-X、PA-N155、PA-N182、M42、NS3 等，也是流感病毒致病性和毒力的重要决定因素。

IAV 的 PB1 基因可编码 PB1-F2，其可通过增强病毒聚合酶活性、诱导细胞凋亡、阻断 RIG-I 信号通路以及调节 NLRP3 炎症小体激活，来增强 IAV 的致病性；敲除 PB1-F2 蛋白对体外培养细胞中的病毒复制没有影响，但降低了小鼠的病毒致病性和死亡率。PB1 基因还编码 PB1-N40，一种 PB1 的 N 末端截短后的蛋白，其缺乏转录酶功能，但仍与细胞环境中的 PB2 和聚合酶复合体相互作用，虽然对病毒的生存不是必需的，但其表达缺失使病毒在感染早期过度表达 PB1，并在细胞中复制缓慢，不利于病毒有效复制。有趣的是，在 PB1-F2 缺失背景下过表达 PB1-N40 对病毒在体外和体内的生长都产生不利影响；然而，单独去除 PB1-F2 或 N40 的表达对病毒没有不利影响。此外，PB1-F2 和 PA-X 可以联合作用，通过促进病毒 RNP 复合体蛋白的表达来促进病毒在体外的复制，并主要通过介导宿主免疫反应来增强病毒在体内的毒力，从而增强感染早期病毒的致病性[24]。

PA 基因编码的 PA-X 蛋白可调节宿主对流感病毒感染的应答反应，其在病毒致病性方面的影响，体现在对高致病性病毒感染后所诱导的过度细胞因子反应方面。如 PA-X 表达缺失导致宿主炎症、细胞凋亡和 T 淋巴细胞信号通路等反应的增加，从而使机体表现出更严重的临床症状；反之，PA-X 表达抑制宿主抗病毒和免疫反应，这似乎有助于病毒生长，但却在另一方面通过减少特定促炎细胞因子的表达来降低病毒损伤，从而负调节 IAV 毒力以降低其致病性。这也提供了一种新的抗病毒策略，即通过抑制 PA-X 在流感病毒疫苗株中的表达，从而安全地减弱病毒生长，同时诱导更强大的免疫反应。此外，PA-X 在哺乳动物和禽类细胞中可诱导宿主关闭，即病毒蛋白通过抑制成熟的 mRNA 出核或蛋白质翻译，以及促进 mRNA 和蛋白质降解等途径抑制宿主基因的表达。PA-X R195K 突变增加了 IAV 在哺乳动物宿主中的毒力和传播能力，并通过降低宿主关闭功能增强了肺部炎症反应。PA 基因还编码 PA-N155 和 PA-N182 蛋白，缺乏 PA-N155 表达的突变病毒在细胞培养中复制能力降低，在小鼠中的致病性比野生型病毒低；而缺乏 PA-N182 的突变病毒的复制效率与野生型病毒一样。

此外，M2 还有一种新剪接变体即 M42 蛋白，其在功能上可以取代 M2，当 M2 缺陷时，M42 支持病毒在组织培养细胞中的高效复制，并诱导小鼠致病。

NS1 基因发生 A374G 适应性突变后可产生新的病毒转录本和蛋白 NS3，其与禽流感病毒跨宿主传播有关。

二、流行性感冒病毒致病力的宿主因素

病毒是一种完全细胞内寄生生物，因此病毒一旦进入宿主细胞，就需要劫持宿主细胞内的复制机器（合成机制）以完成自身的增殖。同时，宿主细胞也会采取一系列

措施限制病毒的复制。下面将围绕在流感病毒生命周期中发挥作用的宿主因素展开阐述。

（一）参与调控流感病毒生命周期的宿主蛋白

1.参与流感病毒吸附过程的宿主蛋白

流感病毒侵染宿主的第一步是其囊膜糖蛋白HA与宿主细胞表面唾液酸受体的结合。禽流感病毒与人流感病毒具有各自的受体偏好性，这种受体结合的特异性决定了流感病毒的宿主范围及对不同组织细胞的嗜性。

除唾液酸受体外，病毒的吸附还有其他宿主蛋白的参与。有研究表明膜联蛋白V可能作为流感病毒的受体，协助HA蛋白吸附在细胞表面，而加入磷脂处理可破坏这一过程；6-磺基唾液酸化路易斯寡糖-X（6-SLe^x）可增强禽流感病毒与α2,6型唾液酸受体的亲和力；C型凝集素协助流感病毒吸附巨噬细胞表面的甘露糖受体而不是唾液酸受体，这个过程是Ca^{2+}依赖型的。宿主细胞中Ca^{2+}浓度的改变在IAV感染的过程中扮演着关键角色。IAV会随其结合钙离子通道蛋白后产生的钙离子流进入细胞并造成感染，其中钙离子通道蛋白上的唾液酸受体是病毒结合的关键。载脂蛋白E（ApoE）调控脂蛋白和胆固醇转运和代谢，避免细胞膜上积累大量的脂质和胆固醇，导致唾液酸受体分布增多，从而抑制IAV的吸附。

2.参与流感病毒内化过程的宿主蛋白

病毒内化的方式主要包括网格蛋白依赖的内吞作用、小窝结构介导的内吞作用和巨胞饮作用。

流感病毒依赖的网格蛋白入胞这一过程可概括为：膜受体识别病毒上的配体并与之结合，形成受体-配体复合物，配体与受体结合并激活某些蛋白激酶，使膜受体分子上特定基序被磷酸化，这些基序被称为入胞基序。入胞基序的磷酸化使膜受体分子构象发生改变，暴露了受体上与适配子蛋白结合的部位——信号序列。受体的信号序列直接或间接地与一种适配子蛋白-接合素-2（AP-2）结合，形成AP-2-受体复合物，AP-2又能结合网格蛋白，从而使受体-配体复合物向衣被凹陷处集中。衣被凹陷的胞浆侧富含网格蛋白；衣被凹陷进一步向胞浆侧凹入，当AP-2受体复合物与网格蛋白相互作用，使胞膜内陷处呈现囊泡状时，一种名为动力蛋白（dynamin）的GTP酶与AP-2发生作用，动力蛋白能在囊泡与胞膜连接的颈部形成一个环状结构，通过水解GTP改变自身构象，使环状结构收缩，实现囊泡与胞膜的脱离。

小窝蛋白介导的内吞作用，是病毒完成吸附后，病毒糖蛋白HA与细胞膜上病毒受体结合，诱导细胞膜上的激酶激活，使小窝蛋白发生磷酸化，介导病毒侵入细胞并诱导小窝的内陷，形成内吞小泡并脱离细胞膜的作用。

另外，流感病毒还能利用宿主的巨胞饮的内吞方式入侵。在流感病毒感染的刺激下，激活相应的酪氨酸激酶受体，促使下游分子细胞周期依赖性蛋白激酶抑制因子p21活化激酶1（PAK1）激活PKC和PI3K/AKT等信号通路，促进肌动蛋白网络重排及细胞皱褶形成，从而诱导巨胞饮作用。球状流感病毒同时利用网格蛋白和巨胞饮途径侵入细胞，而丝状流感病毒由于尺寸的限制无法利用网格蛋白介导的方式进行内吞，巨胞饮作用是它内吞的主要方式。

病毒内化过程还需要其他特定的细胞信号分子的参与。流感病毒与细胞表面的唾液酸受体结合后，只有在N-连接糖蛋白协助的情况下才可侵入细胞。衔接因子相关蛋白复合体2（AP-2）是一类适配体蛋白，IAV与细胞表面的唾液酸结合后，游离脂肪酸受体2（FFAR2）结合至HA1的球状头部区域，将β-arrestin 1与AP-2 B1亚基聚集至质膜与FFAR2作用，激活G蛋白偶联受体激酶GRK，从而对FFAR2的羧基端磷酸化，促进下游信号转导帮助IAV通过网格蛋白的方式侵入细胞。内吞辅助蛋白Epsin1（EPS1）是一类与网格蛋白、泛素蛋白及磷脂作用的蛋白。单病毒追踪和活细胞成像技术表明，EPS1主要通过泛素化结构域识别流感病毒在上皮细胞表面的受体，从而启动病毒的内化。

3. 参与病毒脱壳、vRNP入核和病毒基因组复制过程的宿主蛋白

有研究发现，IAV的衣壳上携带着非锚定泛素标签，该标签能激活组蛋白去乙酰化酶（HDAC6）通过泛素-蛋白酶体途径降解病毒的核衣壳，促进vRNP释放到细胞质中。G蛋白偶联受体激酶2（GRK2）、淋巴细胞抗原6家族成员（LY6E）等宿主蛋白也参与促进病毒的脱壳过程。流感病毒感染时会激活GRK2协助病毒脱壳，故GRK2活性受到抑制时会大大降低病毒粒子的脱壳，从而抑制病毒复制。LY6E/uPAR是一种干扰素刺激基因，能促进病毒脱壳。表皮生长因子受体蛋白酪氨酸激酶底物15（EPS15）是流感病毒脱壳所需的CRL3^{SPOPL}E3泛素连接酶复合体的靶蛋白，调节内体成熟过程中内体小泡的形成。

病毒完成脱壳后，vRNP释放入细胞质，暴露出NP蛋白的核定位信号，在经典的IMPα（包括α1、α3、α5和α7）和IMPβ复合体的帮助下，vRNP通过经典的核孔复合体（NPC）通路入核。而宿主细胞内多种蛋白会通过影响vRNP的入核调控流感病毒复制。一方面，病毒通过劫持宿主蛋白促进vRNP入核，如Bcl-10互作蛋白与CARD（BinCARD）的一种亚型BinCARD1通过促进NP与IMPα的结合，进而促进NP及vRNP的核输入；核孔蛋白NUP85在流感病毒感染期间与vRNP相互作用，并且以RNA依赖的方式与聚合酶蛋白PB1和PB2相互作用，进而促进vRNP、PB1、PB2的核输入。另一方面，宿主细胞也会通过其编码蛋白抑制vRNP入核，如真核生物翻译延长因子1δ（eEF1D）通过抑制NP与IMPα5的结合和PB1与RanBP5的结合，抑制vRNP向核进行输入的过程，从而抑制病毒的复制（图15-7）。

在TNPO1介导下流感病毒的vRNP与M1进行解离，随后vRNP与IMPα/β复合体结合通过经典的核输入通路NPC进入细胞核；翻译后的PB2在IMPα/β与Hsp90的协同作用下入核，PB1-PA组成的复合体需要非编码RNA IPAN、PAAN及RanBP5协助下入核，NP仅需要IMPα/β的协助入核。入核后，Ran-GTP负责解离IMPβ-vRNP与NPC的结合，IMPα-vRNP与NPC则需要通过细胞核转运因子CSE1L参与的机制来完成解离，释放vRNP，启动流感病毒基因组的复制和转录。

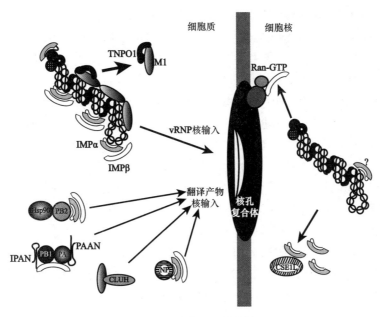

图 15-7　vRNP 入核[13]

vRNP 入核后即起始病毒基因组的转录和复制。由于病毒蛋白质的合成依赖宿主细胞的翻译体系，流感病毒 mRNA 需要同时具备可供宿主细胞翻译体系识别的 5′-帽状结构和 3′-poly（A）尾，因此病毒 mRNA 的转录是通过一种独特的称为"抢帽"（cap-snatching）的过程发生的，在这个过程中，来自宿主 pre-mRNA 的短帽寡聚物（长度为 10～15 nt）被 PB2 亚基"抢夺"，PA 亚基具有核酸内切酶活性，负责切割宿主 mRNA 前体分子的 5′帽子结构，然后被 PB1 亚基用于启动 mRNA 的合成。帽结构特异性甲基转移酶 1（CMRT1）协助 PB2 进行 5′帽子结构的夺取。PA 通过羧基端结合宿主 RNA Pol Ⅱ 并降解 RNA Pol Ⅱ，抑制宿主 RNA Pol Ⅱ 的延伸。酸性核磷蛋白家族成员 ANP32A 和 ANP32B 在流感病毒在细胞核中的基因复制和转录中发挥了如下重要作用：可作为核输出因子 CRM1 和 mRNA 结合蛋白 HuR 之间的适配器，辅助核质穿梭过程，促进 mRNA 链的加速运输；可与流感病毒聚合酶 RdRp 三亚基（PB2/PB1/PA）聚合体互作，促进流感病毒复制中 cRNA-vRNA 的合成过程；在不同物种流感病毒复制过程中发挥着决定性作用，禽源 ANP32A 在 LRRs 与 LCAR 区域之间含有 33 个氨基酸插入序列，这一序列特征决定了禽源 ANP32A 特异性激活禽源流感病毒聚合酶活性的特性，且禽 ANP32A 独立支持禽流感病毒聚合酶活性，而 ANP32B 天然丧失该功能。禽源流感病毒（H5N1 和 H7N9）只有获得 PB2 E627K 的突变才能使聚合酶更适应哺乳动物的 ANP32A。人 ANP32A 和 ANP32B 是不同亚型人流感病毒复制所必需的宿主蛋白。与人 ANP32A 相比，猪 ANP32A 蛋白能够特异性与禽源聚合酶复合体结合，支持禽源 H7N9 及 H9N2 亚型流感病毒聚合酶的活性。

病毒新合成 mRNA 的核输出是通过 mRNA 输出受体 NXF1-NXT1 由 NPC 输出，并进入细胞质起始子代病毒蛋白的翻译过程。新合成的 PB2 蛋白与 HSP90 和核输入蛋白 IMPα/β 构成复合体输入细胞核；PB1 和 PA 组成稳定结合的异源二聚体，由核输入蛋白

5（RanBP5或IPO5）输入细胞核；NP蛋白则与IMPα/β结合，通过细胞NPC运输至细胞核，新合成的vRNA或cRNA立即与新合成的聚合酶蛋白，在核内组装成v/cRNP复合体，保证了病毒RNA的稳定性和复制的连续性。G蛋白β亚基1（GNB1）通过增强IMP3、IMP5和IMP7与PB2的结合，促进PB2的核输入，进而促进病毒RNA的合成。磷脂爬行酶PLSCR1与NP竞争结合IMPα来阻断NP入核，从而负调控流感病毒的复制。E3泛素连接酶Pirh2，通过促进NP蛋白K351赖氨酸残基的泛素化降解，减少vRNP的形成，从而抑制IAV复制；与之相反，E3泛素连接酶CNOT4，通过抑制USP11对NP的去泛素化作用，促进病毒RNA的合成，进而正调控流感病毒复制。G蛋白通路抑制因子2（GPS2），通过抑制病毒聚合酶活性，进而负调控流感病毒复制，而NS2可通过与GPS2相互作用，介导GPS2的核输出，削弱GPS2对病毒聚合酶活性的抑制作用。

4. 参与病毒包装、出芽和释放过程的宿主蛋白

vRNP复合体合成后，需要出核进行病毒粒子组装，此时的vRNP与M1蛋白及NS2蛋白，通过链式相互作用，由NS2蛋白通过招募宿主的核输出机器CRM1和RanGTP，将vRNP输出细胞核。vRNP的组装以及从细胞核向细胞质膜的运输，需要Rab11a依赖的囊泡和微管运输途径。GTP酶激活蛋白ARHGAP1也协助了Rab11a对vRNP的转运。PB2和M1诱导线粒体簇状同源蛋白（CLUH）的核膜转位及向富含SC35的核小点的聚集，促进vRNP的核转运。M1和M2在病毒粒子的装配、出芽和释放过程中不可缺少，否则感染细胞中病毒粒子的合成量会大大减少。宿主26S蛋白酶体调节亚基PSMD12，通过促进M1 K102位点的K63型泛素化，促进M1介导的病毒粒子的出芽释放过程[25]。E3泛素连接酶MARCH8催化M2发生K63型多聚泛素化修饰，使M2由质膜向溶酶体易位而降解，从而抑制了病毒粒子的释放。

（二）参与调控流感病毒生命周期的非蛋白因素

近年来的研究揭示，病毒或宿主可通过调节环状RNA（circRNA）和长链非编码RNA（lncRNA）等的表达来调节免疫反应，从而促进或抑制病毒复制，在病毒感染和致病过程中发挥重要作用。

lncRNA是转录本长度大于200 nt且缺乏基因编码能力的一类非编码RNA。流感病毒感染后可诱导数百种lncRNA的表达上调或下调，其中多数lncRNA参与了抗病毒天然免疫反应[26, 27]。流感病毒感染及干扰素处理诱导表达上调的lncRNA PSMB8-AS1，可抑制流感病毒的复制。另一种病毒诱导的干扰素非依赖的lncRNA-ACOD1，通过提高关键代谢分子谷草转氨酶（GOT2）活性，为病毒补给其复制所需的代谢产物。一些IFN非依赖的lncRNA也参与了调控流感病毒感染的过程。例如流感病毒感染特异性诱导的PA相关非编码RNA（PAAN），可能作为PA的伴侣分子，促进流感病毒聚合酶的组装，进而促进流感病毒的复制，且PB1相关非编码RNA（IPAN）也具有类似的功能。

环状RNA主要由pre-mRNA通过反向剪接产生，参与调控基因的转录和蛋白的表达，在宿主免疫反应中具有重要作用。自噬相关的环状RNA circ-GATAD2A能够以VPS34依赖的方式削弱自噬，进而促进IAV的复制[28]。流感病毒感染诱导内含子circRNA-AIVR表达上调，作为miRNA海绵发挥作用。circRNA-AIVR吸附与CREBBP mRNA结合的has-miR-330-3p，促进CREBBP的表达，从而促进IFN-β的产生，发挥抗病毒作用。circ_0050463是一种胞质RNA，与NF-κB的激活有关，能以序列特异性的方式与miR-33b-5p结合并使其隔离，从而抑制miR-33b-5p的活性，导致真核翻译延伸因子1α1（EEF1A1）的表达增加，促进IAV的复制。一些环状RNA，如circRNA Slco3a1和circRNA Wdr33，通过靶向miRNA-543/130b，在IAV感染过程中参与了减轻肺部炎性损伤的调节。

三、继发或并发其他病原感染

一些致命的呼吸道感染并不是由单一病原体导致的，就IAV感染而言，有时IAV本身只是造成更严重的呼吸道疾病的一个诱因，而随后由其他病原体引起的继发或混合感染往往才是更严重的，并可能带来致命后果。造成这种结局的原因，一方面在于IAV感染对机体造成的损害或改变，这为外部环境中本身有较强毒力的病原体入侵打开了方便之门；另一方面则在于某些混合感染的病原体特性，比如定植在健康人和动物呼吸道黏膜的大量正常菌群，它们通常对机体不致病，甚至有些对机体有益，然而当与IAV并发感染时，这些细菌被诱导发生转变就可导致致命的细菌性肺炎。下面就IAV感染继发或并发其他病原感染的情况和机制作一介绍。

IAV感染后诱导宿主环境发生改变时，无症状地定植于上呼吸道的肺炎球菌响应环境刺激而发生复杂的转录组变化，则会转变成致病菌；同样，通常在人类上呼吸道定植而不引起疾病的流感嗜血杆菌在面对IAV感染产生的肺部条件时，会响应环境刺激而做出改变，比如对许多毒力因子和生理适应的要求减弱等，这最终在感染IAV的个体中引起继发性细菌性肺炎。这表明呼吸道病毒感染和细菌性肺炎疾病之间存在强烈的流行病学联系。

病毒和细菌共感染之间往往呈互惠关系，如感染机体的病原菌可以通过分泌细菌蛋白酶或激活细胞蛋白酶来促进流感病毒HA0裂解，从而影响流感病毒的复制和发病；而流感病毒NA有助于从宿主基质释放唾液酸，为细菌的生长提供营养物质基础，从而促进肺炎球菌的增殖，而且NA可以激活宿主体内TGF-β表达，进而诱导免疫细胞和肺上皮细胞凋亡，这无疑更利于细菌感染。此外，流感病毒蛋白PB1-F2有助于革兰氏阳性呼吸道病原菌感染，其的表达明显增加了细菌性肺炎的发病率，并增强了继发性细菌性肺炎的病理变化水平，导致更严重的继发性细菌性肺炎，比如PB1-F2的细胞毒性基序I68、L69和V70可增加肺免疫细胞和肺上皮细胞的细胞毒性死亡，增强线粒体膜通透性而导致细胞凋亡以及肺部炎症；PB1-F2的N66S突变则可抑制宿主早期IFN反应而增强病毒毒力，造成机体肺部严重的病理损伤等。这些由原发性病毒感染给机体造成的损伤极大地促进了继发性细菌感染。

IAV感染后，还可以通过其他多种途径调节机体对继发性细菌感染的易感性。IFN-β可降低宿主对耐甲氧西林金黄色葡萄球菌（MRSA）感染的易感性，而IFN-α却增加了其易感性；IFN-λ降低流感感染肺中的中性粒细胞的活力和功能，从而显著减少重叠感染期间中性粒细胞对MRSA和肺炎链球菌的摄取，抑制了细菌的清除[29]；而IAV蛋白NS1可抑制IFN-β的产生，导致机体对继发性细菌感染的易感性增加。有趣的是，缺乏Ⅰ型和Ⅱ型IFN通路却增强了宿主在感染流感期间对肺炎球菌感染的抵抗力，表现出最小的肺部病理变化水平和更高的生存率。IAV感染康复小鼠发生继发性细菌性肺炎期间会产生过量IL-10，此时IL-10会降低肺内促炎细胞因子（如TNF和IFN-γ）的产生，阻碍感染细菌的有效清除，从而导致IAV感染康复小鼠对肺炎链球菌的易感性增加。另外，IAV感染也可以通过改变宿主肺部组织代谢，为肺炎球菌的适应提供有利环境，感染IAV的人上皮细胞表面会表达一种内质网伴侣蛋白GP96，这种细胞外GP96可对肺炎链球菌继发感染提供有效的黏附，而且IAV还可诱导肺毛细血管通透性增加，导致葡萄糖等营养物质以及适应和应对氧化损伤的抗坏血酸等抗氧化剂渗漏到肺部，为肺炎球菌的增殖创造有利条件。流感导致的这些宿主变化为继发性细菌的感染赋予了更高的易感性，并促进其在下呼吸道的增殖。

流感病毒也可以和SARS-CoV-2混合感染，而且，与单一感染SARS-CoV-2或IAV相比，混合感染通过削弱中和抗体反应，不仅延长了原始病毒感染期，还增加了肺部免疫细胞浸润程度和炎症细胞因子水平，导致严重的肺炎和肺损伤，提高发病率和死亡率[30]。其感染时，IAV可显著提高SARS-CoV-2受体血管紧张素转换酶2（ACE2）的表达，从而促进SARS-CoV-2进入细胞并提高病毒载量，增强SARS-CoV-2的传染性，导致感染小鼠出现更严重的肺损伤[31]。然而，也有研究发现，先一步的IAV感染降低了SARS-CoV-2肺部病毒载量，却增强了感染仓鼠和雪貂的肺损伤。有趣的是，混合感染动物的IAV滴度明显高于SARS-CoV-2滴度，而且事先对流感进行免疫（而不是对SARS-CoV-2免疫）可以防止混合感染造成的严重疾病和死亡[32]。另一方面，SARS-CoV-2感染也能促进IAV的致病性，如SARS-CoV-2感染的恢复期小鼠再感染IAV，相比于单纯感染IAV的小鼠，其肺部病理损伤增强，伴有严重的炎性浸润和细支气管破坏。

IAV和呼吸道合胞病毒（RSV）混合感染可产生混合病毒颗粒，IAV可利用RSV融合糖蛋白逃避抗IAV中和抗体，并在缺乏IAV受体的细胞中感染和传播。此外，先感染IAV后再感染RSV可导致最高水平的IAV病毒载量和最高的发病率和死亡率，而相比之下，先感染IAV小鼠的RSV病毒载量降低，可能是因为IAV感染通过上调干扰素诱导蛋白（IFIT）抑制RSV感染。而相比于单独的IAV感染，先感染IAV后再感染RSV，发病率和死亡率相似，而先RSV感染对后续IAV感染有保护作用[33]。同样，IAV和人类副流感病毒2型（hPIV2）混合感染时，hPIV2诱导的细胞融合有利于IAV的复制，能够促进IAV增殖[34]。除了上述的SARS-CoV-2、RSV以及hPIV2在与IAV混合感染时有此现象外，IAV和鼻病毒（RV1B）混合感染时也观察到类似情况，不同的是，相比于单独IAV感染造成的小鼠肺部的弥漫性炎症和损伤，该混合感染却降低了疾病的严重程度，然而RV1B并没有减少感染早期的IAV病毒载量或抑制其复制。而在IAV与小鼠冠状病毒（MHV-1）混合感染情况下，疾病严重程度降低，但早期IAV复制的水平受到显著抑制。可见，IAV和其他病毒混合感染的情况是较为复杂的，病毒之间的相互竞争作用以及混合感染时病毒的顺序、种类等对于疾病的最终归宿是有影响的，有其独特机制。

总之，流感病毒通过损害机体免疫反应，破坏机体细胞和组织屏障，改变机体代谢为其他病原提供适宜的环境条件等，可促进其他病原体的继发感染。同样，其他病原也可为IAV感染致病提供便利。

第四节　流行性感冒病毒免疫学

一、固有免疫

病毒作为专性细胞内寄生的病原体，需要借助宿主细胞来完成自身的复制和传播。病毒和宿主细胞经过长期的相互作用，哺乳动物细胞进化出复杂的防御机制来抵抗病毒入侵和抑制病毒复制，甚至清除病毒。机体的防御系统包括非特异性的固有免疫反应和特异性的适应性免疫反应。

固有免疫也被称为先天性免疫或天然免疫，是一种古老而保守的防御策略，在没有适应性免疫系统的植物、真菌、昆虫和原始多细胞生物体中占据主导地位。在哺乳动物中，天然免疫系统作为宿主防御的第一道防线，部署了模式识别受体，以感知和响应入侵的微生物病原体。该系统包括天然的生理屏障（如：皮肤和黏膜、血脑、胎盘以及血睾屏障）和非特异性的免疫应答。当病毒突破机体的生理屏障后，就会启动天然免疫应答。固有免疫应答是一个动态而复杂的过程，包括两个关键步骤：①第一时间识别入侵的病毒；②启动抗病毒因子的表达，诱导感染细胞死亡和活化适应性免疫反应，从而将病毒从机体中清除。这些抗病毒信号必须在空间和时间上协调一致，以达到最佳效果。

宿主天然免疫系统识别病毒的关键是宿主细胞中的模式识别受体（PRR）。流感病毒通过其特定的病原体相关分子模式（PAMP）激活的PRR主要有三类：Toll样受体家族（TLR）、RIG-Ⅰ样受体（RLR）和NOD样受体（NLR）。TLR3识别内体中的dsRNA。因为胞内的RNA解旋酶UAP56可阻止流感病毒感染后dsRNA的形成，所以TLR3识别的可能是被吞噬的流感病毒感染产生的RNA结构，诱导转录因子NF-κB介导的促炎细胞因子及IRF3下游Ⅰ型IFN和ISG的表达。包含在病毒粒子内的基因组ssRNA，通过病毒囊膜和衣壳的降解进行释放，ssRNA在浆细胞样树突状细胞pDC中被TLR7识别，所以此种识别模式不需要病毒的复制。RIG-Ⅰ在被感染的上皮细胞、经典树突状细胞（DC）和肺泡巨噬细胞中对病毒的识别和Ⅰ型IFN的产生过程中至关重要。流感病毒感染细胞后，RIG-Ⅰ识别病毒复制产生的存在于胞质中的病毒ssRNA，随后与下游受体蛋白TRIM25形成复合物。此复合物与其下游的线粒体抗病毒信号蛋白MAVS结合，激活接头分子IRF3与NF-κB，促进促炎细胞因子及Ⅰ/Ⅲ型IFN的产生，IFN进一步刺激ISG的表达，限制病毒的增殖。另外，流感病毒的ssRNA也可被NLRP3识别，刺激NLRP3炎性小体的形成，从而促进促炎细胞因子IL-1β与IL-18的释放。而流感病毒囊膜与宿主内体膜的融合，可刺激感染cGAS非依赖的STING信号通路的活化，并诱导IFN产生。其中，RIG-Ⅰ是自然状态下感染流感病毒宿主中，介导病毒识别最关键的抗病毒因子。PRR识别流感病毒PAMP后，向下游传递级联激活信号，诱导细胞产生促炎细胞因子与IFN，一方面可对抗病毒的增殖并增强抗体反应，另一方面也对宿主造成了一定的免疫损伤。

　　IAV感染激活的早期先天免疫反应对控制IAV的复制和传播至关重要。然而，在宿主细胞的选择压力下，流感病毒编码的多病毒蛋白，已经进化出多种多样的机制，在天然免疫反应的各个阶段进行调控，导致信号传递受阻，影响抗病毒细胞因子的合成。因此，了解流感病毒在分子水平上逃避或对抗宿主抗病毒免疫反应，可以指导减毒活疫苗的设计和新型抗病毒药物的开发，从而利于我们利用免疫系统进行抗病毒治疗。这里主要对流感病毒蛋白调控天然免疫的研究进展进行介绍。

（一）NS1蛋白调控固有免疫

　　NS1蛋白作为IAV主要的IFN"拮抗剂"，可以在固有免疫反应的各个结点，通过多种机制阻断信号传递。NS1蛋白拮抗IFN产生的主要途径如下。

　　（1）NS1蛋白从宿主转录水平抑制IFN产生：NS1蛋白在细胞核内与转录终止和多聚腺苷酸化相关分子（CPSF30）及poly（A）结合蛋白Ⅱ（PABPⅡ）结合，从而广泛地抑制IFN及ISG的表达[35]。NS1蛋白与真核细胞翻译起始因子4B（eIF4B）相互作用，诱导eIF4B蛋白降解，并抑制干扰素诱导蛋白3（IFITM3）的表达。NS1蛋白通过与转录终止和多聚腺苷酸化相关分子4（CPSF4）结合，选择性剪切p53基因，抑制IFN的分泌。NS1蛋白通过与细胞内dsDNA结合，阻碍RNA聚合酶Ⅱ招募到DNA的过程，从而抑制抗病毒基因的转录。

　　（2）NS1蛋白通过抑制信号分子磷酸化拮抗IFN产生：在细胞质中，NS1蛋白不仅阻断IKKβ介导的经典途径中的IκBα的磷酸化和后续的降解，而且抑制替代途径中IKKβ对p100变为p52的加工处理。除此之外，JAK-STAT通路中，NS1蛋白具有减弱STAT1/2/3磷酸化的功能，并且阻止STAT2入核结合到ISG启动子DNA序列上，进而导致ISG表达量降低。

　　（3）NS1蛋白通过RIG-I受体调控IFN产生：NS1蛋白直接与E3泛素连接酶TRIM25的CCD结构域相互作用，抑制TRIM25的自身寡聚化，从而抑制了TRIM25对RIG-I CARD结构域第172位赖氨酸K63型泛素化的酶活性。NS1蛋白作用的关键位点是第38位精氨酸和第41位赖氨酸（R38/K41），以及第96位和第97位谷氨酸。NS1蛋白在小鼠细胞中与鼠源E3泛素连接酶RNF135结合，抑制其对RIG-I羧基端K63型多聚泛素化。但是人源RNF135只能与人源流感病毒编码的NS1蛋白结合，而不能与禽源或猪源NS1蛋白结合，这种抗IFN产生的作用具有物种特异性。NS1蛋白第49位和第80位苏氨酸的磷酸化抑制了其拮抗RIG-I活化的功能。去泛素化酶OTUB1通过去除RIG-I上K48型泛素链活化RIG-I信号通路，而NS1蛋白诱导OTUB1经蛋白酶体途径降解，从而增强了对RIG-I介导的抗病毒反应的抑制作用。

　　（4）NS1蛋白通过直接结合PKR抑制其活化而调控IFN-I产生：PKR是细胞中重要的抗病毒蛋白。PKR可以被dsRNA或者PACT蛋白激活，使自身磷酸化，并可以磷酸化翻译起始因子eIF2α，从而抑制病毒的复制。PR8病毒R35位和R46位在抑制PKR的活化中有重要作用，说明NS1蛋白与PKR作用的位点也因毒株不同而异。

H5N1 NS1蛋白自然缺失EALQR基序（简称NS1Δ）可降低NS1对鸡胚成纤维细胞中IFN-I的抑制作用，其机制为：NS1Δ蛋白与RIG-I竞争结合双链RNA（dsRNA）的能力降低；NS1Δ蛋白对TRIM25二聚化和自身泛素化的抑制作用减弱，进而增强TRIM25对RIG-I泛素化修饰[36]（图15-8）。

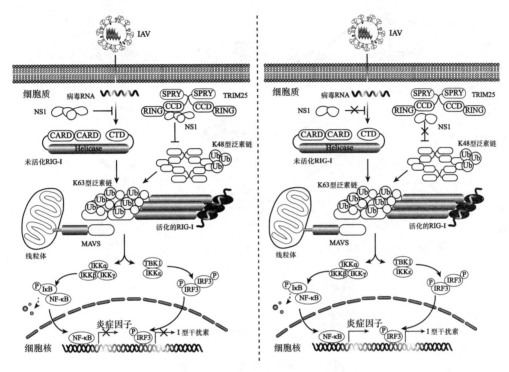

图15-8　流感病毒NS1抑制IFN-I信号通路

（二）流感病毒聚合酶蛋白调控固有免疫

IAV聚合酶蛋白PB2、PB1、PA在调节固有免疫反应中起着重要作用。

PB2蛋白作为病毒聚合酶成员之一，是决定流感病毒宿主范围和致病力的重要毒力因子。定位于线粒体上的H5N1亚型流感病毒PB2蛋白可通过结合线粒体抗病毒蛋白MAVS抑制IFN-I信号通路，并且PB2蛋白在线粒体的定位决定了PB2蛋白的IFN拮抗作用，N9氨基酸位点是决定PB2在线粒体定位的重要位点，D309N氨基酸位点突变可以减弱PB2抗IFN-I通路的能力，但PB2作用于MAVS以抑制抗病毒反应的具体机制尚未研究清楚。

PB1是流感病毒聚合酶复合物的催化中心和骨架蛋白。PB1与PA蛋白包含的ESIE氨基酸基序可阻止RNPs向线粒体的募集，从而抑制RIG-I-MAVS的活化。PB1蛋白特异性招募RNF5来增强MAVS第362和第461位赖氨酸K27型泛素化，自噬受体NBR1识别泛素化的MAVS，诱导自噬溶酶体途径降解，中断抗病毒免疫信号向下游传递的过程，从而有利于IAV复制[37]（图15-9）。

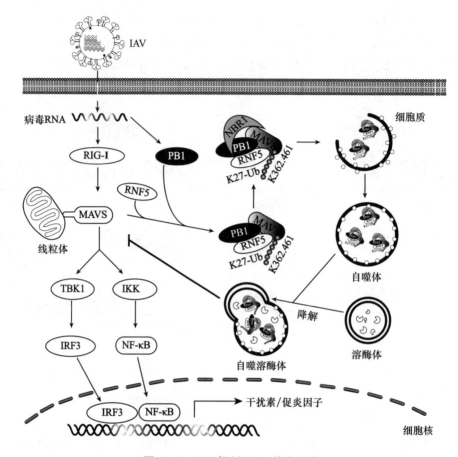

图 15-9　PB1 抑制 IFN-I 信号通路

　　NP 蛋白通过招募胞内 RNA 解旋酶 UAP56 与 URH49，阻止 dsRNA 的形成，从而抑制 PRR 的激活。此外，NP 与 RdRP 的结合同样避免病毒 RNA 被 RIG-I 及其他 PRR 的识别。NP 通过与 Hsp40-P58[IPK] 复合物中 Hsp40 结合，使 P58[IPK] 从复合物中释放出来，由于 P58[IPK] 是 PKR 的抑制剂，因此抑制了天然免疫反应。H7N9 流感病毒 NP 蛋白可与 cIAP2 竞争结合 TRAF3，并减弱 cIAP2 对 TRAF3 的 K48 型泛素化修饰，增强 TRAF3 稳定性并促进抗病毒免疫反应[38]。

（三）流感病毒其他蛋白调控固有免疫

　　PB1-F2 和 PA-X 可靶向于 RIG-I 信号通路中的 MAVS，负调控 IFN-I 的产生。PB1-F2 蛋白的羧基端含有线粒体的靶向序列，其可通过线粒体外膜转位酶 40（TOMM40）通道转移至线粒体，与 MAVS 结合后降低线粒体膜电势，从而抑制 MAVS 介导的抗病毒信号的传导及 IFN 的表达[39]。PB1-F2 与自噬受体蛋白 NDP52 结合，抑制 TBK1 介导的 ISRE 活性。PB1-F2 通过其羧基端保守特异的 LIR 基序，充当自噬受体，与线粒体翻译延伸因子 TUFM 及 LC3B 结合，在线粒体中定位并诱导 TUFM 依赖的线粒体自噬，进一步促进 MAVS 在线粒体自噬小体与溶酶体融合过程中的降解，从而抑制 IFN-I 的产生。

　　流感病毒 HA 亚基 2 的融合肽（HA2-FP）可与 STING 结合并阻止其激活。此外，HA 蛋白的 HA1 亚基驱动 IFN 受体链 1（IFNAR1）的降解，从而抑制 IFN 触发的 JAK/

STAT的信号传导。

M2蛋白一方面促进ROS依赖的MAVS聚集体的形成，另一方面对抗自噬并与自噬基因ATG5和LC3B竞争性地结合MAVS，抑制了ATG5-MAVS及LC3B-MAVS复合物的形成和MAVS聚集体的降解，从而增强MAVS介导的天然免疫反应。

D型流感病毒M1，通过招募E3泛素连接酶KEAP1，对RLR信号通路中的肿瘤坏死因子相关受体TRAF6，进行泛素化修饰，诱导TRAF6被蛋白酶体降解，最终抑制了IFN-I信号通路和抗病毒因子的产生[40]。

二、适应性免疫

（一）体液免疫

1. 流感病毒特异性抗体

流感病毒感染机体后引起体液免疫应答的主要作用在于产生特异性抗体，以此来预防机体二次感染。流感病毒感染早期，广谱识别流感的抗体快速升高，而特异性抗体的升高晚于广谱识别抗体，广谱识别流感的抗体以针对流感病毒HA蛋白茎部位点为主，且与中和活性成正比，感染后期则以型特异性抗体为主，中和活性差异较大。在预防二次感染时，主要以型特异性中和抗体为主发挥作用，其中高效中和抗体多数针对HA、NA、M2等表面蛋白与结构蛋白。

（1）抗HA蛋白特异性抗体：HA蛋白在体内诱导体液免疫产生的中和抗体，是在体内发挥作用最重要的一类抗体，因此许多研究也都针对HA蛋白来筛选高效且广谱的中和抗体。HA蛋白的球状头部结构域（HA1）通常具有较强的免疫原性，能够诱导高效的中和活性抗体，但HA头部比茎部更易突变，因此针对头部结构域的抗体多数具有高度的毒株特异性。HA蛋白头部具有较为保守的受体结合位点（RBS），因此少数抗HA的抗体，如S139/1、C05和F045-092，识别保守的唾液酸受体结合疏水口袋，对多种亚型流感毒株甚至不同亚型毒株具有交叉反应性。另一类似靶向RBS的抗体CR8033和C12G6，对IBV表现出了跨谱系反应性。这些靶向RBS的抗体，通过阻断RBS介导的受体与宿主细胞结合发挥抑制流感病毒增殖的作用。同时抗体与抗原的作用方式是高度动态的，S5V2-29、H2214、Flu-20等抗体，通过空间位阻作用抑制流感病毒RBS与受体结合，干扰HA蛋白三聚体的形成，来发挥其中和活性。HA蛋白上的残留酯酶域（VE）和受体结合子结构域，能够介导脱壳及出芽过程，H3v-47单克隆抗体特异性靶向VE子域，阻断流感病毒在感染细胞内的膜融合过程，能够使流感病毒的复制周期中断，从而发挥中和活性。

HA蛋白茎部结构域（HA2）较头部结构域包含更多的保守表位，在病毒感染或接种疫苗后，靶向茎部结构域的抗体，在体外直接中和病毒的能力低于靶向HA1的中和抗体，但它们在体内可诱导更强的抗体是依赖细胞介导的细胞毒作用（ADCC）[41]。许多靶向HA2的抗体对同一分组的流感病毒具有不同的交叉反应性，如C179、F10、CR6261、S9-3-37特异性识别group 1的IAV（图15-10），9H10、CR8020等抗体特异性识别group 2的IAV，FI6v3、MEDI8852、CR9114对两组IAV都具有识别能力，尤其是CR9114，它在体外和体内对IAV和IBV都具有更广泛的中和活性。

虽然单个抗体很难实现对所有亚型流感病毒的广谱中和作用，但是多域抗体MD3606的开发可能解决这个问题，它是通过两株IAV毒株（SD36和SD38）和两株IBV毒株（SD83和SD84）共同免疫筛选获得的具有混合表位的驼源单域抗体，在体内外对IAV和IBV均具有强效的中和作用。虽然跨亚型和跨组广谱抗体很重要，但一些广谱识别H1、H3和IBV的抗HA蛋白抗体也不可忽视，因为H1、H3和IBV是引起季节性流感的主要病原。

（2）抗NA蛋白特异性抗体：流感病毒的NA蛋白也是引发体液免疫的主要蛋白之一。与HA蛋白相比，NA蛋白也可发生抗原漂移，但突变速度较HA缓慢。

因为在N1-N9型中NA的催化位点高度保守，所以抗NA抗体对多种NA亚型流感病毒具有广泛的反应性。一些抗体直接结合NA的保守催化位点及其周围的氨基酸残基，抑制NA的酶活性。例如，一种兔单抗HCA-2通过靶向含有连续氨基酸222~230的NA催化位点，在受创小鼠模型中对IAV和IBV的所有NA亚型表现出异亚型保护作用。另一种广谱IAV和IBV抗体1G01是从一名H3N2感染康复患者中分离得到的，它通过直接结合活性位点抑制NA活性，能够保护小鼠免受流感病毒感染。这些结果表明，保守的NA催化位点靶向抗体可在免疫或自然感染下诱导产生。此外，抗原表位远离催化位点的NA抗体也有报道，其通过NA催化位点的空间位阻作用，限制新生病毒粒子从感染细胞中释放。但是值得注意的是，在目前的流感疫苗中，抗NA蛋白的抗体识别表位并没有自然保存下来，因为大多数疫苗制造商主要关注血凝抑制活性。此外，NA可能在灭活疫苗组分中被破坏，这迫切需要改进季节性流感疫苗的生产工艺，以达到一定程度的广谱保护作用。

（3）流感病毒其他蛋白特异性抗体：M2蛋白是基质蛋白，位于病毒囊膜下层，起到离子通道的作用；胞外域（M2e）的氨基末端高度保守，因此它是诱导广谱保护作用抗体的一个有效靶点；然而，在自然感染和接种疫苗时，因为M2蛋白免疫原性较弱，针对M2的抗体反应诱导程度很低，所以很少有M2蛋白分离的报道。尽管抗M2单克隆抗体已显示出对小鼠IAV感染的保护作用，但它们的作用仅限于单个亚型内。小鼠单克隆抗体14C2通过靶向M2的氨基端，抑制病毒出芽，但其抑制作用只针对低致病性IAV，在高致病性IAV中效果不明显。某些M2特异性抗体也可通过ADCC在体内发挥保护作用。

NP也可通过自发感染或疫苗接种产生相应的抗体，并且NP蛋白所产生的抗体具有广泛的反应性。有报道称抗NP抗体的作用机制与ADCC相关。

此外，机体也可针对流感病毒其他蛋白产生抗体，包括基质蛋白M1、病毒聚合酶（PB1、PB2和PA）、核输出蛋白NS2和非结构蛋白NS1等[42]。IAV感染后可以检测到针对M1的血清抗体[43]，表明M1蛋白具有免疫原性，但其余蛋白产生的抗体通常都是非中和性抗体。原因之一是其余蛋白的含量较HA、NA、NP蛋白低。

（4）流感病毒中和抗体的作用机制：根据流感病毒的生命周期及抗体识别位点，可以从八个方面总结出中和抗体的作用机制：①抑制病毒与宿主细胞上唾液酸受体的结合；②阻止新病毒粒子从受感染细胞中释放；③阻断宿主蛋白酶将HA0裂解为HA1和HA2的过程；④抑制低pH值诱导的膜融合；⑤破坏HA三聚体蛋白；⑥ADCC作用；

⑦抗体依赖性细胞介导的吞噬作用（ADCP）；⑧补体依赖的细胞毒作用（CDC）。研究者普遍认为，抗体通过抑制病毒进入、出芽、融合或HA切割直接中和流感病毒是体内保护的主要途径（图15-10）。抗HA头部结构域抗体被证明主要抑制病毒与受体结合，抗HA茎部结构域抗体主要通过阻止HA裂解或参与内体与病毒之间的膜融合来发挥作用。大多数NA抗体通过降低NA的酶活性来抑制病毒的出芽。广谱中和抗体的体外中和活性不能完全代表其体内保护作用。许多研究已经发现了其他FcγR依赖机制（ADCC、ADCP、CDC），一些非中和性抗体参与FcR途径，在体内提供保护。为了提高某些广谱中和抗体的FcγR依赖效应，需要进行IgG亚类选择和开展Fc工程。另一方面，非中和性抗体介导的FcγR依赖性作用引起的抗体依赖性增强作用（ADE）是不可忽视的。

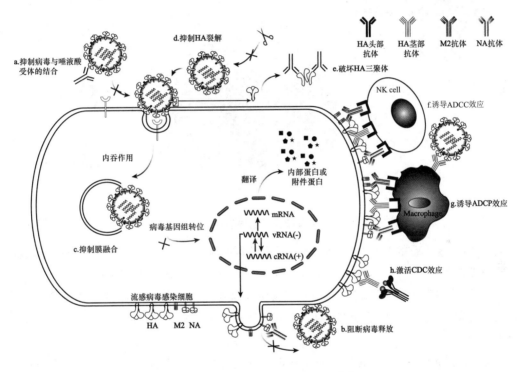

图15-10　中和抗体的作用机制[44]

2. 流感病毒感染后的体液免疫反应机制

体液免疫可对第一次入侵的病原体提供有效的保护并产生免疫记忆以防止二次感染。在初次接触病原体产生的免疫反应中，活化的B细胞分化为记忆B细胞（MBC），它们是体液免疫反应的关键参与者，在体内持续存在一段时间后，分化为长效浆细胞（LLPC）保护机体。由于流感病毒的反复感染，机体会引发不同MBC产生。此外，疫苗免疫也会引发局部的体液免疫反应，一些识别保守表位的单克隆抗体可以有效中和流感病毒，起到预防和治疗流感病毒感染的作用。

（1）MBC的形成：在初次感染流感病毒后，机体会激活特异性的初始B细胞，大多数对抗原特异的初始B细胞以T细胞依赖性方式被激活，在CD4+ T细胞帮助下分化为滤泡外浆母细胞（PB）或生发中心（GC）B细胞。PB为短寿命抗体分泌的细胞类型，其产生的IgM亲和力较高，但主要产生低亲和力抗体。第一次感染流感病毒时产生的PB为保护性抗体的直接来源，而B细胞的亲和力成熟和克隆选择主要发生在GC内（图15-11）。

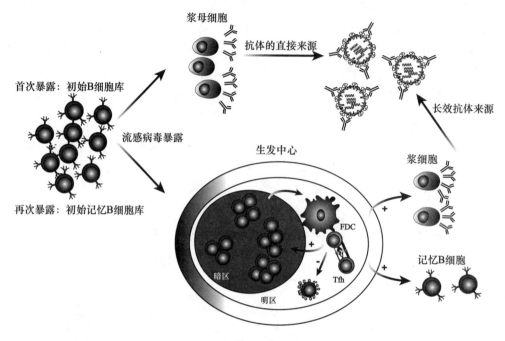

图15-11　IAV感染后引发的B细胞活化 [45]

在IAV感染后的几天内，GC开始形成暗区和明区。在暗区，针对不同病毒表位的B细胞克隆会进行增殖并通过突变产生相关抗体基因。成功突变的B细胞克隆可以从暗区移动到明区，以捕获并内化滤泡树突状细胞呈递的抗原。已捕获并内化抗原的B细胞克隆，通过MHCⅡ将抗原肽呈递给具有相同抗原特异性的T滤泡辅助（Tfh）细胞。

Tfh细胞会刺激GC B细胞，并向其提供促生存信号。之后GC B细胞以Myc依赖性方式经历更多轮次的增殖[46]。未能成功捕获抗原并将其呈递给Tfh细胞的B细胞会最终凋亡。而接受Tfh帮助的GC B细胞可重新进入暗区以进行进一步的亲和力成熟，也可分化为LLPC或MBC。有研究表明，亲和力最高的B细胞倾向于分化为LLPC，而亲和力较低的B细胞更有可能分化成MBC。目前尚不确定不同流感病毒毒株是否会产生亲和力相似的LLPC或MBC，但流感病毒HA蛋白会产生一定亲和力的MBC，且由MBC衍生的PB通常具有高亲和力[47]。

（2）MBC的维持与重新激活：BCR复合体的直接信号刺激是维持MBC的关键因素之一。在MBC存在的情况下，MBC大部分存在于次级淋巴器官和骨髓中。在流感病毒感染后，MBC大多存在于引流淋巴结、脾脏以及肺脏中，作为防止病毒再次感染的组织驻留细胞。

若机体同时感染不同亚型的IAV，所有IAV特异性的B细胞都可以被激活并参与体液免疫反应。然而，初始B细胞对特定抗原的数量和亲和力、不同病毒抗原的相对丰度、抗原特定表位，以及抗原特异性B细胞的CD4$^+$T细胞库和数量都会影响这一过程。

在二次感染流感病毒后，机体重新激活先前的MBC，MBC快速分化为PB或重新进入GC进行发育。被召回到GC的MBC克隆和PB中的MBC克隆具有高亲和力，而低亲和力MBC不会被激活，或者会迅速重新分化为MBC。同时，初始B细胞可以被招募到次级GC中重新参与B细胞反应，产生多种抗体反应。不同的MBC也会参与不同的体液免疫过程。接种疫苗主要召回针对HA的MBC，而病毒直接感染主要召回针对除HA以外的病毒抗原的MBC，包括NA和NP等抗原的MBC。通常与最新感染的流感毒株发生交叉反应的MBC将被优先召回，优先靶向的表位取决于可以结合新毒株的交叉反应的抗体的水平，以及诱导预先存在的MBC的毒株与新毒株之间的抗原距离。例如，接种H5和H7疫苗的受试者机体优先再次激活针对HA茎区的保守表位的交叉反应性MBC，当机体暴露于相同或相似的IAV毒株时，由于病毒之间的抗原相似性，机体会再次激活针对HA头部可变表位的MBC。

3. 影响流感病毒感染后体液免疫反应的因素

机体在产生体液免疫反应的过程中，会受到多种限制体液免疫反应因素的影响，比如预存抗体对免疫反应的免疫优势、T细胞对免疫反应的影响、有限的B细胞库和HA茎部抗体对体液免疫反应的限制等。机体在感染IAV时往往会产生针对病毒保守抗原表位的MBC，而在病毒感染后，决定哪些特异性B细胞会被优先激活，则是B细胞的免疫优势，这也是限制体液免疫反应的主要影响因素。

（1）预存抗体对免疫优势的影响：由于预存抗体会抑制产生相应抗体的B细胞活化，而针对新流感病毒感染后产生的MBC和初始B细胞，则不会被招募到GC中进行亲和力成熟，这会限制针对IAV毒株的体液免疫反应。多次接种疫苗的受试者产生的初始B细胞的亲和力成熟也会减弱。目前研究表明，预存抗体可以通过多种机制减少IAV感染后的B细胞活化，如快速抗原清除、免疫复合物形成、抗体反馈和表位遮蔽等。病毒抗原可以在迅速被清除后阻止MBC和新的初始B细胞的活化；预存抗体可以与病毒抗原形成免疫复合物，导致这些抗原可以调节少数在IAV感染后被激活的B细胞；而抗体反馈是指GC明区内的滤泡树突状细胞通过免疫复合物获得抗原，GC B细胞在与其他GC B细胞竞争的同时还须在免疫复合物中与预存抗体竞争以获得抗原；表位遮蔽是指感染IAV时产生的特定表位的特异性MBC部分取决于可结合特定表位的预存血清抗体水平，在B细胞的发育过程中，其可能会导致针对多个表位的体液免疫反应的多样化，而不是针对相同表位不断再次激活MBC。

（2）T细胞对体液免疫反应的影响：抗原暴露后的MBC再激活存在有T细胞辅助和没有T细胞辅助两种途径。在暴露于同源抗原以及病毒颗粒提供的TLR配体后，MBC可以在没有T细胞辅助的情况下分化成浆细胞并产生抗体，但产生高亲和力抗体通常都需要 T 细胞辅助。

B 细胞必须通过竞争 CD4⁺ T 细胞以获得其在 GC 中激活和选择的能力。在这一过程中，亲和力最高的 B 细胞克隆会被优先激活。此外，CD4⁺ T 细胞的数量与高亲和力 B 细胞的形成密切相关。有研究表明，IAV 特异性 CD4⁺ T 细胞主要靶向 NP 和 M1，而循环 Tfh 细胞主要靶向 HA。B 细胞免疫优势部分依赖于早期 CD4⁺ T 细胞的辅助。

（3）有限的 B 细胞库对 B 细胞免疫优势的影响：通常针对保守表位的 B 细胞有其有限的 BCR 库，包括特定的 V(D)J 基因及其结合基序。因此，对 HA 头部和茎部结构域的保守表位特异的 B 细胞数量会受到限制性 BCR 库的影响。

（二）细胞免疫

同体液免疫一样，细胞免疫的产生分为感应、反应和效应三个阶段。其作用机制包括两个方面：①效应 T 细胞的直接杀伤作用。当效应 T 细胞与带有相应抗原的靶细胞再次接触时，两者发生特异性结合，产生刺激作用，使靶细胞膜通透性发生改变，引起靶细胞内渗透压改变，靶细胞肿胀、溶解以致死亡。效应 T 细胞在杀伤靶细胞的过程中，本身未受伤害，可重新攻击其他靶细胞。参与这种作用的效应 T 细胞，称为杀伤 T 细胞（CTL）。②通过淋巴因子相互配合、协同杀伤靶细胞。如皮肤反应因子可使血管通透性增高，使吞噬细胞易于从血管内游出；巨噬细胞趋化因子可招引相应的免疫细胞向抗原所在部位集中，以利于对抗原进行吞噬、杀伤、清除等。各种淋巴因子的协同作用扩大了免疫效果，达到清除抗原异物的目的。

1. T 细胞对流感病毒的识别

流感病毒感染后，会激活体内的天然免疫系统。位于肺间质的 DC 可表达 PRR，结合病原体的 PAMP。与此同时，DC 可以通过结合 PAMP 捕获病毒抗原，并通过趋化因子受体（CCR）将其迁移至引流淋巴结，以便驻留在淋巴结中的 B 细胞结合并内化扩散到淋巴结中的病毒抗原，对其进行处理后递呈给 T 细胞。在 IAV 感染后的 2～4 天内，DC 在引流淋巴结中的数量达到峰值，这是因为这一时期的 DC 与 T 细胞相互作用，增加了结合病毒特异性 T 细胞的数量以利于病毒清除。

在 T 细胞识别 IAV 的过程中，病毒抗原在 MHC Ⅰ 和 MHC Ⅱ 类分子上分别被 CD8⁺ T 细胞和 CD4⁺ T 细胞所识别。当 TCR 识别 MHC 背景中的病毒抗原时，会通过形成免疫突触来促进同源 T 细胞的激活与增殖。而免疫突触的激活取决于 T 细胞上 CD28 与 DC 细胞上 B7（CD80/CD86）的结合。一旦信号被激活，T 细胞就会利用整合素和趋化因子迁移至肺部。

此外，T 细胞可以靶向来自不同流感病毒毒株和亚型之间相对保守的多种多肽。这意味着在没有中和抗体的情况下，由一种流感病毒毒株诱导的 T 细胞免疫具有针对不同流感毒株的免疫力，称为异源免疫。因此，利用含有整个流感病毒蛋白谱的多肽去刺激人外周血的单核细胞，可以使其具备能够识别如 H5N1 亚型高致病性毒株的 CD4⁺ T 细胞和 CD8⁺ T 细胞的能力。这也就是曾经感染过季节性流感的人体内免疫系统可以识别不同亚型的流感病毒并产生 T 细胞免疫的原因。

2. T细胞免疫在抵抗流感病毒感染中的作用

在预防流感病毒感染的过程中，CD8⁺T细胞可以在缺乏特异性中和抗体的机体内，通过减少病毒载量，有效限制流感病毒的原发性感染。而CD4⁺T细胞则通过流感特异性异源免疫在机体抵抗流感病毒感染中起作用。总之，CD4⁺T细胞与CD8⁺T细胞反应都可以针对相对保守的流感病毒蛋白，如M1、NP蛋白均为T细胞免疫的重要靶点（图15-12）。

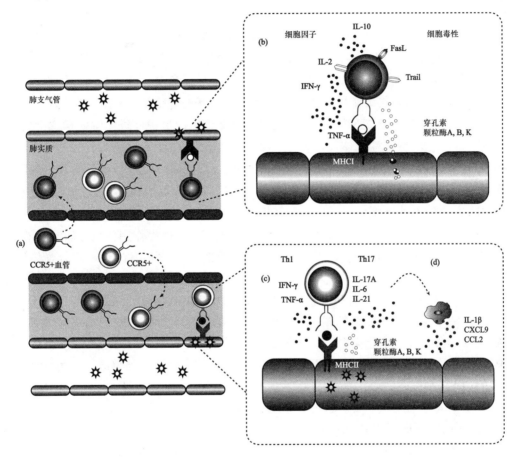

图15-12 流感病毒诱导的T细胞效应机制示意图[48]

注：CCL2，趋化因子CC配体2；CCR5，趋化因子CC受体5；FasL，Fas配体；IL，白介素；T_H，T辅助细胞；TNF，肿瘤坏死因子；Trail，肿瘤坏死因子相关的凋亡诱导配体。

（1）依赖于CD8⁺T细胞调控流感病毒感染的机制：病毒特异性CD8⁺T细胞的效应包括能够产生各种细胞毒性的分子如穿孔素（PFP）、颗粒酶（GZM），以及其他炎症因子如肿瘤坏死因子α（TNFα）和干扰素-γ（IFN-γ）。其中，人类穿孔素（PFP）依赖的细胞毒性CD8⁺T细胞，在清除流感病毒方面具有重要作用。IAV特异性CD8⁺T细胞受到抗原刺激后，可以同时产生多种促炎细胞因子，尤其从支气管肺泡灌洗液中分离出的效应CD8⁺T细胞产生促炎因子的能力很强，因此在小鼠模型中，肺部记忆T细胞在流感病毒感染后长期存在。作为流感病毒早期感染的主要部位，肺部存留的 CD8⁺T 细胞与新招募的 CD8⁺T 细胞都可以在抗原识别后立即分泌 IFN-γ，有助于将流感病毒在早期清除。但是，肺局部 CD8⁺T 细胞增多的同时，也增加了过度炎症反应损伤肺组织的风险，为了减轻效应 CD8⁺T 细胞对敏感的肺组织造成的损害，机体必须保证有效的抗病毒反应与过度免疫引发的病理反应之间的平衡。而从流感病毒感染小鼠肺部分离出的流感特异性 CD8⁺T 细胞，能够产生炎症负调节因子白介素 10（IL-10），保证了炎症反应的发生保持在一个正常范围内。

（2）依赖于 CD4⁺T 细胞调控流感病毒感染的机制：机体感染流感病毒后，被激活的 CD4⁺T 细胞能直接识别并清除病毒蛋白，也会通过协助形成 GC 来促进抗体产生，而且记忆 CD4⁺T 细胞反应有助于对流感大流行产生异源免疫，所以 CD4⁺T 细胞在控制流感病毒感染方面有关键作用。接种疫苗是预防流感病毒感染的有效手段之一，多肽疫苗接种会帮助宿主建立 NP 特异性的记忆 CD4⁺T 细胞，更快促进流感病毒感染后 GC 的形成，以及 NP 特异性抗体反应发生，而特异性记忆 CD4⁺T 细胞则会通过增强机体中流感特异性 CD8⁺T 细胞和 B 细胞对初次感染的反应水平，促进流感特异性 B 细胞反应的发生。在此过程中，NP 特异性的 CD4⁺T 细胞并不会促进包括抗体反应的主要靶蛋白 HA 在内的其他流感病毒蛋白的抗体反应。

（3）CD4⁺T 细胞对流感病毒特异性 CD8⁺T 细胞应答的调控作用：流感病毒感染后，CD8⁺T 细胞产生的免疫应答可以不依赖于 CD4⁺T 细胞。在这种情况下，Toll 样受体识别流感病毒后会直接激活 DC，并且可以绕过 DC 对 CD4⁺Th 细胞依赖的 CD40 配体（CD40L）的识别，从而促进初级病毒特异性的 CD8⁺T 细胞反应。然而，与 CD4⁺T 细胞所介导的激活记忆 CD8⁺T 细胞相比，CD4⁺T 缺失的反应中所启动的记忆 CD8⁺T 细胞的数量更少，并且在二次感染时 CD8⁺T 细胞所诱导的反应较差。因此 CD4⁺T 细胞在免疫应答的初始阶段至关重要，通过 CD40L 与 DC 相互作用来提供共刺激信号，促使流感特异性的 CD8⁺T 细胞激活。

CD4⁺T 调节细胞（Treg）已经被证明在病毒感染和免疫反应中会适度限制效应 CD8⁺T 的分化。那么 CD4⁺Treg 在早期是如何调控初级 CD8⁺T 反应的？在流感病毒感染早期，关键的一步就是激活 CD40L 和 CD4⁺Th 细胞，确保 DC 的适度激活。这有助于限制 CD4⁺Treg 激活和增殖，同时也会抑制 CD4⁺Treg 在感染早期对 CD8⁺T 细胞的负调控作用。随着体内感染被清除，CD4⁺Treg 开始发挥抑制作用，下调 CD8⁺T 细胞的反应。

（4）T 细胞亚群对流感病毒感染的调控：CD4⁺T 细胞又称辅助性 T 细胞（Th），在体液和细胞免疫中具有重要作用。Th 细胞根据其相应的标志性细胞因子来区分，可分为以下几个不同的亚群：Th1、Th2、Th9、Th17、滤泡辅助性 T 细胞（Tfh）和 Treg。它们可以通过分泌抗病毒细胞因子、调节 CD8⁺T 细胞分化、促进 B 细胞激活、维持免疫记忆等方式，在宿主防御不同类型的病原体过程中发挥重要作用。而当机体中 Th1/Th2 诱导的细胞因子失调，宿主对流感病毒感染引起的免疫反应能力将会受到负面的影响，减弱机体清除病毒的能力。而且 Th2 诱导的细胞因子，如 IL-4、IL-5、IL-6、IL-10 与

IL-13，都与流感病毒感染后的病程变化有关。T细胞向不同亚型的分化是一个复杂的过程，受到宿主调控因子、许多调节信号与分子的精细调控，而T细胞不同亚群之间的平衡则为获得性免疫反应的有序进行打下基础。

Treg在流感病毒感染期间负责调控免疫反应的平衡。流感病毒感染会诱导肺部Treg表达并下调Th17的表达，以此减少中性粒细胞浸润并减轻肺部损伤。此外，Treg还可以在宿主体内留存并形成记忆Treg（mTreg）。在体外激活mTreg后，其表现出相比于自然Treg（nTreg）更强的增殖和产生细胞因子的能力。在流感病毒感染后，体内的mTreg被高度激活、增殖，并且比nTreg更迅速地迁移至感染部位。mTreg在流感病毒感染后，会分化为具有独特表型、高反应性与高迁移能力的亚群，来调节免疫。

机体对流感病毒感染所诱发的免疫应答包括多个复杂的过程，这些过程相互协调，在清除病毒的过程中发挥着重要作用。鉴于流感病毒的高突变率，有必要制定有效的疫苗免疫策略，以诱导强大的特异性抗体和长期的T细胞反应，来抵御病毒感染。

第五节　流行性感冒诊断

一、临床诊断

（一）临床症状

人流感多由A型与B型流感病毒感染引起，潜伏期通常为1~7天，多为2~4天。临床症状以高热、乏力、头痛、全身酸痛等全身症状重，而呼吸道症状较轻为主要特征。轻型流感仅为轻或中度发热，全身及呼吸道症状都较轻，2~3天内可自我恢复或痊愈。肺炎型流感病初期与典型流感症状类似，但1~3天后病情迅速加重，出现高热、咳嗽、胸痛，严重者可出现呼吸衰竭及心、肝、肾等多器官衰竭。由细菌感染导致的流感患者的肺炎，称为流感病毒相关性细菌肺炎，它比单纯性流感病毒肺炎更为常见。临床表现为咳脓性痰，外周血白细胞明显增多，以中性粒细胞为主。

禽类感染后可见突然死亡，病禽表现高热、萎靡，采食、产蛋明显减少，流泪、咳嗽、眼皮与面部肿胀，眼内有豆渣样分泌物，呼吸困难，冠髯和皮肤青紫色，有的腹泻，粪便灰绿色或伴有血液，有的出现头颈和腿部麻痹、抽搐、共济失调、角弓反张等神经症状。

其他哺乳动物感染后最主要的临床症状呈现为经常性的干咳，随后逐渐转变为湿咳，持续2~3周。亦常发生鼻炎，先为水样后变为黏稠鼻液。食欲减退，精神极度萎靡，肌肉和关节疼痛。常引起继发细菌感染。

（二）病理变化

人流感的病理变化主要表现为呼吸道纤毛上皮细胞呈簇状脱落、上皮细胞的化生、固有层黏膜细胞的充血和水肿，伴有单核细胞浸润等病理变化，通常通过影像学技术检查。并发肺炎时可见肺内斑片状、磨玻璃影、多叶段渗出性病灶；进展迅速者，可发展为双肺弥漫的渗出性病变或实变，个别病例可见胸腔积液。儿童流感患者并发肺炎时肺内片状影出现较早，多发及散在分布多见，出现气胸、纵隔气肿等征象。

禽流感的典型病理变化主要是腺胃黏膜、肌胃角质膜下及十二指肠出血，盲肠扁桃体出血，肝、脾、肾、肺灰黄色坏死小灶，胸腿肌肉、胸骨内侧及心冠有散在出血点，脑组织出血，胸腺出血。病理变化因感染毒株毒力强弱、病程长短和禽种的不同而异。

哺乳动物感染后病理变化多发生在下呼吸道，能观察到细支气管炎或扩散呈支气管炎、肺炎和肺水肿。在严重病例，可发生纤维素性胸膜炎，鼻、喉、气管和支气管黏膜有出血，支气管淋巴结和纵膈淋巴结肿大、充血、水肿，脾常轻度肿大，胃肠有卡他性炎症。

二、血清学诊断

（一）血凝试验和血凝抑制试验

流感病毒（IAV）囊膜表面的血凝素能凝集多种动物的红细胞，这种凝集特性能被特异的血清抑制。血凝（HA）试验主要用于IAV的常规检测，血凝抑制（HI）试验可用于IAV的鉴定和血清中IAV抗体浓度的测定。HI试验具有较高的特异性和敏感性，但在进行HI试验时，需要去除血清中非特异性的凝集因素，同时需要对抗原进行标准化，目前WHO一般采用此方法进行全球流感病毒的检测。常采取患者急性期（发病5天内）和恢复期（病程2～4周）双份血清，用HI试验检测抗体效价。如果恢复期比急性期血清抗体效价升高4倍以上，即可作出诊断。正常人血清中常含有非特异性抑制物，因此在进行HI试验前可用胰蛋白酶等处理血清，以免影响HI试验结果。HI试验所用的病毒应当是与当前流行密切相关的病毒株，反应结果才能确切。

（二）琼脂凝胶免疫扩散试验

利用可溶性抗原和抗体在半固体凝胶中进行反应，当抗原抗体分子相遇并达到适当比例时，就会互相结合、凝集，出现白色的沉淀线，从而判定相应的抗体和抗原。琼脂糖凝胶免疫扩散试验，一般用来检测IAV的共同抗原核蛋白或基质蛋白。因为所有A型流感病毒的核蛋白及基质蛋白都具有相似的抗原性，所以针对IAV的琼脂凝胶免疫扩散试验都是用来检测这两类抗原的。琼脂凝胶免疫扩散试验作为禽流感官方血清学检测方法，适用于多数情况下的抗原检测，且可以对抗原进行定量，但其试验过程需要在实验室条件下进行24～48小时，无法进行田间或床旁检测。琼脂凝胶免疫扩散试验有多种类型，如单向单扩散、单向双扩散、双向单扩散、双向双扩散，其中以后两种最为常用。

（三）酶联免疫吸附试验

酶联免疫吸附试验（ELISA）是基于免疫酶标记技术的抗体反应的特异性与酶催化反应的高敏感性而建立的一种免疫学检测技术。1966年研究人员用酶代替荧光素标记抗体，建立了酶标记抗体技术，用于生物组织中抗原的定位与鉴定。1971年，有研究报道了酶联免疫吸附试验，从而建立了酶标抗体的定量检测技术。1974年首次有研究采用ELISA方法对流感病毒免疫后抗体产生的规律进行监测。随后，有关ELISA诊断方法的研究在国内外快速发展。采用较多的为间接ELISA、竞争ELISA与双抗夹心ELISA方法。临床实践中病毒感染与疫苗免疫都可以使机体产生有效抗体，但现有的流感血清学诊断测试很难将接种疫苗的禽类与自然感染的禽类区分开来，有研究通过表达H5N1流感病毒M2蛋白胞外结构域M2e建立的M2e-MBP-ELISA，不与H5N2、H9N2、H7N7和H11N6等其他亚型流感病毒株的抗体发生反应，特异性识别H5N1亚型流感病毒，并且能够将接种疫苗的鸡与自然感染的鸡区分开。国内有研究采用重组表达猪流感病毒NS1基因主要抗原区蛋白，初步建立Dot-ELISA检测方法，能与感染猪流感病毒的猪血清发生特异性反应，可用于鉴别猪流感病毒感染猪与疫苗免疫猪。虽然我国建立了很多种流感ELISA检测方法，但大多还处于实验室阶段，在抗原、抗体、信号放大系统、干扰因素等方面还需进一步完善，以促进商品化应用。

（四）胶体金免疫层析法

胶体金免疫层析法是以胶体金为示踪标记物或显色剂，应用于抗原抗体反应的一种免疫标记技术，相较于ELISA与HA-HI试验，该方法能够实时、快速、准确地进行诊断，是迄今最成功的床旁诊断产品。有研究在临床上验证了胶体金免疫层析法的检测准确率，结果显示检测阳性率与实际阳性率相比无统计学差异，但检测时间可控制在15 min以内，能明显缩短临床诊断时间，可据此针对性地指导患者采取必要的措施。在A型流感流行的早期，一些国家会先使用胶体金免疫层析法进行初步诊断，对阳性样品再用RT-PCR进行确诊。目前已有多家生物技术公司开发出能够检测各个亚型流感病毒抗体的商品化试纸条，用于区分免疫是否有效，作为技术成熟的辅助诊断产品应用。胶体金免疫层析法在禽间诊断禽流感的感染与流行应用广泛，但多数产品明确规定只适用于检测鸡的样品，而不能用于其他易感禽类的检测。禽间抗体水平的检测目前大都依赖于ELISA试剂盒。

三、病原学诊断

（一）样品的准备

流感病毒的病原学诊断很大程度上依赖于样品的质量、储存和运输情况。用于细胞培养、鸡胚接种、直接检测病毒抗原或核酸的呼吸道病毒的样品，应在流感症状出现的3天内进行采集。哺乳动物及禽类多是上呼吸道感染，通常采集上呼吸道的拭子分为：鼻拭子、喉拭子、支气管拭子。已屠宰或已死亡的哺乳动物应在下呼吸道采集样品，样品分为气管拭子、支气管拭子、肺组织三种。如怀疑死亡动物体内有高致病力的禽流感病毒，还应采集有代表性的内脏器官，如脑、脾、心、肺、胰腺、肝和肾以及呼吸道、消化道等部位的样品。

样品采集后，如需在1～2小时内进行样品处理，采集的样品应放置在冰块上。用于分离病毒的样品采集完成后立即进行冷冻，并尽可能早地接种于敏感细胞或鸡胚。如果样品不能在48～72小时内处理，应冷冻至-70 ℃以下。采集的样品应放在适宜的运输缓冲液中才能确保病毒的分离。目前已有一些适用于不同样品的运输液，如Hank's平衡缓冲液、细胞培养液、磷酸盐缓冲液、胰蛋白胨-磷酸肉汤、犊牛肉汤和蔗糖磷酸缓冲液等，这些运输液中应添加0.5%～1%蛋白质，如牛血清白蛋白、明胶，还应添加抗生素以防止细菌的生长，如青霉素 G（2×10^6 U/L）、多黏菌素 B（2×10^6 U/L）、庆大霉素（250 mg/L）、制霉菌素（0.5×10^6 U/L）、盐酸氧氟沙星（60 mg/L）、磺胺甲恶唑（0.2 g/L）。

（二）流感病毒的分离

如采集的样品处理得当，分离病毒是诊断病毒感染的一种高敏感性和实用的方法。病毒分离的一个最主要的优点就是可对病毒做进一步抗原特性分析和基因特性的研究，同时可用于疫苗制备及药物敏感性试验。

流感病毒分离通常采取发病3日内患者的咽洗液或咽拭子，经抗生素处理后接种于9～11日龄鸡胚羊膜腔和尿囊腔中，于33℃～35℃孵育3～4天后，收集羊水和尿囊液进行血凝试验。如HA试验阳性，再用已知免疫血清进行HI试验，鉴定型别。若HA试验阴性，则用鸡胚再盲传3代，仍不能出现血凝则判断病毒分离为阴性，要注意的是高致病性毒株常在接种后24小时内致死鸡胚，不要误认为是细菌污染。也可用组织培养细胞（如人胚肾或猴肾细胞）分离病毒，判定有无病毒增殖可用红细胞吸附法或荧光抗体法。分离到病毒后应立即进行HA-HI及RT-PCR，确定亚型，并进行序列测定，根据序列分析及鸡胚死亡时间初步判定是否为高致病性毒株。

大多数禽类病毒可以在鸡胚上生长，这是研究禽源宿主病毒的一种优选方法。然而，一些人和猪的病毒在鸡胚上生长较慢，特别是如果仅靠尿囊腔接种时，更为明显，在这种情况下，MDCK细胞则是分离流感病毒的另一种有效途径。一般来说，鸡胚接种方法只适用于禽源宿主，对于其他动物应当将鸡胚接种和细胞培养这两种方法结合起来。

（三）流感病毒亚型鉴定

1.HA亚型鉴定

流感病毒表面的血凝素蛋白，具有识别并吸附于红细胞表面受体的结构，抗HA蛋白的抗体与受体的特异性结合能够干扰HA蛋白与红细胞受体的结合，正是基于这一原理建立了血凝抑制试验。血凝抑制试验通常在微量板上进行操作，一般采用连续稀释的抗血清与标准剂量的HA抗原混合，然后加入红细胞后检测抗体与HA蛋白的特异性结合水平。市场上具有所有亚型的标准抗血清，血凝抑制试验前需要去除普遍存在于血清中的非特异性凝集素，同时需在每次试验时进行抗原标准化。

2.NA亚型鉴定

WHO推荐使用神经氨酸酶抑制试验进行NA亚型的鉴定。NA作用于胎球蛋白，使其释放出N-乙酰神经氨酸，N-乙酰神经氨酸与高碘酸盐作用转化为β-甲醛丙酮酸，β-甲醛丙酮酸与硫代巴比妥酸反应生成粉红色深色团。当NA的催化活性被抑制时，如与中和抗体结合，就不会出现深粉色，只能观察到淡粉色。神经氨酸酶抑制试验不会受到血清中非特异性因素的干扰，有较高准确度，但需要注意，某些NA亚型之间可能会出现交叉反应，HA的抗体也可能对NA产生影响。神经氨酸酶抑制试验时，需要准备流感病毒各NA亚型的抗血清，将样品与倍比稀释的待检血清和阴性血清共同孵育，测出未知血清中NA活性的抑制效价与滴度，即可判定NA亚型。

四、分子诊断

流感病毒的诊断包括临床诊断和实验室诊断。因为流感病毒的亚型众多，毒力差异很大，所以引起的临床症状也千差万别，难以与其他有类似症状的传染病区分，因此单靠临床诊断常常难以确诊。实验室诊断是确诊流感的唯一有效途径，除常规的临床诊断、病毒分离鉴定、血清学检测外，更加快速、准确、灵敏的分子生物学检测技术越来越受到重视。快速诊断主要有反转录-聚合酶链式反应（RT-PCR）、实时荧光定量 PCR（quantitive realtime-PCR，qPCR）。这两种技术目前发展比较成熟，应用范围较广，常取患者鼻甲黏膜印片或呼吸道脱落上皮细胞组织或者取口咽拭子进行检测。

（一）反转录-PCR

反转录-PCR 和 RT-qPCR 是两种常用的 PCR 变体，能够在临床和研究环境中进行基因转录分析和病毒 RNA 的定量，RT 是用单链模板 RNA 合成 cDNA 的过程[49]。RT-PCR 的第一步是在 RNA 模板和 DNA 寡核苷酸引物之间合成一个 DNA-RNA 杂交体。催化这一反应的逆转录酶具有 RNase 活性，可以降解杂交体的 RNA 部分。随后，通过逆转录酶的 DNA 聚合酶活性合成一个单链 DNA 分子。高纯度和高质量的起始 RNA 对于成功的 RT-PCR 是至关重要的。RT-PCR 可以按照两种方法进行：一步 RT-PCR 和两步RT-PCR。在第一种情况下，RT 反应和 PCR 反应发生在同一试管中，而在两步 RT-PCR 中，这两个反应是分开的，并依次进行。其结果可通过琼脂糖核酸电泳进行检测。

（二）实时荧光定量 PCR

qPCR 是一种定量技术，可以实时监测扩增过程并在扩增过程中检测 PCR 产物，它可以用来确定目标 DNA 的起始浓度，在许多情况下可以忽略凝胶电泳的需要。这要归功于其中加入的非特异性的荧光染料，如 SYBR® Green，它与双链 DNA 结合后会发出荧光，或 DNA 寡核苷酸序列特异性的荧光探针，如水解 TaqMan 探针和分子信标。随着目标 DNA 拷贝数的增加，荧光水平也按比例增加，从而可以参照含有已知拷贝数的标准样品对扩增进行实时定量。与 RT-PCR 相比，qPCR 不仅可以对样品进行定性，也可以对样品中的抗原进行定量，在结果判定方面，qPCR 更为灵敏、直观，不需要核酸电泳，减少了样品间的交叉污染，使结果更为准确。

（三）反转录-定量 PCR

与 RT-PCR 一样，有两种通过 RT-qPCR 量化 RNA 的方法：一步 RT-qPCR 和两步 RT-qPCR。在这两种情况下，RNA 首先被逆转录成 cDNA，作为 qPCR 扩增的模板。在两步法中，逆转录和 qPCR 扩增作为两个独立的实验依次进行[50]。在一步法中，RT 和 qPCR 在同一管中进行。同时也可以通过荧光水平来对扩增过程进行实时定量。

（四）发展中的流感病毒分子检测方法

1.数字 PCR（digital PCR，dPCR）和微滴式数字 PCR（droplet digital PCR，ddPCR）

数字 PCR 是原始 PCR 方案的另一种修改版。与 qPCR 一样，dPCR 技术使用 DNA 聚合酶，利用引物组和探针从复杂的样品中扩增目标 DNA。不过，主要的区别在于 PCR 反应的分区和最后的数据采集。

dPCR 和 ddPCR 是基于限制性稀释的概念。PCR 反应被分割成大量纳升体积的子反应（分区）。PCR扩增是在每个液滴内进行的。在PCR之后，用泊松统计学对每个液滴进行分析，以确定PCR阳性液滴在原始样品中的百分比。一些分区可能包含一个或多个目标拷贝，而其他分区可能不包含目标序列，据此，分区分类为阳性（检测到目标）或阴性（未检测到目标），为数字输出格式提供基础。

ddPCR是最近的一项技术，在2011年开始使用。ddPCR利用水油乳剂形成分隔模板DNA分子的分区。这些液滴基本上充当独立的试管，PCR反应就在其中进行。不同于qPCR的间接定量，ddPCR可对样本中目标DNA进行绝对定量，且不需要标准曲线。ddPCR的优点就是能够准确灵敏地检测出微量基因的变化及差异，提供更可靠的数据，准确定量样品中存在的RNA转录本，特别适合发现和定量稀有转录本，让研究人员更深入地探究单细胞转录组学，并更好地了解RNA的实际功能。有研究显示，ddPCR技术能在不同情况下，准确重复地定量血浆和血清中的microRNA。同时，ddPCR也可用于高通量测序文库的质量控制、病毒载量的测定等需要精确定量的研究中。

2.微流控PCR

微流控处理系统的最新发展为一系列的实际应用铺平了道路，例如在微流控芯片上通过PCR扩增DNA。在芯片上进行的PCR得益于微流控技术在速度、灵敏度和试剂低消耗方面的优势。这些特点使微流控PCR对床旁即时诊断（POCT）特别有吸引力。从实用的角度来看，样品流经一个微流控通道，反复通过PCR不同步骤的三个温度区，10 μL的样品进行20个PCR循环只需要90秒。随后的分析可以很容易地在片外进行，能够极大地缩短检测时间。

目前，由于芯片加工平台还不够普及，微流控PCR的技术也还不够成熟，微流控PCR芯片暂时还不能取代商品化的PCR仪。PCR芯片在流体操作方面已经基本由机械化自动化的流体泵来完成，为了摆脱对流体泵的依赖，也有研究者提出了一些利用材料的表面张力自驱动的芯片[51, 52]，在样品制备方面也出现不少可以直接利用功能结构在线提取和纯化芯片的技术，然而该技术的在线检测方面仍旧有待改进。

3.环介导等温扩增技术（LAMP）

LAMP是由日本科学家于2000年开发出来的一种连续、恒温、基于酶反应的新型核酸扩增方法，操作简便，敏感性比常规RT-PCR高100倍（图15-13）。其原理是针对靶基因的6个区域设计两对特殊的内、外引物，利用一种链置换DNA聚合酶（Bst酶）在恒温条件（60～65 ℃）下启动循环链置换反应，高效、快速、高特异性地扩增靶序列[53]，在靶标DNA区启动互补链合成，结果在同一链上的互补序列周而复始地形成有很多环的花椰菜结构的茎-环DNA混合物。LAMP反应过程中，从dNTP析出的焦磷酸根离子与反应溶液中的Mg^{2+}结合，产生副产物（焦磷酸镁），形成乳白色沉淀，加入显色液，即可通过肉眼观察并判定扩增与否。

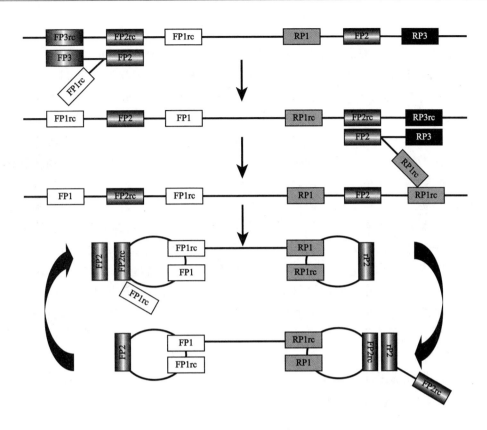

图15-13　LAMP技术原理

　　LAMP法不仅能扩增DNA，也能扩增RNA，只需在反应体系中加入一定量的反转录酶就能实现扩增，整个反应时间非常短，即30~45 min，设备要求低，一个恒温箱或水浴锅就能完成反应，结果判定也相当简单，凝胶电泳呈现梯度条带即可证明发生反应，也可以通过肉眼观察白色沉淀的生成或者加入染料后颜色的改变来判定是否发生反应。LAMP以其无法比拟的高效率、高灵敏度、高特异性等优点，赢得了世界各国专家学者的关注，在短短的几年里，该技术已成功应用于多种疾病的诊断中。结合单管比色可视系统开发的反转录环介导等温扩增（RT-LAMP）技术，可检测目前感染人类的大多数流感病毒（H1N1，H3N2，H5N1，H5N6和H7N9），灵敏度高于RT-PCR法，为条件受限地区检测流感病毒提供了一种快速、敏感、低成本和可靠的诊断方法。虽然LAMP法的原理较复杂，但实际操作简单，因此，建立LAMP快速诊断方法有利于疫病的监测和控制，同时特别适合基层、养殖户及出入境检疫的病原快速诊断。

　　针对靶基因的6个不同区域，包括3′端FP3rc、FP2rc和FP1rc区域以及5′端RP1、RP2和RP3区域，共设计4~6条引物，包括正向外引物3（FP3）；反向外引物3（RP3）。正向内引物由FP2区和FP1rc区域组成，FP2区与靶基因3′端的FP2c区域互补，FP1rc区与靶基因5′端的FP1rc区域序列相同；反向内引物由RP1rc和RP2区域组成，RP2区与靶基因3′端的RP2rc区域互补，RP1rc域与靶基因5′端的RP1rc区域序列相同。

4.基因芯片技术

基因芯片（gene chip），又称DNA芯片微阵列（DNA chips microarray），是综合微电子学、物理学、化学及生物学等高新技术，把大量基因探针或基因片段按特定的排列方式固定在硅片、玻璃、塑料或尼龙膜等载体上，形成致密、有序的DNA分子点阵，从而实现对基因、配体、细胞、蛋白质、抗原以及其他生物组分进行准确、快速的分析和检测。基因芯片技术是顺应人类基因组（测序）计划的逐步实施，以及分子生物学相关学科的迅猛发展要求的产物。基因芯片属于生物芯片的范畴，常用的生物芯片主要有：基因芯片、组织芯片、细胞芯片、蛋白芯片等。该技术的迅猛发展为生命科学领域的研究提供了一个技术平台，已广泛应用于基因表达谱分析、基因突变检测、功能基因组学研究、疾病诊断、药物筛选、环境监测等多个领域。基因芯片技术是指将大量（通常每平方厘米点阵密度高达400）探针分子固定于支持物上后与标记的样品分子进行杂交，通过检测每个探针分子的杂交信号强度，进而获取样品分子的数量和序列信息（如图15-14）。该技术可以一次性对样品大量序列进行检测和分析，从而解决了传统核酸印迹杂交（Southern Blot 和 Northern Blot 等）技术操作繁杂、自动化程度低、操作序列数量少、检测效率低等问题。基因芯片技术最本质的改变在于该技术是将大量靶基因的特征及检测要求预先设计在探针上，并将该探针固化在支持物表面，一次杂交可检测样品中多种靶基因的相关信息，由此也使该技术具有了高通量、多参数同步分析、快速全自动分析、高精确度分析和高精密度分析的特点。

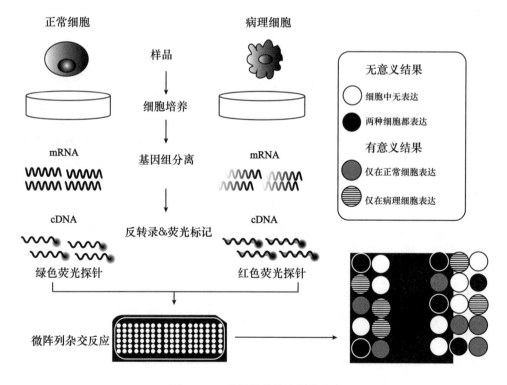

图15-14 基因芯片技术操作流程

由于流感病毒具有众多的型和亚型，无论现存的哪一种诊断方法都无法同时对所有的流感病毒进行精确分型。基因芯片技术的发展，使得研究者对成千上万个基因进行快速检测成为现实，为同时对流感病毒进行检测和分型提供了可能的途径[54]。禽流感基因芯片技术是一种比较系统、完善的检测技术，该方法的建立不仅有助于禽流感疫情各种亚型的有效监控，而且可以在第一时间内准确发现新变异或基因重排的新亚型病毒，为应对新疫情暴发提供了可靠的技术储备。

5.RT-PCR-酶联免疫吸附

RT-PCR-酶联免疫吸附（RT-PCR-ELISA）是RT-PCR技术与酶联免疫吸附试验相结合来检测病毒的一项诊断技术。目前有两种方法，即链霉亲和素结合法和共价结合法。在链霉亲和素结合法中，PCR反应体系中一个引物标记上生物素，经过RT-PCR后产生带有生物素的PCR产物，扩增产物加到链霉亲和素包被的ELISA板上，再与酶标记的核酸探针杂交或加入酶标的抗生物素抗体，然后再加入酶底物，通过测光密度值和肉眼观察颜色，即可判定样品中是否含有病毒。在共价结合法中，利用共价结合在PCR管上的核酸探针，诱捕待检样品中的模板分子，去除非目的核酸、蛋白质以及其他杂质后进行PCR扩增的产物，对结合到管壁的扩增物用生物素或地高辛标记的探针与其杂交，再用碱性磷酸酶进行ELISA检测。

RT-PCR-ELISA具有PCR的灵敏性、核酸杂交的特异性以及ELISA的酶联放大作用，因而检测结果更灵敏、更准确。通过比较RT-PCR和RT-PCR-ELISA对AIV的检测灵敏度，发现后者比前者灵敏10～100倍，对尿囊液中AIV经10^7倍稀释也能检测出AIV，克服了组织样品中AIV含量少而难以检测的困难。2016年，有研究针对流感病毒M基因（m）、H7HA基因（$h7$）、N9NA基因（$n9$）的保守序列，通过生物素与地高辛的特异性标记建立了多重PCR-ELISA检测方法。该方法的敏感性比普通PCR高100倍，且特异性强，不存在交叉反应，为禽流感的早期诊断和分子流行病学调查提供了一条新途径。

第六节　流行性感冒防治

目前，由A型流感病毒和B型流感病毒感染，引起的年度季节性流感大流行，在全球范围内造成了巨大的疾病负担。在SARS-CoV-2出现后，季节性流感病毒的传播在2020—2021年显著下降，但在2021—2022年又增加。大多数流感患者突然出现呼吸道病症和肌痛，伴或不伴有发烧，并在1周内恢复，一些人可能会出现严重甚至致命的并发症。预防措施主要是每年接种流感疫苗，但随着时间推移，免疫能力下降，流感病毒的抗原会发生漂移，因此需要每年更新疫苗抗原。疫苗是指将病原微生物（如细菌、立克次氏体、病毒等）及其代谢产物，经过人工减毒、灭活或利用基因工程等方法制成的用于预防传染病的主动免疫制剂。目前，世界上研制的流感疫苗主要有全病毒灭活疫苗、裂解疫苗、重组活载体疫苗、核酸疫苗、亚单位疫苗和病毒样颗粒疫苗等。常用流感疫苗的不同成分在活性、抗原成分和结构组成上存在差异，影响了疫苗的免疫原性和保护效果。

禽源或猪源的新型 A 型流感病毒引起的人畜共患感染仍是构成大流行的威胁。禽流感病毒（AIV）能感染包括家禽在内的多种鸟类，AIV 可导致中度呼吸道疾病、产蛋下降或严重的致死性疾病[55]。高致病性禽流感多数由 H5 或一些 H7 亚型 AIV 引起，对其控制与消灭的方法主要是采取检疫、扑杀和隔离措施。而低致病性禽流感病毒 LPAIV 引起的禽流感暴发死亡率一般不高，但如果继发了其他病原，特别是细菌的感染往往会大大提高死亡率。因此主要将接种疫苗进行免疫作为一种防控手段，同时采取动物检疫、疾病监测、合理控制市场家禽买卖和严格的消毒等防控手段。猪流感病毒（SIV）引起的猪流感是一种重要的急性呼吸道疾病，在猪群中发现的主要毒株是 H1N1、H1N2 和 H3N2 亚型等。猪通常被认为是产生重组流感病毒的"混合器"，它们对人流感病毒和禽流感病毒高度敏感。SIV 因其毒株多样、感染途径繁杂且无特效治疗药，很难达到理想的预防和治疗效果，目前临床上主要通过采取疫苗接种的方式实现预防。为了克服疫苗自身对母源抗体的干扰，激发动物机体最广泛的免疫反应，迄今为止科研人员从未停止对疫苗新品或新型疫苗的研究。

流感灭活疫苗的生产过程大致分为以下四个步骤：①使用鸡胚或细胞生产候选疫苗病毒（CVV）；②收获、分离、过滤、纯化病毒液；③化学灭活病毒，通常使用福尔马林制备灭活流感疫苗、使用表面活性剂化学破坏制备裂解病毒疫苗、亚单位疫苗；④完成包装和传递，并在冷链条件下储存。

一、流行性感冒病毒疫苗

（一）全病毒灭活疫苗

全病毒（WIV）灭活疫苗一般是用甲醛或其他灭活剂灭活的病毒，经无特殊病原体的鸡胚（SPF）或细胞增殖的培养液，辅以佐剂制成的油乳剂疫苗。与人类使用的疫苗相比，避免了富集免疫优势囊膜糖蛋白 HA 和 NA 的复杂且昂贵的纯化步骤。

全病毒灭活流感疫苗最常见的接种途径是肌肉注射（IM）。IM 疫苗可在血清和肺中诱导高水平的特异性 IgG 抗体，但该抗体对不同亚型的其他病毒株缺乏有效的交叉保护作用。因此，猪流感全病毒灭活疫苗能完全保护免疫群体免受同源病毒攻击，但只能部分保护免疫群体免受异源攻击。全病毒灭活疫苗安全性好，抗原组分齐全，可给免疫群体提供良好的免疫保护；但其免疫效果由注射剂量和疫苗中的抗原含量共同决定，在进行免疫接种时往往需要比活疫苗高出许多倍的剂量，此外，还必须添加佐剂，这大大增加了灭活疫苗的成本。

1. 传统灭活疫苗

1933 年，发现流感患者的咽部冲洗液可通过滴鼻的方式将流感病毒传播给雪貂。1935 年，首次提出了在鸡胚绒毛尿囊膜中培养流感病毒的方法。灭活的全病毒疫苗在 20 世纪 40 年代首次研制成功，用于控制和预防人流感。1943 年，美国军队使用了一种早期粗制灭活疫苗，该疫苗是由简单纯化了含流感病毒颗粒的鸡胚尿囊液后用甲醛灭活生产的，接种后人体局部和全身反应都很强烈。1945 年，第一个灭活流感疫苗

（IIV）在美国获得许可。20世纪60年代，超速离心机和层析色谱技术的应用使得病毒得以极大纯化，制成全病毒疫苗，但仍存在热不稳定性问题和一定的副作用。为了避免鸡胚传代引起抗原位点的适应性突变及导致H3N5等病毒的抗原性突变，以细胞培养为基础的疫苗生产技术正逐步成熟。

H5N2灭活疫苗的使用曾经有效地控制了1995年墨西哥高致病性禽流感疫情的扩散和进一步蔓延。2003年，针对已分离鉴定的多株AIV研制出了不同亚型、免疫效果良好的禽流感油乳剂灭活疫苗，其中H5N2亚型系列灭活疫苗（N28株）和H9亚型禽流感灭活疫苗（SD696株）获得批准文号，并应用于我国高致病性禽流感的防控。同时也出口至其他国家并对其高致病性禽流感的防控发挥了重要作用。在欧洲和美洲，以H1N1、H3N2或H1N2猪流感病毒为基础的全病毒灭活疫苗，是目前市场上主要的猪流感疫苗。

2. 新型重组病毒灭活疫苗

使用传统手段无法获得低致病性疫苗种子株，流感病毒反向遗传技术的发明为流感病毒疫苗的研制带来了革命。在这一技术中，表达H5N1病毒HA和NA基因的病毒RNA质粒与6个来自高产病毒A/Puerto Rico/8/1934（H1N1）（以下简称PR8）株的内部基因质粒，以及4个编码聚合酶蛋白和核蛋白PR8的蛋白表达质粒共转染Vero细胞，病毒RNA和蛋白质在Vero细胞中表达，从而组装成H5N1/PR8疫苗种子株。在构建病毒和HA表达质粒的过程中，对HA基因进行突变处理，以删除HA裂解位点的多个碱性氨基酸，从而组装成低致病性的禽流感病毒。2005年，中国农业科学院哈尔滨兽医研究所利用反向遗传操作技术，成功构建了第一株灭活H5N1 AIV疫苗种毒——H5N1/PR8（2+6）（图15-15），将其命名为Re-1株。它具有非常稳定的生物安全特性，对鸡和鸡胚都不具有致病性。

此后，研究者相继研究出H5亚型重组AIV Re-4株、Re-5株、Re-6株、Re-7株以及Re-8株等全病毒灭活疫苗。此后一系列多联和多价疫苗也逐步通过新兽药评价，并应用到我国禽流感的防控中。目前，最新使用的禽流感疫苗是重组禽流感病毒（H5+H7）三价灭活疫苗（H5N6 H5-Re13株+H5N8 H5-Re14株+H7N9 H7-Re4株），这些疫苗的应用对我国防控H5禽流感发挥了巨大作用，使得我国的H5禽流感疫情的发生次数，从2004年的50余次，降低到最近几年的每年几次。这些数据都表明我国的强制免疫和扑杀相结合的禽流感综合防控策略取得了显著成效。

（二）裂解疫苗

鉴于很多儿童接种疫苗后出现不良反应，研究者开始了人用裂解疫苗的研究。裂解流感疫苗使用去污剂处理流感病毒中的脂类成分，保留了病毒的结构蛋白。直到1968年香港流感全球大流行时才开始大规模使用，之前我国使用的裂解疫苗在较长一段时间均为进口。2002年，上海生物制品研究所从日本引进制备裂解疫苗技术，裂解疫苗才开始在国内投产上市。修饰H5N1 HA的裂解位点可使疫苗的毒力减弱，但并没有改变病毒的抗原性，常见的疫苗株有NIBRG-14、VN/04Xpr8-rg和VNH5N1-PR8/CDC-rg。该疫苗副作用少，适用人群广泛，成为全世界疫苗生产商开发的重点。Vaxi-gripTetra™（IIV4；Sanofi Pasteur）是一种四价裂解病毒粒子流感疫苗，于2016年在欧洲获得批准，适用于3岁以下人群[56]。四价流感疫苗（科兴生物，Sinovac Biotech）是我国于2020年批准的一种四价病毒裂解灭活流感疫苗，适用于3岁以下人群。该疫苗包括A/H1N1、A/H3N2、B/Victoria和B/Yamagata病毒株，每株包含15 μg病毒血凝素蛋白，它们能提高B型流感病毒的保护能力[57]。

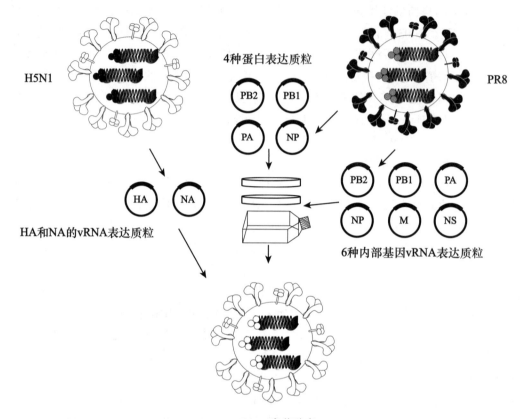

图15-15　H5N1/PR8反向遗传操作技术重组禽流感病毒模式图

（三）减毒活疫苗

减毒活流感疫苗（LAIV）是指病原体经人为处理后，毒性减弱的同时仍保持较好的免疫原性，将其接种至体内不会引起发病，但是病原可在体内增殖，同时引起免疫反应，获得保护作用。2003年，美国食品药品监督管理局（FDA）批准了人类减毒活流感疫苗，自2012年以来，四价LAIV已获得FDA批准，可用于人类免疫。常见的流感减毒活疫苗有冷适应重组弱毒疫苗和基因工程减毒活疫苗。

1.冷适应重组弱毒疫苗

用野生毒株感染鸡胚卵细胞并在较低温度下（25～30 ℃）培养，连续传代后可较快地使病毒致病力减弱，从而获得冷适应流感弱毒株供体，如 A/Ann Arbor/6/60（H2N2）。滴鼻免疫减毒活疫苗能引起全身和局部黏膜的免疫应答，显示出一定的保护效力。虽然肌肉注射流感疫苗能有效地诱导相关病毒特异性的血清血凝抑制IgG中和抗体，但却不能刺激鼻腔产生分泌型IgA抗体。由于分泌型的IgA抗体能与异源型的流感病毒株起交叉反应，因此活的减毒流感疫苗能够广泛提供针对抗原变异株的交叉保护，一旦新的流感毒株流行它将非常有用。

2. 基因工程减毒活疫苗

基因工程减毒活疫苗是指利用基因工程技术对流感病毒基因组加以改造，产生流感病毒温度敏感型毒株。Pakin等人对PB2聚合酶几个特定的氨基酸突变进行研究发现，产生2个温度敏感型毒株，只能在较低温度下复制，当温度为38℃，病毒停止复制，这样病毒就只能在上呼吸道繁殖，避免进一步进入机体[58]。虽然流感减毒活疫苗在免疫应答上效果可喜，但仍存在与人类共感染的毒株发生基因重组或毒力返祖的现象，这使新流感毒株出现成为可能，因此对于减毒活疫苗大面积推广使用还需在生物安全性方面进行长时间验证。

大量实验研究已经反复证明了减毒活疫苗的安全性，并且减毒活疫苗可针对异源感染提供更好的保护。禽流感H7N3减毒活疫苗对抗H7N9病毒也能起到保护作用，原因是H7N3血凝素分子中的B细胞和CTL表位（Cytotoxic T lymphocyte epitope）与H7N9的一致性接近70%。由于商用WIV对当前猪流感的保护有限，一种基于NS1缺失的减毒活流感疫苗（LAIV）已经在美国获得许可，并可在猪身上使用[59]。疫苗引发的免疫反应因接种物是灭活抗原还是活病毒而异。活病毒疫苗的缺点是它们有可能与流行的地方性病毒重组。由于减毒活疫苗曾与地方流行株重组，研究人员在使用LAIV疫苗的养猪场中检测到了新型变异病毒。因此生产猪流感疫苗的制造商不能像人流感季节性疫苗那样，为不同地区的农场生产通用疫苗。

（四）重组病毒活载体疫苗

重组病毒活载体疫苗是将具有免疫保护性的抗原基因重组到载体病毒中，进而随其在体内的增殖而不断表达外源基因，可以有效诱导机体特异性免疫反应的产生。目前常用的病毒载体有禽痘病毒、新城疫病毒、鸭肠炎病毒、火鸡疱疹病毒、传染性喉气管炎病毒和逆转录病毒等。该疫苗能表达流感病毒特定的免疫活性因子，具有成本低、免疫方便、效果持久的优点，且大多数被选为载体的病毒可以插入多个基因片段。但存在的问题是重组病毒的方法不够成熟，大多数情况下载体免疫和目的抗原免疫存在竞争关系。

1. 重组禽痘病毒活载体疫苗

重组禽痘病毒是最早使用基因工程技术研制成功的活病毒载体之一。重组禽痘病毒活载体-禽流感疫苗最早于1988年研制成功，在墨西哥进行注册并应用于H5N1禽流感的控制。2005年，我国农业部批准了以禽痘病毒为载体，表达A/Goose/GD/1/96（H5N1）HA和NA蛋白的活疫苗。该疫苗能够对H5N1和H7N1 HPAIV的攻击提供保护，对同源H5N1病毒的保护性抗体持续至第40周。

2. 重组新城疫病毒活载体疫苗

2007年，中国农业科学院哈尔滨兽医研究所利用反向遗传技术，构建了一系列表达H5N1亚型HPAIV分离株保护性抗原HA基因的重组新城疫La Sota疫苗衍生株，成功研制出禽流感-新城疫重组二联活疫苗[60]。该疫苗是全球第一个实现产业化的重组RNA病毒活载体疫苗，同时首次实现了一种弱毒疫苗有效预防禽流感、新城疫两种家禽重大烈性传染病的重大突破，之后在2008年又研制出针对不同毒株的重组二联活疫苗毒株rL-H5、rLH5-3、rLH5-4、rLH5-5、rLH5-6和rLH5-8等。这些疫苗具有生产简单、适合大规模生产、田间接种方便、能够诱导黏膜免疫等多种优势。

3. 重组鸭肠炎病毒活载体疫苗

鸭瘟，又称为鸭病毒性肠炎，是由鸭病毒性肠炎病毒（DEV）引起的，自20世纪60年代研制出减毒活DEV疫苗后，以DEV为载体的重组H5禽流感疫苗和表达H5N1亚型AIV（DK/AH/1/06）HA基因的重组鸭瘟禽流感活载体疫苗成功研制。后者可以完全避免母源抗体对病毒载体在免疫鸡体内复制的干扰。

4. 重组火鸡疱疹病毒活载体疫苗

火鸡疱疹病毒（HVT）广泛应用于马立克氏病的预防，HVT载体疫苗使用方便，既可对18日龄的鸡胚进行体外免疫，又可对1日龄的雏鸡进行规模免疫。重组HVT载体的H7禽流感疫苗可以对同源H7N1亚型AIV的攻击产生完全的免疫保护作用。根据插入位点不同，以HVT为载体的H5 AI疫苗也呈现出不同的免疫保护效率。

5. 重组传染性喉气管炎病毒活载体疫苗

在重组传染性喉气管炎病毒（ILTV）的UL0区插入H7亚型AIV HA基因，构建成功了重组ILTV载体H7禽流感疫苗株。将H5亚型AIV的HA基因插入到UL50基因座构建重组疫苗，对同源和异源的H5亚型HPAIV均能提供保护。重组的ILTV疫苗可以通过鸡胚或者鸡细胞培养物大量生产，通过饮水或喷雾还能诱导黏膜免疫。

6. 重组减毒流感病毒的"鼻喷苗"

2022年报道了一种以减毒流感疫苗为活载体的鼻喷式SARS-CoV-2成人疫苗（CA4-dNS1-nCoV-RBD），它不仅能针对最新的Omicron变体，还能对H1N1和H5N1流感病毒提供交叉保护[61]。

（五）核酸疫苗

1. DNA疫苗

DNA疫苗又称基因疫苗，它是将编码目的抗原蛋白基因序列的真核质粒，经各种基因转移途径导入机体细胞，通过宿主细胞的转录系统合成抗原蛋白，诱导宿主产生针对该抗原蛋白的免疫应答，从而达到免疫目的的新型基因工程疫苗（图15-16）。DNA疫苗作为一种新型的基因工程疫苗，有着传统疫苗无法替代的优势，已经在预防传染病、治疗肿瘤和免疫抑制病，甚至变态反应中得到了广泛的应用型研究，显示出良好的效果，被称为"第三代疫苗"。

DNA疫苗的优点在于效果稳定、持续时间长，抗原蛋白在体内可同时产生细胞免疫、体液免疫和黏膜免疫。该疫苗制备简单，只需要克隆特定的抗原基因，不需对蛋白进行表达和纯化，免疫使用剂量很低即可产生和全病毒灭活苗一样的效果。其次，机体免疫发育不完善的动物，使用DNA疫苗后仍可获得较好的免疫效果。再者，该疫苗的使用不受母源抗体水平的干扰，易于保存和运输，在疫苗的生产过程中不会引起致病作用，也不需要培养大量的病原或载体。但DNA疫苗也存在问题，就是基因组整合到宿主细胞中可能产生危险以及选择性标记（例如抗生素抗性基因）[62]。

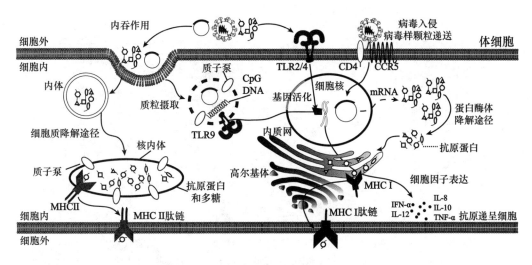

图15-16　DNA疫苗抗原的内化和加工[63]

有研究发现，给小鼠肌肉注射含有编码流感NP蛋白的基因重组质粒，不仅可诱导抗NP的特异性抗体，还诱导CTL反应。也有研究表明，流感病毒NP基因的DNA疫苗激活机体的免疫应答，不受母源性抗体的干扰，同样在有母源性抗体存在的情况下，HA和NP基因均能有效激活细胞免疫应答。根据抗原诱导免疫类型的不同，可以将流感病毒的DNA疫苗分为两种：一是利用HA和NA构建的DNA疫苗，以诱导体液免疫为主；二是以NP和M1等构建的疫苗，以诱导细胞免疫为主。

编码流感病毒蛋白的重组DNA疫苗已被评估为猪流感的候选疫苗。1990年，有研究表明，将质粒DNA直接接种到小鼠肌肉中可以表达蛋白质。Larsen等人使用HA基因的DNA疫苗对猪进行首次免疫，然后采用常规灭活的全病毒疫苗进行加强免疫，导致免疫反应增强和猪个体机体免受攻击性感染[64]。Gorres等人将T细胞白血病病毒Ⅰ型R区与三价HA基因或单价HA基因重组，设计了SIV DNA疫苗。该三价疫苗可诱导体液和IFN-γ应答，在被H1N1攻毒后完全抵御了病毒在体内的复制，在被H3N2攻毒后也明显抑制了病毒在体内的复制[65]。2018年，国际上首个禽类DNA疫苗——高致病性禽流感DNA核酸疫苗（H5亚型，PH5-GD）研制成功，获得一类新兽药证书。

2. mRNA疫苗

由于提高mRNA稳定性、传递和活性（包括TLR7介导效应）的方法和试剂的显著改进，人们对基于信使RNA（mRNA）的疫苗重新产生了兴趣。mRNA疫苗的制作分为上游和下游两个过程，上游加工为酶促产生mRNA，下游加工为纯化mRNA产物。每剂量RNA的数量、生产滴度和生产规模均会影响最后的成本。体外转录（IVT）酶反应依赖于T7、FP6或T3 RNA聚合酶，催化DNA模板生成目标RNA。除线性DNA模板外，IVT组分还必须包括RNA聚合酶、核苷三磷酸（NTP）、聚合酶辅因子$MgCl_2$、含有多胺和抗氧化剂的pH缓冲液。与传统疫苗的制造过程相比，这种反应仅需几个小时，通常每毫升反应可获得毫克级别的mRNA。此外，mRNA疫苗不使用动物来源的原材料，因此获得产物更加安全和快速（图15-17）。

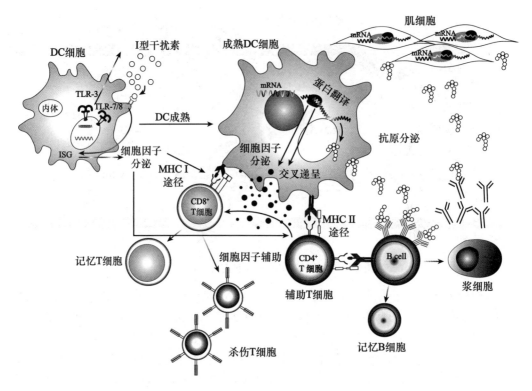

图15-17 mRNA疫苗接种后诱导免疫应答[66]

mRNA疫苗可以很容易地通过肌肉或皮内递送，位于树突状细胞（DC）中的固有模式识别受体（PRR）接受mRNA，合成编码产物，并刺激保护性体液免疫反应和CD8+反应。DC通过TLR（mRNA的佐剂效应）和随后的Ⅰ型干扰素（IFN）产生成熟（ds）mRNA。分泌的抗原可通过MHCⅡ类途径呈递至T辅助细胞和B细胞，产生记忆B细胞和浆细胞，从而产生抗原特异性免疫防御并生成抗体，从而形成持久的保护。与其他重组方法相比，mRNA疫苗有许多优点：它无法复制，是一种完全确定的遗传载体，具有有限的持久性和抗原表达能力，没有重组的可能性，并允许研究者对药代动力学和剂量进行精确控制，因此可减少疫苗对佐剂的需要。此外，mRNA疫苗的生产是灵活的和高度可扩展的，制备流感疫苗不需要在鸡胚中增殖病毒。

研究表明，用编码HA、NA和NP的三重mRNA疫苗配方免疫的仔猪可以避免轻微疾病，接种后的猪体病毒滴度降低。尽管有许多潜在的优势，但为了包含目的抗原，增加流行病毒多样性的抗原覆盖率，基于DNA或RNA的亚单位疫苗策略也必须精心设计。此外，这些替代方法是否能像目前获得许可的疫苗所观察到的那样克服疫苗相关性呼吸道疾病（VAERD）仍有待确定。流感病毒mRNA疫苗在小鼠中表现出保护作用，在人体临床试验中表现出免疫原性反应和安全性，并可诱导流感病毒HA茎部特异性抗体产生交叉保护作用[67]。

（六）亚单位疫苗

亚单位疫苗是指通过生物化学方法提取细菌、病毒的特殊蛋白质结构，筛选出具有免疫活性的片段制成的疫苗。流感病毒的亚单位疫苗也是基于同样的原理，即提取流感病毒具有免疫原性的抗原蛋白质，再辅加适当的佐剂制备而成。亚单位疫苗是一种含有病毒有效免疫组分的制剂，比灭活病毒含有更高浓度的特定蛋白[68]。这种疫苗具有较好的生物安全性，能够促使机体产生足够的免疫力。但由于缺乏感染性的物质，蛋白组分单一，因此刺激机体产生的免疫应答反应相对较弱，免疫保护时间较短，制作成本也较高。

20世纪70和80年代，在裂解疫苗的基础上又研制出了人用亚单位流感疫苗，该疫苗仅保留主要保护性成分HA和NA，且无病毒的其他成分，进一步提高了安全性，并降低了反应原性，在英国临床疫苗试用中证实了免疫效果与裂解疫苗相同。与全病毒疫苗相比，在不加佐剂的情况下免疫原性都不如纯化的全病毒疫苗，但接种后不良反应有所减少，全身反应降低，尤其适用于老人和儿童。Flublok是世界上第一种用于预防季节性流感病毒的基于重组蛋白的重组疫苗，其抗原含量是标准剂量流感疫苗的三倍。该疫苗是由Protein Sciences公司（2017年被Sanofi Pasteur公司并购）利用杆状病毒表达系统在昆虫细胞培养中生产制备的重组疫苗，最初于2013年1月获得美国FDA批准。FDA于2014年10月扩大了该疫苗的适用范围，批准包括18岁以上人群使用，2016年10月13日宣布，FDA已批准Flublok四价流感疫苗可上市销售。

猪流感亚单位疫苗的主要成分是一种或一种以上的重组SIV蛋白，可通过检测亚单位疫苗中不存在的病毒结构蛋白或其抗体，来区分感染动物和接种疫苗的动物。流感HA蛋白可以在亚单位流感疫苗中表达是因为它能诱导HI抗体。

利用DNA重组技术，流感病毒蛋白可在其他平台上表达，目前已经开发了几个平台来表达流感病毒亚单位，以取代传统的以鸡胚为基础的疫苗生产，比如杆状病毒表达系统和假病毒复制子RNA等。有科研人员构建了高效表达AH5N1亚型AIV HA的重组杆状病毒rH5NA，用该表达产物免疫小鼠、SPF鸡和商品鸡，也有研究利用重组杆状病毒表达系统生产H5、H7的含佐剂HA亚单位疫苗。而一种非复制的甲病毒RNA载体流感疫苗被用于生产与流行病毒匹配的、以提高保护能力的自体疫苗，已经在美国养猪场广泛使用[69]，以抵抗H1N1、H1N2、H3N2亚型SIV。

（七）病毒样颗粒疫苗

流感病毒样颗粒（VLP）疫苗是基于基因工程亚单位疫苗发展起来的一种新型疫苗。它是指含病毒的一个或多个结构蛋白的空心颗粒，其形态结构和天然的病毒颗粒相似，但没有病毒的核酸，因此不能自主复制，也不具有感染性。它与全病毒疫苗具有相似的颗粒大小，这就避免了因为单纯的亚单位疫苗免疫应答类型及强度的局限。近年来多位研究者发现流感病毒的HA、NA、M1三种结构蛋白能够自组装成病毒样颗粒，用到的表达系统包括：重组的牛痘病毒、DNA质粒T7RNA聚合酶共转染-表达牛痘病毒、重组DNA表达载体、重组杆状病毒-昆虫细胞等，流感病毒VLP制造工艺。重组杆状病毒-昆虫细胞比其他系统具有更好的安全性，在此细胞中表达的VLP在电镜下均显示其直径为80～120 nm，具有流感病毒的典型结构。在免疫的小鼠脾细胞中，VLP以HA特异性的MHC Ⅰ或MHC Ⅱ限制性多肽结合物的方式刺激HA特异性CD8+和CD4+细胞，分泌Th1型（IFN-γ，IL-2）和Th2型（IL-4，IL-5）细胞因子。免疫过VLP的小鼠可明显观察到MHC Ⅰ或MHC Ⅱ类抗原肽刺激产生的IFN-γ和IL-2，CD4+细胞比 CD8[+]细胞分泌更多的 IL-4 和 IL-5 [70]，表明 VLP 不仅可以诱导体液免疫还可以诱导细胞免疫。

Latham 等人构建了能同时表达 H3N2 流感病毒 HA\NA\M1 和 M2 蛋白的四价重组杆状病毒，在 Sf9 细胞中制备出流感病毒 VLP [71]。这种 VLP 的表达与野生型流感病毒粒子十分相似。也有研究用重组杆状病毒在 Sf9 细胞中共表达 H9N2 的 HA、NA 和 M1 蛋白，它们自组装成直径 80～120 nm 的 VLP，释放到培养上清中，并证实 VLP 具有流感病毒的血凝和神经氨酸酶活性。而利用杆状病毒表达系统，构建了表达流感病毒 HA 和 M1 的 VLP 疫苗，经滴鼻注射或肌肉注射免疫小鼠，可诱导 HA 抗体产生，使小鼠能够抵抗 H3N2 流感毒株致死攻击。2020 年，有研究提出，一种基于乙型肝炎病毒核心病毒样颗粒（HBc VLP）的流感疫苗而设计的仿生策略，通过基因融合将基质蛋白 2 外结构域（M2e）抗原显示在 HBc VLP 表面，并将保守的内核蛋白（NP）抗原肽包装在 VLP 内部，构建了内 NP/外 M2e 双抗原仿生流感疫苗。在小鼠腹腔免疫后，双抗原 VLP 流感疫苗激发出 NP 和 M2e 特异性抗体，其抗体强度高于单抗原疫苗。2022 年 Gomes 等人用一步喷雾干燥法制成 M2e VLP，M2e VLP 刺激树突状细胞中 MHC Ⅰ、MHC Ⅱ、CD40、CD154、ICAM-1 和 LFA-1 的表达增加，并释放 IL-12，说明该佐剂的 M2e VLP 疫苗通过 Th1 途径激活 T 细胞 [72]。这些工作为研制人禽流感 VLP 疫苗提供了许多有益的借鉴。

（八）广谱流感疫苗

1. 季节性流感疫苗免疫方案

预防流感没有绝对一劳永逸的方法。长期以来，我国的流感疫苗接种率处于偏低水平。在美国，建议所有 6 个月及以上的人每年接种流感疫苗，儿童的疫苗覆盖率约为 50%～60%。但据中国食品药品检定研究院统计，2020 年度我国流感疫苗批签发量为 0.58 亿剂，总体接种率不足 4.2%，不足美国的 1/10。另外，国家疾控中心调研显示，2020—2021 年流感季，我国全人群流感疫苗接种率是 3.3%，到了 2021—2022 年流感季，该数字已降低为 2.5%。流感疫苗接种比例不高的局面，使得群体免疫屏障防护脆弱，也容易导致流感疫情形成流行趋势。

美国疾控中心的一项研究表明，尽管已经与流行毒株进行了抗原匹配，疫苗的保护率依然很低（仅达到 40%～60%）。并且疫苗不能有效地引起幼龄儿童（6～35 个月）和老年人（>65 岁）这两个年龄段人群的免疫反应，他们更容易感染流感病毒，死亡率也更高，所以迫切需要针对所有年龄层的、广谱的、有效的流感疫苗。

由于灭活疫苗的活性物质为三价或四价灭活抗原，因此接种的抗原主要通过 MHC Ⅱ 类途径呈现在抗原递呈细胞表面，从而主要刺激 CD4[+]T 细胞。CD4[+]T 细胞可以分化成多个亚型，但灭活疫苗主要刺激 Th2 免疫反应，诱导体液免疫反应而非细胞免疫反应。IAV 诱导的与流感特异性抗体相关的血凝抑制滴度超过 1:40，为成人流感感染提供了 50% 的保护率。但 IAV 不能有效诱导在呼吸道病毒感染中起重要作用的黏膜免疫和细胞免疫。与流感病毒不同，LAIV 通过鼻内途径进行免疫并感染上呼吸道细胞，通过 MHC Ⅰ 类途径诱导黏膜免疫和细胞免疫。此外，在 LAIV 的情况下，CD4[+] T 细胞很好地激活了 Th1 免疫应答。尽管 LAIV 可被认为是一种理想的流感疫苗类型，因为它能诱导平衡的Th1/Th2免疫反应，但存在安全问题，不能在非常年幼的儿童和免疫功能低下的人中使用。由于灭活疫苗和LAIV是使用推荐的候选病毒制造的，如果预测不准确，将因为抗原不匹配而无效，因此研究者正在积极研究广谱或通用的流感疫苗。

2. 多次感染流感病毒所引发的抗原原罪

抗原原罪（original antigenic sin）又称霍斯金现象（Hoskins effect），是指身体免疫系统在遭遇到与初次感染有些微不同的外来物（如病毒或细菌）时，倾向于利用初次产生的免疫记忆，而非再次产生免疫反应的一种特性。这会使得免疫系统"受制于"初次抗原引起的免疫反应，而不能针对之后的抗原感染产生最有效的反应（前提是两次接触的不同抗原仅有些许差异）。同样，对于流感病毒IAV而言，人体倾向于重复使用幼年对IAV反应期间产生的记忆B细胞（MBC）以应对后续IAV的感染。

抗原原罪可以使机体在接触到相似的流感病毒亚型时产生保护，但在感染相似但不同的突变流感病毒时，机体不能重新产生针对新病毒的免疫反应，这就导致机体不能针对特定抗原产生最有效的免疫应答。此外，随着年龄的增长，抗原原罪会导致老年人（大于65岁）更倾向于回忆起针对保守抗原的MBC。因此需要克服抗原原罪的机制，以在不同年龄段的人群中产生针对新型IAV的保护性抗体反应。

3. 抗原漂移和抗原转变

由于流感病毒的HA蛋白容易发生抗原漂移，因此制备通用型的流感疫苗是十分有必要的。其中，血凝素蛋白（HA）对疫苗的研究十分重要，其抗体通过阻断细胞表面附着或病毒与宿主细胞膜融合来发挥功能。因此只有针对HA蛋白的抗体才能有效预防感染。现有疫苗的制备主要集中于全病毒灭活疫苗、重组病毒活载体疫苗。

4. 基于保守蛋白的广谱流感疫苗

尽管流感病毒容易变异，但其变异主要都是通过HA和NA蛋白来实现的，其他的蛋白相对保守。因此，流感病毒的保守蛋白成为制备广谱疫苗的一个可能途径，例如采用血凝素蛋白的茎部HA2、离子通道蛋白的胞外部分M2e、核蛋白NP等研制广谱疫苗，在实验动物上获得了一定的成功。虽然HA的球状头部具有免疫优势，但仍有可变性和毒株特异性（如图15-18）。这些疫苗是通过使用病毒载体、DNA载体、病毒样颗粒、纳米颗粒或直接刺激T细胞肽段来制备的。纳米颗粒和VLP在2020年已完成Ⅲ期临床试验，纳米颗粒（Novavax）和VLP流感疫苗（Medicago）均能诱导交叉反应型抗体和T细胞应答。

对于人类A型和B型流感疫苗，世界卫生组织（WHO）每年组织和主办两次疫苗株磋商会议，为北半球或南半球选择人类疫苗株。然而，目前的季节性流感病毒旨在引起IAV HA头部特异性中和抗体反应。IAV HA头部结构域可变性强，很容易突变，从而导致抗原漂移。疫苗生产必须在流感季节到来前几个月开始，以产生足够的剂量，因此流行病毒可能与疫苗株不同。另一方面，目前获得许可的大多数疫苗是在鸡胚中生产的，有时会导致病毒的适应性突变，降低疫苗的有效性。此外，目前的流感病毒疫苗往往免疫原性不强，只能引起低抗体反应，抗体反应增强对许多接种者来说只是短暂的，抗体可能在流感季节结束前减弱到亚保护性水平。所有这些因素导致流感病毒疫苗的效力不佳，疫苗效力可低至10%，通常不超过60%。为解决当前流感病毒疫苗存在的问题，研究者正在制定多种疫苗接种战略，目的是获得持久、广泛交叉反应和具有保护作用的通用流感病毒疫苗。努力的方向包括保守病毒表位的识别、靶向性、新疫苗接种技术的开发，以及利用佐剂来提高免疫反应。

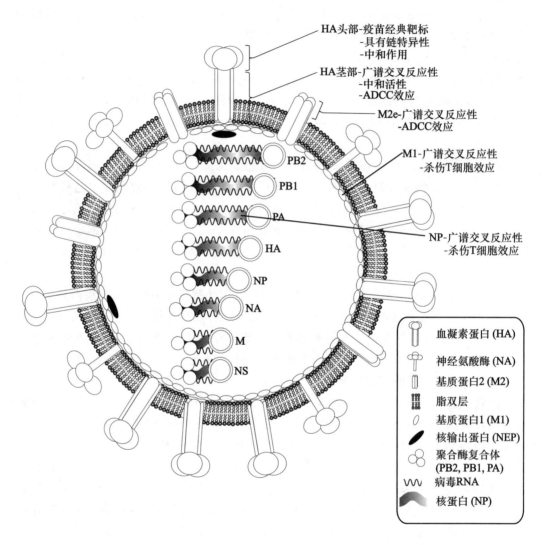

图15-18　广谱或通用流感疫苗针对的抗原可引起广泛的交叉反应性免疫反应[73]

（九）其他新型疫苗

除上述疫苗外，还有转基因植物可食用疫苗、复制缺陷型AIV病毒苗、RNA复制子疫苗等多种新型疫苗。对于流感病毒来说，其血清型较多、病毒易发生变异，理想的疫苗应该具备制备简单、价格低廉、使用方便、安全性好、免疫效果稳定持久、对多种亚型产生交叉保护效果的特点，这也是目前流感疫苗研制的方向。

二、药物治疗

（一）早期药物

1966年获批的金刚烷和1993年获批的金刚乙胺可以阻断A型流感病毒的M2通道，但对B型流感病毒没有活性，并且在治疗A型流感病毒时出现了高水平的耐药性，尽管已不再用于治疗流感，但其高水平耐药性仍继续存在于目前的A型流感毒株中。

（二）神经氨酸酶抑制剂

神经氨酸酶抑制剂是目前英国等一些国家和地区治疗A型流感和B型流感的一线药物，它通过抑制病毒神经氨酸酶的功能，阻止受到感染的呼吸道上皮细胞释放子代病毒粒子，减少病毒在呼吸道的传播。如果在发病后36小时内使用，可将病程缩短30%。使用神经氨酸酶抑制剂也可降低继发性和并发性的发生率，如中耳炎、鼻窦炎和肺炎。神经氨酸酶抑制剂奥司他韦（Oseltamivir）、扎那米韦（Zanamivir）和帕拉米韦（Peramivir）因不同国家批准的年龄和可获得性、治疗时间、给药途径和禁忌证的不同而不同（表15-3）。奥司他韦（口服药物）是全球使用最广泛的神经氨酸酶抑制剂，可缩短病程，降低抗生素治疗引起的下呼吸道并发症的风险，但患者可能会产生恶心和呕吐的感觉。之后，一种吸入型神经氨酸酶抑制剂Laninamivir在日本获准使用。

表15-3　用于治疗流感的抗病毒药物

治疗流感的抗病毒药物	剂量	作用机理	注意事项
Oseltamivir 奥司他韦（口服混悬液或胶囊）	治疗时长：5日；年龄<1岁，用药3 mg/kg，每日两次；年龄≥1岁，体重≤15 kg，用药30 mg，每日两次；体重16～23 kg，用药30 mg，每日两次；体重24～40 kg，用药60 mg，每日两次；体重>40 kg，用药75 mg，每日两次；成人用药75 mg，每日两次。	抑制流感病毒神经氨酸酶活性；阻止受感染的呼吸道上皮细胞释放子代病毒粒子。	广泛用于通用配方；可经胃管或鼻胃管经肠给药；建议孕妇使用；建议用于住院病人；没有完全登记的安慰剂对照试验；增加恶心或呕吐的风险；肌酐清除率降低或接受透析的患者应调整剂量；可用于暴露后预防，每天一次，连续服用7天；对B型流感病毒感染的效果可能较低。
Zanamivir 扎那米韦（吸入粉剂）	治疗时长：5日；年龄≥7岁，用药10 mg（两次吸入），每日两次。	同上。	使用不如奥司他韦广泛；慢性气道疾病患者禁用，因为会增加支气管痉挛的风险；住院患者的数据不足；一些国家可提供静脉注射扎那米韦。

续表15-3

治疗流感的抗病毒药物	剂量	作用机理	注意事项
Peramivir 帕拉米韦 （静脉）	治疗时长：静脉输注单剂； 年龄6个月～12岁，用药12 mg/kg 至600 mg； 年龄≥13岁，用药600 mg。	同上。	使用不如奥司他韦广泛； 住院患者的数据不足。
Baloxavir 玛巴洛沙韦 （口服混悬液 或胶囊）	治疗时间长：单次剂量； 年龄≥5岁，体重<20 kg用药2mg/kg； 体重20～80 kg，用药40mg； 体重≥80 kg，用药80 mg。	抑制病毒聚合酶酸性蛋白亚基内帽依赖内切酶；阻止病毒在受感染细胞中的复制。	与5日奥司他韦治疗的临床效果相似； 单次给药后显著降低上呼吸道流感病毒RNA浓度； 对乙型流感病毒感染的疗效优于奥司他韦； 减少高危患者的一些并发症； 不建议孕妇使用； 不建议在免疫功能严重受损的人群中使用单药治疗； 暴露后可给予单次剂量作为预防。

（三）新型药物

俄罗斯和中国批准了乌芬诺韦（Umifenovir）和法匹拉韦（Favipiravir）。乌芬诺韦是一种血凝素抑制剂，在一项针对成人门诊患者的随机对照试验中显示了临床疗效。法匹拉韦是一种口服和静脉注射抗病毒药物，可抑制RNA依赖的RNA聚合酶。在日本，法匹拉韦已被批准用于治疗A型流感和B型流感，并有非常严格的临床使用规定，旨在用于对其他抗病毒药物具有耐药性的新型毒株或重新出现的流感毒株引起的大流行。新型流感疗法玛巴洛沙韦是一种单剂量口服药物，用于治疗A型和B型流感，它通过抑制帽蛋白依赖性内切酶（一种启动流感mRNA合成所需的酶）来抑制流感病毒的复制。玛巴洛沙韦于2018年在日本和美国获得许可。2022年，中国已经批准上市玛巴洛沙韦片，用于治疗A型和B型流感病毒感染。2021年，罗氏（Roche）宣布，欧盟委员会已经批准Xofluza，这是第一个也是目前唯一一个被批准用于治疗流感的单剂量口服药物。免疫球蛋白IgA是迄今为止人类最丰富的一类免疫球蛋白，近几年也展示出了其在免疫治疗中的潜力。IgA可以被用作抗体类药物，有效利用鼻腔途径来模拟自然感染，从而诱导黏膜免疫，中和病原体，激活促炎或抗炎的信号通路，从而达到治疗目的[74]。

在国内市场，众生睿创生物研制的Ⅰ类创新药物ZSP1273为RNA聚合酶抑制剂，它能够预防A型流感和人禽流感，正在积极开展三期临床试验。安帝康生物自主研发的ADC189为Cap依赖型核酸内切酶抑制剂，通过抑制流感病毒中的Cap帽子结构依赖性内切核酸酶，直接抑制流感病毒的复制，旨在对抗A型和B型流感病毒，包括对奥司他韦耐药的流感病毒株和禽流感病毒株（H7N9，H5N1）。征祥医药开发出新一代PA抑制剂——ZX-7101A，它具有广谱抗流感的特性，对A型和B型流感病毒、高致死性禽流感病毒等均具有非常优越的效果，目前已经获准开展临床试验。结果显示，ZX-7101A抗病毒疗效明显优于奥司他韦，并呈现出更加优异的口服生物利用度效果，没有食物效应问题。此外，我国的流感新药在研企业还有：珍宝岛药业/广州市恒诺康医药的注射用HNC042、青峰医药/银杏树的GP681、太景医药研发（北京）的核酸内切酶抑制剂TG-100、中国药科大学的抗病毒Ⅰ类新药黄芩素（天然药物衍生）。除流感疫苗（含mRNA疫苗）以外，多家流感领域小分子医药正在临床前研究阶段（如圣诺制药/沃森生物的siRNA流感药物等）。

流感病毒的复杂性表现在病毒的易变性、毒株的多样性、宿主的广泛性、传播的不可控性，人类与流感病毒的斗争必定是长期的、复杂的、艰巨的。扑杀、疫苗免疫与药物治疗相结合的综合防控措施，将会是较长一段时期内我国防控流感病毒的重要策略。尽管需要更有效的治疗和有针对性的干预措施，但几乎所有国家都面临保障需求的挑战，即发病后立即使用现有抗病毒药物进行及时治疗，特别是治疗有并发症的高风险人群，以求获得最大的临床效益。

（朱启运，徐　帅）

参考文献

［1］ELLEBEDY A H, AHMED R.Re-engaging cross-reactive memory B cells：the influenza puzzle［J］.Front Immunol,2012,3(53).

［2］DANIELS R S, GALIANO M, ERMETAL B, et al. Temporal and Gene Reassortment Analysis of Influenza C Virus Outbreaks in Hong Kong, SAR, China［J］.J Virol,2022,96(3).

［3］HAUSE B M, COLLIN E A, LIU R, et al.Characterization of a novel influenza virus in cattle and Swine：proposal for a new genus in the Orthomyxoviridae family［J］.Mbio,2014,5(2)：e00031-00014.

［4］YOON S W, WEBBY R J, WEBSTER R G.Evolution and ecology of influenza A viruses［J］.Curr Top Microbiol Immunol,2014,385:359-375.

［5］MEDINA R A, GARCIA-SASTRE A.Influenza A viruses：new research developments［J］.Nature reviews Microbiology,2011,9(8)：590-603.

［6］NODA T, KAWAOKA Y.Structure of influenza virus ribonucleoprotein complexes and their packaging into virions［J］.Rev Med Virol,2010,20(6)：380-391.

［7］HALLDORSSON S, SADER K, TURNER J, et al.In situ structure and organization of the influenza C virus surface glycoprotein［J］.Nat Commun,2021,12(1)：1694.

［8］KARAKUS U, POHL M O, STERTZ S.Breaking the Convention：Sialoglycan Variants, Coreceptors, and Alternative Receptors for Influenza A Virus Entry［J］.J Virol,2020,94(4).

［9］SORRELL E M, SCHRAUWEN E J, LINSTER M, et al.Predicting 'airborne' influenza viruses：(trans-) mission impossible?［J］.Curr Opin Virol,2011,1(6)：635-642.

[10] CHAN C M, CHU H, ZHANG A J, et al. Hemagglutinin of influenza A virus binds specifically to cell surface nucleolin and plays a role in virus internalization[J].Virology, 2016,494:78-88.

[11] SEMPERE BORAU M, STERTZ S.Entry of influenza A virus into host cells - recent progress and remaining challenges[J].Curr Opin Virol,2021,48:23-29.

[12] BENTON D J, GAMBLIN S J, ROSENTHAL P B, et al.Structural transitions in influenza haemagglutinin at membrane fusion pH[J].Nature,2020,583(7814):150-153.

[13] STALLER E, BARCLAY W S. Host Cell Factors That Interact with Influenza Virus Ribonucleoproteins[J].Cold Spring Harbor perspectives in medicine,2021,11(11).

[14] DOU D, REVOL R, OSTBYE H, et al.Influenza A Virus Cell Entry, Replication, Virion Assembly and Movement[J].Front Immunol,2018,9(1581).

[15] BAIGENT S J, MCCAULEY J W.Glycosylation of haemagglutinin and stalk-length of neuraminidase combine to regulate the growth of avian influenza viruses in tissue culture [J].Virus research vol,2001,79(1-2):177-185.

[16] CASTRUCCI M R, KAWAOKA Y.Biologic importance of neuraminidase stalk length in influenza A virus[J].Journal of virology vol,1993,67(2):759-764.

[17] KRUG R M,FODOR E.The virus genome and its replication[M][S.l.]:[s.n.],2013.

[18] YANG W,BAI X,LI H,et al.Influenza A and B Virus-Triggered Epithelial-Mesenchymal Transition Is Relevant to the Binding Ability of NA to Latent TGF-betaI [J]. Front Microbiol,2022,13.

[19] BISSET A T, HOYNE G F.Evolution and Adaptation of the Avian H7N9 Virus into the Human Host[J].Microorganisms,2020,8(5):778.

[20] LUTZ IV M M, DUNAGAN M M, KUREBAYASHI Y, et al.Key Role of the Influenza A Virus PA Gene Segment in the Emergence of Pandemic Viruses[J].Viruses,2020,12 (4):365.

[21] ZIMMERMANN P, MANZ B, HALLER O, et al.The viral nucleoprotein determines Mx sensitivity of influenza A viruses[J].J Virol,2011,85(16):8133-8140.

[22] GANNAGE M, DORMANN D, ALBRECHT R, et al.Matrix protein 2 of influenza A virus blocks autophagosome fusion with lysosomes[J].Cell Host Microbe,2009,6(4):367-380.

[23] DONELAN N R, BASLER C F, GARCIA-SASTRE A.A recombinant influenza A virus expressing an RNA-binding-defective NS1 protein induces high levels of beta interferon and is attenuated in mice[J].J Virol,2003,77(24):13257-13266.

[24] MA J,LI S,LI K,et al.Effects of the PA-X and PB1-F2 Proteins on the Virulence of the 2009 Pandemic H1N1 Influenza A Virus in Mice[J].Front Cell Infect Microbiol,2019,9: 315.

[25] HUI X,CAO L,XU T,et al.PSMD12-Mediated M1 Ubiquitination of Influenza A Virus at K102 Regulates Viral Replication[J].J Virol,2022,96(15):e0078622.

［26］PENG X，GRALINSKI L，ARMOUR C D，et al.Unique signatures of long noncoding RNA expression in response to virus infection and altered innate immune signaling［J］.Mbio，2010，1(5).

［27］WINTERLING C，KOCH M，KOEPPEL M，et al.Evidence for a crucial role of a host noncoding RNA in influenza A virus replication［J］.RNA biology，2014，11(1)：66-75.

［28］YU T，DING Y，ZHANG Y，et al.Circular RNA GATAD2A promotes H1N1 replication through inhibiting autophagy［J］.Vet Microbiol，2019，231：238-245.

［29］RICH H E，MCCOURT C C，ZHENG W Q，et al.Interferon Lambda Inhibits Bacterial Uptake during Influenza Superinfection［J］.Infect Immun，2019，87(5).

［30］KIM E-H，THI-QUYEN N，CASEL M A B，et al.Coinfection with SARS-CoV-2 and Influenza A Virus Increases Disease Severity and Impairs Neutralizing Antibody and CD4 (+) T Cell Responses［J］.Journal of Virology，2022，96(6).

［31］BAI L，ZHAO Y，DONG J，et al.Coinfection with influenza A virus enhances SARS-CoV-2 infectivity［J］.Cell Res，2021，31(4)：395-403.

［32］ACHDOUT H，VITNER E B，POLITI B，et al.Increased lethality in influenza and SARS-CoV-2 coinfection is prevented by influenza immunity but not SARS-CoV-2 immunity ［J］.Nat Commun，2021，12(1)：5819.

［33］HARTWIG S M，MILLER A M，VARGA S M.Respiratory Syncytial Virus Provides Protection against a Subsequent Influenza A Virus Infection［J］.Journal of Immunology，2022，208(3)：720-731.

［34］GOTO H，IHIRA H，MORISHITA K，et al.Enhanced growth of influenza A virus by coinfection with human parainfluenza virus type 2［J］.Med Microbiol Immunol，2016，205 (3)：209-218.

［35］CHEN Z，LI Y，KRUG R M.Influenza A virus NS1 protein targets poly (A)-binding protein II of the cellular 3′-end processing machinery［J］.Embo J，1999，18(8)：2273-2283.

［36］WANG J，ZENG Y，XU S，et al.A Naturally Occurring Deletion in the Effector Domain of H5N1 Swine Influenza Virus Nonstructural Protein 1 Regulates Viral Fitness and Host Innate Immunity［J］.J Virol，2018，92(11).

［37］ZENG Y，XU S，WEI Y，et al.The PB1 protein of influenza A virus inhibits the innate immune response by targeting MAVS for NBR1-mediated selective autophagic degradation［J］.PLoS Pathog，2021，17(2)：e1009300.

［38］WEI Y，ZENG Y，ZHANG X，et al.The nucleoprotein of H7N9 influenza virus positively regulates TRAF3-mediated innate signaling and attenuates viral virulence in mice［J］.J Virol，2020，94(24).

［39］VARGA Z T，GRANT A，MANICASSAMY B，et al.Influenza virus protein PB1-F2 inhibits the induction of type I interferon by binding to MAVS and decreasing mitochondrial membrane potential［J］.J Virol，2012，86(16)：8359-8366.

［40］CHEN Z, ZENG Y, WEI Y, et al. Influenza D virus matrix protein 1 restricts the type I interferon response by degrading TRAF6［J］.Virology,2022,568:1-11.

［41］THULIN N K, WANG T T.The Role of Fc Gamma Receptors in Broad Protection against Influenza Viruses［J］.Vaccines,2018,6(3):36.

［42］ROBERTSON A H, MAHIC M, SAVIC M, et al. Detection of anti-NS1 antibodies after pandemic influenza exposure: Evaluation of a serological method for distinguishing H1N1pdm09 infected from vaccinated cases［J］.Influenza Other Respir Viruses,2020,14(3):294-301.

［43］JOASSIN L, REGINSTER M, VAIRA D.Anti M-protein antibody response to type A or B natural influenza detected by solid phase enzyme linked immunosorbent assay and by complement fixation［J］.Arch Virol,1983,76(1):15-23.

［44］SUN X Y, LING Z Y, YANG Z, et al. Broad neutralizing antibody-based strategies to tackle influenza［J］.Current Opinion in Virology,2022,53.

［45］GUTHMILLER J J, UTSET H A, WILSON P C.B Cell Responses against Influenza Viruses:Short-Lived Humoral Immunity against a Life-Long Threat［J］.Viruses,2021,13(6):965.

［46］GITLIN A D, SHULMAN Z, NUSSENZWEIG M C.Clonal selection in the germinal centre by regulated proliferation and hypermutation［J］.Nature,2014,509(7502):637-640.

［47］STEWART I, RADTKE D, PHILLIPS B, et al. Germinal Center B Cells Replace Their Antigen Receptors in Dark Zones and Fail Light Zone Entry when Immunoglobulin Gene Mutations are Damaging［J］.Immunity,2018,49(3):477-489 e477.

［48］LA GRUTA N L, TURNER S J.T cell mediated immunity to influenza: mechanisms of viral control［J］.Trends Immunol,2014,35(8):396-402.

［49］ARYA M, SHERGILL I S, WILLIAMSON M, et al. Basic principles of real-time quantitative PCR［J］.Expert Rev Mol Diagn,2005,5(2):209-219.

［50］GREEN M R, SAMBROOK J.Amplification of cDNA Generated by Reverse Transcription of mRNA: Two-Step Reverse Transcription-Polymerase Chain Reaction (RT-PCR)［J］.Cold Spring Harb Protoc,2019,2019(5).

［51］MCDONALD J C, DUFFY D C, ANDERSON J R, et al.Fabrication of microfluidic systems in poly(dimethylsiloxane)［J］.Electrophoresis,2000,21(1):27-40.

［52］DITTRICH P S, TACHIKAWA K, MANZ A. Micro total analysis systems. Latest advancements and trends［J］.Analytical chemistry,2006,78(12):3887-3908.

［53］NOTOMI T, OKAYAMA H, MASUBUCHI H, et al. Loop-mediated isothermal amplification of DNA［J］.Nucleic Acids Res,2000,28(12):E63.

［54］YOO H, SHIN J, SIM J, et al.Reusable surface plasmon resonance biosensor chip for the detection of H1N1 influenza virus［J］.Biosens Bioelectron,2020,168.

［55］SWAYNE D E, PAVADE G, HAMILTON K, et al. Assessment of national strategies for control of high-pathogenicity avian influenza and low-pathogenicity notifiable avian influenza in poultry, with emphasis on vaccines and vaccination[J].Rev Sci Tech,2011, 30(3):839-870.

[56]GRESSET-BOURGEOIS V, LEVENTHAL P S, PEPIN S, et al.Quadrivalent inactivated influenza vaccine (VaxigripTetra)[J].Expert Rev Vaccines,2018,17(1):1-11.

[57]TAO Y Y, LI J X, HU Y M, et al.Quadrivalent influenza vaccine (Sinovac Biotech) for seasonal influenza prophylaxis[J].Expert Rev Vaccines,2021,20(1):1-11.

[58]ULMER J B, DONNELLY J J, PARKER S E, et al.Heterologous protection against influenza by injection of DNA encoding a viral protein[J].Science, 1993, 259(5102): 1745-1749.

[59]GENZOW M, GOODELL C, KAISER T J, et al.Live attenuated influenza virus vaccine reduces virus shedding of newborn piglets in the presence of maternal antibody [J]. Influenza Other Respir Viruses,2018,12(3):353-359.

[60]GE J, DENG G, WEN Z, et al.Newcastle disease virus-based live attenuated vaccine completely protects chickens and mice from lethal challenge of homologous and heterologous H5N1 avian influenza viruses[J].J Virol,2007,81(1):150-158.

[61]CHEN J, WANG P, YUAN L, et al.A live attenuated virus-based intranasal COVID-19 vaccine provides rapid, prolonged, and broad protection against SARS-CoV-2[J].Sci Bull (Beijing),2022,67(13):1372-1387.

[62]WANG Z, TROILO P J, WANG X, et al.Detection of integration of plasmid DNA into host genomic DNA following intramuscular injection and electroporation[J].Gene Ther,2004, 11(8):711-721.

[63]LEE J, ARUN KUMAR S, JHAN Y Y, et al.Engineering DNA vaccines against infectious diseases[J].Acta Biomater,2018,80:31-47.

[64]OLSEN C W. DNA vaccination against influenza viruses: a review with emphasis on equine and swine influenza[J].Vet Microbiol,2000,74(1-2):149-164.

[65]GORRES J P, LAGER K M, KONG W P, et al.DNA vaccination elicits protective immune responses against pandemic and classic swine influenza viruses in pigs[J].Clin Vaccine Immunol,2011,18(11):1987-1995.

[66]PILKINGTON E H, SUYS E J A, TREVASKIS N L, et al.From influenza to COVID-19: Lipid nanoparticle mRNA vaccines at the frontiers of infectious diseases [J]. Acta Biomater,2021,131:16-40.

[67]FELDMAN R A, FUHR R, SMOLENOV I, et al.mRNA vaccines against H10N8 and H7N9 influenza viruses of pandemic potential are immunogenic and well tolerated in healthy adults in phase 1 randomized clinical trials[J].Vaccine, 2019, 37(25): 3326-3334.

[68]COX M M, HOLLISTER J R.FluBlok, a next generation influenza vaccine manufactured in insect cells[J].Biologicals,2009,37(3):182-189.

[69]VANDER VEEN R L, LOYNACHAN A T, MOGLER M A, et al.Safety, immunogenicity,

and efficacy of an alphavirus replicon-based swine influenza virus hemagglutinin vaccine [J].Vaccine,2012,30(11):1944-1950.

[70] WATANABE T, WATANABE S, NEUMANN G, et al. Immunogenicity and protective efficacy of replication-incompetent influenza virus-like particles [J]. J Virol, 2002, 76 (2):767-773.

[71] LATHAM T, GALARZA J M.Formation of wild-type and chimeric influenza virus-like particles following simultaneous expression of only four structural proteins [J].J Virol, 2001,75(13):6154-6165.

[72] GOMES K B, ALLOTEY-BABINGTON G L, D'SA S, et al.Dendritic cell activation by a micro particulate based system containing the influenza matrix-2 protein virus-like particle (M2e VLP)[J].Int J Pharm,2022,622121667.

[73] KIM Y H, HONG K J, KIM H, et al.Influenza vaccines:Past, present, and future[J].Rev Med Virol,2022,32(1):e2243.

[74] STERLIN D, GOROCHOV G.When Therapeutic IgA Antibodies Might Come of Age[J]. Pharmacology,2021,106(1-2):9-19.

第十六章　支原体

支原体（Mycoplasma）是一类缺乏细胞壁，呈高度多形性，能通过细菌过滤器，多数可在无生命培养基中生长繁殖的最小原核微生物。支原体属于柔膜体纲（Mollicutes），种类较多、分布较广，虽然个体微小，但具有增殖、遗传、变异等一般微生物具有的生命特征。由支原体感染引起的人和动物疾病严重威胁着人类的生命健康以及畜牧业的发展。本章主要对支原体进行概述，并对其分类与鉴定、基因组学、致病机制、免疫学以及感染诊断、预防治疗方面进行阐述，以便人们了解支原体的基本特性以及对人和动物的危害，增强对支原体的防控意识。

第一节　概述

一、支原体的概念与特征

（一）支原体的概念

支原体是一类没有细胞壁、多数可在无生命培养基中生长繁殖的最小原核细胞型微生物，具有基因组小，G+C含量低，无细胞壁，呈高度多形性，可通过细菌过滤器，生物合成及代谢能力有限等特征。支原体种类繁多、分布广泛，现已知有240种以上，归属于柔膜体纲（Mollicutes），支原体目（Mycoplasmatales），支原体科。支原体科包含支原体、血虫体、血巴尔通体和脲原体4个属。支原体属（Mycoplasma）有240种，其中对人及动物致病的支原体主要有肺炎支原体（*Mycoplasma pneumoniae*，Mp）、生殖支原体（*M. genitalium*，Mg）、穿透支原体（*M. penetrans*，Mpe）、解脲脲原体（*Ureaplasma urealyticum*，Uu）、人型支原体（*Metamycoplasma hominis*，Mh）、丝状支原体丝状亚种（*M. mycoides* subsp. *mycoides*，Mmm）、牛支原体（*M. bovis*，Mb）、丝状支原体山羊亚种（*M. Mycoides* subsp. *capri*，Mmc）、山羊支原体山羊肺炎亚种（*M. capricolum* subsp. *capripneumonia*，Mccp）、猪肺炎支原体（*M. hyopneumoniae*，Mhy）等[1, 2]。

（二）支原体的形态

1.肺炎支原体

肺炎支原体（*Mycoplasma pneumoniae*，Mp）缺乏细胞壁，具高度多形性。革兰染色不易着色，电镜下可见主要呈短细丝状，或哑铃状，在细胞丝状体尖端有一特殊结构，使菌体形态类似于酒瓶状。Mp的细胞膜由三层膜结构组成。其内外两层为蛋白质及多糖，中间层为含胆固醇的脂质成分，细胞膜骨架蛋白形成的网状结构在维持细胞完整性方面发挥类似细菌细胞壁的作用。单个Mp细胞大小约为（1～2 μm）×（0.1～0.2 μm），能通过0.45 μm的滤膜。

2.生殖支原体

生殖支原体（*M. genitalium*，Mg）的菌体形态呈现多形性外观，以烧瓶形、纺锤形、球形、鸭梨形为主。电镜下可见其菌体长0.6～0.7 μm，底部宽0.3～0.5 μm，顶部宽0.06～0.08 μm，末端略膨大呈小帽状，胞质淡染，可见胞内结构。Mg的主要结构有：①从顶尖部向下延伸的纤维状细颗粒层，约占Mg总长的40%～60%；②菌体外层可见出芽和空泡形成；③菌体内有细胞器，由杆状或帽状的结构组成；④特征性的单层膜结构，无细胞壁；⑤帽状结构由Mg膜表面的黏附蛋白构成，是宿主细胞的附着点。

3.丝状支原体丝状亚种

丝状支原体丝状亚种（*M. mycoides* subsp. *mycoides*，Mmm）无细胞壁，呈高度多形性。在高倍显微镜下最常见的是球状颗粒，还有环状、球杆状、丝状、分枝状、双球状、杆状、纺锤状和星芒状等多种形态。菌体直径0.125～0.25 μm，可通过0.22 μm滤器。在固体培养基上，则可见到菌落中央有突起部分，边缘光滑略扁平，中央密集向下长入培养基中，不易剥离。菌落外貌呈"油煎蛋"样，菌落大小不一，一般为0.2～2 mm，肉眼不易观察到。

4.牛支原体

牛支原体（*M. bovis*，Mb）没有细胞壁，含有三层细胞膜结构，大小为0.1～0.3 μm，介于细菌和病毒之间，在形态上呈多形性。在固体培养基中生长慢，需培养2～3天后才能在低倍光学显微镜下观察到典型的"油煎蛋"样菌落，如图16-1A所示。

5.丝状支原体山羊亚种

丝状支原体山羊亚种（*M. Mycoides* subsp. *capri*，Mmc）的形态呈球状、杆状等多形性，直径大小多为0.2～0.5 μm，在固体培养基中生长更慢，需培养3～5天后才能在低倍光学显微镜下观察到典型"煎蛋样"的小菌落，有明显的中心脐、边缘整齐、光滑，如图16-1B所示。

6.山羊支原体山羊肺炎亚种

山羊支原体山羊肺炎亚种（*M. capricolum* subsp. *capripneumonia*，Mccp）菌体大小为0.2～0.5 μm，呈多形性，电镜下最常见的菌落形态为球状颗粒，也有球杆状、杆状或短丝状等多种形态。光镜下可见有点状、球状或小环状，但不易辨识出具体形态，吉姆萨染色呈蓝紫色或淡蓝色。在平板培养基上生长5～7天可产生露滴样小菌落（200～500 μm），似"乳头"样，中间有小的中心脐。菌落中央呈浅的黄棕色，四周半透明，边缘光滑，如图16-1C所示。

7.绵羊肺炎支原体

绵羊肺炎支原体（*M. ovipneumoniae*，Movi）的形态呈球状、棒状和丝状等多形性。Movi直径大小多为0.2～0.5 μm，丝状体直径为0.1～0.4 μm，多数能够通过0.22～0.45 μm的微孔滤膜。在适宜的固体培养基上生长缓慢，需2～6天才长出很小的菌落，低倍显微镜下观察菌落呈半透明隆起，边缘整齐，呈"露滴状"。在琼脂浓度较高（约1%以上）的固体培养基上生长时，不呈"油煎蛋"状，无中心生长点；但在琼脂浓度较低（约0.7%）的固体培养基上生长时，可呈现一般支原体都具有的"油煎蛋"样菌落。

8.猪肺炎支原体

猪肺炎支原体（*M. hyopneumoniae*，Mhy）菌体直径在0.3～0.8 μm之间，由于缺乏细胞壁，菌体常呈多种形态，用其液体培养物涂片做瑞氏染色，在高倍显微镜下可以见到球状、环状、丝状及点状的菌体形态。多以单个菌体存在，也有几个在一起似长丝串联而成，菌体大小可不一致，以点状、环形菌体为主。Mhy的菌落很小，典型的菌落为圆形，边缘整齐，灰白色，半透明，中间凸起呈乳头状，表面常有许多小的颗粒，菌落大小在100～300 μm之间。

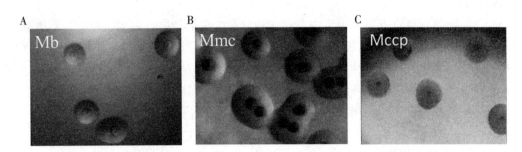

图16-1　（A）牛支原体、（B）丝状支原体山羊亚种、（C）山羊支原体山羊肺炎亚种，在固体培养基上生长的菌落形态（光学显微镜4×10）

（三）支原体的结构

支原体无细胞壁，它的最外层是荚膜、黏附结构与黏附相关蛋白；其内为三层结构的单位膜（蛋白、磷脂与胆固醇、糖脂或脂多糖）；内部结构位于胞质内，为核质、核糖体、胞质颗粒、质粒或转座子。

1.外部结构

（1）荚膜：支原体的单位膜外的一层黏性物质，穿透支原体的超薄切片，用钌红染色，在透射电镜下，可见到细胞膜表面有一层11～30nm荚膜，其化学成分为多糖。不同的支原体荚膜的化学成分与厚度有差异，如猪肺炎支原体为40nm，丝状支原体丝状亚种为30nm，鸡毒支原体的荚膜为20nm，穿透支原体为150nm。支原体荚膜的形成与细菌荚膜一样，一般在机体内易形成荚膜，在体外易消失。支原体荚膜具有抗宿主细胞的吞噬作用，因而荚膜是致病性支原体的重要毒力因子。

（2）黏附蛋白及黏附相关蛋白：肺炎支原体黏附蛋白是Pl，是肺炎支原体尖端结构的膜蛋白，呈簇状排列，通过Pl蛋白黏附到呼吸道上皮细胞表面，与致病性有关。生殖支原体（*M. genitalium*，Mg）黏附蛋白为MgPa，系特殊尖端结构，能黏附于人类泌尿生殖道上皮细胞上。牛支原体中α-enolase、TrmFO、LRR、FBA、P27、P48等膜相关蛋白参与牛支原体黏附宿主细胞的过程。

2.细胞膜

支原体的细胞膜是支原体赖以生存的重要结构之一，支原体靠细胞膜维持个体形态及多种生理功能，其功能主要有营养物质吸收、代谢产物排泄、物质转运、生物合成、分泌及呼吸等。电镜观察分外、中、内三层，内外两层由蛋白质组成，中层系脂质，其中主要为磷脂，胆固醇位于磷脂分子之间，对保持细胞膜的完整性具有一定的作用。多糖主要存在于脂质部分，具有抗原特异性，可作为免疫原诱导IgM抗体。有些支原体含有脂多糖，也是支原体重要的表面抗原。

3.胞内结构

（1）核糖体：支原体核糖体主要负责蛋白质合成，它在胞质内分散游离或倾向于在四周分布，即靠近胞质内膜的区域出现一层由核糖体组成的密集带。

（2）核质：支原体的核与细菌一样，无核膜将其与胞质分隔，无核仁和有丝分裂器，故称为核质。基因组是一个环状双股DNA，支原体属基因组全长序列约为580～1359 kbp。

（3）胞质颗粒：支原体胞质中含有多种颗粒，包括糖原、多糖、脂类、磷酸盐等，大多为储藏的营养物质。它不是支原体的恒定结构，不同支原体有不同的胞质颗粒，同一支原体在不同环境或生长期亦可不同。一般当营养充足时，胞质颗粒较多；营养和能源短缺时，颗粒减少甚至消失，如生殖支原体在旧培养物中，胞质颗粒消失。

（4）质粒与转座子：研究表明人型支原体不仅分离出质粒，而且其基因组上携带转座子。

（四）支原体的特征

支原体虽然个体微小，但和一般生物一样，也具有增殖、遗传、代谢、变异等生命特征。其特征如下：①无细胞壁，呈高度多形性。支原体不同于其他原核生物的一个非常重要的特点是缺乏细胞壁，取而代之的是三层结构的细胞膜，这使其具有与此相关的生物学特性，如多形性、可塑性、可滤过性、易溶解性，以及对青霉素等干扰细胞壁形成的抗菌药物的天然抵抗性。支原体与原生质体相似，但对渗透性溶胞作用有较强的抵抗力，并且在原生质体溶解的条件下还能够存活。支原体非常适于作为生物膜的研究模型。②基因组小，G+C含量低。支原体基因组比多数原核生物小，为环状双股DNA，大小一般为580～1359 kbp，大约为大肠杆菌的1/5～1/4，其中生殖支原体的基因组最小，约为580 kbp；穿透支原体基因组最大，为1359 kbp。支原体的碱基组成G+C含量低，一般为23%～40%，肺炎支原体的G+C含量最高，约为40%。③生物合成及代谢能力有限。支原体基因组中编码氨基酸和辅助因子生物合成的基因极少，缺乏能量代谢途径中所需的许多重要基因，如厌氧代谢途径、电子传递链、ED途径、发酵、糖异生和三羧酸循环等相关基因；另外，支原体脂肪酸和磷脂代谢基因和调控基因较少。因此，支原体是氨基酸、脂类和某些辅助因子营养缺陷型，只能在特定环境中生存[1-3]。

二、支原体的研究历史

1898年法国的Nocard及Roux首次从患牛肺疫的病灶中分离出胸膜肺炎微生物（pleuropneumonia organism，PPO）。1923年，Bride及Donatin从绵羊及山羊无乳症的病灶中分离出同类微生物。1934年，Shoetensack等人从患犬瘟疫的病犬体内分离出此类微生物，还从啮齿类动物（小鼠、豚鼠等）及鸡中分离出同类微生物，统称为类胸膜肺炎微生物（pleuropneumonia like organism，PPLO）。1956年，Edwardh 和 Freund 提出支原体（Mycoplasma）名称，随后被正式采用，Mycoplasma 一词来源于拉丁语，Myco 指丝状，plasma 表示多形态。1937年，Dienes 从妇女下生殖道巴氏腺炎的脓汁中分离出第一株人源支原体。从此相继分离出人型支原体、发酵支原体及解脲脲原体。1961年 Hale 在美国首次从患乳腺炎的牛乳中分离到牛支原体；1962年，Chanock 成功使用无细胞的人工培养基分离出肺炎支原体，并通过动物及人体实验，第一次证实人能感染支原体病，并发现非典型肺炎的病原是 PPLO。从此开展了感染试验、临床检验、血清流行病学及免疫学等方面的研究，大大推动了支原体学的进展。随着培养技术的不断改进，一些难培养的支原体被陆续分离出来。1963年，Mackay 等人首次在患病绵羊体内分离出绵羊肺炎支原体；国内最早由胡景韶于1982年在四川省患病绵羊肺脏中分离到 Movi。1981年，Tully 从非淋菌性尿道炎患者尿中分离出生殖支原体。1990年，Lo 从 AIDS 患者尿道中分离出穿透支原体（M. Penetrans，Mpe）。我国于1983年首次从乳腺炎病牛的奶中分离到牛支原体，2008年郭爱珍等人在湖北省从患"烂肺病"的犊牛肺脏中分离出牛支原体[1, 2, 4, 5]。

三、支原体感染造成的危害

（一）人支原体的危害

支原体感染造成的危害非常广泛。支原体可对人、动物等致病，从人体分离出的有肺炎支原体、生殖支原体、人型支原体（M. hominis）、发酵支原体（M. fermentans）及穿透支原体。肺炎支原体可引起原发性非典型肺炎，以及上呼吸道感染、支气管炎、肺脓疡及严重的肺外并发症，如免疫性溶血性贫血、脑膜脑炎、心肌炎、心包炎、肾炎等[4, 6, 7]。生殖支原体主要引起非淋菌性尿道炎、盆腔感染、呼吸系统感染以及不育症等[8]。人型支原体可引起盆腔感染、产后热、肾盂肾炎，以及新生儿脑膜炎、脑脓肿等。发酵支原体有很强的致病力，能引起人全身感染、多器官功能衰竭及急性呼吸窘迫综合征，病死率很高[9]。

（二）动物支原体的危害

在畜禽体内也分离出几十种支原体，很多支原体都能致病，如丝状支原体丝状亚种感染牛并导致牛患传染性胸膜肺炎（contagious bovine pleuropneumonia，CBPP），又称为牛肺疫，以肺小叶间淋巴管浆液渗出性纤维性炎和浆液纤维素性胸膜炎为特征[10]；牛支原体感染牛并导致牛患肺炎、乳腺炎、关节炎、生殖器疾病和流产等疾病[5, 11]；由丝状支原体山羊亚种感染山羊并引起传染性胸膜肺炎，俗称"烂肺病"，病死率较高[12]；绵羊肺炎支原体可引起绵羊和山羊支原体肺炎，该病传染性强、发病率高、死亡率高[13]；猪肺炎支原体感染可引起猪喘气病[14]；鸡毒支原体（M. gallisepticum）引起家禽的慢性呼吸道疾病，这些支原体感染引起的疫病给畜禽养殖业造成巨大的经济损失[15]。

细胞培养中支原体污染的问题也很严重，容易影响细胞代谢活动，从而使受污染细胞产生病变，影响实验结果，常见污染细胞的支原体种类中包含精氨酸支原体（M.

arginini)、猪鼻支原体（*M. hyorhinis*）、口腔支原体（*M. orale*）、发酵支原体等[1]。

四、支原体研究的发展方向

（一）支原体致病机制的研究

开展支原体基因结构与功能的研究，可逐渐揭示支原体的致病基因与致病相关基因。截至目前，对人及动物致病的主要支原体都有完成全基因组测序的菌株，如肺炎支原体、生殖支原体、丝状支原体丝状亚种、牛支原体、丝状支原体山羊亚种、山羊肺炎支原体山羊亚种、猪肺炎支原体、绵羊肺炎支原体、鸡毒支原体等。当前对支原体致病机制的认识已深入到分子水平；但对支原体的毒素、侵袭性蛋白、黏附素等致病物质，支原体的结构蛋白和非结构蛋白的结构与功能，支原体进入到宿主细胞的基因调控，支原体与宿主细胞间相互作用等均需进一步研究。

（二）支原体诊断技术

支原体感染的重要诊断标准是分离培养。首先进行病原菌的初步鉴定，然后用生化试验对病原菌进行进一步鉴定，最后采用免疫学试验和分子生物学诊断进行确诊。免疫学实验主要有间接荧光抗体试验（IFA）、荧光抗体试验（FAT）、滤膜斑点免疫结合（MF dot）试验、免疫组织化学试验、间接血凝试验（IHA）、补体结合试验（CFT）、代谢抑制试验（MI）、生长抑制试验（GI）、乳胶凝集试验（LAT）、酶联免疫吸附试验（ELISA）等。分子生物学诊断方法主要有PCR扩增方法、DNA探针杂交法、重组酶聚合酶扩增反应（RPA）、环介导等温扩增（LAMP）等[11]。

（三）新型支原体疫苗研究

目前很多支原体没有良好免疫保护力的商业化疫苗，如牛支原体、肺炎支原体等，针对这两株支原体的灭活疫苗都不能产生良好的免疫保护力。针对山羊传染性胸膜肺炎的灭活疫苗免疫效果则较好；针对猪肺炎支原体肺炎的Mh灭活疫苗也可使免疫猪的肺炎程度下降50%～60%，免疫持续期4～6个月。一部分支原体的人工传代减毒的弱毒活疫苗免疫效果较好，如针对牛肺疫的牛肺疫兔化弱毒疫苗、T1/44弱毒疫苗等。目前，利用反向疫苗学鉴定支原体的免疫保护性蛋白，开发亚单位疫苗、DNA疫苗、多肽疫苗、载体疫苗等是支原体新型疫苗的研究方向[14, 16-19]。

（四）支原体治疗

抗生素已经广泛用于各种支原体感染的治疗。因为支原体缺乏细胞壁，对β-内酰胺类抗生素不敏感，对磺胺类药物有天然耐受性，所以，治疗支原体感染的敏感药物宜选大环内酯类、四环素类、氨基糖苷类和氟喹诺酮类。由于抗生素的广泛使用，导致新的抗生素耐药形式不断出现，给治疗带来很大困难。目前广泛使用的抗生素是以支原体细胞不同代谢环节为靶标的，如蛋白质、DNA的合成等。另外，分析中药的有效成分及结构，从分子水平阐明其抗支原体机制将是发展我国抗支原体药物的方向之一。

第二节 支原体生物学特性

一、支原体分类

1966年在国际细菌命名委员会下设立了支原体命名小组，1978年根据Tully等人的建议，将所有支原体归属于柔膜体纲（Mollicutes）。随后由国际"柔膜体纲分类委员会"对柔膜体纲分类与描述进行修订。支原体只是泛指柔膜体纲中的一个目。柔膜体纲的主要特征包括无细胞壁；在固体培养基上可形成"油煎蛋"样菌落；可通过0.45 μm及0.22 μm的微孔滤膜；基因组较小，基因序列中富含AT；在合适条件下无细胞壁菌株也不能恢复成有细胞壁菌。在鉴定目、科和属中的位置时，主要依靠形态、属主来源、最适生长温度、培养和生化特征等。柔膜体纲的分类如图16-2所示，可见支原体在支原体目支原体科支原体属中。

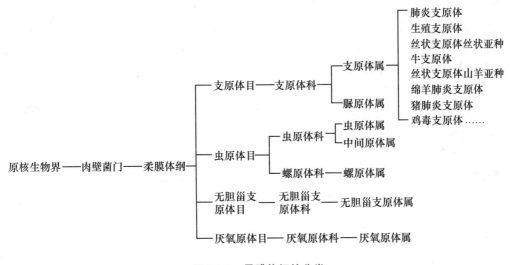

图16-2 柔膜体纲的分类

二、支原体鉴定

在描述新的支原体菌种时，需进行详尽的血清学分析、培养和生化特征的描述，主要要求有：①命名合适的模式株；②指定其在该纲内目、科和属的位置，并选定合适的种加词进行种的命名；③列出模式株及近缘株与以前发表种不同的特征；④将模式株培养物保藏到国际认可的菌种保藏机构。

（一）柔膜体纲水平的鉴定

新分离培养物至少要经三次克隆传代才能纯化，后用有限稀释法克隆三次得到纯化克隆株。将纯化的克隆株进行柔膜体纲水平上的鉴定：①无回复突变型，如细菌为L型（原生质体），则应进行克隆自行回复突变试验。克隆菌在合适条件下，无抗生素等致L突变因素存在情况下，在标准的细菌肉汤、半固体或传统的血琼脂培养基条件下，菌株不会回复成有壁菌。②有限细胞膜的超微结构。电镜观察超薄切片显示其仅为一层包膜，无细胞壁。③过滤性。目前已知的柔膜体纲细菌均可通过0.45 μm孔径，多数能通过0.2～0.3 μm孔径，但通过此孔径后，数量明显减少，而L型细菌一般不能通过这种孔径的滤器。④核酸测序法。G+C含量测定，对新种描述是必需的指标，若G+C含量>40%，则此菌可能不属于此纲。基因组大小一般为600～2200 kbp。若基因组>3000 kbp，可能为细菌L型。可通过PCR扩增细菌16S rRNA保守序列后测序，并与NCBI基因库中16S rRNA序列进行同源性比较，从而确定是否为柔膜体纲细菌。

（二）支原体目和科水平上的鉴定

支原体目和科的鉴定须通过胆固醇需求试验、细胞形态、菌落特征、最适生长温度、基因组大小和对氧的需求等来确定。

1.胆固醇需求

对胆固醇的需求常通过比较支原体在含或不含胆固醇的培养基中的生长情况而获得。这些试验要求在含不同脂肪酸和血清蛋白的无血清培养基中进行，增加浓度时应逐渐增加可溶性胆固醇（1～20 μg/mL）的量，生长反应则通过测量总细胞蛋白或菌落在固体培养基上的生长情况而测定，支原体科在无血清培养基中极少生长，但随着培养基中胆固醇量的增加，其生长量亦增多。另一种改良的胆固醇需求方法是将试验菌株接种于无血清培养基，其中加或不加0.01% Tween 80或15%胎牛血清，通过23次10倍系列稀释以维持传代生存，最低浓度即为理论稀释因子，还可排除由于接种所致的胆固醇污染。

2.细胞形态

柔膜体纲细菌的形态在很大程度上取决于培养基的成分和培养时间。柔膜体纲新种分类位置的确定需用暗视野相差显微镜观察其对数生长期的典型形态。甲醇固定菌用Giemsa液染色有助于支原体属种形态的观察。支原体科为多形态，一般为小的拟球体，双极状，呈精细分支或不分支线状，长短不一。

3.菌落特征

多数支原体科细菌可形成油煎蛋菌落，但也有少数支原体在同样培养条件下不形成这种典型菌落。

4.最适生长温度

支原体科于37 ℃、含有5% CO_2的条件下生长最好。螺原体目和无胆甾原体目的某些种于30～32 ℃生长最佳。

5.密码子的使用

支原体目和螺原体目菌株使用UGA作为色氨酸密码子，而无胆甾原体目和厌氧支原体目成员仅用UGG编码色氨酸。

6.需氧和厌氧生长

只有厌氧支原体科对氧气敏感，在厌氧条件下生长最好。

（三）支原体属水平的鉴定

支原体属包括来自脊椎动物的非螺旋柔膜体菌，特征如下：不是专性厌氧；需胆固醇才能生长；最适生长温度为37 ℃或以上；不水解尿素；基因组大小约为580～1350 kbp。

（四）支原体种水平的鉴定

柔膜体纲内的种可认为是形态学和生物学上相似的菌，其基因组同源性高于70%。常需建立检测表型标志来判断菌株间的相互关系，包括：血清学方法、代谢试验和分子生物学技术（如Southern杂交、DNA测序、PCR鉴定等）。

1.一般生物学信息

详细描述模式株和相关菌株及其来源，也应指出细菌需要的特殊生长因子或培养基成分，应讨论培养中可能遇到的问题，给出支持细菌繁殖的培养基，提供抗生素抗性依据，生长最适温度，适宜pH，气体条件等。应提供对天然宿主致病或不致病的资料，同时也应描述其栖息信息和对动物的实验致病机制。

2.血清学特性分析

待分析菌应与可疑支原体属内所有种进行血清学分析，如果所分析菌不能归类于一属，则应与柔膜体纲内所有已知的菌种比较分析，至少要用2种血清学方法分析菌株，对支原体菌推荐用生长抑制试验和琼脂平板免疫荧光试验。对支原体的血清学特性分析最常用的技术是生长抑制试验。与生长抑制试验一样，琼脂平板免疫荧光试验可用直接或间接荧光抗体试验，待分析菌琼脂菌落应与可疑菌属内先前描述菌种的特异血清或混合血清进行试验比较。

3.葡萄糖发酵

分别检测细菌在厌氧和有氧条件下，分解葡萄糖产酸的能力，应固定培养基的成分、培养温度和孵育时间。

4.精氨酸水解

采用不同浓度（2～10 g/L）精氨酸检测细菌水解精氨酸产生 NH_3 使 pH 升高的能力，某些菌可被高浓度精氨酸抑制。

5.β-D-葡萄糖苷酸酶的检测

检测该酶的原理依赖于支原体对七叶苷（esculin）或对苯二酚葡萄糖苷（arbutin）的利用。

6.遗传特征

支原体属的基因组大小约580～1359kbp，G+C含量约为23%～40%。种的确定应根据形态、培养、营养、生化反应、血清学反应和遗传特征，通过这些特性描述，从而鉴定出支原体属种。支原体属不同种特性如表16-1所示[1, 2, 4]。

表 16-1　支原体属中主要支原体特性

菌种	水解葡萄糖	水解甘露糖	水解精氨酸	磷酸酶	形成膜和斑点	有/厌氧四氮唑蓝还原	水解明胶	消化凝集血清	消化酪蛋白	吸附红细胞	G+C含量(%)	模式株
肺炎支原体 (*M. pneumoniae*)	+	+	−	−	−	+/+	−	−	−	+	40	FH株/ATCC 15531
生殖支原体 (*M. genitalium*)	+	n	−	−	−	w/+	n	−	n	+	32.4	G37株/ATCC 33530
穿透支原体 (*M. penetrans*)	+	n	+	n	+	+/+	n	n	n	+	30.5	ATCC 55252
人型支原体 (*M. hominis*)	−	−	+	−	−	−/−	−	−	−	−	27.1	ATCC 23114
发酵支原体 (*M. fermentans*)	+	−	+	d	+	−/+	−	−	−	−	27.2	ATCC 19989
牛支原体(*M. bovis*)	−	−	−	+	d	+/+	n	−	−	x	29.3	ATCC 25523
丝状支原体丝状亚种(*M. mycoides* subsp. *mycoides*)	+	+	−	−	−	+/+	+	+/w	+/w	−	26.1	NCTC 10114
牛生殖道支原体(*M. bovigenitalium*)	−	−	−	+	+	−/+	−	−	−	d	28.1	ATCC 19852
牛鼻支原体 (*M. bovirhinis*)	+	−	−	d	−	+/+	−	d	+	d	27.9	ATCC 27748
无乳支原体 (*M. agalactiae*)	−	−	−	+	d	+/+	−	−	n	+	29.7	NCTC 10123
山羊支原体山羊亚种(*M. capricolum* subsp. *capricolum*)	+	+	d	+	−	+/+	n	+	n	−	23.77	ATCC 27343
丝状支原体山羊亚种(*M. mycoides* subsp. *capri*)	+	+	−	−	−	+/+	+	+	+	−	23.9	NCTC 10137

菌种	水解葡萄糖	水解甘露糖	水解精氨酸	磷酸酶	形成膜和斑点	有/厌氧四氮唑蓝还原	水解明胶	消化凝集血清	消化酪蛋白	吸附红细胞	G+C含量(%)	模式株
绵羊肺炎支原体(*M. ovipneumoniae*)	+	n	−	−	−	w/+	−	−	−	n	29	ATCC 29419
猪肺炎支原体(*M. hyopneumoniae*)	x	x	−	−	w	−/w	n	−	−	−	28.5	ATCC 25934
猪鼻支原体(*M. hyorhinis*)	+	−	−	+	−	−/−	−	−	−	−	25.9	ATCC 17981
猪咽喉支原体(*M. hyopharyngis*)	−	n	+	n	+	−/n	−	n	n	−	24	ATCC 35707
猪关节液支原体(*M. hyosynoviae*)	−	−	+	−	+	−/−	n	−	n	−	27	ATCC 25591
鸡毒支原体(*M. gallisepticum*)	+	+	−	−	−	+/+	−	−	−	+	32.65	ATCC 19610
鸡支原体(*M. gallinarum*)	−	−	+	−	+	+/+	−	−	−	−	26.5	ATCC 19708
关节炎支原体(*M. arthritidis*)	−	−	+	+	−	−/−	+	−	−	−	30.7	ATCC 19611
口腔支原体(*M. orale*)	−	−	+	−	−	−/−	−	−	−	+	25.3	ATCC 23714
溶神经支原体(*M. neurolyticum*)	+	+	−	−	−	−/+	+	+	+	−	23	ATCC 19988
肺支原体(*M. pulmonis*)	+	+	−	−	+	−/+	−	−	−	d	27.5	ATCC 19612

注：d表示不定；w表示弱反应；+表示阳性；−表示阴性；x表示待定；n表示未做；ATCC，美国典型培养物保藏中心；NCTC，英国国家典型培养物保藏中心。

三、支原体基因组与基因

一个生物体的全部DNA序列称作该生物体的基因组（genome）。基因（gene）是基因组中蛋白质遗传信息的编码单位，是DNA分子上具有特定核苷酸序列的区段。基因组学（genomics）是研究基因及其功能以及相关技术的一门科学。支原体是缺乏细胞壁而能独立生存繁殖的最小原核微生物，在遗传规律上与细菌相似，但又有不同之处，开展支原体分子遗传学研究，有助于探究支原体基因组与基因组成、基因结构、基因功能、基因重排、基因变异、抗原变异、毒力变异、耐药问题等。

支原体以半保留复制进行繁殖，其染色体（核质）为单一双股环状 DNA，不含组蛋白，与细胞质无膜结构间隔。支原体基因组是原核细胞型微生物中最小的基因组，约 $5.8 \times 10^5 \sim 1.3 \times 10^6$ bp。在支原体中又以生殖支原体（*M. genitalium*，Mg）基因组最小，约 580 kbp；以穿透支原体（*M. penetrans*，Mpe）基因组最大，约为 1359 kbp。基因组大小不仅在不同支原体种属间不同，而且在同种不同株间也有差别，如绵羊肺炎支原体不同株间基因组大小在 702 kbp～1165 kbp 之间。1995 年 10 月，研究者完成了生殖支原体 G37 株的基因组测序，这也是第一个全基因组测序的支原体。目前已经完成上百株支原体的基因组测序。根据文献报道[1, 2]以及 NCBI 检索，现将主要支原体的基因组信息汇总，见表 16-2。

表 16-2　主要支原体基因组测序一览表

种	株	GenBank 登录号	基因组大小(bp)	基因数	G+C(mol%)	最新注释时间	测序国家
生殖支原体	G37/ATCC33530	NC_000908.2	580076	563	31.7	2022.09	美国
肺炎支原体	M129/ATCC29342	NC_000912	816394	774	40	2022.02	德国
肺炎支原体	C267	NZ_CP014267	816498	761	40.01	2022.09	中国
肺炎支原体	FH/ATCC15531	NZ_CP010546	817207	764	40	2022.07	美国
穿透支原体	HF-2	NC_004432	1358633	1067	25.7	2021.11	日本
人型支原体	ATCC 23114	NC_013511	665445	802	27.12	2022.03	法国
解脲脲原体	ATCC 33699	NC_011374.1	874478	698	25.8	2022.12	美国
丝状支原体丝状亚种	PG1	BX293980.2	1211703	1053	23.97	2015.02	瑞典
丝状支原体丝状亚种	T1/44	NZ_CP014346	1188848	1091	23.92	2022.10	法国
牛支原体	8790	NZ_LAUS00000000	905797	783	29.3	2022.01	法国
牛支原体	KRB1	CP040774	997610	870	29.33	2022.01	美国
牛支原体	PG45/ATCC25523	NC_014760	1003404	885	29.31	2022.08	美国
牛支原体	08M	CP019639	1016753	874	29.27	2017.03	中国
牛支原体	HB0801	NC_018077	991702	870	29.31	2022.08	中国
山羊支原体山羊亚种	ATCC 27343	NC_007633	1010023	878	23.77	2021.11	美国

续表16-2

种	株	GenBank 登录号	基因组大小(bp)	基因数	G+C(mol%)	最新注释时间	测序国家
山羊支原体山羊亚种	GM508D	NZ_JX-QB01000001	1024448	880	23.77	2021.12	美国
绵羊肺炎支原体	Michigan	NC_023062	702511	821	31.69	2022.01	美国
绵羊肺炎支原体	NCTC10151	LR215028	1165752	864	29.02	2019.01	英国
绵羊肺炎支原体	ATCC29419/Y98	NZ_AGRE00000000.1	1021090	773	29.2	2022.03	中国
猪肺炎支原体	232	NC_006360	892758	716	28.56	2022.03	美国
猪肺炎支原体	168-L	NC_021283	921093	740	28.5	2022.03	中国
猪肺炎支原体	J	NC_007295	897405	717	28.52	2022.03	巴西
猪肺炎支原体	7448	NC_007332	920079	734	28.49	2022.03	巴西
鸡毒支原体	VA94_7994-1-7P	NC_018406.1	964110	787	31.6	2022.04	美国
鸡毒支原体	R(low)	AE015450	1012800	827	31.47	2014.01	美国
鸡毒支原体	R(high)	CP001872	1012027	815	31.47	2014.01	美国
滑膜支原体	53	AE017245	799476	746	28	2014.01	巴西
猪鼻支原体	BTS7/ATCC17981	NZ_ARTL00000000.1	804242	747	25.9	2022.03	美国
猪鼻支原体	GDL-1	NC_016829	837480	738	25.91	2014.01	美国
丝状支原体山羊亚种	GM12	NZ_CP001668	1084586	900	23.9	2022.01	美国
丝状支原体山羊亚种	PG3	CP065581	1035494	856	23.74	2021.10	瑞士
无乳支原体	PG2	NC_009497	877438	808	29.7	2021.12	法国
肺支原体	NCTC10139	NZ_LR215008	951507	798	26.5	2022.01	英国

（一）人类主要致病性支原体基因组特征

1.生殖支原体（*M. genitalium*，Mg）

生殖支原体是第一个被进行全基因组测序的支原体，基因组全长 580 076 bp，G+C 含量 31.7%。Mg 只有一条染色体，含有 563 个基因，其中编码 RNA 的基因有 42 个，编码 504 个蛋白，这些蛋白质与 DNA 复制、转录、翻译、修复和细胞转运以及能量代谢等相关，是迄今为止已知的能在无生命培养基中繁殖的最小原核生物基因组。

2.肺炎支原体（*M. pneumonia*，Mp）

肺炎支原体 M129 基因组全长 816 394 bp，G+C 含量为 40%，含有 774 个基因，其中含有编码 RNA 的基因 43 个，能够编码蛋白 687 个。G+C 比例高的区域通常编码 p1 基因、p1 操纵子元件 ORF6、重复 DNA 序列或 tRNA；G+C 含量少的区段主要编码一些脂蛋白（lipoprotein）或 HSD 修饰-限制系统。

3.穿透支原体（*M. penetrans*，Mpe）

穿透支原体 HF-2 株具有单个环状染色体，基因组全长 1 358 633 bp，平均 G+C 含量为 25.7%，含有 1 067 个基因，其中含有编码 RNA 基因 36 个，能够编码蛋白 1 019 个，Mpe 具有丰富的核心蛋白质以及大的基因家族，其基因组比其他支原体的基因组大。Mpe 基因组中有 25.4% 的 CDS 属于大基因家族，其中最大的是 p35 基因家族，p35 基因编码 Mpe 表面脂蛋白，是 Mpe 的主要抗原。有 44 个基因参与编码 P35 蛋白，目前已有 35 个基因被证实，其中有 30 个基因在染色体上形成基因族。对 p35 基因家族的遗传进化树分析结果显示，基因家族是在生物进化过程中发生染色体重排而产生的，因此，Mpe 的抗原很容易产生变异，抗原的变异性可以逃避机体的免疫作用，使 Mpe 重复感染。

4.人型支原体（*Metamycoplasma hominis*，Mh）

人型支原体基因组也较小，含有单个环状染色体，基因组全长只有 665 445 bp，基因组大小仅大于生殖支原体，平均 G+C 含量为 27%，含有 808 个基因，其中含有编码 RNA 基因 42 个，tRNA 共计有 33 个，能够编码蛋白 553 个。

5.解脲脲原体（*Ureaplasma urealyticum*，Uu）

解脲脲原体是第三个被破译全基因组的支原体，也是已知能在无生命培养基上存活的第二个具有最小基因组的微生物，具有环状染色体，其中 10 号血清型菌株 ATCC 33 699 的基因组大小为 874 478 bp，基因组大小介于生殖支原体和肺炎支原体之间，G+C 含量为 25.8%，基因组含有 698 个编码基因，其中含有编码 RNA 的基因 39 个，tRNA 共计有 30 个，能够编码蛋白 652 个。

（二）动物主要致病性支原体基因组特征

1.牛感染致病的支原体

丝状支原体丝状亚种（*Mycoplasma mycoides* subsp. *mycoides*，Mmm）是引起牛感染致牛肺疫的重要病原，PG1 株菌株基因组全长 1 211 703 bp，平均 G+C 含量为 28.6%，含有 1053 个基因，其中编码 RNA 的基因有 36 个，编码蛋白的基因有 1017 个，G+C 含量为 23.97%。

牛支原体（*M. bovis*，Mb）的基因组平均约 1.0Mbp，平均 G+C 含量为 29.3%，含有

783～885个基因，如标准菌株PG45，基因组全长1 003 404bp，含有885个基因，其中编码RNA的基因有43个，编码蛋白基因有821个，所编码的大部分蛋白为功能未知的假定蛋白。此外，基因组中含有丰富的插入序列与其他可移动元件，这可能是牛支原体发生基因水平转移和适应环境的分子遗传学基础。各国流行的牛支原体分离株基因组间存在差异，如美国株PG45与中国株HB0801间存在一个580kb片段的倒位，其生物学意义尚不清楚。

2.羊感染致病的支原体

在山羊及绵羊中感染致病的支原体主要有绵羊肺炎支原体（*M. ovipneumoniae*，Movi）、山羊支原体山羊亚种（*M. capricolum* subsp. *capricolum*，Mccp）、丝状支原体山羊亚种（*Mycoplasma mycoides* subsp. *capri*，Mmc），绵羊肺炎支原体基因组全长约0.7～1.2 Mbp，编码基因约有773～821个，G+C含量为29%～31%；山羊支原体山羊亚种基因组全长1.0Mbp，G+C含量为27%，编码基因约有880个；丝状支原体山羊亚种基因组全长1 084 586bp，G+C含量为23.9%，编码基因约有900个。

3.猪感染致病的支原体

猪肺炎支原体（*M. hyopneumoniae*）232菌株基因组全长892 758 bp，平均G+C含量28.6%，含有716个基因，其中编码RNA的基因有36个，编码蛋白基因有674个，编码的蛋白质大小平均约388个氨基酸。猪鼻支原体（*M. hyorhinis*）GDL-1菌株基因组全长837 480 bp，G+C含量为25.9%，编码基因约有738个，编码RNA的基因有36个，编码蛋白基因有642个。

4.禽感染致病的支原体

鸡毒支原体（*M. gallisepticum*）的R(high)及R(low)基因组全长约1.0 Mbp，编码基因约有787～827个，G+C含量为31%，推测有742个CDS，占全基因组的91%，其中469个CDS编码的蛋白质功能已经明确；有150个CDS编码保守的假定蛋白，123个CDS编码特征性的假定蛋白。基因组中包括2套rRNA编码基因以及33个tRNA编码基因。复制起始位点位于DnaA基因。

5.肺支原体（*M. pulmonis*）

肺支原体是导致小鼠等鼠科动物呼吸道疾病的主要病原体。肺支原体NCTC10139株基因组全长951 507 bp，G+C含量为26.5%，推测有798个基因，包括762个CDS，能翻译751个蛋白质。基因组还包括1套rRNA基因和29个tRNA基因。基因组中重复序列的多态性产生了相差蛋白抗原，有一种催化特异位点DNA倒置的重组酶可能是肺支原体的主要表面抗原。

四、支原体染色体外的遗传物质

（一）质粒

早在20世纪70年代初，研究者通过CsCl梯度离心法、琼脂糖凝胶电泳及电子显微镜等研究方法，发现了支原体染色体以外的DNA。Zouzias等学者于1973年通过电子显微镜观察到了Mh染色体以外的共价双股闭环DNA结构，随后相继报道了其他支原体质粒分离研究支原体质粒与细菌质粒相似，通过琼脂糖凝胶电泳及电子显微镜均发现有三种形式：①超螺旋共价结合；②缺口环状；③线性分子。从支原体中已分离到的质粒有丝状支原体中分离出的 pADB201、pKMKl 和从牛支原体中分离出的 pBG7AU。pADB201 和 pBG7AU 大小分别为 1 717 bp 和 1 022 bp。将 pADB201 和 pKMKl 进行改造，可使其携带大肠杆菌复制子和一些抗药基因（如四环素或红霉素抗性基因等），以利于作为克隆载体使用，该类改造后的质粒为穿梭质粒，能穿梭于大肠杆菌与丝状支原体之间而不会发生缺失和重排，用以研究支原体的特异功能基因的表达机制。

（二）支原体病毒

自 Gourlay 于 1970 年首次报道感染支原体的病毒后，支原体病毒不断被发现。支原体病毒与噬菌体类似，有多种形状，结构简单，其核酸均为 DNA，一般来说有严格的宿主特异性，但有些病毒可在属内不同支原体种内增殖。支原体病毒有多个，包括来源于肺支原体 P1 病毒（GenBank 登录号：NC002515），基因组大小为 11.6 kbp，G+C 含量 26%；来源于关节炎支原体 MAV1 病毒（GenBank 登录号：NC001942），基因组大小为 15.6kbp，G+C 含量 29%；来源于发酵支原体 phiMFV1 病毒（GenBank 登录号：NC005964），基因组大小为 15.1 kbp，G+C 含量 25%；以及早期发现的猪鼻支原体病毒 Hr1、牛鼻支原体病毒 Br1 和肺炎支原体病毒 MV20-P。

有尾的支原体病毒经尾部吸附到支原体细胞膜上，注入其 DNA，无尾病毒则以其外膜直接吸附细胞膜，病毒外膜与宿主细胞膜融合，经膜破裂处释放其 DNA 入宿主细胞。病毒 DNA 在宿主细胞内复制，其单链 DNA 病毒先以单链 DNA 模板合成互补链，使之成为双链 DNA，然后以新合成的链为模板复制子代病毒的 DNA，以亲代链为模板转录 mRNA，并进行蛋白合成；双链 DNA 病毒，以其中一条链为模板合成子代病毒 DNA，另一条链为模板转录 mRNA，然后进行蛋白翻译。子代病毒的装配在细胞质内进行，装配后大多以出芽方式释放，这种释放不裂解宿主细胞，但可能引起宿主细胞死亡，其机制还不清楚。

第三节　支原体致病机制

由于生物合成能力有限，支原体绝大部分是寄生菌，具有严格的宿主特异性和组织特异性。支原体进入宿主后，能在体内生长和繁殖相当长的时间，并且具备一系列抵抗宿主免疫系统和转移至新宿主的分子机制。支原体感染并导致宿主致病的相关物质，主要包括毒力相关因子和毒素样物质。

一、支原体致病性

（一）支原体毒力相关因子

侵袭力是支原体突破宿主机体的防御功能，进入机体并在体内定居、繁殖和扩散的能力。侵袭力的物质基础主要包括支原体的表面结构组分（黏附素、辅助蛋白）、荚膜和侵袭性酶等。①黏附素：支原体具有黏附作用的结构，统称为黏附素（adhesin）或黏附因子（adhesive factor），如肺炎支原体（*M. pneumoniae*，Mp）顶端结构中存在两种黏附素 P1 和 P30，不仅与 Mp 的黏附能力相关，而且具有很强的免疫反应性。除此之外还有 P40、P90 和 P65 黏附蛋白。牛支原体中也已经证实多种表面蛋白具有黏附作用，如 P26 蛋白、膜相关糖酵解酶、α-烯醇化酶、可变表面脂蛋白（variable surface lipoprotein，Vsp）、P27、TrmFO 和 NADH 氧化酶（NOX）。②辅助蛋白：某些肺炎支原体菌株虽然具有正常功能的 P1 和 P30 蛋白，但也不能黏附宿主细胞，需要某些宿主蛋白的参与，称为辅助蛋白。已知的辅助蛋白主要有 P40、P90 和 HMW1～HMW3。P40 和 P90 是表面蛋白，聚集于顶端结构当中，它们可能与 P1 蛋白的定位及细胞骨架形成有关，因缺乏 P40 及 P90 的 Mp，其 P1 蛋白并不聚集于顶端结构，而是分散于菌体的表面。③荚膜：支原体的单位膜外有一层黏性物质，称为荚膜，其化学成分主要是多糖。荚膜对支原体抵抗免疫细胞的吞噬以及抑制巨噬细胞、中性粒细胞的活性等方面具有重要作用，是致病支原体重要的毒力因子之一。④侵袭性酶：支原体细胞内外具有活性较强的酶，人型支原体（M. hominis，Mh）含有精氨酸酶，可分解精氨酸产生 NH_3，从而使其周围环境 pH 值升高，这可能是 Mh 的致病机制之一。还有猪肺炎支原体（M. hyopneumoniae，Mhp）表面的 P56 脂蛋白具有脂解酶活性，能水解宿主细胞膜上的短链脂肪酸以及表面活性蛋白作为自身能源，从而引起相应的疾病。⑤生物被膜：牛支原体能产生生物被膜，其生物膜的形成与 Vsp 蛋白表达谱有关。表达 VspO 或 VspB 的菌株，其生物膜形成能力很强。具有生物膜的牛支原体菌株在垫料和含沙环境中的存活能力更强，表现出更高的耐热性和更强的抗干燥能力。

（二）毒素样物质

支原体产生的毒素样物质包括以下 7 种：①代谢产物：支原体在感染宿主过程中产生大量的过氧化氢、硫化氢和超氧根粒子，能使上皮细胞产生明显的氧化应激，还能使红细胞中还原型谷胱甘肽减少、血红蛋白变性、脂质部分氧化，从而破坏红细胞。另外 Mp 产生的超氧负离子能抑制宿主细胞中触酶的活性，从而使其易于氧化损伤。牛支原体黏附于宿主细胞后，可以产生磷脂酶、过氧化氢和超氧化物自由基等产物，从而损伤宿主细胞。②神经外毒素：溶神经支原体（M. neurolyticum，Mn）产生一种外毒素，是一种不耐热的可溶性蛋白质，能使小鼠出现慌乱状或共济失调等中枢神经症状，并发展为小鼠沿着身体长轴旋转、痉挛性运动，称为"旋转病"综合征，最终导致死亡。该毒素的致病机制主要是毒素进入宿主体后与脑组织神经细胞膜上的神经节苷酯受体特异性结合，随后引起毛细血管内皮细胞肿胀，管腔部分或完全闭塞，脑组织营养供给受阻，神经细胞坏死和脱髓鞘变性，从而引起动物一系列中枢神经症状直到死亡。③溶血素：例如肺炎支原体及猪肺炎支原体都有溶血素蛋白，该溶血素对胆固醇特别敏感，能降解细胞膜上的胆固醇，从而导致宿主红细胞溶解。④脂聚糖：由多糖和脂质共价结合形成的脂多糖的一种特殊类型，和脂多糖的生物学活性类似，具有抗原性和免疫原性，体内可诱导 IgM 抗体产生，调节可溶性和颗粒性抗原的免疫反应。脂聚糖能诱导宿主细胞分泌细胞因子，如 TNF-α、IL-1β、IL-6 等。⑤膜脂蛋白（LAMP）：膜内在蛋白和膜周边蛋白统称为 LAMP。该蛋白具有很强的抗原性，并能以较高的频率发生相变异。另外该膜蛋白可能是介导支原体黏附到宿主细胞表面，进而入侵宿主细胞而导致细胞受损与死亡的物质基础。LAMP 在介导前炎症因子的产生、诱导免疫细胞凋亡中起重要作用。⑥超抗原（SAg）：SAg是支原体产生的另一类具有免疫调节活性的蛋白。它在体内外能激活大量外周T淋巴细胞，并诱导其分泌大量的细胞因子。⑦社区获得性呼吸窘迫综合征毒素（community-acquired respiratory distress syndrome toxin，CARDs TX）由591aa组成，C端具有受体结合和空泡化活性，N端具有二磷酸腺苷（ADP）核糖转移酶活性。该毒素特异性结合宿主细胞膜的膜联蛋白A2和肺泡表面活性蛋白A，进而被转运到宿主细胞内，导致细胞的空泡化，还可诱导巨噬细胞自噬来防止Mp被巨噬细胞清除，且可激活NLRP3炎症小体，促使下游促炎因子大量成熟并分泌到胞外，诱导机体产生过度炎症反应。

二、支原体致病机制

（一）支原体对宿主细胞的直接作用

1.掠夺营养成分

支原体的基因组很小，几乎丧失了所有合成氨基酸、脂肪酸、辅助因子、维生素的能力，因此其生物大分子的合成需要宿主提供相应的前体物质。这种竞争关系的存在可能导致宿主细胞功能严重受损。

2.黏附引起的损伤

支原体黏附于宿主细胞后能干扰细胞膜表面受体的功能，如Mhp能引起纤毛支气管上皮细胞K^+通道损伤，从而导致纤毛停滞。同时支原体也能产生许多有毒物质如代谢产物、溶细胞酶、超氧自由基、溶血磷脂等，损伤细胞膜的完整性。

3.融合引起的损伤

支原体没有细胞壁，在某些情况下它与宿主细胞直接接触，能导致两者的融合。支原体内一些酶类，包括水解酶、核酸酶、磷蛋白磷酸酶等也随之转移至宿主细胞当中。核酸酶可以降解宿主细胞DNA，磷蛋白磷酸酶能干扰丝氨酸、苏氨酸和酪氨酸蛋白激酶的活性。另外，支原体细胞膜成分也能融合至宿主细胞膜中，引起细胞膜上某些受体识别位点发生变化，从而可能干扰细胞间的信号传递或影响细胞因子的产生等。

4.致细胞病变效应

支原体黏附至宿主细胞后有时能引起明显的细胞病变效应，黏附能使支原体释放一些有毒的酶类和溶细胞代谢产物，如肺炎支原体分泌的CARD毒素进入细胞后，能使宿主细胞空泡化。牛支原体能在体外诱导牛淋巴细胞凋亡，Mb产生的核酸酶被淋巴细胞摄取后能增强该细胞对各种诱导因素引起的凋亡的敏感性。支原体对细胞的毒性作用很大程度上取决于其LAMP，LAMP能影响淋巴细胞和单核细胞膜的通透性，从而诱导这些细胞释放ATP，后者能与免疫细胞膜上的P2嘌呤受体结合，从而诱导细胞凋亡或坏死。除此之外，LAMP能直接与宿主细胞膜上的Toll样受体（TLR）相互作用而启动相应的凋亡信号，从而直接诱导免疫细胞凋亡、坏死。

（二）支原体感染引起的免疫病理损伤

1.非特异性免疫反应引起的损伤

支原体感染后，早期最显著的反应是诱导免疫细胞，如单核细胞、巨噬细胞、自然杀伤细胞、神经胶质细胞，产生一系列的炎性因子（如IL-1β、TNF-α和IL-6），以

及 γ-干扰素、IL-8、趋化性细胞因子（如 NO、PG）、单核细胞趋化蛋白 1（MCP-l）、单核细胞集落刺激因子（CM-CSF）等。这些炎性介质能使白细胞和内皮细胞诱导主要组织相容性复合物 I（MHC I）和 II（MHC II）类分子表达并导致炎性细胞渗出。这些炎症介质的产生可能引起机体炎症失控以及加重局部组织的损伤，如支原体感染引起的生殖道感染、支气管哮喘、肺炎等；如 Mp 感染后能引起肺泡巨噬细胞分泌 IL-8，趋化因子 IL-8 引起中性粒细胞大量渗出，释放大量氧自由基，加重局部组织的损伤。

2.特异性体液免疫反应引起的损伤

支原体感染后机体能产生特异的抗体（IgM、IgG），这是清除支原体的重要方式之一。这些抗体对支原体的清除能力比较有限，容易引起反复感染以及造成相应的病理损伤，如 Mp 能诱导呼吸道黏膜表面产生 IgE，同时可刺激肥大细胞释放 5-羟色胺、β-己糖胺酶等。这些生物活性分子能诱发支气管平滑肌收缩，从而引起患者喘息和呼吸困难，这可能是哮喘的发病机制之一。

3.特异性细胞免疫反应引起的损伤

T 细胞在人和动物支原体感染引起的疾病中发挥极其重要的作用，按其功能可分为辅助性 T 细胞（CD4+）和细胞毒性 T 细胞（CD8+）。CD4+ 辅助性 T 细胞又可以分为多个亚型，包括 Th1 和 Th2。支原体感染机体后能诱导 Th1 型和 Th2 型细胞因子反应，两者均与疾病的严重程度相关，如支原体感染刺激 Th2 型细胞诱导产生的 IL-4 能促进嗜酸性粒细胞介导的炎症反应、IgE 产生和气道高反应性等，从而诱发和加重哮喘发作。

4.支原体感染引起的自身免疫应答

支原体能引起某些自身免疫反应，如 Mp 感染后能引起溶血、神经系统病变、肾小球肾炎等。目前有关支原体引起自身免疫性疾病的机制还不是很清楚，可能的机制包括：①支原体与宿主细胞具有某些共同或类似的抗原决定簇，或支原体能修饰或改变某些自身抗原的结构而引起自身免疫应答；②支原体的某些成分（如 Ma 的 MAM），能非特异性或通过打破下调机制，活化自身反应性 T 细胞和 B 淋巴细胞，这也是引起相应的自身免疫症状的重要原因；③支原体能非特异性地抑制或刺激巨噬细胞、淋巴细胞，从而发挥其对免疫系统的调节效应，其上调或下调细胞因子的表达和产生（如诱导产生 IL-4、IL-6），能直接引起宿主免疫系统功能紊乱 [1, 2, 8, 11, 20-23]。

第四节　支原体免疫学

支原体可诱导固有免疫和适应性免疫，同时也可抑制免疫反应，既能使机体产生一定的保护性免疫力，也能导致免疫性疾病。

一、支原体的抗原结构

（一）细胞膜抗原成分

支原体缺乏细胞壁，其主要抗原物质存在于细胞膜，主要为蛋白质和脂质（糖脂和脂多糖）。①糖脂：为半抗原，与蛋白质结合则具免疫原性，是诱导体液免疫应答的抗原，如肺炎支原体的膜脂是糖脂，为含有1～5个糖基的糖基酰甘油二脂。从支原体中提取的糖脂抗原，可用于补体结合试验。②脂多糖：暴露在细胞表面，具有免疫原性。人型支原体的膜脂为脂多糖，主要由甘露糖、葡萄糖和半乳糖组成，其结构中的三个糖残基组成的重复片段具有免疫原性。脂多糖抗原可用沉淀反应检测。③蛋白质：为完全抗原，位于支原体细胞膜的内、外两层。除去脂质的糖蛋白可引起细胞免疫。膜蛋白抗原诱导的抗体可用ELISA及免疫印迹法来检测。例如肺炎支原体的黏附蛋白P1是肺炎支原体尖端结构的膜蛋白，有抗原性及免疫原性，也是肺炎支原体的黏附因子，可黏附到呼吸道上皮细胞表面，在感染及致病过程中起重要作用。肺炎支原体感染的患者血清中可检测出针对P1蛋白的抗体。还有生殖支原体黏附蛋白MgPa是Mg的主要抗原和致病的物质基础。MgPa能黏附到人类泌尿生殖道上皮细胞表面，与致病有关。

（二）交叉反应抗原

某些支原体与人体多种组织细胞膜及某些细菌之间具有相同的糖脂成分，可引起非特异性的交叉反应，如肺炎支原体膜抗原与红细胞膜I抗原之间有交叉反应抗原，肺炎支原体膜抗原与肺炎链球菌23型和32型链球菌以及生殖支原体之间也有共同抗原成分。

（三）超抗原（superantigen）

研究发现关节炎支原体（*M. arthritis*，Mar）可产生一种被称为MAM的超抗原，它能够以完整的蛋白质分子形式直接结合到主要组织相容性复合体（MHC）Ⅱ类分子β链的V区，激活多个T细胞克隆，分泌多种细胞因子；也可多克隆激活B淋巴细胞，促进其增殖分化为浆细胞，产生大量多克隆抗体；或者激活体内自身反应性T淋巴细胞，诱发自身免疫性疾病。

（四）抗原变异

支原体的膜表面抗原蛋白与黏附因子具有很高频率的可变性，这种变异性的分子基础就是在支原体的染色体上存在着不少的高突变位点，在这些位点上，DNA修复、复制的错误发生率很高；另外，支原体还存在高活性的重组系统，如人型支原体的Vaa抗原基因、牛支原体的Vsp抗原基因、猪肺炎支原体的*p97*基因等。

二、支原体的免疫及免疫病理

支原体感染可引起特异性体液免疫和细胞免疫。有的支原体感染后可引起宿主细胞膜分子结构的改变，成为自身抗原，引起自身免疫病；有的支原体与宿主成分之间有共同抗原，引起交叉反应而导致宿主的免疫损伤；有的支原体具有丝裂原和超抗原的作用，能非特异性地多克隆激活T、B淋巴细胞；有的支原体在体内外能诱导多种细胞因子和黏附分子的产生。

（一）支原体感染与特异性免疫应答

1.特异性抗体的产生

支原体感染后可出现局部和全身的特异性体液免疫应答，如肺炎支原体感染可诱导产生血清抗体，这些抗体可结合补体，抑制肺炎支原体生长，并可在补体存在时溶解肺炎支原体。肺炎支原体感染后，首先出现IgM类抗体，然后出现IgG和IgA类抗体，IgG1和IgG2类抗体有调理作用。IgM类补体结合抗体在感染1周内出现，2～4周达到高峰，维持时间较长，在感染第二个月才开始下降，6～12个月逐渐消失。消失慢的原因可能为肺炎支原体长时间寄居，持续刺激机体产生抗体所致。肺炎支原体感染后获得的免疫力并不持久，特异性IgG类抗体维持时间为1.5～2年，临床上可见到感染后1.5～3年发生再感染的病例。肺炎支原体抗体的存在，对疾病恢复及防御再感染有一定作用。肺炎支原体呈慢性感染过程中，呼吸道黏膜局部产生SIgA类抗体，能阻止肺炎支原体对上皮细胞产生吸附，并抑制肺炎支原体生长，但SIgA类抗体约2～4周后就消失，所以抗感染作用有限。肺炎支原体感染后还可产生IgE类抗体，出现由IgE介导的超敏反应，促使哮喘病急性发作。

体液免疫应答对牛支原体的感染具有一定保护力，但保护不充分。IgG能抑制牛支原体对宿主细胞的黏附作用，降低牛支原体感染水平，同时还可以激活补体，发挥调理作用以吞噬牛支原体，但感染后产生的免疫反应往往不能完全消除牛支原体及其相关疾病，主要是由于牛支原体产生的IgG抗体主要成分是IgG1，而IgG2的水平则有限，大量的IgG1对机体抵抗牛支原体感染的作用非常有限。

2.细胞免疫

支原体肺炎患者感染肺炎支原体后，血中出现肺炎支原体致敏的淋巴细胞，淋巴细胞转化率增高，并出现白细胞移动抑制因子及迟发型皮肤超敏反应，均为肺炎支原体引起的细胞免疫的表现。例如，肺炎支原体感染急性期和恢复期CD3$^+$T变化不显著，而CD4$^+$T明显下降，CD8$^+$T明显上升，CD4$^+$T/CD8$^+$T比值明显下降，说明细胞免疫在肺炎支原体感染发病机制中起一定作用。MP感染机体后，体内存在以Th1细胞为主的免疫失衡，Th1细胞分泌干扰素γ（IFN-γ）等各种细胞因子杀死体内病原体，介导细胞免疫；Th2细胞通过分泌IL-4、IL-13等促进B细胞增殖和分化，介导体液免疫应答，Th1/Th2细胞分化比例失衡，可导致免疫系统紊乱和机体损伤。

牛支原体可诱导T细胞、Th细胞、细胞毒性T细胞以及NK细胞分泌IFN-γ，但是研究者并没有发现单核细胞、树突状细胞和B细胞分泌IFN-γ的现象。T细胞亚群产生的细胞因子对牛支原体病的免疫和炎症反应具有重要调节作用，Th1和Th2这两种细胞反应能相互抵消调节免疫功能的能力。Th17细胞是新发现的不同于Th1和Th2的细胞谱系。Th17的分化和IL-17A的增加在感染早期可能有助于机体对牛支原体的清除，但过高的IL-17A和长期的IL-17A升高可能参与了支原体的致病过程。

（二）支原体感染与自身免疫

肺炎支原体感染可引起红细胞膜抗原结构改变，结构改变的红细胞膜抗原被机体识别为自身抗原，刺激机体产生自身抗体。肺炎支原体感染时产生的冷凝集素就是抗红细胞膜I抗原的自身抗体，为IgM类抗体，可与人红细胞I抗原反应而损伤红细胞，引起自身免疫性溶血性贫血。

（三）交叉反应抗原与免疫病理反应

某些支原体细胞膜糖脂成分或蛋白成分与宿主细胞之间有共同抗原成分而发生交叉反应。这些交叉反应抗体除抗心磷脂抗体为IgM和IgG外，其他抗体均以IgM为主。

已证实肺炎支原体与人体心、肝、脑、肾、平滑肌等组织有部分共同抗原，感染后可产生针对上述组织的交叉反应抗体，引起Ⅱ型超敏反应，如溶血性贫血、血小板减少性紫癜、心肌炎、肾炎、脑膜炎和格林巴利综合征等。产生的IgG类抗体与相应抗原组成的免疫复合物可引起Ⅲ型超敏反应，如心肌炎和肾炎等，从而导致肺脏以外的器官病变而引起并发症。

（四）细胞因子

肺炎支原体膜脂蛋白中的脂质成分可诱导A549细胞mICAM-l表达水平的上调，在很大程度上影响着肺炎支原体所致炎性反应的强弱。肺炎支原体感染的重症肺炎患者血清中IL-6、IL-8、TNF-α水平显著高于健康对照组。

（五）诱导细胞凋亡

支原体感染可能有诱导细胞凋亡的作用，如郭爱珍等人报道，牛支原体感染细胞时分泌MbovP280蛋白，可诱导牛巨噬细胞的凋亡。

（六）非特异性免疫刺激作用

很多支原体具有丝分裂原体，如肺炎支原体、猪鼻支原体等，有促进有丝分裂作用，能非特异地多克隆激活T、B淋巴细胞，引起超常的免疫反应，导致免疫性疾病。支原体产生的超抗原，也可非特异地多克隆激活T、B淋巴细胞。关节炎支原体产生一种强有力的超抗原MAM，能多克隆激活鼠及人T淋巴细胞，释放细胞因子，并能使鼠或人产生自身免疫性关节炎。

（七）免疫抑制作用

支原体对淋巴细胞还具有免疫抑制作用。例如人肺炎支原体能促使肺炎链球菌诱发小鼠败血症。正常情况下肺炎链球菌对小鼠无致病性，但如给小鼠滴鼻接种肺炎支原体后再接种肺炎链球菌，则可引起小鼠严重的肺炎链球菌败血症，以致死亡。牛支原体感染后能产生大量的IgG1和少量的IgG2，而IgG2对病原体的调理作用远远高于IgG1，因此宿主细胞对牛支原体的吞噬作用效率低。在牛支原体感染外周血单核细胞（peripheral blood mononuclear cells，PBMC）后，细胞中免疫抑制因子IL-10的含量显著上升。IL-10能够调整适应性免疫反应，使Th2表达增加，促进IgG1表达量增加，使机体免疫力和调理功能下降，从而有利于牛支原体不被巨噬细胞吞噬。

（八）免疫逃避

肺炎支原体侵入呼吸道后，定位于上皮细胞纤毛隐窝内，以其顶端特殊结构牢固地黏附于上皮细胞表面的受体上，以抵抗黏膜上皮细胞纤毛的清除作用和吞噬细胞的吞噬作用。在无特异性抗体调理前，吞噬细胞的吞噬作用很弱。另外由于肺炎支原体细胞膜上的甘油磷脂与宿主细胞有共同抗原成分，肺炎支原体被误认为是自身成分而允许寄生，逃避了宿主的免疫监视而得以长期寄居。还有支原体主要表面蛋白的迅速改变，可引起抗原变异，从而逃避宿主免疫细胞的识别，如牛支原体能发生表面抗原的高频变异，这些多变的抗原属于膜表面可变蛋白家族（Vsp），协助牛支原体逃避宿主免疫系统的攻击，有利于其在宿主体内长期生存。除此之外，牛支原体分泌的核酸酶MbovNase和MnuA可降解NETs，使其在胞内持续存在，并能利用中性粒细胞的游离特性，在宿主体内进行扩散，入侵其他细胞[1, 16, 20, 23-28]。

第五节　支原体感染诊断

一、肺炎支原体肺炎诊断

肺炎支原体（Mp）是社区获得性肺炎（community-acquired pneumonia，CAP）的主要病原体，由它引起的肺炎称为肺炎支原体肺炎（Mycoplasma pneumoniae pneumonia），其感染分布于全球。我们可以从肺炎支原体肺炎的流行病学、临床症状以及实验室诊断进行确诊，但主要通过实验室诊断确诊。

（一）病原学检查

1.样本的采集

Mp可从咽喉和鼻咽抽取液、痰液、支气管肺泡灌洗液、胸膜腔液及脑脊液中检出。因Mp有黏附细胞作用，故以咽拭子、鼻拭子、痰拭子作为样本为好。样本采集后应浸入培养液并接种后培养。

2.支原体分离培养与鉴定

从肺炎患者咽喉、鼻咽部或胸水中获得的样本，先接种于液体培养基，待酚红指示剂颜色变黄或混浊度增加时再转种至固体培养基。转种至固体培养基（pH值为7.0～8.0），置37 ℃、含5%CO_2环境下培养观察，挑取呈"油煎蛋"样菌落，多次传代进行纯分离，取纯化后的培养物，进行葡萄糖发酵试验、甘露醇分解试验、红细胞吸附试验、溶血试验及特异性抗体抑制生长试验等进行鉴定。

（二）免疫学诊断

1.非特异性诊断

冷凝集试验（cold agglutination test，CA）可检测在4 ℃时凝集人类红细胞的IgM自身抗体。33%～76% Mp感染者冷凝集试验阳性。冷凝集效价在1:64或以上时高度提示Mp感染。

2.特异性诊断

人感染Mp后7～9天，血清特异性抗体开始升高，3～4周达到高峰。获得血清后可进行：①补体结合试验（CF），常规的测定方法，较敏感。②代谢抑制试验（MI），其原理则是Mp抗体抑制其相应支原体的生化反应。③生长抑制试验（GI），其原理为高效价的特异性抗血清直接和Mp细胞膜上的受体作用使之生长受到抑制，需5～7天才能观察结果。④间接血凝试验（IHA），其原理是吸附了支原体抗原的鞣化绵羊红细胞与相应的抗体作用，出现肉眼可见的凝集现象。该法快速、简便、敏感，但易出现非特异凝集，且批次间差异较大。⑤荧光抗体试验（IF），常用间接免疫荧光试验，检测是否含有Mp的IgM或IgG抗体。⑥酶联免疫吸附试验（ELISA），该方法不仅具有高度特异性，而且适用于测定IgM或IgG，快速且经济。⑦蛋白免疫印迹法（WB），利用Mp外膜蛋白P1检测Mp患者血清中是否存在P1蛋白抗体。

（三）分子生物学诊断

1.PCR扩增方法

包括常规PCR、套式PCR（nested PCR）和实时定量PCR（real-time PCR）等，可扩增16S rRNA基因序列，以及P1蛋白的编码基因为靶基因等。

2.DNA探针杂交法

目前用于检测Mp的探针有特异性DNA片段探针及全DNA探针。

（四）辅助检查

1.血液检查

血液检查可见Mp肺炎患者C-反应蛋白、血沉、乳酸脱氢酶、β-球蛋白等指标异常。

2.影像学检查

支原体肺炎感染时首先发生于呼吸道上皮细胞，继之累及周围肺泡而引发肺炎。因此，胸部X线检查阴影沿血管支气管束分布、CT呈小叶中心性颗粒状阴影和细支气管肥厚表现时，应怀疑支原体肺炎。

二、牛支原体肺炎的诊断

针对牛支原体的感染，根据流行病学、临床症状和病理解剖病变，可对牛支原体肺炎作初步诊断。然而牛支原体肺炎的确诊有赖于实验室诊断。

（一）分离培养

按照无菌操作将小块病变肺组织样本涂于PPLO固体培养基表面，于含5% CO_2 的细胞培养箱培养；同时，将小块组织样本放入到PPLO液体培养基中。培养3～5天用光学显微镜低倍观察固体培养基上具有典型的"油煎蛋"样菌落。培养1～3天后，观察到液体培养基由红色变为黄色。

鼻拭子或喉气管拭子也是常用于牛支原体分离培养的样本。将采集的鼻拭子或者喉拭子投入装有含灭菌生理盐水的离心管中，用涡旋仪涡旋来洗脱拭子上的鼻或喉气管分泌物，用0.45 μm滤膜过滤后，涂于PPLO固体培养基表面，以及加入到PPLO液体培养基中。

（二）核酸检测

牛支原体核酸检测常用16S rRNA通用引物对基因组模板（纯培养物或者临床拭子样本）进行PCR扩增，通过PCR产物的序列测定结果进行BLAST比对分析；也可以采用针对牛支原体特异性基因uvrC的引物进行PCR扩增，比较产物大小及测序结果进行判断。

（三）血清学检测

目前市场上有牛支原体抗体检测ELISA试剂盒供应。

三、山羊传染性胸膜肺炎的诊断

山羊传染性胸膜肺炎（Contagious caprine pleuropneumonia，CCPP）是由山羊支原体山羊肺炎亚种（*M. capricolum* subsp. *capripneumonia*，Mccp）引起的一种高度致死性

山羊传染病，是世界动物卫生组织（OIE）法定报告的烈性传染病之一。其临床体征、流行病学和尸检结果可用于该疫病的诊断。病原的分离和鉴定、胸膜液或患肺进行PCR检测可帮助确诊。病原分离鉴定仍是目前OIE确认CCPP的主要依据。

（一）病原分离鉴定

山羊支原体山羊肺炎亚种病原菌分离培养的方法和牛支原体的分离培养方法一致。还可采用渗出液、病变肺组织悬液或胸水用培养基10倍梯度稀释3个梯度到10^{-4}，各梯度稀释液同时接种固体培养基和液体培养基进行培养。虽然Mccp分离鉴定仍是目前OIE认可的病原确诊方法，但是Mccp体外生长缓慢，分离培养困难，样品保存时间过长或经长途运输通常也会导致支原体的失活，故还可将胸水或病变肺组织悬液涂抹玻片，在显微镜下可见到Mccp在活体内呈分枝丝状形态。此外，还应该及时采用其他诊断方法对样本及纯培养物进行检测。

（二）分子生物学诊断

1.PCR检测

采用PCR直接对新鲜或保存的临床病料如鼻液、肺组织、咽拭子、胸膜液等直接检测或进行培养物鉴定。①PCR扩增菌株的16S rRNA基因片段保守区，然后将PCR产物通过Pst I酶切来分析检测扩增产物，只有Mccp菌株扩增的DNA序列可酶切出3个片段。还可以通过测序后BLAST进行比对分析。②以Mccp的arcD基因为靶基因进行特异性PCR扩增，结合产物大小及测序结果进行判断。

2.快速核酸检测技术

包括重组酶聚合酶扩增反应（RPA）结合试纸条方法、环介导等温扩增（LAMP）方法，以及依赖于快速检测仪器的隔绝式恒温扩增反应等，均可用于快速检测样本中的Mccp核酸或对分离培养物进行快速鉴定。

（三）血清学诊断

目前常用的方法有以下几种：补体结合试验（CFT）、乳胶凝集试验（LAT）、间接血凝试验（IHA）和竞争性酶联免疫吸附试验（C-ELISA）。

1.补体结合试验（CFT）

CFT是目前CCPP国际贸易指定检疫试验，但该方法敏感性差，与能感染羊的Mmc抗体可发生交叉反应。

2.乳胶凝集试验（LAT）

LAT是将提取Mccp培养物上清中的分泌多糖致敏到乳胶颗粒上，检测羊血清中的Mccp抗体，羊血清中若存在特异性抗体则出现凝集现象，可检测IgG和IgM，因此可用于早期辅助诊断。该方法具有良好的特异性，易于操作且时间短，不需要特殊仪器和专业培训的人员，适合于田间抗体筛查。

3.间接血凝试验（IHA）

IHA采用的是提取Mccp培养物上清液的分泌多糖，经致敏戊二醛、鞣酸处理的绵羊红细胞制成检测抗原，检测羊血清中的Mccp抗体，若羊血清中存在特异性抗体则出现绵羊红细胞凝集现象。

4.竞争性酶联免疫吸附试验（C-ELISA）

利用Mccp特异性单抗（Mab 4/52）建立的C-ELISA试剂盒已经商业化，该方法具有很好的特异性和敏感性[1, 11, 12, 29]。

第六节　支原体预防与治疗

一、支原体疫苗研究进展

（一）肺炎支原体疫苗研究进展

人用肺炎支原体疫苗仍处于研发阶段，主要有减毒活疫苗、灭活疫苗、多肽类疫苗、亚单位疫苗、DNA疫苗及活载体疫苗等。20世纪60年代开展的Mp灭活疫苗对人的免疫保护力较低，针对Mp的减毒活疫苗研究较少。国外学者Vizarraga等研究发现P1蛋白C端结构域诱导的多克隆抗体可抑制Mp的黏附，还有研究报道CARDs的C端可引起Mp感染的抗体反应，这些研究为多肽疫苗的开发提供了数据支持。国内外学者改造免疫原性蛋白P1、P30、P116，去除抗原中有害和无关的成分，保留其原有抗原效应成分制备重组蛋白亚单位疫苗，如利用P1、P30、P116蛋白的表面定位区和黏附区设计成新的重组蛋白HP14/30以及P116N-P1C-P30，免疫机体时诱导机体产生高水平的IgA抗体。DNA疫苗是将抗原基因重组到相应载体中，经过加工后注入人体，抗原基因在体内表达相应抗原，刺激机体产生抗体的疫苗。Zhu等人通过融合P1蛋白基因和大肠杆菌不耐热毒素B亚单位基因生产的DNA疫苗，在小鼠中可产生对Mp感染的免疫保护，但在DNA疫苗用于人类之前，还需要解决免疫途径免疫耐受、与人类染色体潜在整合等问题。

（二）牛支原体疫苗研究进展

目前牛支原体尚无商业化疫苗。牛支原体皂化灭活疫苗在抵抗牛支原体强毒株感染实验中表现出较好的保护性，注射疫苗的牛群比未注射牛群出现更少的肺炎症状，同时牛支原体在体内器官中分布减少。给牛犊注射该疫苗，可显著降低死亡率。然而有研究者使用Triton X-114抽提的膜蛋白和亲和纯化的抗原混合物免疫注射时，却加重了肺炎的发生。利用反向疫苗学鉴定牛支原体的免疫保护性蛋白、开发亚单位疫苗、DNA疫苗、多肽疫苗、载体疫苗等的研究还在进行中，尚未取得突破。国内郭爱珍等人利用体外连续传代牛支原体临床分离株HB0801，使该菌株致病性减弱，从而获得一株免疫原性良好的疫苗菌株，未来可能应用于牛支原体病的防控中。

（三）山羊支原体山羊肺炎亚种疫苗研究进展

最早预防CCPP的试验性疫苗是用高代次Mccp活菌制成，气管内接种证明其无害，并可使山羊抵抗病毒。鸡胚弱毒疫苗是通过鸡胚培养传代，致弱而研制的弱毒疫苗，给山羊接种后免疫效果良好，但对孕母羊不够安全，可能会引起流产。我国于1958年研制成功氢氧化铝组织灭活疫苗，对控制山羊传染性胸膜肺炎的流行起到了很大作用，该疫苗保护率在75%以上。近年来，先后研制成功了山羊支原体肺炎二联灭活疫苗和山羊传染性胸膜肺炎灭活疫苗，采用纯培养物菌体制成抗原，具有良好的保护作用，免疫期6个月以上，保存期1年以上，但生产工艺复杂、生产成本高。国外也研制了灭活疫苗，肯尼亚使用皂角苷灭活支原体制成灭活疫苗，目前在部分东非国家生产应用，保存期至少14个月，免疫期在1年以上，但同样具有生产工艺复杂、成本高的缺陷。

二、支原体病治疗

（一）肺炎支原体肺炎的治疗

1. 普通治疗

①呼吸道隔离：尽可能做好呼吸道隔离，防止其他呼吸道病毒的传播感染，从而防止再感染或交叉感染。②护理周到：保持患者所在环境温度在18℃～20℃，相对湿度在60%，保持室内空气新鲜流通。③保持呼吸道畅通：本病的基本病理改变是间质性肺炎及急性毛细支气管炎，所以病变部位黏膜上皮细胞损伤严重，纤毛运动消失，炎性分泌物较多，排出困难，因此要经常翻身、拍背、变换体位，促进分泌物排出，必要时可适当吸痰，清除黏稠分泌物，以保持呼吸道通畅。④给氧：病情严重有缺氧表现者，或有气道梗阻现象者，应及时供氧。

2. 对症治疗

肺炎支原体肺炎的突出表现为频繁而剧烈的咳嗽，严重影响患者的睡眠和休息。因此，除加强呼吸道的护理外，还应做对症处理，如：①适当给予镇静剂如安定或苯巴比妥；②酌情给予小剂量可待因镇咳，但次数不宜过多；③止咳化痰药物如甘草合剂、必嗽平等；④平喘药物对伴喘憋严重者可用异丙肾上腺素糜蛋白酶雾化吸入，亦可用沙丁胺醇口服或雾化吸入，或氨茶碱口服，氢化可的松加葡萄糖液静脉滴注均可。

3. 抗生素治疗

Mp对某些抗生素敏感，可选用抑制微生物蛋白质合成的大环内酯类抗生素（如红霉素、螺旋霉素、罗红霉素、阿奇霉素、克拉霉素等），作用于DNA旋转酶的喹诺酮类抗生素（如诺氟沙星、环丙沙星、左氧氟沙星、莫西沙星等），和四环素类抗生素（如多西环素、米诺霉素等）等进行治疗。

4. 免疫抑制剂的使用

Mp感染急性期病情较重者，或肺部病变迁延而出现肺不张、肺间质纤维化、支气管扩张者，或有肺外并发症者，可用类固醇激素，如氢化可的松、地塞米松、泼尼松等。

5. 肺外并发症的治疗

病情迁延不愈，或病情加剧时，应考虑有肺外并发症的发生，应把肺外并发症和支原体肺炎当作整体疾病看待。因此，除积极治疗肺炎、控制Mp感染外，均应针对不同并发症采用不同的对症处理办法。

（二）牛支原体肺炎的治疗

1. 综合防控

（1）控制传染源：对养殖场中的牛进行检查，一旦发生牛支原体感染，应尽快将感染牛隔离，并遵循"早发现、早治疗"的基本原则。对病死牛及其污染物应及时消毒和无害化处理。

（2）加强牛场日常管理：牛群密度要适中，日粮平衡，保证牛舍的通风、干燥和清洁。做好冬季防寒和夏季防暑工作，定期消毒牛舍以及饲喂工具。条件允许时，可将初生牛犊与母牛分离饲养，给犊牛喂食巴氏消毒后的初乳和常乳。

（3）抗运输应激：做好牛群运输前后及运输过程中的抗应激工作。先确保从无疫区引进牛，接种口蹄疫疫苗，并做好牛舍的消毒，抗应激饲料、优质粗饲料和药品储备。

2.抗生素治疗

由于牛支原体缺乏细胞壁，对β-内酰胺类抗生素不敏感，对磺胺类药物有天然耐受性，治疗牛支原体病的敏感药物宜选大环内酯类、四环素类、氨基糖苷类和氟喹诺酮类。

（三）山羊传染性胸膜肺炎的防治

1.综合防控

本病是接触性传染，因此在本病发生时，应严格遵守防疫制度，做好检疫，防止病羊移动，进行隔离消毒，采用敏感抗生素进行治疗，并紧急进行疫苗接种，严禁外地山羊进入等措施，同时对病羊的畜舍及用具进行消毒，及时将病死羊进行消毒后无害化处理。对疫病群中还没有出现症状的山羊，应封锁在一定地区饲养，同时普遍注射疫苗，在注射疫苗后10天内，作多次检查，凡出现症状或体温高热持续2天以上的，应进行隔离治疗。同时，加强饲养管理，注意做好冬季防寒和夏季防暑工作，为羊只提供营养均衡的日粮，积极推行精细化管理，尽可能地避免应激因素。

2.抗生素治疗

Mccp对大环内酯类、四环素类、氯霉素类等广谱抗生素均敏感，可以用这类制剂进行治疗。也有报道称用新砷矾钠明（914）治疗和预防均有效，可获得良好效果。现常用泰乐菌素、氟苯尼考注射液联合用药。如上午使用泰乐菌素50万IU，用地塞米松10 mL稀释，按10 000 IU/kg注射，发热明显的加安痛定5～10 mL；下午用氟苯尼考注射液按0.2 mL/kg，连续3～5天。也可用土霉素、氯霉素或用磺胺嘧啶配成4%水溶液皮下注射治疗，效果良好。新抗生素类药物如加米霉素，对支原体感染也具有较好的疗效[1, 10, 11, 16-19]。

（储岳峰，付　磊）

参考文献

［1］吴移谋,叶元康.支原体学［M］.2版.北京:人民卫生出版社,2008.

［2］BROWNING GF C C.Mollicutes Molecular Biology and Pathogenesis［M］.London:Caister Academic Press,2014.

［3］RAZIN S,YOGEV D,NAOT Y.Molecular biology and pathogenicity of mycoplasmas［J］. Microbiol Mol Biol Rev,1998,62（4）:1094-1156.

［4］BALISH M F.Mycoplasma pneumoniae,an underutilized model for bacterial cell biology

［J］.J Bacteriol,2014,196(21):3675-3682.

［5］胡长敏,石磊,龚瑞,等.牛支原体病研究进展［J］.动物医学进展,2009,30(8):73-77.

［6］KUMAR S,ROY R D,SETHI G R,et al.Mycoplasma pneumoniae infection and asthma in children［J］.Trop Doct,2019,49(2):117-119.

［7］WAITES K B,XIAO L,LIU Y,et al.Mycoplasma pneumoniae from the Respiratory Tract and Beyond［J］.Clin Microbiol Rev,2017,30(3):747-809.

［8］MCGOWIN C L,TOTTEN P A.The Unique Microbiology and Molecular Pathogenesis of Mycoplasma genitalium［J］.J Infect Dis,2017,216(suppl_2):S382-S388.

［9］CAPOCCIA R,GREUB G,BAUD D.Ureaplasma urealyticum,Mycoplasma hominis and adverse pregnancy outcomes［J］.Curr Opin Infect Dis,2013,26(3):231-240.

［10］DUDEK K,SZACAWA E,NICHOLAS R A J.Recent Developments in Vaccines for Bovine Mycoplasmoses Caused by Mycoplasma bovis and Mycoplasma mycoides subsp. mycoides［J］.Vaccines (Basel),2021,9(6):549.

［11］DUDEK K,SZACAWA E.Mycoplasma bovis Infections:Occurrence,Pathogenesis, Diagnosis and Control,Including Prevention and Therapy［J］.Pathogens,2020,9(12): 994.

［12］ZHANG J P,LIU Z C,JIANG J X,et al.Rapid detection of Mycoplasma mycoides subsp. capri and Mycoplasma capricolum subsp.capripneumoniae using high-resolution melting curve analysis［J］.Sci Rep,2021,11(1):15329.

［13］MAKSIMOVIC Z,RIFATBEGOVIC M,LORIA G R,et al.Mycoplasma ovipneumoniae:A Most Variable Pathogen［J］.Pathogens,2022,11(12):1477.

［14］TAO Y,SHU J,CHEN J,et al.A concise review of vaccines against Mycoplasma hyopneumoniae［J］.Res Vet Sci,2019,123:144-152.

［15］FEBERWEE A,DE WIT S,DIJKMAN R.Clinical expression,epidemiology,and monitoring of Mycoplasma gallisepticum and Mycoplasma synoviae:an update［J］.Avian Pathol,2022,51(1):2-18.

［16］王慧霞,李羚.肺炎支原体致病机制及其疫苗的研究进展［J］.微生物学免疫学进展, 2022,50(1):77-82.

［17］张轩,储岳峰,逯忠新.家畜重要支原体病疫苗的研究进展［J］.中国兽医科学,2011, 41(12):1314-1320.

［18］季文恒,吴娅琴,翟肖辉,等.牛支原体疫苗的研究进展［J］.中国畜牧兽医,2018,48 (3):763-769.

［19］PEREZ-CASAL J,PRYSLIAK T,MAINA T,et al.Status of the development of a vaccine against Mycoplasma bovis［J］.Vaccine,2017,35(22):2902-2907.

［20］ZHAO G,ZHU X,ZHANG H,et al.Novel Secreted Protein of Mycoplasma bovis MbovP280 Induces Macrophage Apoptosis Through CRYAB［J］.Front Immunol,2021, 12:619362.

［21］MITIKU F,HARTLEY C A,SANSOM F M,et al.The major membrane nuclease MnuA degrades neutrophil extracellular traps induced by Mycoplasma bovis[J].Vet Microbiol, 2018,218:13-19.

[22] ZHANG H, ZHAO G, GUO Y, et al. Mycoplasma bovis MBOV_RS02825 Encodes a Secretory Nuclease Associated with Cytotoxicity[J].Int J Mol Sci,2016,17(5):628.

[23] SEGOVIA J A, CHANG T H, WINTER V T, et al. NLRP3 Is a Critical Regulator of Inflammation and Innate Immune Cell Response during Mycoplasma pneumoniae Infection[J].Infect Immun,2018,86(1).

[24]季文恒,储岳峰,赵萍,等.牛支原体逃避宿主免疫的研究进展[J].畜牧兽医学报, 2017,48(3):393-402.

[25]季文恒,陈胜利,赵萍,等.牛支原体致病机理的研究进展[J].中国预防兽医学报, 2018,40(4):361-367.

[26]李明霞,郝华芳,赵萍,等.牛支原体黏附和侵入宿主细胞的研究进展[J].中国兽医学 报,2018,38(7):1440-1444.

[27]NISHI K,GONDAIRA S,FUJIKI J,et al.Invasion of Mycoplasma bovis into bovine synovial cells utilizing the clathrin-dependent endocytosis pathway[J]. Vet Microbiol, 2021, 253: 108956.

[28]季文恒,陈胜利,郝华芳,等.牛支原体诱导宿主免疫应答的研究进展[J].中国兽医科 学,2020,50(4):512-518.

[29]MIYASHITA N,KAWAI Y,KATO T,et al.Rapid diagnostic method for the identification of Mycoplasma pneumoniae respiratory tract infection[J].J Infect Chemother, 2016, 22 (5):327-330.

第十七章　衣原体

衣原体（chlamydia）是一类严格真核细胞内寄生，且具有独特发育周期并能通过细菌滤器的原核细胞型微生物，其祖先可追溯到大约20亿年前。人类、野生或家养哺乳动物、禽类、爬行动物以及鱼类均可经呼吸道、消化道或眼结膜等部位感染衣原体。人感染衣原体可引起眼部感染（沙眼）致盲，也可引起泌尿生殖道感染，导致输卵管性不孕（输卵管阻塞），还可引起咽炎、支气管炎和肺炎等呼吸道感染，甚至引发动脉粥样硬化和冠心病等。动物感染衣原体会引起多种疾病，如鸟禽的鹦鹉热（鸟疫），哺乳动物的流产、肺炎、肠道炎、多发性关节炎、角膜结膜炎，以及公畜睾丸炎、尿道炎等，严重威胁着动物机体的健康。

第一节　概述

一、生物学特性

衣原体具有特殊的两相发育周期，即原体（elementary body，EB）和始体（reticulate body，RB）阶段，原体和始体在形态、结构和功能上差异很大。原体呈球形或椭圆形，直径为0.2～0.4 μm，是发育成熟、无繁殖能力、具有高度感染性的衣原体。原体能够在严酷的细胞外环境中生存，主要在于二硫键交联的蛋白质网络形成的细胞壁，也称外膜复合物，可抵抗物理压力。原体具有很高的代谢和生物合成活性，并依赖D-葡萄糖-6-磷酸作为能量来源[1]，原体中含有丰富的葡萄糖分解代谢所需蛋白质，这些蛋白质可用于原体进入宿主细胞时的代谢活动，促进原体分化成始体[2]。原体在感染后1～2 h内通过配体与宿主细胞表面受体结合，使宿主细胞将原体吞饮，形成包涵体（inclusion），实验中常以包涵体形成单位（inclusion forming unit，IFU）计数衣原体感染剂量。感染6～8 h后，原体的一些早期基因开始转录，经8～16 h，中期的一些介导营养获取和维持宿主细胞活力的效应分子基因开始表达，原体发育成始体。始体呈圆形或椭圆形，直径为0.5～1 μm，电子密度较低，无胞壁。始体不具备感染性，但其代谢十分活跃，呈网状分布在胞浆中。始体通过二分裂的繁殖方式分裂。感染30 h后，包涵体内子代原体出现，始体以异步的方式转变为原体，衣原体出现始体和原体两种形态。包涵体是空泡内的原体和始体的统称，发育到一定阶段会使细胞膜破溃释放原体，继而感染新的宿主细胞，周而复始。始体可进入一种异常增大的、持久的、非分裂的状态，称为衣原体持续性感染，持续性感染可能代表一种逃避宿主免疫系统的机制。当环境刺激消失时，始体恢复复制能力，持续性感染状态结束[3]（图17-1）。

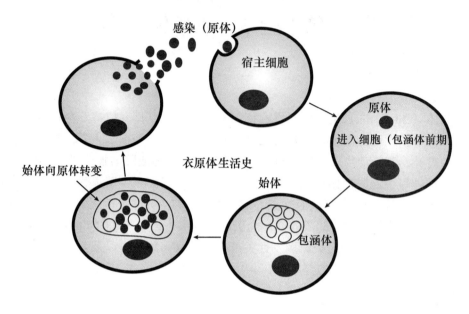

图17-1　衣原体的双相发育周期

衣原体属衣原体目（Chlamydiale）衣原体科（Chlamydiaceae）衣原体属（Chlamydia），随着检测技术的不断进步和科学家的不停探索，近年来更多的新衣原体种类被发现，目前被报道的衣原体有12个种，分别是沙眼衣原体（*Chlamydia trachomatis*）、肺炎衣原体（*Chlamydia pneumoniae*）、鹦鹉热衣原体（*Chlamydia psittaci*）、反刍动物衣原体（*Chlamydia pecorum*）、流产衣原体（*Chlamydia abortus*）、猪衣原体（*Chlamydia suis*）、鸟衣原体（*Chlamydia avium*）、家禽衣原体（*Chlamydia gallinacea*）、鼠衣原体（*Chlamydia muridarum*）、猫衣原体（*Chlamydia felis*）、豚鼠衣原体（*Chlamydia caviae*）、朱鹭衣原体（*Chlamydia ibidis*）[4]。

衣原体基因组为环状闭合的双链DNA，其中衣原体科的基因组大小为1.0～1.24 Mb，蛋白质编码区较少，约占大肠埃希菌基因组的1/4。衣原体科基因组中每个基因有1～2个核糖体操纵子，总16S rRNA和23S rRNA基因差异均小于10%，在16S～23 S基因间隔无tRNA，G+C含量为39%～41%。某些衣原体存在染色体外质粒和噬菌体基因。

二、衣原体流行病学

沙眼衣原体病是一种常见的多发疾病，好发于儿童时期，但男女老少均可罹患，无明显季节性。据估计全球有3亿～6亿人患沙眼，其中700万～900万人因此失明。肺炎衣原体导致平均10%的社区获得性肺炎的发生。据估计，全球20岁以上的成年人几乎都受到过该病原体的感染，其血清抗体阳性率可达50%～70%。由于该病感染多以隐蔽方式存在，大部分感染者在无明显临床症状后即自愈。肺炎衣原体主要通过人与人之间经飞沫或呼吸道分泌物传播，人也可通过接触动物或外界环境后感染。鹦鹉热衣原体宿主范围广泛，是一种自然疫源性病原体。

动物感染衣原体在亚洲、欧洲、非洲、南美洲、北美洲、大洋洲都有报道，对当地动物的健康造成了不同程度的损害。流产衣原体在全球流行，是世界范围内最常见的流产感染原因之一，其引起的大规模流产给全球大多数地区造成了不容忽视的经济损失。据文献公布的数据，我国的动物衣原体病流行严重。间接血凝试验（indirect hemagglutination assay，IHA）检测发现，我国至少有11个省发生过禽类衣原体病，有11个省发生过绵羊和山羊的衣原体病，有15个省发生过猪的衣原体病，有13个省发生过牛的衣原体病，有5个省发生过牦牛衣原体病。衣原体对我国的动物健康造成了严重的威胁[5]。

第二节 衣原体致病机制与免疫特性

一、致病机制

1. 衣原体Ⅲ型分泌系统

衣原体Ⅲ型分泌系统（type Ⅲ secretion system，T3SS）是一种由20～35种蛋白质组成的蛋白质转运系统，横跨包涵体膜和宿主细胞内外膜，直接将效应蛋白分泌到宿主细胞质。T3SS效应蛋白一旦进入宿主细胞质，就可与宿主细胞发生联系，在衣原体的入侵、存活和释放等方面发挥重要作用[6]。衣原体Ⅲ型分泌系统的基本组成部分包括：①分泌系统中高度保守的核心部分，跨越衣原体内膜、周质间隙和外膜的基础装置蛋白；②连接衣原体与宿主细胞膜空隙的针尖复合物蛋白（NC和TC）；③由一系列伴侣蛋白和调节蛋白构成，在细胞质中发挥作用的细胞质辅助蛋白（AC）；④帮助衣原体分泌底物通过在真核细胞膜上形成的孔而进入宿主细胞浆的分泌性转运蛋白（Tarp）[7]（图17-2）。

2. 衣原体T3SS在感染中的作用

T3SS在衣原体整个发育周期中的作用较大。衣原体在感染细胞的过程中，通过T3SS发挥如下作用：①衣原体黏附宿主细胞，调节宿主细胞骨架以便衣原体进入细胞。衣原体进入非吞噬上皮细胞伴随宿主细胞质膜的改变。目前已证明Inc蛋白IPAM和InaC参与微管、微丝的破坏和高尔基体的重定位，非Inc蛋白Tarp、CT694和CT166通过调节宿主细胞肌动蛋白骨架促进衣原体入侵。②影响宿主细胞免疫反应。衣原体感染宿主细胞会产生多种效应因子，使宿主产生免疫反应。Inc蛋白Cap1（CT442）和CrpA（CT529）刺激机体产生适应性免疫反应，CT143刺激促炎因子分泌，非Inc蛋白TepP调节宿主细胞固有免疫信号。③调节宿主细胞囊泡和非囊泡运输。因为衣原体缺乏所需生物合成酶，所以需要与各种宿主途径进行复杂的相互作用以获取鞘磷脂、胆固醇和甘油磷脂等，包括囊泡运输和非囊泡运输途径。囊泡运输可通过宿主可溶性N-乙基马来酰亚胺敏感因子附着受体（SNARE）的募集来调节，是细胞内融合机制的关键组成部分。至少有3个Inc蛋白（IncA、IPAM和IncC）含有SNARE基序，它们能够像SNARE蛋白一样发挥作用从而抑制囊泡融合。IncD和IncV参与非囊泡运输。IncD可与CERT相互作用并将其招募至内质网–包涵体MCS处，从而调控宿主细胞非囊泡运输。④参与染色质的重塑。目前已发现非Inc蛋白NUE和CT460参与染色质的重塑。蛋白质核效应因子（NUE）是含有SET结构域的衣原体蛋白，此结构域主要存在于控制基因表达和染色质结构的真核细胞组蛋白甲基转移酶中。⑤调控衣原体EB的产生及释放。一方面，衣原体可通过细胞裂解或挤压的方式将EB从宿主细胞释放。EB裂解释放导致宿主细胞死亡，涉及半胱氨酸蛋白酶及细胞质膜的破裂；另一方面，若在挤出过程中使宿主细胞保持完整，就可使宿主细胞膜收缩然后排出EB。现已发现Inc蛋白CT228、MrcA和非Inc蛋白CT622参与此过程。⑥调控宿主细胞凋亡。沙眼衣原体Inc蛋白中的CpoS、IncC和CT383抑制宿主细胞凋亡，非Inc蛋白CADD参与宿主凋亡机制从而促进细胞凋亡。

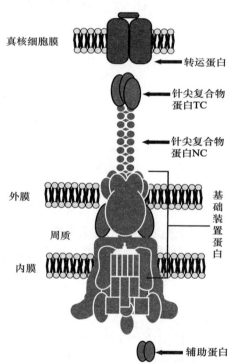

真核细胞膜 ← 转运蛋白

← 针尖复合物蛋白TC

← 针尖复合物蛋白NC

外膜　　基础装置蛋白

周质

内膜

← 辅助蛋白

图 17-2　衣原体Ⅲ型分泌系统

3. 衣原体其他因子致病机制

　　衣原体可引起不同宿主各种特异性疾病。衣原体的基因组很小，几乎丧失了所有合成氨基酸、脂肪酸、辅助因子、维生素的能力。一旦衣原体进入细胞内，其包涵体就与宿主细胞发生相互作用，以获取衣原体繁殖过程中所需的营养物质。随着子代衣原体数量的不断增加，包涵体不断增大。衣原体蛋白酶样活性因子（chlamydial protease/proteasome-like activity factor，CPAF）降解由F-肌动蛋白和中间丝（IFS）组成的、用于维持包涵体结构完整性的细胞骨架结构，以利于包涵体的增大及成熟EB的释放。CPAF还可使中间丝蛋白在包涵体表面形成丝蛋白，一方面利于包涵体的稳定和扩大，另一方面使得包涵体逃避机体的免疫清除。衣原体包涵体不断增大，导致细胞压力增大，造成细胞受损，甚至引起部分细胞死亡。

研究发现鹦鹉热衣原体可促进抗凋亡蛋白Mcl-1表达并抑制促凋亡蛋白tBid和Bim的表达，也可通过JAK/STAT3信号通路抑制Bax蛋白表达，与此同时对细胞内促凋亡酶（Caspase-3、Caspase-7、Caspase-9、PARP）的活性也有抑制作用以阻止细胞凋亡。此外，沙眼衣原体通过磷酸肌醇依赖性蛋白激酶（PDPK1）-MYC途径使细胞产生大量的己糖激酶（HKII），增加线粒体与己糖激酶（HKII）的结合以抑制宿主细胞凋亡。CD95作为肿瘤坏死因子（TNF）和神经生长因子（NGF）分子受体超家族成员，主要通过Caspase的激活和线粒体途径来调节细胞凋亡。研究表明，沙眼衣原体和肺炎衣原体感染细胞后可产生相同的抗凋亡活性，如阻断CD95诱导的凋亡途径，从而抑制Caspase3和Caspase9的活性，阻止线粒体中细胞色素C的释放，然而这种活性不影响死亡受体凋亡通路的激活。因此，Mcl-1和CD95是衣原体抑制宿主细胞凋亡的重要分子。此外，肺炎衣原体通过细胞外调节蛋白激酶1/2（ERK1/2）通路可上调凝集素样氧化型低密度脂蛋白受体（LOX-1）的表达来诱导人脐静脉内皮细胞凋亡。

二、抗原

1. 主要外膜蛋白

主要外膜蛋白（major out membrane protein，MOMP）是一种约40kDa的蛋白质，约占衣原体外膜总蛋白的60%。在结构上，MOMP有四个可变区域（VD），这决定了衣原体每个血清型的特性。MOMP是一种免疫显性抗原，具有多个T细胞和B细胞表位，可诱导T细胞免疫和中和抗体产生。MOMP含有7个半胱氨酸残基，该类残基在当前发现的衣原体种中保守，对二硫键连接MOMP低聚物的形成起关键作用，且这些低聚物对维持衣原体外膜的完整性必不可少。MOMP跨膜7次，N端和C端面向周浆间隙，4个VD环位于表面，另有3个环面向周浆间隙。VD1区缝补在MOMP多肽链的64~83位氨基酸残基，VD2、VD3和VD4则分别位于MOMP多肽链氨基酸的139~160位、224~237位和288~317位。VD4位于外膜的高柔韧区域或附近，可修饰蛋白孔道。MOMP的可变区暴露在表面，易于与抗体结合；保守区埋于细胞膜中，不易被抗体识别[8]。

2. 外膜复合物蛋白

衣原体外膜复合物蛋白B（out membrane complex protein B，OmcB）含有24个半胱氨酸残基，是衣原体中第二大丰富的外膜蛋白，大小约为60kDa，含量仅次于MOMP。OmcB在衣原体物种中高度保守，对其氨基酸序列进行分析表明，该蛋白是一种碱性结构蛋白，它参与复制性始体向感染性原体的转化，并被认为有助于保持原体细胞壁的刚性和渗透稳定性。OmcB是衣原体的免疫优势蛋白，研究者收集120例沙眼衣原体感染患者的血清与重组OmcB融合蛋白进行反应，结果阳性率达87.5%。被衣原体感染的家兔和小鼠所产生的免疫血清经IFA检测，发现全部含有高浓度的抗OmcB特异性抗体，证实OmcB具有强抗原性。融合诱导表达OmcB C端蛋白，免疫小鼠制备抗OmcB血清，收集沙眼衣原体患者阳性血清，通过ELISA检测，表明纯化的融合蛋白OmcB与免疫血清和患者血清均可发生特异性结合。

沙眼衣原体OmcB在黏附和入侵宿主细胞中起重要作用，也可在人和动物体内引起强烈的免疫反应，因此常作为候选抗原用于血清学诊断试剂盒[9]。

3. 衣原体蛋白酶样活性因子

2001年钟光明等首次克隆并鉴定了衣原体蛋白酶样活性因子（chlamydial protease/proteasome-like activity factor，CPAF），该分子由沙眼衣原体ORF CT858编码，合成后分泌进入宿主细胞浆中。该研究同时证实，沙眼衣原体感染引起的细胞MHCⅠ和MHCⅡ类分子表达下调与CPAF有关，CPAF可选择性降解促进MHCⅠ和MHCⅡ类分子表达的转录调控因子RFX5及USF-1。沙眼衣原体编码的CPAF除了下调宿主细胞MHC分子的表达之外，还对促凋亡的BH3-only成员如Bim、Bik、Puma具有降解作用，发挥凋亡抑制效应。沙眼衣原体编码的末端特异性蛋白酶（tail-specific protease，Tsp，CT441）具有特异性切割RelA/p65的活性[10]，但是CT441主要定位于衣原体包涵体内，而CPAF分布在包涵体外的细胞浆中，因此，衣原体感染的细胞中RelA/p65可能主要由CPAF进行降解[11]。

CPAF除了上述功能外，还参与对细胞骨架蛋白、核蛋白PARP、细胞周期蛋白Cyclin B1，以及衣原体包涵体蛋白等的降解。尽管目前CPAF在细胞内的蛋白酶活性大小还存在一定的争议，然而通过特异性蛋白酶抑制剂lactacystin抑制衣原体感染的细胞内CPAF的活性，可以显著影响衣原体的增殖和子代感染力。因此，CPAF在衣原体感染和持续性感染过程中发挥重要作用。

4. 多形态膜蛋白

多形态膜蛋白（polymorphic membrane protein，Pmp）最早是由Cevenini等在羊衣原体性流产株的外膜蛋白复合物中鉴定出来的。衣原体株内或种内Pmp的氨基酸序列一致性较高。不同的衣原体种Pmp的数量不一样，已发现鹦鹉热衣原体至少有6个基因编码Pmp90和Pmp98蛋白家族，肺炎衣原体有21个基因编码Pmp1~Pmp21，沙眼衣原体有9个基因编码PmpA~PmpI。研究证明，Pmp蛋白是自我转运蛋白，PmpD具有包含娩出域和C段移位区等分子结构的自我转运蛋白的典型信号肽，2D电泳技术也证明了其运输蛋白的功能。除了自我转运蛋白的功能外，PmpD还与多种细菌黏附素有同源性，如立克次体的OpmA、大肠埃希菌ETEC的TibA、弗朗西斯菌的FN0291和鼠疫耶尔森菌的HMWA等。所谓黏附素，是指细菌表面能够与真核细胞表面物质相结合的成分，因此，黏附素决定细菌的组织嗜性、侵袭性和毒力。Pmp家族成员具有共同特征，即含有GGAI/L/V和FXXN 4个氨基酸的高度重复序列，其中GGAI/L/V重复2~12次，FXXN重复4~23次。目前认为，所有蛋白只要含有1个以上GGAI/L/V重复序列就与黏附素有关。因此可以说Pmp是黏附蛋白[12]。

5. 热休克蛋白

热休克蛋白60（HSP60）高度保守，广泛存在于原核生物和真核生物中。氨基酸序列分析已经证实衣原体HSP60和其他细菌及人的HSP60具有同源性，它们的抗原表位之间有明显的交叉反应。HSP60是衣原体的主要抗原之一，存在于细胞质中。在由衣原体引起的慢性感染性疾病中，衣原体HSP60起到了主要的作用。衣原体HSP60主要存在于网状体中，但在其他不同发育形式中也存在。衣原体HSP60是炎症等免疫病理机制中的重要调节因子。HSP60能够非特异性地对天然免疫系统中的细胞产生作用，如人HSP60诱导树突状细胞的成熟，释放TNF-α、IL-12和IL-1β，并活化Th1型细胞。分子模拟理论认为，衣原体HSP模拟宿主HSP，通过免疫反应加剧动脉硬化[3]。

6.脂多糖

脂多糖（lipopolysaccharide，LPS）已被研究证明是存在于被感染宿主细胞膜表面的衣原体成分，其从包涵体中释放并到达宿主细胞膜上。衣原体LPS抗原属特异性抗原。衣原体的LPS与其他革兰阴性菌的LPS相似，但缺乏O特异性多糖部分和部分核心多糖，带有一个属特异性的抗原表位，该抗原表位对高碘酸盐敏感，可用于衣原体血清学诊断。不同衣原体LPS间有共同的组特异性抗原，也有属和株特异性抗原。针对LPS的荧光标记抗体在衣原体感染的实验室诊断中有很大的应用价值。鹦鹉热衣原体的LPS具有内毒素作用，静脉注射可导致小鼠中毒死亡。

三、抗衣原体感染免疫及衣原体免疫逃避

机体被衣原体感染后，首先发挥的是固有免疫（innate immunity），又称先天性免疫或非特异性免疫（non-specific immunity），然后诱导适应性免疫（adaptive immunity），又称获得性免疫（acquired immunity）或特异性免疫（specific immunity）。

1.抗衣原体感染免疫

固有免疫是机体抵御衣原体入侵的第一道防线。参与固有免疫的主要成分有上皮细胞、中性粒细胞、巨噬细胞、树突状细胞、抗微生物肽等。上皮细胞的免疫反应对抑制衣原体感染起重要作用。上皮细胞位于黏膜表面，形成屏障结构，限制衣原体及其毒性产物进入黏膜下。上皮细胞是分泌前炎症细胞因子的主要细胞。在黏膜下组织中还存在包括巨噬细胞和树突状细胞在内的抗原递呈细胞，对穿透上皮细胞屏障的衣原体进行吞噬和摄取。局部抗衣原体感染的微环境还包括防御素、溶菌酶、乳铁蛋白和锌在内的先天免疫成分。急性衣原体感染的一个重要特征是早期有大量中性粒细胞在感染部位聚集，表明中性粒细胞在控制衣原体早期感染中起了重要作用。激素水平对衣原体感染机体也具有一定的影响。在动物实验中，孕激素预处理组表现为衣原体的易感性增加并发生持续性感染；而雌激素处理组衣原体易感性降低，动物处于发情期，衣原体感染表现为自限性。

机体被衣原体感染后，除了固有免疫发挥一定作用外，同时还能诱导机体产生适应性免疫，包括特异性细胞免疫（cell-mediated immunity）和体液免疫（humoral immunity）。

衣原体感染细胞免疫反应的特点是大量的T细胞渗入感染区域。在对抗衣原体感染的保护性免疫发展过程中，最重要的细胞免疫反应之一是CD4⁺T细胞和CD8⁺T细胞抗原特异性分泌IFN-γ的反应。小鼠模型研究表明，生殖器衣原体感染的解决依赖于产生IFN-γ的CD4⁺Th1细胞。然而，再次感染或慢性感染时，宿主细胞释放的趋化因子可能导致衣原体特异性免疫细胞的招募-放大反应。受感染的宿主细胞和浸润的炎症细胞释放蛋白酶、凝血因子和组织生长因子，导致组织损伤和瘢痕形成。这些破坏性的后遗症是对衣原体的慢性免疫致病性反应的结果，与Th1和Th17细胞有关。其他细胞

因子如白细胞介素-10（IL-10）、IL-1α、IL-6、IL-4和肿瘤坏死因子α（TNF-α）也与沙眼和泌尿生殖道沙眼衣原体感染的疾病和病理后遗症风险增加有关。这些发现支撑了"发病机制的免疫范式"理论，其中T细胞反应对衣原体的防御也可能引起相关组织损伤[13]。

衣原体感染能诱发机体免疫系统产生IgG、IgA、IgE等类别的抗体，这些血清抗体在某种程度上起一定的保护作用。诱导保护性抗体产生的免疫原有主要外膜蛋白（MOMP）、热休克蛋白（HSP60）、多形态膜蛋白（Pmp）等。此外，黏膜局部分泌的针对MOMP的SIgA类抗体具有一定保护作用。

2. 衣原体的免疫逃逸

临床上，衣原体感染常表现为急性、亚急性、慢性或亚临床性，可形成持续性感染，导致严重的慢性疾病，这表明衣原体能逃逸宿主的免疫清除并完成自身的胞内生长和复制。目前，衣原体的免疫逃逸机制虽不是完全清楚，但可能与以下几个方面相关。

（1）MHC分子表达异常：衣原体感染细胞后，抗原提呈机制的失调使感染细胞表面MHC-抗原肽复合物减少，从而保护衣原体免受免疫系统的攻击。目前已经证实，衣原体能抑制固有的或IFN-γ诱导的MHC I 类分子的表达，阻碍受感染细胞被CD8$^+$ T细胞识别。

（2）阻碍NF-κB的活化：尽管纯化的衣原体LSP能激活NF-κB，在受衣原体感染的宿主细胞中却未发现明显的NF-κB活化。当衣原体感染细胞时，衣原体尾部的特异蛋白酶以及CPAF能特异降解RelA/p65亚基，阻止NF-κB进入细胞核，干扰靶基因的转录和炎症应答，引起宿主无症状感染。

（3）逃逸IFN-γ的作用：肺炎衣原体可以抑制活化的人T淋巴细胞的增殖，IFN-γ产生减少，从而逃逸宿主的免疫清除并形成持续性感染状态。

（4）IL-10的作用：IL-10是一种抗炎症细胞因子，由T细胞、B细胞和单核巨噬细胞等先天免疫细胞分泌。有研究报道，IL-10敲除的BALB /C小鼠比野生型小鼠能更快地清除肺炎衣原体感染。另外，用沙眼衣原体感染人宫颈癌细胞（HeLa）和鼠J774巨噬细胞后，加入外源性的IL-10可抑制先天免疫细胞产生IL-6、IL-8和TNF。

（5）抑制凋亡途径：衣原体相关死亡域可与TNF家族受体TNFR1、Fas（CD95）、DR4和DR5发生相互作用，阻止这些受体与相应的配体结合，从而抑制死亡受体途径诱导的细胞凋亡。另外，衣原体也能抑制线粒体途径诱导的细胞凋亡。衣原体不仅能直接抑制Caspase-3的活化，还可分泌CPAF降解BH3-only蛋白，导致Bax和Bak活化减少，从而通过阻止细胞色素的释放来抑制宿主细胞凋亡，以达到逃避免疫的目的[14]。

第三节 衣原体诊断

一、病原学诊断

1. 涂片镜检

衣原体涂片镜检常采用的染色方法为吉姆萨染色方法。吉姆萨染色检测技术简单易行，即取样本进行涂片，干燥后用甲醇固定3 min，将稀释后的吉姆萨染液覆盖到载玻片上，15～50 min后，用流水冲洗载玻片，待干燥后镜检。

碘染色法与吉姆萨染色法相似，样本涂片，干燥后用甲醇固定，3 min后用碘液浸染15～20 min，流水冲洗载玻片，干燥后镜检，染色后包涵体呈棕色，但该方法的特异性及灵敏性不高。

免疫荧光染色技术是一种实用且廉价的检测方法，检测沙眼衣原体时，检测的抗原是MOMP和LPS分子。将样本拭子涂抹在载玻片上，用丙醇固定后进行染色，用荧光素标记后的单克隆抗体覆盖样本染色，抗体与沙眼衣原体结合，在显微镜下观察包涵体，一般观察到10个以上的EB或RB即为阳性[15]。免疫荧光技术在实验室中具有广泛的应用，但会出现假阳性和假阴性的情况，在检测过程中应保持样本活性且应由有经验的研究人员操作。

2. 分离培养

衣原体的分离培养分为细胞分离培养和鸡胚分离培养。分离培养是诊断衣原体感染的"金标准"，具有极高的特异性。细胞分离培养方法对衣原体样本的质量有严格要求，需要确保样本在运输过程中活性不受影响，有足够新鲜无污染的衣原体。衣原体不能在人工制备的培养基上生长，细胞分离是主要的分离培养方法。收集样本后，应保存于蔗糖磷酸谷氨酸缓冲液（SPG）中，并在收集后24小时内4 ℃保存运送到实验室，最大限度地保存病原菌活性，在实验室中于-70 ℃保存。培养衣原体的细胞有McCoy细胞、HeLa229细胞、BHK细胞等。样品处理后经过48～72 h的培养，镜检细胞可见包涵体。

用SPF鸡胚分离衣原体是过去乃至今天常用的一种方法。采集疑似衣原体感染后发生流产的胎盘组织、胎儿胃内容物等，经研磨、生理盐水（加适量卡那霉素、链霉素）稀释，4 ℃放置4 h，2000 rpm离心30 min，上清接种到7天龄的SPF鸡胚卵黄囊中，每枚鸡胚接种400 μL，弃去前3天死亡的鸡胚，收集4～9天死亡鸡胚的卵黄囊膜，若为初次接种，需盲传3～5代，取卵黄囊膜涂片镜检或提取卵黄囊膜基因组DNA，进行PCR检测，检测结果为阳性的样本置于-80 ℃保存。

二、血清学诊断

1. 补体结合试验

依据世界动物卫生组织（OIE）陆生动物疫病诊断手册所述，过去对动物衣原体血清学最常用的检测方法为补体结合试验（CFT）。它的原理是补体与反应系统或指示系统中形成的抗原抗体复合物结合，这种结合作用没有特异性。补体不仅能与加入待检测的反应系统中的抗原抗体的复合物结合，也能与红细胞和溶血素的复合物结合，引起红细胞溶血。随着生物技术的不断发展，更加敏感、特异的诊断技术不断发展，补体结合试验目前基本被淘汰，在临床样本检测上已很少使用。

2. 间接血凝试验

间接血凝试验（IHA）是将抗原（或抗体）包被在红细胞的表面，使其成为致敏的载体，然后与相应的抗体（或抗原）结合，从而使红细胞聚集，出现凝血现象。在动物衣原体病的诊断中，可以用衣原体抗原致敏的红细胞来检测血清中衣原体抗体。间接血凝试验分别与补体结合试验和间接补体结合试验进行比较，间接血凝试验能产生特异性的双相交叉反应，重复性较好，操作简单方便，诊断成本低，重复性好，然而敏感性和特异性相对较差，且在临床样品诊断过程中存在主观性，甚至存在交叉反应的现象。

3. 酶联免疫吸附试验

酶联免疫吸附试验（enzyme-link immunosorbent assay， ELISA）是目前血清学检测方法中灵敏性和特异性最高的，可以应用于临床大批样品的血清学调查。衣原体MOMP蛋白是一种具有高度免疫原性的物种特异性膜蛋白[16]，以MOMP的合成肽为检测抗原可以成功构建沙眼衣原体的ELISA检测试剂盒。Pgp3（Plasmid glycoprotein 3，Pgp3）是衣原体质粒糖蛋白3，通过衣原体质粒的开放阅读框表达并分泌到宿主细胞质中感染宿主细胞，是一种理想的沙眼衣原体特异性免疫原。Wills等人以Pgp3作为抗原建立了一种敏感且特异的沙眼衣原体ELISA检测方法。Longbottom等将流产衣原体的多形外膜蛋白90（POMP90）进行了分段重组表达，采用多个POMP90的重组片段作为抗原，建立了ELISA方法。

4. 免疫胶体金技术

免疫胶体金技术是以胶体金作为示踪标记物应用于特异性的抗原抗体反应的技术，其实质上是蛋白质分子被吸附到胶体金颗粒表面的包被过程，其在定性或半定量的快速免疫检测方法中较为常见。1974年，Romano将胶体金标记到了人抗马的IgG上，实现了间接免疫胶体金染色法。该方法操作简单，不需要复杂的仪器，试剂比较稳定，目前在沙眼衣原体的检测中应用广泛，然而针对流产衣原体的免疫胶体金产品尚未出现。

三、分子生物学诊断

1. 聚合酶链式反应

聚合酶链式反应（polymerase chain reaction，PCR）是一种敏感、特异、稳定的核酸扩增技术。目前，有大量的PCR方法用于检测衣原体感染，包括普通PCR、实时定量PCR、多重PCR等。PCR技术早在1989年就用于实验室诊断McCoy细胞中的沙眼衣原体和鹦鹉热衣原体。Rasmussen等人利用PCR技术扩增分别鉴定肺炎衣原体、鹦鹉热衣原体和沙眼衣原体三个物种。目前，传统的PCR检测基因主要集中在16S/23S rRNA、主要外膜蛋白基因（*ompA*）、包涵体膜蛋白基因（*incA*）或脂多糖的靶基因序列上。

2. 实时荧光定量PCR

实时荧光定量PCR（quantitative real-time PCR）是在普通PCR的基础上建立的一种新型检测技术。其优点在于高特异性、快速、高通量、操作简便和易于标准化，除了准备阶段，全程闭管操作，不需要像常规PCR一样进行电泳等后续鉴定步骤，避免PCR产物污染。目前，实时荧光定量PCR为衣原体实验室诊断的首选方法。实时荧光定量PCR分为SYBR Green I荧光染料法与TaqMan探针法。SYBR Green I荧光染料法性价比高，操作简单，适用于所有实验室。TaqMan探针法具有更高的灵敏性和特异性，但成本相对较高。Okuda等建立了一种基于鹦鹉热衣原体半胱氨酸的胞质蛋白（envB）的SYBR Green Real-time PCR检测方法，该方法快速、灵敏，是适用于实验室的常规检测方法。Nie等建立了基于TaqMan-MGB技术的多重荧光定量PCR检测方法，可同时检测家畜衣原体、流产衣原体和鹦鹉热衣原体。

3. 核酸等温扩增技术

环介导等温扩增技术（loop-mediated isothermal amplification，LAMP）是由日本科学家2000年发明的一种便捷且高灵敏度的新型核酸扩增方法[17]。该方法针对靶基因6个区域设计4条特异引物，利用链置换DNA聚合酶（Bst DNA polymerase）进行核酸恒温扩增，具有特异性和扩增效率高的特点，可在1 h内使目的核酸片段扩增$10^9 \sim 10^{10}$倍[18]。虽然该方法操作简单，对设备要求不高，我国也在衣原体LAMP诊断技术方面有为数不多的研究，但在实际临床样品检测中并没有得到推广和应用。

重组酶聚合酶扩增技术（Recombinase Polymerase Amplification，RPA），是基于重组酶聚合酶介导扩增的原理，模拟生物体的DNA扩增，在室温下即可对目标片段进行等温扩增，无需PCR仪等热循环仪器的运行，具有快速和高灵敏度等特点。费媛媛等根据衣原体EB的外膜蛋白envB的编码基因序列设计了引物探针，这是一种针对衣原体特异性的RPA检测方法，可短时间内对动物衣原体病进行快速检测。

4. DNA微阵列

DNA微阵列又称基因芯片，是指将大量的探针分子固定于载体上后与标记的待测样品分子进行杂交，通过检测每个探针分子的杂交信号强度从而获得待测样品分子的数量和序列信息的技术。虽然DNA微阵列技术对mRNA表达进行监测已被广泛接受，但是它在细菌和病毒病原体快速诊断中的应用尚未成熟，有待进一步研究。目前，低敏感性和高成本是DNA微阵列技术在检测临床样本时的主要问题。

第四节　衣原体疫苗

过去七十年中，各国对衣原体的灭活疫苗、减毒活疫苗、亚单位疫苗和DNA疫苗进行了研究，近年来也开始发展如菌影疫苗一类的新型衣原体疫苗，衣原体疫苗的研究进展显著。

一、灭活疫苗

1951年，国外展开了衣原体灭活疫苗对羊的免疫研究。1979年，科研人员对苏格兰东南的13群羊进行灭活疫苗免疫，流产率仍然达到6.5%，未免疫的20群羊的平均流产率为7.6%，因此灭活疫苗对羊衣原体性的流产保护率略差。1995年，组织培养衣原体灭活疫苗对绵羊的保护效果良好，但一直未出现商业化的灭活疫苗。

我国在20世纪80年代就成功研制出羊流产衣原体卵黄囊甲醛灭活油佐剂疫苗，并在西北地区开展了田间免疫试验，试验地区羊的流产率明显降低，平均流产率从11.27%下降到2.07%。20世纪90年代研究出猪流产衣原体甲醛灭活疫苗；2006年，成功研制出奶牛衣原体病灭活疫苗，并获得一类新兽药证书，这些成果对我国牛、羊、猪的衣原体病流行起到非常有效的控制作用。近年来青海牦牛流产严重，我国科研人员从青海牦牛流产胎儿中成功分离出流产衣原体菌株[19]，通过菌株筛选、鸡胚培养、进一步优化工艺，成功研制出牦牛流产衣原体灭活疫苗，在青海省海晏县、贵南县免疫接种牦牛约6000余头，经过数年观察，接种疫苗后怀孕和断乳的牦牛未发生流产或出现不良反应，该疫苗不但对牦牛具有良好的免疫保护效果，而且安全无副作用，免疫牦牛的抗体水平可维持8个月左右。

二、减毒活疫苗

减毒活疫苗是病原体经毒力变异和人工选择后毒性削弱或消失，却保持其免疫原性的一类疫苗，可以诱导机体同时产生体液免疫和细胞免疫。

流产衣原体减毒活疫苗的研制最早是通过亚硝基胍（NTG）处理野生型AB7菌株，从而获得两株温度敏感减毒菌株1B和1H，随后发现1H菌株不稳定并能恢复毒力，而1B菌株在体外和体内经过多次传代后相对稳定，因此，开展了基于1B株流产衣原体的减毒活疫苗研究。目前，国外已经有批准上市的基于1B株流产衣原体的减毒活疫苗。这些商业疫苗已在欧洲多个国家和地区进行推广接种，均获得了一定的免疫保护效果。然而，最近的一项研究发现1B疫苗菌株出现毒力返强现象，法国一农场部分羊群接种商用1B疫苗菌株两年后爆发大规模流产，经实时荧光PCR检测，确定为疫苗型1B菌株阳性，表明这种菌株可以通过接种的动物进行传播[20]。质粒蛋白作为衣原体的一种毒力因子，在衣原体致病过程中发挥重要作用，同时质粒缺失株也可作为减毒活疫苗来预防衣原体感染所致的生殖道和眼部病变。将沙眼衣原体质粒缺陷株作为减毒活四价疫苗（live attenuated tetravalent vaccine，LATV）接种于猕猴眼部，猕猴表现出短暂的眼部感染，两年后用强毒性的沙眼衣原体攻击，发现其可以产生保护性免疫，并引起全身性T细胞记忆反应。

三、基因工程亚单位疫苗

基因工程亚单位疫苗，又称重组亚单位疫苗，主要通过克隆病原菌的保护性抗原的编码基因，构建原核或真核表达载体而进行表达，其是将基因表达产物和佐剂按比例充分乳化而制成的。亚单位疫苗与传统的全菌疫苗相比具有自身优势，主要表现在安全性方面，亚单位疫苗的制备过程中没有活的病原菌，蛋白纯度高、稳定性好、产量高；缺点是一部分亚单位疫苗的免疫原性较差，因此在使用过程中常通过添加免疫增强剂来改善免疫效果。

目前主要的衣原体疫苗候选抗原有主要外膜蛋白（MOMP）、多态性膜蛋白（Pmp）、衣原体蛋白酶样活性因子（CPAF）、巨噬细胞感染增强蛋白（microphage infectivity potentiator，Mip）、衣原体质粒糖蛋白3（Pgp3）等。

衣原体亚单位疫苗的研究，常以纯化重组蛋白或外膜蛋白复合物作为抗原进行免疫试验。过去数十年，以各种重组蛋白为抗原开展的疫苗研究不胜枚举，其中MOMP蛋白是目前研究最多的一种抗原。蛋白质序列分析表明，MOMP含5个保守区域和4个可变区域，含有多个T细胞和B细胞表位，可诱导较强的细胞免疫应答以及体液免疫应答，抵抗衣原体感染。Stephens等将编码MOMP蛋白的基因插入到原核表达载体，在大肠杆菌中成功表达出MOMP蛋白。Pal等以衣原体外膜复合物与CpG及Montanide ISA 720佐剂混合制备亚单位疫苗进行小鼠免疫试验，结果显示，该疫苗可抵抗衣原体生殖道感染。通过重组rMOMP免疫接种小鼠，证明可以保护小鼠免受不同Ct血清型引起的感染，减轻病理变化，减少不育症的发生率。用rMOMP开发了衣原体纳米疫苗（PLGA-rMOMP），能够激活树突状细胞（DC），刺激DC诱导Th1细胞因子（IL-6和IL-12p40）表达，并增强抗衣原体免疫应答反应。

Pmp是由多形态外膜蛋白基因（*pmp*）编码的一组重要的表面蛋白。肺炎衣原体Pmp家族中的Pmp21作为一种黏附素参与衣原体感染过程，早期阶段主要与宿主细胞表皮生长因子受体结合。Pmp亚单位疫苗在小鼠模型中具有较好的免疫保护效果，能有效抑制小鼠肺部感染[21]。沙眼衣原体患者血清中的热休克蛋白（heat shock protein，HSP）抗体效价比较高，该抗体在患有一系列慢性疾病的患者血清中也常检测到，如患有输卵管炎和输卵管因素不孕症、关节炎、心脏病和沙眼等疾病的患者，提示HSP可作为一种候选抗原用于疫苗研究。CPAF是一种衣原体合成并分泌到宿主细胞质内的分泌型蛋白。免疫CPAF对小鼠具有明显的保护效果。衣原体所携带的质粒可编码8种蛋白，以质粒本身进行免疫试验，虽然也能诱导机体产生免疫应答，但效果不理想，而质粒上*pgp3*基因编码的Pgp3蛋白对沙眼衣原体和鼠衣原体感染的小鼠均有免疫保护作用[22]。

四、DNA疫苗

DNA疫苗是利用DNA重组技术，将编码抗原蛋白的基因导入到动物细胞中，通过宿主细胞的转录和翻译系统合成抗原蛋白，从而诱导机体产生免疫应答的一种新型疫苗。

裸质粒DNA进入细胞比较困难，因此诱导的免疫应答较弱。为了解决这个问题，研究者设计了许多递呈系统来提高抗原呈递细胞对衣原体DNA疫苗的吸收效率。以人的腺病毒5型为载体，将鹦鹉热衣原体MOMP蛋白基因插入到该载体当中，通过同源重组，转染、构建出重组腺病毒，以此为疫苗免疫雏鸡，保护效果良好。细菌菌影（Bacterial ghost，BG）是一种保留了细菌表面所有结构特征和抗原成分，但缺乏细胞内容物的没有活性的空菌包膜，能够被宿主细胞表面的模式识别受体识别，作为免疫佐剂或携带外源核酸的载体应用于疫苗的研究。最近的一项研究表明，使用以BG为载体携带衣原体*ompA*基因的DNA疫苗免疫小鼠，可以诱导较强的免疫应答，产生针对鹦鹉热衣原体的保护作用[23]。

　　除了递呈系统外，开发有效的免疫佐剂，增强其免疫应答也是DNA疫苗发展的趋势。Fms样酪氨酸激酶3配体（FL）与流感嗜血杆菌减毒疫苗组合滴鼻免疫小鼠，可增强鼻咽部流感嗜血杆菌特异性黏膜免疫反应；用表达FL的重组狂犬病毒对小鼠进行肌肉免疫，可促进树突状细胞（DC）在体外和体内的成熟，激活辅助性T细胞；FL和粒细胞巨噬细胞集落刺激因子（GM-CSF）的组合可显著促进脾DC成熟，并诱导老年小鼠产生对流感病毒的黏膜免疫反应；流产衣原体rVCG-Pmp18.1疫苗与FL佐剂联合使用免疫小鼠，结果显示，FL佐剂与rVCG-Pmp18.1疫苗保护效果显著高于rVCG-Pmp18.1疫苗，表明FL可提高细胞和体液免疫反应水平，增强对流产衣原体感染的保护作用[24]。

第五节　衣原体治疗

　　抗生素是由细菌、霉菌或其他微生物产生的次级代谢产物或人工合成的类似物，它能干扰其他细胞生长发育甚至导致细胞死亡。衣原体属于革兰阴性菌，抗生素能对其起到一定的抑制、杀灭效果。

一、抗生素

　　目前国内外针对沙眼衣原体病推荐的治疗方案为多西环素100 mg，治疗7天；阿奇霉素1 g，单次口服，首剂加倍，共5～7天；左氧氟沙星500 mg，治疗7天；莫西沙星400 mg，治疗7～14天。如果患者存在盆腔炎，需按照盆腔炎治疗方案进行治疗，总疗程14天。对流产衣原体感染过的羊羔，通常采用口服或混饲四环素类抗生素的方法进行治疗；对早期流产和怀疑是地方性流产的妊娠羊，在妊娠最后一个月使用长效土霉素治疗[25]。对鹦鹉热衣原体感染后的禽类治疗的首选药物为在细胞内活性高的抗生素，如四环素类、大环内酯类（红霉素、阿奇霉素等）及氟喹诺酮类等抗菌药物，可通过口服（饮水或混饲）或者肌肉注射给药。Hoffmann等报道阿莫西林、金霉素、泰乐新、甲氧苄啶和磺胺噻唑等均可治疗猪衣原体病。当母猪发生流产时，用土霉素治疗有良好的效果。Walker等采用肌肉注射长效土霉素的方法治疗被家畜衣原体感染并表现出关节炎以及散发的牛脑炎和结膜炎的病牛，效果良好[26]。

二、中医药

　　中医药具有成分复杂、作用靶点多、抗菌谱广等独特的抗菌优势，且不易产生耐药，甚至能延缓、逆转细菌耐药性产生，因此常用于防治传染性疾病。

吴辉等通过给感染肺炎衣原体的新西兰兔连续灌胃黄连解毒汤6周，发现高剂量的灌服有明显的抗肺炎衣原体作用。黄浩等通过小鼠体内实验证明黄芩苷能有效抑制沙眼衣原体感染的小鼠宫颈组织TLR2和TLR4的高表达，显著降低小鼠阴道沙眼衣原体的分泌。费霖莉等通过实验发现黄芪多糖能对感染沙眼衣原体的小鼠产生保护效果，且在实验范围内，浓度越高效果越佳。田黎黎用HeLa229/PURL/McCoy细胞培养沙眼衣原体，再用黄芩苷干预后，通过免疫荧光实验，显示黄芩苷能显著抑制其体外生长，并呈药物剂量关系。

而在单味中药和中药单体方面，黄敏等应用McCoy细胞培养法表明部分清热利湿的中药可以使衣原体包涵体的体积减小、数量减少，甚至消失，具有不同程度的抗沙眼衣原体的作用。邝枣园等通过体外培养感染肺炎衣原体的人脐静脉内皮细胞，发现高剂量黄芩苷能抑制TLR2 mRNA和TLR2蛋白的表达，降低细胞分泌TNF-α和IL-8水平，同时减少CD54、CA106、E-选择素这3个黏附因子的表达，抑制鞘氨醇激酶的mRNA表达，能直接抗肺炎衣原体增殖。李建红等通过检测16种中药单体的体外抗沙眼衣原体活性，发现大黄提取物芦荟大黄素、大黄素、大黄酸和黄柏提取物盐酸小檗碱4种中药单体均具有较强的体外抗沙眼衣原体活性，其中盐酸小檗碱体外抗沙眼衣原体活性最强。

罗梅等发现中药联合抗生素治疗生殖道衣原体感染具有协同增效的作用，并且可以降低衣原体对抗生素的耐药性及复发率。Papa等研究发现欧洲栗能对33个衣原体株产生抑制作用[27]。

三、生物制品

1. 干扰素

干扰素是一种高效的抗病毒生物活性物质，是一种具有广泛免疫调节作用的淋巴因子。γ-干扰素（interferon-γ，IFN-γ）通过抑制细胞内衣原体复制，阻断了衣原体的生长发育周期，从而影响细胞内衣原体的原体和网状体的形态和数量。Coers等发现鼠衣原体可以通过限制Irgb 10蛋白进入包涵体来逃避小鼠IFN-γ反应[28]。申鑫鑫等研究结果表明，IFN-γ通过影响巨噬细胞活化水平，介导沙眼衣原体生殖道感染后的免疫应答，促进IL-1β、IL-17A分泌，达到清除沙眼衣原体的目的。

2. 补体

补体C3（complement 3，C3）是补体各成分中含量最高的一种，且是补体激活途径中最重要的物质。Lausen等实验发现C3沉积于沙眼衣原体EB表面，直接参与单核细胞对衣原体的快速摄取。Bode等使用C3基因敲除鼠，通过实验证明缺乏C3的小鼠对细胞内鹦鹉热衣原体的易感性是野生型小鼠的100倍，且在较低的感染剂量下，缺乏C3的小鼠在更长的延迟后病情加重。

3. 抗菌肽

抗菌肽指昆虫体内经诱导而产生的一类具有抗菌活性的碱性多肽物质，分子量在2000～7000，由20～60个氨基酸残基组成。这类活性多肽多数具有强碱性、热稳定性以及广谱抗菌等特点。内源性抗菌肽LL-377广泛分布在腺体和黏膜中，具有广谱抗菌作用，能对衣原体感染起一定的抑制作用。Lazarev等在中亚蜘蛛毒中发现一类抗菌肽，可以在衣原体生命周期的早期发挥抑感染的作用。Papa等证明抗菌肽SMAP-29能对沙眼衣原体和肺炎衣原体产生抑制作用[27]。Lewies等研究发现抗菌肽能增强抗生素的抗菌效果。因此，也可将抗菌肽和抗生素联用治疗衣原体疾病[28]。

（周继章）

参考文献

[1] ANDERS O, SUSANNE S B, MATTHIAS H, et al. Chlamydial metabolism revisited: interspecies metabolic variability and developmental stage-specific physiologic activities [J].Fems Microbiology Reviews,2014,38(4):779-801.

[2] SAKA H A, THOMPSON J W, CHEN Y S, et al.Quantitative proteomics reveals metabolic and pathogenic properties of Chlamydia trachomatis developmental forms [J]. Molecular Microbiology,2011,82(5):1185-1203.

[3] 吴移谋.衣原体[M].北京:人民卫生出版社,2012.

[4] VORIMORE F, HSIA R C, HUOT-CREASY H, et al.Isolation of a New Chlamydia species from the Feral Sacred Ibis (Threskiornis aethiopicus): Chlamydia ibidis [J].PLoS ONE, 2013,8(9).

[5] JIZHANG Z, ZHAOCAI L, ZHONGZI L, et al. Prevalence, Diagnosis, and Vaccination Situation of Animal Chlamydiosis in China[J].Frontiers in Veterinary Science,2018,5:88.

[6] PETERS J, WILSON D P, MYERS G, et al.Type III secretion à la Chlamydia[J].Trends in Microbiology,2007,15(6):241-251.

[7] BETTS-HAMPIKIAN H, FIELDS K. The Chlamydial Type III Secretion Mechanism: Revealing Cracks in a Tough Nut[J].Frontiers in Microbiology,2010,1:114.

[8] STEPHENS R S, KOSHIYAMA K, LEWIS E, et al. Heparin-binding outer membrane protein of Chlamydiae[J].Molecular Microbiology,2001,40(3):691-699.

[9] FRIKHA-GARGOURI O, GDOURA R, ZNAZEN A, et al. Evaluation of an in silico predicted specific and immunogenic antigen from the OmcB protein for the serodiagnosis of Chlamydia trachomatis infections[J].BMC Microbiology,2009,8(1):217.

[10] PEARSON J S, RIEDMAIER P, MARCHèS O, et al.A type III effector protease NleC from enteropathogenic Escherichia coli targets NF-κB for degradation [J]. Molecular Microbiology,2011,80(1):219-30.

[11] PIRBHAI M, DONG F, ZHONG Y, et al. The Secreted Protease Factor CPAF Is Responsible for Degrading Pro-apoptotic BH3-only Proteins in Chlamydia trachomatis-infected Cells[J].Journal of Biological Chemistry,2006,281(42):31495-31501.

[12] 刘光桥,朱虹.衣原体多形态膜蛋白研究进展[J].微生物学免疫学进展,2007,35(1): 4.

[13] ZIKLO N, HUSTON W M, HOCKING J S, et al. Chlamydia trachomatis Genital Tract

Infections: When Host Immune Response and the Microbiome Collide[J]. Trends in Microbiology,2016,24(9)750-765.

[14]陈芝喜,陈丽丽,吴移谋.衣原体免疫逃逸机制的研究进展[J].微生物学免疫学进展, 2012,40(6):4.

[15]PETERSON E M,ODA R,ALEXANDER R,et al.Molecular techniques for the detection of Chlamydia trachomatis[J].Journal of Clinical Microbiology,1989,27(10):2359.

[16]BANDEHPOUR M,SEYED N,SHADNOUSH M,et al. Using recombinant Chlamydia Major Outer Membrane Protein (MOMP) in ELISA diagnostic kit[J].Iranian Journal of Biotechnology,2006,4(4):239-244.

[17]NOTOMI T.Loop-mediated Isothermal amplifi-cation of DNA[J].Nuclc Acids Res,2000, 28(12):E63.

[18]张曼,刘宝林,高志贤.环介导等温扩增技术的研究进展[J].食品安全质量检测学报, 2019,10(18):7.

[19]ZHAOCAI L,XIAOAN C,BAOQUAN F,et al. Identification and Characterization of Chlamydia abortus Isolates from Yaks in Qinghai, China [J]. Biomed Research International,2015,2015(1).

[20]A K L,A R A,A F V,et al.Abortion storm induced by the live C.abortus vaccine 1B strain in a vaccinated sheep flock, mimicking a natural wild-type infection.ScienceDirect[J]. Veterinary Microbiology,2018,225:31-33.

[21] LANFERMANN C, WINTGENS S, EBENSEN T, et al. Prophylactic Multi-Subunit Vaccine against Chlamydia trachomatis:In Vivo Evaluation in Mice[J].Vaccines,2021,9 (6):609.

[22]LUAN X,PENG B,LI Z,et al. Vaccination with MIP or Pgp3 induces cross-serovar protection against Chlamydial genital tract infection in mice[J].Immunobiology,2019, 224(2):223-230.

[23]ZHOU P,WU H,CHEN S,et al.MOMP and MIP DNA-loaded bacterial ghosts reduce the severity of lung lesions in mice after Chlamydia psittaci respiratory tract infection[J]. Immunobiology,2019,224(6):739-746.

[24] RICHARDSON S, MEDHAVI F, TANNER T, et al. Cellular Basis for the Enhanced Efficacy of the Fms-Like Tyrosine Kinase 3 Ligand (FL) Adjuvanted VCG-Based Chlamydia abortus Vaccine[J].Frontiers in immunology,2021,12.

[25]SANKHYA,BOMMANA,ADAM,et al.Mini Review:Antimicrobial Control of Chlamydial Infections in Animals:Current Practices and Issues[J].Frontiers in Microbiology,2019,10: 113.

[26]WALKER E,MOORE C,SHEARER P,et al.Clinical,diagnostic and pathologic featurs of presumptive cases of Chlamydia pecorum-associated arthritis in Australian sheep flocks [J].BMC Veterinary Research,2016,12(1):193.

[27]VALENTINA P,LAURA G,ROBERTA B,et al.In vitro activity of a partially purified and

characterized bark extract of Castanea sativa Mill.(ENC®) against Chlamydia spp[J]. Ultrastructural pathology,2017,41(2):147-153.

[28] COERS J, BERNSTEIN-HANLEY I, GROTSKY D, et al. Chlamydia muridarum evades growth restriction by the IFN-gamma-inducible host resistance factor Irgb10[J].Journal of Immunology,2008,180(9):6237-6245.

第十八章　伯氏疏螺旋体与莱姆病

疏螺旋体（Borrelia）长 10～40μm，直径 0.1～0.3μm，有 3～10 个稀疏且不规则的螺旋。对人致病的主要有伯氏疏螺旋体（*B. burgdorferi*）和回归热疏螺旋体，它们分别引起莱姆病（Lyme disease）和回归热。

伯氏疏螺旋体是莱姆病的病原体。莱姆病最初于 1975 年在美国康涅狄格州的莱姆镇发现，儿童被蜱叮咬后发生慢性游走性红斑。1985 年在我国黑龙江省林区首次发现莱姆病，1988 年研究者从病人血液分离出病原体，迄今已有二十多个省（市、自治区）证实有莱姆病存在[1-3]。

第一节　概述

一、历史回顾

莱姆病（Lyme disease，LD；Lyme borreliosis，LB）是 20 世纪 70 年代中期首先在美国发现的一种以蜱作为传播媒介，由伯氏疏螺旋体（*Borrelia burgdorferi*，Bb）感染所致的人畜共患传染病。1975 年 11 月，美国康涅狄格州卫生部得知该州 Lyme 镇及附近地区有许多孩子患幼年类风湿性关节炎，Steere 等在对此病进行流行病学调查中发现其与欧洲早已报道过的慢性游走性红斑（erythema chronicum migrans，ECM）极为相似。Steere 认为此病与 ECM 相关，且传播模式相似。他们以莱姆关节炎（Lyme arthritis）报道了此病，1978 年改称为莱姆病。1977 年，Steere 发现了鹿蜱是引起欧洲 ECM 的媒介。Burgdorferi（1982）对鹿蜱成虫进行研究发现，鹿蜱消化道研碎物内有许多外形不规则的螺旋体，用纯培养后的螺旋体检验 LD 患者血清，呈现明显的抗体反应。感染螺旋体的蜱叮咬兔使其出现了类似 ECM 的病变，兔皮肤病灶可检出螺旋体。1982 年夏，纽约州卫生部和耶鲁大学的研究人员从 LD 患者的血液、皮肤病灶和脑脊髓液中也分离出了和上述形态一致的螺旋体。明尼苏达大学医学院的 Russell C. Johnson 及其同事根据该螺旋体的 DNA 特性将它鉴定为疏螺旋体属（Borrelia）的一个新种，1984 年将这个新种命名为伯氏疏螺旋体（*Borrelia burgdorferi*）[4, 5]。

二、国内外流行现状

莱姆病在世界分布广泛，已在 60 多个国家发现或流行，该病主要分布在美国东北部、中西部、西部，加拿大东南部，欧洲中部及北部，以及亚洲东部。全世界每年发病人数在30万人左右。我国艾承绪等于1986～1987年相继在黑龙江省和吉林省发现此病，现在已证实至少27个省（市、自治区）有此病发生。

张哲夫等于1987—1996年对我国22个省（市、自治区）的60个县、区进行的莱姆病调查表明，人群莱姆病血清阳性率平均为5.06%（1724/34104），病原学证实19个省（市、自治区）存在莱姆病自然疫源地，这些疫源地主要分布在北方。最近，我国的南方及西南的浙江省、福建省、广东省、四川省、贵州省、广西壮族自治区均分离出莱姆病病原体[2, 6]。

三、 伯氏疏螺旋体的基因组学与基因型

1997年Fraser等在 *Nature* 杂志上报道了伯氏疏螺旋体B31株的全基因组序列，表明B31株基因组由一个910 kb的线形染色体和21个线形质粒或环状质粒组成。其基因组的独特之处是仅有1个rRNA基因操纵子，由单拷贝的16 S基因、双拷贝的23 S（23 SA～23 SB）及5 S（5 SA～5 SB）组成。应用5 SA～23 SB间隔区限制酶谱进行分析，可有效区分不同种的伯氏疏螺旋体。伯氏疏螺旋体含有100多种蛋白质，其中所含脂蛋白达50种。一些重要的结构蛋白和功能蛋白包括：41 kD的鞭毛蛋白、30 kD的OspA、34～36 kD的OspB、20～25 kD的OspC、39 kD的BmpA。中国主要流行的菌株蛋白有高度多态性和独特构成模式，与北美株有较大差别，而与欧洲株近似。OspA为伯氏疏螺旋体的主要外膜蛋白，但在哺乳类宿主体内不表达，而在体外和蜱体内高表达；OspC具有高度异质性和强免疫原性，能在感染后引起早期免疫反应；BmpA是主要菌体蛋白，有强免疫性，其抗体的产生可作为早期感染标志之一，也与致病性密切相关。41 kD鞭毛蛋白伯氏疏螺旋体有属特异性和强免疫原性，其抗体的出现也是早期感染指标之一，但与其他疏螺旋体有交叉反应[6]。

四、伯氏疏螺旋体分类学

伯氏疏螺旋体（莱姆病螺旋体）属于螺旋体门（Spirochaetes）螺旋体纲（Spirochaetia）螺旋体目（Spirochaetales）螺旋体科（Spirochaetaceae）疏螺旋体属（Borrelia，又称包柔螺旋体）的一个复合群（complex group），包含多个基因种（genospecies），具有明显的遗传多样性。

近几年根据DNA-DNA杂交、5S- 23SrRNA基因间隔区 *Mse*I 限制性酶谱、基因序列测定等技术，至少可将 *B. burgdorferi* 分为19个基因种或基因群，主要包括：①*B. buredorferi sensu stricto*（*B. buredorferi ss*），②*B. garinii*，③*B. afzelii*，④*B. japanica*，⑤*B. valaisiana*，⑥*B. lusitaniae*，⑦*B. andersonii*，⑧*B. tanulkii*，⑨*B. turdi*，⑩*B. bissetii*，⑪*B. hermsii*，⑫*B. sinica*。原来代表整个莱姆病螺旋体类别名称的伯氏疏螺旋体（*Borrelia burgdorferi*）改称为广义伯氏疏螺旋体（*Borrelia burgdorferi sensu lato*）。目前可以肯定，上述12个基因种群中有三个基因种有致病性，即 *B.burgdorferi ss*、*B.garinii* 和 *B.afzelii*，其他基因种对人的致病性有待进一步研究[6]。

五、莱姆病的临床过程和类型

莱姆病是由蜱传播的伯氏疏螺旋体引致的感染性疾病，由硬蜱（Ixodes）传播给人类。被蜱叮咬、吸血几小时就可感染本病，因此长时间在户外活动的人有较大的感染风险。无证据表明该螺旋体可在人与人之间传播。莱姆病症状常在被蜱叮咬后一个月以内出现。人被蜱叮咬后，首先在蜱叮咬处或周围出现鲜红的环形红斑，同时伴有发热、头痛、疲乏。在几周到数月后可有神经、心脏及关节炎症。临床症状可分三期。第一期：主要表现为皮肤的慢性游走性红斑，见于大多数病例。初期常在蜱叮咬部位出现红斑或丘疹，随后逐渐扩大，形成环状红斑，平均直径1.5厘米，中心稍变硬，外周红色边界不清。病变为一处或多处不等，多见于大腿、腹股沟和腋窝等部位，局部可有灼热及痒感。病初常伴有乏力、畏寒发热、头痛、恶心、呕吐、关节和肌肉疼痛等症状，亦可出现脑膜刺激征，局部和全身淋巴结肿大，偶有脾肿大、肝炎、咽炎、结膜炎、虹膜炎或睾丸肿胀。皮肤病变一般持续3～8周。第二期：发病后数周或数月，约15%和8%的患者分别出现明显的神经系统症状和心脏受累的征象。神经系统可表现为脑膜炎、脑炎、舞蹈病、小脑共济失调、颅神经炎、运动及感觉性神经根炎以及脊髓炎等多种病变，其中以脑膜炎、颅神经炎及神经根炎多见。病变可反复发作，可发展为痴呆及人格障碍。少数病例在出现皮肤病变后3～10周发生不同程度的房室传导阻滞、心肌炎、心包炎及左心室功能障碍等心脏损害。心脏损害一般仅持续数周，但可复发。此外，此期常有关节、肌肉及骨髓的游走性疼痛，但通常无关节肿胀。第三期：感染后数周至2年内，约80%左右的患者出现程度不等的关节症状，如关节疼痛、关节炎或慢性侵蚀性滑膜炎。以膝、肘、髋等大关节多发；小关节周围组织亦可受累。主要症状为关节疼痛及肿胀，膝关节可有少量积液，常反复发作，少数患者大关节的病变可变为慢性，伴有软骨和骨组织的破坏。此期少数患者可有慢性神经系统损害及慢性萎缩性肢端皮炎的表现[1, 2]。

第二节　莱姆病的病原学

一、形态结构与染色

伯氏疏螺旋体是一种单细胞、螺旋疏松盘绕的革兰阴性疏螺旋体，由表层、外膜、鞭毛、原生质柱四部分组成，长10～40μm，宽0.2～0.3μm，表层为糖类，外膜为脂类，其中排列大量脂蛋白，许多脂蛋白位于外膜表面，称为外膜表面蛋白（outer surface protein，Osp），如OspA、OspB和OspC等；其鞭毛与普通细菌的鞭毛不同，位于外膜和原生质柱之间的腔隙中，故称为内鞭毛（endoflagellum），通常为7～12根，鞭毛的摆动可使螺旋体活跃地运动。将螺旋体在BSK-Ⅱ液体培养基培养到对数生长期，用玻片悬滴法或压滴法，在普通光学显微镜的暗视野下可以观察到暗背景下折光发亮的螺旋体运动。原生质柱从外到内由内膜（脂质双层）、细胞质和核质构成，细胞质中含有数量不等的质粒，核质中主要含有螺旋体的线状染色体。

伯氏疏螺旋体可用革兰染色法染色，但染色效果较差，为革兰阴性，呈淡红色。Giemsa或Wright染色法效果均佳；镀银染色法效果也较好；也可以用伯氏疏螺旋体膜表面蛋白特异的荧光抗体进行染色，效果好，并且可对螺旋体进行鉴定（图18-1）。

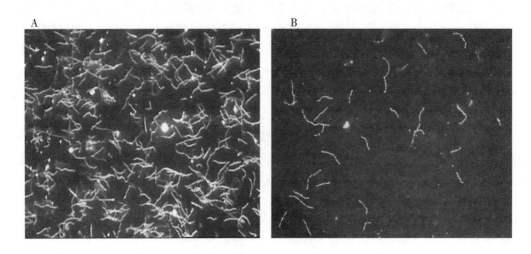

图18-1　伯氏疏螺旋体形态和染色

二、培养特性

微需氧，营养要求高，在含糖、酵母和还原剂的培养基内生长良好，常用BSK-Ⅱ培养基培养传代，最适温度32 ℃～35 ℃。从生物标本如人大体积全血（50ml）、小鼠膀胱组织、蜱匀浆等新分离菌株时，需4～5周才可用显微镜从培养物中检查到螺旋体，B31菌株纯培养2～3周可达到对数期，螺旋体密度可达$4×10^7～1×10^8$个/ml。螺旋体还可以用琼脂浓度1.0%～1.3%的BSK-Ⅱ固体培养基培养，在34 ℃、5%～10%的CO_2培养箱中培养2～3周，可见湿润、光滑、扁平的菌落。目前，西格玛（Sigma）公司等有商品化的BSK-Ⅱ培养基出售，质量可靠。

三、代谢特点

伯氏疏螺旋体为微需氧菌，与梅毒螺旋体相比，有较完善的代谢通路，因此可在无生命的人工培养基中培养。其有氧代谢能力弱，主要通过无氧酵解获得能量；能合成脂类化合物和主要脂肪酸，但不能合成长链脂肪酸，所以需要由宿主提供或在培养基中添加；以葡萄糖作为主要的碳源和能源，发酵后产生乳酸。伯氏疏螺旋体基因组含有较多的蛋白编码基因，其中编码脂蛋白的基因就达150个。

四、主要蛋白与免疫原

伯氏疏螺旋体含150多种蛋白，包括具有免疫显性特征的外膜蛋白。伯氏疏螺旋体的主要结构蛋白和功能蛋白分别为20～25 kD、30～32 kD、34～36 kD、39 kD（Bm-pA）、41 kD、60～66 kD、83～100 kD等蛋白。41kD为鞭毛蛋白，20～25 kD为外膜表面蛋白 C（OspC），30～32 kD 为 OspA，34～36 kD 为 OspB。不同地理和生物来源菌株的蛋白电泳条带基本一致，但有差异。

重组 OspA 免疫人体可产生特异性抗体，具有保护作用，美国曾用重组 OspA（rOspA）成功开发疫苗；OspC 具有高度异质性的外膜表面蛋白，免疫原性强，在哺乳类动物体内高表达，人体在感染伯氏疏螺旋体后最早出现 OspC 的特异性抗体；39 kD（BmpA）蛋白为重要的膜蛋白，是螺旋体的主要致病物质之一，免疫原性强，抗 39 kD（BmpA）抗体亦是早期感染的标志；41 kD 蛋白即螺旋体鞭毛蛋白，其蛋白肽链中央区域为种特异性抗原位点，可用于莱姆病的特异诊断，但应注意与其他螺旋体的血清学交叉反应。

伯氏疏螺旋体的很多脂蛋白位于外膜表面，可与蜱媒介和动物宿主细胞相互作用，充当螺旋体的毒力因子，如 OspC、DbpA、BmpA 等[2]。

五、抵抗力

伯氏疏螺旋体抵抗力很弱，在自然环境中不能独立生存，自然状态下主要在媒介硬蜱和哺乳类动物自然宿主中循环。在培养过程中，由于伯氏疏螺旋体含过氧化氢歧化酶而不含过氧化氢酶，故其对光敏感，培养基中的疏螺旋体需避光，可以用锡纸包裹存放。伯氏疏螺旋体不耐热，但在室温条件下可存活 1 个月左右，4 ℃条件下能存活较长时间，−80 ℃以下低温冰箱或液氮可长期保存。如在螺旋体生长的旺盛期，在 BSK-Ⅱ培养基中加入适量的二甲基亚砜或甘油，在−80 ℃或液氮中存放 12 个月仍可能使 95% 的螺旋体保持活力。伯氏疏螺旋体对青霉素类抗生素如青霉素、头孢菌素等敏感，低浓度（0.06～3.00 μg/ml）时即有抑制作用；对氯霉素中度敏感；对甲硝唑、利福平等耐药。

六、动物模型

研究人员对莱姆病动物模型进行了大量尝试，通过使用携带螺旋体的蜱叮咬动物皮肤、皮内或皮下注射含螺旋体的蜱组织匀浆及皮内接种螺旋体纯培养菌液，可使小鼠、大鼠、仓鼠、金黄地鼠、兔、猫、犬和灵长类动物等多种实验室动物感染伯氏疏螺旋体，但这些动物感染后大多没有明显症状。目前比较成熟的是小鼠模型。不同小鼠对伯氏疏螺旋体的敏感性不同。C3H 小鼠对螺旋体最敏感，感染后可以出现明显的关节炎、心肌炎的病理改变，但神经系统感染的症状不明显；BALB/c 小鼠中度敏感；C57BL/6J（B6）小鼠对莱姆病螺旋体耐受。恒河猴感染后症状接近人类，特别是可出现神经损伤的表现。因此，建立莱姆病动物模型以小鼠和猴最佳，感染途径主要是硬蜱叮咬动物皮肤或动物皮内注射低传代螺旋体纯培养物[2]。

第三节　莱姆病流行病学

莱姆病是 1975 年在美国康涅狄格州莱姆镇（Lyme, Connecticut）首次发现的，故称莱姆病，具有分布广、传播快、致残率高等特点。现已有世界五大洲70多个国家报告发现此病，而且发病率和发病区域呈迅速上升和扩大的趋势，每年感染及发病人数大约有30万，其中美国最严重。人群对莱姆病普遍易感，感染者以青壮年居多，野外工作者和林业工人的感染率较高。中国于1986年在黑龙江省林区首次报告发现莱姆病，1988年从病人血液中分离出病原体。根据流行病学研究结果及我国农村居住人口、林区居住人口及野外作业、野外旅游人数估算，我国受莱姆病威胁的人群不少于5亿人。由此可见，莱姆病对人类的健康构成严重危害，已成为全球性的公共卫生问题，1992年被世界卫生组织（WHO）列入重点防治对象[2, 6]。

一、传染源

莱姆病是一种自然疫源性传染病，在全世界都广泛分布。能携带伯氏疏螺旋体的动物较多，包括鼠、鹿、兔、狐、狼、蜥蜴等30多种野生动物，狗、牛、马、猪等多种家禽及49种鸟类。其中啮齿类动物由于数量多、分布广及感染率高等特点成为主要的传染源。北美主要以白足鼠和白尾鹿为主。中国已从黑线姬鼠、黄胸鼠、褐家鼠和白足鼠等12种啮齿类动物中分离到伯氏疏螺旋体，其中黑线姬鼠和棕背鼠由于种群数量多和带菌率较高，成为主要的贮存宿主。近年来，宝福凯等通过分子流行病学调查发现中国云南野生树鼩中存在伯氏疏螺旋体的感染，并且感染率较高。另外，牛、马、狗、猪等家畜也有不同程度的感染，其中狗的感染率较高。鸟类（海鸟和候鸟）作为伯氏疏螺旋体宿主的重要性在于它能长距离传播伯氏疏螺旋体。Ishiguro等研究发现，鸟类可以通过迁徙将伯氏疏螺旋体从亚洲大陆（中国东北和朝鲜）带到日本。人类患者也可以作为莱姆病的传染源，但人作为传染源的意义不大。

二、传播途径

莱姆病主要通过节肢动物硬蜱（Ixodes）在动物宿主间及宿主动物和人之间传播。蜱之所以成为主要的传播媒介，是因为它有着很复杂的个体发育过程，而且雌蜱一次产卵可达3000～5000只。蜱的个体发育分为四个阶段，卵、幼虫、稚蜱及成蜱，中间两个阶段均需要吸食宿主血液才能继续发育。幼蜱的主要宿主是自然疫源性小型啮齿类动物，稚蜱叮咬中小型甚至大型哺乳动物，成蜱一般叮咬大型哺乳动物。迄今已在数十种节肢动物体内检测到伯氏疏螺旋体的存在。因为蜱的唾液中含有具有麻醉功能和免疫抑制功能的蛋白质，人被蜱叮咬后很难感觉到，这给莱姆病的及时诊断造成一定困难。

在不同地区，莱姆病的传播媒介有所不同。美国的传播媒介主要是肩突硬蜱（*I. scapularis*）和太平洋硬蜱（*I. pacificus*）。Hamer等学者通过5年的调查研究发现在美国疫源地，尤其是北美东部的植被区，伯氏疏螺旋体通过肩突硬蜱传播，在成人中的感染率为36.6%，有些地区的感染率甚至达到95.1%，了解这些对莱姆病的早期预警有重要意义。欧洲疫源地的传播媒介主要是篦子硬蜱（*I. ricinus*）。Kempf等研究发现，篦子硬蜱在欧洲是主要的传播媒介，莱姆病的引发主要与篦子硬蜱的遗传特性有关。现已证实全沟硬蜱（*I. persulcatus*）在中国北方为优势蜱种而且带菌率高，是中国东北林区莱姆病的主要传播媒介；二棘硬蜱是长江中下游地区的优势蜱种，粒形硬蜱和寄麝硬蜱中也分离到莱姆病螺旋体，粒形硬蜱和二棘硬蜱是南方林区的重要传播媒介。某些其他蜱类及吸血节肢动物（软蜱、蚊、蚤）也可以携带伯氏疏螺旋体，但它们在莱姆病流行病学中的意义尚待研究。

目前的研究表明，莱姆病的非生物媒介传播是存在的，动物间可通过尿液相互感染，甚至可以传给密切接触的人，但是人与人之间是否可通过接触体液而传染还未见报道。

三、易感人群

人群对莱姆病普遍易感，无种族、性别及年龄的差异，以青壮年居多，男性多于女性。生活在自然疫源地蜱滋生林区的居民和工人、野外工作者，以及旅游者等感染率较高，同时也是本病的高发人群。有文献资料显示，大多数国家莱姆病的发病年龄有两个高峰期，第一个高峰期是5～9（14）岁的小孩，第二个高峰期是50（45）～64（69）岁的成人。

人感染伯氏疏螺旋体后，伯氏疏螺旋体可在人体内长时间生存，同时引起多器官、多系统的损害。临床症状的多样性主要与患者的年龄、病原体的基因型和其他一些因素有关。阿氏疏螺旋体（*B. afzelii*）主要引起皮肤病变，伽氏疏螺旋体（*B. garinii*）与神经系统症状有关，狭义伯氏疏螺旋体（*B. burgdorferi sensu stricto*）与关节炎密切相关，这三个基因种均可引起慢性游走性红斑。

四、流行特征

1.地区分布

莱姆病在全世界广泛分布，除南北极外，各大洲均有病例报告，但主要集中在北半球，例如北美（从南部的墨西哥边境一直到北部的加拿大各省）、整个欧洲、北非的部分地区（马格利布）和亚洲北部（俄罗斯西伯利亚、远东地区、库页岛，日本、中国以及韩国），其中以欧美各国最严重。在北美，只有极少数州没有莱姆病的病例报告，如美国阿拉斯加州、亚利桑那州、蒙大拿州、内布拉斯加州和怀俄明州等。

莱姆病的地区分布与其传播媒介硬蜱的地理分布一致。欧洲的疫源地多集中在北纬35～60°的区域，北美的疫源地多集中在北纬30～55°的区域。美国疾病预防控制中心2004年的报告显示，2001—2002年期间美国各州向疾病预防控制中心报告的莱姆病病例为40 792例，主要集中在美国东北部、中大西洋和北部地区，而且分析结果显示，每年的发病率均会比上一年增加40%。Stanek等研究发现，莱姆病在欧洲和北美地区的主要临床特征是相同的，多数病例仍分布在大西洋两岸地区。中国莱姆病的疫区主要集中在东北部、西北部和华北部分地区的林区，分布范围广，新疆、黑龙江、吉林等自治区和省份已有大量莱姆病发病的病例报告，而且大多数省份已经分离出病原体。

2.季节分布

莱姆病的发病时间有明显的季节性，每年有2个感染高峰期，第一个高峰期在夏季

（6月份），第二个高峰期在秋季（10月份），其中以6月份最明显，这与蜱的活动周期高峰基本一致，但是由于不同地区的气候条件不同，蜱的生长曲线也不同。因此，不同地区莱姆病流行的高峰期也有差异。美国大部分病例集中在6～7月份。研究发现，在1992～2006年期间，美国的50个州上报给美国疾病预防控制中心的莱姆病发病高峰期大多在6～7月份，其中有65%的患者出现慢性游走性红斑，37%的患者出现莱姆关节炎症状。澳大利亚莱姆病的高峰期在7～8月份。其他如法国、德国、瑞典东南部、俄罗斯、保加利亚、克罗地亚、塞尔维亚、斯洛伐克等国家的莱姆病高峰期一般在5～6月份。而在欧洲南部的一些国家，例如斯洛文尼亚，莱姆病的高峰期多在10～11月份之间，主要是因为此时间段这些地区的气候会变暖，蜱类开始滋生，人群户外活动的机会增加，户外活动时间延长，莱姆病的发病率随之升高。莱姆病在中国的发病高峰期一般在5～10月份，其发病时间与各地区不同传播媒介蜱的种类、数量和活动周期高峰基本一致。

3. 人群分布

不同年龄和性别的人均可感染发病，但一般以少年和青壮年感染率最高，这与接触贮存宿主和传播媒介机会的多少有关。莱姆病的发生也与职业密切相关，野外工作者、林业工人、旅游者、牧民及猎人的感染率较高，这与他们在林区活动多，被蜱叮咬机会较多有关。Bennet等研究发现，在瑞典东南部，40岁以上男性感染率较高，感染率为48%。

4. 自然因素和社会因素

莱姆病的流行除了以上影响因素外，还包括自然因素和社会因素。自然因素如某地区的气候、地理地貌特征以及该地区动植物的种类。社会因素如户外旅游活动，家庭饲养猫、狗宠物等因素。

第四节　莱姆病致病机理与免疫

伯氏疏螺旋体主要存在于肩突硬蜱的肠中，人被感染伯氏疏螺旋体的蜱叮咬后，螺旋体由蜱的唾液侵入皮肤并在局部繁殖，经3～30天扩散后，在叮咬部位就会出现慢性游走性红斑（ECM），同时螺旋体还可通过血液或淋巴扩散至全身许多器官。然而，伯氏疏螺旋体的致病机制迄今尚不十分明确，莱姆病的发病机理尚不完全清楚，国内外大量研究发现其可能与以下因素有关。

一、病原体及其成分的直接作用

莱姆病的病原体是伯氏疏螺旋体（*Borrelia burgdorferi*），莱姆病菌血症期短而且血液中菌量较少，其致病可能是某些致病物质以及病理性免疫反应等多因素作用的结果，主要涉及细菌表面蛋白和宿主之间的相互作用，引起多器官多系统的损伤。目前研究发现，引发莱姆病的致病物质有很多种，现将几种重要致病物质总结如表18-1。

表18-1 伯氏疏螺旋体的致病物质

名称	分子量	生物/化学性质	致病作用
BmpA	39kD	细胞表面脂蛋白	①其基因产物存在于感染者体内； ②在莱姆关节炎患者中高表达。
OspA	31-32kD	外膜表面脂蛋白	①抗原性强，蜱体内表达起保护作用，哺乳动物体内极少表达； ②刺激莱姆关节炎关节滑膜细胞产生多种炎性细胞因子，刺激T细胞发生增殖反应。
OspB	34-36kD	外膜表面脂蛋白	①高度的免疫原性，介导伯氏疏螺旋体在蜱体内定居、繁殖、继而致病； ②抗吞噬作用。
OspC	21kD	外膜表面脂蛋白	①较强的抗原性，蜱和哺乳动物体内均表达； ②介导螺旋体感染宿主以及螺旋体迁移的致病途径：RpoN-RpoS途径。
DbpB/A	19/20kD	脂蛋白	①通过黏附于细胞外基质致病，导致心脏、关节以及中枢神经系统等受损； ②致病途径：Rrp2-RpoN-RpoS途径。
BBK32	55kD	表面脂蛋白	①在哺乳动物体内表达量最高，与哺乳动物所处的环境有关，在蜱体内表达量最低； ②致病主要与纤维连接蛋白的结构有关，尤其在莱姆病的感染过程中发挥重要作用。
BBA64（P35）	33kD	表面脂蛋白	①主要是在蜱叮咬和感染脊椎动物的过程中发挥作用，它的突变株感染哺乳动物宿主； ②体内研究发现此蛋白在Rpos途径表达过程中有重要作用。
补体抑制因子			伯氏疏螺旋体侵入宿主体内后，能活化补体替代途径而释放C3a、C5a等炎症介质而致病。

　　莱姆病临床症状的多样性主要与患者的年龄、病原体的基因型和其他一些因素有关。迄今已知至少有3个基因种型对人类有致病性，埃氏疏螺旋体（*B. afzelii*）主要引起皮肤病变，伽氏疏螺旋体（*B. garinii*）与神经系统症状有关，狭义伯氏疏螺旋体（*B. burgdorferi* sensu stricto）与关节炎有关，这三个基因种均可引起慢性游走性红斑。*B. burgdorferi* sensu stricto 主要分布在美国和欧洲，*B. garinii* 和 *B.afzelii* 主要分布于欧洲和日本。莱姆关节炎在许多方面与其他细菌引起的关节炎不同，莱姆关节炎关节肿胀的原因是由于关节内的螺旋体或螺旋体碎片刺激产生的纤维蛋白和胶原基质造成的。美国疾病预防控制中心报告，在美国引起莱姆关节炎的基因型主要是 *B. burgdorferi* sensu stricto。然而，研究发现，在欧洲以上3个基因种均可引起莱姆病，这是因为欧洲莱姆病的传播媒介主要是篦子硬蜱，这种蜱类可以同时感染多个螺旋体基因种，引发莱姆病[2]。

二、炎性细胞因子的作用

莱姆关节炎的发病机理尚不完全清楚，发病的主要原因可能是螺旋体脂蛋白在感染早期引起机体固有免疫应答，随后引起适应性免疫应答，从而造成关节炎症和损伤。研究者在小鼠螺旋体感染模型中发现，螺旋体先在局部繁殖，随后扩散至全身，分布到关节、神经、心脏等其他组织或器官；10~14天时出现明显的关节水肿和炎症，主要在膝关节和踝关节；病理切片可见最初以中性粒细胞浸润为主，随后伴随单核细胞浸润、滑膜增生和血管翳的形成，但几周后缓解。近年来，体内外研究发现，多种炎性细胞因子在莱姆关节炎的致病机制中均发挥重要作用。

1.刺激因子和抑制因子

白细胞介素（interleukin，IL）是由多种细胞产生并作用于多种细胞的一类细胞因子。目前已发现40多种白细胞介素，主要参与免疫调节、造血、炎症反应等过程。国内外学者研究发现，白细胞介素在莱姆关节炎的致病机理中发挥重要作用，常见的有IL-1、IL-6、IL-8、IL-10、IL-32、IL-37等，其他如转化生长因子β（transforming growth factor-β，TGF-β）和肿瘤坏死因子-α（tumor necrosis factor-α，TNF-α）也有一定的作用。其中IL-1、IL-6、TNF和趋化因子家族是启动炎症反应的关键因子，被称为促炎因子。

体内外研究发现，伯氏疏螺旋体的脂蛋白可激活Toll样受体2（TLR2），导致关节组织的巨噬细胞活化，释放促炎症性细胞因子（proinflammatory cytokine），包括白细胞介素-1（IL-1）、白细胞介素-8（IL-8）和肿瘤坏死因子-α（TNF-α），引起中性粒细胞渗出和浸润，启动炎症过程。伯氏疏螺旋体可诱导细胞产生IL-1、IL-6、IL-23和TNF。研究表明，IL-1和TNF-α可诱导滑膜细胞产生胶原酶和前列腺素，胶原酶可溶解关节中的胶原纤维，引起关节损伤，而前列腺素可导致疼痛加重，这在关节炎的形成和加重上起重要作用。另外，TNF-α和硝基酪氨酸对神经鞘细胞和轴索有直接的损伤。这些细胞因子和炎症介质虽能造成机体的损伤，但也有助于宿主的免疫防御。研究发现，IL-10可以抑制莱姆关节炎的炎症应答过程，主要是通过抑制产生炎性细胞因子的巨噬细胞来抑制伯氏疏螺旋体及其脂蛋白引起的炎症应答，从而抑制莱姆关节炎的发生。

IL-32是新近发现的一种细胞因子，主要由T淋巴细胞、自然杀伤细胞、上皮细胞和血液单核细胞产生，在适应性免疫应答和固有免疫应答中发挥重要作用，是一种促炎症性细胞因子，与疾病的严重性程度有关。研究发现，IL-32可以协同核苷酸结合的寡聚化结构域蛋白1和2（nucleotide-binding oligomerization domain protein，NOD1、NOD2），通过Caspase-1依赖的信号通路途径促进细胞分化，激活IL-1β和IL-6的产生，在炎症反应和自身免疫性疾病等方面发挥作用。另有研究发现，IL-32在类风湿性关节炎滑膜的活组织检测中呈高表达，而在骨关节炎的滑膜组织中没有检测到IL-32的表达，可认为IL-32作为促炎性细胞因子与类风湿关节炎的发生发展和严重程度密切相关。莱姆关节炎的发生与固有免疫反应有关，也与适应性免疫反应有关，与类风湿性关节炎的某些致病机制相似，因此，莱姆关节炎的发生与IL-32有关，其究竟如何致病有待进一步研究。

IL-37是新近发现的一种具有炎症抑制作用的细胞因子，它属于IL-1家族，与经典IL-1家族成员具有共同结构域，经过Caspase-1的剪切变成熟。在外周血单核细胞、树突状细胞、巨噬细胞和上皮细胞中均可检测到IL-37的表达。研究发现，IL-37具有抑制固有免疫应答的作用，是固有免疫的抑制因子。IL-37在病原微生物的清除过程中发挥重要作用，具有抗炎和免疫抑制作用，与自身免疫性疾病、感染性疾病以及代谢性疾病的发生发展有关。免疫组化染色发现类风湿性关节炎患者滑膜组织细胞内IL-37的表达水平较高，由此说明IL-37可能介导一种负反馈机制抑制炎症因子的过度表达。由此可见，莱姆关节炎的发生可能与IL-37有一定联系，但其究竟是如何诱导莱姆关节炎发生的，仍有待进一步研究。

转化生长因子-β（transforming growth factor-β，TGF-β）是一种多功能的蛋白质，在调节细胞生长、分化及调节免疫功能方面起重要作用，具有强免疫抑制作用，可抑制多种免疫细胞（如造血干细胞、T/B细胞和单核/巨噬细胞）的生长及功能，在细胞因子网络中发挥下调免疫应答作用。TGF-β的信号传递主要通过SMAD信号通路和/或DAXX信号通路。研究发现，正常人关节滑膜中TGF-β的表达很低，且仅血管内皮细胞有Ⅱ型受体的表达，而关节炎患者滑膜中TGF-β及其受体表达明显增强，这是因为关节发炎时关节滑膜增厚，滑膜细胞增生，增生的滑膜细胞可分泌多种炎症因子，参与滑膜炎症反应以及软骨和骨质的破坏。另外，关节炎患者的外周血中TGF-β的水平也是升高的。莱姆关节炎中TGF-β的过度表达主要与慢性萎缩性肢端皮炎相关。

2.趋化因子

趋化因子（chemokine）是指白细胞和某些组织细胞分泌的一类小分子蛋白（分子量多为8~10kD），根据其分子N端半胱氨酸残基的数目和排列位置可分为四个亚家族，即CXC、CC、C和CX3C。趋化因子受体根据其对应的趋化因子分类，包括CXCR1~5、CCR1~11、CR1及CX3CR1。趋化因子功能的行使主要由趋化因子受体介导，趋化因子与其受体之间的相互作用控制着各种免疫细胞的定向迁移，吸引炎性细胞移动到炎症部位，增强炎性细胞的吞噬杀伤功能，促进其释放炎性介质参与炎症的发生发展过程，在固有免疫和适应性免疫反应中发挥作用。研究者通过对关节炎易感小鼠（C3H）和耐受小鼠（C57B16/J（B6））模型中细胞因子和趋化因子表达进行比较发现，只有中性粒细胞趋化因子CXCL1（KC）和单核巨噬细胞趋化因子CCL2（MCP-1）在C3H小鼠关节中过度表达。对CXCL1和CCL2在莱姆关节炎中严重程度进行比较发现，CCL2缺陷小鼠的关节炎较重，而CXCL1缺陷小鼠关节炎较轻。另有研究发现，伯氏疏螺旋体侵入心脏时，可以诱导巨噬细胞趋化因子CCL2在莱姆心脏炎中表达，但是目前没有动物模型报道CCL2在心脏损害中的严重程度究竟如何。

Rupprecht等学者在神经莱姆病患者脑脊液中发现一种B淋巴细胞趋化因子CXCL13（BLC），而在非炎症性或其他炎症性神经系统损害患者脑脊液中未发现，由此推断，CXCL13与神经莱姆病的发生有关，可作为一种早期感染指标。Schmidt等收集神经莱姆病患者的脑脊液和血清样本，采用ELISA和标准曲线测定样本中CXCL13的浓度，结果发现在莱姆病神经系统损害评价中趋化因子CXCL13有一定的敏感性和特异性，这与伯氏疏螺旋体表面的特异性抗原有关，进一步证实了以往学者的观点。有学者研究发现，CXCL9和CXCL10在莱姆病慢性游走性红斑伴随慢性萎缩性肢端皮炎患者中高表达，而CXCL13在莱姆淋巴瘤患者中高表达。综上所述，趋化因子及其受体对莱姆病及其并发症的致病机制至关重要。

三、T细胞的作用

CD4⁺辅助性T细胞（helper T cell，Th）具有协助体液免疫和细胞免疫的功能，其在机体适应性免疫应答和免疫调节中发挥作用，通过与主要组织相容性复合体Ⅱ（major histocompatibility complex Ⅱ，MHCⅡ）类分子递呈的多肽抗原反应而被激活，激活后的Th细胞可以分泌细胞因子，调节或者协助免疫反应。决定CD4⁺T细胞分化方向的关键因素是其局部微环境中细胞因子的不同。CD4⁺T细胞在不同细胞因子环境中可分化为Th1、Th2、Treg和Th17等亚群，在一定条件下，各Th细胞亚群之间可以互相转化，从而使机体的免疫效应和免疫抑制处于平衡状态。在伯氏疏螺旋体的脂蛋白经过一系列反应启动炎症过程后，巨噬细胞对螺旋体抗原进行加工、处理和提呈，导致CD4⁺T细胞活化，发挥细胞免疫反应，释放更多细胞因子，进一步加重关节炎，并使关节炎慢性化。早期研究认为，在莱姆关节炎发生过程中，CD4⁺Th1细胞发挥主要作用，CD8⁺T细胞起次要作用，而CD4⁺Th2细胞和B细胞对关节炎有对抗作用，但目前这一观点遭到质疑。

近年来，新的研究发现，在多种关节炎模型中，主要是Th17细胞而不是Th1细胞发挥致病作用。Th17细胞通过释放IL-17及其他细胞因子在自身免疫组织损伤中起到至关重要的作用，为阐述莱姆关节炎致病机理打开新思路。进一步研究发现，在莱姆关节炎患者关节液中检测到IL-17，此外在中性粒细胞和单核巨噬细胞中诱导产生的IL-1、IL-6、IL-23和TGF-β都是Th17细胞分化中重要的细胞因子。同时在莱姆关节炎患者的血清学检查中发现，大多数患者的血清中含有Th17细胞，固有免疫和诱导出的Th17细胞的免疫应答对莱姆关节炎发病机理的研究有重要作用。

调节性T细胞（regulatory T cell，Treg）是体内存在的另一类功能独特的T淋巴细胞亚群，能够分泌IL-4、IL-10和TGF-β，对效应T细胞具有免疫抑制作用，能够控制免疫应答的强度，减轻伯氏疏螺旋体对机体组织的损伤。而Th17细胞的标志性细胞因子IL-17在关节炎模型中被认为是一种促炎因子，IL-17可以联合局部炎性因子IL-6、IL-8和基质金属蛋白酶等进一步加剧关节损伤。促炎性Th17细胞与抑制性Treg之间平衡的破坏是自身炎症性免疫疾病的关键因素。

四、Toll样受体

Toll样受体（Toll-like receptor，TLR）是表达在细胞表面或细胞内的Ⅰ型跨膜糖蛋白，分为胞膜外区、胞浆区和跨膜区三部分，存在于多种细胞中，包括上皮细胞及多种免疫细胞（如巨噬细胞和树突状细胞等），属于模式识别受体家族。Toll样受体在机体抗感染的固有免疫中起着关键作用，也是连接固有免疫和适应性免疫的桥梁。当机体感染伯氏疏螺旋体后，螺旋体脂蛋白可以激活Toll样受体，特别是TLR-

2和TLR-4，启动炎症反应。除此之外，Toll样受体信号通路中的MyD88信号分子缺乏也可引发炎症，而趋化因子受体CXCR2可以减少炎症发生。Bernardino等人研究发现，TLR1、TLR2、TLR5和TLR9与神经莱姆病的发病机制有关，以恒河猴的星形胶质细胞和小胶质细胞为模型，研究TLR在伯氏疏螺旋体介导的炎症反应中的作用。结果表明，星形胶质细胞和小胶质细胞的炎症免疫反应与TLR1、TLR2和TLR5有关。此外，该研究发现，小胶质细胞的吞噬作用除了与TLR1、TLR2和TLR5有关，还与TLR4有关。Dickinson研究发现，在机体感染伯氏疏螺旋体后，伯氏疏螺旋体逃避适应性免疫应答，通过改变其表面脂蛋白的表达而改变宿主自身抗原的表达。为了控制伯氏疏螺旋体感染，宿主依赖B细胞的体液免疫应答，Toll样受体是获得T细胞依赖性抗原和T细胞非依赖性抗原必不可少的物质，在莱姆病中有重要作用。大多数学者认为，TLR1/2在莱姆病致病机制中较为重要，以TLR1/2缺陷小鼠与野生型小鼠为模型，研究发现伯氏疏螺旋体的多种基因表达发生改变，如*bbe21*（伯氏疏螺旋体质粒编码基因）和*bb0665*（糖基转移酶编码基因）在TLR1/2缺陷小鼠体内高表达，而*bb0731*和*bba74*（细胞周质蛋白编码基因）在TLR1/2缺陷小鼠体内低表达，PCR检测结果支持以上观点。综上所述，Toll样受体对阐明莱姆病的致病机制具有重要意义。

五、自身免疫因素

一些比较难治的关节炎可能是由于伯氏疏螺旋体的外膜蛋白与关节中某些组织细胞成分相类似而引起的免疫性疾病，目前的研究主要有三种解释：持续感染、T细胞表位的模拟以及其他细胞的活化。也有人提出第四种解释，即关节中保留伯氏疏螺旋体的自身抗原，但这在莱姆关节炎患者的关节组织样本中并未得到证实。

新的研究表明，难治性莱姆关节炎是伯氏疏螺旋体感染后的一种长期慢性免疫性关节炎，与自身抗体和T细胞的免疫应答有密切关系。而且，人类淋巴细胞功能相关抗原-1（LFA-1）与伯氏疏螺旋体外膜表面抗原A（OspA）的肽链部分有同源性，OspA会延长关节炎的病程，LFA-1是一种局部激动剂，会引起关节炎的持续症状。Steere等通过小鼠模型的研究发现，在伯氏疏螺旋体感染人体的同时，OspA可以激活Th1的免疫应答，继而引起自身免疫性应答，引发关节炎。此外，伯氏疏螺旋体的外膜蛋白OspB有抗吞噬作用，细胞壁中的脂多糖（lipopolysaccharide，LPS）具有类似细菌内毒素的生物学活性，可能参与伯氏疏螺旋体的致病过程。

伯氏疏螺旋体鞭毛蛋白（41kD）有属特异性和强免疫原性，其抗体出现也是早期感染指标之一，与其他疏螺旋体有交叉反应。研究发现，菌体蛋白41kD的单克隆抗体与人神经轴突存在部分相同或相似的抗原，从而引起病理性免疫反应参与致病过程，导致自身免疫性疾病的发生[2]。

第五节　莱姆病临床表现

由于伯氏疏螺旋体有较强的穿透能力，侵入人体后可引起螺旋体血症弥漫全身，引起多系统、多器官的损害，主要累及皮肤、关节、心脏和神经系统，临床表现复杂多样且无特异性，一般分为早中晚3期，这3期可以仅出现早期或中期，也可经历典型的3个期。早期以慢性游走性红斑（erythema chronicum migrans，ECM）为特征，中期以神经系统损害（15%）和心脏传导障碍（8%）为特征，晚期以慢性关节炎（60%）为特征并继发慢性萎缩性肢端皮炎（acrodermatitis chronic atrophicans，ACA），部分患者有精神异常的表现，严重者可致残甚至死亡，严重危害人类的健康及生活质量。目前，莱姆病已成为全球性的公共卫生问题，引起广大学者的密切关注。

一、皮肤病变

皮肤是莱姆病最常受影响的组织，莱姆病对皮肤的损害通常表现为3种：慢性游走性红斑（ECM）、莱姆淋巴细胞瘤和慢性萎缩性肢端皮炎（ACA），这些症状见于80%的莱姆病患者。伯氏疏螺旋体群具有高度的遗传多样性，至少可分为12种基因型，目前已知这12个基因型中至少有3个基因种对人类有致病性，即狭义伯氏疏螺旋体（*B. burgdorferi sensu stricto*）、伽氏疏螺旋体（*B. garinii*）及埃氏疏螺旋体（*B. afzelii*）。研究发现，*B. burgdorferi sensu stricto* 和 *B. garinii* 在1/3的莱姆病患者中引起慢性游走性红斑，*B. afzelii* 也可引起慢性游走性红斑，但其主要引起慢性萎缩性肢端皮炎，*B. afzelii* 和 *B. garinii* 已经证实与莱姆淋巴瘤有关。

1.慢性游走性红斑

慢性游走性红斑（ECM）是莱姆病早期最常见的临床症状，也是可靠的临床诊断指标。人被疫蜱叮咬后，伯氏疏螺旋体由蜱的唾液侵入皮肤并在局部繁殖。经3～30天潜伏期，叮咬部位出现一个或数个游走性红斑（ECM），起初为红色斑疹或丘疹，随后逐渐向四周呈环形扩大，外缘有鲜红色边界，中央呈退行性变，似枪靶形。皮损逐渐扩大，直径可达5～50cm，扁平或略隆起，表面光滑，偶有鳞屑，有轻度灼热和瘙痒感[3]。

慢性游走性红斑一般发生在蜱叮咬3～30天后，某些患者的红斑不仅发生在蜱叮咬处，还可发生于其他部位。皮疹中心有时呈深色红斑、硬结、水疱或坏死，可发生在身体的任何部位，大腿、腹股沟以及腋窝为常见部位，手掌、足部和黏膜较罕见。儿童的游走性红斑多见于耳后发际，直径10～16 cm，病变部位的大小主要取决于疾病的持续时间，一般为10天左右，形态学上可表现为单个孤立的游走性红斑或多个游走性红斑，成年患者的游走性红斑常出现在腿部[4]。多数患者的红斑随病程进展而逐渐增大，同时伴有疲劳、发热、头痛、淋巴结肿大、颈部轻度强直、关节痛、肌痛等，也有些患者会发生继发性慢性游走性红斑、弥漫性红斑或荨麻疹。皮损一般经2～3周可自行消退，偶留有瘢痕与色素沉着。

2.莱姆淋巴细胞瘤

莱姆淋巴细胞瘤是由于B淋巴细胞受损而出现的一种比较罕见的皮肤症状，表现为由皮肤或皮下组织的密集淋巴细胞组成的1~5cm的单个蓝-红色肿包。研究发现[5]，莱姆淋巴瘤在儿童中多见于耳部，成年妇女多见于乳晕，阴囊和腋窝部位比较少见，常出现在游走性红斑之前或伴随游走性红斑，欧洲国家多见。临床上鉴别诊断主要包括皮肤的淋巴瘤、异物肉芽肿、结节病、瘢痕疙瘩和乳腺癌等。

3.慢性萎缩性肢端皮炎

慢性萎缩性肢端皮炎（ACA）是莱姆病晚期一种罕见的皮肤损害表现，皮损为紫癜样皮疹，逐渐融合成片状损害，又有萎缩，呈瓷白色，好发于下肢末端，原因不明，多见于中年妇女，但近年来研究发现该病正在年轻化，儿童中也有此类病例报告。研究发现，欧洲每年每10万人中约有4例病例报告，全球每年每10万人中约有50例病例报告。美国只有极少数的病例报告，致病主要与基因种 *B. afzelii* 有关。又有研究发现，10%~20%的患者发病与细胞因子（如转化生长因子-β）的过度表达有关，病变多见于肘部和膝盖，起初为红色或淡黄色皮疹，随之演变成硬化性肢端皮炎，需与硬皮病相鉴别[6, 7]。

二、神经系统病变

大约10%~15%的莱姆病患者在皮疹出现的同时或皮疹消退后1~6周会出现神经系统损害症状（也可发生在无皮疹史者），常见的临床表现包括淋巴细胞性脑膜炎或脑炎、颅神经炎和疼痛性神经根炎，晚期患者会出现神经系统的并发症，如脊髓炎、末梢神经炎、舞蹈症、小脑共济失调或大脑假性肿瘤（良性颅内压增高）、痴呆及人格障碍等，这些表现可单独或联合出现。脑脊液的典型变化为淋巴细胞增多，同时伴有蛋白水平增高[8]。症状持续数月，大多数患者可以痊愈。

淋巴细胞性脑膜（脑）炎一般出现于感染后几周或几个月，是莱姆病神经系统损害早期的典型特征。其表现类似无菌性脑膜炎，患者多表现为发作性头痛和轻度颈强直，头痛程度不等，伴有疲劳和关节疼痛，无发热，颅内压不高，无病理反射，常伴有面神经麻痹。脑脊液特征表现为淋巴细胞增高，蛋白增高，糖含量正常。研究发现[9]，80%~90%的患者脑脊液检查可见特征性的IgG和IgM，血清学检查可见IgG。脑膜炎可演变为慢性复发性脑炎或轻度脑炎，主要表现为嗜睡、记忆力下降和情感障碍。

颅神经炎的典型表现是面神经麻痹，50%~60%的患者有单侧或双侧的外周面部瘫痪，伴随脑脊液细胞增多，少数患者会累及三叉神经和动眼神经，病程一般持续数周至数月不等，有时也可出现其他损害症状如复视、视神经萎缩、听力减退等。有学者[10]以19位（15位女性，4位男性，年龄14~61岁，平均年龄38岁）急性外周性面瘫患者为研究对象，通过泪液分泌试验、听反射等评价其麻痹程度，结果发现，右侧面瘫的患者有12位（63.2%），左侧面瘫的患者有7位（36.8%），未发现双侧面瘫患者。

疼痛性神经根炎常表现为胸、腹部的带状剧烈疼痛，夜间发作，可移行至其他部位，严重者影响睡眠，症状持续数周至数月不等。Elamin等[11]以30位莱姆病患者为研究对象，其中15位（50%）出现神经系统损害症状，12位（80%）伴随疼痛性神经根炎，7位（46%）伴随颅神经炎。其他神经系统损害的并发症如末梢神经炎，常表现为四肢远端麻木、疼痛，呈手套、袜套样分布。

三、心脏病变

4%～10%未经治疗的成年莱姆病患者，发病几周后可能出现急性心脏病变，房室传导阻滞最常见，约50%的心脏病变患者发展成完全性房室传导阻滞。研究发现，在美国，莱姆心脏炎是莱姆病常见的并发症，常发生于致病后的21天内，包括房室传导阻滞（Ⅰ度、Ⅱ度和Ⅲ度）、急性心包炎及轻度左心室功能不全等，其中莱姆心肌炎在成人中的发病率约为4%～10%，短暂房室传导阻滞的发病率约为77%，约50%患者发展为完全性房室传导阻滞。儿童也会出现莱姆心脏病变，发病初期无症状，很快就演变为房室传导阻滞[12, 13]。

伯氏疏螺旋体寄居于房室结，影响房室结传导功能，严重者出现Ⅲ度房室传导阻滞。此外，急性心肌心包炎、轻度左心室功能衰竭、心脏扩大和致死性全心肌炎等也可见。Wagner等[14]研究发现，匈牙利每年有约1000例莱姆心脏病的病例报告，多数患者表现为急性房室传导阻滞，偶亦可发生其他心脏炎症，男性伴晕厥者多发生Ⅲ度房室传导阻滞。使用抗生素治疗后，临床症状和心电图异常会消失，病程仅持续数周，但可复发，多数病例可以治愈，严重者亦可致死。

四、关节病变

在蜱叮咬几个月后，60%未经治疗的莱姆病患者可出现关节病变，发展为莱姆关节炎。莱姆关节炎是莱姆病晚期最常见且最严重的临床表现，危害也最大，常表现为间歇性关节肿胀和疼痛，但很少出现发红症状，有水波感，不对称，反复发作，可有少量积液，严重者可引起肌肉炎、肌腱炎等。部分患者可出现持续性关节炎，伴有软骨和骨组织的破坏。少数病例可发生骨髓炎、脂膜炎或肌炎。人类主要累及膝、肘、髋等大关节，小关节周围组织也可受累，实验用动物模型的病变多见于胫跗关节，如昆明小鼠等。研究发现，莱姆关节炎在儿童和成人中的发病率相当，多数患者表现为间断性的单关节受累。其与类风湿性关节炎的主要区别是：莱姆关节炎多为间断发作的单关节炎，或者一侧关节病变重，另一侧关节病变轻，而类风湿性关节炎的两侧关节均会累及且病变较重。莱姆关节炎由多种致病因子引起，是莱姆病后期最常见的症状，经常发生在感染初期后的几周或几个月，多表现为突然发作的单侧关节炎，侵犯膝关节等大关节，导致膝关节肿胀和疼痛。

第六节　莱姆病诊断

一、实验室诊断技术

伯氏疏螺旋体基因型的复杂性及临床表现的多样性，给LB的临床诊断带来了困难，当临床症状不典型时，LB实验室诊断就具有重要的指导意义，因此，实验室诊断LB便成为研究的重点，本节对LB的实验室诊断技术进行综述[7, 8]。

（一）病原体的直接检测

病原体的直接检测包括组织或外周血螺旋体直接光学显微镜检测，以及临床样本中螺旋体的分离培养，其中，临床样本中螺旋体的分离培养为LB的诊断提供了确凿的证据。培养出的螺旋体运动活泼，可以用相差显微镜或暗视野显微镜观察到，也可以通过镀银染色在普通光学显微镜下或进行荧光染色后在荧光显微镜下观察细长的螺旋体。莱姆病螺旋体在BSK Ⅱ（Barbour-Stoenner-Kelly Ⅱ medium）、BSK-H、Kelly medium Preac-Mursic（KMP）液体培养基中生长良好，也可以在固体培养基上生长，这有利于螺旋体纯系菌株的选择。Pejchalová 等收集305只篦子硬蜱，采用BSK-H培养基对其中肠研磨液进行螺旋体培养，通过暗视野显微镜观察活动的螺旋体，其中45个样本阳性，阳性率14.8%。Guner等采用BSK Ⅱ培养基对299只篦子硬蜱的内脏进行螺旋体培养，其中12个硬蜱暗视野显微镜检查螺旋体呈阳性，阳性率为4%。Oksi等对EM患者的皮肤组织和血液样本进行LB螺旋体培养，结果表明，皮肤组织培养中14/65（21.5%）的患者阳性，血液样本培养中6/78（7.7%）的患者阳性。Lebech等人对31名EM患者的皮肤组织进行LB螺旋体培养，其中9（29%）名患者阳性。

由于临床样本中螺旋体数目稀少，螺旋体生长周期长，分离培养不仅耗时、价格昂贵、阳性率低，而且需要在特定的环境中进行。因此病原体的直接检测在临床应用中受到了限制。

（二）免疫学检测方法

由于伯氏疏螺旋体抗原结构的复杂性，临床样本抗原的直接检测受到了限制[8]，因此，抗体检测成为临床LB诊断的主要实验室方法。

1. 抗原的制备

许多早期研究把鞭毛蛋白FlaB（41kD）作为LB免疫学检测的主要诊断抗原。伯氏疏螺旋体感染几天后即可产生强烈的IgG和IgM反应，FlaB同其他细菌抗原及哺乳动物组织（如神经组织，滑膜，心肌）中的抗原有交叉反应。然而鞭毛蛋白FlaB内部，包括变异的种特异性免疫显性成分，与整个蛋白相比，同其他细菌的交叉反应低。有研究表明，鞭毛外膜蛋白FlaA（37 kD）也是LB早期阶段的主要诊断抗原。OspC蛋白（23kD）是一种由质粒编码的免疫显性抗原，用于LB IgM抗体的检测，有助于LB的早期诊断。OspC蛋白起源的合成抗原pepC10是一个高度保守的10个氨基酸长度的多肽类抗原，也可用于LB的早期诊断。VlsE蛋白（34～35 kD）是新近发现的由伯氏疏螺旋体 B31 线性质粒体 1p28-1 编码的表面蛋白，其不可变区域（invariable region，IR）6 具有较强的免疫原性，并且是伯氏疏螺旋体中的保守序列，据此合成的 C6 缩氨酸抗原可用于 LB 的诊断。Barbour 等发现伯氏疏螺旋体脂蛋白 BBK07 为一个免疫显性抗原。Coleman 等研究表明 BBK07 是一个在宿主体内产生的表面抗原，其在哺乳动物感染时选择性表达，可作为 LB 血清学诊断标志。更进一步的研究表明比起全长 BBK07 蛋白抗原，BBK07 来源的多个缩氨酸组合抗原更有利于伯氏疏螺旋体感染的检测，并且可以检测 C6 和 pepC10 抗原检测不到的 LB 患者，具有达到 90% 的敏感性和几乎 100% 的特异性。

　　用于 LB 诊断的抗原还有 DbpA、BBK32、BmpA 和 OspA 蛋白。目前，特异性重组抗原（如 VslE、DbpA、BBK32 和 OspC 等）和合成的多肽类（如 C6 抗原和 pepC10 抗原）已经成功用于 LB 血清学检测，其中，最敏感的抗原为用 IgM 抗体检测的 pepC10 抗原和用 IgG 抗体检测的 C6 抗原。

　　2.抗体检测的方法

　　LB 抗体检测的方法很多，早期有间接免疫荧光抗体试验（indirect immunofluorescent-antibody assay，IFA）和定量间接荧光抗体试验（quantitative，indirect，fluorescence immunoassay，FIAX），现已经逐渐被酶免疫测定所替代，包括酶联免疫吸附试验（enzyme-linked immunosorbent assay，ELISA）、酶联荧光试验（enzyme-linked fluorescent assay，ELFA），这些方法易于自动化，其他还有蛋白印迹法（western blot，WB）、免疫层析法（immunochromatographic assay）及斑点实验（dot blot assay）。

　　（1）酶联免疫吸附试验（ELISA）

　　ELISA 普遍用于 LB 血清抗体的检测，通常情况下，ELISA 检测使用来姆螺旋体全细胞超声裂解产物，作为抗原来分别检测 IgM、IgG 或 IgA 抗体，或者进行抗体联合检测。目前，重组抗原、合成的多肽类抗原以及联合抗原的使用使 ELISA 检测的敏感性和特异性有所提高，并且适用于 LB 不同阶段的检测。有研究表明，以 VlsE 为基础合成的 C6 缩氨酸抗原适用于急性期和恢复期血清抗体的诊断，具有较高的敏感度和特异性，在疾病的早期和晚期，灵敏度分别为 75% 和 100%，其特异性均可达到 90%～99%。不仅如此，VlsE 抗原除了 C6 区域外，其他的免疫显性表位同样可提高检测的灵敏度。

　　ELISA 检测的优点在于操作简便，可进行定量分析，自动化程度高；不足之处在于 ELISA 检测缺乏标准化。对于 EM 患者，血清学检测灵敏度低并且可能出现假阳性结果，因此不推荐用于莱姆病 EM 的常规性诊断。

　　（2）间接免疫荧光试验（IFA）

　　IFA 是检测 LB 螺旋体常用的方法，是将培养的螺旋体固定到玻片上，与稀释的待测血清混合，然后加入异硫氰酸荧光素标记的抗人 IgG 或 IgM，利用荧光显微镜检测抗体。通常待测血清抗体效价 IgM 1∶128 或 IgG 1∶256 时可确诊为 LB。但该方法需要荧光显微镜和训练有素的工作人员，且主观性较强，以致 IFA 在临床 LB 诊断应用中受到了限制。后来，该方法改进为定量间接的荧光抗体试验（FIAX），利用自动化系统读取荧光的强弱，适用于临床 LB 的诊断。

（3）蛋白质印迹法（WB）

WB是在蛋白质电泳分离和抗原抗体检测的基础上发展起来的一项检测蛋白质的技术，它将SDS聚丙烯酰胺凝胶电泳的高分辨率与抗原抗体反应的高特异性相结合，可用于伯氏疏螺旋体抗体的检测。但是由于伯氏疏螺旋体种内及种间抗原的多样性，其抗原的选择直接影响LB螺旋体抗体的检测。比较全细胞抗原，重组抗原的选择可使WB检测的灵敏度从63.8%增加到86.1%，并且易于标准化，但其检测的特异性不会改变。在神经莱姆病（neuroborreliosis，NB）早期，重组抗原和联合抗原的使用使IgG抗体检测的敏感性从68.8%增加到91.7%。

美国已经建立了WB检测IgG和IgM抗体诊断标准。在我国，Jing等[3]建立了中国莱姆病 B. garinii WB阳性诊断标准：对于IgG，P83/100、P58、P39、P30、OspC、P17、P66、OspA中至少有一条蛋白条带显色即可诊断为阳性，此标准敏感度为73.2%，特异度为99.4%；对于IgM，P83/100、P58、OspA、P30、OspC、P17或P41中至少有一条蛋白条带显色则可诊断为阳性，此标准敏感度为50.6%，特异度为93.1%。一般来说，在病程的前4周IgM和IgG蛋白印迹标准均适用，超过4周以后只有IgG蛋白印迹标准适用。

通常，除了早期LB急性阶段外，WB和ELISA的检测灵敏度相似，但WB的特异性优于ELISA检测（>92%）。然而，由于重组OspA疫苗的使用，WB的特异性不能达到100%。WB的主要局限性在于视觉评分、条带强度的主观评价（这可能导致WB结果的假阳性）、成本高、同一临床表现的LB患者的抗体反应不同，以及抗原的来源和制备缺乏标准化等。

（4）两步检测法（two-tier testing）

用ELISA、IFA方法检测为阳性或可疑阳性的血清需要用WB进行核实诊断，被称为两步检测法。美国疾控中心推荐用此方法进行LB的检测。目前，欧洲也使用两步检测法进行检测。两步检测法增加了抗体检测的特异性，却轻微地降低了灵敏性。近来，血清学研究企图用一步检测法（比如以C6缩氨酸作为抗原的ELISA法）代替两步检测法，一项对美国LB患者两步测定法（以全细胞裂解物为抗原）的研究表明，对于不同临床表现的患者，采用VlsE1或C6抗原进行IgG ELISA检测的特异性和敏感性等同于两步检测法；当联合pep10抗原进行伯氏疏螺旋体抗体IgG和IgM ELISA检测时，对急性期EM的检测仍具有较高的特异性（98%），并且灵敏度高于两步检测法，其中：58%（rVlsE1联合pepC10），63%（C6联合pepC10），38%（两步检测法）。对于LB晚期患者，两种方法均具有较高的敏感性，在统计学上无明显差异，但由于欧洲LB螺旋体基因型较多，抗原差异大，再加上单一的检测方法特异性较低，从而限制了一步检测法在LB诊断中的应用。

目前，对于LB血清学诊断没有单独的最佳检测方法，为了提高检测的准确性，各种血清学检测方法应该联合使用。血清学检测在疾病的不同阶段阳性率不同，在第一阶段（EM），仅20%~50%的患者IgM或IgG抗体检测阳性；在第二阶段，NB早期IgM或IgG抗体检测阳性率增加到70%~90%，NB晚期（>6周），阳性率可达到100%；在第三阶段（疾病晚期，肢皮炎和关节炎），IgG抗体检测阳性率可达100%。

（5）其他抗体检测方法

1）LB螺旋体功能性抗体检测：这种检测方法是将活的螺旋体和病人的血清、外源性补体混合培养，16～72个小时后通过暗视野显微镜观察螺旋体的生长抑制情况，也可通过使用酸碱指示剂观察颜色变化，或经过吖啶橙染色后采用流式细胞分析仪进行检测。Jobe等的研究表明，早期LB患者血清中存在特异的能够杀死LB螺旋体的IgM和IgG抗体，其位于离OspC抗原羧基端最近的50个氨基酸内，该发现为LB疫苗的制备和血清学诊断提供了重要的信息。

2）循环免疫复合物抗体的检测：该方法首先是用聚乙二醇将免疫复合物从血清中沉淀出来，然后通过碱的作用裂解复合物，释放抗体，以便抗体能被ELISA或WB检测。近年来，这种方法进一步改进，形成酶联IgM捕获免疫复合物生物素化抗原试验（enzyme-linked IgM capture IC biotinylated antigen assay，EMIBA），Brunner等将该方法与常规检测方法（ELISA和WB）进行比较，结果表明，EMIBA不仅能够用于LB的早期诊断，而且能够准确区分血清学阳性患者是急性期感染（62/64病例；97%）还是既往感染（4/28病例；14%），同时也证实了EMIBA具有更高的特异性和灵敏度。

3）脑脊液抗体的检测：NB的诊断往往需要进行实验室确诊，因为NB缺乏典型的临床表现。脑脊液（cerebrospinal fluid，CSF）样本螺旋体培养以及通过PCR技术进行DNA的提取对NB诊断的敏感性较低。我们通过检测CSF样本中特异性的抗体对NB进行诊断。近年来，重组抗原的使用使NB实验室诊断的特异性和灵敏度有所提高。Panelius等采用三种不同的重组抗原（DbpA、BBK32和OspC）及一种合成抗原（IR6）对89名NB患者的CSF进行ELISA检测，并将其与以鞭毛蛋白为抗原的商品化ELISA进行比较，结果表明，与鞭毛蛋白52%的敏感性相比，新抗原CSF IgG抗体的检测具有较高的敏感性（DbpA为88%，IR6为80%，BBK32为76%，OspC为75%）。研究还显示在CSF中，至少两个抗原的抗体为阳性（鞭毛蛋白和一种新抗原或两种新抗原）是实验室确诊NB的标志。Lebech等对30名NB患者进行CSF特异性抗体检测，并同血清IgM和IgG抗体检测结果进行比较，结果表明，与87%血清IgM和IgG抗体阳性相比，90%的CSF特异性抗体阳性，说明CSF特异性抗体检测优于血清学检测。

LB抗体检测方法种类很多，选择的时候要注意各种检测方法的适用性和局限性。LB抗体检测可支持临床疑似病例鉴别，但不能用于确诊LB，并且在LB成功治疗多年后，螺旋体的IgG和IgM抗体仍可存在。因此，持续血清阳性结果不能说明治疗失败，其疾病继续存在，也不能决定是否继续进行抗生素治疗。

（三）分子诊断

1. 聚合酶链式反应（polymerase chain reaction，PCR）

目前，已经报道了许多LB螺旋体DNA扩增的方法，并且，多种靶序列已经用于专门的实验室。然而，LB分子水平的检测主要集中在以PCR技术为基础的方法上。

（1）PCR检测方法的分类

PCR检测分为定性检测（传统的PCR和巢式PCR）和定量检测（竞争PCR和实时PCR）。不同的PCR方法有各自的优势和不足之处。LB螺旋体的实验室诊断通常使用定性PCR检测，然而，几种用于定量检测的PCR设备已经商品化，并且在临床实验室可以进行自动化操作。

（2）临床样本的 PCR 分析

对各种临床样本进行 PCR 分析，其影响因素较多，比如：病人感染组织或体液中螺旋体的数量较少、样本不同时期 PCR 检测的敏感性不同、基因靶位的选择和 PCR 扩增引物的设计、样本中抑制剂的干扰以及样本的收集、转运和储存等，都会影响检测结果，因此，在进行莱姆螺旋体 PCR 检测的过程中，应注意标本的选择、引物的制备以及实验中各种因素的影响。

1）皮肤组织样本的 PCR 检测：PCR 检测 EM 和慢性萎缩性肢端皮炎（acrodermatitis chronica atrophicans，ACA）病人皮肤组织中 LB 螺旋体 DNA 的灵敏性较高。目前，已有研究报道，PCR 对 EM 及 ACA 检测的敏感性可达到 50%～70% 或者更高（EM 为 36%～88%；ACA 为 54%～100%）。Lebech 等对 31 个 EM 病人的皮肤组织进行 LB 螺旋体 DNA 检测，并同血清学测试和皮肤组织培养进行比较，结果显示，71% 的皮肤组织样本 DNA 阳性，与血清学测试（41% 阳性）和皮肤组织培养（29% 阳性）相比，LB 螺旋体 DNA 的检测敏感性更高。从而证明了皮肤组织样本 PCR 检测对于莱姆病 EM 患者是一个敏感且特异的方法，优于血清学测试和螺旋体培养。Zore 等对 150 名莱姆病 EM 患者皮肤样本进行巢式 PCR 检测，其中 61% 的患者为阳性。Dumler 报道 PCR 检测 LB 皮肤组织样本 DNA，敏感性可达 68%（其中 EM 为 67%，ACA 为 72%）。Liveris 等采用巢式 PCR 对 50 名 EM 患者的皮肤组织样本进行伯氏疏螺旋体检测，其中 32（64%）名患者为阳性。Nowakowski 等对 EM 患者各种诊断方法的敏感性进行比较，其中，最敏感的是皮肤组织样本定量 PCR 检测伯氏疏螺旋体 DNA（80.9%），血清学两步检测法的敏感性为 66%，皮肤组织样本传统巢式 PCR 检测敏感性为 63.8%，皮肤组织样本螺旋体培养敏感性较低（51.1%），血液样本培养也仅为 44.7%。除此之外，LB 皮肤组织样本 PCR 检测的敏感性依赖于目的基因序列的选择，Zore 等报道 150 个 LB EM 患者，采用 OspA 引物进行巢式 PCR 检测，有 61% 的患者呈阳性；但是，当采用鞭毛蛋白作为引物时，仅 28% 的患者为阳性。

2）血液样本的 PCR 检测：目前，PCR 法已经用于患者血液样本中 LB 螺旋体 DNA 检测。Dumler 用 PCR 检测 LB 血浆样本 DNA，敏感性较低（29%）。Oksi 等采用 PCR 方法对 78 名 EM 患者的血液样本进行 LB 螺旋体 DNA 检测，结果表明，3（3.8%）名患者呈阳性。Klempner 等采用 PCR 法对 78 名 LB 晚期患者的血液样本进行 LB 螺旋体 DNA 检测，没有一例患者为阳性。Kondrusik 等采用巢式 PCR 对 86 名 LB EM 患者的血液进行 LB 螺旋体 DNA 检测，在抗生素治疗前，63（73.3%）名患者为阳性，在抗生素治疗 4 周后，45（52.3%）名患者为阳性，治疗前后差异无统计学意义；另外，研究还对 14 名抗生素治疗 4～5 天的患者的血液进行 PCR 检测，12 名（85.7%）患者为阳性。由此证明，在 LB 早期阶段（EM 阶段），抗生素治疗不会影响 PCR 检测的敏感性。

总体来说，PCR 检测血液样本 LB 螺旋体 DNA 的敏感性较低。LB 患者血液样本 PCR 检测不适用于 LB 的临床诊断。

3）神经莱姆病 CSF 样本的 PCR 检测：PCR 检测 CSF 样本中 LB 螺旋体 DNA 的敏感性受到各种因素的影响，比如患者的临床表现、CSF 白细胞数量、疾病的持续时间以及是否进行抗生素治疗等。Lebech等[11]研究发现50%的NB患者（疾病持续时间＜14天）PCR检测为阳性，然而，仅12.5%的NB患者（疾病持续时间＞14天）PCR检测为阳性（P=0.045）。Ornstein等采用巢式PCR对36名CSF细胞增多的LB患者进行检测，其中7（19.4%）名患者LB螺旋体DNA呈阳性，对于29名CSF细胞正常的患者，没有一例检测出阳性。

目前，采用PCR法在NB患者的CSF样本中已经成功检测到LB螺旋体DNA，但是由于临床上NB缺乏标准诊断方法，CSF样本PCR检测结果难以判定。

4）LB患者关节液及关节组织样本的PCR检测：莱姆关节炎患者关节液的PCR检测对该疾病的临床诊断有一定的指导意义。Renaud等采用PCR法对9名莱姆关节炎患者的关节液进行螺旋体DNA检测，其中6（66%）名患者阳性。Dejmkova等采用PCR法对一名血清学检测阴性的莱姆关节炎患者的关节液进行检测，结果表明该患者LB螺旋体DNA阳性，并在抗生素治疗6个月后PCR检测依然阳性。虽然莱姆关节炎患者关节样本PCR检测LB螺旋体DNA敏感性较高，但在抗生素治疗后，检测的敏感性降低。Lipowsky等对11名确诊为莱姆关节炎患者的关节组织和关节液进行特异性PCR检测LB螺旋体DNA，在抗生素治疗前，9（82%）名患者关节液阳性，2（18%）名患者关节组织阳性；抗生素治疗后，除一名患者关节液阳性外，其余均为阴性。同时，该研究也证实了关节液PCR检测敏感性较关节组织样本高。除此之外，关节组织样本PCR检测对于抗生素治疗后莱姆关节炎患者具有较高的敏感性，并可检出关节液PCR阴性的样本。Carlson等对26名抗生素治疗后（平均8周）的莱姆关节炎患者的关节组织样本进行研究，采用三种不同的引物进行PCR法检测LB螺旋体DNA，阳性率最高可达96%。Priem等采用两种引物对4名抗生素治疗后（8～10周）的莱姆关节炎患者的关节液及关节组织样本进行PCR检测，结果表明，所有患者关节液检测均阴性（抗生素治疗前阳性），而关节组织样本检测均出现阳性结果。

关节样本的PCR检测可用于临床确诊莱姆关节炎患者，但该方法检测的敏感性依赖于特异性引物的设计、抗生素治疗的持续时间、患者的临床表现以及不同时期标本的选择。

5）LB患者尿液样本的PCR分析：以往的实验研究发现，感染动物的膀胱能够检测和分离到伯氏疏螺旋体。柳爱华等采用Touchdown PCR检测30只野生中缅树鼩膀胱组织的伯氏疏螺旋体DNA，其中19只阳性，阳性率为63.33%。

这些结果表明LB患者的尿液中可能存在伯氏疏螺旋体。一些研究也对LB患者的尿液进行PCR检测，发现了LB螺旋体DNA。但是，考虑到检测的敏感性差异较大，LB患者尿液样本PCR检测不适用于LB的实验室诊断。

（3）定量PCR检测方法

近年来，实时定量PCR已经用于临床LB患者螺旋体数量的检测，Liveris等对50名未经治疗的EM患者的皮肤组织样本进行PCR检测，采用LightCycler荧光定量PCR法检测recA DNA，其中40（80%）名患者为阳性，并且，各皮肤组织样本（直径2mm）螺旋体数量从10～11 000个不等（平均2 462个）。Schwaiger等采用TaqMan探针定量PCR检测LB螺旋体fla基因，31名关节炎患者（收集28个关节液样本和5个滑膜组织样本），其中5（17.9%）个关节液为阳性，1（20%）个滑膜组织为阳性；并且，在关节液中，螺旋体数量从20个/ml到41 000个/ml不等。在54名临床怀疑NB患者的56个CSF样本中，仅1个（1.8%）测试为阳性。

实时定量PCR不仅用于可疑病人各种组织、体液的螺旋体数量检测，也用于传播媒介蜱体内螺旋体的检测，患者和蜱体内螺旋体的分型，以及伯氏疏螺旋体在宿主体内和传播媒介蜱体内的基因表达存在差异。这种方法具有较好的敏感性，适用于感染性疾病的检测及流行病学监测。

尽管PCR检测已经用于临床疑似LB患者的诊断、临床样本或分离培养物中螺旋体的鉴定及分型，以及伯氏疏螺旋体与其他蜱传播病原体共同感染的检测，但是由于PCR检测目的基因选择的多样性（见表18-2）以及其对结果的影响，再加上CSF、血液及尿液样本检出率低，致使PCR法检测LB在临床实验室的应用受到限制。

表18-2 PCR检测伯氏疏螺旋体目的基因的选择及参考引物

目的基因	引　　物
23SrRNA基因	JS1(5′-AGA AGT GCT GGA GTC GA-3′) JS2(5′-TAG TGC TCT ACC TCT ATT AA-3′)
66-kDa蛋白基因（巢式）	Bb-1(5′-AAA ACG AAG ATA CTC GAT CTG TAA TTG C-3′) Bb-2(5′-TTG CAG AAT TTG ATA AAG TTG G-3′) Bb-3(5′-TAA TAC GAC TCA CTA TAG GGA GAT CTG TAA TTG CAG AAA CAC CT-3′) Bb-4(5′-GAG TAT GCT ATT GAT GAA TTA TTG-3′)
ospA基因	BAE-1(5′-CTGCAGCTTGGAATTCAGGC-3′) BAE-2(5′-ATTTGGTGCCATTTGAGTCG-3′)
fla基因	forward primer B.398f(5′-GGGAAGCAGATTTGTTTGACA-3′) reverse primer B.484r(5′-ATAGAGCAACTTACAGACGAAATTAATAGA-3′)
16S rRNA基因	The upstream primer DD02(5′-biotin-CCC TCA CTA AAC ATA CCT-3′) The downstream primer DD06(5′-biotin-ATC TGT TAC CAG CAT GTA AT-3′)
recA基因	nTM17.F(5′-GTG GAT CTA TTG TAT TAG ATG AGG CTC TCG-3′) nTM17.R(5′-GCC AAA GTT CTG CAA CAT TAA CAC CTA AAG-3′)
ospA基因（巢式）	Outer primer 1(5′-GGG AAT AGG TCT AAT ATT AGC C-3′) Outer primer 2(5′-CAC TAA TTG TTA AAG TGG AAG T-3′) Nested primer1(5′-GCA AAA TGT TAG CAG CCT TGA T-3′) Nested primer2(5′-CTG TGT ATT CAA GTC TGG TTC C-3′)
5S-23SrRNA间区基因（巢式）	5′-ACCATAGACTCTTATTACTTTGACCA-3′ 5′-Biotin-GAGAGTAGGTTATTGCCAGGG-3′ 5′-ACCATAGACTCTTATTACTTTGAC-3′ 5′-TAAGCTGACTAATACTAATTACCC-3′

2. 限制性片段长度多态性（restricted fragment length polymorphism，RFLP）-PCR法

近年来，RFLP-PCR法已经广泛用于LB伯氏疏螺旋体的研究，并可对LB伯氏疏螺旋体进行基因型别的鉴定。Pejchalová等对37个伯氏疏螺旋体PCR检测阳性的样本

采用 RFLP-PCR 法分析其基因型群，对 LB 螺旋体的几个种进行鉴别。Guner 等采用 RELP-PCR 法对 10 个螺旋体培养阳性样本的 5S～23S rRNA 基因间隔区进行基因型分析，从而分离出螺旋体的不同种属。

通过 RELP-PCR 法对莱姆病原体进行分型，可用于不同地区 LB 流行病原体种类的鉴别及流行病学的监测。

（四）联合检测

我们虽然通常通过典型的临床表现诊断 LB，然而，实验室检测技术对非典型临床表现患者的确诊非常有帮助。为了提供患者的一个客观的 LB 病原体感染的证据，我们采用多种检测方法来提高诊断的敏感性。Coulter 等对临床可疑 LB 患者进行血液培养、皮肤活检培养、PCR 和血清学诊断等一系列检查，结果表明，60% 的患者 LB 螺旋体培养阳性，77% 的患者急性期和恢复期血清学检测阳性，血清学检测和螺旋体培养联合检测，阳性率为 92%；急性期血清学检测和皮肤 PCR 联合检测，阳性率为 78%；急性期和恢复期血清学检测联合皮肤 PCR 检测，阳性率为 100%。由此可见，多个检测方法的联合可增加诊断的阳性率。Nowakowski 等对 47 名 EM 患者采用不同方法进行 LB 检测，发现皮肤组织定量 PCR 具有较高的灵敏度（80.9%），其次是恢复期样本两步法血清学检测（ELISA+WB）（66%），皮肤组织传统巢式 PCR 的阳性率为 63.8%，皮肤培养的阳性率为 51.1%，血液培养的阳性率为 44.7%，急性期血清学检测的阳性率为 40.4%，而对各种检测方法进行综合评定，共检测 44 名阳性患者，敏感性为 93.6%。由此证明，对于莱姆病 EM 患者，单一的诊断方法是不可行的，需进行多种方法的联合检测[7, 9]。

二、临床诊断

（一）莱姆病临床诊断标准

我国尚未制定莱姆病诊断标准。欧盟和美国已经制定了莱姆病诊断和治疗的标准。

1. 初步诊断

根据美国疾病预防控制中心拟定的诊断标准，凡是到过疫区或有蜱咬史的人，伴有以下症状之一，均可作为临床初步诊断依据：①慢性游走性红斑（ECM）单独出现或伴有类似感冒症状；②阵发性头痛、颈项强直、恶心或呕吐等脑膜炎刺激症状，眩晕，短期记忆丧失；③神经痛，面神经麻痹；④间歇性骨关节，肌腱肌肉疼痛，大关节游走性炎症，反复发作；⑤在蜱咬部位逐渐长出肿块，无任何症状，病程可长达数年至数十年；⑥心律不齐或心动过缓。

2. 实验室检查

早期实验室检查是非特异性的，如血沉加快，占 35%；特异性抗体 IgM 升高，占 3%。Ⅱ期或Ⅲ期除流行病学及临床特点外，血清学特异抗体的存在对诊断的帮助很大。一般来说，特异性 IgM 抗体多在发病后 3 至 6 周达到高峰，之后逐渐下降。特异性 IgG 抗体效价数月后可缓慢上升，有时甚至持续数年效价仍很高。但更确切的诊断依据是从患者的血液、皮肤红斑、脑脊液以及关节腔液中培养出螺旋体。

总体来看，分离培养出病原体是传染病诊断的金指标，病人血液中伯氏疏螺旋体数量少，螺旋体生长缓慢，分离培养出螺旋体对大部分病人来说仍难做到。美国疾病预防控制中心提出一个方案，即二步血清法：第一步血清标本用 ELISA 或 IFA 检查，第二步呈现阳性或可疑的标本再用蛋白印迹（Western blotting）来检验。病程在一个月内可检查出 IgM、IgG 抗体，病程在一个月以上 IgG 抗体应出现阳性。蛋白印迹标准：IgM 阳性，21～24 kD、39 kD、41 kD 三个蛋白带中有两个带呈阳性即可判为阳性。IgG 阳性，18 kD、21 kD、28 kD、30 kD、39 kD、41 kD、45 kD、58 kD、66 kD、93 kD 等十个蛋白带中有五个带呈阳性即可判为阳性。近年来，伯氏疏螺旋体的分子诊断逐渐普及，PCR 和实时荧光定量 PCR 技术应用日趋广泛，它们在分子流行病学和现场流行病学调查中日趋重要。

3.确定诊断

根据患者的流行病学资料、病史询问、临床特点、实验室血清学检查及致病伯氏螺旋体培养阳性，即可确立诊断。欧盟制定的诊断方案详细而全面，可以作为诊断莱姆病的重要参考。

（二）鉴别诊断

根据本病的临床特点、流行病学资料、实验室特殊抗体检查，以及培养出致病的螺旋体，即可确立诊断。因此，对典型病例不难确诊，但对不典型病例或记不清曾去过流行区、或否认蜱咬史、或血清抗体出现弱阳性（1:64）的患者，此时需与下列疾病鉴别。

1.与Ⅱ期梅毒鉴别

皮疹的特点是斑疹泛发全身，以躯干及四肢较多，四肢曲侧较伸侧又多见。皮疹较小，约1厘米，圆形或椭圆形，无迁移性，先为玫瑰色，以后变为褐红色，不痛不痒，左右对称分布。皮疹抽出液在暗视野显微镜下可查到螺旋体。血清学检查性病研究实验室试验 VDRL 阳性，莱姆病患者血清检查为阴性。

2.与药疹和荨麻疹鉴别

患者均有服药史或过敏史，发病突然，可伴有畏寒、发热等先驱症状。此类皮疹多系全身性、对称性，也可广泛性存在，而不是蜱咬的特定部位。服抗组织胺类药物可抑制皮疹再现，而莱姆病患者服抗组织胺类药物其皮疹不会消退。

3.莱姆病的脑膜脑炎与森林脑炎鉴别

两者的流行病学特征相似，如自然疫源地均在森林、草原，均有蜱叮咬史，发病多在夏季等，但临床表现不同。森林脑炎起病突然，有高热，可迅速出现神经系统症状，尤以典型的颈项强直和上肢弛缓性瘫痪为特点，伴有意识障碍及脑膜刺激症状和脑脊液变化。莱姆病脑膜脑炎患者除阵发性头痛外，尚有嗜睡、注意力不集中、记忆力减退、易激怒等症状。这些症状也是阵发性的，但与头痛及颈项强直无关，一般可持续数周至数月。

4.莱姆病的心脏损伤与风湿性心脏病相鉴别

莱姆病的心脏损伤多影响传导系统，最常见为不同程度的房室传导阻滞，病程较短，一般可在数天至数月内恢复正常，无心瓣膜受损，而风湿性心脏病心瓣膜受损较多见，尤其是二尖瓣受损具有典型体征。其他如风湿性皮下结节及抗"O"试验均能鉴别之。

5. 莱姆病关节炎应与类风湿性关节炎相鉴别

莱姆病关节炎多侵犯大关节，尤其是膝关节受累较多，呈游走性、不对称，局部肿胀超过疼痛，局部发热，但很少发红，无早晨僵硬感（晨僵），无关节畸形，类风湿因子阴性等。类风湿性关节炎多侵犯小关节，尤其是近侧的指间关节受累最多，最后可呈梭状肿大，之后累及其他关节如肩、髋、脊柱等；由于关节肿痛和运动的限制，关节附近肌肉的僵硬和萎缩也日益显著，因此，有早晨僵硬感；类风湿因子多为阳性。

6. 莱姆病的淋巴结肿大与急性传染性单核细胞增多症相鉴别

后者的确诊为在血涂片中可找到异型淋巴细胞，嗜异凝集试验在发病5天后可阳性（滴度大于1∶160），可据此与莱姆病鉴别。

第七节　莱姆病的治疗进展

一、早期莱姆病的治疗

早期莱姆病主要为局部损害，患者经蜱叮咬后，7～10天出现游走性红斑（ECM），是本病早期的特征性症状。被蜱叮咬处常出现红色丘疹和斑疹，以平均直径15cm以上的环形红斑多见。典型者中心淡浅，呈绯红色或苍白色硬块；非典型者中心可起水泡或坏死。约半数患者可有多处皮肤损害，17%的患者可出现2～36个红斑，即呈多斑性。皮肤损害可发生于体表的任何部位，以大腿、腹股沟和腋下最常见，一般无痛感，可有灼热或瘙痒感，常伴有发热、头痛、畏寒、乏力和轻度颈项强直，可有咽炎、关节痛、肌痛、腹痛、恶心和呕吐等症状，全身和局部淋巴结肿大常见。

单纯ECM或伴有流感样症状者可口服多西环素即强力霉素100 mg/次，每天2次，14天为一疗程或口服阿莫西林500 mg/次，每天3次，14天为一疗程，亦可口服头孢呋辛等药物。多西环素及阿莫西林是治疗游走性红斑表现莱姆病的推荐疗法；多西环素具有有效治疗HGE的优势，但其在孕期、哺乳期妇女和小于8岁的儿童是禁忌的。口服头孢呋辛，500 mg/次，每天两次，14天为一疗程，在治疗游走性红斑上与多西环素同样有效，但其成本较高，可用于对强力霉素和阿莫西林禁忌的患者。大环内酯类抗生素不被推荐作为早期莱姆病的一线治疗药物，只有当患者对阿莫西林、多西环素和头孢呋辛难以忍受时，才使用大环内酯类抗生素。成人治疗方案如下：口服阿奇霉素，500 mg/天，持续6～10天；口服红霉素，每天4次，一次500 mg，疗程1～21天；口服克拉霉素，每天2次，一次500 mg，疗程14～21天[9-12]。

二、中期莱姆病的治疗

莱姆病中期为感染播散期，主要表现为循环系统损害和神经系统损害。

1. 莱姆心脏病的治疗

莱姆病引起的循环系统损害常为急性心脏损害，心脏异常表现为房室传导阻滞、心肌炎、心包炎、心肌肥大以及左心室功能障碍等，最常见的是心律失常，心脏改变通常可持续3～42天。虽然莱姆病的心脏炎多为自限性，但某些病情严重者需进行及时的全身抗生素治疗。无严重传导阻滞病史的早期、一度或二度房室传导阻滞及轻微心脏炎的莱姆病患者可口服抗生素治疗，治疗方案如下：口服多西环素100 mg/次，每天2次，14天为一个疗程；或口服阿莫西林500 mg/次，每天3次，14天为一个疗程；亦可口服头孢呋辛，500 mg/次，每天两次，14天为一个疗程。出现三度房室传导阻滞及其他严重心脏异常者，如需住院治疗的心肌炎莱姆病患者，建议静滴头孢曲松2 g/天，14天为一个疗程。

2. 神经莱姆病的治疗

莱姆病的神经系统表现多发生于疾病的中期，但早期、晚期也可受累，发生率为30%～50%，其表现多种多样，如脑膜炎、脑炎、颅神经炎、脊髓炎、神经根神经炎等，其中脑膜炎、颅神经炎、神经根炎最为常见。颅神经炎中，面神经麻痹最为常见，发生率为40%～50%。周围神经病变发生率约占30%～50%，常发生于疾病的晚期，可表现为神经根神经炎、多发性周围神经炎、多发的单神经炎。最常见的类型为痛性神经根病变，患者早期常出现感觉异常或感觉减退、神经根痛。脊髓炎较少见，表现为肢体麻木、无力、截瘫、传导束性感障碍、腱反射亢进及大小便障碍。

在早期莱姆病中，使用头孢曲松（每天一次，2 g静脉滴注，疗程14～28天）是治疗已经证明由脑膜炎或颈椎病引起的急性神经系统疾病的推荐方法。对于莱姆病引起的脑膜炎、颅神经炎或神经根炎，欧洲的治疗方案为口服多西环素，100 mg/次，每天2次，14天为一个疗程；美国的治疗方案为每天静注头孢曲松2 g/天，14～28天一个疗程。对于晚期或严重的因感染莱姆螺旋体而引起神经系统病变，治疗方案为静注头孢曲松2 g/天，14～28天一个疗程；替代方案为静注头孢噻肟（2 g，每隔8小时一次）或静注青霉素G（1800～2400万单位/每天，每隔4小时一次，用于肾功能正常的患者），疗程为14～28天。由于低血中浓度，不建议使用青霉素中的长效氨苄青霉素制剂。

对于因感染伯氏疏螺旋体而引起面神经麻痹的患者，虽没有有效治疗的抗生素，但为防止发生更为严重的后遗症，仍应给予抗生素治疗。脑脊液正常的患者应口服抗生素进行治疗，治疗方案如下：口服多西环素100 mg/次，每天2次，14天为一个疗程；或口服阿莫西林500 mg/次，每天3次，14天为一个疗程；亦可口服头孢呋辛，500 mg/次，每天两次，14天为一个疗程。对于临床和实验室证明有中枢神经系统参与的患者，则应当给予有效治疗脑膜炎的方法进行治疗，即欧洲的治疗方案为口服多西环素，100 mg/次，每天2次，14天为一个疗程；美国的治疗方案为每天静注头孢曲松2 g，14～28天为一个疗程。

三、晚期顽固性莱姆病的治疗

晚期持续性损害迁延数月至数年，包括慢性关节炎、亚急性脑病和慢性乏力等。阿氏疏螺旋体趋向温度较低的四肢皮肤，可造成慢性萎缩性肢端皮炎。晚期莱姆病主要表现为关节炎，60%的病例为急性关节炎，一般是突然发作的单侧关节炎，或是游走性波及任何关节的关节炎，可在感染后数周或数年内呈间歇性反复发作，通常多侵犯大关节，特别是膝关节易受损害。

莱姆关节炎通常可通过口服或静脉滴注抗生素治疗。早期患者抗菌治疗效果好，晚期患者治疗常有困难。最佳方案是感染早期给予口服抗生素，晚期则应选用头孢曲松，并应避免使用糖皮质激素，因为使用糖皮质激素时，易导致抗菌治疗失败，其详细机制不清[12]。对于临床上没有明显的神经系统疾病的莱姆病关节炎患者，建议其口服多西环素（100 mg/次，一天两次），或阿莫西林（500 mg/次，一天三次），或头孢呋辛（500 mg/次，一天2次），疗程均为28天。口服抗生素治疗无效的莱姆关节炎患者应该接受静注头孢曲松钠（2 g，每天一次，持续14～28天），替代疗法包括头孢噻肟（2 g，静注，每隔8小时一次）或青霉素G（1800～2400万单位/每天，每隔4小时一次，用于肾功能正常的患者）。对于有持续的关节肿胀或复发的关节肿胀的患者，在抗生素疗法的推荐疗程之后，我们建议进行另外四周疗程的口服抗生素或者2～4周的静脉注射头孢曲松钠治疗；由于治疗之后炎症的消退延缓，在开始抗生素制剂重复治疗之前，临床医生应该考虑延缓几个月的时间。对于慢性萎缩性肢端皮炎的患者，治疗方案为口服阿莫西林，500～1000 mg/次，一天3次；或口服多西环素，100 mg/次，一天2次；或静注头孢呋辛2 g/天，疗程均为21天。

抗生素对晚期后遗症疗效不佳，如与HLA-DR4及OspA抗体有关的慢性关节炎需抗炎剂和滑膜切除术治疗[11]。若口服抗生素治疗了2个疗程或静脉注射治疗了1个疗程之后，患者仍有持续的关节炎，推荐使用非甾体类抗炎药进行对症治疗；关节内激素治疗也可能有效。如果持续的滑膜炎伴显著疼痛或功能受限，关节镜滑膜切除术可以降低关节炎症的周期。

在对24例莱姆病关节炎的治疗效果进行研究中，结果显示，24例病例均接受抗菌素治疗，其中10例口服给药，14例静脉给药，4例持续性关节炎患者还接受了抗菌素二次治疗，结果显示13例效果非常显著；此外9例接受了关节内糖皮质激素治疗或滑膜切除治疗；平均随访40个月，所有病例均未出现慢性关节炎，但2例有持续性肌肉或关节疼痛。

四、儿童莱姆病的治疗

儿童莱姆病的皮肤表现主要为早期出现局限性的游走性红斑；扩散期产生淋巴细胞瘤；晚期出现慢性萎缩性肢端皮炎。对于表现为游走性红斑或淋巴细胞瘤的儿童，我们推荐口服阿莫西林25～50 mg/（kg·天），或口服头孢呋辛30～40 mg/（kg·天），一疗程均为14天。当儿童患者对阿莫西林和头孢呋辛难以忍受时，推荐使用大环内酯类抗生素，剂量如下：阿奇霉素，第一天口服20 mg/kg，随后连续4天口服10 mg/kg。对于慢性萎缩性肢端皮炎患者，应口服阿莫西林25～50 mg/（kg·天），或静注头孢呋辛50～100 mg/（kg·天），一个疗程为21天。

儿童莱姆病的神经系统表现为周围性面瘫和浆液性脑膜炎，建议使用头孢曲松治疗已经证明由脑膜炎或颈椎病引起的急性神经系统疾病，日常静脉注射头孢曲松，剂量为75～100 mg/（kg·天），最大剂量为2 g/天；或者使用头孢他啶，剂量为150～200 mg/（kg·天），分3～4次静脉注射，最大剂量为6 g/天，持续14～28天。另一个替代方案是静脉注射青霉素 G 20万～40万 U/（kg·天），最大量为1800万～2400万 U/（kg·天），每隔4小时分开注射，用于那些肾功能正常的儿童 [5]。对于周围性面瘫的儿童患者推荐静脉滴注头孢呋辛50～100 mg/（kg·天），一疗程为14天。治疗神经莱姆病早期疗效明显，而晚期治疗不起作用。儿童莱姆病的治疗选择见表18-3。

表18-3　儿童莱姆病的治疗

临床表现	给药途径	药物	剂量 U/(kg·天)	疗程
游走性红斑或淋巴细胞瘤	口服	阿莫西林	25～50 mg	14天
	口服	头孢呋辛	30～40 mg	14天
	口服	阿奇霉素	20 mg	第1天
			10 mg	后4天
慢性萎缩性肢端皮炎	口服	阿莫西林	25～50 mg	21天
	静注	头孢呋辛	50～100 mg	21天
	静注	头孢曲松	75～100 mg	14-28天
脑膜炎	静注	头孢他啶	150～200 mg	14-28天
	静注	青霉素 G	20万～40万 U	14-28天
周围性面瘫	静注	头孢呋辛	50～100 mg	14天
	静注	头孢曲松	75～100 mg	14-28天
关节炎	静注	头孢噻肟	50～200 mg	14-28天
	静注	青霉素 G	20万～40万 U	14-28天
间断或慢性关节炎	口服	阿莫西林	25～50 mg	21天
	静注	头孢呋辛	50～100 mg	21天

五、孕妇莱姆病的治疗

莱姆病的孕妇患者，除了禁用多西环素之外，其各种临床表现的治疗方案均同正常成年人相应的治疗方案。

六、康复期保健

科学合理地加强饮食营养；坚持体育锻炼，增强体质，提高抵抗力；让患者及家属知道莱姆病在临床治愈后，有些症状会缓慢消失，精神上不要紧张，可以慢慢地完全康复；注意后遗症和并发症的预防，特别是做好关节畸形的对症处理。病后的心理保健是加速康复的重要环节。

七、治疗选择问题

治疗因病程及临床表现而不同，一般治疗越早预后越好。早期以游走性红斑为特征的治疗，多西环素、阿莫西林已成常规用药，疗程14～21天。中期有神经系统受损或有严重心脏病、虹膜炎表现者，首选头孢三嗪，次选头孢噻肟，或大量青霉素。晚期莱姆病表现为关节炎和慢性神经莱姆病者，首选头孢呋辛，次选头孢噻肟及青霉素静滴，剂量同中期，一个疗程为14~28天。

有研究通过对175例莱姆病患者的临床治疗观察，认为应用阿莫西林或头孢曲松治疗莱姆病效果显著，对于无症状感染者或儿童、孕妇、哺乳妇女可首选阿莫西林2 g/天，儿童按50~100 mg/（kg·天），4次分服，疗程21天，这样既保证用药安全，又可以取得很好疗效，同时不影响病人的工作、学习；对于出现严重心脏损害、神经系统晚期症状和/或关节炎等晚期症状者，可选用静脉点滴头孢曲松2 g/天，治疗一个疗程，间隔一周后，口服阿莫西林胶囊5g/次，每日3次，疗程21天；若对青霉素过敏，可改用四环素、多西环素或红霉素、氯霉素等，但疗程应延至30天；对于有神经系统损害的莱姆病患者，尤其是脑膜炎患者，还可选用甲硝唑治疗。因为甲硝唑易通过血-脑屏障，所以脑脊液中的药物浓度可达血浓度的90%，该药能破坏疏螺旋体的结构，从而杀灭螺旋体。甲硝唑的半衰期达8~14小时，故用400~800 mg，2次/天。现将成人莱姆病的药物治疗方案总结如表18-4。

表18-4　成人莱姆病药物治疗方案

临床表现	给药途径	药物	剂量/次	次数/天	疗程
游走性红斑	口服	多西环素	100 mg	2	14天
	口服	阿莫西林	500 mg	3	14天
	口服	头孢呋辛	500 mg	2	14天
	口服	阿奇霉素	500 mg	1	6-10天
	口服	红霉素	500 mg	4	14-21天
	口服	克拉霉素	500 mg	2	14-21天
	口服	多西环素	100 mg	2	14天
轻微心脏炎	口服	阿莫西林	500 mg	3	14天
	口服	头孢呋辛	500 mg	2	14天
需住院的心脏炎	静注	头孢曲松	2 g	1	14天
莱姆病引起的脑膜炎、颅神经炎或神经根炎	口服	多西环素	100 mg	2	14天
	静注	头孢曲松	2 g	1	14-28天
晚期或严重的神经系统病变	静注	头孢曲松	2 g	1	14-28天

临床表现	给药途径	药物	剂量/次	次数/天	疗程
	静注	头孢噻肟	2 g	1	14~28天
	静注	青霉素G	1800万~2400万U	1	14~28天
	口服	多西环素	100 mg	2	14天
	口服	阿莫西林	500 mg	3	14天
面神经麻痹	静注	头孢曲松	2 g	1	14~28天
	口服	多西环素	100 mg	2	28天
	口服	阿莫西林	500 mg	3	28天
莱姆关节炎	口服	头孢呋辛	500 mg	2	28天
	静注	头孢曲松	2 g	1	14~28天
	静注	头孢噻肟	2 g	1	14~28天
口服治疗无效的莱姆关节炎	静注	青霉素G	1800万~2400万U	1	14~28天
	口服	阿莫西林	500万~1000 mg	3	21天
慢性萎缩性肢端皮炎	口服	多西环素	100 mg	2	21天
	静注	头孢呋辛	2 g	1	21天

第八节　莱姆病的预防

我国对莱姆病的认识较晚，目前尚无成熟、系统的防治方案。莱姆病知识尚不普及，广大群众对于如何防治更是知之甚少。莱姆病预防必须采取卫生宣传教育和专业防控技术手段并重的综合性预防措施[10-14]。

一、宏观防控措施

1.加强组织领导

强化各级爱国卫生运动委员会组织、协调、宣传与监督控制蜱虫危害的功能，进一步提高广大干部、群众对蜱虫危害综合治理重要性、必要性和可行性的认识，并在国家重点林区和农牧区创建蜱虫危害综合治理的示范区，以全面推动防蜱活动。

2.建立监测网络

有关单位应进一步加强蜱虫种类、数量、分布等种群、亚群落生态学和物候学等长期定位监测的调查研究工作，建议有关部门增加研究资金投入，加强联合攻关的组织协调工作。

3. 纳入政府规划

把蜱虫危害综合治理纳入全国各级政府经济建设规划，并制订相应的法规，以保障综合治理的顺利实施。

4. 做好科普宣传

有关部门通过电视台、广播、报纸、板报、宣传册和杂志进行教育和宣传，办短期莱姆病培训班，提高广大临床医务工作者的诊治水平和卫生防疫人员的综合治理水平，亦可在相关社区和人群中办科普教育讲习班，使广大群众对莱姆病预防措施了解、熟悉和掌握，为莱姆病的群防群治奠定基础。

5. 加强国境口岸的防控

虽然国家质检总局2005年制定和颁布了《国境口岸莱姆病监测规程（SN/T 1638-2005）》，以利于发现和处理传染源，但公众对莱姆病的认知程度不高，为此病的防治带来一定困难。黑龙江口岸莱姆病的流行病学特点的研究表明，从传染源方面看，口岸两国均有传染源存在，且莱姆病的发病率较高；从传播途径来看，黑龙江省莱姆病的主要宿主动物是鼠，经火车、汽车、船只传入境内；从预防方面来看，各级各类口岸应做好联防工作，加强疫情监测；检验检疫机构认真履行职责，切实做好出入境交通工具的鼠媒控制工作；各口岸加强卫生监督管理工作。

二、多层次防护策略

1. 群体防护

（1）对宿主动物与传染源的措施

莱姆病病原体的宿主动物种类比较广泛，分布也比较复杂，很难将其一举消灭。因此，莱姆病传染源的防治重点在于改变环境，从生态学方面影响野生动物、家畜动物和小型啮齿动物的分布，以控制其传播。加强灭鼠：鼠类是莱姆病的重要宿主，人的驻地容易吸引鼠类，因此，应特别注意环境的清洁整齐，防止鼠侵入；可应用挖洞、堵洞、药物毒杀及饲养家猫等方法捕杀鼠。捕鼠方法较多，一般归纳为器械灭鼠、毒饵灭鼠、熏蒸灭鼠、生物灭鼠和生态灭鼠，这些方法至今仍为民间所采用。控制家犬，消灭野狗：在牧区尽量做到不养或少养牧羊犬，在城镇养犬不宜过多，做好预防接种，禁止流行区的狗流入非流行区；牧区的野狗常成群流窜到住区附近觅食，危害甚大，必须动员群众积极防范或捕杀。积极治疗病畜：对家畜必须严格管理，尽量做到登记编号和定期检查莱姆病血清抗体，对已患莱姆病的家畜可给予大剂量抗生素治疗。

（2）切断传播途径

1）环境治理：对驻地及其周围应清除杂草，使蜱无栖身之地，也使鼠类难以荫蔽。一般在住区以外10～20 m范围铲除杂草或用化学除莠剂消灭草丛，清扫树、草落叶和腐败物，破坏蜱类的栖息场所。应尽量铲除林区主要通路两旁的杂草，使通路加宽，以免人畜通过时被在草上待机的蜱侵袭。

2）家畜管理：为达防蜱的目的可在家畜的耳、颈、腹部，尤其是四肢靠近腹面的部位涂搽驱避剂。家畜圈舍、牛栏、马厩、鸡舍均应离开住房10～20m，修砌在另外地方，禁止人与家畜、家禽在同一院子生活，尤其家犬不能进入人的住室。

3）柴草管理：刚刚砍来的柴草应放在户外指定地点晾晒一段时间，不可直接堆放于厨房内，以免将蜱随柴草带进房间。

4）加强屠宰场的科学管理：必须在莱姆病流行区对屠宰场、肉食加工、运输和出售环节实行严格的卫生监督。

5）加强血源管理：对流行区及有疫区接触史的人群献血者应作莱姆病检查，血清抗体阳性者不能作为供血者。

6）做好杀蜱灭蜱工作：控制蜱密度，这是切断莱姆病传播途径的重要环节。

7）提高人群抵抗力：人群对莱姆病螺旋体普遍易感。锻炼身体、增强体质是提高抗莱姆病能力的有效措施之一。

2.个人防护

（1）控制蜱与人接触的机会：当穿过有蜱类栖息的狭窄有限的地段时宜疾步快行、迅速通过，切勿东张西望、徐缓挪步，尽量缩短蜱类与人接触的时间。

（2）检查人体有无蜱的侵寄：在野外进入无蜱或少蜱地段后，应即休息一下，并在原地先行检查外衣、内衣有无蜱类附着；身体外露部位有无蜱类爬动或侵袭，如发现有蜱，当即取下用药物杀灭（切勿直接用手捏破或弄碎）。

（3）谨防蜱类叮咬：确需在蜱类栖息环境休息时，选一避开鼠穴和见不到蜱类活动的安全地点并保持戒备状态，如发现蜱类，随时谨防蜱类叮咬。

（4）穿防护服：较长时间在蜱类栖息生境停留或从事野外作业时，如护林员、林业工人、放牧人员、旅游人群，地质勘探、生物学野外考察人员，山区、林牧副业，中草药采者，天文气象观测点、雷达监视站、边防侦察、巡逻、孤立据点等各领域从事各种野外活动人员，有条件时可穿五紧防护服，即衣服的袖口、领口、裤脚等部位缝有松紧带或拉链的特制防护服装，也可用改装的工作服或防疫服代替。无类似装备条件而着普通衣服时，应把袖口、裤脚扎紧，将袜筒套在外面；穿长筒白布袜并穿长靴或高腰靴也有防护作用。衣、鞋、袜经药物处理后能增强防护作用。

（5）选好地形休息：必须在作业场地或疫区休息时，避开蜱类活动的微小环境，如林间草地、林缘灌丛、家畜或兽类通行的小径、野生大小哺乳动物的洞穴、鸟类巢窝附近等地。脱下的衣帽最好挂在大树较高枝杈上，可用腰带捆绑好挂在绳索或铁丝上。

（6）互相检查：在野外疫区从业，工间休息或收工时要互相检查身体和衣服上有无蜱类，要仔细察看衣服缝、皱褶处、口袋兜、翻领及围在颈部的毛巾等。脱去内衣或掀开内衣认真检查蜱类侵袭多的部位，如头发、两耳、颈项、腋下、毛多及易汗湿的多皱褶部位，方便时也要检查腹股沟、腰背下区和腿部。在多蜱生境活动过程中应每小时检查1次，野外作业结束时最好设检蜱站，且只有经检蜱站彻底检查无蜱后才能回到宿舍或住处，要求午休时、晚上就寝之前养成检蜱习惯。

三、药物防制

1. 室内表面药物喷洒处理

（1）处理靶标：地板、地面、墙壁微低洼处、门窗框、墙缝、裂隙以及其他可处理的日常用具表面等。

（2）适合的药物和应用剂量：5%的滴滴涕、西维因，3%的氯丹、倍硫磷，2%的马拉硫磷、皮绳磷，1%的二溴磷、OMS-33（o-isopropoxyphenyl methylcarbamate），0.5%的林丹、狄氏剂、二嗪磷（二溱农）。通常剂型为油剂、水乳剂以及粉剂等。

2. 户外区域药物喷洒处理

（1）处理人、畜经常接触的蜱类栖息活动场所：如家屋房舍周围，宿营地帐篷附近，林中作业区段，旅游地风景区的路旁、小径、兽迹等。

（2）适合的药物和应用剂量：适于地面和航空喷洒的有滴滴涕、毒杀芬、西维因、氯丹、杀虫畏、OMS133、乐果、二溴磷、倍硫磷等。每公顷的剂量均为2.24 kg。

3. 对家栖动物及厩舍的喷洒处理

对家畜体表进行直接喷洒时应配制悬液、水乳剂等，液体比粉剂更易于透过畜毛，使用也方便；对畜舍处理，剂型并不是很重要；用于药浴者，最好使用水剂或水乳剂。适合对畜体和畜舍喷洒处理的药物浓度：1%的林丹、敌百虫，3%的滴滴涕、绳毒磷，0.125%的氯丹，0.1%～03%的林丹，0.15%的马拉硫磷等。

4. 使用驱避剂

使用驱避剂是加强个人防护的措施之一，在一些不适于喷洒处理或药物处理无效的情况下，也可采用驱避措施。当今广泛使用的驱避剂有避蚊胺（N，N-diethyl-m-toluamide，DEET）、避蚊酮（Butopyronoxyl）、驱蚊酯（ethyl-butylacetylaminopropionate，EBAAP）、驱蚊醇等，对蜱类驱避效果显著者为避蚊胺和避蚊酮。

四、被蜱叮咬的紧急处理

在蜱虫数量较大的地区，尽管采取了防护措施，也难免被蜱虫叮咬，一旦发现被蜱虫叮咬后，切莫拍打正在叮咬的蜱虫，以防将蜱体内携带的莱姆病螺旋体由口器刺吸管拍入人体内，导致人为莱姆病的发生，也不能急于硬拔蜱虫，因蜱虫的口器着生若干行倒齿，硬拔蜱虫头部容易断入人体局部伤口内，造成感染，形成溃烂；遇到蜱虫叮咬应在叮咬部位的对应面拍打，或在蜱虫尾部用烟头或打火机等烤烧，蜱虫会自然将口器退出，减少被莱姆病感染的机会。一旦被蜱叮咬后可酌情口服抗菌药物预防，若出现局部感染可对症处理，出现发烧应及时去医院诊治，可同时上报当地疾控中心处置。

五、莱姆病疫苗

从理论上说，莱姆病最有效的预防措施是接种有效疫苗。

科学家1981年分离出伯氏疏螺旋体，1989年发现并克隆出疏螺旋体外膜蛋白OspA，1989—1990年在许多慢性莱姆病患者体内发现OspA抗体，1990—1992年动物研究表明鼠接种OspA可预防莱姆病，1995年临床试验表明莱姆病患者接种莱姆病疫苗安全而有效，1998年FDA批准了第一个莱姆病疫苗，并将其命名为LYMErix™。疫苗的销售量已经自1999年疫苗首次进入市场的550万剂下降到2001年的1万剂。2002年由于市场需求下降，葛兰素史克（Glaxo smithKline）公司宣布将疫苗退出市场。目前市场上无莱姆病疫苗。

上述第一代莱姆病疫苗并不完美，有效率仅为80%并且需要加强注射接种。这种重组外表面蛋白A（OspA）疫苗于0、1和12月接种3剂，用于15～70岁高危人群主动免疫预防莱姆病。高危人群是在有大批伯氏疏螺旋体感染的蜱出没的草原或林区生活、工作或旅游的人群，莱姆病流行地区的人接种莱姆病疫苗还是非常重要的[10]。

第一代莱姆病疫苗上市和随后退出市场至今已经20多年，在这二十余年间，科学家们对莱姆病疫苗的研究并未停止。

（宝福凯，李冰雪，柳爱华）

参考文献

[1]宝福凯,柳爱华,马海滨,等.莱姆关节炎发病机理研究进展[J].中国病原生物学杂志，2009,4(5):380-382.

[2]宝福凯,柳爱华.莱姆病:基础与临床[M].北京:科学出版社,2017.

[3]万康林.中国莱姆病的研究现状与展望[J].中国媒介生物学及控制杂志,1998,(06):5-9.

[4]BURGDORFER W A,BARBOUR A G,HAYES S F,et al.Lyme disease-a tick-borne spirochetosis?[J].Science,1982,216(4552):1317-1319.

[5]STEERE A C,GRODZICKI R L,KORNBLATT A N,et al.The spirochetal etiology of Lyme disease[J].N Engl J Med,1983,308(13):733-740.

[6]WANG G,VAN DAM A P,SCHWARTZ I,et al.Molecular typing of Borrelia burgdorferi sensu lato:taxonomic,epidemiological,and clinical implications[J].Clin Microbiol Rev,1999,12(4):633-653.

[7]AGUERO-ROSENFELD M E,WANG G,SCHWARTZ I,et al.Diagnosis of lyme borreliosis[J].Clin Microbiol Rev,2005,18(3):484-509.

[8]MOORE A,NELSON C,MOLINS C,et al.Current Guidelines,Common Clinical Pitfalls,and Future Directions for Laboratory Diagnosis of Lyme Disease,United States[J].Emerg Infect Dis,2016,22(7):1169-1177.

[9]NADELMAN R B,NOWAKOWSKI J,FISH D,et al.Prophylaxis with single-dose doxycycline for the prevention of Lyme disease after an Ixodes scapularis tick bite[J].N Engl J Med,2001,345(2):79-84.

[10]STEERE A C,SIKAND V K,MEURICE F,et al.Vaccination against Lyme disease with recombinant Borrelia burgdorferi outer-surface lipoprotein A with adjuvant.Lyme Disease Vaccine Study Group[J].N Engl J Med,1998,339(4):209-215.

[11] WORMSER G P, DATTWYLER R J, SHAPIRO E D, et al. The clinical assessment, treatment, and prevention of lyme disease, human granulocytic anaplasmosis, and babesiosis: clinical practice guidelines by the Infectious Diseases Society of America[J]. Clin Infect Dis, 2006, 43(9): 1089-1134.

[12] HAYES E B, PIESMAN J. How can we prevent Lyme disease?[J]. N Engl J Med, 2003, 348 (24): 2424-2430.

[13] STANEK G, WORMSER G P, GRAY J, et al. Lyme borreliosis [J]. Lancet, 2012, 379 (9814): 461-473.

[14] KOEDEL U, FINGERLE V, PFISTER H W. Lyme neuroborreliosis-epidemiology, diagnosis and management[J]. Nat Rev Neurol, 2015, 11(8): 446-456.

第十九章　真菌感染免疫

　　机体抵抗真菌感染的免疫防御包括固有免疫和适应性免疫。在固有免疫中，除一些天然屏障如皮肤完整性、上皮细胞产生的β-防御素（β-defensin）等抗菌肽及机体表面的正常菌群可以抵御真菌的入侵外，固有免疫细胞模式识别受体活化、经信号传导激活炎性细胞因子及吞噬细胞对病原真菌的杀伤等都是机体抗真菌作用的主要方式。识别了病原真菌的固有免疫细胞，通过分泌细胞因子提呈抗原，而活化适应性免疫细胞，从而促进机体适应性免疫系统对病原性真菌的杀伤，所参与的细胞有 Th1、Th2、Th17、Treg 等；杀伤病原性真菌的适应性免疫以细胞免疫为主。

　　抗真菌免疫所涉及的分子主要包括：①甲壳质、β-葡聚糖、甘露聚糖、甘露糖蛋白等病原真菌的病原体相关分子模式（PAMP）；②TLR、CLR、NLR 等宿主细胞的模式识别受体（PRR）；③CARD9、BCL-10、MALT1 等宿主细胞的连接蛋白；④NF-κB、NFAT、c-Fos 等宿主细胞的转录因子；⑤IL-1β、IFN-γ、IL-6、IL-10、IL-12、IL-23、TNF-α 等宿主的细胞因子；⑥其他效应分子，如抗菌肽、补体等。

第一节　抗真菌免疫

一、抗真菌免疫细胞

　　病原真菌引起机体破坏的免疫效应过程包括各种细胞的活化、杀伤细胞对靶细胞的非特异性杀伤、T细胞对特异性抗原成分的细胞毒性作用和抗原抗体相互作用后补体系统的激活。参与这些过程的多种细胞包括单核细胞、巨噬细胞、中性粒细胞、嗜酸性粒细胞、嗜碱性粒细胞、NK 细胞、T细胞、B细胞等[1]。

　　1.吞噬细胞

　　吞噬细胞主要有两类：多形核粒细胞（包括中性粒细胞和嗜酸性粒细胞）和单核吞噬细胞（单核细胞和巨噬细胞），均来源于骨髓，在血液中循环一定时间后迁移到靶组织发挥效应功能，可分布在肝脏、脾脏、肺泡、胸腔、腹腔、脑、结缔组织、胃肠道等，属于固有免疫。单核吞噬细胞具有吞噬病原真菌的能力，也具有呈递抗原而致敏特异性T淋巴细胞的作用。

　　此外，NK 细胞等固有淋巴样细胞（innate lymphoid cell，ILC）和固有样淋巴细胞（innate-like lymphocyte，ILL）也具有吞噬杀菌活性，其中NK细胞在抗真菌感染中的作用尤为突出。

补体系统具有重要的抗真菌作用。真菌抗原与抗体相互作用后，经过经典途径和替代途径激活补体系统，引起趋化因子（如C3a和C3b）释放并吸引中性粒细胞和巨噬细胞到感染部位，发挥其吞噬作用。除溶细胞作用和调理作用外，补体系统中有些成分还是重要的炎症介质。

2. T细胞

T细胞包括辅助性T细胞、细胞毒性T细胞和调节性T细胞等。基于产生细胞因子的种类及参与免疫反应的类型，参与真菌感染免疫的T细胞可分为细胞毒性T细胞、Th1、Th2、Th17及Treg，详见后文。

3. B细胞

B细胞具有可识别抗原的受体，可识别未经处理的抗原，然后处理抗原并呈递给辅助性T细胞。后者则可进一步刺激B细胞增殖并产生抗原特异性抗体IgG、IgA、IgM、IgD和IgE等。抗体通过调理作用及抗体依赖的细胞毒作用发挥抗真菌作用。

二、机体抗真菌感染的防御体系

1. 局部防御 [2]

正常机体的皮肤是一个有效的物理屏障，抵抗各种真菌形成的集落，同时分泌具有抗真菌作用的饱和脂肪酸。黏膜上皮细胞、其他微生物与念珠菌竞争营养和空间等因素，亦可抵抗念珠菌的侵袭。广谱抗生素的广泛使用常诱发胃肠道菌群发生改变，肿瘤放化疗引起的黏膜损伤，均是易患胃肠道念珠菌感染的重要因素；白念珠菌还可穿过肠道上皮进入血流。

保护性局部免疫可使感染局限。黏膜表面高浓度的IgA可调节常驻菌群的活性，并阻止病原真菌如白念珠菌向黏膜附着。阴道局部对念珠菌抗原过敏，可导致巨噬细胞前列腺素E2的产生增加，IL-2的产生受抑，最终阻止淋巴细胞尤其是T细胞增殖，抑制T细胞免疫。

2. 炎症反应

参与真菌感染炎症反应的因素包括血浆蛋白、巨噬细胞、中性粒细胞和单核细胞。活化的补体可调节局部微环境，增强吞噬细胞功能，协助清除侵袭性病原真菌。活化的补体成分（尤其是C3a和C5a）能扩张血管，使血管通透性增加，促进局部炎症反应，C5a还可趋化中性粒细胞等吞噬细胞到炎症部位，C3b等分子通过调理作用增强吞噬细胞的吞噬作用，限制真菌感染的扩散。

3. 中性粒细胞反应 [2]

在侵袭宿主的过程中，病原真菌可通过接触血清中的补体而产生趋化因子，以便中性粒细胞迁移；中性粒细胞可识别、吞噬各种侵袭组织的真菌，释放ROS等物质，杀死病原真菌；影响中性粒细胞功能的任何环节都可增加真菌侵袭机体的易感性。

4. 网状内皮系统

在血流缓慢的组织中，病原真菌主要由中性粒细胞有效地清除；而在血流快速的部位，其清除主要靠网状内皮系统（RES），包括肝脏、脾脏和淋巴结等处的巨噬细胞；

RES的结构十分有利于激发吞噬细胞接触循环的真菌，从而刺激其对真菌的有效吞噬。活化的巨噬细胞可有效吞噬并杀死病原真菌，譬如ⅠFN-γ干扰素激活的巨噬细胞可杀伤隐球菌细胞，不仅可以通过非过氧化和过氧化机制发挥杀伤作用，还可通过分泌蛋白来介导杀伤隐球菌。

5.调理作用

侵袭性真菌表面包被着能够被吞噬细胞识别的蛋白，机体可通过调理作用发挥抗真菌免疫；参与这一过程的成分有补体系统和抗体，其他还有C反应蛋白、白蛋白、转铁蛋白、纤维蛋白原等，它们又被称为调理素。

6.特异性免疫

特异性抗体通过增强真菌和中性粒细胞的亲和力，并固定RES的巨噬细胞，最终发挥宿主对真菌侵袭的抵抗作用。

细胞免疫可通过活化巨噬细胞、诱导或活化杀伤细胞及产生自然杀伤细胞，从而杀伤病原真菌。

7.细胞毒性细胞的作用

细胞毒性细胞包括抗原特异性T淋巴细胞和发挥ADCC的非特异性杀伤细胞（NK细胞为主），是经非吞噬机制介导其细胞毒性的抵抗真菌侵袭的效应细胞，它们在新生隐球菌、荚膜组织胞浆菌和念珠菌感染时均被证实发挥作用。

三、固有免疫

1.病原真菌的病原体相关分子模式[3]

真菌的病原体相关分子模式主要为细胞壁成分，包括以下分子：

（1）β-葡聚糖（β-glucan）：为葡萄糖的聚合物，以β-(1,3)-葡聚糖为主，伴不同含量的β-(1,6)-葡聚糖，可被Dectin-1、补体受体3等模式受体识别。

（2）甲壳质（chitin）：又称几丁质，为N-乙酰氨基葡萄糖的聚合物。

（3）甘露聚糖（mannan）：数百个甘露糖分子聚合而成，通过N-化学键或O-化学键连接在真菌细胞壁蛋白上，多被甘露糖受体（mannose receptor，MR）、TLR4、dectin-2、Mincle、galectin-3识别，而磷脂甘露聚糖则被TLR2和TLR6识别。

（4）β-(1,2)-相关寡甘露糖苷：由galectin 3识别，有助于巨噬细胞辨别病原体与非病原体。

2.病原真菌相关的模式识别受体[3]

一种模式识别受体可以识别多种病原体相关分子模式，一种病原体相关分子模式也可以被多种模式识别受体单独或联合识别。

（1）TLR2和TLR4：前者主要识别白色念珠菌细胞壁上的甘露聚糖，启动信号传导；Dectin-1/TLR-2复合体则主要识别β-葡聚糖介导分泌的细胞因子。TLR2和TLR4通过识别烟曲霉菌丝而激活体内多形核中性粒细胞和树突状细胞，进而引发炎症反应。TLR4可识别新生隐球菌表面的葡萄糖醛酸木糖甘露聚糖（G lucuronoxylomannan）；TLR2可识别巴西副球孢子菌、荚膜组织胞浆菌，启动TLR2相关信号通路，激活NF-κB，从而介导机体的抗感染免疫应答。巨噬细胞表面的TLR2、TLR4及Dectin-1可识别马尔尼菲篮状菌而表达上调，进而激活巨噬细胞的分泌和杀伤功能。

（2）C-型凝集素样受体（CLR）：主要包括 Dectin-1（CLEC7A）、Dectin-2（CLEC6A）、Mincle（CLEC4E）、甘露糖受体 MR（CD206）、DC-SIGN（CD209）及 langerin（CLEC4K）等。

Dectin-1 由胞外糖基识别结构域（CRD）和具有免疫受体酪氨酸激活（immunoreceptor tyrosine-based activation，ITAM）样基序的胞质尾区构成，广泛分布于髓样细胞，包括巨噬细胞、树突状细胞和中性粒细胞，T 细胞也有少量表达。Dectin-1 可识别 β-葡聚糖进而识别多种真菌（曲霉、念珠菌、肺孢子菌、球孢子菌等），然后经过 Src/Syk kinase/CARD9 通路激活 NF-κB 及 NFAT 转录因子，诱导前炎症因子表达，也可诱导吞噬，促进 ROS 产生，激活炎症小体（inflammasome）。

Dectin-2 广泛分布于朗格汉斯细胞、树突状细胞和组织中的巨噬细胞，可识别多种真菌的甘露糖，譬如白色念珠菌、酿酒酵母、荚膜组织胞浆菌、巴西副球孢子菌等，其中对于白念珠菌以识别菌丝为主；Dectin-2 可选择性地与 FcRγ 配合完成模式识别，通过 Syk/CARD9 通路介导细胞因子的产生。

Mincle 受体主要存在于巨噬细胞，可识别马拉色菌、白色念珠菌等，与 Dectin-1 类似，也通过 Syk-CARD9 通路活化 NF-κB，从而介导前炎症因子的产生；其活化也与 FcRγ 相关。

甘露糖受体含 5 个结构域，是一种跨膜蛋白，广泛存在于组织中的巨噬细胞、未成熟树突状细胞及肝脏和淋巴内皮细胞，可结合末端为甘露糖、岩藻糖和 N-乙酰葡糖胺的糖链。

DC-SIGN 存在于未成熟树突状细胞，不同亚型的巨噬细胞表面和内皮组织，能够以 Ca^{2+} 依赖的方式识别糖基如甘露糖，配体与该受体的四聚体进行特异性结合。

3.连接蛋白[3]

完成模式识别后，真菌感染的信号通过不同的通路传递，此过程涉及由多种连接蛋白组成的网络。CARD9 是该网络中非常重要的分子，位于 Dectin-1、Dectin-2 和 Mincle 下游。Dectin-1 激活后，可通过 Src 家族激酶（SFK）使受体胞内区 ITAM 酪氨酸残基磷酸化，成为 hem ITAM，导致脾酪氨酸激酶（spleen tyrosine kinase，Syk）募集，进一步激活蛋白激酶 Cδ（protein kinase C-δ，PKCδ）。PKCδ 使 CARD9 中卷曲螺旋区域 Thr231 残基磷酸化，进而通过 CARD 区与 Bcl10 及 Malt1 形成 CBM 复合体，激活转化生长因子 β 活化的激酶 1（transforming growth factor-β-activated kinase 1，TAK1）及 NF-κB 抑制剂激酶（IKK），从而活化 NF-κB。随着 CBM 复合体的形成，Malt1 的蛋白水解功能被激活，泛素编辑酶 A20 等蛋白活化，形成 NF-κB 及丝裂原活化蛋白激酶（mitogen-activated protein kinase，MAPK）通路的负调节因子，维持免疫稳态。

4.转录因子与细胞因子[3]

通过一系列信号传导，NF-κB、NFAT、c-Fos 等转录因子磷酸化激活，核转位与靶基因启动子结合，调控炎症因子表达；同时，还可启动适应性免疫应答，其中 IL-1β、IL-6、IL-21、IL-23 及 TGF-β 可促进原始 T 细胞向 Th17 细胞分化。IL-12 是促使原始 T 细胞向 Th1 细胞分化的重要因子；Th1 细胞经产生 IFN-γ 而激活巨噬细胞，进而发挥抗真菌作用。IL-4诱导原始T细胞向Th2细胞分化，抑制Th1反应，影响巨噬细胞活化。

四、适应性免疫

1.T细胞免疫应答[3]

（1）Th1细胞：需要真菌相关的TLR和CLR信号通路的共同作用而被激活。Th1细胞经分泌IFN-γ，活化巨噬细胞，增强其吞噬能力，发挥抗真菌感染作用。

（2）Th2细胞：IL-4及IL-13促进初始T细胞向Th2分化；Th2细胞激活巨噬细胞旁路途径，促进真菌相关的过敏反应，抑制Th1应答，可促使真菌感染和疾病的复发。抑制IL-4可恢复抗真菌能力。

（3）Th17细胞：是近年来发现的Th细胞亚群，在真菌感染中发挥重要作用；真菌通过树突状细胞和巨噬细胞SYK-CARD9、MYD88、甘露糖受体等相关信号通路激活Th17细胞；此外，Th17细胞的活化与抑制均受上游CLR及TLR的影响。Th17细胞可促进Th1细胞反应并抑制Th2细胞反应；Th17细胞产生的效应因子IL-17可以促进中性粒细胞募集，增强中性粒细胞的抗真菌活性（吞噬作用、脱颗粒作用、中性粒细胞胞外捕获介导的真菌杀伤作用）；Dectin-1、CARD9、STAT3、IL-17F及IL-17RA等基因缺陷可导致严重真菌感染。

（4）调节性T细胞（Treg）：通过分泌IL-10抑制免疫应答及过度的炎症反应，诱导真菌相关的免疫耐受，减少过度的真菌免疫应答对宿主的损伤。

2.体液免疫应答[3]

体液免疫的启动（抗体产生）开始于巨噬细胞向辅助性T细胞呈递抗原，随之，激活的辅助性T细胞释放细胞因子，进而促使B细胞产生抗体。特异性抗体，尤其是针对免疫优势抗原的特异性抗体，在抗真菌的感染过程中发挥重要作用。

第二节　免疫受损及真菌感染

病原真菌感染免疫相关的任何环节出现缺陷或功能障碍，均会导致机体对病原性真菌易感。

一、糖皮质激素的作用

大剂量糖皮质激素广泛用于炎症、恶性肿瘤和自身免疫性疾病的治疗。糖皮质激素首先结合并激活细胞内同源受体，转位到核以后，糖皮质激素受体复合物经结合在靶基因启动子区的元件而调节其转录，最终影响淋巴细胞、中性粒细胞、单核细胞及其他免疫相关细胞的数量和功能。因而，使用大剂量糖皮质激素的个体可出现严重的真菌感染，引起包括侵袭性曲霉病、侵袭性念珠菌病、毛霉病、隐球菌病等在内的真菌感染疾病[4]。

二、HIV 感染的作用

HIV 属逆转录病毒科慢病毒属，进入机体后主要破坏 CD4$^+$T 细胞而导致机体 T 细胞数目下降和功能受损，患者因获得性免疫缺陷而引起真菌感染。常见的有侵袭性念珠菌病、隐球菌病、马尔尼菲篮状菌病、曲霉病、毛霉病等[5]。

三、COVID-19 的作用

COVID-19 是由严重急性呼吸综合征冠状病毒 2（severe acute respiratory syndrome coronavirus 2，SARS-CoV-2）引起的在全球范围广泛流行的、严重威胁人类健康的重大公共卫生事件。SARS-CoV-2 是正义单链 RNA 病毒，属于 β 冠状病毒；与人体细胞的 ACE2 受体结合并释放到宿主细胞中，激活胞质 RNA 受体如 Toll 样受体 TLR-3 和 TLR-7，进一步过度激活固有免疫和适应性免疫，而导致细胞因子释放综合征（cytokine release syndrome，CRS），患者出现急性呼吸窘迫综合征（ARDS）甚至死亡。

SARS-CoV-2 的 S 蛋白的 S1 亚基直接与 ACE2 受体结合，而 S2 亚基促进病毒与宿主细胞（如肺泡上皮细胞、淋巴细胞）融合，形成多核合胞体与淋巴细胞构成的异质性 cell-in-cell 结构，最终导致内化的淋巴细胞死亡。

COVID-19 重症患者常具有低淋巴细胞血症等免疫反应失衡症状，在救治过程中常使用抗病毒药物、免疫调节剂、糖皮质激素、抗菌药物及有创性机械通气等措施，因而可以继发病原性真菌感染，最常见的有念珠菌、曲霉、毛霉感染，将其作为新病种进行了命名，分别为 COVID-19 相关念珠菌病（COVID-19-associated candidiasis，CAC）、COVID-19 相关肺曲霉病（COVID-19 associated pulmonary aspergillosis，CAPA）和 COVID-19 相关毛霉病（COVID-19 associated mycormycosis，CAM），其中后者即为发生于印度被媒体和公众所描述的"黑真菌（black fungus）"病[6]。

四、抗 γ-干扰素抗体的作用

抗 γ-干扰素自身抗体（neutralizing anti-interferon-gamma autoantibody，nAIGA）相关的免疫缺陷综合征是 2004 年首次报道的一种新兴的免疫缺陷疾病，其特征是患者（通常是非 HIV 的无基础疾病的成年人）体内产生了高滴度、具有中和活性的 nAIGA，能与体内的 IFN-γ 结合而抑制 IFN-γ 的生物学活性，影响 IFN-γ 调控的下游 TNF-α、IL-12、IL-10 等细胞因子的产生，而引起严重的 Th1 细胞免疫功能缺陷，从而导致患者选择性地对某些特殊胞内致病菌易感，包括非结核分枝杆菌、马尔尼菲篮状菌、水痘-带状疱疹病毒等[7]。

马尔尼菲篮状菌病广泛发生于东南亚和我国两广地区的 HIV 感染者。由马尔尼菲篮状菌感染所致的真菌病曾被认为是这些地区 AIDS 患者的标志性机会性真菌感染。近几年研究证实，非 AIDS 患者中的马尔尼菲篮状菌病由患者体内存在 nAIGA 所致。

第三节　基因缺陷所致免疫异常与真菌感染

近年来，免疫遗传学研究揭示，机体抗真菌免疫过程中，特定基因的缺陷所致的免疫异常，尤其是固有免疫异常，是引起难治性少见真菌感染的重要原因。

一、Dectin-1 缺陷

一个患有复发性念珠菌性阴道炎或甲真菌病（慢性皮肤癣菌感染）的荷兰家系中，患者均有 dectin-1 基因的纯合突变 Y238X，该突变可影响蛋白的折叠，甚至影响 Dectin-1 受体的表达，导致机体对 β-葡聚糖或白色念珠菌的识别功能缺失或低下[1, 3]。

二、CARD9 缺陷

CARD9 在巨噬细胞和髓系树突状细胞中高表达，是 Dectin-1、Dectin-2、Mincle 下游的重要连接分子，与 BCL10/MALT-1 形成复合体参与信号传导。

最近，在一个由 4 名患者组成的复发性口腔念珠菌病、阴道念珠菌病、口角炎、体癣及其他皮肤癣菌感染的家系中发现，CARD9 编码基因的纯合功能突变 Q295X 与皮肤黏膜念珠菌病相关，该突变造成 CARD9 蛋白卷曲螺旋区域提前出现终止密码子，导致 CARD9 表达缺陷，患者 Th17 细胞数量显著减少。基因敲除小鼠的研究证实，Q295X 突变破坏了 Dectin-1 的信号传导通路。难治性暗色丝状真菌感染患者的易感性与 CARD9 编码基因缺陷有关，但 CARD9 缺失患者对细菌和病毒的易感性并不增加[1, 3]。

三、高 IgE 综合征

常染色体显性遗传的高 IgE 综合征（hyper-immunoglobulin E syndrome，HIES）表现为多系统功能紊乱，除易患口腔、皮肤黏膜念珠菌病外，还有皮肤、呼吸道反复的金黄色葡萄球菌感染，高血清 IgE、嗜酸性粒细胞增多，湿疹，以及骨骼和牙齿发育异常。大多数患者发病由显性失活的 STAT3 杂合突变所致。STAT3 位于 IL-6、IL-23 等下游，因为其可激活转录因子 RORγt，所以对诱导初始 T 细胞向 Th17 细胞分化十分重要。STAT3 缺陷患者 RORγt 表达明显减少，且 Th17 细胞分化缺陷。高 IgE 综合征患者的 T 细胞无法产生 β 防御素，最终导致患者对病原性真菌如白念珠菌等易感[1, 3]。

常染色体隐性遗传的高 IgE 综合征患者常具有 DOCK8 编码基因突变，对白色念珠菌易感，其机制虽与 STAT3 缺陷不同，但最终也出现 Th17 细胞分化缺陷。

四、STAT1 功能获得性突变

STAT1 的显性功能获得性突变可抑制活化 STAT1 的去磷酸化，导致核内磷酸化 STAT1 的堆积，使得免疫应答由 STAT3 诱导 Th17 细胞生成作用转换为 STAT1 依赖的 IL-17 细胞抑制作用，导致 Th17 细胞、IL-17 和 IL-22 明显减少。目前研究者已在慢性皮肤黏膜念珠菌病家系的患者中证实了 STAT1 的重要作用。最近发现早期发生的难治性镰刀菌感染患儿中也存在STAT1突变[1, 3]。

五、IL-17F及IL-17RA缺陷

IL-17在皮肤黏膜念珠菌感染的固有免疫应答中具有重要作用。业已证实，常染色体显性IL-17F缺陷和常染色体隐性IL-17受体（IL-17R）缺陷均引发慢性皮肤黏膜念珠菌病[1, 3]。

六、自身免疫性多发性内分泌病-念珠菌病-外胚层营养不良

自身免疫性多发性内分泌病-念珠菌病-外胚层营养不良（APECED）为罕见的常染色体隐性遗传病，早期有慢性皮肤黏膜念珠菌病、甲状旁腺功能减退和Addison病（肾上腺皮质功能衰竭）临床三联征，随后出现内分泌自身免疫性疾病如甲状旁腺功能减退、糖尿病、性腺萎缩及肝炎。该病由自身免疫调节蛋白（autoimmune regulator, AIRE）基因突变引起。患者因具有针对IL-17和IL-22的中和抗体，直接干扰IL-17和IL-22与受体的结合，影响IL-17和IL-22在免疫应答中的作用，而最终发生念珠菌感染致慢性皮肤黏膜念珠菌病[1, 3]。

七、其他

近年来，小分子激酶抑制剂和单克隆抗体药物在恶性肿瘤和自身免疫性疾病治疗中逐渐得到应用，而且显示出良好的治疗效果。但同时，这些治疗引起的真菌感染性疾病亦不断被报道，譬如IL-17A抑制剂司库奇尤（Secukinumab）治疗过程中出现口腔黏膜念珠菌病，以及酪氨酸激酶抑制剂依鲁替尼（Ibrutinib）治疗中出现耶氏肺孢子菌肺炎、隐球菌病、曲霉病和镰刀菌病等[8]。小分子激酶抑制剂和单克隆抗体药物治疗相关的真菌感染性疾病的应用，以及新型细胞治疗手段如CAR-T治疗等的逐步广泛应用，将会对病原真菌感染发病的免疫学机制和抗感染免疫理论产生深远影响。

（刘　伟）

参考文献

[1] ABBAS A K, LICHTMAN A H, PILLAI S. Basic Immunology: Functions and Disorders of the Immune System, 6e: Sae-E-Book[M]. Elsevier India, 2019.

[2] 朱万孚, 庄辉. 医学微生物学[M]. 北京: 北京大学医学出版社, 2007.

[3] 徐志凯, 郭晓奎. 医学微生物学[M]. 2版. 北京: 人民卫生出版社, 2021.

[4] LIONAKIS M S, KONTOYIANNIS D P. Glucocorticoids and invasive fungal infections[J]. Lancet, 2003, 362(9398): 1828-1838.

[5] 杨欣雨, 李若瑜, 刘伟. 艾滋病合并真菌感染研究概述[J]. 菌物学报, 2018, 37(10): 1267-1277.

[6] GHOSH A, SARKAR A, PAUL P, et al. The rise in cases of mucormycosis, candidiasis and aspergillosis amidst COVID19[J]. Fungal Biol Rev, 2021, 38: 67-91.

[7] GUO J, NING X Q, DING J Y, et al. Anti-IFN-γ autoantibodies underlie disseminated

Talaromyces marneffei infections[J].J Exp Med,2020,217(12).

[8]CHAMILOS G, LIONAKIS M S, KONTOYIANNIS D P.Call for Action:Invasive Fungal Infections Associated With Ibrutinib and Other Small Molecule Kinase Inhibitors Targeting Immune Signaling Pathways[J].Clin Infect Dis,2018,66(1):140-148.

第二十章　计算机辅助蛋白质结构预测与应用

蛋白质的结构预测是阐明其功能机理和揭示生命体生物学本质的基础，同时也是加速疾病研究和促进创新药物研发、新型疫苗设计以及精准诊断的核心。近年来，各种新算法和网络服务器相继被开发出来，其预测精度也在不断提高，极大地拓展了蛋白质结构预测的实际应用范围。本章从蛋白质结构出发，简要介绍当前应用较为广泛的计算机辅助蛋白质结构预测的方法和工具，帮助读者熟悉蛋白质结构预测。

第一节　蛋白质结构基础

一、蛋白质的结构

（一）蛋白质的一级结构

蛋白质的一级结构（primary structure）为蛋白质多肽链内氨基酸残基从 N 端到 C 端的排列顺序（sequence），即蛋白质多肽链中氨基酸的排列顺序。一级结构是空间结构的基础，对蛋白质的功能起最终决定作用。每种蛋白质都具有特定的氨基酸序列，当一些蛋白质彼此相关时，它们的一级序列会具有不同程度的相似性。例如，肌红蛋白是广泛存在于生物体内的储氧蛋白，人类和鲸的肌红蛋白的蛋白质序列具有相似性。

（二）蛋白质的空间结构

具有特定一级序列的肽链在空间经过折叠、盘绕、卷曲成为特定的三维空间结构，包括二级结构和三级结构两个主要层次。有的蛋白质由多条肽链组成，每条肽链称为亚基，亚基之间又有特定的空间关系，称为蛋白质的四级结构。

1.蛋白质的二级结构

蛋白质的二级结构（secondary structure）是指蛋白质分子肽链中主链按一定的规律卷曲（如 α 螺旋结构）或折叠（如 β 折叠结构）形成的特定空间结构，不涉及侧链的空间排布，主要是主链原子的局部空间排列情况。肽链主链具有重复结构，通过形成链内或链间氢键可以使肽链卷曲折叠形成 α 螺旋和 β 折叠等。

2.蛋白质的三级结构

蛋白质的三级结构（tertiary structure）是指蛋白质分子中一条多肽链在二级结构的基础上进一步盘曲、折叠形成的空间结构，也就是整条肽链所有原子在三维空间的排布位置。蛋白质中的肽链称为主键，氢键离子键（盐键）、疏水作用和二硫键等是次级键，次级键因外力作用（如热）而容易断裂，导致蛋白质变性失活。多肽链的侧链分为亲水性的极性侧链和疏水性的非极性侧链。水介质中球状蛋白质的折叠总是倾向于把多肽链的疏水性侧链或疏水性基团埋藏在分子的内部，这一现象称为疏水作用或疏水效应。疏水作用是维系蛋白质三级结构最主要的动力。此外，维系蛋白质的三级结构的动力还有氢键离子键（盐键）、范德华力和二硫键等。

3. 蛋白质的四级结构

许多蛋白质分子由两条以上具有独立三级结构的肽链通过非共价键相连聚合而成，其中每一条肽链称为一个亚基或亚单位（subunit）。各亚基在蛋白质分子内的空间排布及其相互接触称为蛋白质的四级结构（quarternary structure）。蛋白质的四级结构实际上是指亚基的立体排布、相互作用及接触部位的布局。具有四级结构的蛋白质，其几个亚基的结构可以相同也可以不同[1]（图20-1）。

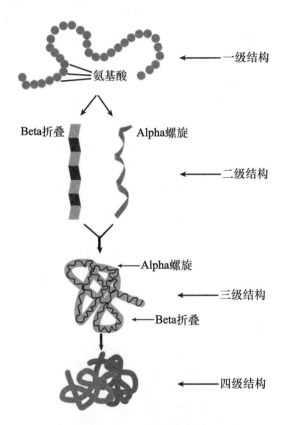

图20-1　蛋白质一级到四级结构示意图

二、蛋白质结构和功能的关系

蛋白质多种多样的生物功能是由其化学组成和三维空间结构的基础决定的。不同的蛋白质正因为具有不同的空间结构，才具有不同的理化性质和生理功能。例如，指甲和毛发中的角蛋白分子中含有大量的α螺旋二级结构，因此指甲和毛发性质稳定、坚韧又富有弹性，这和角蛋白的保护功能是分不开的[2]。

（一）蛋白质一级结构和功能的关系

蛋白质特定的功能都是由其特定的构象所决定的。各种蛋白质特定的构象又与其一级结构密切相关。蛋白质的一级结构决定高级结构，相似的一级结构具有相似的功能，不同的结构具有不同的功能，即一级结构决定生物学功能。例如，促肾上腺皮质激素（adreno-cortico-tropichormone，ACTH）N端的13个氨基酸残基与黑色素细胞刺激素（α-melanocyte-stimulating hormone，αMSH）相同，故ACTH也有微弱的αMSH的作用。

蛋白质一级结构的关键部位甚至仅一个氨基酸残基的异常就可引起其功能的异常或丧失，并对蛋白质的理化性质和生理功能产生明显的影响，从而造成疾病。例如，镰状细胞贫血症是因血红蛋白A（hemoglobin A，HbA）一级结构的变化而引起的一种遗传性疾病。镰状细胞贫血患者，其红细胞呈镰刀状，易溶血，严重影响其与氧气的结合和运输。分析其一级结构，发现镰状细胞贫血患者血红蛋白S（hemoglobin S，HbS）分子的2条β链中第6位的谷氨酸残基被缬氨酸残基所替代，仅一个氨基酸残基之差，导致红细胞变成镰刀状而易破碎，产生贫血[3, 4]。

（二）蛋白质空间结构和功能的关系

天然蛋白质的构象一旦发生变化，必然会影响到它的生物活性。人体内有很多蛋白质往往存在着不止一种天然构象，但只有一种构象能显示出正常的功能活性。因此，研究者可通过调节构象的变化来影响蛋白质（或酶）的活性，从而调控相应的生理功能。例如，肌红蛋白（myogblobin，Mb）是用X射线晶体分析法测定的第一个有三维结构的蛋白质，是典型的球形蛋白质。肌红蛋白的功能为储存氧气，因为它能结合和释放氧气。肌红蛋白的结构特点是由珠蛋白和血红素辅基组成。血红素辅基处于一个由蛋白部分形成的疏水的裂隙内，血红素中的铁原子是氧的结合部位。Fe^{2+}有6个配位键，4个与吡咯环的氮原子结合，第5个与珠蛋白肽链F螺旋段第八位（F8）的组氨酸结合，最后1个与O_2结合，故血红素在此空穴中保持位置稳定。这种构象非常有利于运氧和储氧，同时也使血红素在多肽链中保持稳定（图20-2）。

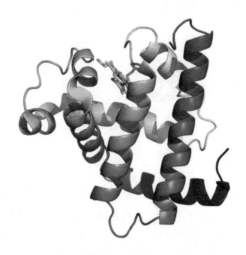

图20-2　肌红蛋白的结构（PDB　ID：1MBN）

血红蛋白（hemoglobin，Hb）是一种最早被发现的具有别构效应的蛋白质，它的功能是运输氧和二氧化碳。血红蛋白分子由4个多肽亚基组成，一般成人血红蛋白主要是HbA，其亚基组成为2条α链、2条β链，含4个血红素辅基。血红素是原卟啉Ⅸ与还原型铁Fe（Ⅱ）的络合物。亚铁离子有6个配位键，4个与吡咯环的N原子结合，配体的4个N原子有助于抑制血红素铁原子转变为三价态，如果铁二价态变为三价态，血红蛋白就变成高铁血红蛋白而无载氧功能，因此，血红蛋白分子的构象如果发生一定程度的变化，会影响血红蛋白与氧的结合能力[5]（图20-3）。

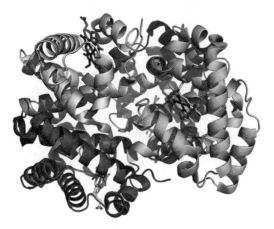

图20-3　血红蛋白的结构（PDB　ID：1SHR）

第二节　蛋白质二级结构预测

一、蛋白质二级结构预测的方法

通过不断地改进和发展，目前蛋白质二级结构预测的方法已有很多种，大致分为基于简单统计的方法和基于模式识别的方法，如Chou-Fasman方法、GOR方法、PHD方法等。以下列举几种经典的蛋白质二级结构预测方法。

（一）Chou-Fasman方法

Chou-Fasman方法是一种基于单个氨基酸残基统计的经验参数方法，归属于简单统计的方法。该方法是由Peter Chou和Gerald Fasman于1974年提出的，其基本出发点是对已知结构蛋白质的结构信息进行分析，对20种不同的氨基酸残基在不同的二级结构中出现的概率进行统计分析，从而得出不同氨基酸在不同二级结构中出现的倾向性。利用氨基酸的倾向性，结合周围残基的信息，在一定规则的指导下就可以对二级结构进行预测[6]。

Chou-Fasman方法的基本内容是计算不同氨基酸的倾向性因子和构建蛋白质二级结构预测的规则。该方法认为不同氨基酸具有形成不同蛋白质二级结构的趋势，即倾向性因子（probability，P）。该方法通过对已知结构的蛋白质进行统计和分析，分别得到

20种氨基酸形成不同二级结构类型的倾向性因子，包括形成 α 螺旋的倾向性因子（P_α）、形成 β 折叠的倾向性因子（P_β）和形成转角的倾向性因子（P_t）等，依据统计结果提出了预测 α 螺旋、β 折叠和 β 转角二级结构形式的判定规则。经过统计分析，甲硫氨酸、丙氨酸、亮氨酸和谷氨酸倾向于形成 α 螺旋，甘氨酸和酪氨酸不容易形成 α 螺旋，缬氨酸、异亮氨酸、半胱氨酸、色氨酸、苯丙氨酸和苏氨酸倾向于形成 β 折叠[7]。

Chou-Fasman 方法作为传统的基础方法，虽然准确率较低，仅为 50% 左右，但优点是构象参数的物理意义及统计规则比较明确。此方法中蛋白质二级结构的成核、延伸和终止规则可能正确地反映了真实蛋白质中二级结构形成的过程，因此 Chou-Fasman 方法通常被认为是理解蛋白质二级结构预测的基础方法。

（二）GOR 方法

GOR（Garnier-Osguthorpe-Robson）方法由 Garnier、Osguthorpe 和 Robson 三个人在 1978 年共同提出，也是建立在简单统计方法基础上的二级结构预测方法，同时是最早的从氨基酸序列预测蛋白质二级结构的方法之一。与 Chou-Fasman 方法不同的是，GOR 方法使用了信息论算法（将蛋白质的氨基酸残基序列当作一连串的信息值来处理），不仅考虑单个氨基酸残基形成不同蛋白质二级结构的趋势，同时也全面考虑了局部氨基酸对于形成二级结构的作用。GOR 方法分别综合不同氨基酸和其氨基端及羧基端相邻的 8 个氨基酸信息，产生一个 17×20 维的得分矩阵，根据矩阵中的数值能够计算得到序列中每个残基形成不同二级结构的概率，从而来预测蛋白质二级结构。GOR 方法中有四个矩阵，分别对应 α 螺旋、β 折叠、无规则卷曲和转角，阵中每一列分别对应各残基在 17 个位置之一出现的概率。对于一个待分析序列，将四个矩阵分别沿序列向后移动，并以计算函数得出分值，分值最高的矩阵对应该窗口中心氨基酸（第 9 氨基酸）残基可能的二级结构。对 α 螺旋至少要连续的 4 个残基预测成 α 螺旋，对 β 折叠至少要连续的 2 个残基预测为 β 折叠，才是有效的二级结构[8]。

GOR 方法的物理意义明确，数学上比较严格，准确率较高，是所有统计算法中理论基础最好的，而且可以比较容易写出相应的计算机程序。但是它与 Chou-Fasman 方法一样都没考虑残基之间的远程相互作用，而这种作用可能对二级结构的形成是重要的。

（三）PHD 方法

PHD（profile network from HeiDelberg）方法是一种基于模式识别的蛋白质二级结构预测方法，它是最早将神经网络用于蛋白质二级结构预测的方法[9]，通过输入层、隐层和输出层三层人工神经进行实验。该方法将蛋白质序列看作是由各种氨基酸组成的字符序列，将氨基酸残基片段作为一串语言字符输入，输出对应的二级结构。该方法主要利用包含在多序列比对中的进化信息和神经元网络算法，来预测蛋白质二级结构。它的二级结构预测有三种结构类型，如 α 螺旋、β 折叠和 Ω 环等。通过对蛋白质多序列比对，获取同源信息（sequence profile），再以这个信息为单元构建的人工神经网络做结构预测。它的整个过程是建立在蛋白质序列同源性的基础上的，结合人工神经网络的优势来进行蛋白质结构预测[10]。PHD 方法的精度在 70% 左右，这个预测准确率一度被认为是 PHD 开发时的最高精度。

二、蛋白质二级结构预测的代表性工具

（一）GOR Ⅳ

GOR Ⅳ是基于GOR方法的工具[11]。GOR Ⅳ分析17个氨基酸残基窗口内所有可能的配对频率，Ⅳ版本的GOR对蛋白质二级结构预测准确性为64.4%。该程序给出了两个输出结果，一个是直观的序列和预测的二级结构，H=α螺旋，E=β折叠和C=卷曲；另一个是每个氨基酸位置上的每个二级结构的概率值。所预测的二级结构是与至少四个残基的预测螺旋段和至少两个残基的预测延伸段兼容的概率最高的结构。

操作步骤：

（1）进入GOR IV页面。

（2）将蛋白质序列FASTA文本复制到Paste a protein sequence below下的文本框中，点击"SUBMIT"完成序列提交后，预测结果可在网页端等待查看。

（二）PSIPRED

PSIPRED是一款有效的蛋白质二级结构预测工具，是基于模式识别方法的程序。该工具不仅能预测蛋白质序列中任一残基的二级结构，而且能计算出相应的可信度。

操作步骤：

（1）进入PSIPRED主页，点击"Input"，选择Choose Prediction Methods中的"PSIPRED 4.0"服务。

（2）在Protein Sequence下方的文本栏中输入蛋白质序列FASTA文本。

（3）在Submission Details下方的Email Address for job completion alert和Short identifier for submission中分别输入预留邮箱和工作名称[12]。

（4）点击下方"submit"完成序列提交后，即可在邮箱中获得预测结果。

（三）JPred4

JPred4[13]是目前流行的JPred蛋白质二级结构预测服务器的最新版本，通过JNet算法进行预测，JNet算法是二级结构预测最准确的方法之一。除了蛋白质二级结构外，JPred还可以对溶剂可及性进行预测。

操作步骤：

（1）进入JPred4主页，在Input sequence处输入需要提交的蛋白质序列。

（2）当提交单个序列时，在"Advanced options"中的"Select type of input"选项中，选中"Single Sequence"的"Raw/Fasta"模式；当批量在网页中输入蛋白质序列，则需要在"Single Sequence"下选中"Batch Mode"模式。

（3）在Email address和Query name处分别输入预留邮箱和工作名称，点击"Make Prediction"完成工作提交。输入接收结果的邮箱以及项目名的命名方式只可以是由字母数字和"_"字符组成，最终结果将会发送到邮箱中，也可以在网页端查看[12]。

第三节　蛋白质三级结构预测

一、蛋白质三级结构预测的方法

预测蛋白质三级结构主要有三种预测方法，即同源建模（homology modelling）、折叠识别（folding recognition）和从头预测（ab initio prediction）。近年来，人工智能（Artificial Intelligence）蛋白质结构预测也逐渐广泛应用。

（一）同源建模

同源建模是从蛋白质的氨基酸序列出发，将与未知结构蛋白具有同源性的已知结构的蛋白作为模板，用生物信息学的方法通过计算机模拟和计算，建模出目标蛋白质三级结构的方法，其基本流程如图20-4所示。同源建模通常要求模板蛋白与目标蛋白的序列一致性高于30%。它基于以下两个原理：①一个蛋白质的结构由其氨基酸序列唯一决定，知道其一级序列，在理论上就可以获取其二级结构以及三级结构；②蛋白质的三级结构在进化中更稳定或者说更保守。如果两个蛋白质的氨基酸序列有50%相同，那么约有90%的α碳原子的位置偏差不超过3 Å，这是同源模型化方法在结构预测方面成功的保证。

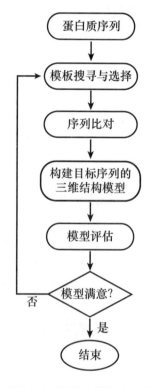

图20-4　同源建模基本流程图

同源建模主要包括以下内容。

（1）氨基酸序列查找：同源建模的基本条件是知道某个蛋白质的氨基酸序列，目前大多数蛋白质的序列已经可以得到。常用的蛋白质序列数据库有全球蛋白质资源（UniProt）[14]、美国国家生物技术信息中心（NCBI）、蛋白质信息资源（PIR）和核酸序列数据库（GenBank）等。

（2）模板搜寻与选择：目前，常用的搜索模板蛋白的方法主要是采用局部序列比对基本检索工具（Basic Local Alignment Search Tool，BLAST）。BLAST可以发现多序列的局部相似区域，主要是将蛋白质序列或者核酸序列与序列数据库进行比对，来推断序列之间功能和进化的关系，有助于确定某个基因家族的成员。使用BLAST时，首先找出两个序列共同的短片段，然后经过扩展后形成更长的相似片段，直到获得最大可能计分。该计分函数是由一个氨基酸替换计分矩阵来完成的，通过片段的计分可以得到最终BLAST的得分。因此，影响BLAST得分的主要因素是两个序列的相似性。序列比对完成后，可以得到模板蛋白的晶体结构或代码，该蛋白质从理论上讲与需要构建的蛋白质应属于同一个家族或种属。一般情况下，要求二者的相似性达到30%或以上，才能得到较好的模型结果。

（3）序列比对：模板序列与目的蛋白序列比对是整个过程的关键一步，通过比对，使模板残基和目的蛋白残基互相匹配，确定二者的保守区域。

（4）模型构建：从比对的结果中，将比对上的氨基酸直接拷贝模板的原子坐标，没比对上的部分通过能量最小化方法建模。目前，应用最广泛的建模工具是MOD-ELLER，主要功能包括多聚体建模、二硫键建模和杂原子建模等，并且自带一整套建模后优化和分析的工具。

（5）模型评估：模拟的蛋白质模型优化后还需经过软件进行评价，判断其结构是否合理。

同源建模方法严重依赖于是否能够找到与目标序列真正同源的结构模板，以及目标序列与同源模板之间的序列比对结果。对于某一条蛋白质序列，如果无法找到高质量的模板，或者找到的模板与该蛋白质序列的相似性较低，从而造成目标-模板序列比对存在很大差异，那么同源建模方法就无法准确预测出目标序列的三级结构。

（二）折叠识别

有很多蛋白质具有相似的空间结构，但蛋白质序列的等同部分小于30%，即远程同源。对于这类蛋白质，很难通过序列比对找出它们之间的关系，必须设计新的分析方法。因此，折叠识别的出现将改善这一问题。

折叠识别是通过在蛋白质结构数据库中识别与待测序列具有相似折叠类型，实现对待测序列空间结构的预测。折叠识别的理论依据是在不依赖于序列相似性的条件下，先假定蛋白质折叠类型是有限的，进而把蛋白质折叠的识别视为模式识别问题去研究。

折叠识别主要包括以下内容。

（1）建立折叠子数据库：常用的蛋白质结构数据库有PDB、FSSP、SCOP及CATH，将蛋白质结构数据库中的蛋白质进行序列比对，归类家族，再从每一个家族中挑选一个代表进行结构-结构比对，相似性高的认为具有相同的折叠子，这样就建立了折叠子数据库。

（2）序列与结构的比对：将目标序列与折叠子模板进行比对，通过合适的打分函数来评价序列–结构匹配情况，进行打分排序。打分函数的质量与预测的准确度直接相关，目前最常用的打分函数是平均势函数或评估函数。

（3）模型构建：选择打分最高的蛋白质结构作为模板，将目标序列与模板叠合，叠合过程中插入或缺失的氨基酸残基或片段很可能会打断原始序列的组成，从而改变蛋白质的折叠方式。因此，应该用一个补偿函数对此进行补偿，但目前这种补偿尚不存在理论基础，只能通过经验或采用反复试验的方法。

同源建模与折叠识别都是基于模板蛋白来预测蛋白质三级结构的方法。同源建模适用于那些已知同源家族蛋白三级结构的蛋白质，而折叠识别的目标蛋白与模板只在"折叠"层面上具有同源性。当序列同源性小于30%时，此时应考虑使用远程同源蛋白，以蛋白折叠的方式构建蛋白质的三级结构。

（三）从头预测

从头预测与前两种方法不同，不直接利用已知的蛋白质三级结构，而是尝试从物理原理出发构建蛋白质的三级结构。此方法不需要知道任何一个与目标序列同源的蛋白结构，摆脱了同源模建和折叠识别都需要已知蛋白结构作为模板的限制，直接从理论上根据蛋白质一级结构序列预测其三级结构，这是一种理想且具有巨大发展潜力的，同时尚未成熟的方法。Anfinsen在1973年的*Science*中指出：蛋白质自身的氨基酸序列能够决定蛋白质的三维空间结构，并且使蛋白质处于一个最低自由能状态。从头预测方法的原理就是基于此。在既没有已知结构的同源蛋白，也没有已知结构的远程同源蛋白的情况下，上述两种蛋白质结构预测的方法都不能用，这时只能采用从头预测方法，即仅仅根据序列本身来预测其结构。从头预测算法的基本内容包括：选择合适的蛋白质能量函数；选择蛋白质三级结构表示方式；选择一个合适的评价标准；寻找能够得到最优结构的优化函数。

从头预测算法的关注点有两个，包括预测结构的运算速度和预测出来的蛋白质结构的质量，目前很多算法都是在这两点之间折中的办法，使得其预测的速度和预测结构的质量都能达到一个令人满意的程度。从头预测算法不需要知道目标蛋白质的同源蛋白质结构，它可以通过蛋白质的一级结构，直接预测蛋白质的三维空间结构。从头预测算法目前只能计算所包含的氨基酸数量非常小的蛋白质结构，而大蛋白的结构预测需要用到超级计算机。尽管需要如此巨大的计算量，但从头预测法因其潜在的优势仍然是一个常用的蛋白质结构预测方法。

（四）人工智能

人工智能（AI）结构预测的基本原理是将已知三维结构的蛋白质作为数据集进行大量训练，输入一个蛋白质的氨基酸序列推算其三维结构，并和该蛋白质的实验结构比对，以此强化机器深度学习能力和对未知蛋白质结构的预测能力。简言之，就是大数据+智能算法。目前已有多种针对蛋白质预测分析的AI算法被开发出来，如Chou-Fasman算法、PHD算法、多序列列线预测、基于神经网络的序列预测、基于已有知识的预测方法（knowledge basedmethod）和混合方法（hybrid system method）等。

随着 AI 工具的发展，预测目标蛋白质复杂的 3D 结构变得更加准确和高效。2021 年 7 月，英国 DeepMind 公司利用 AI 智能软件程序——AlphaFold，预测了人类表达的几乎所有蛋白质的 3D 结构，以及其他 20 种生物几乎完整的蛋白质组。AlphaFold 用于预测药物靶蛋白的 3D 结构，表现也非常好；它仅使用蛋白质一级序列，就准确预测了药物靶蛋白 43 个 3D 结构中的 25 个，这一结果明显优于其他 AI 工具算法。

AI 蛋白质预测分析为获取已知序列蛋白质的空间构象及功能活性信息提供了精准、高效的数据资源，为蛋白质的多领域应用奠定了扎实的基础。将人工智能应用于蛋白质结构领域，通过预测的方式破解了传统观测方法所不能解析的一些结构，且可信度比较高，十分接近事实。这种人工智能的结构预测算法，有望成为科学家的利器，加速生命科学领域的研究发展。

二、蛋白质三级结构预测的代表性工具

（一）SWISS-MODEL

SWISS-MODEL 是 Swiss-Model 全自动蛋白质结构同源建模在线服务器，是基于同源模建工作原理构建蛋白质三级结构的代表之一，它具有功能丰富、操作简单、运行稳定且计算快捷等优点。无论是刚起步的非专业人员，还是熟悉结构预测的专家，都可使用它获得一些同源蛋白的初步信息和结果，因此应用较为广泛。其基于同源建模法与 PDB 数据库已知结构的蛋白质序列比对来预测蛋白质三级结构，缺点是同源性必须大于 30% 才能使用同源建模，精度不够，模型后期需要进行能量最小化处理。

操作步骤：

（1）打开 SWISS-MODEL 首页，点击 Start Modelling。

（2）将蛋白质序列 FASTA 文本粘贴进指定窗口，序列自动识别，没有问题的情况下，氨基酸序列会变成有颜色背景的格式。

（3）点击 Build Model 开始运行，得到给定氨基酸序列的蛋白三级结构预测结果。

（4）点击预测结果最好的模型序号，在可弹出窗口中选择保存形式（一般保存为 PDB 格式）。

（二）MODELLER

MODELLER 用于蛋白质三级结构的同源性建模或比较建模。用户提供要建模的序列与已知的相关结构对齐，MODELLER 自动计算包含所有非氢原子的模型。MODELLER 通过满足空间约束来实现比较蛋白质结构的建模，并且可以执行许多其他任务，包括蛋白质结构中环的从头建模，相对于灵活定义的目标函数优化各种蛋白质结构模型，蛋白质序列和/或结构的多重比对、聚类、序列数据库搜索及蛋白质结构比较等。与 SWISS-MODEL 相比，MODELLER 灵活性高，可进行多模板建模和序列片段优化。因为该软件是基于 python 编写的，所以用户使用前需要安装 python，对于初步使用的用户来说，并不是很友好，不能批量建模。

操作步骤：

（1）将蛋白质序列 FASTA 文件格式改为 .ali 的格式。

（2）在 MODELLER 中通过 build_profile.py 和 compare.py 两个 python 脚本，来筛选与目标序列相似的模板。

（3）用 align2d.py 脚本使模板与目标序列对齐。

（4）用 model-single.py 建立模型。

（三）Phyre2

Phyre2 是一个可以对蛋白结构、功能和变异进行预测和分析的在线工具，主要使用远程同源检测的方法进行 3D 建模，预测配体结合位点和氨基酸变异的影响。Phyre2 因其强大的分析能力、简单的操作和丰富直观的结果界面被生物科研人员广泛使用，据统计每天都有约 1000 个任务提交到 Phyre2 服务器上。

操作步骤：

（1）打开 Phyre2，此网站无需注册即可使用。

（2）填写通信邮箱以接收分析结果，然后给本次任务（Job）命名，再复制粘贴蛋白质的氨基酸序列，建模方法 Modelling mode 一般默认 normal，最后一项任务用途默认 other 即可，最后点击 Pryre Search 开始预测任务。

一般情况下建模比较耗费时间，需要 30 min～2 h 不等，收到的结果附件是 pdb 格式的蛋白模型文件，具体序列分析、二级结构、结构与分析等信息点击网页版结果文件链接即可打开。

（四）AlphaFold

AlphaFold 大体算法框架可分为：序列和多序列比对（multiple sequence alignment，MSA）特征提取、深度神经网络结构预测、评估函数构建和生成结构。它通过多序列比对的方式获得 MSA 特征，这一技术用于从一个大的数据库中抽取与用户输入的氨基酸序列相近的序列并进行比对。在这一部分中通常会关注序列保守性信息和序列共进化信息。其中，序列保守性信息即相似蛋白质中所共有的序列信息，这些信息通常提示结构上的相似性，同时序列共进化信息也是在相似蛋白质的不同位点上共同发生进化这一事件所提供的信息，这一类信息通常暗示这些位点可能具有在空间结构位置上的相似贡献性或相似位置，对于预测蛋白质结构有更为重要的意义。

（1）打开网站首页。

（2）在搜索栏中输入蛋白质名称，点击 Search。

（3）选择物种后，点击蛋白质名称进入预测结果界面，其结构由不同颜色组成，每种颜色代表不同的预测可信度，蓝色表示高（可信度高于 90%），橙色表示低（可信度低于 50%）。

三、蛋白质三级结构的评估

蛋白质结构预测的准确性依赖于同源结构模板的关联性和序列对比的正确性。对于控制和分析预测蛋白质的质量模型，模型构建并优化完成后，蛋白质结构模型的质量评估尤为重要。目前评估蛋白质模型的主要方法有以下几种：

（一）SWISS-MODEL

利用 SWISS-MODEL 对构建好的模型进行质量评估，质量评估分为全局法和局部法。全局法是基于模型整体对其进行评估打分，利用GMQE（Global Model Quality Estimation）值对模型的质量进行评估。GMQE是一种结合目标-模板对齐方式和模板搜索方法的质量估计方法。所得的GMQE分数表示为0到1之间的数字，反映了使用该对齐方式和模板构建模型的预期准确性以及目标的覆盖范围。数字越高表示可靠性越高。局部法中对每个氨基酸残基均进行评估打分，用QMEAN的值表示模型的质量高低。

操作步骤：

（1）点击Build Model运行蛋白质三级结构预测工作后，根据氨基酸序列长短会运行几分钟到几小时不等（运行结束时所填写邮箱会收到通知）。

（2）得到给定氨基酸序列的蛋白质三级结构预测结果。

（3）在"Model Results"界面会出现GMQE值及QMEAN值评价同源建模的结果。

（4）点击预测结果最好的模型进行保存。

（二）SAVES

UCLA-DOE的SAVES服务器是常用的同源蛋白质模型的评估工具。SAVES服务器主要包括了Verify3D、ERRAT、PROVE、PROCHECK和WHATCHECK这五个常用于预测结构准确性的工具。这些工具可以分为两类：一类是检查结构的立体化学信息，比如PROCHECK，立体化学信息包括键长、键角、对称性和结构包埋率等；另一类是检查序列与结构的匹配度，比如VERIFY3D。

VERIFY3D通过根据其位置和环境（alpha、beta、loop、polar、nonpolar）等分配结构类别并将结果与良好的结构进行比较，来确定原子模型与自身氨基酸序列的兼容性。ERRAT分析不同原子类型之间的非键相互作用的统计数据，并绘制误差函数值与残基滑动窗口的位置关系图，通过与高度精炼结构的统计数据进行比较而得出数值。PROVE用于计算大分子中原子的体积，将原子处理为硬球，并计算模型的统计Z-分数偏差。PROCHECK通过分析残基-残基几何形状和整体几何形状，检查蛋白质结构的立体化学质量。以PDB中高分辨率的晶体结构参数为参考，给出提交模型的一系列立体化学参数（主链）。PROCHECK可生成拉马钱德兰图（Ramachandran plot），通过二面角分析其蛋白质结构合理性，来揭示氨基酸扭转角不能跨越规定值范围、合格的模型超过90%的残基都应该落在红色（允许区域）和正黄色（额外允许区域）、具有立体化学问题的残基将落在拉马钱德兰图的可接受区域之外的规律。WHATCHECK是来自WHATIF程序的一部分蛋白质验证工具，它对模型中残基的许多立体化学参数进行了广泛的检查。

操作步骤：

（1）进入网站首页。

（2）点击"选择文件"来上传蛋白的结构文件，然后点击"Run programs"。

（3）在所需要的检测项中，点击"Start"开始分析。

（4）分析完成后，点击"Results"来查看结果，可以直接下载图片或PDF格式来进行保存。

第四节　抗原表位预测

一、抗原表位预测的代表性工具

（一）B 细胞表位在线预测代表性工具

1. IEDB 数据库主要功能是搜集新的表位信息，将其收录到数据库中，并发布已经确定的表位信息。这个数据库具有两大显著优势，一是可以提供全面的表位信息，便于查询；二是可以提供表位预测，分析序列表位的服务。研究表明，该算法已成功预测了大量的抗原表位[16]。

操作步骤：

（1）进入 IEDB 主页。

（2）点击进入"B Cell Epitope Prediction"模块，选择相应的 B 细胞表位预测方法，得到预测出的 B 细胞表位。

2. COBEpro 作为预测 B 细胞表位的一种新方法，首次利用支持向量机器（SMM）对被检索抗原蛋白序列中的每个氨基酸进行抗原表位趋向性分析，并根据加权算法结果，预测抗原表位[17]。

操作步骤：

（1）进入 COBEpro 主页。

（2）在"Email"一项中输入邮箱；在"Protein Sequence"一项中输入需预测的蛋白质序列；选择所需预测的特征；点击"提交"，得到预测出的抗原表位。

3. BepiPred-2.0 是根据抗体-抗原复合物的晶体结构数据信息建立的软件模型，其对抗原表位预测能力优于早期版本相关软件对线性表位的预测[18]。

操作步骤：

（1）进入 BepiPred-2.0 主页。

（2）在"Submission"一项中以 FASTA 格式输入需预测的蛋白质序列或在"Format directly from your local disk"一项中直接上传需预测的蛋白质序列的 FASTA 文件；点击"Submit"，得到预测出的抗原表位。

（二）T 细胞表位在线预测代表性工具

1. SYFPEITHI 采用结合基序的方法，对表位与主要组织相容性复合体 II（MHC II）类分子的结合进行评分，来筛选目的表位，该方法用于 T 细胞表位的准确率可达 50%。该数据库可用于检索等位基因、基序、天然配体、T 细胞表位及源蛋白质或物种等[19]。

操作步骤：

（1）进入 SYFPEITHI 主页。

（2）点击进入"EPITOPE PREDICTION"模块。在"Select MHC type"一项中选择 MHC 类型；在"Choose a mer"一项中选择多肽长度；在"Paste your sequence here"一项中输入需预测的蛋白质序列；在"Choose Run to start analysis"一项中点击"Run"，

得到预测出的抗原表位。

2. NetMHC用于预测肽段与MHC I类分子的亲和性。其基于人工神经网络算法，以180 000以上定量结合数据和MS衍生的MHC洗脱配体的组合为训练集构建模型[20]。

操作步骤：

（1）进入NetMHC主页。

（2）在"Type of input"一项中选择FASTA或Peptide格式，输入需预测的蛋白质序列或文件；在"Select species/loci"一项中选择物种；在"Select Allele"一项中选择等位基因或直接输入等位基因名称；选择合适的阈值参数及保存格式等；点击"submit"，得到预测出的抗原表位。

3. PROPRED使用定量矩阵来预测表位序列中与MHC II类分子结合区域。研究者可以从51个HLA-DR等位基因的列表中选择单个或多个等位基因对同一表位进行预测，且多重等位基因预测有助于定位混杂结合区域，该方法不仅能相对准确地预测结合表位，还可预测表位上的锚定位点[21]。

操作步骤：

（1）进入PROPRED主页。

（2）在"Sequence"一项中输入需预测的蛋白质序列或上传需预测的蛋白质序列的PIR、FASTA或EMBL文件；在"Format"一项中选择输入序列格式；在"Allele selection"一项中选择等位基因；调整合适参数值；点击"Submit sequence"，得到预测出的抗原表位。

但上述工具往往不能准确识别抗原表位，研究者通常会结合抗原表位的多种理化性质综合预测，从而得出比较准确的结论，如亲水性和电荷分布等。

二、抗原表位理化性质预测的代表性工具

（一）Compute pI/MW

利用Compute pI/MW程序可以计算出蛋白质序列的等电点和相对分子质量。输入蛋白质的氨基酸序列，Compute pI/MW程序会自动计算出输出序列的等电点和相对分子质量[22, 23]。

操作步骤：

（1）进入ExPASy主页。

（2）点击进入"Compute pI/Mw"模块。点击"Browse the resource website"输入需预测的蛋白质序列的SWISS-PROT数据库序列编号、SWISS-PROT标识或氨基酸序列；点击"Click here to compute pI/Mw"，显示预测结果。

（二）ProtParam

利用ProtParam程序可以预测蛋白质序列的等电点（pI）、分子量（MW）、氨基酸组成、消光系数、半衰期等理化参数。将蛋白的氨基酸序列输入ProtParam程序，程序会自动给出输入序列的氨基酸组成、分子式等电点、相对分子质量等理化参数，也可直接提供蛋白质序列的SWISSPROT数据库序列编号或SWISS-PROT标识，预测该蛋白质序列的理化参数[22]。

操作步骤:

（1）进入 ExPASy 主页。

（2）点击进入"ProtParam"模块。点击"Browse the resource website"输入需预测的蛋白质序列的 SWISS-PROT 数据库序列编号或 SWISS-PROT 标识或氨基酸序列;点击"Compute parameters",显示氨基酸数目及组成、相对分子质量、等电子体等参数。

（三）ProtScale

利用 ProtScale 程序可以计算蛋白质序列的氨基酸疏水区和亲水区。将蛋白质的氨基酸序列输入 ProtScale 程序,预测该蛋白质的疏水区和亲水区。也可直接提供蛋白质序列的 SWISS-PROT 数据库序列编号或 SWISS-PROT 标识,并且需选择合适的氨基酸标度（Amino acid scale）。此外,SAPS（蛋白质序列统计分析程序）也可预测蛋白质序列的氨基酸组成、电荷分布、疏水性区域、跨膜区域和重复结构等信息[22]。

操作步骤:

（1）进入 ExPASy 主页。

（2）点击进入"ProtScale"模块,点击"Browse the resource website"输入需预测的蛋白质序列的 SWISS-PROT 数据库序列编号,或 SWISS-PROT 标识,或氨基酸序列;选择合适的参数;点击"Submit",显示预测结果。

（四）PeptideMass

利用 PeptideMass 程序可以预测蛋白质在特定蛋白酶作用下的酶切产物,或化学试剂作用下的内切产物。将蛋白质的氨基酸序列输入 PeptideMass 程序,可以预测胰蛋白酶（trypsin）、胰凝乳蛋白酶（chymotrypsin）等蛋白酶的酶切产物,CNBr 等化学试剂的内切产物,也可直接提供蛋白质序列的 SWISS-PROT 数据库序列编号或 SWISS-PROT 标识,利用 PeptideMass 程序预测该蛋白质序列的酶切结果[24]。

操作步骤:

（1）进入 ExPASy。

（2）点击进入"PeptideMass"模块;点击"Browse the resource website"输入需预测的蛋白质序列的 SWISS-PROT 数据库序列编号或 SWISS-PROT 标识或氨基酸序列;选择合适的参数;点击"Perform",显示预测结果。

（靳晓杰）

参考文献

[1]汪世华.蛋白质工程[M].2版.科学出版社,2017.

[2]惠特福德.蛋白质结构与功能[M].北京:科学出版社,2008.

[3]DAVID L N,MICHAEL M C.Lehninger Principles of Biochemistry[M].7th ed[B.l]:.W.H. Freeman,2017.

[4]葛均波,徐永健,王辰.内科学[M].9版.北京:人民卫生出版社,2018.

[5]王镜岩,徐长法.生物化学[M].4版.北京:高等教育出版社,2017.

[6]郑珩,王非.药物生物信息学[M].北京:化学工业出版社,2004.

[7]王举,王兆月,田心,等.生物信息学:基础及应用[M].北京:清华大学出版社,2014.

[8]鄢仁祥,王晓峰,陈震.蛋白质结构生物信息学[M].福建:福建科学技术出版社,2017.

[9]张书欣.生物信息学中运用的计算智能技术[J].中国科技信息,2014,(18):39-40.

[10]胡俊彦.蛋白质二级结构预测[D].上海:同济大学,2004.

[11]KOUZA M, FARAGGI E, KOLINSKI A, et al.The GOR Method of Protein Secondary Structure Prediction and Its Application as a Protein Aggregation Prediction Tool[J]. Methods in Molecular Biology,2017,1484:7-24.

[12]韩心怡,刘毅慧.蛋白质二级结构预测服务器PSRSM[J].生物信息学,2020,18(2): 116-126.

[13]DROZDETSKIY A, COLE C, PROCTER J, et al.JPred4:a protein secondary structure prediction server[J].Nucleic acids research,2015,43(W1):W389-W394.

[14]CONSORTIUM U T.UniProt:the Universal Protein Knowledgebase in 2023[J].Nucleic Acids Research,2022,51(D1):D523-D531.

[15]JUMPER J, EVANS R, PRITZEL A, et al.Highly accurate protein structure prediction with AlphaFold[J].Nature,2021,596(7873):583-589.

[16]VITA R, MAHAJAN S, OVERTON A J, et al.The Immune Epitope Database (IEDB): 2018 update[J].Nucleic acids research,2019,47(D1):D339-D343.

[17]SWEREDOSKI J M, BALDI P.COBEpro:a novel system for predicting continuous B-cell epitopes[J].Protein engineering,design & selection :PEDS,2009,22(3):113-120.

[18]JESPERSEN C M, PETERS B, NIELSEN M, et al.BepiPred-2.0:improving sequence-based B-cell epitope prediction using conformational epitopes [J]. Nucleic acids research,2017,45(W1):W24-W29.

[19]RAMMENSEE G H, BACHMANN J, EMMERICH N P N, et al.SYFPEITHI:database for MHC ligands and peptide motifs[J].Immunogenetics,1999,50(3-4):213-219.

[20]ANDREATTA M, NIELSEN M. Gapped sequence alignment using artificial neural networks:application to the MHC class I system[J].Bioinformatics,2016,32(4):511-517.

[21]AYYOUB M, STEVANOVIC S, SAHIN U, et al.Proteasome-assisted identification of a SSX-2-derived epitope recognized by tumor-reactive CTL infiltrating metastatic melanoma[J].Journal of immunology,2002,168(4):1717-1722.

[22]WILKINS R M, GASTEIGER E, BAIROCH A, et al.Protein identification and analysis tools in the ExPASy server[J].Methods in molecular biology,1999,112:531-552.

[23]BJELLQVIST B, BASSE B, OLSEN E, et al.Reference points for comparisons of two-dimensional maps of proteins from different human cell types defined in a pH scale where isoelectric points correlate with polypeptide compositions [J].Electrophoresis, 1994, 15 (3-4):529-539.

[24]WILLKINS R M, LINDSKOG I, GASTEIGER E, et al.Detailed peptide characterization using PEPTIDEMASS-a World-Wide-Web-accessible tool[J].Electrophoresis,1997,18 (3-4):403-408.

英文缩略词索引

A

B

C

Mφ　macrophage　巨噬细胞　／65

N

NA　neuraminidase　神经氨酸酶　／442

NALT　nasal-associated lymphoid tissue　鼻相关淋巴组织　／59

NETs　neutrophil extracellular traps　中性粒细胞胞外诱捕网　／67

NK　natural killer cell　自然杀伤细胞　／67

NLR　NOD-like receptor　NOD 样受体　／77

NOD　nucleotide binding oligomerization domain　核苷酸结合寡聚结构域　／77

O

OmcB　out membrane complex protein B　外膜复合物蛋白 B　／539

Osp　outer surface protein　外膜表面蛋白　／555

P

PALS　periarteriolar lymphoid sheath　动脉周围淋巴鞘　／58

PAMP　pathogen-associated molecular pattern　病原体相关分子模式　／42

PBMC　peripheral blood mononuclear cell　外周血单个核细胞　／383

PD-1　programmed death 1　程序性死亡受体 1　／166

pDC　plasmacytoid DC　浆细胞样树突状细胞　／82

PLC　protein loading complex　肽加载复合物　／137

PNAd　peripheral node addressin　外周淋巴结地址素　／52

PP　Peyer patches　派尔集合淋巴结　／52

PPD　purified protein derivative　纯蛋白衍生物　／385

PPLO　pleuropneumonia like organism　类胸膜肺炎微生物　／509

prokaryotic microorganism　原核微生物　／262

PRR　pattern recognition receptor　模式识别受体　／73

pTreg　peripheral Treg　外周调节性 T 细胞　／182

R

RB　reticulate body　始体　／535

RER　rough endoplasmic reticulum　粗面内质网　／136

RIG-Ⅰ　retinoic acid-inducible gene Ⅰ　视黄酸诱导基因 Ⅰ　／79

RLR　retinoic acid-inducible gene Ⅰ-like receptor　视黄酸诱导基因 Ⅰ 样受体　／79

RNAi　RNA interference　RNA 干扰　／23

RNAP　RNA polymerase　RNA 聚合酶　／331

RNI　reactive nitrogen intermediate　活性氮中间体　／314

致　谢

谨以此书献给我的研究生导师四川大学华西医学中心 王伯瑶 教授！

在本书出版之际，对我的博士后导师王洪海教授，以及多年来对我们课题研究给予指导和帮助的赵国屏院士、张颖教授、王秉翔研究员等国内外专家学者表示深深的敬意和感谢！感谢各位编者将各自的研究成果与大家共享，大家数易其稿，为编写此书付出了艰辛努力！感谢李娜博士精心绘制了全书插图！感谢参与书稿编写讨论和校对的老师和研究生，包括各个课题组的研究生和兰州大学结核病研究中心的于红娟老师和研究生白春香、吕薇、马岩林、谭大权、顾津伊、徐晓楠、曾青青、王端斌、周雨荷、周婷等！

本书参考了人民卫生出版社的《医学免疫学》和《医学微生物学》等教材，以及 *Fundamental Immunology*、*Janeway's Immunobiology* 和 *Kuby Immunology* 等书籍及众多的参考文献，对相关书籍及论文的作者表示感谢！

感谢兰州大学教材建设基金和动物疫病防控全国重点实验室对本书出版的资助！

祝秉东

2024 年 春

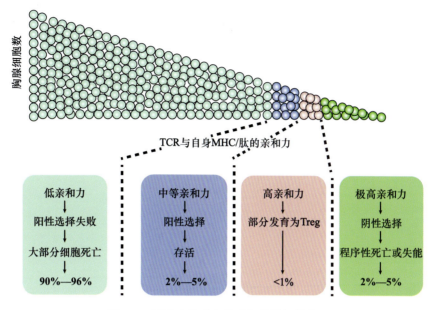

图2-5 TCR亲和力与胸腺细胞选择的关系

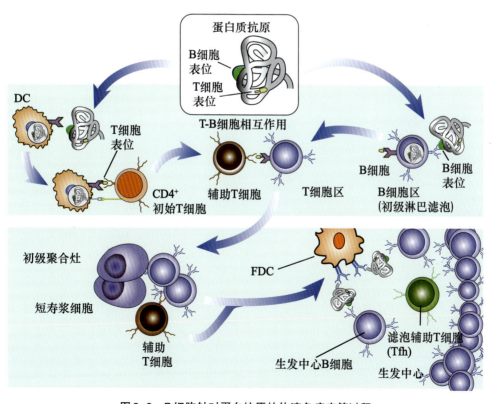

图2-8 B细胞针对蛋白抗原的体液免疫应答过程

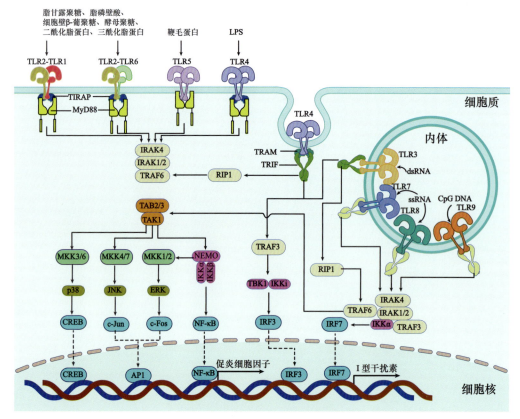

图 3-3　固有免疫 TLR 信号通路

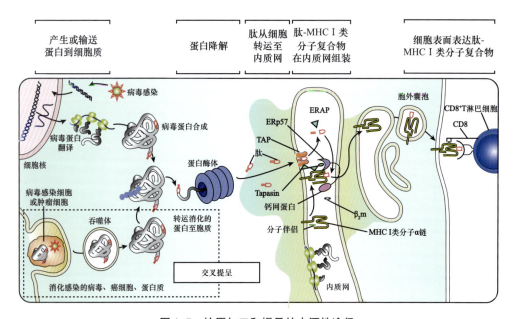

图 4-5　抗原加工和提呈的内源性途径

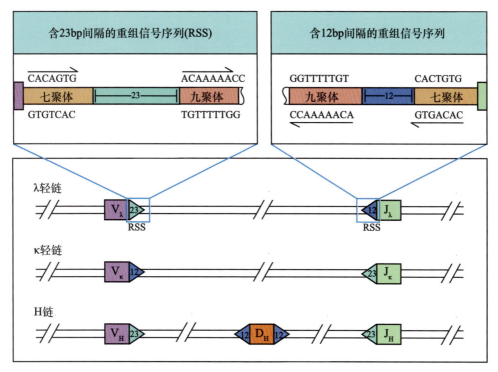

图7-4 免疫球蛋白V\D\J基因片段侧翼重组信号序列示意图

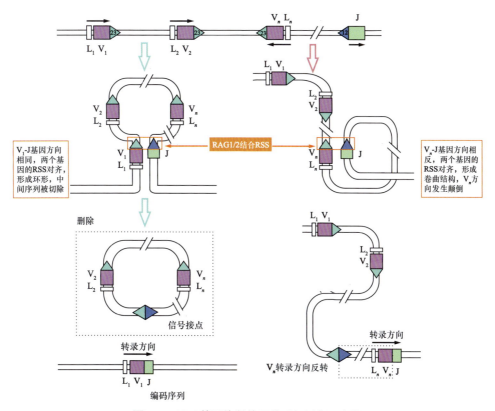

图7-5 V-J基因片段的两种重组过程示意图

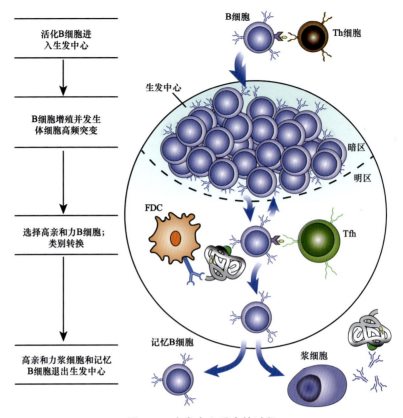

图7-9 生发中心反应的过程

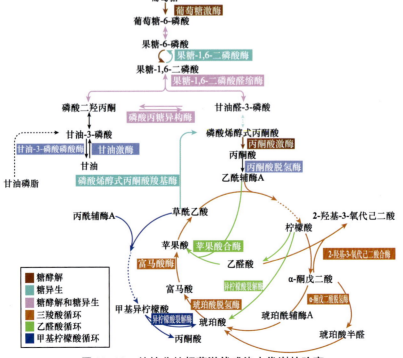

图11-12 结核分枝杆菌潜伏感染中代谢的改变